AF890116

W. W. FROLKIS

MECHANISMEN DES ALTERNS

W. W. FROLKIS

MECHANISMEN DES ALTERNS

Herausgegeben von

Prof. Dr. GERHARD BRÜSCHKE

Humboldt-Universität zu Berlin

Mit 95 Abbildungen
und 8 Tabellen

A K A D E M I E - V E R L A G · B E R L I N
1 9 7 5

Originaltitel:
W. W. Frolkis „Regulation, Anpassung und Altern“
„Nauka“, Leningrad 1970

Aus dem Russischen übersetzt von
Dr. Paul Rother, Leipzig

Erschienen im Akademie-Verlag, 108 Berlin, Leipziger Str. 3–4
© der deutschen Ausgabe Akademie-Verlag, Berlin, 1975
Lizenznummer: 200 · 100/512/75
Einband und Schutzumschlag: Nina Striewski
Gesamtherstellung: VEB Druckhaus „Maxim Gorki“, 74 Altenburg
Bestellnummer: 761 826 2 (6108) · LSV 2315
Printed in GDR
EVP 58,–

Vorwort zur deutschen Ausgabe

1970 erschien in der UdSSR im Verlag „Nauka" meine Monographie „Regulation, Anpassung und Altern". In ihr wird die Adaptations-Regulations-Theorie des Alterns formuliert und begründet, welche die Alternsmechanismen des Gesamtorganismus auf der Basis der Wechselbeziehungen zwischen den Vorgängen auf den einzelnen Ebenen der Lebenstätigkeit, der molekularen, zellulären, System- und Organismusebene erklärt.

Der Vorschlag, meine Monographie in der DDR erscheinen zu lassen, war für mich eine große Ehre. Die Verdienste deutscher Gelehrter um die Gerontologie sind weithin bekannt. Schon am Ende des 18. Jahrhunderts entwickelte Hufeland eine Reihe wichtige Grundsätze für die Erforschung des Alterns des Menschen und legte im besonderen seine Vorstellungen über Methoden eines vernünftigen Kampfes um Langlebigkeit dar, welche ihre Bedeutung auch heute nicht verloren haben. Von der Schule Bürgers ging eine sehr wesentliche Richtung in der klinischen Gerontologie und Geriatrie aus. Die schöpferischen Bemühungen der Wissenschaftler der DDR auf dem Gebiet der Erforschung der Alternsmechanismen, der Entwicklung und des Verlaufes von Erkrankungen im Senium sowie der Wirkung der Lebensweise auf das Altern bringen gegenwärtig viel Neues und Interessantes.

Niemand zweifelt, daß die Gerontologie, das Problem des Alterns, das Problem der Lebensverlängerung eine der aktuellsten Fragen in der Naturwissenschaft war und bleiben wird. Der Streit entzündet sich nur an den Erfolgsaussichten, an der Zweckmäßigkeit der Konzentration der Anstrengungen eines großen Forscherkollektivs auf sie in diesem oder jenem Stadium der Wissenschaftsentwicklung. Das in unseren Tagen ständig zunehmende Interesse an der Gerontologie hat in der realen Möglichkeit der Lösung ihrer Hauptaufgaben seinen Grund. Die Gerontologie befindet sich an der Schwelle gewaltiger, revolutionierender Ereignisse. Allein in den letzten Jahren sammelte sich eine kolossale Fülle von Informationen an, welche wichtige Aspekte des Problems in einem neuen Lichte erscheinen lassen. Neues Tatsachenmaterial und neue Zugänge zum Verständnis des Wesens des Alterns und seiner Beeinflußbarkeit erarbeitete auch unser Kollektiv. Deshalb veränderten wir die Monographie für die deutsche Ausgabe erheblich, schrieben drei neue Kapitel und fügten zu den übrigen viele Fakten und Verallgemeinerungen hinzu, die in den letzten drei Jahren sowohl von uns als auch von anderen Kollektiven verschiedener Länder gefunden und entwickelt worden waren.

Ziel dieses Buches ist es, den Leser davon zu überzeugen, daß das Altern einen innerlich widersprüchlichen Prozeß darstellt, in dessen Verlauf neben den Erscheinungen des Verfalls und des Erlöschens wichtige Anpassungsmechanismen entstehen. Vor allem die Ausprägung dieser Mechanismen bestimmt das Tempo des Alterns einzelner Systeme und die Lebensdauer des Gesamtorganismus.

Ziel dieses Buches ist es, den Leser davon zu überzeugen, daß das Altern nicht als rückläufige Entwicklung, nicht als reine Involution des Organismus betrachtet werden darf. Hinter der äußeren Ähnlichkeit des Geschehens während der einzelnen Stadien der Ontogenese verbergen sich unterschiedliche Mechanismen.

Ziel dieses Buches ist es, den Leser davon zu überzeugen, daß das Altern mit einer Einengung der Funktionstüchtigkeit der Selbstregulation auf den verschiedenen Ebenen der Lebenstätigkeit einhergeht. Jene Wandlungen stellen die Grundlage des sich mit den Jahren verstärkenden Rückgangs der Anpassungsmöglichkeiten des Organismus, der Zunahme der Erkrankungshäufigkeit sowie der Erhöhung der Sterbewahrscheinlichkeit dar.

Ziel dieses Buches ist es, die Reihenfolge der Mechanismen des Alterns aufzuzeigen, von den primären Vorgängen in den Regulatorgenen bis zu den Verschiebungen der Zelltätigkeit auf der Grundlage der Veränderung des spezifischen und unspezifischen Zusammenhangs der Eiweißbiosynthese mit den Funktionen.

Ziel dieses Buches ist es zu demonstrieren, wie die primären Ereignisse in den Nervenzentren, in der neurohormonellen Regulation und in der nervalen trophischen Kontrolle sehr entscheidend die Alternsmechanismen des Gesamtorganismus beeinflussen.

Die Gerontologie litt zu keiner Zeit an einem Mangel an Hypothesen. Jedoch die Zahl der Hypothesen pflegt bekanntlich der Klarheit des Problems umgekehrt proportional zu sein. Die Besonderheit der gegenwärtigen Entwicklungsetappe besteht im zielstrebigen Sammeln von Tatsachenmaterial und in einer kritischen Einstellung zu vielen, nur auf Analogien beruhenden Alternshypothesen.

Wir hoffen, daß die Adaptations-Regulations-Theorie, welche das Altern vom Standpunkt allgemeiner und trotzdem konkreter biologischer Gesetzmäßigkeiten, die der Entwicklung alles Lebens zugrunde liegen, betrachtet, einen weiteren Ausbau erfährt. Denn um den Ablauf eines biologischen Prozesses verändern zu können, muß man zuvor sein inneres Wesen ergründen.

W. W. Frolkis

Inhaltsverzeichnis

Einleitung

Vor einigen Jahrzehnten wurde, nach einem anschaulichen Bild der Physiker, die Wissenschaft, der „Spiegel der Natur", in einzelne Splitter zerschlagen, welche nunmehr, manchmal sehr unähnlich, die Umwelt reflektieren. Tatsächlich verstehen sich heute sogar Vertreter ein und desselben Wissensgebietes nicht immer. So kann z. B. in der Gerontologie ein Forscher, der sich mit psychischen Alternsveränderungen des Menschen befaßt, mitunter keine Kommunikationsbasis zu einem Kollegen finden, der sich um molekulare Mechanismen des Alterns bemüht, und umgekehrt. Mit der spezialisierten Suche nach den Mechanismen des Alterns gewinnt die ganzheitliche Analyse dieses vielschichtigen biologischen Prozesses immer mehr an Bedeutung, ebenso das Verständnis der wechselseitigen Beziehungen dieser Veränderungen, die auf verschiedenen Ebenen der Lebenstätigkeit des Organismus stattfinden, und das synthetische Herangehen bei der wissenschaftlichen Erforschung der alternsbedingten Evolution. Das ist die notwendige, konzeptionelle, methodologische Einstellung, welche die Existenz intimer Wechselbeziehungen zwischen den einzelnen Erscheinungen in der belebten Natur berücksichtigt.

Jeder bedeutende Erfolg der Biologie verwandelt die Welt unkoordinierter Erscheinungen in eine Kette folgerichtiger Ereignisse. Nachdem der menschliche Verstand die idealistischen, religiös-phantastischen Thesen über die Mitwirkung einer vernunftbegabten „höheren Macht" oder der absoluten Idee bei der Schöpfung und Entwicklung des Lebens abgelehnt und vulgär-materialistische Vorstellungen überwunden hatte, schuf und entwickelte er eine Evolutionstheorie, die ein wichtiges Hilfsmittel zum Verständnis vieler noch nicht erkannter Mechanismen der Lebenstätigkeit tierischer Organismen war und bleibt.

Die evolutionäre Betrachtungsweise biologischer Ereignisse, die in Makro- und Mikrozeitintervallen ablaufen, gestattet nicht nur, die Entwicklungsgeschichte des gegenwärtig Existierenden, sondern auch dessen Entwicklungsrichtung in der Zukunft zu verstehen. Außerdem werden sich immer ideale „Steuerungsmethoden" der Lebensprozesse auf die Kenntnis der natürlichen physiologischen Evolutionstendenz stützen. Die gegenwärtige Naturwissenschaft verfügt prinzipiell über derartige Möglichkeiten.

Regulation, Adaptation und Altern sind drei sehr komplizierte biologische

Prozesse. Auf der Grundlage ihrer Wechselbeziehungen kann man den biologischen Sinn, das Prinzip, die Entwicklungstendenz des Alterns des Organismus verstehen, und die Aufklärung der Kausalzusammenhänge, der primären Veränderungen in den zu regulierenden Systemen kann den Mechanismus des Alterns aufdecken.

Es handelt sich darum, daß erstens jedes beliebige lebende System selbstregulierend ist und es zweitens dank der Regulationsprozesse eine vollkommene Anpassung während seiner individuellen und historischen Entwicklung erreicht. Folglich darf man sagen, daß die Wechselbeziehungen zwischen Regulation und Adaptation der grundlegende, die individuelle und historische Entwicklung der Lebewesen fördernde Faktor sind; sie bestimmten die Entfaltung biologisch zweckmäßiger Strukturen der lebenden Systeme im Verlauf ihrer Phylo- und Ontogenese.

Die Regulation jedes Systems wird durch Regelkreise mit Rückkopplungen, die ständig über Abweichungen vom stationären Zustand informieren, erreicht. Positive und negative Rückkopplungen können die entstehenden Effekte verstärken oder stabile Zustände aufrechterhalten. Die selbstregulierenden Systeme sind offen und miteinander verbunden. Dies gewährleistet die ständige Kontrolle und Steuerung eines Systems durch ein anderes, all die komplizierten Wechselbeziehungen zwischen den Systemen.

Jene vervollkommneten sich im Verlauf der historischen Entwicklung. Die Evolution des Tierreiches führt zur Herausbildung des Zentralnervensystems und der neurohumoralen Regulation, welche die höchste Integrationsebene der einzelnen Stoffwechselzyklen und der Funktionen darstellen. Letztere werden im Gesamtorganismus unter den Bedingungen einer ständigen Anpassung an die Umwelt zu einem einheitlichen Ganzen zusammengefaßt.

Davon ausgehend muß die moderne Alternstheorie die fundamentalen Alternsveränderungen auf molekularer, submolekularer, Zell-, System- und Organismusebene vor dem Hintergrund der Wechselbeziehungen zwischen Regulations- und Adaptationsprozessen aufdecken. Dabei muß berücksichtigt werden, daß jede Komplizierung von Struktur und Funktion dem Gesamtorganismus Neues bringt, und daß auf jeder biologischen Organisationsebene der Alternsprozeß anders verläuft.

Die Vereinigung des analytischen und synthetischen Vorgehens bei der Erkenntnis der Alternsmechanismen beabsichtigt erstens, die Besonderheiten der natürlichen Anpassung der Systeme zu studieren, und zweitens, die altersspezifische Evolution der verschiedenen Glieder der Selbstregulation (Regler, Stellglieder, direkte und rückläufige Verbindungen u. a.), zu analysieren, um die primären Veränderungen festzustellen. Deshalb sind einige Kapitel der Monographie der Herausbildung der Alternsmechanismen auf den verschiedenen Ebenen — von der molekularen angefangen bis hin zur organischen — gewidmet.

Wir haben den Versuch unternommen, das Altern auf der Grundlage der Korrelation von Regulation und Adaptation zu erfassen. Das Altern des Gesamtorganismus wirddabei auf Beschränkungen der Selbstregulation bei primären Veränderungen der Aktivität des genetischen Apparates zurückgeführt. In dem Buch versuchen wir zu beweisen, daß das Altern nicht als einfache Involution, als „Rückentwicklung“ des Organismus angesehen werden kann. Neben Verfall, neben einem Rückgang von Stoffwechselvorgängen und Funktionen beobachtet man wichtige Adaptationsmechanismen. Durch von Regulationsänderungen ermöglichte Anpassungen wird die Verknüpfung der Alternsprozesse mit der historischen Entwicklung der Lebewesen erklärt.

Herzlichen Dank gebührt meinen Freunden und Mitarbeitern W. W. Besrukow, S. A. Beshanjan, L. N. Bogazkaja, W. Bogush, W. G. Busunow, N. W. Wershikowskaja, N. S. Werchratski, L. L. Grabina, S. F. Golowtschenko, L. A. Gromow, J. K. Duplenko, S. M. Duchowitschni, T. L. Echnewa, W. P. Samostjan, A. I. Idlis, S. M. Karpowa, W. P. Korotkonoshkin, O. W. Korkushko, S. M. Kusnezowa, L. S. Mandelblat, O. A. Martynenko, W. I. Milko, I. W. Murawow, A. N. Muraschina, A. J. Litoschenko, N. F. Nasimok, B. W. Pugatsch, N. W. Swetschnikowa, W. N. Sinizki, A. T. Tynybekow, I. L. Ferfilfain, S. A. Tanin, W. G. Schewtschuk, I. W. Stschegolewa, W. I. Ziprijan und E. W. Epschtein, die durch ihre Arbeit und ihr Wissen zu den gemeinsamen Forschungen Wesentliches beigetragen haben.

KAPITEL I

Altern, Alter und Evolution

> Der richtig verstandene Gedanke der Anpassung ... ist eine unerschöpfliche Quelle für verschiedenartige wissenschaftliche Hypothesen, ist als ständiges wissenschaftliches Thema geeignet und gibt einen gewaltigen Impuls zur weiteren Erforschung der Frage über das Wesen der Lebenserscheinungen.
>
> I. P. Pawlow

Altern und Alter

Das Problem der Anpassung des alternden Organismus war und ist das zentrale Problem der Gerontologie. An seiner wissenschaftlichen Erforschung sind die Biologen interessiert, weil dies den Weg zum Erkennen der Alternsmechanismen darstellt, ebenso aber die Kliniker, weil dies der Weg zur Beurteilung der Funktionstüchtigkeit des Organismus und im Zusammenhang damit zur Erkenntnis der Besonderheiten pathologischer Entwicklungen im Alter ist. Schließlich sind an der Erforschung der Adaptation des alternden Organismus die Hygieniker interessiert, weil dies der Weg für die Suche nach Mitteln sein kann, Vitalität und Stabilität des Organismus zu vergrößern.

Die Forscher suchten schon lange nach altersspezifischen Veränderungen und fanden sie auf den verschiedenen Ebenen der Lebenstätigkeit des Organismus. In der Mehrzahl vernachlässigten sie jedoch, daß eine Reihe lebenswichtiger homöostatischer Größen während des Alterns auf optimaler Höhe gehalten wird. Diese Fähigkeit zur Homöostase wurde im Laufe der historischen und individuellen Entwicklung erlangt. Sie entstand als Resultat der Vervollkommnung der Adaptation unter den Bedingungen ständiger Störungen der Homöostase.

Die Mechanismen zur Aufrechterhaltung des Blutzuckerspiegels, des Blutdruckes, des Membranpotentials der Zellen u. a. entwickelten sich, weil im Laufe des Lebens unvermeidlich und ununterbrochen Situationen entstehen, die diese lebenswichtigen Größen stören. Ununterbrochene Stoffwechsel- und Funktionsänderungen wurden zur Grundlage für die Herausbildung vollkommener Regulations- und Adaptationsvorgänge im Organismus.

Die Prozesse, welche im Zusammenhang mit der Homöostase stehen, bestimmen die Lebensdauer der Tiere. Je vollkommener Regulations- und Adaptationsmechanismen sind, je zuverlässiger die Systeme zur Aufrechterhaltung der Homöostase funktionieren, desto größer ist die individuelle Lebensdauer.

Bekanntlich sind die Grundlage des Evolutionsprozesses Veränderlichkeit und Vererbung. Schon Engels wies darauf hin, daß die Vererbung einerseits als negativer Faktor in Erscheinung tritt, indem sie Umgestaltungen entgegenwirkt, und andererseits als positiver Faktor, der die Integrität der Organisation erhält und dadurch die Aufnahme neuer Elemente in diese Organisation ermöglicht. Diese beiden Tendenzen erlauben nach I. I. SCHMALGAUSEN (1968), zwei Hauptformen der natürlichen Zuchtwahl zu unterscheiden: die dynamische Form der Auslese, die zur Umgestaltung von Struktur und Funktionen des Organismus führt, und die stabile Form, welche über eine Stabilisierung der Organisationsmerkmale des Organismus wirkt. Vermutlich legt die Verbindung dieser zwei Formen der Auslese die differierenden Lebenszeiten verschiedener Tierarten und die Entwicklung konkreter Mechanismen zur Aufrechterhaltung der Homöostase fest.

Nach der These von I. I. SCHMALGAUSEN (1968) werden im Evolutionsprozeß unter dem Einfluß der stabilen Form der Auslese die Umgestaltungsmechanismen der Erbinformation während der individuellen Entwicklung des Individuums vervollkommnet, die Stabilität der Regulationssysteme des Organismus wird größer. Die Mobilisierung der Mechanismen zur Aufrechterhaltung der Homöostase im Alternsgang zeigt diese Evolutionstendenz der stabilen Auslese, die Tendenz, welche auf eine Verlängerung der Lebensdauer gerichtet ist. Innerlich widersprüchliche Evolutionsprozesse können so unterschiedliche Tendenzen in der Veränderung der Alternsgeschwindigkeit und der Lebensdauer bedingen.

Im Verlauf der letzten zehn Jahre trug unser Kollektiv viele Fakten zusammen, die bestätigen, daß es im Laufe des Alterns nicht nur zum Erlöschen von Stoffwechselprozessen und Funktionen kommt, sondern auch wichtige Adaptationsmechanismen entstehen. Letztere halten bis ins hohe Alter die Homöostase einer Reihe lebenswichtiger Parameter aufrecht. Dies ist das Resultat der Dynamik, nicht der Stabilität, das Resultat der Erhaltung eines stabilen Ungleichgewichts. Adaptationsmechanismen während des Alterns sind das Ergebnis der Tätigkeit lebender Systeme gegen das Gleichgewicht, gegen die wachsende Entropie des Organismus, gegen Störungen der biologischen Ordnung. Dazu einige konkrete Beispiele:

Der Blutdruck ist ein schwierig zu regulierender Parameter. Er wird bestimmt durch das Verhältnis von Herzschlagvolumen und peripherem Widerstand sowie durch andere Faktoren. Bei erwachsenen und alten Kaninchen unterscheidet sich der Blutdruck nicht wesentlich. Wie auf Abbildung 1 zu sehen ist, hält sich ein und derselbe Blutdruck bei Tieren unterschiedlichen Alters infolge ungleichartiger hämodynamischer Veränderungen. Bei alten Kaninchen beobachtet man im Verhältnis zu adulten Tieren ein signifikantes Ansteigen des peripheren Widerstandes, ein Absinken des Herzschlagvolumens, der Leistung des linken Ventrikels und des Herzindex.

Ein zweites Beispiel. Der Blutzuckerspiegel verändert sich bei Kaninchen mit zunehmendem Alter nicht. Wie aus Abbildung 2, welche der Arbeit W. G. SCHEWTSCHUKS (1966) entnommen ist, ersichtlich, hält sich der Blutzuckerspiegel bei Tieren differenter Altersgruppen infolge ungleichartiger Wandlungen des Kohlenhydratumsatzes. Geringe Adrenalin- und Insulindosen rufen ausgeprägtere glykämische Verschiebungen bei alten Kaninchen hervor, hohe Dosen dagegen bei adulten.

Diese Gesetzmäßigkeit, die Konstanthaltung eines bestimmten zu regulierenden Parameters aufgrund wesentlicher Veränderungen des Anteils einzelner Glieder des Gesamtmechanismus, kann auch auf zellulärer und molekularer Ebene

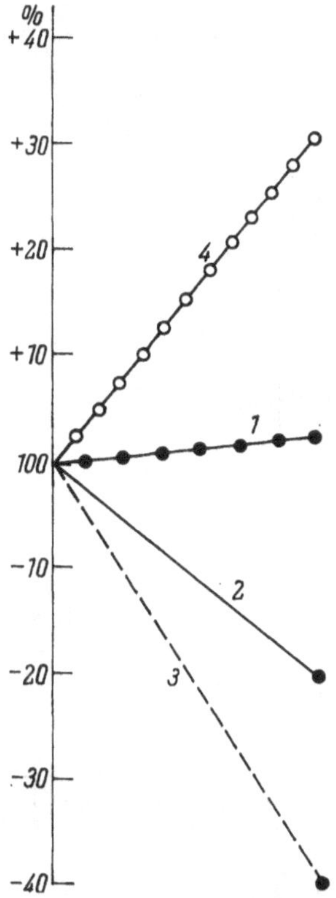

Abb. 1. Alternsveränderungen der Hämodynamik alter Kaninchen (4—4,5 Jahre). Als 100% sind die Werte der hämodynamischen Parameter adulter Tiere (1—1,5 Jahre) festgesetzt. 1 — Arterieller Druck; 2 — Minutenvolumen; 3 — Arbeitsindex des linken Ventrikels; 4 — Peripherer Gesamtwiderstand.

demonstriert werden. Abbildung 3 zeigt Material von O. A. Martynenko (1966a, 1966b, 1971) und A. I. Nowikowa (1964, 1965). Die Größe des Membranpotentials der Muskelfasern erreicht bei Ratten am 14. Tag 78—80 mV und bleibt auf dieser Höhe bis ins Alter. Nur bei sehr alten Ratten (32—36 Monate) tritt ein Abfall des Membranpotentials ein. Diese konstante Größe des Membranpotentials der Zelle wird durch wesentliche Verschiebungen des Na-, K- und Cl-Gehalts, welcher vor allem die Polarisation der Membran bestimmt, erkauft. Die Bedeutung der Erhaltung des Membranpotentials ist verständlich, denn bekanntlich führen geringe Hyper- oder Depolarisationen der Zelle zu folgenschweren Veränderungen ihrer Erregbarkeit.

Diese Tendenz der adaptativen Änderungen der Selbstregulation ist der wichtigste anentropische Prozeß zur Erhaltung der biologischen Organisation und zur Verlängerung der Lebensdauer. Jene Mechanismen sind aber unvollständig und begrenzt. Deshalb führen die Zeit, das Alter, zur Verringerung der Funktions-

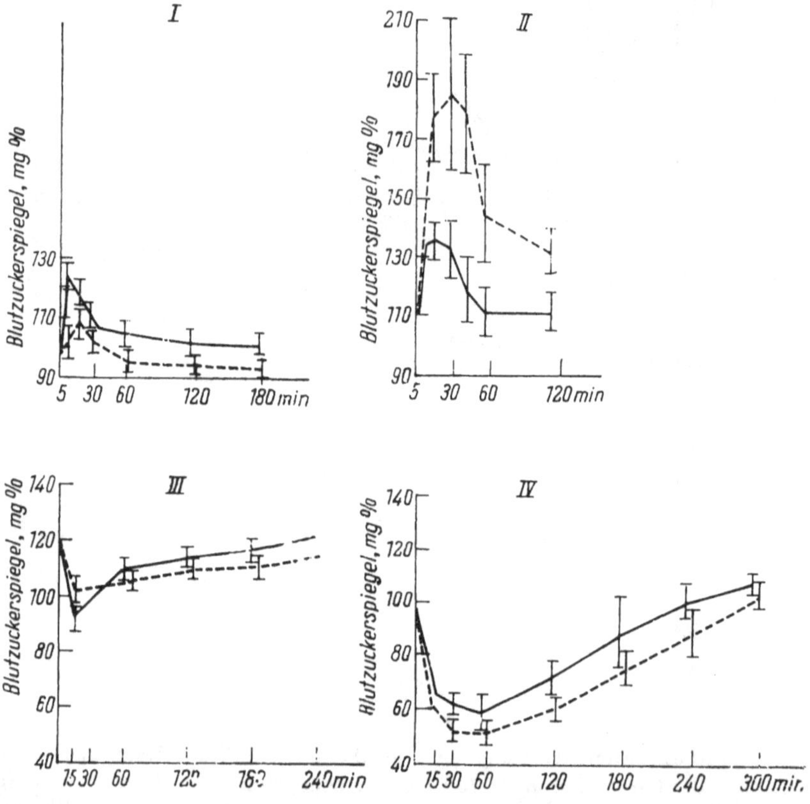

Abb. 2. Altersunterschiede in der hormonellen Regulation des Blutzuckerspiegels. Gestrichelte Linie — adulte Kaninchen; durchgezogene Linie — alte Kaninchen; I — Intravenöse Injektion von 5 µg/kg Adrenalin; II — Injektion von 50 µg/kg Adrenalin; III — Injektion von 0,025 E/kg Insulin; IV — Injektion von 1,5 E/kg Insulin.

tüchtigkeit und der Adaptationsmöglichkeiten der einzelnen biologischen Systeme, damit zu den altersspezifischen Veränderungen im Organismus. Das unvermeidliche Absinken der Funktionstüchtigkeit der regulierenden Systeme ist die Grundlage für Degradation, Rückgang der Adaptationsmöglichkeiten sowie für viele pathologische Prozesse.

Die innerlich widersprüchlichen Wamdlungen der Adaptationsmöglichkeiten auf der Grundlage ungleichmäßiger Regulationsveränderungen — das ist nur das

Prinzip des Alterns des Organismus. Eine konkrete Vorstellung über das Altern kann man durch die Analyse der Aufeinanderfolge der Einzelerscheinungen und der dabei zutage tretenden Kausalzusammenhänge gewinnen.

Das Altern ist ein fundamentaler biologischer Prozeß. Deshalb ist das Verständnis seiner Mechanismen für bestimmte weltanschauliche Vorstellungen in der

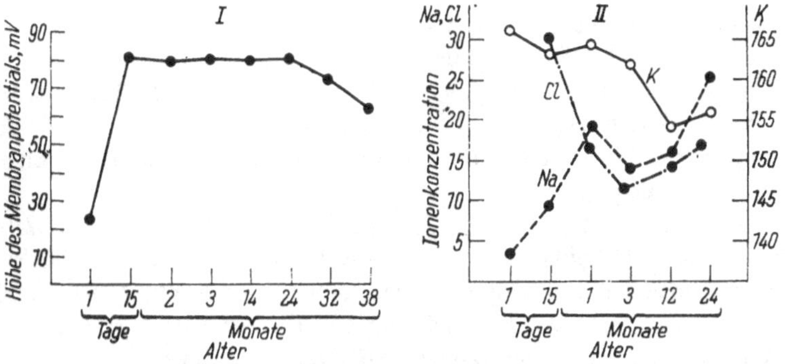

Abb. 3. Altersbesonderheiten der Korrelation zwischen der Höhe des Membranpotentials und der Ionenkonzentration in Muskelfasern unterschiedlich alter Ratten. I — Veränderung der Höhe des Membranpotentials der Muskelfasern unterschiedlich alter Ratten; II — Veränderung der intramuskulären Konzentration von Natrium und Kalium sowie der Gesamtkonzentration des Chlors im M. gastrocnemius unterschiedlich alter Ratten (Na und K in mmol/kg intrazelluläres Wasser, Cl in mmol/kg Körpergewicht).

Biologie wichtig. In unserer Zeit, in der die Wissenschaft tief in das Wesen der Natur eindringt, führte der Widerspruch zwischen sich schnell anhäufendem Faktenmaterial und alten Theorien eine Reihe bedeutender Forscher zu teleologischen, methodologisch falschen Vorstellungen. Dieser Konflikt wurde seinerzeit ausgezeichnet von W. I. Lenin am Beispiel des sogenannten „physikalischen Idealismus" analysiert, der letzten Endes dadurch entstanden war, daß eine große Gruppe von Physikern die neuesten Erkenntnisse über die Struktur der Materie und den Zusammenhang zwischen Materie und Energie philosophisch nicht verstehen konnte.

Schon lange wurde angenommen, daß im Laufe des Lebens etwas verschwindet, sich verändert. Bei Aristoteles ist das die „angeborene Wärme", bei Hippokrates das „natürliche Feuer" und seit dem 18. Jahrhundert die „Lebenskraft", der „Lebensvorrat" (Bütschli), die „schöpferische Energie" (Pflüger 1890) u. a. Immer geht es um ein nichtmaterielles Substrat, einen nichtmateriellen Ausgangspunkt, der in sich die Haupttriebkraft des Lebens vereinigt.

Am Beispiel der Analyse methodologischer Aspekte in der wissenschaftlichen Erforschung des Alterns kann man sich von der Ähnlichkeit idealistischer und vulgärmaterialistischer Anschauungen überzeugen. Wir denken an die große Zahl von Hypothesen, welche das Altern mit der Abnutzung verschiedener Gegenstände vergleichen (EHRENBERG 1925, DHAR 1926, MARINESKO 1934). Uns scheint, daß die Analyse der Alternsmechanismen vom Standpunkt der Wechselbeziehungen zwischen Selbstregulations- und Adaptationsprozessen, die Einschätzung des Alterns als eines innerlich widersprüchlichen Prozesses, welcher schließlich zur Begrenzung der Adaptationsmöglichkeiten des Organismus führt, diesen schwierigen biologischen Prozeß methodologisch richtig zu charakterisieren vermag.

Prinzipielle Bedeutung kommt dem Umstand zu, daß wir in biologischen Systemen nicht einfach ein „regulierendes", sondern ein „selbstregulierendes" System vor uns haben. Gemeint ist, daß die Quelle für die Entwicklung jedes lebenden Systems der materielle Boden ist, daß es sich in Wechselwirkung mit der es umgebenden Umwelt entfaltet und keines Eingriffes einer nichtmateriellen „höheren Macht" bedarf.

Die Wichtigkeit eines derartigen Herangehens unterstrich W. I. LENIN: „Die Bedingung für das Erkennen aller Prozesse der Welt in ihrer „*Eigenbewegung*", in ihrer spontansten Entwicklung, in ihrer lebendigen Realität, ist ihr Erkennen als Einheit von Gegensätzen. Entwicklung ist „Kampf" der Gegensätze. Die zwei grundlegenden (oder möglichen oder in der Geschichte zu beobachtenden?) Konzeptionen der Entwicklung (Evolution) sind: Entwicklung als Verkleinerung und Vergrößerung, als Wiederholung, *und* Entwicklung als Einheit der Gegensätze (Spaltung des Ganzen in sich untereinander ausschließende Gegensätze und Wechselbeziehung zwischen ihnen).

In der ersten Konzeption bleibt die *Eigenbewegung* im Schatten, ihre *die Entwicklung fördernde* Kraft, ihre Quelle, ihr Motiv (oder ihr Ursprung wird *nach außen* verlegt — Gott, Subjekt etc.). In der zweiten Konzeption richtet sich das Hauptaugenmerk gerade auf das Erkennen des Ursprungs der *Eigenbewegung*.

Die erste Konzeption ist farblos, trocken, tot. Die zweite ist lebendig. *Nur* die zweite Konzeption ist Ausgangspunkt für die „Eigenbewegung" alles Existierenden; nur sie birgt den Schlüssel für „Sprünge", für die „Unterbrechung der Kontinuität", für die „Metamorphose in die gegensätzliche Erscheinung", für die „Vernichtung des Alten und Entstehung des Neuen" (LENIN, 5. Aufl., **29**, S. 317).

Die Gerontologie ist die Wissenschaft vom Altern aller Lebewesen einschließlich des Menschen. Sie ist eine komplexe sozial-biologische Wissenschaft, welche Gesetzmäßigkeiten, Mechanismen und Erscheinungsformen des Alterns in ontogenetischer Betrachtungsweise untersucht, den Einfluß genetischer, Umwelt- und sozialhygienischer Faktoren auf den Verlauf von altersspezifischen Veränderungen feststellt sowie theoretische und praktische Maßnahmen zur Verlängerung der Lebensdauer und der Arbeitsfähigkeit der Menschen ausarbeitet. Die Geriatrie stellt ein spezielles Gebiet der Medizin dar, das dem Studium der Besonderheiten der Entwicklung, des Verlaufs, der Diagnostik, der Therapie und der Prophylaxe von Erkrankungen im höheren Alter und Greisenalter gewidmet ist.

Ein systematischer Abriß, welcher dem Wandel und dem Kampf der Vorstellungen über das Wesen des Alterns gewidmet wäre, würde zu einer Geschichte der biologischen Wissenschaften, einer Geschichte sukzessiver Bestrebungen, sich jeden Fortschritt der Wissenschaft für die Analyse des Alterns zunutze zu machen, werden. Man kann eine beständige Beziehung zwischen bedeutenden Ereignissen in der Physiologie, Biochemie, Morphologie und Physik und der Entstehung von Alternshypothesen feststellen. So führte z. B. das Aufblühen der Kenntnisse über die inkretorischen Drüsen am Ende des vergangenen Jahrhunderts zu Vorstellungen über die entscheidende Rolle ihrer Tätigkeit in der Genese des Alterns. Das Studium der Zellstruktur sowie die Ausarbeitung von Methoden zur Gewebezüchtung bildeten die Grundlage für Ansichten über die engen Beziehungen zwischen Teilungsfähigkeit der Zelle und Altern. Die Erfolge schließlich auf dem Gebiet der Eiweißchemie waren bestimmend für die Hypothese über die Rolle struktureller Eiweißveränderungen beim Altern.

Auf diese Probleme nahm das Schaffen der Klassiker der russischen und sowjetischen Biologie großen Einfluß. I. I. Metschnikow, I. P. Pawlow, A. A. Bogomolez und A. W. Nagorni bestimmten in vielem die progressiven Züge der Gerontologie, die breite biologische Ausrichtung, die allgemein ontogenetische Betrachtungsweise, das Studium der altersspezifischen Veränderungen auf verschiedenen Ebenen der Lebenstätigkeit des Organismus und das Aufdecken der Regulationsbesonderheiten von Stoffwechsel und Funktion.

Das wachsende Interesse der Forscher verschiedener Wissensgebiete an der Gerontologie hat mehrere Gründe. Erstens erscheint es aufgrund der Entdeckung wichtiger Mechanismen der Erbübertragung, der Eiweißbiosynthese und der Gesetzmäßigkeiten der Regulation von Stoffwechsel und Funktionen real, in die verborgenen Vorgänge des Alterns einzudringen. Zweitens ist die Gerontologie eine sozialbiologische Disziplin. Die soziale Grundlage, die Existenzbedingungen, die Wechselbeziehungen zwischen Mensch und Umwelt können sich über biologische Mechanismen auf dessen Lebensdauer auswirken. Hieraus werden die ausgeprägten demographischen Verschiebungen in den letzten Jahrzehnten verständlich. Wir denken dabei an die sogenannte „Überalterung“ in den hochentwickelten Ländern, an die Zunahme der Menschen im höheren und Greisenalter in der Bevölkerungsstruktur.

Das alles bedingt eine Reihe konkreter praktischer Aufgaben, die für das Gesundheitswesen und die Sozialfürsorge entstehen. Sie sind verknüpft mit der unbedingten Kenntnis der Besonderheiten in Verlauf und Therapie bei Erkrankungen von Menschen im höheren Lebensalter, mit der Organisation von Arbeit und Urlaub und der Ausarbeitung eines Systems der Pensionierung. Diese Aufgaben können nur gelöst werden, wenn man dazu viele Forscher gewinnt.

Altern und Alter, das bedeutet Ursache und Wirkung, das bedeutet ein langer biologischer Prozeß und eine konkrete Periode im Leben von Mensch und Tier. Ein erstaunlicher Widerspruch: Viele Merkmale des Alterns sind jedem Menschen gut bekannt, und trotzdem ist es nicht leicht, eine exakte, objektive Definition des Alterns zu geben. Allgemeine Definitionen sind in der Biologie äußerst schwierig, weil sie sich auf das Allerwesentlichste stützen müssen, das den Prozeß charakterisiert und ihn von anderen unterscheidet. Zum Beispiel häufte die Wissenschaft in den letzten Jahrhunderten eine große Menge von Kenntnissen über die

Erscheinungsformen und das Wesen der Lebensprozesse an. Dennoch sind die Streitgespräche um eine erschöpfende Definition des Lebens bis heute nicht verstummt. Von vielen Forschern wurden Varianten der Definition vorgeschlagen. Nach A. A. Bogomolez ist der Alternsprozeß einzuschätzen „als eine sukzessive Abschwächung der Reaktionsfähigkeit der Zellen auf der Grundlage von biophysikalischen und biochemischen Veränderungen der Zellsubstanz, der Veränderung ihrer physikalisch-chemischen Struktur, des sukzessiven Verlustes der Fähigkeit der Zelle zur Vermehrung und zur Erneuerung ihrer biochemischen Strukturelemente, der Beeinträchtigung der Zelle durch vergröberte Partikel ihres eigenen Zellplasmas" (1939, S. 19).

Comfort schreibt: „Der Terminus ‚Altern' ist wahrscheinlich am besten als eine allgemeine Bezeichnung für eine Gruppe von Erscheinungen, die zur Verkürzung der Lebenserwartung mit dem Alter führen, einzuschätzen" (Comfort 1967, S. 17). Nach Strehler (1964) kann das Altern durch vier Kriterien charakterisiert werden — Universalität, Endogenität, Kontinuität und Zerstörung. Medawar (1951) vertritt die Ansicht, daß das Altern, wenn man darunter die Erhöhung der Empfindlichkeit gegenüber schädlichen Einflüssen oder die Erhöhung der Wahrscheinlichkeit des Todes der betreffenden Person versteht, aus mindestens zwei Prozessen besteht: a) der angeborene, dem Organismus eigene Alternsprozeß, den man für eine Offenbarung der Ontogenese, die von der ureigensten Natur des Organismus abhängt, hält; b) Altern als Resultat der Anhäufung von Veränderungen, die unter dem Einfluß von Stress-Faktoren, Traumen und Infektionen entstehen; in diesem Sinne hängt der Alternsprozeß dem Wesen nach von den Bedingungen der Umwelt ab.

Die Charkower Ontophysiologen-Schule stellt das Altern in einen breiten biologischen Zusammenhang. Nach der Definition von A. W. Nagorny, W. N. Nikitin und I. N. Bulankin „unterliegen alle Organismen von den Protozoen bis hin zu den höchsten Vertebraten einer Alternsentwicklung (Altern im weitesten Sinne des Wortes), und jedes System bewegt sich unvermeidlich seinem Ende als der natürlichen Konsequenz seines Daseins entgegen" (Nagorny u. Mitarb. 1963, S. 25).

Und so gibt es bei aller Kompliziertheit und Strittigkeit der Definition des Alterns vermutlich zwei Thesen, denen sich alle Forscher anschließen: Beim Altern vergrößert sich die Wahrscheinlichkeit des Todes und verringern sich die Adaptationsmöglichkeiten des Organismus. Dieser beginnt, auf Umweltveränderungen anders zu reagieren, sich anders an sie anzupassen, wird verletzbarer gegenüber schädlichen Faktoren. Das ist nur eine Seite des komplizierten biologischen Prozesses. Die Verringerung der Funktionstüchtigkeit des alternden Organismus, die Begrenzung seiner Widerstandsreserven sind innerlich widersprüchliche Prozesse, welche nur die allgemeine Entwicklungstendenz anzeigen. Bei der Definition des Alterns muß man auch die Mobilisierung der Anpassungsvorgänge berücksichtigen, welche sich auf der Grundlage von Regulationsverschiebungen entwickeln. Die Bedeutung dieser Adaptationsmechanismen ist so wesentlich, daß sie in vielem das Tempo der Alternsevolution und die Lebensdauer der Tiere bestimmen können. Deshalb muß man, wenn man das Altern als einen gesetzmäßigen Prozeß definiert, der zur Vergrößerung der Wahrscheinlichkeit des Todes, zu Degradation und Verringerung der Adaptationsmöglichkeiten führt, unbedingt seine Entfaltung auf der Grundlage gegensätzlicher Tendenzen — des Erlöschens des Stoffwechsels und der Funktionen einerseits und der Entstehung von Adaptationsmechanismen andererseits betonen.

Die Lebensdauer ist ein artspezifisches Merkmal. Gleichzeitig bleibt sie bedeutenden individuellen Schwankungen unterworfen, welche eine gewisse Streuung innerhalb einer Art bedingen.

Schon S. P. Botkin und I. I. Metschnikow bekannten sich zur Existenz eines „physiologischen" und eines „vorzeitigen" Alterns. Allerdings hält bis heute der Meinungsstreit nicht nur über den Inhalt, sondern sogar über die Berechtigung dieser Begriffe an. I. W. Dawydowski (1966) z. B. meinte, daß das Altern immer rechtzeitig sei und es keinen besonderen Sinn habe, von seiner vorzeitigen Entwicklung zu sprechen. Richtiger wäre es, ein frühes und ein spätes Senium zu unterscheiden. Diese Abgrenzung verändert im Grunde die Vorstellung über ein vorzeitiges Altern nicht. Denn wenn das Senium frühzeitig eingetreten ist, dann doch früher als zur gesetzmäßigen Zeit seiner Entstehung und folglich vorzeitig. Wichtiger ist die prinzipielle Seite der Frage: Können Umweltbedingungen, durchgemachte Krankheiten und andere Faktoren auf den Lauf der „biologischen Uhr" des Organismus, auf verschiedene Schritte seiner Alternsevolution Einfluß nehmen?

Das Altern ist ein gesetzmäßig ablaufender, sich lange Zeit vor dem Senium entwickelnder, durch Artbesonderheiten bestimmter, vielgliedriger biologischer Prozeß, welcher unausweichlich zur Begrenzung der Adaptationsmöglichkeiten des Organismus und zur Vergrößerung der Sterbewahrscheinlichkeit führt. Es ist das Resultat einer Begrenzung der Selbstregulationsmechanismen, der Verringerung ihrer potentiellen Möglichkeiten bei primären Regulationsänderungen des genetischen Apparates. Es ist ein innerlich widersprüchlicher Prozeß, in dessen Verlauf nicht nur regressive Vorgänge, sondern auch wichtige Adaptationsvorgänge zu beobachten sind.

Das Altern ist ein endogener Prozeß, welcher an die biologische Organisation des Systems, seinen genetischen Apparat und seine komplexen, mit der Zeit zunehmenden Veränderungen gebunden ist. Dabei muß man die sich in den Zellen unvermeidlich entwickelnden Ereignisse im Auge haben, die mit dem Chemismus, der Anhäufung von Metaboliten und mit Temperaturbelastungen zusammenhängen. Sie entstehen allmählich, trotz der Vollkommenheit der biologischen Organisation, ihr Einfluß wächst mit der Zeit an. Die Forscher messen dem einen oder anderen Faktor größere Bedeutung für das Altern bei. Vom Standpunkt der Informationsübertragung in selbstregulierenden Systemen muß jedoch der Einfluß aller dieser Faktoren Berücksichtigung finden. Die Informationsübertragung kann beim Altern als Ergebnis der veränderten Eigenschaften des Systems selbst oder durch Einwirkungen von außen fehlerhaft werden. So können infolge der sich unvermeidlich im Laufe des Lebens wiederholenden chemischen, thermischen und anderen Einwirkungen sowie der Anhäufung von Metaboliten Störungen auf verschiedenen Stufen der genetischen Informationsübertragung entstehen. All diese Faktoren können auch zu Fehlern in der Rückinformation führen. Außerordentlich wichtig ist, daß die Häufigkeit solcher Störungen und der Grad ihres Einflusses auf die verschiedenen Stufen der Informationsübertragung in den einzelnen Etappen der Ontogenese unterschiedlich sind. Deshalb muß man die Zeitspanne feststellen, in welcher diese Schädigungen der Informationsübertragung besonders wesentlich sind.

Es ist anzunehmen, daß das primäre Alternsgeschehen, welches an den genetischen Apparat und die Eiweißbiosynthese gebunden ist, sich durch eine gewisse Stabilität auszeichnet. Die Desoxyribonukleinsäure und mit ihr der genetische Code sind durch große Beständigkeit charakterisiert. Letztere ermöglicht die artspezifische Lebensdauer sowie den gesetzmäßigen Verlauf der Alternsevolution unter den sich unaufhörlich ändernden Umweltbedingungen. Diese relative Stabilität bewahrt vor dem Chaos und verursacht die artspezifischen Besonderheiten des Alterns. Unter den Bedingungen ständiger Erschütterung der Homöostase und verschiedener Krankheiten erweist sich die relative Stabilität des primären Alternsgeschehens als wichtige Adaptation, welche die biologische Grundlage für die Entwicklung des Organismus erhält.

Bekanntlich legt der Genotyp die Grenzen fest, in denen die Entwicklung des Organismus verlaufen kann, und äußere Faktoren variieren die Prozesse in dem vom Genotyp festgelegten Rahmen, wobei sie ihn mitunter sprengen. Deshalb muß man annehmen, daß beschleunigtes Altern an Einwirkungen auf viele Glieder der komplizierten Kette ontogenetischer Veränderungen und speziell an Verschiebungen in den Eigenschaften und der Struktur schon fertiger Eiweiße sowie an Veränderungen der Energieversorgung der Zelle gebunden ist.

Beim beschleunigten Altern können Regulationsstörungen der Gewebstrophik große Bedeutung erlangen. Offensichtlich spielen Veränderungen in der neurohumoralen Regulation eine Rolle. Das schließt nicht aus, die Beschleunigung des Alterns als Resultat eines direkten Einflusses der sich anhäufenden Störfaktoren auf primäre Alternsmechanismen, auf den genetischen Apparat der Zelle anzusehen. Sicher sind „Kurzlebige“ ebenso wie „Langlebige“ Abweichungen vom Durchschnittstempo des Alterns, das die jeweilige Art charakterisiert (Chuka 1972, D. F. Tschebotarew 1973, N. N. Satschuk 1973, W. W. Frolkis 1973).

Wir stehen noch ganz am Anfang der Erörterung dieses komplizierten und wichtigen Problems. Wir müssen lernen, in der Ähnlichkeit der Erscheinungen Gemeinsamkeit und Gegensätzlichkeit zu erkennen. Es wäre absurd, jede beliebige Verschlechterung des Gesundheitszustandes als vorzeitiges Altern, jede beliebige Erkrankung als Faktor, der zu seiner Entwicklung führt, anzusehen. Offensichtlich wirken dergestalt nur Faktoren, welche besonders tief und andauernd Verlauf und Tendenz derjenigen Stoffwechselprozesse in den Zellen verändern, die an ihre wichtigsten Strukturen gebunden sind. Je stärker diese Einwirkungen, je mehr Glieder der Kette altersspezifischer Veränderungen Störfaktoren bedrohen, desto schwerwiegender sind die Bedingungen für das Einwirken auf den Alternsprozeß.

Aufgabe der Forscher für die nächste Zeit ist es, mögliche Einflüsse pathologischer Prozesse und ungünstiger Umweltfaktoren auf primäre Alternsmechanismen zu untersuchen, jene Glieder im Verlauf des Alterns zu erkennen, welche mehr als andere diesen Einflüssen ausgesetzt sind, einen Komplex von Indices aufzustellen, die physiologisches und vorzeitiges Altern definieren und abgrenzen, und schließlich experimentelle Modelle und Therapien des vorzeitigen Alterns aufzustellen.

Man muß unterstreichen, daß eine unbegründete Verwendung des Begriffes „vorzeitiges Altern“ unseren Auffassungen über das biologische, historisch entstandene Wesen des Alterns ernstlich schaden und zu der methodologisch falschen Schlußfolgerung führen könnte, zwischen Altern und Krankheit gäbe es keine Unterschiede, die grundlegenden Erscheinungen des Alterns und der Veränderungen, welche bei verschiedenen Krankheiten ablaufen, seien unspezifisch.

Faktoren, die an ungünstige Umweltbedingungen gebunden sind, und durchgemachte Krankheiten vermögen auf verschiedene Glieder dieser Ereigniskette im Organismus einzuwirken. Es können jedoch auch Gemeinsamkeiten des Alterns mit pathologischen Prozessen existieren. Einige Autoren weisen schon lange auf eine gewisse Ähnlichkeit einer Reihe von Alternserscheinungen mit bestimmten Krankheiten hin.

Zum Beispiel erinnerte F. Z. Meerson (1962) richtig an die Ähnlichkeit einer Reihe von Veränderungen im Altersherz mit einem Stadium der Hyperfunktion des Myokards. In beiden Fällen verringern sich die Eiweißneubildung und die Konzentration der DNS, vergrößert sich das Verhältnis DNS/RNS, entwickelt sich eine Kardiosklerose, hypertrophieren einzelne Muskelzellen. Solche Parallelen können durch Material aus unserem Laboratorium fortgesetzt werden: Die Intensität der Gewebsatmung ist herabgesetzt, der Glykogengehalt fällt, der Milchsäuregehalt steigt, der Gehalt an Adenosintriphosphat und Kreatinphosphat verringert sich. Derartige Gegenüberstellungen sind wichtig und interessant. Sie erlauben, die Adaptationen der Herztätigkeit richtig zu verstehen und sich eine Reihe von Einflußmöglichkeiten auf den alternden Organismus zunutze zu machen. Dabei muß man einfache Analogien und Unterschiede in den kausalen Wechselbeziehungen streng gegeneinander abgrenzen. Tut man das nicht, sieht man zahlreiche Krankheitsprozesse irrtümlich als alternsbedingt an.

Es lassen sich viele Parallelitäten finden, z. B. zwischen einer Reihe seniler Funktionsänderungen des Verdauungssystems und einigen Formen der Gastritis, zwischen altersspezifischen und atherosklerotischen Vorgängen im Gehirn, zwischen Verschiebungen in der Arbeitsfähigkeit alternder Muskulatur und nach intensiver Muskelarbeit. In all diesen Fällen verbergen sich hinter gemeinsamen Struktur- und Funktionsänderungen prinzipielle Unterschiede des Mechanismus, der Ursachen und der anfänglichen Entwicklungswege. Gerade in der Klärung der Gemeinsamkeit und der Unterschiede altersspezifischer und pathologischer Veränderungen liegt der Schlüssel zur Lösung der sehr wichtigen Fragen nach dem Entwicklungsmechanismus des Alterns, nach der Korrelation zwischen altersbedingtem und pathologischem Geschehen. Die Ähnlichkeit vieler Endzustände der Prozesse bedeutet keine identische Entstehung.

Vom Standpunkt einer richtigen Darlegung der Wechselbeziehungen zwischen physiologischem und vorzeitigem Altern muß auf die falschen, allerdings weit verbreiteten Vorstellungen über das Altern als Krankheit eingegangen werden. Schon I. I. METSCHNIKOW schrieb, daß „das Alter unsere Krankheit ist, die wie jede andere behandelt werden muß". Zu dem Schluß kam er durch eine Analyse des pathologischen Alterns und dachte dabei offensichtlich an jene Erkrankungen, die besonders häufig im Senium beobachtet werden.

Diese ungenaue und fehlerhafte Formulierung und ihre unkritische Aufnahme führten zur Verbreitung der These über das Alter als Krankheit. Am deutlichsten erscheint das in den Ansichten PARHONS und seiner Mitarbeiter. In dem Buch „Altersbiologie" schreibt er: „Wir nehmen das tatsächliche Bestehen der erwähnten zwei Formen des Seniums an, mit dem Unterschied zu anderen Autoren, daß wir auch das „physiologische" Senium als einen pathologischen Zustand sui generis ansehen. Wir meinen — und meinen weiterhin —, daß die Diskussion verschiedener Autoren über diese Frage aufkam, weil das Wort „normal" in zwei verschiedenen Bedeutungen verstanden wird, nämlich einerseits im Sinne einer bestimmten Regel, und andererseits im Sinne eines funktionellen Optimums" (PARHON 1959, S. 11).

Eine derartige Einstellung führt zur Vermischung von naturwissenschaftlicher Auffassung des Problems und subjektiver Beurteilung des Seniums als Altersperiode. Das Senium ist eine ebenso gesetzmäßige und unvermeidliche Etappe in der Ontogenese wie Embryonal- und Postembryonalzeit, Kindheit, Jugendalter, Reifezeit u. a. Krankheit ist immer Störung der Lebenstätigkeit des Organismus, welche unter dem Einfluß schädigender Faktoren des äußeren oder inneren Milieus, auftritt.

Lehnt man eine streng objektive, historische Beurteilung der Etappen der Onto- und Phylogenese ab, kann man zu absurden Schlußfolgerungen über die Abnormität der Embryonalzeit oder anderer Lebensperioden des Menschen gelangen. Die These über das Alter als Krankheit öffnet Tor und Tür für falsche Auffassungen vom Wesen des Lebens als einer gesetzmäßigen Bewegungsform der Materie.

Altern ist eine fundamentale Eigenschaft der lebenden Materie. Der Prozeß kann zeitlich verschieden ablaufen und ist abhängig von der Tierart, von der Spezifität des Systems, welches unterschiedliche funktionelle und metabolische Möglichkeiten hat. Seinem Wesen nach ist er jedoch in der Individualentwicklung physiologisch, universell und unausweichlich; er wandelt sich im Laufe der historischen Entwicklung des Tierreiches. Deshalb widerspricht die These „Alter ist Krankheit" der Konzeption von der Evolution des Lebens.

Der Abgrenzung der eigentlich altersbedingten und der rein pathologischen Veränderungen kommt große theoretische Bedeutung für das richtige Verständnis des biologischen Wesens des Alterns zu. Die These: Alter ist keine Krankheit, sondern eine gesetzmäßige Etappe der individuellen Entwicklung, die Folge des biologischen Alternsprozesses — drückt das Verhältnis der Mehrzahl der Forscher zu diesem Problem aus. Allerdings ist die konkrete praktische Unterscheidung altersspezifischer von pathologischen Veränderungen, denen jeder Kliniker zwangsläufig täglich begegnet, sehr kompliziert. Sowohl altersbedingte als auch pathologische Prozesse vermögen gleichartige Wandlungen in Geweben zu erzeugen. Ein Beispiel dafür ist die Hypoxie, auf welche das Gewebe unabhängig von der Ausgangssituation des Sauerstoffbedarfs stereotyp reagiert. Hierin liegt offensichtlich eine der Ursachen, welche die Abgrenzung reiner Altersveränderungen von pathologischen, speziell von atherosklerotischen, die zu gleichen hypoxischen Gewebsprozessen führen können, kompliziert gestalten. Dennoch muß man hinter der Gemeinsamkeit der sekundären Gewebsveränderungen die Unterschiede in den primären Entstehungsmechanismen sehen.

Es gibt noch einen anderen, nicht unbedeutenden Aspekt der Wechselbeziehung zwischen Alter und Krankheit. Altersspezifische Stoffwechsel- und Funktionsänderungen des Organismus und dessen verminderte Adaptationsänderungen können das Auftreten limitierender Glieder, sogenannter Engpässe, welche pathologische Prozesse hervorrufen, begünstigen. Gerade deshalb steigt mit zunehmendem Alter die Häufigkeit vieler Erkrankungen, in erster Linie der des Herz-Kreislauf-Systems. Das Altern bringt den Menschen nur an den Abgrund, in den ihn die Krankheit wirft.

Auch heutzutage bleiben Krankheiten, welche im Alter einen verhängnisvollen Verlauf nehmen, die Hauptursache des Todes der Menschen. Viele Morphologen bezweifeln nach wie vor die Möglichkeit des Alterstodes oder schreiben, daß er außerordentlich selten ist.

Die Vorstellung vom Altern als einem langen biologischen Prozeß führt zwangsläufig zur Frage über das Alter, in dem er sich zu entwickeln beginnt. Diesbezüglich sind fast alle denkbaren Gesichtspunkte erörtert worden: Das Altern beginnt mit der Befruchtung der Zelle, mit ihrer ersten Teilung (Milman 1926); unter Altern ist die altersspezifische Entwicklung im weiten Sinne dieses Wortes zu verstehen (Nagorny, Nikitin u. Bulankin 1963); das Altern beginnt, wenn das Wachstum endet (Minot 1913, Schmalgausen 1926, 1935, 1968, Bidder 1932, Goldschtein u. Gerasimowa 1962).

Bei der Erörterung dieser Alternativen muß man offensichtlich verschiedene Ebenen des Alternsprozesses voneinander abgrenzen, zum Beispiel das Altern der einzelnen Zellen vom Altern des Gesamtorganismus. Die Zelle durchläuft vom Moment ihrer Entstehung bis zur Teilung eine Reihe von Altersstadien und altert selbstverständlich. In speziellen Untersuchungen an Protozoen wurde gezeigt, daß von Teilung zu Teilung eine Verringerung des Sauerstoffverbrauchs, eine Anhäufung von Ammoniak, eine Veränderung der Zellreaktionen auf chemische Einflüsse sowie Wandlungen der Kernstruktur, Verringerung der Beweglichkeit u. a. eintreten. Alle diese Ereignisse zeugen vom individuellen Altern der Zelle. Unmittelbar nach der Teilung erfolgt eine radikale Reorganisation der Zellstrukturen. Es verändern sich die Aktivität der Fermente, die Intensität energetischer Prozesse, die Stabilität gegenüber Giften — die Zelle erneuert sich. Nach einem bildhaften Ausdruck des bekannten Zytologen Mesia (1963) „bringt es das Leben durch die Zellvermehrung fertig, die Zeit um den Finger zu wickeln, und zwar mit doppeltem Gewinn, denn aus einer Zelle werden zwei".

Folglich kann man im Verlauf eines Zellzyklus Erscheinungen des Alterns und der wieder einsetzenden Erneuerung beobachten. Jedoch führen Veränderungen einzelner Zellgruppen noch nicht zum Altern des Gesamtorganismus. Man muß auch berücksichtigen, daß in ihm Zellen mit verschiedener Teilungsfähigkeit, mit verschiedener Lebensdauer und mit unterschiedlichem Zeitpunkt, zu dem in ihnen das Altern eintritt, vorkommen. Im Gesamtorganismus entstehen komplizierte Wechselbeziehungen, welche ungleichmäßiges Altern in den einzelnen Organen und Systemen, einen ungleichmäßigen Ablauf dieses Prozesses in der Zeit bedingen. Stürmische Alternsveränderungen laufen beim Menschen im Klimakterium ab (W. M. Dilman 1968, W. G. Baranow 1972, N. W. Swetschnikowa 1972, B. A. Wartapetow u. A. N. Demtschenko 1972). Alternsveränderungen bestimmen einerseits primäre Alternserscheinungen des Lebewesens seit dem Zeitpunkt seiner Entstehung, andererseits das Altern des Gesamtorganismus in späteren Etappen der Ontogenese.

All das bedarf des Studiums der Alternsmechanismen in ontogenetischer Sicht, im Kontext der individuellen Entwicklung. Es bedarf des Studiums nicht so sehr des Alters als einer bestimmten Lebensperiode, sondern des ganzen Verlaufs der individuellen Entwicklung, von der Entstehung des Organismus bis zu seinem Tode, der ganzen Ontogenese im weitesten Sinne des Wortes.

Viele Forscher nehmen bis heute an, daß unter Ontogenese nur ein Teil, nur die Anfangsperiode der individuellen Entwicklung zu verstehen ist. Die Ungenauigkeit in der Charakteristik der Ontogenese ist mit der nicht eindeutigen Definition von Haeckel, der diesen Begriff prägte, in Zusammenhang zu bringen. So schreibt er 1874 in der „Anthropogenie" über die Ontogenese als die Geschichte der Keimentwicklung und im selben Jahr in der „Gastrea-Theorie", daß die Ontogenese die Entwicklungsgeschichte des Individuums ist; 1894 versteht er in der „Systematischen Phylogenie" unter Ontogenese die individuelle Entwicklung jedes Organismus. Diese Inkonsequenz Haeckels läßt sich aus seinem Bestreben erklären, die Wechselbeziehungen zwischen Phylo- und Ontogenese vom Standpunkt der klassischen biogenetischen Grundregel aus einzuschätzen, aus seiner Überzeugung, daß der Einfluß der Phylogenese nur in der embryonalen, der Keimentwicklung erfaßt werden kann. Diese Einschränkungen des biogenetischen Gesetzes, das begrenzte Verständnis der historischen und individuellen Wechselbeziehungen führten auch viele zeitgenössische Forscher zu falschen Vorstellungen über die Ontogenese.

Wenn man zur Ontogenese nur die Embryonalentwicklung oder auch die ganze Wachstumsperiode rechnet, bleibt ein großer Teil des Lebens ohne Beziehung zur vorangegangenen historischen Entwicklung; die einzelnen Perioden der individuellen Entwicklung, die einzelnen Etappen des Alterns werden auseinandergerissen und einander gegenübergestellt. Und schließlich entspricht eine derartig begrenzte Auslegung der Ontogenese nicht den heutigen Vorstellungen über den Mechanismus der genetischen Übertragung und über die Entwicklung der Erbmasse im Verlaufe des Lebens.

Unzweifelhaft laufen die wichtigsten qualitativen Ereignisse am schnellsten in den frühen Etappen der Ontogenese ab. Gleichzeitig darf nicht übersehen werden, daß im Alter nicht nur ein Erlöschen, nicht nur quantitative Verschiebungen, sondern auch qualitative Veränderungen eintreten.

Ontogenologie — so scheint uns — muß das Studium der Alternsveränderungen auf verschiedenen Etappen der individuellen Entwicklung genannt werden. Sie betrachtet, ohne künstliches Herauslösen einzelner Altersperioden und deren Gegenüberstellung, den Prozeß der Entwicklung in seiner Gesamtheit.

Altern führt unvermeidlich zum Eintritt des Alters. Es existierten und existieren nicht wenige Altersklassifikationen, welche einzelne Altersperioden abgrenzen. Altersklassifikationen müssen auf der Kenntnis der grundlegenden strukturellen, metabolischen und funktionellen Besonderheiten des Organismus basieren, auf der Analyse seiner Adaptationsmöglichkeiten und seiner Wechselwirkung mit der Umwelt. Die Schwierigkeit besteht darin, daß es nicht möglich ist, die eine oder andere Altersperiode einigermaßen erschöpfend durch ein oder mehrere wichtige morphologische, biochemische und funktionelle Merkmale zu charakterisieren.

Es ist sehr kompliziert, genaue Trennungsgrenzen zwischen verschiedenen Altersperioden zu ziehen, besonders in späteren Etappen der Ontogenese. Wenn man z. B. die Phasen des Wechsels vom Dotterkreislauf zum Chorionkreislauf, der Geburt und anderer Übergänge des Organismus von einer Form der Wechselbeziehungen mit der Umwelt in eine andere tatsächlich exakt trennen kann, so ist es beim erwachsenen Menschen sehr schwierig, entsprechende Grenzen zu finden. „Es existieren keine genauen kalendarischen Daten für das Eintreten des Alters. Die Morgen- und Abenddämmerung im Kalender der Natur kann man auch nicht als beginnenden Tag beziehungsweise beginnende Nacht exakt bezeichnen; das ist erst ihr Entstehen. Die Entwicklung des Seniums umfaßt Jahrzehnte, und es beginnt, wie die anbrechende Nacht, früher oder später, nur mit dem Unterschied, daß der Alternskalender im Vergleich zum astronomischen noch ungenauer ist", — schreibt I. W. Dawydowski (1966, S. 79).

Die Vorstellungen über den Zeitpunkt des eintretenden Seniums wandelten sich mit der Verlängerung der mittleren Lebensdauer der Menschen, mit der Veränderung des Gesundheitszustandes der Bevölkerung. So wurden im alten Rom bei einer mittleren Lebensdauer von 28—30 Jahren vierzigjährige Menschen als Greise bezeichnet und sechzigjährige als Depontini, die nur noch zur Opferung taugen. Die mittlere Lebensdauer stieg in unserem Lande von 31 Jahren bei Männern und 33 Jahren bei Frauen vor der Revolution auf 65 bzw. 73 Jahre heute. Das führte zu neuen Altersklassifikationen. Nach einem Beschluß spezieller Symposien in Leningrad (1963) und Moskau (1965) rechnet man Menschen im Alter von 60—74 Jahren zum höheren, von mehr als 75 Jahren zum Greisenalter, Langlebige sind älter als 90 Jahre. Exakt ausgearbeitete Altersklassifikationen für Versuchstiere gibt es nicht. In Übereinstimmung mit der praktischen Arbeit am Institut für Gerontologie der AMW der UdSSR werden wir im folgenden 8 bis

12 Monate alte Ratten als erwachsen (adult), 26—30 Monate alte Ratten als alt, 14—20 Monate alte Kaninchen als erwachsen (adult), 48—60 Monate alte Kaninchen als alt, 2—3 Jahre alte Katzen als erwachsen (adult) und 10—12 Jahre alte Katzen als alt bezeichnen.

Altern und Evolution

Entscheidende Bedeutung für das Verständnis der Mechanismen des Alterns kommt dem evolutionären Herangehen zu. Wenn uns die Gegenwart keine Erklärung gibt, müssen wir uns an die Vergangenheit wenden, pflegte K. A. TIMIRJASEW zu sagen.

Durch das Zusammenwirken von Vererbung und Veränderlichkeit im Verlauf der natürlichen Auslese vervollkommneten sich die Formen des Stoffwechsels, der Struktur und der Tätigkeit der Lebewesen sowie die Formen der Anpassung des Organismus an die Umwelt. Je höher ein Tier organisiert ist, desto aktiver und dynamischer verhält es sich gegenüber Veränderungen der Umwelt. Während einzellige und die einfachsten mehrzelligen Organismen vollkommen vom Wechsel des Milieus in ihrer Umgebung abhängig sind, verlassen höhere Organismen leicht die Gefahr, suchen aktiv geeignetere Umweltbedingungen und passen sich an die sich ändernden Existenzbedingungen an. Im Verlauf der Evolution erfolgte ein gewaltiger Sprung mit der Entwicklung des Menschen, der sich schon nicht mehr nur der Umwelt anpaßt, sondern diese steuert und die biologischen Besonderheiten seines eigenen Organismus beeinflußt. Die Menschheit hat sich von der Gewalt der natürlichen Auslese befreit, und andere Gesetzmäßigkeiten herrschen in ihrer Gesellschaft.

Im Verlauf der historischen Entwicklung des Tierreiches, im Prozeß der Phylogenese, hat sich auch der Charakter der individuellen Entwicklung jedes Individuums, die Ontogenese, verändert. Schon vor mehr als hundert Jahren unterstrichen BAER, DARWIN, HAECKEL, MÜLLER, KOWALEWSKI und METSCHNIKOW, daß der Alternswandel von der historischen Vergangenheit, welche zur Entstehung der Tierspezies geführt hat, bestimmt wird.

Mit anderen Worten, die Alternsveränderungen eines Organismus werden von dessen Platz im Evolutionsgeschehen abhängen. Diese Beziehung zwischen Historischem und Individuellem wurde schon von DARWIN unterstrichen. Schon 1842 schrieb er, daß die Stadien, welche der Embryo durchläuft, alte Entwicklungsformen darstellen. In der klassischen Formulierung HAECKELS klang das biogenetische Gesetz folgendermaßen: „... die Keimentwicklung ist eine abgekürzte Wiederholung der phylogenetischen Entwicklung; oder, mit anderen Worten, die Ontogenie ist die abgekürzte Wiederholung (Rekapitulation) der Phylogenie ...“ (MÜLLER u. HÄCKEL 1940, S. 174). Bei der Analyse phylo- und ontogenetischer Wechselbeziehungen unterschied HAECKEL Palingenesen, von Vorfahren ererbte Rekapitulationsmerkmale, und Zänogenesen, hervorgerufen durch Anpassung des Embryos an die Bedingungen des embryonalen Lebens.

Im Laufe des Studiums onto-phylogenetischer Wechselbeziehungen häuften sich Fakten, die dem biogenetischen Gesetz widersprechen. Die Diskussion darüber wird breit geführt und in der biologischen Literatur zitiert.

Die Evolution der Tierwelt ist ein diffizil regulierter Prozeß mit konkreten Verbindungen zwischen individueller und historischer Entwicklung, zwischen Einzelentwicklung und Artentwicklung. Das von I. I. SCHMALGAUSEN (1968) übernommene Schema in Abbildung 4 demonstriert einige Regulationsmechanis-

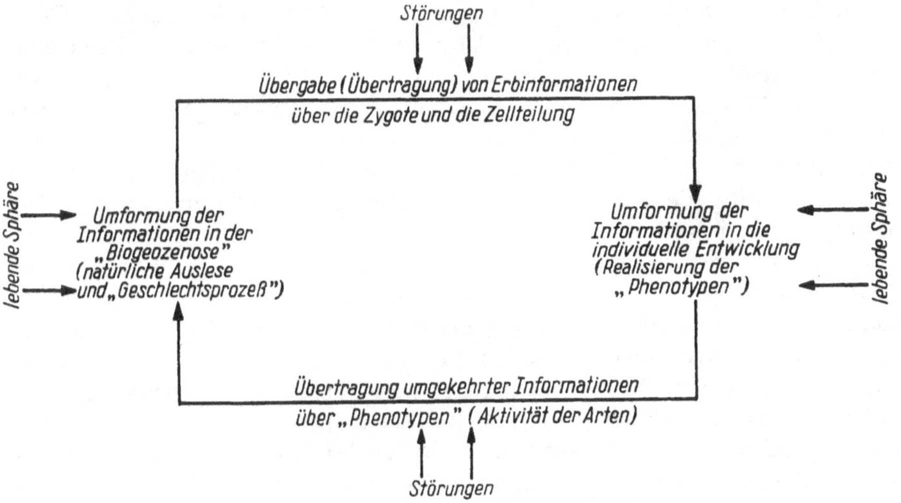

Abb. 4. Allgemeines Schema des die Evolution regulierenden Mechanismus (nach I. I. SCHMALGAUSEN 1968).

men des Evolutionsprozesses. Über eine direkte Verbindung erfolgt die Übertragung der Erbinformation, welche im Verlauf der individuellen Entwicklung transformiert wird. Veränderungen der Realisierung der Erbübertragung unter dem Einfluß der Existenzbedingungen in Verbindung mit sich gleichmäßig wiederholenden Störungen in der Übertragung der Rückinformation können sich letztendlich auf die Entwicklung der Art auswirken. Auf diese Weise bilden sich infolge von Regulationsprozessen zwischen Ontogenese und Phylogenese komplizierte Wechselbeziehungen. Sehr wichtig ist, daß dieses ganze Regulationssystem des Evolutionsprozesses auf das Erreichen eines optimalen Adaptationseffektes gerichtet ist. Transformationen der Information können zum wichtigsten Mittel dieser Adaptationen werden. Die regulatorische Verbindung von Veränderlichkeit und Vererbung im Verlauf der Evolution ist der führende Faktor bei den adaptiven Umwandlungen des Organismus.

Regulative Wechselbeziehungen der Phylo- und Ontogenese sind nicht nur auf frühe Perioden der individuellen Entwicklung beschränkt. Das hat Ch. DARWIN sehr klar erkannt. Er schrieb: „Die Auslese ist darauf gerichtet, das Merkmal nicht beim Embryo (außer der Beziehung zur Mutter), nur gering im jugendlichen Alter, dafür aber gänzlich im Erwachsenenzustand zu verändern“ (1959a, S. 106). Das ist die These darüber, daß neue Eigenschaften unter dem Einfluß veränderter Existenzbedingungen auf allen individuellen Lebensstadien entstehen können, betonte A. N. SEWEZOW in seiner Theorie der Phyloembryogenese.

Man beschränkt bis heute den Einfluß des Historischen auf das Individuelle auf die Frühentwicklung des Organismus, im wesentlichen auf seine Embryogenese. Das ist mit der weit verbreiteten Vorstellung, die Altersentwicklung sei nur ein Abschnitt im Leben des Tieres, in Zusammenhang zu bringen. Ein anderer Lebensabschnitt, der mit intensivem Altern verbunden ist, wird von vielen Forschern als Involution, als Rückentwicklung dargestellt. So schreibt STREHLER: „... den bestehenden Ansichten nach gibt es keine Kausalzusammenhänge zwischen der Entwicklung des Organismus und seinem Altern, wenn man jene offensichtliche Tatsache nicht mitrechnet, daß die zwangsläufige Voraussetzung für die Zerstörung dieser oder jener strukturellen Ordnung deren vorherige Herausbildung ist“ (STREHLER 1964, S. 216).

Das Problem der Wechselbeziehung zwischen Phylogenese und Altern fand in der modernen Naturwissenschaft nicht den gebührenden Niederschlag. In der Mehrzahl der Fälle wurde es einfach ignoriert. Selbst ein so bedeutender Forscher wie A. N. SEWERZOW meinte, daß die Periode des Alterns beim Studium der phylo-ontogenetischen Wechselbeziehungen ohne Interesse sei. Jedoch ignoriert die Negation der Beziehung zwischen der Bildung von Adaptationsmechanismen in der Evolution und den Verlaufsbesonderheiten des Alterns des Organismus, die Negation der möglichen Einwirkung individueller Besonderheiten des Alterns auf seinen ganzen historischen Verlauf im Grunde genommen die Rolle genetischer Faktoren im Alternsprozeß sowie die Existenz eines gesetzmäßigen Zusammenhanges zwischen Artbesonderheiten und Alternsverlauf.

Man kann eine Reihe von Thesen anführen, die das evolutionäre Prinzip in der Gerontologie begründen.

1. Bei der Gegenüberstellung von Phylo- und Ontogenese wurde lange Zeit die Morphologie bevorzugt. Es wurden „kapitale Veränderungen“ in der Struktur verschiedener Organe, das Erscheinen oder Verschwinden wichtiger Merkmale des „Grobgefüges“ verglichen. Aus der Perspektive der biogenetischen Grundregel wurden funktionelle und Stoffwechselveränderungen lange Zeit nicht verglichen.

Eine immense Bedeutung für die evolutionären morphologischen Untersuchungen hatten die Arbeiten A. N. SEWERZOWS und seiner Schule. Heute ist völlig klar, daß ernst zu nehmenden morphologischen Veränderungen lang andauernde metabolische und funktionelle vorausgehen, die vererbt werden, im Verlauf der Phylogenese zunehmen und viele Besonderheiten der Ontogenese bedingen. Mit Beendigung des Wachstums des Tieres sind natürlich diese Prozesse noch nicht abgeschlossen. Deshalb vermag man, wenn man bei biogenetischen Korrelationen nicht nur nach morphologischen, konstruktiven Wechselbeziehungen sucht und von der Idee buchstäblicher Rekapitulation der Merkmale abkommt, wenn man in die Tiefe funktioneller und Stoffwechselveränderungen vordringt, eine Widerspiegelung der Phylogenese auf allen Etappen der individuellen Entwicklung zu finden. Beim Altern einer Tierspezies kann man die funktionellen und metabolischen Besonderheiten feststellen, welche in den vorangegangenen Stadien der Phylogenese entstanden waren. Sie sind präformiert und in Übereinstimmung mit Adaptationen während des Alterns des Organismus verändert.

Moderne Vorstellungen über die Übertragung der Erbinformation, über die Eiweißbiosynthese und über Regulationsprozesse bei der Entfaltung des Erbprogramms erlauben, die Ausbildung phylogenetisch entstandener Adaptationen auf verschiedenen Etappen der Ontogenese anzunehmen. Eine Beziehung zwischen Phylo- und Ontogenese nur in den Grenzen der frühen Embryogenese steht in Widerspruch zu den Vorstellungen über die Regulationen des genetischen Apparates der Zelle sowie über das Tempo und die Reihenfolge der Entfaltung des im DNS-Molekül eingeschlossenen Codes, welche nicht auf die Periode der Embryogenese begrenzt ist.

2. Nicht exakt genug wurden die Begriffe „Alter“ und „Altern“ getrennt. Das Alter ist die Schlußetappe des Lebens eines Tieres. Altern aber ist ein lang andauernder, dynamischer Prozeß, welcher lange vor Eintritt des Seniums beginnt. Im hohen Senium ist das Zeugen von Nachkommenschaft allerdings selten, folglich auch die Möglichkeit der Erbübertragung irgendwelcher Merkmale in dieser Altersperiode. Das Klimakterium begrenzt die Übertragung der Erbinformation im Alter und schützt dadurch einerseits den weiblichen Organismus vor einer die Kräfte übersteigenden Schwangerschaft, andererseits unterbindet es eine Übertragung von Mutationen, welche altersbedingt sind. Alternsprozesse erreichen eine beträchtliche Intensität lange vor dem Senium, in der Reproduktionsperiode. Dies läßt die Annahme zu, daß Alternsprozesse, speziell die Adaptationsmechanismen, genetisch fixiert werden können. Letzteres beweisen überzeugend Beispiele von langlebigen und kurzlebigen Familien, ebenso die Ähnlichkeit vieler struktureller, metabolischer und funktioneller Kennzeichen des Alterns bei Vorfahren und Nachkommen. Diese interontogenetische Beziehung macht die Einflußnahme phylogenetischer Alternsbesonderheiten des Organismus und historischer Wege ihrer Entfaltung auf den Prozeß im Laufe der individuellen Entwicklung wahrscheinlich.

3. Bis in die heutige Zeit ist die Vorstellung von Altern als einer Involution, einer Rückentwicklung, weit verbreitet. Wir haben wiederholt auf die Beschränktheit einer derartigen Auffassung hingewiesen (Frolkis 1959—1972) und gehen auf diese Frage später ein.

Ich möchte nur betonen, daß die These „Alter ist Involution“ ein ernsthaftes Hindernis für die Aufstellung onto-phylogenetischer Wechselbeziehungen beim Suchen nach evolutionären Prinzipien in der Gerontologie darstellt. Sie solidarisiert sich im Grunde mit den Ansichten, daß die Ontogenese nur die Anfangsperiode der individuellen Entwicklung sei, und betrachtet das Altern als „passiven“ Prozeß, dessen Beziehung zur historischen, phylogenetischen Ebene nur durch den Grad der vorangegangenen Entwicklung des Individuums bestimmt wird. Die Involutionstheorie bereitet den Weg für extreme mechanistische Vorstellungen in der Gerontologie.

Letztendlich erscheint das Altern bei der Involutionskonzeption als ein Spiegelbild der biogenetischen Wechselbeziehungen. Viele Forscher suchen obligatorisch in jeder beliebigen Alternserscheinung den Abbau zuerst der phylogenetisch und ontogenetisch jüngeren Strukturen und erst später den der alten. Allerdings verhält es sich bei weitem nicht immer so. Das zeigen die Wandlungen des Zentralnervensystems, des endokrinen und anderer Systeme des Organismus. Im Bereich ein und derselben Abschnitte des Zentralnervensystems altern verschiedene Strukturen nicht gleichmäßig. Im vorderen Hypothalamus beispielsweise sinkt die Erregbarkeit in einigen Kernen, in anderen steigt sie und in dritten bleibt sie konstant. Die Wechselbeziehungen, welche sich hier entwickeln, sind äußerst kompliziert und passen nicht in das Bild eines einfachen Erlöschens der Funktion dieses wichtigen Regulationskommutators. Weiterhin stellte sich heraus, daß einige alte Strukturen des Mittelhirns eher altern als einige jüngere Gebilde im limbischen System.

Die Reihenfolge der senilen Vorgänge in Hypophyse, Schilddrüse, Bauchspeicheldrüse, Keimdrüsen, Nebennieren sowie in deren Beziehungen zum Nervensystem kann gleichfalls nicht nur auf das jeweilige phylogenetische Alter bezogen werden. Mehrere inkretorische Drüsen entstehen in der Phylogenese später als viele nervale Strukturen, als Mittel zur Ausdehnung des Wirkungsbereiches und der Regulationseinflüsse. Jedoch sind beim Altern diese hormonellen Mechanismen manchmal stabiler als die nervalen.

Auf der Grundlage involutiver Wechselbeziehungen lassen sich auch die intrazellulären Veränderungen nicht verstehen. So verstärkt beispielsweise das Senium im Herzmuskel die Kopplung zwischen Oxydation und Phosphorylierung (der vollkommenste, in der Evolution letzte Weg zur Energiegewinnung).

Hier möchten wir unterscheiden, daß der Organismus nicht einfach eine mechanische Summe verschiedener Organisationsebenen ist. Alterswandlungen entstehen ungleichmäßig in verschiedenen Gliedern der Regulationssysteme, je nach dem Grad der Vollkommenheit ihrer Anpassung an die Umwelt. Evolution, historische und individuelle Entwicklung verlaufen nicht in Richtung eines einfachen Zusatzes zu existierenden Strukturen und Funktionen, sondern in Richtung einer neuen Integration, einer neuen Regulationsebene. Neu entstandene Mechanismen haben die alten verdrängt, es entstand eine neue Qualität und nicht eine Summe verschiedener biologischer Organisationsebenen. Mit jeder neuen Ebene des Zentralnervensystems veränderte sich dessen gesamte Tätigkeit, mit dem Erscheinen jeder neuen inkretorischen Drüse änderte sich die endokrine Gesamtsituation usw. Deshalb findet auch beim Altern nicht einfach ein Erlöschen von Stoffwechsel und Funktionen, sondern ein komplizierter Umbau statt.

All das negiert durchaus nicht die Möglichkeit, daß sehr alte Reaktions- und Adaptationsmechanismen beim Altern des Organismus zutage treten. Darin offenbart sich ja auch die enge Verbindung zwischen Evolution und Altern. Hierfür werden im Buch mehrere Beispiele gebracht: Zunahme der Glykolyse bei Verringerung der oxydativen Phosphorylierung, frühzeitige Schwächung einer Reihe von Funktionen der Großhirnrinde, erhöhte Empfindlichkeit der Zellen gegenüber Metaboliten u. a. Allerdings erscheinen diese Verschiebungen unter den Bedingungen neuer qualitativer Beziehungen, neuer Verknüpfungen von Stoffwechsel und Funktionen, welche die entsprechende Altersperiode charakterisieren. Ein einzelnes Merkmal darf nicht außerhalb des Systems, nicht außerhalb des Regulationsmechanismus ontogenetisch und phylogenetisch betrachtet werden. Die Selbstregulation als Grundlage für die Tätigkeit jedes beliebigen Systems erklärt Situationen, bei denen ein alter Mechanismus in der Gesamtheit der Verschiebungen offenbar einen anderen inneren Sinn erlangen kann. Jene Vorstellung der Verbindung des Neuen mit dem Alten, des Alten mit dem Jungen wurde in der Evolutionsphysiologie von L. A. Orbeli und seinen Schülern erarbeitet.

4. Bei der Beurteilung der Korrelation zwischen Altern und Evolution bezieht man sich gewöhnlich darauf, daß im Evolutionsprozeß adaptive Merkmale ausgewählt werden. Altern aber sei ein Zerstörungsprozeß, und die genetische Fixierung seiner Erscheinungen würde unvermeidlich zu einer Degradation alles Lebenden, zur Begrenzung der Adaptationsmöglichkeiten des Organismus führen.

Jedoch deuten die von uns entwickelten Vorstellungen Wege positiver Wechselbeziehungen zwischen Evolution und Altern an. Fixierung der Adaptationsmechanismen, welche auf der Grundlage von Veränderungen in den Selbstregulationssystemen entstanden sind, in der Evolution — das ist ein wichtiger Weg zur Vervollkommnung des Anpassungsgeschehens im Alternsprozeß, ein wichtiges Verbindungsglied zwischen historischer und individueller Entwicklung des Lebewesens. Natürliche Auslese heißt Auslese im Prozeß des Alterns, sie beginnt in frühen Etappen der Ontogenese. Während der Stammesgeschichte zeigten sich die Zellen und Gewebe oft stabiler als die Systeme der Informationsübertragung zwischen ihnen. Deshalb ist für das Verständnis der Wechselbeziehungen zwischen Phylogenese und Altern das Studium der neurohumoralen Regulationsmechanismen besonders wichtig.

Bei der Analyse von alternsbedingten Adaptationen entsteht die Frage nach ihrer qualitativen Spezifik. Aus dem vergangenen Jahrhundert hat sich noch die Tendenz erhalten, das Neue nur unter strukturellem Gesichtspunkt zu sehen (das Vierkammerherz an Stelle des Dreikammerherzens, das Auftreten neuer zentraler Gebilde usw.) Von diesem Standpunkt aus findet tatsächlich die Entwicklung in der intrauterinen Periode annähernd ihren Abschluß. Indessen besteht doch die qualitative Spezifität des Alterns in ungleichmäßigen, bisweilen in verschiedene Richtungen gehenden Veränderungen des Metabolismus und der Funktionen, und diese werden nur deutlich bei einem systemtheoretischen Herangehen, bei der Analyse der Selbstregulationsmechanismen. In ihnen zeigt sich die dialektische Einheit quantitativer und qualitativer Veränderungen. Außerdem entstehen beim Altern viele Wandlungen im Stoffwechsel und auch in der Struktur der Zellen, die sich unter gewöhnlichen Bedingungen in anderen Altersperioden praktisch nicht entwickeln.

Oft liest man, daß der Verlängerung der individuellen Lebensdauer keine adaptive Bedeutung zukommt und sie deshalb nicht mit dem Evolutionsprozeß zusammenhängt. Im Gegenteil, ein schnellerer Generationswechsel würde den Prozeß der Auslese und die schnellere Fixierung erworbener Merkmale begünstigen.

Ein derartiges Herangehen ist fehlerhaft. Das verdeutlichen die Vorstellungen von I. I. Schmalgausen über die dynamische Form der Auslese, welche auf die strukturelle und funktionelle Umgestaltung des Organismus, auf die Schaffung neuer Adaptationen gerichtet ist, und über die stabile Form der Auslese, welche auf die Aufrechterhaltung eines optimalen Zustandes, auf die Eliminierung „mißlungener" Merkmale gerichtet ist, die als Resultate vorzeitiger Reaktion auf zufällige, „vorübergehende Veränderungen der äußeren Faktoren" aufgetreten sind. Das Zusammenspiel dieser gegensätzlichen Tendenzen, der Mobilität und der Stabilität, bestimmt die Variationsbreite der artspezifischen Lebensdauer.

Außerdem ist für die Realisierung der Adaptationsmechanismen viel Zeit erforderlich, und folglich erstreckt sie sich über einen großen Lebensabschnitt. Zur vollen Entfaltung z. B. der höheren Nerventätigkeit des Menschen, dieses vollkommensten Anpassungsvorganges, sind Jahrzehnte notwendig.

Die Vervollkommnung der Arten wurde phylogenetisch sowohl durch Vermehrung ihrer jeweiligen Vertreter und Verkürzung der Lebensdauer als auch durch Erhöhung der Stabilität und der Lebensdauer der Individuen erreicht. Die Beziehung zwischen Evolution und Altern bestimmt auch die konkrete Lebensdauer der Tiere verschiedener Arten.

Folglich ist nicht nur der Generationswechsel, sondern ebenso Verlängerung des Lebens jedes Individuums ein Weg zur Anpassung des Organismus an die Umwelt, welcher auch bei der Entstehung des Menschen beschritten wurde. Das in die Gerontologie eingeführte evolutionäre Prinzip begründet theoretisch die Möglichkeit des Menschen, die Grenze seiner artspezifischen Lebensdauer zu durchbrechen.

Tempo und Tendenz des Alterns variieren innerhalb einer Art ziemlich stark, allerdings ist der Unterschied in der Lebensdauer zwischen Tieren verschiedener Arten noch größer, sie schwankt zwischen einigen Stunden und mehreren Jahrzehnten. So leben einige Insekten, z. B. Eintagsfliegen, einige Stunden, und Termiten mehr als 25 Jahre. Derartige Kontraste kann man auch unter Mammaliern finden. Die Maus etwa lebt bis zu 2 Jahren, das Kaninchen 5—7 Jahre, und Hirsche, Maulesel und Elefanten mehr als 50 Jahre.

Es gibt viele Versuche, ein allgemeines Prinzip zu finden, welches so große Unterschiede in der Lebensdauer erklärt. Noch im vergangenen Jahrhundert vermutete Weismann, daß eine negative Korrelation zwischen Lebensdauer des Tieres und seiner Fruchtbarkeit besteht. Ähnliches schrieb auch S. A. Sewerzow (1930). In einer Reihe von Fällen kann man eine derartige Abhängigkeit tatsächlich feststellen. Nach Berechnungen Sewerzows ist die Lebensdauer umgekehrt proportional dem Logarithmus des Fruchtbarkeitsindex des Tieres. So legen beispielsweise einige Vögel — Aasgeier, Uhu, Kondor u. a. — nur einige Eier im Jahr und leben mehr als 50 Jahre. Allerdings existiert eine Vielzahl von

Ausnahmen. Der sehr fruchtbare Papagei lebt mehr als 40 Jahre, und einige Tiere, die Tausende von Eiern legen, leben 80—100 Jahre.

Lange Zeit war eine Vorstellung RUBNERS (1908) weit verbreitet. Er nahm an, daß die Lebensdauer umgekehrt proportional der Intensität von Stoffwechsel und Energieumsatz ist. In der Tat übertrifft der Stoffwechsel kleiner Organismen den großer Tiere und leben erstere kürzer als letztere. Allerdings lassen sich viele Tatsachen nicht in das Schema RUBNERS einordnen. Kaninchen und Hasen sind annähernd von gleicher Größe, bei letzteren ist jedoch die Lebensdauer zweimal größer. Die Lebensdauer bei nicht rassereinen Hunden beträgt 10—13 Jahre, bei russischen Windhunden (Barsois) und schottischen Schäferhunden 20—27 Jahre. Und schließlich die Affen und der Mensch: Meerkatze und Makak leben 10—12 Jahre, der Kapuzineraffe 20—25 Jahre. Schimpanse, Gorilla und Orang-Utan 40—50 Jahre, der Mensch 80—100 Jahre. Viele Tiere unterschiedlicher Größe haben ein und dieselbe Lebensdauer (Fledermaus, Habicht, Esel, Kuh), und umgekehrt haben Tiere gleicher Größe verschiedene Lebensdauer (Pferd und Kuh). All diese Tatsachen kann man mit den Vorstellungen RUBNERS nicht erklären. In den letzten Jahren unterzog sie deshalb I. A. ARSCHAWSKI (1966, 1967, 1968) einer kritischen Analyse. Der Fehler RUBNERS bestand darin, daß er nur eine Seite des Stoffwechsels, seine entropischen Tendenzen, berücksichtigte. Moderne Erkenntnisse über die Selbsterneuerung, über die dialektische Einheit von Assimilation und Dissimilation und über die Bedeutung anentropischer Prozesse machen verständlich, daß optimale Energieabgabe die Lebensdauer nicht zu verkürzen, sondern umgekehrt zu verlängern vermag.

Die Muskelaktivität und die damit im Zusammenhang stehenden Energiefreisetzungen sind ein sehr wichtiger Gestaltungsfaktor in der Ontogenese. I. A. ARSCHAWSKI wies darauf hin, daß die beim Kleinkind z. B. durch das Stehen sich entwickelnde Muskelaktivität die Regulation des Herz-Kreislauf-Systems, des Atmungssystems und anderer Systeme des Organismus mit prägt. Infolge der in der Arbeitsmuskulatur entstehenden reflektorischen Einflüsse erhöht sich der Vagotonus, wird die Herztätigkeit verlangsamt und stellt sich der arterielle Druck auf optimaler Höhe ein. ARSCHAWSKI nimmt an, daß eine Beziehung zwischen Muskelaktivität, Vagotonus und Lebensdauer der Tiere besteht.

Einen interessanten Versuch, die Lebensdauer mit der Entwicklung des Gehirns in Verbindung zu bringen, unternahm FRIEDENTHAL (1910). SACHER (1959) baute ihn weiter aus. Durch Analyse von 63 Säugetierarten versuchte er, eine Beziehung zwischen ihrer Lebensdauer und dem Körper- bzw. Hirngewicht, d. h. dem Index der Zephalisation, festzustellen.

Zweifelsohne existiert eine interessante Korrelation zwischen Zephalisation und Lebensdauer. Die Entwicklungshöhe des Nervensystems bestimmt wichtige Anpassungen des Organismus an die Umwelt. Andererseits kann aber die ganze Vielfalt der Verbindungen, der Reaktionsfähigkeiten, der Funktionen des Nervensystems nicht ein einfacher Quotient aus Gehirn- und Körpergewicht ausdrücken. Eine solche äußere Charakteristik erfaßt nicht das innere Wesen der Adaptationserscheinungen, welche bei höheren Tieren auftreten.

Noch im 18. Jahrhundert vermutete der französische Gelehrte Buffon, daß eine Relation zwischen der Wachstumsperiode des Tieres und seiner Lebensdauer besteht. Die Lebensdauer sei gleich der Dauer der Wachstumsperiode, multipliziert mit dem Faktor 5. Buffon ist somit einer der ersten, der gesetzmäßige Wechselbeziehungen zwischen Altern und Entwicklung des Organismus in den vorangegangenen Etappen der Ontogenese unterstrich. Allerdings kann die Wechselbeziehung zwischen Wachstum und weiterem Verlauf des Alterns in der von Buffon vorgeschlagenen „strengen Zahl" nicht ausgedrückt werden. Von ihr ist nur ein kleiner Schritt zur Anerkennung dessen, daß mit dem Wachstum auch die Entwicklung ihren Abschluß findet und der ganze folgende, größere Lebensabschnitt eine einfache Zerstörung des Organismus darstellt.

In den letzten Jahrzehnten macht sich eine Akzeleration, eine Beschleunigung der Entwicklung des Menschen bemerkbar. Säuglinge verdoppeln früher ihr Gewicht, Milchzähne werden ein Jahr früher durch bleibende Zähne ersetzt, die Pubertät tritt bei Mädchen zwei Jahre eher ein als im vergangenen Jahrhundert. In den letzten 100—120 Jahren wurden Jugendliche im Alter von 14—16 Jahren um 15—16 cm größer. 1926 war die mittlere Größe des Moskauers 168 cm, das mittlere Gewicht 62,3 kg, 1963 171,8 cm, das mittlere Gewicht 71,3 kg. Heute entspricht ein 8jähriges Kind in seiner physischen Entwicklung einem 9jährigen, und ein 15jähriger Junge einem 17jährigen vom Anfang unseres Jahrhunderts. Wir wissen nicht genau, wie sich die Akzeleration auf die biologisch mögliche Lebensdauer des Menschen auswirkt, aber demographische Angaben der letzten Jahrzehnte bestätigen, daß sie sich auf alle Fälle nicht verkürzt.

Es besteht eine Wechselbeziehung zwischen Intensität und Zeit des Wachstums. Für das zukünftige Schicksal des Organismus ist nicht nur wichtig, wie lange die Wachstumsperiode andauerte, sondern auch, wie der erreichte Zustand qualitativ aussieht. Deshalb darf der Einfluß des schnelleren Wachstums gegenwärtiger Kinder auf ihre Lebensdauer nicht nur vom Standpunkt der Zeit betrachtet werden. Man muß das Wesen jener biochemischen Veränderungen ergründen, die so wesentliche Wachstumsverschiebungen in den frühen Etappen der Ontogenese hervorgerufen haben. Möglicherweise nähert die Akzeleration den Organismus dem Wachstumstempo an, welches seinen artspezifischen biologischen Besonderheiten unter optimalen Umweltbedingungen entspricht.

Es muß betont werden, daß die Mehrzahl der angestellten Berechnungen über die Lebensdauer die wahren Faktoren, welche die Lebensdauer bestimmen, nämlich die Mechanismen des Alterns, nicht aufklärt. Sie basieren auf statistischen Korrelationen zwischen Lebensdauer und Struktur- oder Funktionskoeffizienten des Organismus. Parallelismus zweier beliebiger Erscheinungen in der Natur bedeutet aber durchaus nicht, daß zwischen ihnen Kausalzusammenhänge bestehen. Außerdem besitzen alle angeführten Berechnungen nur eine begrenzte Anwendbarkeit, sie charakterisieren nur einen Teil der Tierwelt.

Durch die Entwicklung des Zentralnervensystems, durch das Denken und die Arbeit und durch die Adaptationen des Organismus hat sich der Mensch über alle Tiere erhoben. Gleichzeitig mit diesem Sprung kam es zur Verlängerung seiner

Lebensdauer. Es ist schwierig, eine mögliche Höchstgrenze der Lebensdauer des Menschen zu nennen. Einer der Begründer der Gerontologie, der deutsche Gelehrte HUFELAND, Autor der berühmten „Makrobiotik", nahm an, daß sie 200 Jahre erreichen müßte. Offensichtlich sind die von I. I. METSCHNIKOW, A. A. BOGOMOLEZ u. a. beschriebenen Lebensgrenzen von 120—130 Jahren realer. Nach der Volkszählung 1959 gab es in der Sowjetunion 21708 Menschen über 100 Jahre, davon im Alter von 100—104 Jahren 12954, im Alter von 105—109 Jahren 4111, von 110—114 Jahren 1357, von 115—119 Jahren 526, 120 Jahre und älter 578 Menschen. Bei 2182 Menschen über 100 Jahre stand das genaue Geburtsdatum nicht fest.

Am Institut für Gerontologie der AMW der UdSSR schuf N. N. SATSCHUK (1969) eine Karte der Langlebigkeit, welche eine Reihe interessanter Schlußfolgerungen erlaubt. Es zeigte sich, daß Gebiete der Sowjetunion mit viel Langlebigen nicht nur in Transkaukasien, sondern auch in anderen Landesrepubliken liegen. Die meisten Langlebigen gibt es im Autonomen Gebiet der Nagorno-Karabachen, in der ASSR Nachitschewan, im Autonomen Gebiet der Südosseten, in der Abchasischen und Adsharischen ASSR sowie in der Dagestanischen ASSR.

Die mögliche menschliche Lebensdauer hat also obere und untere Grenzen. Ein Alter von 120—130 Jahren liegt offensichtlich nahe dieser oberen realen Grenze.

Es muß berücksichtigt werden, daß die Lebensdauer nicht nur vom zunehmenden Erlöschen der Stoffwechselprozesse, sondern auch von den Adaptationsmechanismen bestimmt wird. Langlebigkeit ist das Resultat nicht nur, und vielleicht nicht so sehr des verzögerten Alterns, sondern auch und vor allem des hohen Niveaus der Anpassungsvorgänge.

In der Beurteilung des Alters eines Menschen berufen wir uns gewöhnlich auf die Anzahl seiner Lebensjahre. Das ist das sogenannte kalendarische Alter. Jedoch spiegelt es bei weitem nicht immer den Stand der Alternsevolution wider. Das biologische Alter des Menschen wird durch seinen Gesundheitszustand, durch die potentiellen Möglichkeiten des Organismus bestimmt. Zwischen biologischem und kalendarischem Alter gibt es oft große Divergenzen. Das biologische Alter hat große theoretische und praktische Bedeutung. Es kann zum objektiven Kriterium des Gesundheitszustandes des Menschen werden, ein Mittel zur Prognose seines Alterns. Die Kompliziertheit der Definition des biologischen Alters hängt mit dem ungleichmäßigen Altern zusammen. Das Ausmaß der Veränderungen verschiedener Funktionen kann unterschiedlich sein, und das erschwert eine allgemeine biologische Beurteilung des Alters.

Äußerst wichtig und kompliziert ist die Frage nach objektiven und zugänglichen Kriterien des biologischen Alters des Menschen. Es existieren homöostatische Größen, die sich relativ rasch unter verschiedenen Bedingungen der Lebenstätigkeit ändern. Blutdruck, Blutzuckerspiegel und Lungenventilation verschieben sich bei entsprechenden Belastungen innerhalb weniger Zehntelsekunden. Jedoch werden infolge der Selbstregulation die Wandlungen mit zunehmendem Alter schwächer und kommen im wesentlichen in einer Verringerung der Zuverlässigkeit der Homöostase zum Ausdruck. Daneben gibt es eine Gruppe stabiler Funktionen, die sich allmählich und gesetzmäßig mit zunehmendem Alter verändern — Sehschärfe, die Feinheit des Gehörs, die Schnelligkeit der Pulswelle, Muskeltonus u. a.. Man muß diese Parameter und die Bestimmung der dynamischen homöostatischen Größen zur Definition des biologischen Alters heranziehen.

Zur Bekräftigung evolutionärer Prinzipien des Alterns und zum Verständnis des Wesens dieses Prozesses könnte die vergleichende Gerontologie Bedeutung erlangen. Genaues Studium und Gegenüberstellung der Besonderheiten des Alterns verschiedener Tierspezies wären erforderlich.

Bekannt ist, daß die Lebensdauer der Tiere in breiten Grenzen variiert, von einigen Tagen und Monaten, bis zu Jahrzehnten. Wodurch unterscheidet sich das Altern dieser Tiere? Kann man einfach von einem relativ beschleunigten oder verlangsamten Tempo dieses Prozesses bei Beibehaltung ein und desselben Mechanismus sprechen? Oder ist das unterschiedliche Tempo Ausdruck anderer Wechselbeziehungen in den Alternsveränderungen verschiedener Zellen, Organe und Systeme? In Abhängigkeit vom Tempo des Alterns entstehen nicht nur quantitative, sondern auch qualitative Unterschiede in den komplizierten Wechselbeziehungen. Bei Mäusen, welche 2—2,5 Jahre leben, und beim Elefanten, der mehr als 50 Jahre lebt, unterscheiden sie sich wesentlich voneinander. Was an qualitativ Neuem kommt in den Alternsvorgang durch die Tempoänderung dieses Prozesses? Gibt es eine Beziehung der biologischen Organisationsebene zu den Korrelationen zwischen Alternsmechanismen verschiedener Systeme und Gewebe?

Ein Vergleich der Veränderungen, die im Laufe des Lebens verschiedener Tiere entstehen, setzte uns in die Lage, eine „Regel von der Alternssynchronisation" aufzustellen, welche nach unserer Meinung wichtige Gesetzmäßigkeiten der Korrelation zwischen biologischer Organisation und Altern widerspiegelt: 1. Je schneller das Altern, desto geringer die Lebensdauer, desto stärker die Ungleichmäßigkeit der Veränderungen in verschiedenen Zellen, Geweben und Systemen. 2. Je schneller das Altern und je stärker die Ungleichmäßigkeit der Alternsvorgänge, desto größer der Einfluß von Verschiebungen in einem System auf den Zustand anderer. 3. Lange Lebensdauer, langsames Tempo des Alterns sind durch Adaptationsmechanismen bedingt.

Die beträchtliche Lebensdauer des Menschen bedeutet nicht einfach verlangsamtes Altern, sondern auch eine hohe Entwicklungsstufe der Adaptationen, welche die homöostatische Tätigkeit des Organismus aufrecht zu erhalten erlaubt. Es ist anzunehmen, daß eine Korrelation zwischen Lebensdauer, Schnelligkeit des Alterns und dem Grad möglicher Einflußnahmen von Umweltfaktoren, einschließlich Störfaktoren, existiert. Eine Aufklärung dieser Wechselbeziehung hätte große praktische Bedeutung für die Medizin.

Beim Altern treten ernste Stoffwechsel- und Funktionsänderungen in verschiedenen Systemen, Geweben und Zellen auf. Wenn sich die Regression allerdings sehr schnell entwickelt, dann verändern die Prozesse in den betroffenen Geweben entscheidend Stoffwechsel und Funktion anderer Gewebe und werden so zur Ursache von deren Alternsevolution. Folglich vermag die Ungleichmäßigkeit des Geschehens auf molekularer und Zellebene zum führenden Faktor für primäre und sekundäre Alternsmechanismen zu werden.

Auf diese Weise existieren gemäß der „Regel der Alternssynchronisation“ bei grundsätzlicher Gemeinsamkeit des Alterns doch qualitative Unterschiede bei verschiedenen Tieren, welche besonders mit dem Tempo der Vorgänge zusammenhängen.

Diese Prinzipien sind auch für den Menschen anwendbar. Offensichtlich besteht einer der wesentlichsten Unterschiede des vorzeitigen Alterns zum physiologischen in der stärkeren Ungleichmäßigkeit der Alternsprozesse, in der möglichen führenden Rolle von Veränderungen in einem oder einigen Systemen des Menschen. Je rascher ein Mensch dem Senium zustrebt, desto mehr tritt die Bedeutung eines Systems für das Altern des Gesamtorganismus hervor.

Dafür spricht der Gesundheitszustand Langlebiger. N. D. STRASHESKO (1940) sah bei ihnen ein harmonisches Erlöschen der Tätigkeit der Hauptsysteme des Organismus ohne deutlich hervortretende Qualitätsänderungen. G. N. SITSCHINAWA (1963) unterstreicht, daß sich bei Menschen über 100 Jahren Stoffwechsel- und Funktionswandlungen fließend und gleichmäßig entwickeln. Andererseits gelingt es bei der überwiegenden Zahl betagter Menschen, vorrangige Veränderungen in dem einen oder anderen System, d. h. die Asynchronie des Alterns klar herauszustellen. D. F. TSCHEBOTAREW und Mitarb. (1965) führten eine komplexe Untersuchung der Hauptsysteme des Organismus bei Menschen im höheren und Greisenalter durch. Sie kamen zu der Schlußfolgerung, daß sich wesentliche Veränderungen am frühesten im Nervensystem und im Herz-Kreislauf-System entwickeln. Eben diese Systeme limitieren in vielerlei Hinsicht die Entwicklung des Menschen.

1938 wurde auf einer Fachkonferenz der Begriff des Syndroms „normales Alter“ vorgeschlagen. Er basierte auf Material vom Gesundheitszustand Langlebiger. Heutige Vorstellungen über den ungleichmäßigen Verlauf des Alterns bei den meisten Menschen zwingen uns, die Konzeption von mehreren Alterssyndromen, die sich durch strukturelle, metabolische und funktionelle Erscheinungen voneinander unterscheiden, vorzulegen. In den einen Fällen liegt das hämodynamische, in anderen Fällen das neurogene, in dritten Fällen das relativ harmonische Syndrom des Alterns vor.

A. W. NAGORNY schrieb, daß der „Stil des Alterns“ verschieden sein kann. Diese Stilunterschiede auf der Grundlage eines führenden Mechanismus bringen die Mannigfaltigkeit von Alternserscheinungen bei allgemein gesetzmäßigem Verlauf des Prozesses hervor.

Das Tempo der Alternsevolution, die Unterschiede in der Lebensdauer, die Besonderheiten der Adaptation des Organismus an die Umwelt während verschiedener Altersperioden sowie die Reihenfolge und der Wandel funktioneller und struktureller Erscheinungen können nur durch das Studium der Alternsmechanismen verstanden werden. Ihre Kenntnis ist auch die Grundlage für die Suche nach Mitteln zur Beeinflussung des alternden Organismus.

Die Gerontologen suchen völlig zu Recht die Mechanismen, welche das Leben einschränken, die Sterbewahrscheinlichkeit erhöhen und die individuelle Entwicklung abschließen. Eine andere Fragestellung ist jedoch ebenso korrekt und gerechtfertigt: Welche Mechanismen stabilisieren die fortwährende Homöostase, verursachen über viele Jahre hinweg das hohe Niveau der Lebenstätigkeit und Lebensfähigkeit des Organismus und sind um eine Verlängerung des Lebens und eine Verminderung der Sterbewahrscheinlichkeit bemüht? Mit anderen Worten, wir müssen nicht nur verstehen lernen, warum wir altern und sterben, sondern auch, warum wir relativ lange leben und unsere physischen und geistigen Fähigkeiten viele Jahre lang erhalten bleiben. Eine reale Vorstellung davon verschafft die Erforschung der Wechselbeziehungen zwischen dem historischen und individuellen, zwischen phylogenetischem und ontogenetischem Geschehen.

Im Laufe des Alterns geht das mögliche Ausmaß der genetischen Induktion zurück, in unterschiedlichem Umfang werden die potentiellen Möglichkeiten der einzelnen Gene eingeengt, rascher tritt eine „Erschöpfung" der genetischen Aktivität ein (Frolkis 1970—1972). All diese Veränderungen des Genoms bestimmen die primären Alternsmechanismen, welche im weiteren die Lebenszeit begrenzen. Deshalb ist die artspezifische Lebensdauer nicht an irgendeinen isolierten Genort gebunden wie etwa die Farbe der Haare oder der Augen, die Form der Nase oder des Ohres usw.

Die „innere Freiheit" dieses Artprogramms, seine Beweglichkeit oder Starrheit sind maßgebend für die individuelle Lebensspanne. Kurzlebige und Langlebige stellen individuelle Extreme der artspezifischen Lebenszeit dar. Die Lebensdauer — das ist das Endergebnis, die Abrechnung über alles in der Vergangenheit Durchlebte, was den Stempel des genetischen Programms sowie des ständigen Flusses der veränderten Lebenstätigkeit trägt. Das dem Individuum zugewiesene genetische Programm kann von ihm unterschiedlich realisiert werden.

Biologisch prinzipiell wichtig ist die Feststellung der Verbindung zwischen artspezifischer Lebensdauer und den Schwankungen der individuellen Lebenszeit innerhalb einer Art. Jede Tierart hat natürlich ihre Langlebigen. Wie verhalten sie sich zur üblichen artspezifischen Lebenszeit? Dieser Vergleich ist für die Analyse der Entstehung der Langlebigkeit und für die Steuerung dieses Prozesses wichtig. Es gibt mindestens zwei Hemmnisse bei der Lösung des Problems.

1. „Über die Langlebigkeit und Kurzlebigkeit der Tiere sind unsere Kenntnisse dürftig, die Beobachtungen nachlässig, die Traditionen unglaubwürdig" (Bacon 1645). Unter natürlichen Existenzbedingungen erreichen die meisten wilden Tiere das hohe Senium nicht. Für solche Vergleiche muß man deshalb Laboratoriums- oder Nutztiere auswählen, die sich unter der Obhut des Menschen befinden.

2. Analysiert jemand die Langlebigkeit des Menschen, operiert er mit einem Riesenmaterial von Volkszählungen. Unsere Angaben über Langlebigkeit von Tieren stützen sich auf sehr viel kleinere Zahlen. Deshalb ist auch die Möglichkeit der Feststellung der Grenzen der Langlebigkeit bei ihnen geringer.

Die Überlebenskurven lassen eine Gesetzmäßigkeit erkennen: Die maximale individuelle Lebenszeit innerhalb einer Art, die Langlebigkeit der Tiere zeigt in den einzelnen Arten stets dieselbe Abweichung von der jeweils typischen, artspezifischen Lebenszeit (Frolkis 1973). Die Unterschiede der typischen artspezifischen Lebenszeiten variieren bedeutend mehr als die möglichen Schwankungen der individuellen Lebenszeit. Die Berechnungen erfolgten so: Jenen die Art kennzeichnenden Wert ermittelten wir nach dem Alter, bis zu dem 80% ihrer Vertreter sterben. Die maximale Lebensdauer ist das von einzelnen Individuen erreichbare Höchstalter. Die Relation des Maximalwertes zum die Art kennzeichnenden charakterisiert den artspezifischen Umfang der Langlebigkeit. Die Analyse der Überlebenskurven von Laboratoriumsmäusen, weißen Ratten, Kaninchen, Katzen, einer Reihe Hunderassen, Pferden und vom Menschen ergab eine Schwankung der Langlebigkeit im Bereich zwischen 1,2—1,6. Vielleicht verringert sich mit genaueren Angaben die Schwankungsbreite der errechneten Langlebigkeit bei einzelnen Tierarten noch.

Die Lebensdauer eines Einzelwesens ist sowohl durch die individuelle Variante des Artprogramms als auch durch den gesamten Komplex intrazellulärer und organismischer Adaptationsmechanismen bedingt. Trotz der ausgeprägten Abweichungen in der genetischen Information, welche die Unterschiede zwischen den Vertretern der einzelnen Arten hervorrufen, existiert eine prinzipielle Gemeinsamkeit sehr bedeutungsvoller biologischer Prozesse. Die Ähnlichkeit des möglichen Umfangs der Langlebigkeit muß man mit der prinzipiellen Gemeinsamkeit dieser grundlegenden biologischen Vorgänge in den verschiedenen Tierspezies in Zusammenhang bringen.

Die festgestellten Gesetzmäßigkeiten erlauben, einige wesentliche Schlüsse für das Verständnis der Langlebigkeit zu ziehen. 1. Es läßt sich nach dem beschriebenen biologischen Prinzip die mögliche Langlebigkeit des Menschen auf etwa 115 bis 125 Jahre errechnen. 2. Wenn das Ausmaß der Langlebigkeit konstant ist, wird ihr Bereich in der Hauptsache durch biologische, genetische Mechanismen festgesetzt, Milieufaktoren und die Lebensweise können nur auf die Ausnutzung der dem Menschen von der Natur zugewiesenen, artgebundenen Möglichkeiten hinwirken. 3. Die Unterschiede in der Lebensdauer einzelner Personen sind vor allem an individuelle Variationen des artspezifischen Alternsprogramms gebunden. Eine Langlebigkeit von 25—50 Jahren beschränkt unsere prinzipiellen perspektivischen Möglichkeiten der Kontrolle über die Lebensdauer. Höhere Jahreszahlen können nur durch Beeinflussung des ererbten Programms erreicht werden.

Es existiert schon ein großes Befundmaterial über den Gesundheitszustand Langlebiger. Der Gehalt an Cholesterin, Phospholipiden, β-Lipoproteiden, Albuminen, α-Globulin, die Blutgerinnungszeit, die Blutviskosität, die Retraktionszeit eines Thrombus, der systolische und diastolische Druck, die Funktion der Schilddrüse sowie einige Aspekte der Tätigkeit der Nebennierenrinde und der Hypophyse halten sich bei Langlebigen ungefähr auf einer Höhe, die der 55—65-jährigen Gruppe eigen ist. Bei Langlebigen sinkt der Prothrombinindex, steigen die fibrinolytische Aktivität und der Gehalt an freiem Heparin, der Quotient Albumine/Globuline vermindert sich, der Herzrhythmus wird langsamer, die elektrische Systole und die Anspannungszeit des Ventrikels länger, die Gefäßreflexe werden schwächer, die ballistokardiographischen Werte ändern sich, der Umfang der Umstellungen des Herz-Kreislauf-Systems bei physischen Belastungen ist eingeengt (Kipschidse u. Mitarb. 1963, Blum u. Clark 1972, Tokar 1972, Tschitschinawa 1963, 1972, Bogazkaja 1973).

Wir wissen natürlich nicht, wie Stoffwechsel und Funktionen Langlebiger im Alter von 50—60 Jahren beschaffen waren. Doch darf man annehmen, daß die Höhe mancher Stoffwechsel- und Funktionsparameter bei ihnen nicht einer neuen Aktivierungswelle entspricht, sondern das Ergebnis eines anderen Typs ihrer gesamten Alternsvorgänge ist. Unter Menschen von 50—60 Jahren gibt es tatsächlich Individuen mit geringer ausgeprägten Alternsveränderungen. Vielleicht sind das die potentiellen Kandidaten für „Langlebigkeit". Dazu ist die Bestimmung des biologischen Alters wichtig. Es gestattet bis zu einem gewissen Grade, die Lebenserwartung eines Menschen zu prognostizieren.

Bei der Einschätzung des Gesundheitszustandes Langlebiger begegnet man einem Paradoxon. Eine Reihe funktioneller Abläufe mitunter sogar 100—110-jähriger gleicht denen 55—60jähriger (Mankowski 1973, Korkuschko 1973, Bogazkaja 1973). Was limitiert aber dann das Dasein Langlebiger mit anscheinend befriedigendem Niveau der Funktionen des Organismus? Eine derartige Fragestellung hat allgemeinbiologische Bedeutung, besonders in bezug auf die Phylogenese. Analysiert man den Stoffwechsel und die Funktion adulter Mäuse, Ratten, Kaninchen, Katzen oder Hunde, ist es schwer, konkrete Anhaltspunkte dafür zu finden, warum die Tiere der einen Art schon nach einem Jahr sterben, die einer anderen jedoch erst nach 10—15 Jahren!

Die begrenzte zukünftige Existenz Langlebiger könnte damit zusammenhängen, daß bei ihnen die Anpassungsmechanismen maximal mobilisiert werden und demzufolge die Reserven, die potentiellen Möglichkeiten adaptiv-regulatorischer Mechanismen abnehmen. Allerdings fällt ungeachtet der Bewahrung der Homöostase, der statistischen Funktionstüchtigkeit einer Reihe biochemischer und physiologischer Vorgänge ihre Zuverlässigkeit, die „Reserve der Dauerhaftigkeit". Die Gegenüberstellung klinisch-physiologischer Untersuchungen an Langlebigen und experimenteller Befunde legt die Vermutung nahe, daß trotz Aufrechterhaltung der Homöostase sich bei ihnen wesentliche Veränderungen auf molekularer und Zellebene entwickeln. Außerdem belegen experimentelle Ergebnisse an „langlebigen" Ratten und Kaninchen einen leichteren Zusammenbruch ihrer Regulationsvorgänge sowie das Auftreten grober, mitunter mit dem Leben unvereinbarer Umwandlungen (Verzár 1962, Fudel-Osipowa 1968, Frolkis 1970). So führen Schmerzreizung, Stimulation afferenter Nerven des Herz-Kreislauf-Systems, Narkose und Hormongaben (Katecholamine, Vasopressin, Histamin) zu starken Verschiebungen, in erster Linie zu akuter Herzinsuffizienz sowie zur Unterdrückung lebenswichtiger Hirnstrukturen. Gerade diese Glieder des Regulationssystems des Organismus beenden am häufigsten das Dasein Langlebiger.

Die Mechanismen der Langlebigkeit können auf der Basis des innerlich widersprüchlichen Alternsprozesses verstanden werden. Adaptationen, welche im Laufe der Ontogenese durch Veränderungen der Regulation des biologischen Geschehens mobilisiert werden, adaptiv-regulatorische Ereignisse stellen die prinzipielle Grundlage der Langlebigkeit, der Möglichkeit eines langen Erhaltenbleibens der Lebenstätigkeit des Organismus bei zunehmender Einengung der Zuverlässigkeit seiner Systeme dar. Unser ganzes Leben ist eine unendliche Kette von Erschütterungen des inneren Milieus, von fortwährenden Tendenzen zur Störung der Homöostase. Während dieser Erschütterungen werden adaptiv-regulatorische Mechanismen mobilisiert und vervollkommnet und in der Artentwicklung genetisch gefestigt. Sie tragen zur Verlängerung des Lebens bei und entstehen auf den einzelnen Ebenen der biologischen Organisation.

Demnach ist die Langlebigkeit zuallererst das Ergebnis der Funktionstüchtigkeit und Stärke im Laufe der Ontogenese mobilisierter adaptiv-regulatorischer Vorgänge. Der Spielraum ihrer Möglichkeiten begrenzt das Dasein auch sehr langlebiger Personen.

Der wissenschaftliche Wert der Mehrzahl der Hypothesen des Alterns war aufgrund des Entwicklungsstandes der Naturwissenschaften begrenzt. Eine Beschreibung einzelner Hypothesen wird im Verlaufe der Analyse verschiedener Alternsmechanismen gegeben. Eine Übersicht enthalten die Monographien von Bürger (1957, 1960), A. W. Nagorny, W. N. Nikitin, I. N. Bulankin (1963), Comfort (1967), Strehler (1966), G. D. Berdyschew (1968) u. a.

Der Empirismus hat die Gerontologie über Jahrzehnte buchstäblich zerfressen. Viele bedeutende Forscher mit einem soliden Fundament an Tatsachen in speziellen Wissensgebieten äußerten bisweilen rein spekulative Vermutungen hinsichtlich der Gerontologie. Deshalb ist die Revision vieler Vorstellungen über den Mechanismus des Alterns auf der Grundlage von Tatsachen so wichtig.

Die Besonderheit der gegenwärtigen Entwicklungsetappe besteht in der sehr schnellen Anhäufung von Faktenmaterial und der kritischen Einstellung zu vielem, was manchmal nur auf Analogie beruhte. Der ungestüme Strom der Erkenntnisse ändert viele Vorstellungen über das Wesen der Lebensprozesse und über die konkreten Formen der Adaptation des Lebewesens an die Umwelt. Wir hoffen, daß die Konzeption, welche den Alternsmechanismus vom Standpunkt konsequenter Wechselbeziehungen der Vorgänge auf den verschiedenen Ebenen der Lebenstätigkeit des Organismus betrachtet, die Konzeption vom innerlich widersprüchlichen Wesen dieses Prozesses und von der Wechselwirkung zwischen Regulation, Adaptation und Altern, welche Ausdruck klarer methodologischer Prinzipien ist, eine weitere Entwicklung erfährt.

Alle folgenden Darlegungen sind der Analyse altersspezifischer Veränderungen der Selbstregulation und Adaptation auf den verschiedenen Ebenen der Lebenstätigkeit des Organismus, der Analyse der einzelnen Glieder jener äußerst komplizierten Systeme der Selbstregulation sowie der Feststellung ihrer Wechselbeziehung während der Altersevolution gewidmet.

KAPITEL II

Regulations- und Adaptationsprozesse auf Zellebene

> Einige Zeilen reichen aus, unser Wissen über das Alter darzulegen, so wenig wissen wir darüber.
>
> I. I. Metschnikow (1908)

> Im Grunde ist es jetzt leichter, eine neue Tatsache zu finden oder eine neue Theorie zu schaffen als sich davon zu überzeugen, daß jene früher noch von niemandem entdeckt worden sind.
>
> Bernal (1956)

Biologische Organisation und Altern

Vor mehr als dreihundert Jahren, unmittelbar nach Erfindung des Mikroskops, sahen Gelehrte die Zelle zum ersten Mal. Allerdings vergingen noch 180 Jahre, bis Schwann (1834) und Schleiden (1838) diese Entdeckung begriffen und die Theorie von der Zellstruktur des Organismus formulierten.

Die Zelltheorie erlebte schwere Zeiten und akute Krisen. Diese bedingten unvermeidliche Widersprüche zwischen alten theoretischen, philosophischen Anschauungen und dem rasch zunehmenden Faktenmaterial. Trotz alledem bestätigte sich mehr und mehr folgende Ausgangsthese: Wie vielgestaltig und kompliziert die Formen und Erscheinungen des Lebens von den Einzellern bis zum Menschen auch sind, ihre strukturelle Grundlage bleibt immer die Zelle.

Mit der Vervollkommnung von Stoffwechsel und Funktionen des Organismus verändert sich die Autonomie seiner verschiedenen Zellen und das Niveau der intrazellulären Wechselbeziehungen. Jene ordnen sich immer mehr allgemeinen Regulationsprinzipien unter, welche Stoffwechsel und Funktion der einzelnen Zellen den Bedingungen des Gesamtorganismus anpassen. Jedoch nimmt das der Zelle nicht den Charakter eines komplizierten biologischen selbstregulierenden Systems.

Die Alternsveränderungen der Zelle sind vielfach das Resultat jener komplizierten Verschiebungen, die auf molekularer und supramolekularer Ebene auftreten, der Verschiebungen in den allgemeinen Regulationsmechanismen des Stoffwechsels und der Funktionen. Wie aber das Altern des Gesamtorganismus nicht eine einfache Summe der Veränderungen der einzelnen Zellen ist, kann auch das Altern der einzelnen Zelle nicht als mechanisches Resultat der Verschiebungen auf molekularer Ebene verstanden werden. Ungefähr 100 Jahre währt schon der Meinungsstreit über das Verhältnis zwischen biologischer Organisationsebene und Altern. Von jeher ist die Vorstellung, daß einzellige Organismen nicht altern, weit verbreitet. Schon 1838 meinte Erenberg, daß die Vermehrung der Infusorien durch Teilung ihnen die Möglichkeit des individuellen Todes nimmt und ihnen Unsterblichkeit verleiht. Altern hinge mit dem Komplizierterwerden der biologischen Organisation, mit der Entstehung mehrzelliger Organismen, zusammen.

Dazu einige Autoren:

Auf der einen Seite: „Der natürliche Tod charakterisiert nur mehrzellige Organismen, bei Einzellern gibt es ihn nicht“ (WEISMANN 1882, S. 61); „Die Einzelzelle kann sich unter günstigen Bedingungen ohne Konjugation oder künstliche Reizung unbegrenzt vermehren. Altern und Tod sind folglich der Einzelzelle nicht eigen“ (WOODRUFF 1913, S. 33); „Darüber hinaus gibt es bei Protozoen überhaupt kein Senium und keinen Leichnam, beides sind spätere Produkte der Evolution“ (DAWYDOWSKI 1966, S. 41).

Und andererseits: „Es darf nicht vergessen werden, daß die typische Organisation des Individuums bei der Teilung verschwindet und in den Tochterzellen eine andere individuelle Entwicklung ihren Anfang nimmt. Das bedeutet nichts anderes als den individuellen Tod“ (BÜRGER 1957, S. 62); „Alle Organismen — von den Protozoen bis zu den höchsten Vertebraten — unterliegen dem Altern (im weitesten Sinne dieses Wortes), und jedes lebende System erfährt unvermeidlich, als natürliche Folge seiner Existenz, ihren Abbruch, den Tod“ (NAGORNY, NIKITIN und BULANKIN 1963, S. 25). Und schließlich, „,... entgegen der These von WEISMANN über die ‚Unsterblichkeit‘ der Einzeller muß man die Erscheinung des Todes, d. h. den Abbruch der Existenz der Lebewesen, dem man auf allen Stufen der organischen Welt begegnet, auch für die Protozoen anerkennen“ (ALPATOW 1962, S. 23).

Wenden wir uns nun den konkreten Tatsachen zu. Es ist bekannt, daß bei Einzellern, beispielsweise Infusorien, die Entwicklung in Teilung und Entstehung von Tochterzellen mündet, wobei jede von ihnen ihrerseits zur Teilung fähig ist. Auf diese Weise resultieren aus einer Mutterzelle zwei Tochterzellen, und das geschieht ohne Bildung eines „Leichnams“. Man könnte vermuten, daß es hierbei nicht zum Altern in der üblichen Weise kommt. Es entstand die Frage, ob es nicht möglich sei, Altern und Tod der Zellen nachzuweisen, wenn man ihre Teilungen lange Zeit verfolgt. Viele Forscher bemerkten tatsächlich nach 200—300 Generationen von Einzellern Erscheinungen der Degradation und des Todes. Wurden allerdings die Versuchsbedingungen streng eingehalten, waren derartige Beobachtungen nicht möglich. Der bekannte russische Biologe S. METALNIKOW erhielt in 22 Jahren 8704 Generationen von Infusorien, ohne daß sie grob verändert waren. Einen besonderen Erfolg erzielte WOODRUFF. 1907 brachte er ein Infusorium auf ein Uhrglas mit Nährflüssigkeit. Nach jeder Teilung versorgte er die Zelle mit neuem Nährmedium. Sein Versuch dauerte bis 1943. Er erhielt 21900 Generationen und beobachtete nur wellenförmige Schwankungen in der Teilungsfrequenz ohne deutliche Degenerationserscheinungen der Zellen. Die Mißerfolge seiner Vorgänger erklärte WOODRUFF mit der ungenügenden Erneuerung des Milieus. In einer speziellen Versuchsserie wechselte er die Nährlösung, in welcher die Infusorien lagen, seltener, ungefähr dreimal am Tag. Dadurch verringerte sich die Teilungsfrequenz der Infusorien fortschreitend, und bald gingen sie vollständig zugrunde. All diese Versuche bestätigen anscheinend die These von der potentiellen Unsterblichkeit der Einzeller, vom Fehlen ihres Todes und Alterns.

Indessen gestatten Spezialuntersuchungen der letzten Jahrzehnte die Annahme, daß Einzeller in der Zeit von einer Teilung zur anderen einen individuellen Entwicklungszyklus durchmachen, in dem die Prozesse des Alterns ihren Platz einnehmen. Die Intensität der Atmung bei Infusorien, die Aktivität einzelner Fermente und die Permeabilität der Membran ändern sich, die Einzeller reagieren anders auf chemische Reize, in verschiedenen Zellorganellen werden strukturelle Veränderungen wahrgenommen, das elektrische Potential der Zelle verschiebt sich u. a. m. B. P. Tonkin (1935, 1968) erarbeitete eine Theorie der Ontogenese der Protozoen und deckte morphologische und physiologische Merkmale der biologischen Ungleichwertigkeit verschiedener Etappen der individuellen Entwicklung von Einzellern auf. Er betonte, daß im Verlauf der Teilung der Protozoen die Integration des Organismus leidet und ein Teil des Plasmas abstirbt. Dem entsprechen auch die Befunde Rudzinskas (1961, 1962), welche bei elektronenmikroskopischer Analyse einer Reihe von Einzellern, die als alt angesehen werden konnten, wesentliche Veränderungen ergaben.

Folglich kommt es in der Zelle sogar bei sehr starker Teilungsfrequenz zur Alternsevolution. Außerordentlich bedeutungsvoll ist es, wie diese Veränderungen mit der nachfolgenden Erneuerung des Stoffwechsels, mit dem Einschmelzen ihrer Strukturen bei der nächstfolgenden Teilung in Zusammenhang zu bringen sind. Bei den Einzellern handelt es sich nicht um die potentielle Unsterblichkeit ihrer Individualität, sondern um die potentielle Kontinuität ihrer Artentwicklung, welche nur die Evolution variiert. Altern und Tod des Individuums hat mit der Möglichkeit unbegrenzter Vermehrung in der Tierwelt nichts zu tun. Ohne letztere wäre die Entwicklung des Lebens auf der Erde, das sich im Laufe der Evolution verändert und vervollkommnet, nicht denkbar. In anderen konkreten Formen ist eine solche Entwicklung auch höheren Organismen, durch Vermehrung und Vererbung ihrer Merkmale, eigen. Es handelt sich um die allgemeinsten Entwicklungsgesetze der Materie. F. Engels schrieb über sie: „Wir sind sicher, daß die Materie in all ihren Metamorphosen ewig ein und dieselbe bleibt, daß nicht eines ihrer Attribute jemals verlorengeht und daß sie deshalb mit derselben Lebensnotwendigkeit, mit der sie irgendwann auf der Erde ihre höchste Blüte, den denkenden Geist, vernichtet, sie ihn irgendwo an einem anderen Ort und zu einer anderen Zeit erneut hervorbringen wird“ (1961a, S. 363).

Die Bedingungen der Zellen und der Möglichkeit ihrer Teilung ändern sich bei der Entstehung vielzelliger Organismen. In diesen sind Zellgruppen zur Ausführung einer einheitlichen Funktion zusammengeschlossen. Es erscheinen spezielle Regulationssysteme (nervale und hormonelle), welche aktiv in das intrazelluläre Geschehen eingreifen. Die Zelltätigkeit ändert sich zugunsten des Gesamtorganismus und zur Erzielung von Adaptationseffekten. Die Vereinigung der Zellen zu einem einheitlichen biologischen System ging mit einer „Aufteilung der Pflichten“ zwischen ihnen einher, mit ihrer Spezialisierung und Differenzierung. Adaptationen wurden unter den Bedingungen der Spezialisierung der Zellfunktionen durch spezielle Integrationssysteme, und zwar nervale und endokrine, möglich. Ohne die Existenz dieser Regulationseinflüsse wären die Zellen des Organismus mit ihrer bisweilen einseitigen Spezialisierung in der sich ständig ändernden Umwelt hilflos. Außerdem gewinnen der Einfluß von Stoffwechselprodukten der einen Zellen des Organismus auf andere sowie die Versorgung mit Nährstoffen u. a. erhebliche Bedeutung. Deshalb ist beim Altern die Rolle der interzellulären Wechselbeziehungen so groß.

Das Altern ist ein ausgezeichnetes Beispiel für die Homöorhesis, d. h. für einem bestimmten Kurvenverlauf folgende Stoffwechsel- und Funktionsänderungen in der Zeit. Deshalb ist es wichtig, nicht einfach das Endresultat des Alterns auf der Zellebene oder einer beliebigen anderen Ebene zu beschreiben, sondern die Reihenfolge der Prozesse in Raum und Zeit festzustellen und die Kausalzusammenhänge aufzuklären. Die Rolle einer Störung im Mechanismus des Alterns wird nicht nur, und bisweilen nur sehr gering durch ihre Intensität bestimmt, dagegen mehr vom Zeitpunkt und vom Ort ihres Eingreifens in die Wechselbeziehungen, welche sich während der Ontogenese ausbilden. Dabei muß man sich vor dem häufigen formalen Fehler hüten, daß „danach“ gleichbedeutend mit „aus diesem Grunde“ sei.

Das Altern der einen Zellen ist primär, das anderer sekundär und das Ergebnis sowohl eigener Wandlungen als auch trophischer Faktoren. Mit den Arbeiten von Minot (1913), S. I. Metalnikow (1917), I. I. Schmalgausen (1926) und Cowdry (1939) begannen die Forschungen über die Beziehung zwischen Spezialisierung und Differenzierung der Zellen, ihrer Teilungsfähigkeit und ihrem Altern. Eine hohe Differenzierung setzt die Teilungsfähigkeit herab. Mit dem Verlust der Teilungsfähigkeit verlieren die Zellen die Möglichkeit, sich zu erneuern; das schafft die Voraussetzungen für ihr Altern.

Cowdry (1939) schlug eine Klassifikation vor, welche nach seiner Ansicht diese Beziehung zwischen Teilungsfähigkeit und Altern widerspiegelt. Zur ersten Gruppe gehören Zellen, deren Existenz mit der Mitose beginnt und mit der Mitose endet (Basalzellen der Epidermis, Spermatogonien u. a.). Das Leben dieser Zellen ist kurz. Es gelingt nicht, in ihnen Alternsvorgänge wahrzunehmen. Zur zweiten Gruppe gehören spezialisierte Zellen, in denen man eine Reihe Alternsveränderungen beobachten kann (z. B. die Ansammlung von Hämoglobin bei der Umwandlung des Hämozytoblasten zum Normoblasten und Erythrozyten, das Erscheinen von Keratin in der Haut). Die dritte Gruppe umfaßt spezialisierte Zellen mit ausgeprägten Alternserscheinungen. Sie zeigen Mitosen nur unter besonderen Bedingungen, zum Beispiel bei Verletzung. Hierher gehören Zellen der Leber, der Nieren, der Schilddrüse u. a. Die vierte Gruppe sind hochdifferenzierte Zellen, die unter keinen Umständen zur Mitose fähig sind (Skeletmuskelfasern, Nervenzellen u. a.). In diesen Zellen entwickeln sich gleichfalls deutliche Alternserscheinungen.

Die Vorstellung, daß das Altern mit Prozessen, die nur in postmitotischen Zellen ablaufen, zusammenhängt, erfährt in letzter Zeit breite Unterstützung (Curtis 1964, 1965; Verzár 1964, 1968, 1972). Zu diesen sich nicht teilenden, postmitotischen Zellen, welche in vielem das Altern des Gesamtorganismus bestimmen, zählen Nervenzellen und viele Bindegewebselemente.

Verbreitet ist die Ansicht, daß eine Zelle, die aus dem Organismus, aus den interzellulären Wechselbeziehungen herausgerissen und in eine Gewebekultur gebracht wurde, die Fähigkeit, sich unbegrenzt zu teilen, erwirbt. So kultivierte CARREL (1912) Nerven- und Muskelfasern, Zellen von Nieren, Ovar, Schilddrüse, Knorpel, Milz u. a. Einzelne Gewebskulturen existierten mehr als 20 Jahre. A. A. MAXIMOW (1916) schrieb, daß Bindegewebsfasern unter ständig wechselndem Medium unbegrenzt lange existieren können. Jedoch muß man Vorsicht bei Analogien zwischen einzelligen Organismen und Zellen, die von mehrzelligen Organismen stammen, walten lassen. CARREL (1927), SPASOKUKOZKI und BARTSCHENKO (1963, 1972) sowie SPASOKUKOZKI und Mitarb. (1963) zeigten, wie das Verhalten der Zellen in der Gewebekultur vom Alter des Tieres, von dem das Gewebe entnommen wurde, abhängt. Kulturen von jungen Tieren wachsen wesentlich schneller. Bedeutung kommt auch dem Alter desjenigen Tieres zu, von dem das Plasma für die Gewebekultur genommen wurde. Es gibt Angaben (CARREL u. EBELING 1921, FINKE 1927, WEITZMANN 1940), nach denen die Gewebekultur um so schlechter wächst, je älter der Plasmaspender ist.

In letzter Zeit häufen sich Befunde über die Herabsetzung der mitotischen Aktivität der Zellen mit zunehmendem Alter (SHOCK 1957, ALOW 1964, BOGAROW u. SINIZKI 1967, PARACONSTANTINOU 1968). Nach THRASHER (1971) verlängert sich der Zellzyklus des Ösophagusepithels der Ratte im Alter von 64 auf 128 Stunden. Eine Verlängerung des Generationszyklus des Darmepithels im Alter beobachteten auch WOTTIAUX (1967) sowie LESHER (1967).

Aufsehen erregten die Arbeiten von HAYFLICK (1961, 1965, 1970). Auf der Grundlage von Gewebekulturen kommt er zu der Schlußfolgerung, daß nicht nur postmitotische, sondern auch viele sich teilende Zellen eine begrenzte Lebensdauer haben und sich nicht länger vermehren können als die Lebensdauer des Organismus beträgt, von dem sie stammen. Embryonale Fibroblasten der menschlichen Lunge sind fähig zu 50 ± 10 Generationen, dann beginnt die Degenerationsphase der Zellkultur; Fibroblasten von Hühnern und einer Reihe anderer Tiere teilen sich gewöhnlich nicht mehr als 15mal. Nach YOSHIDA und MAKINO (1963) durchliefen Zellen aus der Lunge junger Menschen in der Gewebekultur 48 Teilungen, die aus der Lunge alter Menschen nur 20. Elemente von Gewebekulturen im Degenerationszustand sind durch Verlängerung der Generationszeit, erhöhte Aktivität saurer Phosphatasen, Verringerung der Erneuerungsfähigkeit der Nukleinsäuren, erhöhte Quantität von Lipiden u. a. charakterisiert (HAYFLICK 1965, CRISTOFATO u. Mitarb. 1967, LEVINE u. Mitarb. 1967). Mit dem Alter der Kulturen wird eine zahlenmäßige Zunahme von Chromosomenanomalien beobachtet. Diese Tatsachen stimmen mit Beobachtungen über die höhere Anzahl chromosomaler Störungen im Alter überein.

HAYFLICK nimmt an, daß Zellen, die sich unbegrenzt lange vermehren, maligne Eigenschaften besitzen. Die Differenz zwischen seinen Daten und den Ergebnissen anderer Forscher, speziell CARRELS, erklärt der Autor durch methodische Fehler. Zusammen mit den Nährsubstanzen wurden auch Zellen in die Schälchen gebracht, was den Anschein einer Unsterblichkeit der Kultur erweckte. — Wenn man also den Resultaten dieser Versuche folgt, dann gewinnt eine dem Organismus entnommene und in ein Nährmedium gebrachte Zelle durchaus nicht die Fähigkeit, sich unbegrenzt zu teilen. Nach HAYFLICK (1970, 1972) ist das Altern auch den sich teilenden Zellen eigen, obwohl in ihre Alternsevolution allgemeine Regulationsfaktoren eingreifen.

Äußerste Vorsicht muß bei der Auswertung dieses Materials obwalten. Die aus ihren interzellulären Wechselbeziehungen herausgerissene Zelle verliert ihre Spezifität und ändert wichtige Besonderheiten ihres Metabolismus und ihrer Morphogenese. Das Fehlen der einen Zelltypen in der Gewebekultur wirkt sich entscheidend auf Grundeigenschaften anderer Zellstrukturen aus, welche sich unter Kulturbedingungen teilen.

Wichtig ist auch, daß spezifische Zellen der Gewebekultur absterben und durch Zellen ersetzt werden, die sich in verschiedenen Organen ähneln. So erlangen Zellen aus Lunge, Haut und Nieren eine völlig gleichartige Struktur. Die Zellpopulation besteht in diesen Versuchen unabhängig vom Typ des Spendergewebes aus Fibroblasten und fibroblastenähnlichen Zellen.

Deshalb kann man nach Ansicht von FRANKS und WILSON (1970) sowie FRANKS (1970) aus derartigen Versuchen keine allgemeinen Schlußfolgerungen über die mögliche Lebensdauer der Zellen ziehen. Auch muß man auf die Versuche von RAK (1967) verweisen, dem es unter einwandfreien Bedingungen gelang, eine Kultur von der Kaninchenhaut zu erhalten, deren Zellen 554 Teilungen vollbrachten und noch weitere 616 Tage lebensfähig blieben, und auf die Angaben von SWIN und PARKER (1967), die zeigten, daß Fibroblasten zwar eine begrenzte Lebensdauer in der Gewebekultur haben, diese aber nicht vom Alter des Spenders abhängt.

Es wird vermutet, daß sich beim Altern Substanzen ansammeln, die die Zellteilung inhibieren (HRACHOVEC 1966, 1967, TIER 1967, SINNET u. HEPPELESTON 1967, SZENT-GYÖRGI 1968). Nach Ansicht der einen Forscher ist es das Methylglyoxal, das die Thiolgruppe der Eiweiße blockiert, nach Ansicht anderer sind es gewebsspezifische Inhibitoren — die Gelone. Wahrscheinlich sind die Inhibitoren der Zellteilung Lipide, deren Menge mit dem Alter steigt. Gleichzeitig fällt der Gehalt einer Reihe endogener Faktoren, welche die Zellteilung stimulieren. Eine weitere Ursache für die Herabsetzung der mitotischen Aktivität ist die Veränderung der Eigenschaften der interzellulären Matrix und anderer Parameter, welche die interzellulären Wechselbeziehungen beeinflussen.

Noch andere wichtige Umstände müssen Beachtung finden. Differenzierte Zellen erwarben in der Evolution die Fähigkeit zur Selbsterneuerung sowie zu einem ausbalancierten Stoffwechsel und Energieumsatz. Das gibt zum Beispiel den Zellen des Nervensystems die Möglichkeit, 80—100 Jahre zu leben und ihre spezifischen Aufgaben zu erfüllen. Wenn sich die Nervenzellen schnell teilen und einander ablösen würden, wäre eine höhere Nerventätigkeit, die mit der Umwandlung temporärer in beständige Verbindungen, mit dem Gedächtnis etc. zusammenhängt, wahrscheinlich überhaupt nicht möglich.

S. N. METALNIKOW schrieb: „Wenn der Mensch die Fähigkeit besäße, seine abgeschnittenen Gliedmaßen oder den Kopf nachwachsen zu lassen, wie wir das bei vielen Würmern und Insekten finden, dann wären für ihn weder Tod noch Altern schrecklich. Die hohe Spezialisierung der Zellen und ihr Absterben jedoch begrenzen das Wachstum, und schon das wird zur Ursache von Altern und Tod" (1917), S. 68). Man kennt indessen eine Vielzahl von Organismen mit gering differenzierten Zellen, deren Lebensdauer bedeutend kürzer ist als bei Organismen mit hoher Zellspezialisierung.

Innerlich widersprüchliche Prozesse — einerseits zunehmende Spezialisierung und Differenzierung der Zellen, welche mit Vervollkommnung ihres Stoffwechsels und ihrer Funktionen einhergehen, andererseits Verringerung der Fähigkeit zur grundlegenden Selbsterneuerung der Zelle, zur Auflösung veralteter Strukturen und die Entwicklung postmitotischer Zellen — führen zur Verlängerung der Lebensdauer einzelner Zellen, welche jedoch die Lebensdauer des Gesamtorganismus limitieren. Beispielsweise die Nervenzellebensdauer ist gleich der des Gesamtorganismus. Außerdem muß die funktionelle Bedeutung vieler postmitotischer Zellen (Nervenzellen, Bindegewebselemente der Gefäße) berücksichtigt werden, welche die Trophik anderer Gewebe mitbestimmen.

So entsteht im Laufe der Alternsevolution eine komplizierte Hierarchie interzellulärer Wechselbeziehungen. Das Altern der einzelnen Zellen läuft nicht einfach parallel, nebeneinander ab, sondern in komplizierten Wechselwirkungen und wechselseitiger Beeinflussung.

Im Gesamtorganismus ist das Zellaltern immer ein Komplex aus eigenen, ortsständigen Prozessen und regulierenden trophischen Einflüssen des inneren Milieus. Von diesem Standpunkt aus könnte man drei verschiedene Alternstypen abgrenzen: a) Zellen, denen primäres Altern eigen ist; b) Zellen, bei denen das Altern ein Gemisch aus eigenen Alternswandlungen und regulierenden, trophischen Milieueinflüssen, die mit dem primären Altern anderer Zellelemente in Zusammenhang stehen, ist; c) Zellen, in welchen unter natürlichen Bedingungen das Altern im wesentlichen sekundär und durch intraorganismische Regulationen einschließlich der groben Trophik, der Blutversorgung, der Permeabilität der Schranken u. a. bedingt ist.

Zur ersten Gruppe müssen Nervenzellen und viele Bindegewebselemente gerechnet werden; zur zweiten Gruppe Muskelfasern, Zellen von Drüsen, von Leber und Nieren; zur dritten Gruppe die Epidermis, das Epithel vieler Organe u. a. Den Vertretern der dritten Gruppe sind ebenfalls Veränderungen eigen, jedoch kommen Tempo und Intensität von Regulationsverschiebungen diesen meist zuvor. Aus dem Gesagten ergibt sich eine für die Biologie des Alterns wichtige Schlußfolgerung: Die Alternsmechanismen verschiedener Zellen sind nicht gleichartig; es existieren mehrere Typen des Alterns der Zelle.

Naturgemäß sind die Korrelationen zwischen den verschiedenen Formen des Alterns bei Tieren verschiedener Spezies nicht identisch. In vielem bestimmen sie und werden bestimmt durch die artspezifische Lebensdauer. Vor einigen Jahren (1968) stellten wir die Regel der Alternssynchronisation auf, welche bestimmte Beziehungen zwischen biologischer Organisation und Altern widerspiegelt. Eine der Thesen besagt, je kürzer die Lebensdauer ist, desto ungestümer entwickelt sich das Altern, desto stärker ist die Ungleichmäßigkeit der Verschiebungen in den Zellen, Geweben und Systemen. Es ist anzunehmen, daß diese Besonderheiten viele Differenzen im Grad der Altersveränderungen verschiedener Zellen erklären, die man an Ratten, Kaninchen, Katzen, Hunden und am Menschen festgestellt hat. Das ungleichmäßige Tempo des Alterns verschiedener Arten bestimmt die Unterschiede der Korrelation zwischen den drei Zelltypen sowie zwischen eigenen alterns- und durch Milieufaktoren bedingten Wandlungen in der Zeit.

Wir möchten unterstreichen, daß außer den Eigenschaften der Zellen selbst Tempo und Tendenz ihres Alterns durch ihre Beziehungen zu einem Regulationssystem, zu einem Funktionssystem definiert werden. Jedes System des Organismus bildet grundsätzlich gleichartige Elemente: das Nervensystem Nervenzellen und ihre Fortsätze, endokrine Organe Drüsenzellen, das Muskelsystem Muskelfasern u. a.

Im funktionellen System werden nach dem Regulationsprinzip Elemente zusammengefaßt, die verschiedenen Systemen des Organismus angehören. Schon 1935 definierte P. K. Anochin den Begriff des funktionellen Systems so: „Unter einem funktionellen System verstehen wir eine Gruppe physiologischer Erscheinungen, die mit der Erfüllung irgendeiner bestimmten Funktion (Atmung, Schluckakt, lokomotorische Aktion usw.) verbunden sind".

Nicht nur die mitotische Aktivität, an sie gebundene metabolische Besonderheiten und das Verhältnis zum entsprechenden Gewebsverband legen die Entwicklung der Zelle fest. In Phylo- und Ontogenese sind strukturell und funktionell die Beziehungen zwischen den einzelnen Zellelementen zur Erzielung eines Anpassungseffektes gefestigt worden. Deshalb wird das Zellaltern in vielem vom Zustand des Gesamtsystems bestimmt.

Mit anderen Worten, gleichartige Zellelemente können, wenn sie von verschiedenen Regulationssystemen abhängen, unterschiedlich altern. Dazu einige Beispiele: Die Gefäße aller Organe gehören im Prinzip zu einem System des Organismus, zum Herz-Kreislauf-System, und haben eine gemeinsame strukturelle, metabolische und funktionelle Grundlage. Gleichzeitig sind die Gefäße in den Organen aber an verschiedenen funktionellen Regulationssystemen beteiligt. N. S. Werchratski, W. P. Samostjan und ich (1967) haben mit der resistografischen Methode Regulationsänderungen verschiedener Gefäßbezirke gegenübergestellt. Es zeigt sich, daß im Senium die Empfindlichkeit der Arteriolen der Skeletmuskulatur gegenüber Adrenalin und Azetylcholin und der Nierengefäße gegenüber Adrenalin stark ansteigt, während die Empfindlichkeit der Darmgefäße gegenüber Katecholaminen und Azetylcholin konstant bleibt. Somit treten in gleichartigen Elementen in Abhängigkeit von ihrem funktionellen Regulationssystem unterschiedliche Veränderungen auf.

Diese These wurde an Neuronen bestätigt. Mit der stereotaktischen Methode brachten W. W. Besrukow und ich Elektroden und Chemotroden in verschiedene Hirnstrukturen. Das erlaubte uns, die elektrische Erregbarkeit, die Empfindlichkeit gegenüber Adrenalin und Azetylcholin sowie den Verlauf elektrischer Reaktionen verschiedener Hirngebiete zu verfolgen. Gleichzeitig wurde das Verhalten des Herz-Kreislauf-Systems und des Atmungssystems registriert.

Die Versuche zeigten, daß sich beim Altern wesentliche Eigenschaften nervaler Strukturen nicht nur unterschiedlich, sondern bisweilen sogar mit entgegengesetzter Tendenz ändern. So erhöhen sich die Schwellenwerte für Pressorwirkungen bei elektrischer Stimulation des sensomotorischen Rindengebietes, des dorsalen Hippocampus, des lateralen Hypothalamusabschnittes und der medialen Kerne des Mandelkomplexes im Alter wesentlich. Die Schwellen elektrischer Stimulation der Area piriformis, des zentralen Mandelkernes und der hinteren Anteile des Hypothalamus verringern sich dagegen. Die elektrische Erregbarkeit der Retikulariskerne der Haube und der Brücke und des vorderen Hypothalamus verändert sich praktisch nicht. Divergent sind auch die Reaktionen verschiedener Hirnstrukturen auf humorale Faktoren. So nimmt die Empfindlichkeit der lateralen und hinteren Anteile des Hypothalamus, der medialen und zentralen Kerne des Mandelkomplexes und der Retikulariskerne der Haube gegenüber Adrenalin im Alter stark zu. Die Empfindlichkeit der Neurone der sensomotorischen und piriformen Rinde ändert sich indessen nicht wesentlich.

Folglich können die Alternsprozesse nervaler Elemente selbst ein und derselben Struktur (Hypothalamus, Mandelkomplex, Formatio reticularis) in Abhängigkeit von ihren Beziehungen zu Regulationssystemen verschieden sein. Dem Funktionssystem gehört ein großer Komplex zentral-peripherer Strukturen an. Beim Altern kann man die vorzugsweise Wandlung verschiedener Strukturelemente eines Regulationssystems gegenüber gleichartigen Elementen (Nervenzellen, Muskelfasern, Rezeptoren, Gefäßen u. a.) eines anderen Systems genau verfolgen. So zum Beispiel verändern sich motorische Neurone und Muskelfasern, welche an der Beugung und Streckung der oberen und unteren Extremitäten beteiligt sind, ungleichmäßig. Nach W. A. Schkulow (1963) sind die Alternsvorgänge der Gefäße in der rechten Arbeitshand weniger ausgeprägt als in der linken. Diese Asymmetrie tritt bei körperlich arbeitenden Personen weniger als bei geistig Arbeitenden zutage.

Die Reihenfolge des Alterns der Zellen wird von ihrer Differenzierung, Spezialisierung, mitotischen Aktivität und Beziehung zu den funktionellen Systemen bestimmt. Hieraus folgt auch die ungleiche Korrelation zwischen endogenen Wandlungen und den Einflüssen regulatorischer Faktoren beim Altern der Zellen.

Intrazelluläre Organisation und Altern

Verschiebungen im Stoffwechsel der Zellen sind für das Altern sehr wesentlich. Sie führen zu groben strukturellen und funktionellen Veränderungen und zum Untergang einzelner Zellelemente. Diese Veränderungen entwickeln sich im Organismus ungleichmäßig. I. I. Metschnikow versuchte als einer der ersten, dafür Gesetzmäßigkeiten zu finden. Er schrieb: „Bei der Altersatrophie begegnen wir immer ein und demselben Bild, der Atrophie hochwertigen Materials und seinem Ersatz durch hypertrophiertes Bindegewebe. Im Gehirn verschwinden Nervenzellen, ... um Neuroglia, dem Bindegewebe der Nervenzentren, Platz zu machen. In der Leber verdrängt Bindegewebe die Parenchymzellen, welche eine wesentliche Rolle in der Ernährung des Organismus spielen. Dasselbe Gewebe überschwemmt die Nieren, verengt die Kanäle, welche erforderlich sind, um uns von einer Vielzahl löslicher Substanzen zu befreien" (1907, S. 84). Metschnikow verband dieses Geschehen mit einer zunehmenden Selbstvergiftung des Organismus.

Verschiebungen der Relation zwischen Bindegewebe und spezifischen Zellen betonte auch A. A. Bogomolez, der sie allerdings anders bewertete. Er schrieb: „Mein Standpunkt zur Bedeutung der Aktivität des physiologischen Systems Bindegewebe für die Langlebigkeit ist dem Standpunkt Metschnikows geradezu entgegengesetzt. Ich meine, daß das Altern des Organismus vom Bindegewebe ausgeht" (1940, S. 5).

Das große Verdienst A. A. Bogomolez (1927) besteht darin, daß er im Bindegewebe nicht nur das Stützgerüst des Organismus sah. Er hielt es für einen aktiven Regulator des Metabolismus und der Trophik von Zellen und Geweben und vereinte die unterschiedlichen Strukturelemente zu einem einheitlichen System. Nach ihm beeinflussen die an der Grenze zwischen Blut und Zellen gelegenen Bindegewebselemente der sogenannten Blut-Parenchym-Schranke die Ernährung und den Stoffwechsel des Parenchyms entscheidend. Außerdem sind viele Erscheinungen der Reaktivität des Organismus an Bindegewebselemente gebunden. Deshalb führen die mit dem Alter zunehmenden metabolischen und strukturellen Veränderungen des Bindegewebes unvermeidlich zu schwerwiegenden Alternsprozessen. Wichtig ist auch, daß Bogomolez als einer der ersten versuchte, diese Veränderungen mit Ereignissen auf molekularer Ebene, mit physikalisch-chemischen Eigenschaften und der biologischen Aktivität der Eiweiße in Zusammenhang zu bringen.

Wir möchten die zunehmende Bedeutung unterstreichen, welche die Untersuchungen der Bogomolezschen Schule heute erlangen. Hunderte von Arbeiten werden alljährlich dem Alternseinfluß auf die Struktur des Bindegewebes, auf seine physikalisch-chemischen Eigenschaften, die Aminosäuresequenz des Kollagens, des Elastins u. a. gewidmet. Selbstverständlich geht es nicht darum, das Altern des Organismus auf die Veränderungen seines Bindegewebes zu reduzieren. Nur können einmal entstandene Veränderungen des Bindegewebes zu Alternsverschiebungen auch anderer Systeme des Organismus führen (Bogomolez 1938, Bürger 1960, Kawezki 1972, Hall 1972, Deyl 1972). Sobel (1962) vermutet folgende Reihenfolge der Ereignisse: Zeitdauer → Verdichtung der Bindegewebsfasern → Zellhypoxie → Verschlechterung der Ernährung → Untergang parenchymatöser Elemente, Proliferation mesenchymaler Zellen u. a. Nach Ansicht Verzárs (1968, 1972) sind Wandlungen der Kollagenstruktur einer der primären Alternsmechanismen.

Interessant ist noch eine Fortführung der Grundgedanken von A. A. Bogomolez. Gegenwärtig wird die Möglichkeit des interzellulären Transports einzelner Komponenten des Systems der Eiweißbiosynthese erörtert. Eine wesentliche Rolle könnte dabei den Bindegewebselementen zukommen. So vermehrt sich bei Reizung des Deitersschen Kerns in den Neuronen die Eiweißmenge, die RNS, der Gehalt an Atmungsfermenten bei gleichzeitiger Verringerung der Konzentrationen in der umgebenden Glia (Hyden 1959, Hyden u. Pigon 1960). Injektion von Moloponitril macht in Deitersschen Zellen einen Eiweiß- und RNS-Anstieg um 25%, eine Verringerung in der Glia um 45% (Hyden u. Egyhazi 1964). M. M. Alexandrowskaja und Mitarb. (1965) bemerkten eine Anreicherung neuroglialer Zellen rings um die am intensivsten arbeitenden kleinen motorischen Neurone des Rückenmarks. Es wird angenommen, daß ebenso Bindegewebsfasern, wie F. S. Mejerson (1967) schreibt, Spender plastischer Substanzen bei den zwischengeweblichen Vorgängen darstellen. Vielleicht drückt sich auch darin die Rolle des Bindegewebes für die Regulation der Trophik aus. Man darf annehmen, daß für ein bestimmtes Alter die Wucherung des Bindegewebes adaptive Bedeutung hat, indem es die Trophik des Gewebes fördert, die Übertragung plastischer Substanzen gewährleistet und durch seinen Zerfall zur Stimulation der Regeneration beiträgt.

Zweifelsohne ist die Glia an der Trophik des Neurons beteiligt. Nervenzellen treten in den meisten Fällen nicht mit Blutkapillaren in Kontakt. Das Gliaelement darf man als Zwischenglied zwischen Nervenzelle und Kapillare ansehen. Es wurde nun gezeigt, daß die Erregung der Nervenzellen den Stoffwechsel der Glia ändert. Und deshalb vermag die Aktivierung der Gliaelemente in bestimmten Phasen adaptive Bedeutung zu haben. Äußerst wichtig sind qualitative biochemische Veränderungen in den Bindegewebsfasern. Gerade sie können die Gewebstrophik grundlegend verändern und stören. Allerdings sind das nur Vermutungen, welche noch der Beweise bedürfen. An den widersprüchlichen Tendenzen in den Reaktionen des Bindegewebes beim Altern wird sich dadurch nichts ändern.

Prinzipielle Bedeutung für das Verständnis des Alterns verschiedener Gewebe hat die Konzeption Bürgers (1957) von den bradytrophen und tachytrophen Geweben. Der Trennung der Gewebe in diese zwei Gruppen ist der fundamentale Unterschied im Metabolismus — Sauerstoffbedarf, Wassergehalt, Ionenzusammensetzung u. a. — zugrunde gelegt. In der Schule Bürgers wurde umfangreiches Faktenmaterial gesammelt, welches beweist, daß Tempo und Tendenz des Alterns bradytropher und tachytropher Gewebe verschiedenartig sind. Zu den tachytrophen Geweben rechnete Bürger Nerven-, Muskel- und Drüsengewebe, zu den bradytrophen Knochengewebe, Bindegewebselemente u. a. Zu den bradytrophen Geweben gehören Strukturen der Gefäßwand. In ihnen entwickelt sich eine progressive Transmineralisation (speziell ein Ansteigen des Kalziumgehalts und ein Abfallen des Kaliumgehalts), eine Verringerung der Wasserkonzentration u. a. All diese Verschiebungen führen nach Bürger zur Physiosklerose, welche die strukturelle Grundlage für viele nachfolgende Veränderungen der Trophik des alternden Organismus darstellt. Die Konzeption der Physiosklerose ist heute in Verbindung mit der Diskussion um die Korrelation von Alter und Atherosklerose äußerst aktuell.

Im Endergebnis kommt es zu groben Störungen der Zellstruktur, zu ihrem Untergang, zum Zellverlust. Die Verringerung der Zellelemente wurde von sehr vielen Morphologen beschrieben. Es zeigte sich, daß der Zellverlust in den einzelnen Strukturen verschieden ausgeprägt ist. Die höchste Abnahme der Neuronenzahl wurde in der vorderen Zentralwindung beobachtet (BRODY 1955, SCHEININA 1966). WRIGHT und SPINK (1959) fanden, daß im Alter in den unteren Rückenmarksabschnitten von Mäusen die Zellzahl um 15—20% abnimmt, und nach GARDNER (1946) im 8.—9. thorakalen Spinalganglion um $^1/_3$. BIRREN und WALL (1956) stellten keinen Faserverlust im N. ischiadicus alter Ratten fest. Nach GUTMANN (1962a) findet während des Seniums keine wesentliche Abnahme motorischer Neurone des Rückenmarks statt. BRODY (1955) beobachtete den stärksten Zellverlust in der oberen Temporalwindung, den geringsten im Gyrus postcentralis. Nach I. W. DAWYDOWSKI (1961) ist die Verringerung der Zellen in der 3. und 5. Schicht der Großhirnrinde am stärksten ausgeprägt. Beim Altern des Menschen beschreiben T. I. DEKONOSIDSE (1966, 1972), S. M. DALAKISCHWILI (1965, 1972) und G. A. MAKASCHWILI (1969) ungleiche zahlenmäßige Änderungen der Neurone in den verschiedenen Schichten der Großhirnrinde.

Widersprechend sind auch die Angaben über Zellzahländerungen in anderen Organen. In der Leber alter Ratten seien sie nach G. A. RODIONOW (1969) nicht stark, im Skeletmuskel finde aber ein starker Verlust an Muskelfasern statt. Der Zelluntergang geschieht während aller Stadien der Ontogenese und liegt zeitlich für die einzelnen Zellelemente unterschiedlich. Nach G. D. BERDYSCHEW (1968a, 1968b, 1972) trifft ein zufälliger Tod die Zelle ohne besondere Auswahl, sie kann in jeder Entwicklungsetappe der Ontogenese sterben. Der genetisch bedingte Tod erreicht die Zelle aber auf einem ganz bestimmten Stadium der Ontogenese.

Eine interessante Form des Zelluntergangs wurde von BERDYSCHEW bei Buckellachsen gezeigt. Diese Fische sterben bekanntlich nach dem einzigen Fortpflanzungsakt ihres Lebens. Es entsteht dann eine massive Degeneration der Zellen der Leber, der Muskeln, der Milz und anderer Organe. BERDYSCHEW betrachtet diesen Vorgang als Musterbeispiel für einen programmierten, genetisch bedingten Zelluntergang. Entfernt man diesen Fischen die Gonaden, sterben sie nicht in der Laichzeit (2.—4. Lebensjahr), sondern leben bis zu 9 Jahren (ROBERTSON 1961). Bei den während des Laichens zugrunde gegangenen Fischen ist die Kortikosteroidkonzentration stark erhöht. Fütterung der Lachse mit Hydrokortison und Cholesterin führte zu ausgedehnter Degeneration ihrer Zellen (ROBERTSON u. Mitarb. 1963). All diese Angaben erlauben anzunehmen, daß der beschriebene Zelluntergang in erster Linie durch starke Verschiebungen im Gesamtorganismus, im allgemeinen Regulationsprogramm bedingt und nicht in jeder einzelnen Zelle genetisch fixiert ist.

Zweifelsohne kommt die Abnahme der Zellen in der Aktivität der Organe und Systeme und in ihren Adaptationsmöglichkeiten zum Ausdruck. Bei normaler Tätigkeit eines Organs kann ein Teil seiner Strukturen von der Arbeit abgestellt werden. So sind „in Bereitschaft stehende“ Blutkapillaren, Lungenalveolen, Nephrone, neuromotorische Einheiten u. a. bekannt. Ihr Einbeziehen in die

Tätigkeit ist ein wichtiger Adaptationsmechanismus. Im Senium sind diese Adaptationsreserven begrenzt, und das kann die Arbeitsmöglichkeiten bestimmter Organe unter den Bedingungen angestrengter Tätigkeit verringern.

Hier müssen wir die elektromyographischen Analysen von A. S. Jankowskaja (1963) zitieren. Sie zeigte, daß bei alten Menschen unter geringeren Belastungen die Mobilisierung einer größeren Anzahl neuromotorischer Einheiten erfolgt. In Abbildung 5 sind die Elektromyogramme eines jungen und eines alten Menschen bei unterschiedlichen Belastungen dargestellt. Wie zu ersehen, ist beim jungen Menschen die Korrelation zwischen Belastungsgröße und Anzahl der mobilisierten neuromotorischen Einheiten ausgeprägter.

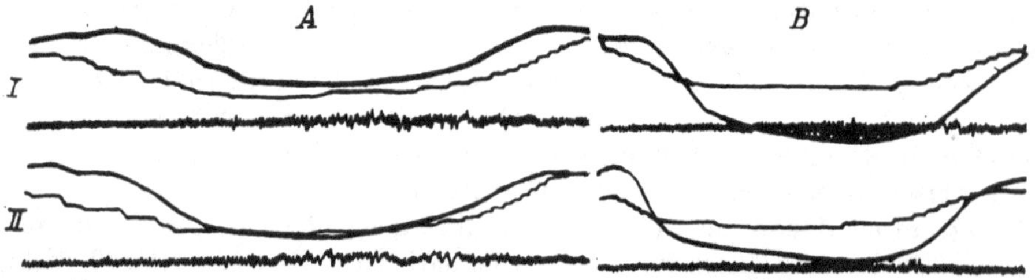

Abb. 5. Altersunterschiede in der Kontraktion und der elektrischen Aktivität der Muskulatur bei Belastungen unterschiedlicher Intensität. A — Bei einer 25jährigen Person; B — Bei einer 76jährigen Versuchsperson. I — Belastung 1,5 kg; II — Belastung 15 kg. Von oben nach unten: Kontraktion des M. tibialis anterior; Amplitude der Bewegungen im Sprunggelenk; Elektromyogramm des M. tibialis anterior.

Der „Schichtwechsel" der Arbeitseinheiten im Verlauf der Tätigkeit begünstigt eine schnellere Wiederherstellung der Ausgangsaktivität des Organs. Die Einschränkung dieser Möglichkeit im Alter und die Verteilung derselben Belastung auf eine geringere Anzahl von Zellen können die Erschöpfung und die Verringerung der Arbeitsmöglichkeiten des Systems begünstigen. Eine größere Belastung fällt den übriggebliebenen Zellen zu. Diese Verschiebung führt zu strukturellen Veränderungen. Deshalb stößt man im Alter nicht nur auf atrophische, sondern auch auf hypertrophierte Elemente. Auf derartige Veränderungen am Herzen, an der Skeletmuskulatur, an den inkretorischen Drüsen, der Leber u. a. wurde hingewiesen (Monastyrskaja 1964, Lewkowa 1965, Dawydowski 1966, Chmelnizki 1969, A. S. Stupina 1972).

Hypertrophierte Gewebsteile gibt es auch im Gehirn alter Tiere und Menschen (N. F. Polenow 1967). Wichtig ist, daß diese Kompensationsreaktionen nicht nur in den übriggebliebenen Zellen des entsprechenden Zentrums beobachtet werden können, sondern auch in den anderen Zentren, welche mit anderen zu einem einheitlichen Regulationssystem zusammengeschlossen sind. Die Möglichkeiten solcher Kompensationsreaktionen und speziell der Hypertrophie sind jedoch im Alter begrenzt (Korenchevsky 1961, Bloor u. Loon 1968). Wir demonstrierten das am Beispiel der Myokardfasern. Erhöhte Belastung (experimentelle Koarktation der Aorta) rief bei erwachsenen Ratten nach 14 Tagen einen wesentlich stärkeren Zuwachs des Herzgewichts und eine wesentlich stärkere Vergrößerung des Umfangs der Myokardfasern hervor als bei alten Tieren.

Durch den Untergang eines Teils der Zellen eines Organs, eines Gewebes fällt den übriggebliebenen eine wesentlich größere Belastung zu. Deshalb sind ihr Stoffwechsel und ihre Funktion im Alter schon unter normalen Umständen strapaziert und nur mit Ausnutzung der Reserven möglich. Jene gewisse Beständigkeit des Stoffwechsels und der Funktionen einer Reihe von Zellen während verschiedener Altersperioden ermöglicht die unterschiedliche Ausnutzung ihrer potentiellen Möglichkeiten.

Obwohl die Bedeutung des Zellverlustes für die Schwächung der Adaptationsmöglichkeiten im Alter feststeht, muß man sich kritisch zu der weit verbreiteten Ansicht über die ausschließliche Rolle dieses Faktors in der Genese der Alternserscheinungen verhalten. Gemeint sind vor allem Tendenzen, den Alternswandel von Stoffwechsel und Funktion nur durch die Verringerung der Anzahl funktionierender Zellen erklären zu wollen. Etwa so: Die Zellzahl nimmt ab, deshalb sinkt der Sauerstoffverbrauch des Gewebes, die Menge sekretorischer Elemente wird geringer, deshalb sinkt die Aktivität der Drüse usw. Zugleich muß berücksichtigt werden, daß auf dem Weg von einer normalen Tätigkeit der Zelle bis zu ihrer vollständigen Atrophie eine Vielzahl qualitativ differenzierter Stadien existieren. In jedem beliebigen Gewebe des alternden Organismus kann man schon bei einfachster morphologischer Charakteristik eine Vielzahl von Nuancen, Schattierungen und Merkmalen antreffen, welche verschiedene Stufen des Alterns widerspiegeln. Das Altern und der Untergang der Zelle, das ist kein Augenblick, sondern ein komplizierter dynamischer Prozeß, welcher sich zeitlich verschieden in den einzelnen Organen und Geweben entfaltet. Deshalb hängen auch Funktion und Stoffwechsel eines Organs nicht nur davon ab, wie viele Zellen zugrunde gegangen sind, sondern auch davon, in welchem Zustand sich die übriggebliebenen Elemente befinden.

Unter den Bedingungen des Experiments oder auch im Leben des Menschen muß man manchmal eine Niere, eine Lunge, einen Teil des Magens u. a. entfernen. In diesen Fällen kommt es häufig zu einem Zellverlust von mehr als 50%, und Versuchstier und Mensch leben trotzdem weiter. Bekannt ist die schon im Laboratorium I. P. Pawlows demonstrierte und durch neurochirurgische Eingriffe am Menschen bestätigte hohe Plastizität des Zentralnervensystems. Von P. K. Anochin und Mitarb. (1947), E. A. Asratjan und Mitarb. (1949), B. J. Bajandurow (1949) und S. I. Frankstein (1948) durchgeführte Untersuchungen zeigten, daß die Kompensation der Funktion nicht nur von der Quantität übriggebliebener Zellen, sondern in bedeutendem Maße von komplizierten Verschiebungen im ganzen Regulationssystem und von der Mobilisierung zentraler Adaptationsmechanismen bestimmt wird. Intra- und interzelluläre regulative Anpassungen vermögen im Alter ein hohes Funktionsniveau ungeachtet des Verlustes von Strukturelementen aufrechtzuerhalten.

Vorstellungen über das Altern als einfacher Verlust von Zellelementen führen zur Anerkennung rein quantitativer Verschiebungen, welche diesen komplizierten biologischen Prozeß bedingen würden. Dagegen wurden qualitative Veränderungen beim Studium der Alternsdynamik des Stoffwechsels und der Funktionen unterschiedlicher Zellen, Gewebe und Systeme aufgedeckt. Mehr noch, nicht selten sind es gerade qualitative Eigenarten und Unterschiede, welche ein bestimmtes quantitatives Niveau zur Realisierung der Aufgaben eines Organs oder Systems erhalten. Hinter äußerer Beständigkeit oder nur geringen Veränderungen vieler homöostatischer Parameter verbergen sich ungleichmäßige Verschiebungen in den einzelnen Gliedern ihrer Regulation. Häufig wird der Zellverlust als Beweis für eine Involution, einen Rückfall auf ältere Reaktionsformen des Organismus beim Altern herangezogen. Jedoch bestätigt diesen Standpunkt die zytologische Analyse nicht. Bei Menschen höheren Alters und Langlebigen zeigte zum Beispiel G. A. Makaschwili (1969), daß Neurone der Großhirnrinde in phylogenetisch älteren Teilen (Projektionsneurone der 5. Schicht des 8. und 4. Feldes) stärker abgenutzt sind als in den phylogenetisch jüngeren Strukturen (Assoziationsneurone).

Die großen Erfolge der Zytologie gestatteten, jene komplizierte intrazelluläre Organisation aufzudecken, welche mit dem Alter zunehmend Veränderungen einzelner Zellorganellen und ihrer Wechselbeziehungen erfährt. Schon Minot (1913) und danach M. S. Milman (1926) unterstrichen die Bedeutung der Kern-Plasma-Beziehungen für das Altern der Zelle. Die Wichtigkeit der Kern-Plasma-Korrelationen wurde mit der Entdeckung der genetischen Übertragung und mit der Lokalisation von Komponenten der Eiweißbiosynthese im Zellkern vollends deutlich. Nach Ansicht von W. N. Nikitin (1963) und Sh. A. Medwedew führen Schwächung der Kernkontrolle über das Zytoplasma und Kerndegradation zur Behinderung der nötigen Resynthese von Nukleinsäuren, Eiweißen und Fermenten sowie zur Desorganisation des gesamten zellulären Haushalts.

Ein seit langem bekanntes Phänomen der alternden Zelle ist die eventuelle Vermehrung ihrer Kerne. Sie wurde in Nervenzellen-, Skeletmuskel- und Myokardfasern, in den Zellen der Leber, der Nieren u. a. gefunden. Zu zwei- und mehrkernigen Zellen gehört die Erscheinung der Polyploidie, der Vergrößerung der Anzahl von Chromosomensätzen in den Kernen. Vielkernige Zellen enthalten gewöhnlich polyploide Chromosomensätze. Wichtig ist, daß sich in zwei- und vielkernigen Zellen der Gesamtgehalt an DNS vermehrt und folglich die Kapazität des Apparates der Biosynthese. Das ist im Senium besonders wichtig, wenn die Aktivität einzelner Gene herabgesetzt ist. Vielkernige Zellen sind, nach dem Gehalt an einzelnen Eiweißen und Fermenten zu schließen, häufig aktiver als einkernige. Demnach verändern sich mit der Erhöhung der Kernzahl viele fundamentale Eigenschaften der Zelle.

Dieses Anwachsen der Kernzahl im Senium beobachtete schon I. I. Metschnikow. Detailliert wurde es von N. G. Chlopin (1937), W. M. Martynow (1937), M. A. Baranow (1949), I. I. Orlow (1954), S. I. Fudel-Osipowa und G. A. Rodionow (1963) sowie S. I. Fudel-Osipowa (1968) beschrieben. Nach W. J.

BRODSKI (1966) waren im Zungenepithel 3—4 Monate alter Ratten 4,2% Zellen zweikernig, bei 6—10 Monate alten 10,0% und bei 12—24 Monate alten 20,3%. Parallel zur steigenden Anzahl vielkerniger Zellen geht die Mitoseaktivität zurück. Es muß darauf hingewiesen werden, daß FULZONE und Mitarb. (1959) eine Vergrößerung des DNS-Gehalts in den Kernen alter Tiere nicht feststellten. Mit dem Altern kommt es auch vermehrt zur Aneuploidie, besonders in Geschlechtszellen. Das erklärt das häufigere Auftreten der Downschen Krankheit in der Nachkommenschaft nicht mehr junger Mütter.

Vergrößerung der Kernzahl findet sich nicht nur beim Altern, sondern auch bei einer Reihe anderer Situationen, beim Hungern, bei der Denervierung, der Tendotomie, der Hypoxie, bei einer Reihe von Vergiftungen u. a. Interessant ist, daß der Entstehungsmechanismus der Vielkernigkeit offenbar ziemlich variabel ist. Ein einstündiger Aufenthalt von Ratten in einer Druckkammer (bei 405 mm Hg) ist ausreichend, damit die Kernzahl sicher ansteigt (FUDEL-OSIPOWA 1968). I. I. METSCHNIKOW wies auf den Anpassungscharakter des Vorgangs hin. Er war der Ansicht, daß dieses Phänomen die Funktion der alternden Zelle unterstützt. Die Mehrzahl der Forscher halten die Amitose für den Hauptweg zur Entstehung zwei- und vielkerniger Zellen (BARON 1949, KNORRE 1959, STSCHELKUNOW 1963, ALOW 1964, BRODSKI 1966). Die weite Verbreitung der Vielkernigkeit und der Polyploidie unter scheinbar verschiedenen Bedingungen zwingt, sie als allgemeine unspezifische Reaktion, als Antwort auf bestimmte Veränderungen der Kern-Zytoplasma-Beziehungen einzuschätzen. Die Vielkernigkeit schafft bessere Bedingungen für plastische Prozesse als die Polyploidie eines Kernes. Denn die Berührungsfläche des Zellkerns mit dem Zytoplasma vergrößert, die metabolischen Beziehungen zwischen beiden verbessern sich. Vielkernigkeit im Alter ist also ein Ausdruck regulativer, adaptiver Vorgänge.

Mit der zunehmenden Einschränkung des Zellstoffwechsels verstärken sich positive Rückkopplungen, welche sich auf die Prozesse der Eiweißbiosynthese auswirken. Diese Beziehungen bestätigen Versuche, die wir zusammen mit G. A. RODIONOW und W. P. SAMOSTJAN durchgeführt hatten. Es zeigte sich, daß folgenschwere Störungen der Eiweißbiosynthese das bei Denervierung von Geweben festzustellende Phänomen der Vielkernigkeit verhindern. Zum Beispiel Ribonuklease zerstört die RNS der Zelle und unterbricht damit die Eiweißbiosynthese. Tägliche Injektion von Ribonuklease (3 mg/100 g im Verlauf von 20 Tagen) führt zu starker Abschwächung der Vielkernigkeit und der Polyploidie nach Denervierung der Muskeln der hinteren Gliedmaßen. Besonders stark war dieser Effekt bei alten Ratten.

Andere Resultate wurden bei Depression der Energieversorgung, bei Blockierung der glykolytischen Phosphorylierung (tägliche Injektion von Natriumfluorid, 4 mg/100 g 20 Tage lang) gewonnen. Wir bemerkten eine starke Erhöhung der Kernzahl. Sie waren diffus über die ganze Länge der Muskelfasern verteilt (Abb. 6). Zwischen den plastischen und den energetischen Prozessen existieren komplizierte regulative Beziehungen. Man darf annehmen, daß die Kernvermehrung, die Vergrößerung des Materials für plastische Prozesse einen Adaptationsvorgang darstellt, welcher auf die Aufrechterhaltung von Struktur und Funktion der Zelle unter den Bedingungen gestörter Energiebildungsprozesse gerichtet ist. Die Kernvermehrung dient als Anpassung der alternden Zelle an das Schwächerwerden der genetischen Aktivität. Aktiv sich teilende Zellen tun das mit der Mitose.

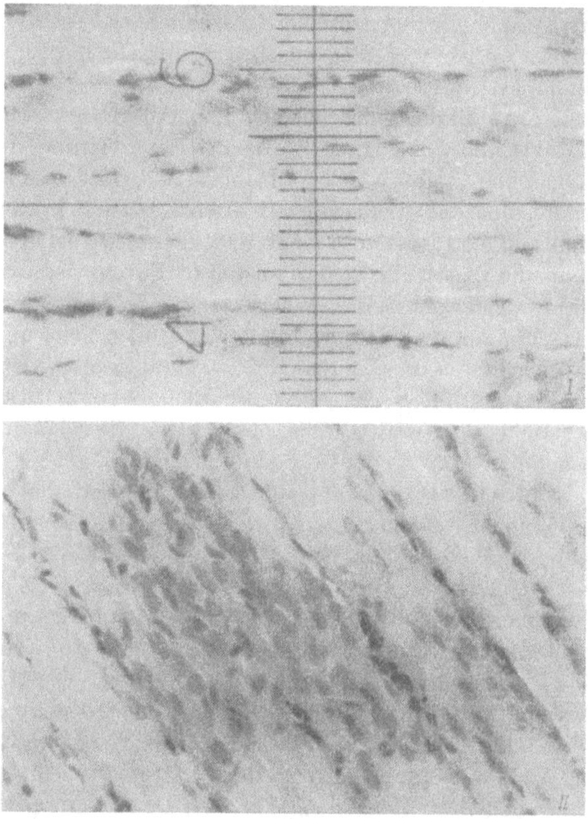

Abb. 6. Einfluß einer Dauergabe von Natriumfluorid auf die Kernproliferation. I — Denervierter Muskel, Atrophie der Muskelfasern, herdförmige Kernproliferation. HE, Vergr. 200fach. II — Gabe von Natriumfluorid, denervierter Muskel, Atrophie der Muskelfasern, starke Kernproliferation. HE, Vergr. 200fach.

Zellen, die in der Evolution diese Fähigkeit verloren haben, mobilisieren andere Mechanismen, darunter auch die Bildung von Kernen. Nach einer These von W. J. Brodski (1966) kann die Vermehrung der Kerne ebenso den Erscheinungen der physiologischen Regeneration zugeordnet werden wie die Zellteilung.

Die sich mit zunehmendem Alter verändernden Kern-Zytoplasma-Beziehungen dürfen nicht nur quantitativ eingeschätzt werden. Es geht nicht einfach um die Größe der Kern-Plasma-Relation, sondern ebenso um qualitative Wandlungen der Synthesefähigkeit der Zelle. Selbst die zunehmende Kernzahl vermag Verschiebungen in der Eiweißbiosynthese und die ganzen Folgeerscheinungen nicht aufzuhalten. Das Altern der Zelle unter den Bedingungen der Polyploidie und die Vergrößerung der Kernzahl dienen schon als ein Beweis für die primäre Beziehung des Alterns zur Aktivität des genetischen Apparates.

Grundlegende Bedeutung für die Energieversorgung der Zellen haben Prozesse, welche sich in den Mitochondrien, den Kraftwerken der Zelle, abspielen. In ihnen sind Glieder der Atmungskette, Prozesse der oxydativen Phosphorylierung und wesentliche Schritte der Bildung energiereicher Verbindungen lokalisiert.

Beim Altern verändert sich die Anzahl der Mitochondrien. Angaben dazu sind sehr widersprüchlich. So fanden Tonchi und Hisachi (1963) keinen Unterschied im Mitochondriengehalt der Leberzellen junger und erwachsener Tiere, und Barrows und Mitarb. (1960) sahen keine Veränderungen der Anzahl von Mitochondrien in Nierenzellen. Gleichzeitig beschreibt Barrows (1960) einen sicheren Abfall der Mitochondrienzahl in Leberzellen. Sulkin (1969) vermißte Unterschiede in Größe und Form der Mitochondrien von Tieren verschiedenen Alters. Jedoch in Speicheldrüsenzellen alter Ratten änderten die Mitochondrien ihre Anordnung und waren in scheinbarer Unordnung über das Zytoplasma verstreut. Interessant war das Verhalten der Mitochondrien des Herzens, eines Organs mit hohem Energieumsatz. In unseren Versuchen (Frolkis u. Bogazkaja 1965, 1968) wurde die Menge Mitochondrieneiweiß in Milligramm auf das Muskelgewicht in Gramm bezogen. Es zeigte sich, daß es erst ansteigt und danach zum Senium hin progressiv abfällt. So kommen bei Ratten im Alter von 1 Monat auf 1 g Myokard 13,2 mg Mitochondrieneiweiß, im Alter von 5—6 Monaten 17,0 mg und im Alter von 28—32 Monaten 12,3 mg. Wenn man die diesbezüglichen Mitteilungen über die zunehmende Größe der Mitochondrien im Alter berücksichtigt, so darf man annehmen, daß die von uns erhaltenen Angaben für eine progressive Verringerung ihrer Anzahl sprechen. Degenerationsformen in Zellen alter Tiere beschreiben Dempsey (1956), Sato und Mitarb. (1972) sowie Packer (1972). Nach Andrew (1956) ist die Mitochondrienanzahl in Zellen junger Mäuse groß, viele von ihnen haben ein fadenförmiges Aussehen. Bei alten Tieren bilden sie selten Ketten, häufiger einzeln angeordnet große Granula.

Interesse beansprucht die innere Organisation der Mitochondrien, wie sie bei elektronenmikroskopischer Analyse erscheint. Quellung, Fragmentierung, Veränderung der Abstände zwischen den einzelnen Cristae und Verschiebungen in der Permeabilität der Mitochondrienmembran können sich entscheidend auf den Ablauf energetischer Prozesse auswirken. Gerade diese Merkmale der Organellen sind häufig Angriffspunkt für Regulationsfaktoren, gerade über sie wirken mittelbar Hormone und Metabolite auf energetische Prozesse. Bourne (1962) weist bei alten Tieren auf Faltungen und auch auf häufige Fragmentierung einzelner Mitochondrien hin. Er nimmt an, daß dies die Berührungsfläche der Mitochondrien mit dem Zytoplasma der Zelle vergrößert. Bei der Verringerung der Mitochondrienanzahl wird das als Adaptation bewertet, welche den Eintritt von Oxydationssubstraten in die Mitochondrien vergrößert. Indessen muß man bei der

Beurteilung der Funktion fragmentierter Mitochondrienteile sehr vorsichtig sein. Nicht nur Mitochondrienfragmente, sondern auch einzelne Fermente, die ihre Lokalisation in der Zelle verloren haben, sind in Verbindung mit strukturellen Veränderungen ihrer Moleküle manchmal biologisch aktiver. Allerdings bedürfen die normalen Stoffwechselzyklen einer folgerichtigen räumlichen Anordnung ihrer Fermentsysteme. Zum Beispiel kann in frühen Stadien der Gewebsschädigung beim experimentellen Herzinfarkt die Aktivität einzelner Fermente der Atmungskette, offensichtlich infolge struktureller Veränderungen in den Eiweißmolekülen, ansteigen (Frolkis, Kultschizki, Milko u. Kusminskaja 1964, R. A. Frolkis 1967).

Eine Störung des gesamten Ensembles von Wechselbeziehungen der Komponenten der Atmungskette wird zur Beeinträchtigung der Oxydationsprozesse führen. Deshalb ist die Erhaltung der Mitochondrienorganisation wichtig. Weinbach und Garbus (1956) fanden nun, daß in der Leber und im Gehirn alter Tiere die Permeabilität sinkt und die Zerbrechlichkeit der Mitochondrien zunimmt. Die Mitochondrien alter Tiere sind weniger stabil. Sie werden bedeutend schneller bei leichter mechanischer Einwirkung zerstört.

Unsere Befunde gestatten auch anzunehmen, daß sich beim Altern die Eigenschaften der Mitochondrienmembran, die Fähigkeit der Mitochondrien zur Quellung u. a. ändern. Bekanntlich beeinflußt Thyroxin die Permeabilität der Mitochondrienmembran und den Eintritt von Substraten in die Zelle wesentlich, ebenso den Abstand zwischen den Cristae der Mitochondrien. Bei alten Tieren erzeugen geringere Thyroxindosen ein Ansteigen des Sauerstoffbedarfs der Mitochondrien der Leber und des Herzens und eine Entkopplung der oxydativen Phosphorylierung. Sicher ist dies in einem beträchtlichen Maß die Folge der genannten Merkmale alter Mitochondrien.

Die Mitochondrienanzahl hat Bedeutung für den Energiehaushalt der Zelle im Alter. Allerdings sind auch jene Veränderungen entscheidend, welche in jedem einzelnen Mitochondrium vor sich gehen. Deshalb kann die Energiebildung im Senium trotz konstanter Mitochondrienzahl pro Zelle verändert sein. Angaben im IV. Kapitel beweisen, daß sich im Laufe des Lebens die Aktivität verschiedener Glieder der Atmungskette und die oxydative Phosphorylierung ändert. Folglich darf man für das Altern ungleichmäßige Wandlungen der Zahl, der Struktur und der Funktion der Mitochondrien annehmen.

In den letzten Jahren lenkten die Lysosomen die Aufmerksamkeit der Gerontologen auf sich. Sie enthalten mehr als ein Dutzend Hydrolasen, welche durch eine Membran vom sie umgebenden Zytoplasma getrennt sind. Es wird vermutet, daß beim Zerreißen der Lysosomen DNS-Polymerase frei wird, die in den Kern eindringen und die dort befindlichen DNS-Moleküle abbauen kann. Ähnliche Vorgänge innerhalb der Zelle können auch andere Fermente verursachen, die in Lysosomen eingeschlossen sind und bei ihrer Zerstörung aktiviert werden. De Duve (1961), welcher die Lysosomen entdeckte, nannte sie „Selbstmörderbehälter". Sie beteiligen sich an der Beseitigung von Zellteilen, ganzen Zellen und sogar extrazellulärem Material. In letzter Zeit wurde die Vermutung geäußert, daß die Lysosomen, genauer gesagt ihr Bersten und das Austreten der Fermente, eine Rolle beim Untergang der Zellen, beim programmierten Zelltod zu spielen vermögen. COMFORT (1968, 1969) nimmt an, daß verschiedene Faktoren (freie Radikale, Quervernetzungen von Molekülen, Strahlenschädigungen) die Lysosomenmembran zerstören, zum Austritt aktiver Enzyme und zur Schädigung der Zelle während des Alterns führen.

Nach G. D. BERDYSCHEW (1968a, 1968b, 1972) findet in den Organen des Buckellachses kurze Zeit vor dessen Tod eine starke Aktivierung mehrerer lysosomaler Fermente statt. Laut DE DUVE (1961) sowie HIRSCH und Mitarb. (1963) ist die Zerstörung der Lysosomen Ursache und nicht Folge des Zelluntergangs. Übrigens wird die Unversehrtheit der Lysosomen von Hormonen reguliert.

Beim Altern bilden sich Superoxyde der Lipide. Man kann annehmen, daß dabei die lipoproteidhaltigen Membranen der Lysosomen zerstört werden (TAPPEL u. Mitarb. 1963, KINSELLA 1967). Der Alterszerfall von Lipiden kann auch zur Destruktion der Mitochondrien und des endoplasmatischen Retikulums führen.

Bekanntlich sammeln sich während des Alterns in verschiedenen Zellen lipochrome Pigmente an. Am häufigsten wird das Lipofuszin in postmitotischen Zellen festgestellt. In der Mitose befreit sich irgendwie die Zelle von ihren Pigmenten. Eine Vergrößerung der Pigmentmenge sah man in Nervenzellen, Myokard, glatten Muskeln, Leber, Nebennieren u. a. (GETTY 1967, FEW 1967, RICHEL 1968, FRANK u. CHRISTENSEN 1968). Dieses Pigment ist offensichtlich das Ergebnis einer Lipidoxydation. Deshalb spiegeln Verschiebungen im Lipofuszingehalt molekulare Veränderungen wider, die beim Altern der Zelle eintreten, Veränderungen, welche mit der Entstehung schädigender Peroxydradikale zusammenhängen.

Die Arbeiten der letzten Jahre beweisen, daß Lipofuszin mit lysosomalen Fermenten in Beziehung steht. In den Pigmenten sind nicht wenige Lipidtropfen enthalten, welche aus ungesättigten Fettsäuren bestehen. Offenbar kann Lipofuszin der Rückstand nichtverdauter Lipoproteidmembranen sein. Das alles beweist die Abhängigkeit der Pigmentansammlungen von der Tätigkeit der Lysosomen (ESSNER u. NOVIKOFF 1966, STREHLER 1966, DE DUVE 1966, DITON 1967).

Die Ablagerung von Lipofuszin und anderen Pigmenten ist mit wesentlichen Veränderungen des Stoffwechsels und der Funktion alternder Zellen verbunden. Interessanterweise verzögern Medikamente, die das Nervensystem betagter Leute aktivieren, die Lipofuszinansammlung.

Demnach entstehen beim Altern wesentliche Veränderungen in verschiedenen Organellen der Zelle, was unzweifelhaft zu Verschiebungen der intrazellulären Regulation und vieler funktioneller Eigenschaften der Zelle führt. Das ist das Endergebnis jeder intrazellulären Prozeßkoordination.

Allgemeine Zellphysiologie während des Alterns

Die Funktionen der Zellen unterscheiden sich stark voneinander. Durch Spezialisierung und Differenzierung erlangen die einen die Fähigkeit, sich zu kontrahieren, andere, ein Sekret zu bilden, dritte, Informationsströme aufzunehmen und umzuwandeln. Daneben existieren aber fundamentale Eigenschaften, die jeder Zelle eigen sind und mit ihrer Fähigkeit, auf Umwelteinflüsse zu reagieren, zusammenhängen. Das ist die Erregbarkeit gemäß den Existenzbedingungen der Zellen; das sind Erregungs- und Hemmungsprozesse auf der Grundlage des Metabolismus und der elektrischen Aktivität der Zellen; das sind Synapsen, welche Kontakte der Zellen untereinander garantieren, u. a. Im Verlauf der historischen und individuellen Entwicklung wurde ein Niveau dieser Eigenschaften erreicht, das den Zellen erlaubt, auf für den Organismus wichtige Reize zu reagieren und auf unwesentliche Veränderungen des inneren Milieus nicht zu antworten. Ein starkes Ansteigen oder Abfallen der Reizbarkeit der Zelle würde unvermeidlich ihre Funktion stören. Die Zelle, die auf zu viele Milieuverschiebungen reagiert, könnte nicht existieren. Auch starkes Absinken der Reizbarkeit, Teilnahmslosigkeit gegenüber Signalen, welche von benachbarten Zellen kommen, beeinträchtigt nicht nur die Funktion des Organs und Systems, sondern führt ebenso zu groben metabolischen und danach strukturellen Veränderungen.

All das macht die Bedeutung einer allgemeinen physiologischen Charakterisierung der Alternsevolution der Zellen, der Gesetzmäßigkeiten ihres Reagierens auf verschiedene Einwirkungen, der Altersmerkmale ihrer grundlegenden elektrophysiologischen Parameter sowie der synaptischen Übertragung verständlich.

Die gemeinsamen Bemühungen von Physiologie, Biochemie und Biophysik erbrachten neue Vorstellungen über Struktur und Funktion der Zellmembran. Ihre Dicke variiert von 50 bis 100 Å. Es wird angenommen, daß sie aus einer Lipidschicht besteht, welche von beiden Seiten mit Eiweißmolekülen bedeckt ist. Deren Anordnung ist so, daß sie die Existenz von Poren in der Zellmembran festlegen, die sich in Zahl und Größe dank der dynamischen Konfiguration der Eiweißmoleküle verändern können. Die Leitfähigkeit der Membran ist niedrig. Ihr spezifischer Widerstand liegt im Bereich von 10^{10} Ωcm. Das beeinflußt beträchtlich die niedrige Permeabilität selbst für die kleinen Ionen Kalium, Natrium und Chlor, welche zu beiden Seiten der Membran ungleichmäßig verteilt sind. Die Kaliummenge innerhalb der Zelle ist 20—50mal größer als im extrazellulären Raum. Außerhalb der Zelle liegen hauptsächlich Natrium und Chlor. Im Inneren stellen sie weniger als 15% aller Elektrolyte. Der Zustand der Membran bestimmt den Transport von Substanzen in die Zelle und aus ihr heraus, die Konstanz des Elektrolytgehalts, ihre elektrische Ladung u. a. Der Stoffaustausch durch die Zellmembran ist in seinem Mechanismus äußerst kompliziert, für unterschiedliche Substanzen verschieden, kann aktiven oder passiven Charakter haben. Der aktive Transport durch die Zellmembran stellt ein untrennbares Glied allgemeiner Stoffwechselprozesse in der Zelle dar. Die Funktion der Zellmembran steht in engster Beziehung zum Metabolismus der gesamten Zelle. Deshalb wirken sich Störungen des Zellstoffwechsels, Verschiebungen der Energetik und des Eiweißgehaltes früher oder später auf das Membranpotential, auf die Prozesse der De- und Repolarisation aus.

Mit Verschiebungen des Membranpotentials bei Einwirkung von Reizen sind die wichtigsten Mechanismen der Entstehung und Ausbreitung des Erregungs-

und Hemmungsvorgangs verbunden. Die Mikroelektrodenmethode (GRAHAM u. GERARD 1946, NASTUK u. HODGKIN 1950, KOSTJUK 1960) gestattete, das Membranpotential (MP) verschiedener Zellen recht genau zu messen.

In den letzten Jahren wurden Wandlungen des MP während der einzelnen Etappen der Ontogenese beschrieben (BARABANOWA 1962, MONOSSOWA 1962, MARTYNENKO 1963, NOWIKOWA 1965, SOLOMATIN 1965, SAMOSTJAN u. MARTYNENKO 1968, MARTYNENKO u. KOROTONOSHKIN 1972, LATMANISOWA 1972). In den ersten 18—21 Tagen der postnatalen Entwicklung von Ratten und Mäusen findet die Bildung des MP der Skelettmuskeln ihren Abschluß. Es steigt von 15 bis 20 mV bei Neugeborenen bis auf 80 mV bei Erwachsenen. Etwas anders sind die Termine bei Kaninchen und Hunden. Nach S. S. SOLOMATIN (1965) beträgt die Größe des MP des M. gastrocnemius bei 1 Tag alten Hunden 18,4 $\pm$ 0,39 mV, bei 1,5 Monate alten 52,5 $\pm$ 0,75 mV, bei erwachsenen 84,7 $\pm$ 0,43 mV; bei 1 Tag alten Kaninchen 36,6 $\pm$ 0,92 mV, bei 23 Tage alten 71,5 $\pm$ 0,68 mV, bei erwachsenen 87,5 $\pm$ 0,21 mV. Nach den Angaben von A. I. NOWIKOWA, W. P. SAMOSTJAN und W. G. KOROTONOSHKIN ist das MP eine ziemlich stabile Größe. Bei 2 Wochen alten Ratten erreicht das der Muskelfasern die für erwachsene Tiere charakteristische Größe, wird im Verlauf des ganzen Lebens auf dieser Höhe gehalten und beginnt erst in sehr hohem Alter (bei Ratten mit 32—36 Monaten) abzufallen (Abb. 3). Laut SOLOMATIN (1965) sinkt es auch bei Hunden im Alter ab.

Die metabolischen und strukturellen Alternsveränderungen der Zellen und Muskelfasern sind ungleichmäßig ausgeprägt. Damit korrelieren auch die Verschiebungen des MP. So findet man bei alten Ratten neben Fasern mit unveränderten nicht selten Fasern mit niedrigem MP.

Das MP bringt die Reaktionsbereitschaft auf von außen eintreffende Einwirkungen zum Ausdruck. Deshalb ist die Konstanthaltung des MP während eines beträchtlichen Teils der Ontogenese einer der wichtigsten Adaptationsmechanismen, welcher die Erregbarkeit der Zellen in verschiedenen Etappen der individuellen Entwicklung garantiert. Starke Veränderungen im MP führen zu groben Störungen der interzellulären Wechselbeziehungen, zu Veränderungen der Funktion der Zellen, Organe und Systeme. Schon geringe, fließende Verschiebungen vermögen den Funktionszustand der Zelle grundlegend zu beeinflussen. So gehen mit der Vergrößerung des MP der Nervenzelle viele Formen ihrer Hemmung einher (BROCK u. Mitarb. 1952, KUFFLER u. EYSAQUIRRE 1955), mit der Verkleinerung häufig ein Erregbarkeitsanstieg (FATT u. KATZ 1951, BULLBRING 1955, HAGIWARA u. BULLOCK 1958, KOSTJUK u. SCHAPOWALOW 1960).

Bei einem Reiz ausreichender Stärke ändert sich die Polarisation der Membran akut: zuerst entsteht eine umschriebene, dann eine ausgedehnte Depolarisation — das Aktionspotential. Für das Aktionspotential ist nur eine äußerst geringe Zeit erforderlich. Die Latenzzeit liegt bekanntlich im Bereich bis zu 1 ms. Es besteht folgende interessante Situation: Einer der Grundparameter der Zelle, das MP, erweist sich als sehr beweglich in „Mikrozeitintervallen" und als sehr stabil und inert in den „Makrozeitintervallen" der Ontogenese.

Das MP ist ein komplex regulierter Parameter. 1902 sprach BERNSTEIN die Membrantheorie der Biopotentiale erstmalig aus und 1912 formulierte er sie. Ihre gegenwärtige Fassung ist mit den Namen CONWAY (1946, 1947), KATZ u. HODGKIN (1949), HODGKIN (1951) sowie HODGKIN u. Mitarb. (1952) verbunden.

Danach bedingen die Aufrechterhaltung des MP und die Erregungsprozesse vor allem Veränderungen der Korrelation der Kalium-, Natrium- und Chlorionen und Verschiebungen in der Permeabilität der Membran. Nach BÜRGER (1960) nimmt beim Altern die Transmineralisation der Gewebe zu, die sich besonders im Ansteigen des Kalziumgehalts und in der Abnahme des Kaliums in den Geweben ausdrückt. So fällt nach den Angaben von BÜRGER und SEIDEL (1962) die Kaliummenge im Gehirn von 628 mg% mit 30—40 Jahren auf 574 mg% mit 80—90 Jahren. Die Natriummenge steigt von 333 mg% (30—40 Jahre) auf 390 mg% (80—90 Jahre) an. Die Kalziummenge nimmt stetig zu, von 16,4 mg% (30—40 Jahre) auf 27,9 mg% (80—90 Jahre). Nach Ansicht vieler Forscher wächst im Alter der Gehalt an Na, Ca und Cl an, und der Gehalt an K, Mn, P und N fällt (ANDERSON u. LANGHAM 1959, FRIEDMAN u. Mitarb. 1963).

Tabelle 1

Alternsveränderungen der K- und Na-Konzentrationen in der Muskulatur und im Serum weißer Ratten

Alter (Tage)	K gesamt (mmol/kg)	K intrazellulär (mmol/kg)	Na gesamt (mmol/kg)	K Serum (mmol/l)	Na Serum (mmol/l)
1	36,4 ± 1,1	119,6 ± 3,1	91,6 ± 3,4	6,4	163,8
3	46,1 ± 1,1	119,0 ± 3,0	74,4 ± 2,6	6,0	147,2
5	46,3 ± 3,7	130,1 ± 3,1	82,2 ± 4,7	5,9	156,9
6—7	48,3 ± 2,2	137,3 ± 5,2	82,3 ± 4,8	6,1	155,5
8—9	50,2 ± 2,4	139,2 ± 5,6	79,4 ± 4,6	6,1	168,6
10—11	52,5 ± 3,7	142,5 ± 4,1	75,9 ± 4,8	5,2	155,2
12—14	61,5 ± 1,9	150,6 ± 3,5	66,5 ± 3,6	6,0	158,4
15—17	61,0 ± 2,7	154,6 ± 1,7	66,5 ± 1,9	5,0	161,2
18—22	67,9 ± 4,2	170,5 ± 1,4	61,5 ± 2,2	5,1	159,0
180	77,7 ± 3,9	170,0 ± 1,8	58,0 ± 2,7	5,3	153,8
450—540	83,4 ± 0,5	168,1 ± 1,8	41,1 ± 0,5	—	—
720—810	71,2 ± 1,6	143,2 ± 3,8	41,3 ± 1,0	5,0	155,4
840—1200	63,7 ± 3,0	139,1 ± 3,1	50,4 ± 0,8	5,1	154,0

Für das Verständnis der Konstanz des Membranpotentials während der Ontogenese könnte den Korrelationen intra- und extrazellulären Kaliums und Natriums wesentliche Bedeutung zukommen. In Tab. 1 sind die Angaben von O. A. MARTYNENKO (1963) über den Ionengehalt von Muskeln und Blut bei Ratten verschiedenen Alters dargestellt. Wie zu sehen ist, erreicht die Kaliumkonzentration am 19.—22. Tag (annähernd zu dieser Zeit bildet sich auch das endgültige MP) eine stabile Größe und verändert sich erst im Senium wieder. Bei sehr alten

Ratten sinkt das intrazelluläre Kalium um 20%. Der Gesamtgehalt an Natrium am 18.—22. Tag nach der Geburt bleibt fast unverändert bis ins hohe Alter. Nach L. P. Kuprasch (1968, 1972) sinkt das intrazelluläre Kalium in Myokard, Leber, Nieren und Skeletmuskeln alter Ratten beträchtlich ab. Die Konzentration von Na und Cl veränderte sich in diesen Geweben nicht wesentlich. A. I. Nowikowa (1964) verglich Na, K und Cl im Serum, im Gewebe sowie in und außerhalb der Muskelfasern von Ratten verschiedenen Alters. Nach ihr wird die intrazelluläre Kaliumkonzentration vom Tag der Geburt bis zum Alter von 3 Monaten aufrechterhalten und verringert sich bei 12—24 Monate alten Tieren erheblich. Die Konzentration der Natriumionen bleibe vom 1. bis zum 12. Monat relativ unverändert und nehme bei 24 Monate alten Ratten zu, extrazelluläres K zum Alter hin ab und Cl in der späten Ontogenese zu. Besonders ausgeprägt war der Anstieg des Chlorionengehalts bei sehr alten, vergreisten Ratten.

In Übereinstimmung mit den Vorstellungen einer Reihe von Autoren (Curtis u. Cole 1942, Hodgkin u. Horowicz 1959, Sorokina 1960, Backer u. Mitarb. 1962, Harahashi 1963) spielt K die entscheidende Rolle bei der Schaffung des Potentialunterschiedes der Membran. Wie ist aber die während des größten Teils der Ontogenese unveränderliche Größe des MP unter den Bedingungen des sich ändernden Ionengehalts in und außerhalb der Zelle zu erklären?

Hodgkin und Katz (1940) stellten eine Integralgleichung zur Bestimmung der Größe des MP auf, die auf der Berechnung des Permeabilitätskoeffizienten für Ionen basiert. A. I. Nowikowa (1965) und in unserem Laboratorium W. G. Korotonoshkin berechneten auf der Grundlage der Altersveränderungen der Ionenrelationen die mögliche Größe des MP bei Ratten im Alter von 1 Monat, 3 Monaten und 24 Monaten und erhielten eine befriedigende Übereinstimmung der theoretischen Werte mit den experimentell erhaltenen. Durch die ungleichmäßigen und in verschiedene Richtungen tendierenden Wandlungen des Gehaltes der einzelnen Ionen wird lange Zeit das MP stabil gehalten. Allerdings kann die progressive Abnahme des intrazellulären Kaliums nicht bis zuletzt von Verschiebungen anderer Ionen kompensiert werden, daher fällt das MP bei sehr alten Ratten unvermeidlich ab.

Der Mechanismus der Veränderung der Ionenrelationen im Alternsgang ist kompliziert. Die Ionenströme sind gegen den Konzentrationsgradienten gerichtet und stellen einen aktiven Prozeß dar. Bei Einwirkung von Inhibitoren des Energiestoffwechsels, welche die glykolytische und oxydative Phosphorylierung unterdrücken (Dinitrophenol, Natriumfluorid u. a.), wird ein Abfall des intrazellulären Kaliums und ein verminderter Austritt von Na aus dem Zytoplasma in das umgebende Milieu beobachtet. ATP stellt einen sehr wichtigen Faktor dar, welcher den Transport der Kalium- und Natriumionen gewährleistet. Whittam (1958) und Harris (1941) zeigten an Erythrozyten, daß Veränderung ihres ATP-Gehaltes unvermeidlich zum Verlust intrazellulären Kaliums führt. Zugabe von Adenosintriphosphorsäure stellt die Ionenverhältnisse wieder her und normalisiert die Größe des MP (Caldwell u. Mitarb. 1960). Die weiteren Untersuchungen stellten den obligaten Energiebedarf für die Aufrechterhaltung der Ionenkonzentrationen an der Membran und die Existenz von aktiven Natrium- und Kaliumpumpen fest.

Das in unserem Laboratorium erhaltene Material weist darauf hin, daß sich im Laufe des Lebens der aktive Ionentransport verändert und Verschiebungen in der Arbeit der Natrium- und Kaliumpumpen eintreten. Einen indirekten Beweis für die Veränderung der Ionenverhältnisse, welche die Polarisation der Membran aufrechterhalten, könnten die Mitteilungen über die Dynamik des Umsatzes energiereicher Phosphate erbringen. W. W. Frolkis, J. W. Epschtein und L. N. Bogazkaja (1966) sowie J. W. Epschtein (1963) verglichen Gehalt und Erneuerung von ATP, Kreatinphosphat und anorganischem Phosphor im M. gastrocnemius von Ratten unterschiedlichen Alters (7—14 Tage, 8—10 und 30—32 Monate). Außerdem wurde die Radioaktivität einzelner Fraktionen der Phosphorverbindungen und deren spezifische Aktivität (SA), relative spezifische Aktivität (RSA) und relative Aktivität (RA) berechnet. ATP ist maximal in den Mm. gastrocnemii adulter Ratten ($37{,}0 \pm 1{,}1$ mg%) vorhanden. In der postnatalen Periode beträgt es $21{,}1 \pm 2{,}1$ mg%, im Senium $28{,}5 \pm 1{,}3$ mg%. Im Prinzip charakterisiert auch die Verschiebungen im KP-Gehalt dieselbe Dynamik ($14{,}7 \pm 1{,}06$, $5{,}3 \pm 0{,}32$, $8{,}5 \pm 0{,}8$ mg%). Kreatinphosphat stellt eine sofort verfügbare Energiereserve der Zelle dar. Das erhebliche Absinken des KP-Gehalts der Skeletmuskeln alter Tiere ist ein Adaptationsmechanismus, der auf die Aufrechterhaltung des energetischen Gleichgewichtes des Muskelgewebes gerichtet ist. Bei alten Tieren verringern sich die RSA und RA für ATP und KP. So beträgt die RSA des ATP für erwachsene Ratten $0{,}48 \pm 0{,}03$, für alte $0{,}30 \pm 0{,}18$, die RA des ATP $0{,}46 \pm 0{,}02$ und $0{,}36 \pm 0{,}02$. Die Abnahme dieser Koeffizienten spricht für die verringerte Intensität der Erneuerung energiereicher Verbindungen in den Skeletmuskeln alter Tiere.

Das kann die Grundlage für eine andere Tätigkeit der Natrium- und Kaliumpumpe sein. Allerdings darf eine direkte diesbezügliche Schlußfolgerung nicht gezogen werden. Denn man muß in Betracht ziehen, daß im Senium eine Umstellung des Energiehaushaltes erfolgen kann. Deshalb läßt sich eine Bruttoeinschätzung der energetischen Veränderungen für konkrete Charakterisierungen der Ionenpumpe und anderer Seiten der Zelltätigkeit noch nicht verwerten.

Wir versuchten nun, den aktiven Transport zu analysieren, indem wir spezifische Inhibitoren des Energiestoffwechsels anwandten. In Versuchen an Ratten unterschiedlichen Alters, die ich zusammen mit W. G. Korotonoshkin durchgeführt habe, wurde das MP der Mm. gastrocnemius und gracilis vor und in verschiedenen Zeitabständen nach intravenöser Injektion von Dinitrophenol (0,0005 mol/100 g), Natriumfluorid (0,01 mol/100 g) und Monojodazetat (0,0005 mol/100 g) verglichen. Monojodazetat ist ein klassischer Inhibitor der Glykose; es unterdrückt die Phosphofruktokinase und die Dehydrogenase und hemmt dadurch die Glykolyse auf den Stufen der Bildung von Fruktose-1,5-diphosphat und 1,3-Diphosphoglyzerinsäure. Natriumfluorid blockiert die Glykose, indem es die Aktivität der Phosphoglukomutase und der Phosphopyruvathydratase unterdrückt. 2,4-Dinitrophenol entkoppelt Atmung und Phosphorylierung. Die Unterdrückung energetischer Prozesse durch die Gifte führt zur Störung des aktiven Ionentransports und zur Abnahme des MP. Wir haben das MP bei Injektion ausgewählter Inhibitoren verglichen. Wie aus Abbildung 7 ersichtlich ist, verändert es sich nach kleinen Dosen Dinitrophenol und Monojodazetat bei erwachsenen Tieren nicht wesentlich, bei alten Ratten fällt es um 10—12 mV.

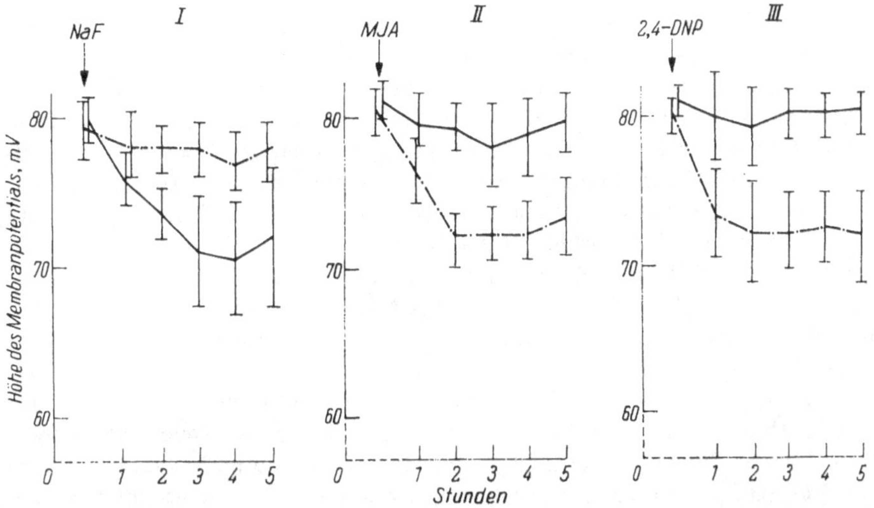

Abb. 7. Altersbesonderheiten der Veränderung des Membranpotentials von Muskelfasern unter Einwirkung von Inhibitoren des Energiestoffwechsels. Durchgezogene Linie — 8—12monatige Ratten; Punkt-Strich-Linie — 26—30monatige Ratten. I, II, III — nach Injektion von Natriumfluorid, Monojodazetat und 2,4-Dinitrophenol.

Prinzipiell andere Ergebnisse wurden bei der Anwendung von Natriumfluorid gewonnen (Abb. 7). In diesem Fall war die Abnahme des MP bei erwachsenen Tieren ausgeprägter. Der wichtigste Angriffspunkt für die Aktion dieses Inhibitors ist die Phosphopyruvathydratase, welche an der Umwandlung von 2-Phosphoglyzerinsäure in Phosphoenolpyruvat teilnimmt. Unser Mitarbeiter W. I. Ziprijan (1969) beobachtete die Alternsveränderungen der Aktivität dieses Fermentes. Es stellte sich heraus, daß sie bei 2 Monate alten Ratten 34,0 $\pm$ 2,3 mg%, bei 16 Monate alten 78,0 $\pm$ 4,0 mg% und bei 24 Monate alten 92,0 $\pm$ 5,0 mg% beträgt. Dieses Anwachsen der Aktivität der Phosphopyruvathydratase ist unverkennbar und erklärt den geringeren Effekt von Natriumfluorid auf das MP alter Tiere.

Die zitierten Angaben sprechen dafür, daß während des Alterns die Funktionstüchtigkeit des aktiven Ionentransports sowie der Natrium- und Kaliumpumpe nachläßt. Das führt auch zur Abnahme des intrazellulären Kaliums und zum Anwachsen der Natriummenge. Sicher gehen mit der Veränderung dieses aktiven Mechanismus die Verringerung des MP im hohen Senium sowie Verschiebungen in der Realisierung des Aktionspotentials und in der Repolarisierung der Zellmembran nach jeder Erregung einher.

Unsere letzten Arbeiten (W. W. Frolkis 1970) zeigten, daß eine wesentliche Bedeutung im Mechanismus des aktiven Ionentransports der Eiweißbiosynthese zukommt. In ihrem Verlauf entstehen am genetischen Apparat der Zelle Ionenströme, welche den aktiven Ionentransport innerhalb der Zelle und in den Interzellularraum bestimmen. Blockade der Ribonukleinsäurebildung am DNS-Molekül, Zerstörung der RNS und Störung der Eiweißsynthese in den Ribosomen verhütet die Hyperpolarisation der Zellmembran und die Anhäufung intrazellulären Kaliums. Eine Beziehung der Hyperpolarisation der Zellmembran zur Proteinsynthese wird auch dadurch bestätigt, daß Stimulation der Eiweißbiosynthese am genetischen Apparat (Injektion anaboler Hormone, Regeneration u. a.) in unseren Versuchen gesetzmäßig zum Anwachsen des Membranpotentials der Zellen führte. Wahrscheinlich stellen Verschiebungen der Eiweißbiosynthese einen Hauptmechanismus für Veränderungen des aktiven Ionentransports und der Erregbarkeit der Zellen während des Alterns dar.

Für das MP der Zelle und die Aktionsströme besitzt die Permeabilität der Zellmembran wesentliche Bedeutung. Sie wird nicht nur von der Diffusion, sondern auch von der Aktivität der auf ihr angeordneten Fermente, welche gewisse Energien benötigen, bestimmt. Veränderung der Permeabilität für K bedingt elektrische Prozesse an der Zellmembran. O. A. Martynenko (1966, 1967) verglich den Alternswandel der Permeabilität gegenüber K an Skeletmuskelfasern und am Herzen. Tieren wurde intraperitoneal eine isotone KCl-Lösung mit dem Isotop ^{42}K, 0,02 μc auf 100 g Körpergewicht der Ratte berechnet, injiziert und die Verteilung des ^{42}K in verschiedenen Intervallen, nach 15 Minuten, 3, 5 und 6 Stunden, gemessen.

In Abbildung 8 sind die Ergebnisse dieser Versuchsserie dargestellt. Wie aus der Zeichnung ersichtlich ist, erweist sich die Membran der Herzmuskelzellen durchlässiger gegenüber K als die Membran der Skeletmuskeln. Das bestätigt der intensivere ^{42}K-Eintritt. Außerdem wird das Maximum des Kaliumeintritts in das Myokard in der 15. Minute erreicht, beim Skeletmuskel erst in der 5. Stunde.

Transport und Austausch von K haben Phasencharakter. Während der 1. Phase besteht kein wesentlicher Unterschied des K-Eintritts in die Skeletmuskeln bei Tieren unterschiedlichen Alters. Jedoch ist in der 2. Phase (4—5 Stunden) das Eintreten von K in die Zellen alter Tiere wesentlich verzögert (25%). Außerdem verläuft die Kurve in den folgenden Stunden bei alten Tieren weniger steil. In der 1. Phase ist die Konzentration des injizierten K groß und der Diffusionsprozeß von relativ großer Bedeutung. In der 2. Phase, wenn die Kaliummenge in den extrazellulären Räumen abfällt und innerhalb der Zelle ansteigt, spielt der aktive Ionentransport die Hauptrolle. Vielleicht erklärt ein Nachlassen dieses zweiten aktiven Mechanismus das geringe Eindringen von K in die Muskelfasern alter Tiere. Im Herzmuskel wurde ebenfalls eine Abnahme des Maximums des Kaliumeintritts um 23% festgestellt.

Folglich ist das MP der Skeletmuskelfaser lange stabil: bei Ratten von 2 Wochen bis ins hohe Alter. In dieser Zeit laufen in den Zellen wesentliche Veränderungen der energetischen Prozesse, des Stoffwechsels der Transmitter, in den

Beziehungen zwischen den einzelnen Organellen u. a. ab. Die Aufrechterhaltung des MP wird durch ungleichmäßige Veränderungen in den Gliedern seiner Regulation, durch Einschaltung einer Reihe intrazellulärer Mechanismen erreicht. Mit anderen Worten, hinter der Stabilität oder nur geringen Veränderlichkeit jenes

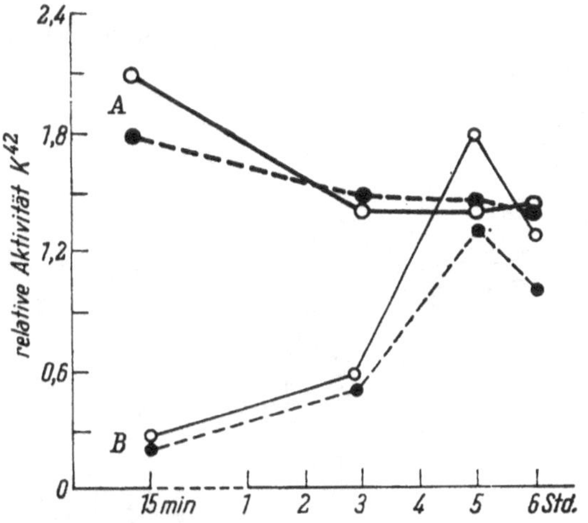

Abb. 8. Veränderung der Permeabilität der Muskelfasern der Vorhöfe und der Skeletmuskulatur unterschiedlich alter Tiere. Durchgezogene Linie — adulte Ratten; gestrichelte Linie — alte Ratten. A — Permeabilitätsänderungen der Vorhöfe; B — Permeabilitätsänderungen des M. gastrocnemius.

homöostatischen Parameters verbergen sich wesentliche Wandlungen seiner Regulation. Diese haben adaptive Bedeutung. Zunahme oder Abnahme des MP würden zu wesentlichen Veränderungen der Erregbarkeit der Zellen führen und ihre Wechselbeziehungen, die harmonische Tätigkeit des ganzen Systems stören. Auf einem bestimmten Stadium des Alterns können jene Veränderungen der Regulation und die entstehenden Adaptationsmechanismen die zunehmenden Verschiebungen im Metabolismus der Zelle und der Permeabilität ihrer Membran nicht mehr kompensieren, und das MP beginnt abzufallen. Die Beziehung des MP zum Stoffwechsel der Zelle macht die extrazelluläre Regulation der Membranprozesse und speziell der Polarisation der Zellmembran verständlich. Alternsverschiebungen des MP und des Aktionspotentials werden nicht nur durch intrazelluläre, sondern auch durch extrazelluläre, in erster Linie nervale Regulationsmechanismen bestimmt. Es ist bekannt, daß in vielen Synapsen, darunter auch in den neuromuskulären, die Erregungsübertragung unter Beteiligung von Azetylcholin erfolgt. Dieser Transmitter verändert die Konfiguration des cholinrezeptiven Proteins, die Permeabilität der Zellmembran und führt zu einem entsprechenden Ionenfluß, ferner zur lokalen, dann sich ausbreitenden Depolarisation.

In einer Arbeit mit O. A. Martynenko wurden von uns Altersbesonderheiten des MP bei Verschiebung der nervalen und der cholinergen Regulation untersucht. Denervierung schaltet bekanntlich die trophischen Einflüsse auf die Zelle aus. Nach ihr (im Verlauf von 15 min bis zu 2 h) entwickelte sich eine Hyperpolarisation der Zellmembran, welche von einer fortschreitenden Abnahme des MP abgelöst wird. Die Hyperpolarisation nach Denervierung verschiedenartiger Strukturen betrachtet G. N. Sorochtin (1968) als Ergebnis des Erregungsdefizits der Zellen.

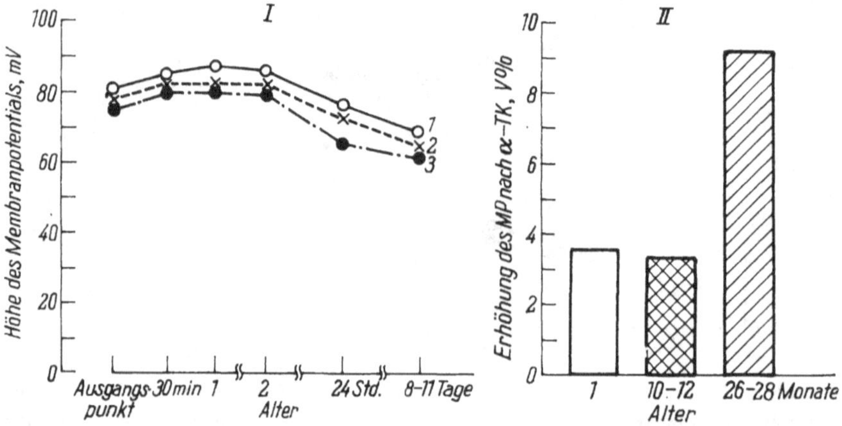

Abb. 9. Altersunterschiede der Veränderung des Membranpotentials von Muskelfasern bei Denervierung (I) und Gabe von d-Tubokurarin — 4,0 μg/100 g (II). 1 — 8—12monatige Ratten; 2 — 1monatige Ratten; 3 — 26—28monatige Ratten.

Auf Abbildung 9 sind Veränderungen des MP bei 1 Monat alten, 8—10 Monate alten und 26—30 Monate alten Ratten in verschiedenen Zeitabständen nach der Denervierung dargestellt. Am stärksten ist die Hyperpolarisation bei erwachsenen Ratten ausgeprägt, am geringsten bei alten. Ihre Größe hängt von der Intensität nervaler Einflüsse auf das Gewebe ab. Deshalb spricht auch die Senkung der Hyperpolarisation der Muskelfasern alter Ratten nach Denervierung für ein Nachlassen nervaler Einflüsse im Alter. Die Abnahme des MP zeigt sich deutlich 24 h nach Nervendurchtrennung. Dann fällt es bei alten Ratten steil ab. An adulten Tieren ändert sich seine Größe fast nicht: 79,4 $\pm$ 0,3 mV (Norm) — 77,4 $\pm$ 0,3 mV (nach 24 h). Bei alten Ratten fällt es von 76,2 $\pm$ 0,4 auf 68,5 $\pm$ 0,4 mV. Somit ist die Hyperpolarisation nach Denervierung bei adulten Ratten stärker ausgeprägt und der nachfolgende Abfall des MP bei alten Ratten. Die Funktionstüchtigkeit der Mechanismen zur Aufrechterhaltung eines bestimmten Polarisationsgrades der Zellmembran sinkt mit dem Altern.

Nach Ansicht G. N. Sorochtins (1968) entlastet die Hyperpolarisation nach Verlust der Verbindung zu den Nervenzentren den Muskel vom Energieaufwand für eine ständige Repolarisation, der Muskel würde passiv hyperpolarisiert. W. G. KOROTONOSHKIN zeigte, daß nach beträchtlichen Dosen von Inhibitoren energetischer Prozesse (Dinitrophenol 0,06 mol/100 g, Natriumfluorid 0,1 mol/100 g, Monojodazetat 0,05 mol/100 g) und Denervierung eine ausgeprägte Hyperpolarisation (6—8 mV) erhalten bleibt.

Ein wichtiges Glied in der Übertragungskette nervaler Einflüsse ist der Cholinrezeptor. Seine Blockade führt zur Störung der synaptischen Übertragung und zu anderen elektrischen Erscheinungen an der Zellmembran. Beim Studium der Altersbesonderheiten in den Korrelationen zwischen Cholinrezeptor und MP der Zelle ist es zweckmäßig, Cholinrezeptorenblocker zu verwenden. Ratten wurde intravenös d-Tubokurarin (4,0 µg/100 g) und Listonon (0,2 mg/100 g) injiziert. Tubokurarin gehört zu den Blockern der neuromuskulären Übertragung, welche das MP der Muskelfasern adulter Tiere nicht wesentlich beeinflussen. Listenon hingegen ist ein Vertreter der depolarisierenden Substanzen und hat die Fähigkeit, das MP der Muskelfasern bei Kalt- und Warmblütern zu senken (THESLEFF 1955, 1956, SCHAPOWALOW 1964). Bei erwachsenen Tieren veränderte d-Tubokurarin die Muskelfasern nicht. Bei alten Tieren rief dieser Blocker der Cholinrezeptoren eine unverkennbare Hyperpolarisation hervor (von 74,4 $\pm$ 0,8 auf 81,2 $\pm$ 2,1 mV, Abb. 9).

Anders das Listenon; es erzeugte eine stärkere Depolarisation in Muskelfasern adulter Tiere (von 80,4 $\pm$ 0,1 auf 71,1 $\pm$ 0,2 mV). Und schließlich wirkt sich die Störung der Hydrolyse des Azetylcholins, welche durch Unterdrückung der Cholinesteraseaktivität erreicht wird, ebenfalls unterschiedlich auf das MP der Muskelfasern von Tieren differenter Altersgruppen aus. Unterdrückung der Azetylcholinhydrolyse (Injektion von Proserin 100 µg/100 g) führt bei erwachsenen Ratten (9,8 mV) zu einer ausgeprägteren Depolarisation als bei alten (4,2 mV).

Die durchgeführten Versuche gestatten, zwei allgemeine Schlußfolgerungen zu ziehen: a) Das System Azetylcholin — Cholinesterase — Cholinrezeptor — hat Bedeutung für die Regulation des MP; b) Im Verlauf der Alternsevolution ändert sich die Bedeutung der einzelnen Glieder dieses Systems. Die Divergenz der Verschiebungen ist ein Faktor, welcher die Homöostase der Polarisation der Zellmembran garantiert.

Veränderungen des MP der Zelle wurden auch bei Injektion von Substanzen ohne Transmitterwirkung demonstriert. Zum Beispiel das Insulin steht im Zusammenhang mit dem cholinergen Regulationsmechanismus der Zelle. Unter seinem Einfluß ändert sich das Verhältnis zwischen Kalium-Einstrom und Kalium-Ausstrom, und es entsteht eine Erhöhung des MP. O. A. MARTYNENKO verglich die Insulindosen, welche eine Hyperpolarisation der Muskelfasern bei adulten und alten Ratten hervorriefen. Bei Injektion von 0,04 E/100 g steigt die Größe des MP 24—28 Monate alter Ratten nach einer Stunde von 78,8 $\pm$ 0,6 auf 84,1 $\pm$ 0,2 mV an. Bei 8—12 Monate alten Ratten bleibt das MP praktisch unverändert. Nach 0,16 E/100 g hingegen waren diese Unterschiede nivelliert (alte Tiere 87,2 $\pm$ 1,5 mV, adulte 88,1 $\pm$ 1,4 mV). Somit variiert das Altern die Korrelationen unterschiedlicher Faktoren der intra- und extrazellulären Regulation von Membranprozessen.

Eine der fundamentalen Eigenschaften der Zelle, welche ihre Reaktion auf alle möglichen Einwirkungen bestimmt, ist die Erregbarkeit. Die Erregbarkeitsschwelle wird bekanntlich als minimale Reizstärke, die eine Antwortreaktion auslöst, definiert. Den Befunden unseres Laboratoriums zufolge sinkt die Erregbarkeit im Alter bei einer Reihe von Effektoren. So mußten, um eine Schwellenreaktion der Skeletmuskeln, des Herzens, der Gefäße und der Nickhaut des Auges auszulösen, die entsprechenden Nerven alter Tiere (N. ischiadicus, N. vagus, Truncus sympathicus) mit größerer Stromstärke gereizt werden als die adulter. In all diesen Fällen wurde die Erregbarkeit einer Gruppe von Zellen bestimmt: denn nach Reizung des Nerven geraten Nerv, Nervenendigung und zu innervierende Zelle in Erregung.

Jedes Glied dieses Systems allein (oder in Kombination) kann der Ausgangspunkt für Veränderungen der indirekten Erregbarkeit sein. Deshalb wäre die direkte Bestimmung der Erregbarkeit einzelner Zellen wichtig. Man müßte dazu eine Zelle reizen und die Veränderungen der elektrischen Potentiale in ihr registrieren.

O. A. Martynenko und wir nahmen Ratten aus zwei Altersgruppen: adulte (10—12 Monate) und alte (24—26 Monate). Zum Studium der elektrischen Merkmale von Muskelfasern wurde die Methode der Impulsanalyse verwendet, bei welcher wir die Membran einer Muskelfaser des M. gracilis durch einen Gleichstrom-Rechteckimpuls unterschiedlicher Stärke, aber ein und derselben Dauer (100 ms) reizten. Es wurden Einkanalmikroelektroden mit einem Spitzendurchmesser von 0,5 μm zur Ableitung der Potentiale und zur Reizung der Zelle benutzt.

Auf der Grundlage der experimentell erhaltenen Größen des Elektrotonus und der Stärke des Polarisationsstromes führten wir, ausgehend von der von Hodgkin und Rushton (1946) vorgestellten Theorie des Elektrotonus, eine Reihe von Berechnungen durch, nämlich des Eingangswiderstandes der Membran, des Widerstandes der Membran pro Längeneinheit und des spezifischen Widerstandes.

Der Stromdurchfluß durch lebende Gewebe bewirkt starke Veränderungen der Membranpolarisation, welche mit dem Ionentransport unter Einfluß des elektrischen Feldes und mit den semipermeablen Eigenschaften der Membran in Zusammenhang stehen. An der Kathode entwickelt sich ein negatives Potential, der Katelektrotonus, und an der Anode ein positives Potential, der Anelektrotonus. Der physikalische Elektrotonus an den beiden Polen führt zur Bildung eines physiologischen Elektrotonus, d. h. zur Veränderung der Erregbarkeit. An der Kathode steigt sie, an der Anode fällt sie. Die Erhöhung der Erregbarkeit an der Kathode veranlaßt bei Verstärkung des Stromes in einem bestimmten Moment ein Aktionspotential.

Von uns wurde nun gezeigt, daß bei ein und derselben unterschwelligen Stärke des polarisierenden Stromes der Katelektrotonus 24—26 Monate alter Ratten geringer ist als der adulter. Das belegen die Amplituden des Elektrotonus auf

Oszillogrammen sowie die Volt-Ampère-Charakteristiken, welche bei alten Ratten im Vergleich zu adulten einen geringeren Neigungswinkel haben (Abb. 9a).

Bei alten Ratten erhöht sich die Depolarisationsschwelle der Muskelzelle (Abb. 9b). Bekanntlich existiert zwischen dem katelektrotonischen Potential

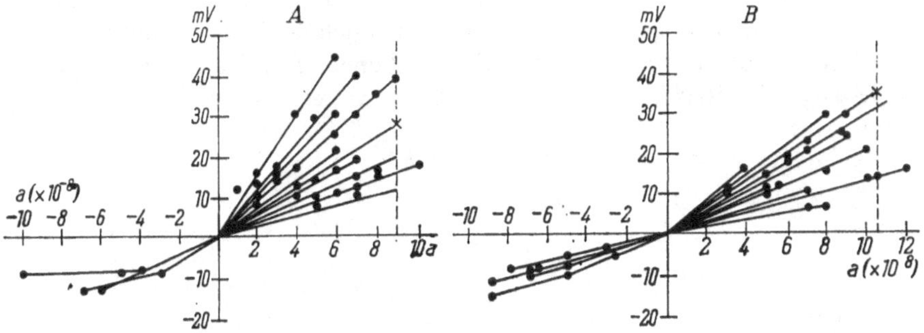

Abb. 9a. Volt-Ampère-Charakteristik der Muskelfasern adulter (A) und alter Ratten (**B**). Ordinate — Stärke des polarisierenden Stromes; Abszisse — Höhe des Elektrotonus.

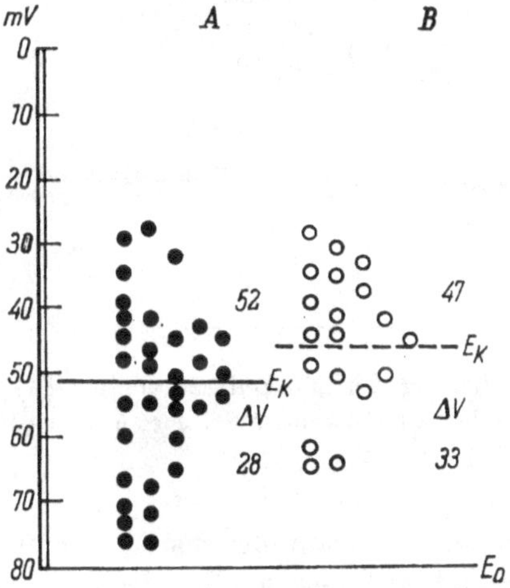

Abb. 9b. Schwellenwert der Depolarisation der Muskelfaser adulter (A) und alter Ratten (B). Ordinate — Höhe des MP der Muskelfaser im Ruhezustand; Abszisse — Höhe des kritischen Wertes der Depolarisation in mV.

und der Stärke des Polarisationsstromes eine lineare Abhängigkeit, welche in einem bestimmten Augenblick durch das lokale Potential, danach durch das sich ausbreitende Aktionspotential aufgehoben wird. Letzteres entsteht, wenn die Depolarisation die kritische Schwelle erreicht, die für adulte und alte Ratten unterschiedlich ist. Bei alten Tieren beträgt sie 47 mV und bei adulten 52 mV. Das Schwellenpotential war bei alten Ratten höher (33 mV im Vergleich zu 28 mV bei adulten).

Je weiter das MP von seiner kritischen Größe entfernt ist, desto stärker muß der Reizstrom sein, um die notwendige Potentialverschiebung hervorzurufen, und desto niedriger ist die Erregbarkeit der Zelle. Für die Erregbarkeitssenkung im Alter sprach neben den genannten Parametern auch die direkte Messung der Reizstromschwellen. Sie sind bei alten Ratten höher als bei adulten. Bei alten Tieren betrug die Reizschwelle $11 \cdot 10^{-8}$ A, und bei erwachsenen $8 \cdot 10^{-8}$ A (Abb. 9c).

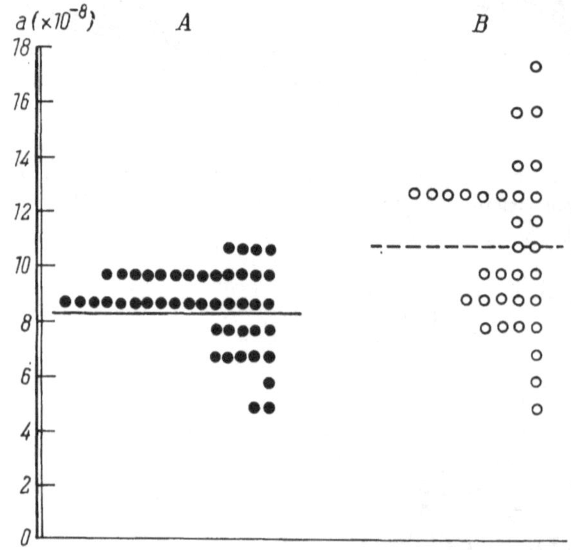

Abb. 9c. Schwellen direkter Reizung der Muskelfaser adulter (A) und alter Ratten (B). Abszisse — Stärke des polarisierenden Stromes in Å × 10^{-8}.

Bei alten Ratten sind der Eingangswiderstand der Faser, der spezifischen Membranwiderstand und der Widerstand pro Längeneinheit der Faser bedeutend verringert. So betrug der Eingangswiderstand, d. h. der Widerstand zwischen der inneren Elektrode und der äußeren Umgebung, bei adulten Tieren durchschnittlich $3{,}45 \cdot 10^5\,\Omega$, bei alten Tieren $2{,}7 \cdot 10^5\,\Omega$. Der spezifische Widerstand der Membran, d. h. der Widerstand pro Oberflächeneinheit der Faser, ist in alten Ratten ebenfalls geringer als in adulten. Bei diesen beträgt er 69100 Ωcm^2, bei jenen 4690 Ωcm^2. Wir erhielten auch bedeutende Unterschiede in der Größe des Membranwiderstandes pro Längeneinheit der Faser. Er beträgt bei 8—10 Monate alten Ratten $24 \cdot 10^4\,\Omega cm$, während er bei alten Ratten gleich $16 \cdot 10^4\,\Omega cm$ ist.

Somit begegnen wir beim Studium der Zellreaktionen auf elektrische Reizung einer Reihe physikalischer und physiologischer Membraneigenschaften. Kat- und anelektrotonische Veränderungen des MP sind rein physikalischer Natur. Die kritische Depolarisationsebene der Membran und der Membranwiderstand werden ebenfalls als ausschließliche Eigenschaften der Zellmembran definiert. All diese elektrischen Konstanten der Muskelmembran sind bei alten Ratten erheblich anders.

Die Verringerung des Membranwiderstandes mit zunehmendem Alter spricht für eine Vergrößerung der Leitfähigkeit der Membran. Wenn aber letztere in gewissem Umfang die Permeabilität zu charakterisieren vermag, spricht dies auch für das Ansteigen der Gesamtionenpermeabilität der Membranen alter Ratten. Diese Schlußfolgerung wird durch unsere Angaben über die Verkleinerung der Amplitude kat- und anelektrotoner Antworten alter Ratten im Vergleich zu adulten bekräftigt.

Es ist bekannt, daß unter dem Einfluß von Stoffwechselinhibitoren der Membranwiderstand sinkt. Das geschieht durch Zunahme der Leitfähigkeit nicht so sehr für K^+ als vielmehr für Na^+ und Cl^-. Offenbar ist die Zunahme der Leitfähigkeit der Membran von Muskelfasern alter Ratten ein summarischer Index für die in verschiedene Richtungen tendierenden Wandlungen der Permeabilität für einzelne Ionen. Wenn man die Literaturangaben über eine direkte Abhängigkeit des Membranwiderstands von der Membrandicke berücksichtigt, kann man vermuten, daß bei alten Tieren die Membran der Zellen dünner wird.

Aus der Anwendung der Methode der Mikroelektroden-Stimulation einzelner Muskelfasern ergibt sich also die Schlußfolgerung: Die Erregbarkeit einzelner Muskelzellen nimmt während des Alterns ab. Das Nachlassen nervaler Einflüsse steht im Zusammenhang mit Verschiebungen in der Biosynthese des Transmitters und in seinem Abbau sowie mit Zustandsänderungen des Rezeptoreiweißes. Im Mechanismus der nervalen Regulation des Effektors kommt wesentliche Bedeutung der direkten Erregbarkeit der Zelle, den Wandlungen elektrischer Membraneigenschaften zu.

Die Veränderung der Membranpolarisation und die Entstehung des Aktionspotentials bedingen komplexe Vorgänge, welche in der Zelle bei ihrer Erregung auftreten. Mit dem Altern verändert sich der Charakter des Aktionspotentials der Zelle, der Charakter ihrer Einbeziehung in den Erregungsprozeß. A. S. Jankowskaja (1963) zeigte, daß bei Menschen im Senium häufiger als bei jungen polyphasische Ströme größerer Dauer vorkommen (Abb. 10). Im M. biceps brachii junger Menschen dauerten die Aktionsströme am häufigsten 5—8, selten 10 ms. Sie hatten in der Mehrzahl Zweiphasencharakter. Bei Greisen nahmen sie polyphasischen Charakter an und erreichten 10—20 ms. Nach den Angaben von Hodes (1953) beträgt die mittlere Dauer des Aktionsstromes des M. biceps junger Menschen 3,8 und älterer 7,2 ms. Interessant sind in dieser Hinsicht die Angaben von S. S. Solomatin (1965). An isolierten Fasern zeigte er, daß sich die Amplitude des Aktionspotentials des M. gastrocnemius im Alter verringert und seine Dauer zunimmt. So war die Amplitude bei adulten Hunden $116{,}9 \pm 1{,}87$, bei alten

72,5 ± 3,20 mV, bei adulten Ratten 106,9 ± 1,62, bei alten 88,2 ± 2,51 mV. Die Dauer des Aktionspotentials der Einzelfaser betrug bei adulten Hunden 0,83 ± 0,02, bei alten 1,64 ± 0,08 ms, bei adulten Ratten 0,79 ± 0,02, bei alten 1,56 ± 0,11 ms.

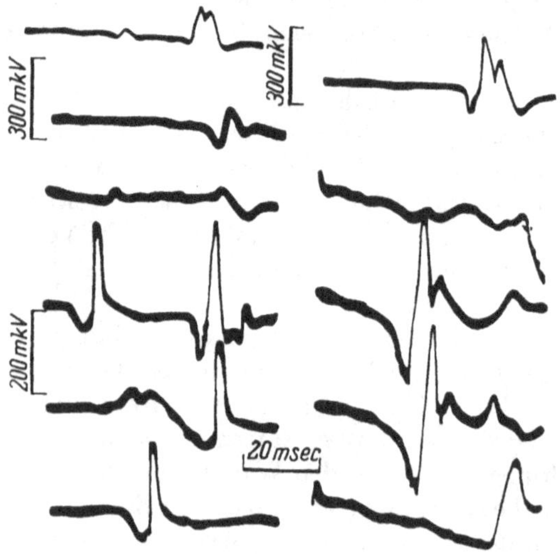

Abb. 10. Unterschiede in der Dauer, der Amplitude und in der Phase der Aktionsströme neuromotorischer Einheiten bei alten Menschen.

Die bei betagten Menschen elektromyografisch registrierten Verschiebungen der elektrischen Aktivität einzelner Muskeln (Verringerung der Amplitude, Zunahme der Dauer der Aktionspotentiale) lassen sich durch mehrere Faktoren erklären; erstens durch die Abnahme der Anzahl motorischer Einheiten, durch die Abnahme der Anzahl von Muskelfasern innerhalb einer solchen Einheit und durch die asynchrone Veränderung von Erregbarkeit und Labilität dieser Strukturen, zweitens durch Wandlungen grundlegender physiologischer Eigenschaften jeder Faser.

Unmittelbar nach der Erregung erfährt die Zelle eine wellenförmige Veränderung der Erregbarkeit, von der völligen Unerregbarkeit (absolute Refraktärzeit) zur herabgesetzten Erregbarkeit (relative Refraktärzeit) und schließlich über die Exaltationsphase zum Ausgangszustand. Diese Verschiebungen hängen mit dem Zustand der Membranpolarisation und der Dauer des Erregungsprozesses zusammen. Und deshalb müssen sich die Alternsprozesse der Dauer des Aktionspotentials, seiner Amplitude und Form auf diese Stadien der Erregbarkeit der Zelle auswirken. S. I. Fudel-Osipowa (1968) zeigte, daß bei alten Tieren die Dauer der absoluten und relativen Refraktärzeit zunimmt. Die absolute Refraktärzeit alter Ratten schwankt zwischen 1,2 und 3,8 ms, dagegen bei 2—6 und 10—13 Monate alten zwischen 0,58 und 1,8 ms. Die relative Refraktärzeit betrug bei adulten Tieren meist 5,0—5,6 ms, bei alten 7,5—10 ms. In diesen Versuchen wurde mit der Reizung der motorischen Nerven das heterogene System Nerv → Synapse → Muskelfaser erregt. Es erwies sich, daß die Vorgänge in der Synapse erhebliche Bedeutung für die Dauer der Refraktärzeit haben. FUDEL-OSIPOWA beobachtete bei alten Ratten mit beträchtlicher Dauer der Refraktärzeit grobe dystrophische Veränderungen der Nervenendigungen. Absolute und relative Refraktärzeit sind an die Entwicklung von De- und Repolarisation der Zellmembran gebunden. Die Verlängerung der Refraktärperioden kann als Beweis für die verzögerte Wiederherstellung der Polarisation der Membran nach jeder Erregungswelle im Senium dienen.

Unter natürlichen Bedingungen muß die Zelle auf Impulse unterschiedlicher Frequenz, die an den Synapsen ankommen, reagieren. N. Je. WEDENSKI war der Ansicht, daß das Maß, der Index des Funktionszustands einer Zelle nicht ihre Reaktion auf Einzelreize sein soll, sondern die Fähigkeit, bestimmte Rhythmen ankommender Erregungen wiederzugeben. Gerade in Abhängigkeit davon bilden sich die verschiedenen Funktionszustände der Zellen aus. Zeitgenössische Forscher bestätigten die Richtigkeit der Ansichten WEDENSKIS. Der rhythmische Charakter der Impulse stellt eine Hauptmethode der Informationsübermittlung in biologischen Objekten dar. WEDENSKI schlug einen konkreten Parameter zur Bestimmung des Funktionszustandes der Zelle vor, die Labilität. Sie ist durch die Anzahl Erregungswellen, welche das Gewebe pro Zeiteinheit wiedergeben kann, definiert. Im Alternsgang verringert sich die Labilität vieler Zellen. Sie können nur geringere Frequenzen verarbeiten, Optimum und Pessimum entwickeln sich bei langsameren Rhythmen. Wir nehmen an, daß die Verringerung der Labilität einen der Hauptmechanismen für funktionelle Alternsveränderungen darstellt.

Die Abnahme der Labilität wurde in unserem Laboratorium an verschiedenen Beispielen demonstriert. Die neuromuskuläre Synapse ist das klassische Objekt der Physiologen, an dem auch N. Je. WEDENSKI seine grundlegenden Entdeckungen machte. S. A. TANIN (1963) zeigte, daß sich bei alten Tieren das Pessimum im M. gastrocnemius bei einer Stimulationsfrequenz des Nerven von 60—100 Stimuli/s entwickelt (adulte 100—140 Stimuli/s). Diese Fakten stimmen im Prinzip mit Angaben von S. I. FUDEL-OSIPOWA (1963) und S. I. CHRUSTALEW (1963) überein, welche auf die Entwicklung des Pessimums bei geringeren Stimulationsfrequenzen an alten Ratten und Hunden hinwiesen. Optimum und Pessimum in der neuromuskulären Synapse bestimmen vor allem cholinergische Mechanismen, welche ja die synaptische Übertragung gewährleisten. Die Verringerung der Labilität der neuromuskulären Synapsen im Alter ist mit Verschiebungen im System Azetylcholin — Cholinrezeptor — Cholinesterase verbunden. Dafür sprechen die Resultate pharmakologischer Analysen von Erregbarkeit und Labilität der neuromuskulären Synapse, die von mir und TANIN durchgeführt wurden.

Zur Blockade des Cholinrezeptors wurde Diplazin gewählt, das mit Azetylcholin konkurriert. Es verringert, wie auch andere kurareähnliche Substanzen, Miniatur- und Endplattenpotentiale (FATT u. KATZ 1951, THESLEFF 1956). Die

Injektion von Diplazin führt zur Abnahme von Erregbarkeit und Labilität und danach auch zum Block der neuromuskulären Synapse. In Versuchen an 8—10 Monate alten und 26—32 Monate alten Ratten wurden der N. ischiadicus gereizt und die Kontraktion des M. gastrocnemius registriert. Vor und nach Diplazin-Injektion erfolgte die Registrierung der optimalen und pessimalen Reizfrequenz, außerdem die Bestimmung der Dosen, welche sichere Veränderungen der pessimalen Frequenz hervorriefen. Bei alten Tieren führen geringere Dosen Diplazin zur Störung der synaptischen Leitung. So entwickeln sich Verschiebungen der Labilität neuromuskulärer Synapsen bei alten Ratten nach Dosen von 150 bis 175 μg/100 g und bei adulten von 222—250 μg/100 g.

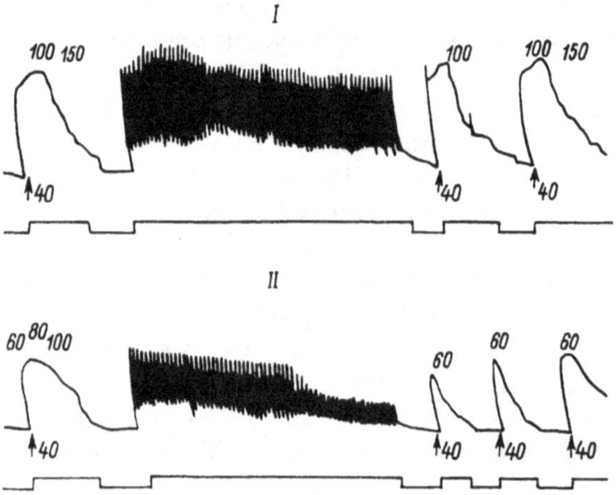

Abb. 11. Wirkung von Diplazin (200 μg/100 g) auf die Labilität des myoneuralen Apparates von Tieren differenter Altersgruppen.

I — 10monatige Ratte; II — 28monatige Ratte. Von oben nach unten: Kontraktion des M. gastrocnemius; Kennzeichnung der Reizung des N. ischiadicus. Die Zahlen bedeuten die Reizfrequenz.

Auf Abbildung 11 sind die Versuchsergebnisse an 10 Monate alten und 28 Monate alten Ratten dargestellt. Die Injektion von 200 μg Diplazin pro 100 g Körpergewicht erzeugt bei alten Ratten Abfall der Höhe der tetanischen Kontraktion und leichtere Entwicklung des Pessimums (statt 100 60 Hz). Bei adulten Ratten treten unter dieser Dosierung keine wesentlichen Veränderungen in der Höhe der Muskelkontraktion und in der Labilität der Synapse auf. Man muß in Betracht ziehen, daß nach Ansicht einer Reihe von Autoren (Masland und Wigton 1940, Flug u. Li 1941, Otsuko u. Mitarb. 1962) kuraréähnliche Präparate nicht nur auf den Cholinrezeptor, sondern auch auf die präsynaptischen Endigungen wirken können, indem sie die Ausschüttung von Azetylcholin bei rhythmischer Stimulation beeinflussen. Für komplizierte Vorgänge in der synaptischen Leitung, welche sich bei Blockade der Cholinrezeptoren entwickeln, sprechen die von uns durchgeführten Vergleiche der Zeit des Labilitätsabfalls mit der MP-Änderung der Fasern nach Injektion von Diplazin. Es zeigte sich, daß Labilität und synaptische Leitung schon 10—15 min nach der Injektion unterdrückt werden, die maximale Veränderung des MP jedoch erst nach 30—60 min zu bemerken ist, wenn die Labilität der Synapse schon in hohem Maße wiederhergestellt ist. Die veränderte Anzahl aktiver cholinrezeptiver Gruppen, die Abnahme der Transmittersynthese in den präsynaptischen Endigungen und die Destruktion eines Teils von ihnen begünstigen die Entwicklung des Pessimums und der Blockade der synaptischen Leitung alter Tiere infolge geringerer Reizfrequenzen als bei jungen.

Die Rolle des Geschehens in den Cholinrezeptoren für die Altersbesonderheiten der Labilität neuromuskulärer Synapsen zeigt auch dies: In Übereinstimmung mit den Vorstellungen von PERUZZI (1946), Ch. S. KOSCHTOJANZ (1951), S. W. ANITSCHKOW (1957) und T. M. TURPAJEW (1961) ist der Cholinrezeptor ein Eiweiß, das eine Reihe hochreaktiver Gruppierungen besitzt. Viele Thiolgifte (Schwermetallsalze) schalten die Fähigkeit der Cholinrezeptoren, mit Azetylcholin zu reagieren, aus. Behandlung mit Unitiol und Zystein stellt diese Fähigkeit wieder her. All das und ebenfalls die Versuche von T. M. TURPAJEW (1962) mit direkter Bestimmung des Gehalts an Sulfhydrylgruppen im Cholinrezeptor vor und nach Einwirkung des Transmitters überzeugten davon, daß gerade an diese hochaktiven Gruppen auch die Eigenschaft des Cholinrezeptors, auf physiologische Azetylcholindosen zu antworten, gebunden ist. Im Laufe des Lebens ändert sich das Verhältnis von Disulfid- zu Sulfhydrylgruppen.

Man war der Ansicht, daß Verschiebungen in der Reaktionsfähigkeit der Sulfhydrylgruppen und in der Korrelation von Sulfhydryl- zu Disulfidgruppen die molekulare Grundlage einiger Alternsveränderungen der synaptischen Leitung darstellen. Beweise dafür erbrachten von uns durchgeführte Versuche (FROLKIS u. TANIN 1966). An Tieren wurden vor und nach Injektion von Unitiol Erregbarkeit und Labilität der neuromuskulären Synapse mittels Reizung des N. peronaeus und Registrierung der Kontraktion des M. tibialis anterior gemessen. Unitiol ist bekanntlich 2,3-Dimerkaptopropansulfonat und enthält zwei Sulfhydrylgruppen. Sie können die Aktivität einzelner Eiweißmoleküle beeinflussen. Unitiol verursacht verschiedene Veränderungen von Erregbarkeit und Labilität der neuromuskulären Synapse alter und adulter Tiere. Bei alten Ratten nehmen Erregbarkeit und Labilität der neuromuskulären Synapse nach geringen Dosen zu, nach großen Dosen hingegen tritt eine zweiphasische Veränderung auf — die Erhöhung von Erregbarkeit und Labilität löst deren Abnahme ab. Bei adulten Tieren fallen unmittelbar nach Injektion einer beliebigen Dosis Labilität und Erregbarkeit. Hier beobachteten wir schon 3—4 min nach Unitiol (10—20 mg pro 100 g) einen Anstieg von Labilität und Erregbarkeit, welcher nach 10—15 min in eine Abnahme überging. Nach Injektion von Unitiol in einer Dosis von 2,0 bis 2,5 mg/100 g entsteht die Veränderung von Erregbarkeit und Labilität nach 20—30 min, dauert allerdings 3—4 h und länger an. Bei diesen Dosen tritt eine Abnahme der Erregbarkeit erst im Verlauf von 7—8 h ein.

Die Annahme liegt nahe, daß die Anzahl der latenten Reserve-Sulfhydrylgruppen im Cholinrezeptor, wie auch in einigeh anderen Eiweißen, im Alter abnimmt. Vielleicht führt Unitiol, das Sulfhydrylgruppen enthält, in Verbindung damit zum Anwachsen der Fähigkeit des Cholinrezeptors, auf zunehmende Absonderung des Transmitters zu antworten. Wenn man einmal von den anderen Gliedern der Synapse künstlich abstrahiert, muß man zugeben, daß die Abnahme der Labilität für die Herabsetzung der Reaktionsfähigkeit und der Dynamik der verschiedenen Zustände am cholinrezeptiven Eiweiß sprechen. Zugleich muß man berücksichtigen, daß Sulfhydrylgruppen für die Aktivität von Fermenten des Mediatorumsatzes, für Cholinazetylasen, Bedeutung haben. Und deshalb darf man die Veränderungen von Erregbarkeit und Labilität bei alten Tieren nach Unitiol nicht nur auf Vorgänge im Cholinrezeptor zurückführen, man muß dabei auch das Geschehen in anderen Gliedern der synaptischen Übertragung berücksichtigen.

Nach Ansicht von Cowan (1936), Ginezinski (1937) sowie Paton und Parry (1953) ist das Pessimum an eine stabile Depolarisation als Ergebnis der Anreicherung von Azetylcholin infolge häufiger Reizung gebunden. Das Pessimum entsteht dann, wenn die Synthese von Azetylcholin in den präsynaptischen Endigungen die Hydrolysemöglichkeiten des Mediators übersteigt. Und tatsächlich wurde bewiesen, daß Unterdrückung der Cholinesterasen eine Abnahme der Labilität neuromuskulärer Synapsen bedingt.

S. A. Tanin und N. S. Werchratski (1962) studierten Verschiebungen in Labilität und Erregbarkeit der neuromuskulären Synapse unter Wirkung von Proserin (Neoserin), das die Cholinesterasen blockiert. Es zeigte sich bei alten Tieren eine Verschiebung der Labilität nach geringeren Proserindosen (1,25 μg/100 g) als bei adulten (2,5 μg/100 g). Das steht offensichtlich damit in Zusammenhang, daß die Ausgangsaktivität der Cholinesterasen in verschiedenen Geweben, so auch im Skeletmuskel, mit dem Alter sinkt. Das trägt zur Verringerung der Labilität cholinerger Synapsen bei.

Verringerung der Labilität sieht man auch in anderen synaptischen Gebilden. An der reflektorischen Regulation der inneren Organe sind obligat vegetative Ganglien beteiligt. Sie transformieren den Erregungsstrom auf dem Weg von den Zentren zur Peripherie. Außerdem können sie selbst zum Zentrum für periphere Reflexe werden. Und deshalb ist ihrer Funktion die Labilität am meisten adäquat. In unserem Laboratorium verglich J. K. Duplenko (1964) die Altersunterschiede von Erregbarkeit und Labilität des Ganglion cervicale superius bei Katzen. Auf die Labilität schloß man aus der Kontraktion des 3. Lides der Katze und aus dem Charakter der Impulse in der postganglionären Faser. An alten Katzen nimmt bei Reizung der präganglionären Faser die Erregbarkeit ab. Im Alter von 1—4 Jahren beträgt die Schwelle 0,11 $\pm$ 0,041, bei 10—12jährigen Katzen 0,3 $\pm$ 0,045 V. Für einen Abfall der Labilität des sympathischen Ganglions im Alter spricht die Entstehung des Pessimums bei geringeren Stimulationsfrequenzen des präganglionären Nerven. Unter überschwelliger Tetanisierung entstand das Pessimum adulter Katzen bei Reizfrequenzen von 266,7 $\pm$ 47,73 Stimuli/s, das alter bei

108,5 ± 11,37 Stimuli/s. Ebendiese Gesetzmäßigkeit, Abnahme der Erregbarkeit und Verringerung der Labilität, wurde von mir und J. K. DUPLENKO an den Ganglien des N. vagus im Herzen festgestellt. So bewirkte Reizung der präganglionären Faser des Vagus Bradykardie adulter Katzen mit Strömen von 0,52 ± 0,131 V, bei alten Katzen erst mit 1,15 ± 0,201 V. Das Pessimum entstand an adulten Katzen mit Frequenzen von 225 ± 27,13, bei alten mit 138,8 ± 1,31 Stimuli/s.

Während des Alterns sinkt die Labilität einiger sympathischer Synapsen speziell in der Gefäßwand. Das ist eine der Ursachen dafür, daß viele Gefäßreaktionen einen verlangsamten Charakter annehmen. Verschiebungen in der synaptischen Leitung und der Labilität kennzeichnen das Altern zentraler Nervenstrukturen. Allerdings ist eine einfache Bestimmung der Labilität der Zentren wegen reflektorischer Reaktionen erschwert. So sind bei Reizung eines afferenten Nerven mit verschiedenen Frequenzen und Registrierung der Reflexe Optimum und Pessimum in reiner Form nur schwer zu reproduzieren. Denn die erfaßbare Reaktion wird in bedeutendem Maße durch sich einschaltende heterogene bahnende und hemmende Synapsen und nicht nur durch den einfachen Wechsel der Erregungs- und Hemmungsprozesse in ein und derselben Synapse bestimmt.

Ein geeignetes Objekt für das Studium von Labilitätsänderungen der zentralen Regulationsmechanismen stellt das hämodynamische Zentrum dar, genauer ein Reflex, welcher mit erstaunlicher Konstanz erzeugt werden kann, der Depressorreflex bei Reizung des Aortennerven. Es zeigte sich, daß die Reaktion erstens praktisch unermüdbar ist: bei Reizung des Nerven über einige Stunden bleibt der Blutdruck niedrig; zweitens ist sie praktisch nicht zu hemmen: selbst Stimulation mit Frequenzen von 300—500 Stimuli/s hält den Blutdruck niedrig. Diese wichtigen Besonderheiten des Reflexes auf Reizung des Aortennerven machen die depressorischen Mechanismen des Organismus erstaunlich zuverlässig. Ihre neurodynamischen Aspekte wurden von uns früher detailliert untersucht (FROLKIS 1959, 1963). Uns gelang es festzustellen, daß die pessimale Reaktion bei Reizung des Nerven mit einer Frequenz von 400—500 Hz in 75% der Fälle ausbleibt. Nur 25% der adulten Tiere ließen einen Übergang auf die Ausgangsgröße des Blutdrucks erkennen. Bei alten Tieren wurde dieses Phänomen des Blutdruckanstiegs nach Reizung des Depressornerven mit hohen Frequenzen in 63% der Fälle beobachtet, bei einigen entstand das Pessimum schon bei 200 bis 240 Hz.

So ergibt sich an den verschiedenen Objekten — neuromuskulärer Apparat, sympathische und parasympathische Ganglien, sympathische Gefäßinnervation, einige zentrale Mechanismen — die gleiche Gesetzmäßigkeit: Im Laufe des Lebens nimmt die Labilität synaptischer Einrichtungen ab.

Nach I. A. ARSCHAWSKI (1966) muß der Begriff der potentiellen Labilität abgegrenzt werden. Unter potentieller Labilität versteht er den Bereich zwischen natürlichem Rhythmus, in welchem das Organ oder Organsystem arbeitet, und maximal möglichem Rhythmus. ARSCHAWSKI und Mitarb. zeigten, daß die potentielle Labilität, speziell des Myokards, in der frühen Ontogenese gering ist.

Mit der Verstärkung der Einflüsse des N. vagus verringert sich die Frequenz der Herzkontraktionen, weshalb die potentielle Labilität zunimmt. Das gewährleistet eine höhere Adaptationsebene des Herzens im Verlauf der Ontogenese. Während des Alterns nimmt die Frequenz der Herzkontraktionen, wenn auch nicht sehr wesentlich, ab. Gleichzeitig sinkt die potentielle Labilität. Diese Sachlage wird nach Belastungen deutlich. S. F. Golowtschenko zeigte, daß während Muskeltätigkeit (bei einer Arbeit von 24 kgm am Handergographen im Verlauf von 1 Minute) der Rhythmus der Herzkontraktionen 20—30jähriger Menschen um 25 ± 1,5% zunimmt, der 60—70jähriger nur um 16,2 ± 3,7%. Mit anderen Worten nimmt die potentielle Labilität des Myokards mit zunehmendem Alter ab. Das hängt offensichtlich damit zusammen, daß der verlangsamte Herzrhythmus alter Menschen nicht durch eine Verstärkung der Vaguswirkung, sondern durch geänderte Eigenschaften des Sinusknoten selbst bedingt ist.

Die Abnahme der Labilität ist ungleichmäßig in verschiedenen Zellstrukturen ausgeprägt. An ein und denselben Tieren gelang es, solche Altersunterschiede der Labilität sympathischer und parasympathischer Ganglien zu vergleichen. So etwa verringert sich bei alten Katzen die Labilität des Ganglion cervicale superius um 76%, die des Ganglion des N. vagus jedoch nur um 39%. Ungleichmäßig ändert sich auch die Labilität neuromuskulärer Synapsen verschiedener Muskeln. Mehr als das, innerhalb eines Muskels sinkt sie in seinen verschiedenen motorischen Einheiten ungleichmäßig. Ein Beweis dafür ist die stufenweise Entfaltung des Pessimums bei stetiger Beschleunigung der Reizfrequenz. Noch bedeutender ist die Asynchronie einzelner Synapsen des Zentralnervensystems. Sie ist auch an der erstaunlichen Vielfalt der Alternsveränderungen nervaler Strukturen beteiligt.

In allen durchgeführten Versuchen und Verallgemeinerungen ging es um die Labilität der Synapsen. Wir betonten aber schon, daß die Synapse kein funktionell und strukturell einheitliches System darstellt. Beim Altern verschiebt sich die Labilität ihrer einzelnen Strukturen nicht gleichmäßig. Allerdings wird das Glied mit der geringsten Labilität die Arbeit und die Beweglichkeit des Gesamtsystems der Synapse limitieren.

Bis jetzt hat der Streit über die Lokalisation des Pessimums in der Synapse nicht aufgehört. Die einen Forscher (Woronzow 1937, Castillo u. Katz 1954, Kostjuk 1959, Schapowalow 1964) vertreten die Ansicht, daß das Pessimum in präsynaptischen Strukturen lokalisiert ist, die anderen (Ginezinski u. Schamarina 1949, Thesleff 1959, Arschawski 1967) verlegen es in postsynaptische Endigungen.

S. A. Tanin (1966) untersuchte in unserem Laboratorium die Erregbarkeitsänderung des Muskels bei Reproduktion des Pessimums durch unterschiedliche Frequenzen. Vor und während des Pessimums wurde ein nervenloser Muskelabschnitt (am Frosch der M. gracilis, an der Ratte der M. soleus), welcher lokal mit Diplazin behandelt worden war, gereizt. Es zeigte sich, daß die Erregbarkeit des Muskels in Abhängigkeit von der Reizfrequenz anstieg oder aber abnahm. Bei einem Pessimum mit relativ geringen Reizfrequenzen (an adulten Ratten

150—200 Hz) nahm die Erregbarkeit des Muskels ab, jedoch bei Reizfrequenzen von 300—400 Hz stieg sie an. Es wurde die Vermutung geäußert, daß das Pessimum bei hohen Reizfrequenzen in den präsynaptischen Endigungen lokalisiert ist, bei geringen Reizfrequenzen in den postsynaptischen. Die Bestätigung dessen ist vielleicht der Anstieg der direkten Erregbarkeit des Muskels bei hohen Reizfrequenzen des Nerven.

Mit dem Alter ändert sich die Lokalisation des Pessimums in der Synapse. Bei alten Tieren ist die Zunahme der Muskelerregbarkeit und offensichtlich die Lokalisation des Pessimums in den präsynaptischen Endigungen an Reizfrequenzen von 150—300 Hz, bei adulten an Frequenzen von 400—500 Hz gebunden. Somit entwickelt sich das Pessimum mit ein und derselben Reizfrequenz bei alten Ratten in den präsynaptischen Endigungen, bei adulten in den postsynaptischen.

Folglich verändert sich die Labilität der verschiedenen Glieder der Synapse nicht gleichmäßig. Dieser Wechsel des limitierenden Gliedes im Regulationssystem ist häufig und erklärt qualitative Besonderheiten von Reaktionen im Alter. Der Anteil einer Zelle oder Zellgruppe an Funktionsbesonderheiten wird nicht nur durch ihre eigenen Veränderungen, sondern auch vom Zustand der vorgeschalteten Stufen des Systems, die in erster Linie „den Schlag aufnehmen", bestimmt. Diese Sachlage ist wichtig bei der Beurteilung komplizierter Alternsvorgänge, welche in den Neuronenketten des Zentralnervensystems auftreten.

Die Verringerung der Labilität einzelner Zellen und synaptischer Gebilde verändert die Wahrnehmungsbedingungen und -möglichkeiten und die Übertragung der rhythmischen Informationen im Senium. Es ist bekannt, daß qualitative und quantitative Spezifik der Informationsübertragung im Organismus nicht die Größe der Impulse (Nervenzelle und Muskelfaser arbeiten nach dem „Alles-oder-Nichts"-Gesetz), sondern Anzahl, Frequenz und Wechsel der Erregungen bedingen. Die Fähigkeit, ein bestimmtes Frequenzspektrum zu leiten, ist die wichtigste Besonderheit der Zelle.

Deshalb kann sich die Veränderung der Labilität im Alter entscheidend auf die Codebildung und die Informationsübertragung auswirken, indem sie die Verbindungen der Zellen untereinander auf eine neue Ebene stellt. Aneignung des Rhythmus, Möglichkeiten der Reproduktion von Erregungsfrequenzen und die Fähigkeit zu langdauernder Aufrechterhaltung der rhythmischen Tätigkeit — das sind die wichtigsten Charakteristika, welche die Mitwirkung der Zelle bei der Informationsübertragung garantieren. Ihre Alternswandlungen führen zu Verschiebungen in den Adaptationsmöglichkeiten der Zellen und der Systeme des Organismus. Mit der Dynamik, der Labilität ist die wichtigste Besonderheit der Tätigkeit der Systeme des Organismus verbunden, die Umstellung von einer Arbeitsweise des Systems auf eine andere. Sicher sind Verschiebungen der Labilität für das Altern bedeutungsvoll. Starke Abnahme der Labilität nur eines Gliedes kann die Tätigkeit des Gesamtsystems ungeachtet der hohen Leistungsfähigkeit seiner anderen Elemente einschränken.

Der senile Abfall der Labilität ist nicht nur deshalb wichtig, weil er die Entwicklung des Pessimums beschleunigt. Er verschiebt das ganze Reaktionsspektrum der Zelle auf Erregungsrhythmus sowie die Bedingungen für deren Transformation. All das schließt Situationen nicht aus, in welchen eine für Strukturen des erwachsenen Organismus noch optimale Impulsation zur pessimalen für Strukturen des Greises wird.

Der Mechanismus der Labilitätsänderung im Alter ist kompliziert. Man kann annehmen, daß er mit den fundamentalsten Eigenschaften der Zellen verbunden ist. Jede Erregung ist mit elektrischen Prozessen an der Zellmembran und mit deren aktiver Tätigkeit, welche die Polarisationsebene wieder herstellt, verbunden. Man darf behaupten, daß die Abnahme der Beweglichkeit der Zellprozesse im weitesten Sinne mit dem Nachlassen von Regenerationsvorgängen auf den verschiedenen metabolischen und Funktionsebenen verbunden ist. Das wurde immer von G. W. Folbort betont. Die plastische Regeneration der Zelle, die Wiederherstellung ihres Energiepotentials und ihrer Erregbarkeit — das alles sind qualitativ unterschiedliche Prozesse. Dennoch existiert eine gemeinsame Tendenz der Alternsveränderungen ihres Verlaufs, welche mit fundamentalen Eigenschaften der lebenden Materie zusammenhängt.

Komplizierte Regulationssysteme sind nicht einfach die Summe ihrer Elemente. Dennoch bedingen funktionelle Veränderungen einzelner Zellen und Synapsen Verschiebungen auf der Ebene der Systeme, die neue qualitative Besonderheiten erlangen. Die Abnahme der Labilität einzelner Zellen führt zur verminderten Beweglichkeit funktioneller Systeme im Alter und zu einem langsamen Rückgang ihrer Funktionen auf das Ausgangsniveau. Vielleicht einige einfache Illustrationen in diesem Zusammenhang. Empirie, Betriebserfahrung und danach auch schon deren wissenschaftliche Analyse überzeugten davon, daß beim Altern früher und folgenschwerer als andere Indices der Arbeitsfähigkeit die Möglichkeit zum Erlernen des Rhythmus und die Arbeit in vorgegebenen Rhythmen leiden. In unserem Laboratorium beschäftigte sich W. A. Busunow (1966, 1968, 1972) damit. Nach seinen Beobachtungen war die schwierigste Aufgabe für ältere Menschen die Reproduktion schneller Arbeitsrhythmen, das Erlernen derselben. Gerade beim Umschalten von einem Arbeitsprogramm auf ein anderes zeigten sich die Altersunterschiede der Arbeitsfähigkeit besonders deutlich. Das Optimum der Leistungsfähigkeit ist bei betagten Menschen auf die Seite langsamerer Rhythmen verschoben. Es ist klar, daß der Mechanismus der Abnahme der Labilität dieses funktionellen Systems äußerst kompliziert ist und vor allem auf Verschiebungen beruht, welche zentrale Regulationen der Motorik betreffen. Ein Beweis dessen sind die Ergebnisse einer Untersuchungsserie mit Anwendung von Brom und Alkohol. Bei alten Menschen steigerte Brom die Labilität, die Fähigkeit zur Aneignung von Arbeitsrhythmen. Vermutlich sind die abgeschwächte Hemmung und die Abnahme der Beweglichkeit nervaler Prozesse sehr wichtig für die im Alter geringere Fähigkeit zur Erlernung von Arbeitsrhythmen.

Noch ein anderes Beispiel aus der Tätigkeit eines anderen Systems. Verschiebungen in Hämodynamik und Atmung, welche nach Belastungen, speziell auch der Muskeln, auftreten, nehmen bei Menschen im höheren Alter einen trägeren

Charakter mit verlängerter Wiederherstellungszeit an. All diese Veränderungen der Systemreaktionen sind unendlich kompliziert und einander nicht ähnlich. Aber sie durchzieht als Grundprinzip die Altersabnahme der Beweglichkeit der Regulationssysteme.

Eines der wesentlichsten Probleme der allgemeinen Physiologie besteht in der Feststellung der Wechselbeziehungen zwischen Erregung, Hemmung, Arbeitsfähigkeit der Zellen und dem Verlauf der Regenerationsprozesse. Diese Fragen wurden detailliert in den Schulen von I. P. Pawlow und N. J. Wedenski erörtert. Pawlow schrieb über die schützende Rolle der Hemmung. G. W. Folbort (1968) wies auf die Bedeutung der Hemmung für die Stimulation von Regenerationsprozessen hin.

Ein gutes physiologisches Modell zum Studium der Beziehungen der Hemmung zu den Regenerationsprozessen stellt das Pessimum dar. So schrieb N. J. Wedenski „... während des Zustands des Pessimums laufen starke Regenerationsvorgänge im Muskel ab, er ist in dieser Zeit imstande, seine Ermüdung zu überwinden" (1953, S. 122). In derselben Arbeit beurteilte er die Rolle des Pessimums noch anders: „... wie vollkommen der Zustand des Pessimums auch ausgeprägt ist, selbst wenn er dem äußeren Anschein nach einer Unterbrechung der Reizung gleicht, ist dennoch mit ihm eine geringe Abnahme der Fähigkeit des Muskels zur nachfolgenden Tätigkeit verbunden" (1953, S. 124).

Für die Beziehung des Pessimums zu Wiederherstellungsvorgängen sprechen Untersuchungen energetischer Prozesse im Muskel. So verbraucht nach A. N. Magnizki (1948) der neuromuskuläre Apparat unter den Bedingungen des Pessimums annähernd zweimal weniger Glykogen, und es entsteht viermal weniger Milchsäure als im Optimum. Sehr interessant sind die Angaben von I. A. Arschawski und M. N. Kondraschowa (1959), welche funktionelle und energetische Verschiebungen in Skeletmuskeln im Pessimum und in Ruhe gegenüberstellten. Während des Pessimums, das durch seltene Reizung hervorgerufen wurde, kommt es zu positiven Schwingungen des Ruhestroms, zu anelektrotonen Verschiebungen. Solch ein Pessimum, ein „echtes" nach der Definition von Arschawski, führt zur Steigerung der Muskelerregbarkeit, zur Erhöhung seines Energiepotentials. Das Pessimum aber, welches bei hohen Reizfrequenzen entsteht, ist durch Elektronegativität und Vergrößerung der Mengen anorganischen Phosphors und Milchsäure charakterisiert. Somit kann das Pessimum nach Arschawski in Abhängigkeit von der Reizfrequenz die Regenerationen stimulieren oder abschwächen.

Wir (Epschtein 1963a, 1963b, Frolkis und Epschtein 1966) verglichen die Veränderungen energetischer Prozesse im neuromuskulären Apparat während des Pessimums an adulten und alten Tieren. Das Pessimum war bei Reizung des N. ischiadicus mit Frequenzen von 200 Stimuli/s reproduzierbar. Es wurden die Verschiebungen im Gehalt und in der Neubildung von Adenosintriphosphorsäure und Kreatinphosphat untersucht. Die Ergebnisse sind in Tabelle 2 dargestellt.

Wie aus der Tabelle ersichtlich, führt das Pessimum in adulten Tieren zu einem

Tabelle 2

Veränderung des Gehaltes und der Erneuerung energiereicher Phosphate in der Skeletmuskulatur adulter und alter Tiere bei pessimaler Hemmung

energiereiche Verbindung	statistische Maßzahl	Gehalt (mg%)				spezifische Aktivität				relative spezifische Aktivität				relative Aktivität			
		adulte		alte		adulte		alte		adulte		alte		adulte		alte	
		in Ruhe	beim Pessimum	in Ruhe	beim Pessimum	in Ruhe	beim Pessimum	in Ruhe	beim Pessimum	in Ruhe	beim Pessimum	in Ruhe	beim Pessimum	in Ruhe	beim Pessimum	in Ruhe	beim Pessimum
ATP	M	34,5	40,8	28,5	30,7	343	474	413	469	0,21	0,28	0,27	0,31	0,41	0,49	0,6	0,6
	± m	1,1	1,5	2,1	1,3	106	141	55,7	74,5	0,02	0,02	0,05	0,08	0,04	0,07	0,04	0,03
	α	< 0,001		> 0,2		> 0,2		> 0,5		< 0,05		> 0,5		> 0,2		> 0,5	
KP	M	15,6	18,8	8,6	8,9	932	769	781	744	0,41	0,63	0,55	0,52	0,21	0,32	0,28	0,26
	± m	1,4	1,7	0,4	0,7	189	111	110	98,7	0,02	0,02	0,04	0,04	0,04	0,04	0,04	0,04
	α	< 0,05		> 0,5		> 0,1		> 0,5		< 0,001		> 0,5		> 0,5		> 0,5	
P	M	17,0	17,8	18,3	21,4	1167	1530	1425	1420								
	± m	1,7	1,1	1,1	0,09	163	126	162	131								
	α	> 0,5		< 0,01		> 0,1		> 0,5									

Zuwachs an Energieträgern des Skeletmuskels und zu einer Zunahme ihrer Erneuerung. Bei alten Ratten ist die positive Wirkung des Pessimums auf den Verlauf der Regenerationsprozesse abgeschwächt. Der Gehalt an energiereichen Phosphaten und ihre Neubildung ändern sich nicht wesentlich.

Diese Abschwächung der positiven Wirkung des Pessimums auf den Verlauf der Regenerationsprozesse im Alter wurde von S. A. TANIN an der veränderten

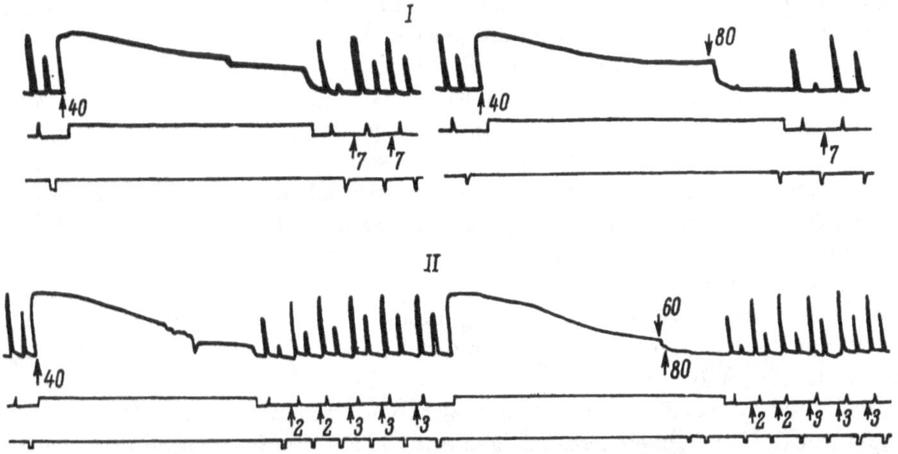

Abb. 12. Altersbesonderheiten der Wirkung des Pessimums auf die Erregbarkeit und die Wiederherstellung der Kontraktionsfähigkeit des Skeletmuskels. I — 8monatige Ratte; II — 28monatige Ratte. Linker Teil des Kymogramms — Wiederherstellung der Kontraktionsfähigkeit des Muskels nach einem Dauertetanus; rechter Teil — Wiederherstellung nach Tetanus und Pessimum. Von oben nach unten: Registrierung der Muskelkontraktion; Kennzeichnung der Reizung des N. ischiadicus; Kennzeichnung der direkten Muskelreizung. Optimale Reizfrequenz — 40 Stimuli/s, pessimale — 80 Stimuli/s. Ziffern unter der Kennzeichnung der Reizung — Zeitintervalle zwischen den einzelnen Reizungen (min).

Kontraktionsfähigkeit des Skeletmuskels demonstriert. Wie auf Abbildung 12 dargestellt, zeigen direkte und indirekte Probereizung bei adulten Ratten sogar 15 s nach Beendigung einer 2 Minuten dauernden Tetanisierung keine völlige Wiederherstellung der Kontraktionsfähigkeit des Muskels. Das Pessimum führt nach einer ebensolchen tetanischen Reizung bei adulten Ratten zu einer schnelleren Wiederherstellung. Bei alten ruft das Pessimum keine bessere Wiederherstellung hervor. Nach wiederholter Reproduktion des Pessimums hört es ganz auf, die Regenerationsprozesse zu stimulieren und führt zu ihrer Unterdrückung.

Verglichen wurden auch die Besonderheiten der Wirkung des Pessimums auf Regenerationsprozesse bei seiner Lokalisation in verschiedenen Gliedern der Synapse. Die Wiederherstellung von Erregbarkeit und Kontraktionsfähigkeit des neuromuskulären Apparates nach dem Pessimum ist bei Reizung mit geringen

Frequenzen und Lokalisation des Pessimums auf der postsynaptischen Membran besser. Man kann vermuten, daß eine der Ursachen der Abschwächung des regenerativen Effekts des Pessimums im Alter in seinem häufigen Wechsel von der postsynaptischen Membran auf die präsynaptische Endigung besteht. Außerdem wird die regenerative Wirkung des Pessimums am Ort seiner Entwicklung selbst abgeschwächt.

Demnach schwächt sich die stimulierende Wirkung der pessimalen Hemmung auf die Regenerationsprozesse der Zelle im Laufe des Lebens ab. Untersuchungen, welche in anderen Kapiteln ausgeführt werden, sprechen dafür, daß eine ähnliche Wechselbeziehung auch für andere Einflüsse von Hemmungen auf Wiederherstellungsvorgänge typisch ist. So ist die stimulierende Wirkung der reziproken Hemmung und der Hemmwirkungen der Formatio reticularis bei alten Tieren abgeschwächt. Die Unterschiede in der Beziehung zwischen Hemmung und Regeneration halten wir für sehr bedeutungsvoll. Die Lockerung der Beziehung trägt zur Abnahme der Beweglichkeit und der Arbeitsfähigkeit der Zellen im Senium bei. Ihr Mechanismus ist offensichtlich heterogen. Er kann verbunden sein: a) mit der Abnahme der Intensität des Hemmungsprozesses; b) mit Veränderungen seiner Lokalisation im Regulationssystem; c) mit Wandlungen der direkten metabolischen Beziehungen und Ereignissen, die sich bei der Hemmung und im Laufe der Regeneration der Zelle abspielen.

Die Abschwächung der Beziehung zwischen Hemmung und Regeneration begünstigt die Möglichkeit ihres völligen Abbruchs in bestimmten Situationen. So zeigte sich, daß bei wiederholter Reproduktion des Pessimums im neuromuskulären Apparat und der reziproken Hemmung in den Zentren des Rückenmarks alter Tiere der Hemmungsprozeß ganz aufhört, den Verlauf der Wiederherstellung zu beschleunigen. Mit anderen Worten, es tritt eher ein Abbruch ein.

Schließlich noch ein wichtiger Aspekt der Wechselbeziehung zwischen Hemmung und Arbeitsfähigkeit. Die Zelleistung hängt davon ab, wie die Zelle aus dem Hemmungszustand herauskommt. Wenn in einer Reihe von Strukturen der Hemmungsprozeß im Senium einen inerten, trägen Charakter annimmt, wird auch deren Rückkehr zum funktionellen Ausgangsniveau langsamer und allmählicher vor sich gehen. In allgemeiner Betrachtungsweise wurde das überzeugend von der Schule I. P. Pawlows am Beispiel der Veränderungen der höheren Nerventätigkeit demonstriert. In späteren Kapiteln wird bewiesen werden, daß dieser inerte, verzögerte Charakter des Herausgelangens nervaler Strukturen aus dem Hemmungszustand auch für andere Strukturen des Zentralnervensystems typisch ist.

Der elektrophysiologische Ausdruck für die Entstehung der Hemmung in der Nervenzelle ist die Hyperpolarisation ihrer Membran. Im nächsten Kapitel werden von uns konkrete experimentelle Daten angeführt, welche die Beziehung zwischen der Eiweißbiosynthese und der Entwicklung der Hyperpolarisation der Zellmembran beweisen. Es zeigte sich, daß diese Relation zweiseitig ist: a) Die Verstärkung der Eiweißbiosynthese führt zur Hyperpolarisation und zur Hemmung der Zelle; b) die Hemmung beeinflußt die Eiweißbiosynthese der Zelle.

Die Abnahme der Eiweißbiosynthese ist eine der Ursachen für die Abschwächung der Hemmung im Alter. Außerdem bedingt die veränderte Wechselbeziehung zwischen Hemmung und Eiweißbiosynthese die Abschwächung der Regenerationsprozesse in der alternden Zelle, die Abnahme der Möglichkeiten zur Neusynthese der strukturellen und Fermenteiweiße während der Tätigkeit.

Folglich sind Verschiebungen im Stoffwechsel der Zelle, in der Polarisation ihrer Membran, im Ablauf der Aktionspotentiale, eine Abnahme der Labilität und des Einflusses der Hemmung auf Regenerationsprozesse sowie die Veränderung der Aufnahmefähigkeit und der Übertragung von Informationen die wichtigsten Glieder im Mechanismus der Alternsveränderung der Zellfunktionen.

KAPITEL **III**

Molekulargenetische Alternsmechanismen und ihre funktionelle Bedeutung

> Hypothesen sind ein Gerüst, das man vor dem Gebäude errichtet und abträgt, wenn das Gebäude fertig ist; der Arbeiter braucht es unbedingt; er darf nur nicht das Gerüst für das Gebäude halten.
>
> GOETHE

Alternsbesonderheiten der Regulation der Eiweißbiosynthese

Die Vorstellung über das Altern als einer Reduktion der Selbstregulationsmechanismen erfordert nicht nur die Klärung der eigentlichen Ereignisse im Organismus, sondern auch die Feststellung der primären und der sekundären Veränderungen. Da das Altern auf wirkliche Alternsveränderungen und auf Verschiebungen in den neurohumoralen Regulationen zurückgeht, stellt sich diese Frage um so mehr. — Gegenwärtige Vorstellungen über das Wesen des Lebens und die Evolution seiner Formen führen für sich allein schon zur Schlußfolgerung über die vorrangige Bedeutung von Veränderungen des genetischen Apparates bei der Entwicklung des Alterns.

In der zweiten Hälfte des 19. Jahrhunderts waren die Struktur des Eiweißes und seine wichtigsten Eigenschaften noch nicht erkannt. „Es gibt keinerlei Hoffnung, in nächster Zeit die Natur des Eiweißes aufzuklären. Müssen wir uns denn mit derartigen Fragen beschäftigen, wenn die Möglichkeit, sie zu lösen, in nächster Zeit völlig unwahrscheinlich ist, oder aber sollen wir die Arbeit auf den Gebieten fortsetzen, wo wir aller Wahrscheinlichkeit nach einen reichen oder wenigstens bescheidenen Erfolg haben werden? Ich bin für das Letztere“, schreibt 1895 der sehr bedeutende Chemiker BAEYER. Und auf dem Hintergrund all dessen die geniale Voraussicht F. ENGELS: „*Leben ist die Daseinsweise der Eiweißkörper* und diese Daseinsform besteht ihrem Wesen nach in der ständigen Selbsterneuerung der chemischen Bestandteile dieser Körper“ (1961b, S. 82).

Seit dieser Zeit vergingen Jahrzehnte, fast hundert Jahre. Es wurden neue, sehr wichtige Besonderheiten erkannt, welche das Leben charakterisieren. Lebende Systeme erwiesen sich als selbstregulierend und selbstreproduzierend; in ihrer Entwicklung haben genetische Informationsübertragung und Eiweißbiosynthese auf der Grundlage der Nukleinsäuren u. a. entscheidende Bedeutung. All dies wertet jedoch die Definition F. ENGELS nicht ab, der in vielem die Evolution unserer Vorstellungen über das Wesen des Lebens voraussah.

Tatsächlich bilden komplizierte molekulare Kohlenstoffverbindungen die Grundlage für die Entstehung des Lebens auf der Erde. Die weitere Evolution kohlenwasserstoffartiger organischer Substanzen führte zur Bildung eines Koazervattropfens, in dem komplizierte Moleküle eiweiß- und nukleinsäureähnlicher Substanzen entstanden. Der Streit darüber, was eher entstand, die Eiweißkörper oder die Nukleinsäuren, nimmt kein Ende. Nach Ansicht einer Reihe von Forschern waren es Komplexverbindungen, die viel Gemeinsames mit den Eiweißkörpern und mit den Nukleinsäuren hatten. Wie dem auch sei, die gegenwärtigen Theorien verbinden die Entwicklung des Lebens mit der Entstehung des Eiweißes, seiner Biosynthese und Entwicklung.

Auf der Grundlage des Eiweißes und plastischer Prozesse kommen die Haupterscheinungen der Lebenstätigkeit der Zelle zustande. All das spricht schon dafür, daß eine der fundamentalsten Eigenschaften des Lebens, das Altern, mit dem Eiweißstoffwechsel in Zusammenhang stehen muß. Deshalb wurden die bedeutendsten Errungenschaften der Biologie der letzten Jahrzehnte, welche mit der Entdeckung der Mechanismen der Erbübertragung und der Eiweißbiosynthese verbunden sind, zur Basis der Erkenntnis über das Wesen des Alterns.

Eine detaillierte Darstellung des gegenwärtigen Standes dieses Problems kann man in einer Reihe von Monographien finden, die in den letzten Jahren bei uns im Lande erschienen sind: A. W. Nagorny, W. N. Nikitin, I. N. Bulankin „Das Problem des Alterns und der Langlebigkeit" (1963), Sh. A. Medwedew „Eiweißbiosynthese und Probleme der Ontogenese" (1963) und „Molekulargenetische Mechanismen der Entwicklung" (1968), Je. W. Parina „Alter und Eiweißstoffwechsel" (1967), G. D. Berdyschew „Ökologisch-genetische Faktoren des Alterns und der Langlebigkeit" (1968b). Wir werden nur auf einige Aspekte eingehen, welche dem in diesem Buch entwickelten Grundgedanken nahestehen.

Mit den Arbeiten von Ruzicka (1922, 1923) und Lumier (1931), die das Altern zur Veränderung kolloidaler Eigenschaften des Protoplasmas in Beziehung brachten, lenkten quantitative und qualitative Veränderungen der Eiweißkörper die ständig zunehmende Aufmerksamkeit der Gerontologen auf sich. Nach Ruzicka nehmen im Laufe des Lebens Labilität, Dispersionsgrad, Hydrophilie und elektrische Ladung der Eiweißmoleküle ab. Diese Gesamtheit von Verschiebungen wurde von ihm als Hysteresis definiert. A. A. Bogomolez maß den physikalisch-chemischen Veränderungen im Eiweißmolekül große Bedeutung bei. Er schrieb: „Das Altern des Zellprotoplasmas ist die Folge einer ‚Reifung' der Zellkolloide und -mizelle, ihrer Umsetzung in Präzipitate und Flockulate, welche biologisch inerte Einschlüsse bilden und die Lebenstätigkeit der Zelle hemmen. Die Mehrzahl dieser Flockulate ist zum Redispergieren nicht mehr fähig" (1939, S. 10).

Wenn man die mögliche Rolle solcher Veränderungen einschätzt, muß man den ständigen Prozeß der Eiweißerneuerung berücksichtigen, durch den Eiweißmoleküle zerstört und neue gebildet und einzelne Aminosäuren in den Eiweißmolekülen ersetzt werden. Die Selbsterneuerung des Eiweißes verhindert solche lawinenartig zunehmenden Wandlungen der Eigenschaften aller Eiweißmoleküle. Zugleich ist das Tempo der Erneuerung verschiedener Eiweißmoleküle ungleichmäßig. Nach Verzár (1968, 1972) erfolgt das primäre Altern in den sich nicht erneuernden Makromolekülen des Organismus, deren Hauptvertreter Kollagen und DNS sind.

Beim Altern verlängert sich die Periode der Querstreifung der Kollagenfaser, erhöht sich ihre Reißfestigkeit, fallen die Relaxationskonstante und die lösliche Kollagenfraktion, der Kristallisationsgrad sowie der Schmelzpunkt steigen (PORTER 1951, BANGA 1957, CHVAPIL u. HRUZA 1959, VERZÁR 1958, 1968).

Die Analyse der Veränderungen im Kollagenmolekül brachte VERZÁR zu der Schlußfolgerung, daß sich beim Altern kovalente Querverbindungen in ihm bilden. Jene intramolekularen Umgestaltungen führen zu Verschiebungen der Kollageneigenschaften, welche in vielem an solche der Eiweißmoleküle erinnern, wie sie A. A. BOGOMOLEZ beschrieb.

Nach BIORKSTEN (1958, 1962), v. HAHN (1972), BORNSTEIN und CLAR (1972) sowie DEARDEN und OSADINA (1972) können diese Quervernetzungen Bedeutung für Alternsveränderungen vieler Eiweißkörper besitzen. Die Autoren nehmen an, daß im Alter einige Metabolite Verbindungen sowohl mit Eiweißmolekülen als auch mit Nukleinsäuren zu bilden vermögen. Der entstehende Komplex ist wenig aktiv und beeinträchtigt die Zelltätigkeit. BIORKSTEN vermutet, daß die Metabolite, welche die Eiweißmoleküle „zusammenheften", ständig im Blut und im Zytoplasma vorhanden sind. Er rechnet zu ihnen Azetaldehyd, Brenztrauben-, Malon-, Zitronen-, Fumar-, Bernsteinsäure und andere Verbindungen. Für ein derartiges Zusammenheften ist eine vorangegangene Zustandsänderung der Eiweißmoleküle erforderlich.

VERZÁR betont in dem Zusammenhang die Bedeutung der Wasserstoffbindungen. Die genannten molekularen Vorgänge können mit dem Erscheinen aktiver Radikale in der Zelle, welche im Verlauf chemischer Reaktionen entstehen, zunehmen. Bruchstücke von Molekülen mit instabilem Zustand der Elektronen reagieren schnell mit anderen Verbindungen. Freie Radikale sammeln sich bei stürmisch verlaufenden chemischen Reaktionen und bedeutenden Energieverlusten an. Je länger die Lebensdauer einer Zelle ist, desto aktiver verlaufen die chemischen Umsetzungen in ihr und desto wahrscheinlicher ist die Ansammlung freier Radikale.

Schon F. ENGELS sah in der Selbsterneuerung des Eiweißes, in seinem ständigen Umsatz, die wichtigste Besonderheit der Lebensprozesse. Letztendlich kann man die ganze Vielgestaltigkeit metabolischer Prozesse in zwei Phasen unterteilen: a) Synthese, Neubildung von Protoplasma, Assimilation, anabole Phase; b) Zerfall, Dissimilation, katabole Phase. Durch die feste Kopplung dieser zwei Prozesse wird das Leben gewährleistet, während dem jede Zerstörung, jeder Zerfall Regenerationsprozesse stimuliert.

A. W. NAGORNY und seine Schule (NAGORNY 1940, 1950, NIKITIN 1941, 1954, BULANKIN u. PARINA 1960) begründeten die Vorstellung von der nachlassenden Selbsterneuerung der Eiweiße und der zunehmenden Diskrepanz zwischen ihrer Synthese und ihrem Zerfall als dem führenden Mechanismus des Alterns. 1940 schrieb A. W. NAGORNY: „... aus Gründen, die im Wesen des Lebens selbst liegen, wird die individuelle Evolution, welche mit einem starken Überwiegen progressiver

Prozesse beginnt, mit einem Übergewicht regressiver beendet. Die Widersprüche, welche die Ursache der Lebensprozesse darstellen, sind letzten Endes auch der Grund für die Negation dieses Lebens, der Grund für die Begrenzung individuellen Daseins" (1950, S. 145).

Während des Alterns treten Veränderungen der Wechselbeziehungen zwischen verschiedenen Eiweißkörpern auf. Es zeigte sich, daß der Eiweißspiegel des Blutserums mit dem Alter ansteigt, in erster Linie betrifft das die Globuline, besonders die Gammaglobuline. Die Synthese der Albumine bleibt in der Ontogenese stabil (Je. W. Parina 1967). Tiefgreifende Verschiebungen entstehen im Eiweißspektrum der Muskeln. Besonders ins Auge fällt die Veränderung der kontraktilen Eiweißkörper. Wesentlich verändert sich auch die Konzentration der Skleroproteine, die bis zu 30% der Gewebseiweiße ausmachen. In der Grundsubstanz des Bindegewebes verschiebt sich die Korrelation zwischen Kollagen und Mukopolysacchariden. Dabei vermag Kollagen letztere zu verdrängen, was die Permeabilität der Blut-Parenchym-Barriere verringern kann (Sobel u. Marmorston 1967, Moros u. Guptschijenko 1967). Für die Veränderung der Selbsterneuerung der Eiweißkörper sprechen Untersuchungen über das Tempo des Einbaus markierter Aminosäuren in Eiweißmoleküle (Salganik 1955, Toropowa 1955, Parina 1967). Mit zunehmendem Alter wurde eine Verringerung der Aufnahme von Aminosäuren in Eiweißkörper des Gehirns, der Leber, der Skeletmuskeln, der Osteoblasten (Barrows u. Mitarb. 1966, Murthy 1968, Srivastava u. Chandhary 1969 u. a.) gezeigt. Jedoch vergrößert sich nach Wulf (1966) sowie Gelhorn und Mitarb. (1967) die Anzahl markierter Aminosäuren in vivo in den Gewebseiweißen von Leber und Nieren alter Tiere. Man muß im Auge behalten, daß die Inkorporation von Aminosäuren in Eiweißkörper nicht nur von der Geschwindigkeit der Eiweißsynthese, sondern auch vom Tempo des Zerfalls bestimmt wird. Das vermag auch die widersprüchlichen Angaben über die Aufnahme von Aminosäuren während des Alterns zu erklären.

Es ist zu betonen, daß im Senium der Zerfall vieler Eiweißkörper aktiviert werden kann. So wurde eine Erhöhung der Konzentration von Kathepsin, das den hydrolytischen Eiweißzerfall katalysiert, in Nieren, Leber, Gehirn und Muskeln nachgewiesen (Segal u. Kim 1965, Barrows 1966, Kirk 1966, 1969), ebenfalls die Zunahme der Aktivität einer Reihe von Peptidasen, welche gewöhnlich in den Lysosomen lokalisiert sind. Derartige Prozesse verlaufen in den verschiedenen Zellkompartimenten nicht gleichmäßig.

Es wurde gezeigt, daß sich der völlige Zerfall einiger Eiweißkörper im Senium vergrößern kann. Die Veränderung im Verhältnis der Synthese- zu den Zerfallsprozessen wirkt sich nicht auf die „Lebensspanne" der einzelnen Eiweißmoleküle aus. Und deshalb ist es wichtig festzustellen, daß der Zustand der Eiweißmoleküle nicht nur mit Verschiebungen ihrer Biosynthese in Zusammenhang steht, sondern auch mit Unterschieden im Schicksal schon fertiger Eiweißmoleküle. Die Bedeutung dieses Weges wird bei der Beurteilung der Rolle intermolekularer Beziehungen im Alternsgeschehen besonders offensichtlich.

Somit können das Schwächerwerden der Selbsterneuerung der Eiweißkörper und die Verlängerung der Lebensdauer einiger von ihnen zur Hauptursache der Wandlungen ihrer Eigenschaften werden, auf deren Grundlage sich nachfolgende Verschiebungen im Eiweißstoffwechsel, mögliche Reaktionen mit verschiedenen Metaboliten, Abschwächung der funktionellen Beweglichkeit des Eiweißmoleküls und Veränderungen seiner physikochemischen Eigenschaften ergeben. Es muß unterstrichen werden, daß die Veränderung der Selbsterneuerung der Eiweiße ungleichmäßig vor sich geht. Bei starker Unterdrückung der Synthese des einen kann die Bildung anderer während der gesamten Ontogenese kaum variieren. Das bringt auch die Buntheit der Evolution des Eiweißstoffwechsels mit sich.

Prinzipielle Bedeutung kommt den qualitativen Änderungen, welche in den Eiweißmolekülen auftreten, zu. Mitteilungen in dieser Richtung sind nicht zahlreich und bedürfen spezieller Nachweise der Reinheit der Eiweißfraktion. Lancing (1955) analysierte den Aminosäurebestand des Elastins der Aorta bei jungen und alten Menschen. Er zeigte, daß im Elastin alter Menschen der Gehalt an Glyzin abnimmt, jedoch die Menge an Glutamin- und Asparaginsäure sowie Arginin ansteigt. Nach Chvapil (1956) verändert sich mit zunehmendem Alter der Gehalt an Hydroxyprolin im Kollagen. Sh. A. Medwedew (1963) und Je. W. Parina (1967) vermuten, daß es jene Forscher vielleicht mit einem Gemisch verschiedener Eiweißfraktionen zu tun hatten, wodurch die Unterschiede im Aminosäuregehalt entstanden, W. M. Kornijenko (1960) führte eine genaue Analyse der Albumine und Globuline des Blutes bei Ratten verschiedenen Alters durch und fand keine Veränderungen im Gehalt von zehn Aminosäuren.

Viele Forscher nehmen an, daß im Alter dennoch schwer zu erfassende qualitative Veränderungen der Eiweißstruktur entstehen. Es ist bekannt, daß man Zellmutationen mit immunologischen Methoden aufspüren kann. Zum Alter hin wird im Blut eine Zunahme von Autoantikörpern bemerkt. Jedoch ist bisher nicht bekannt, ob die vergrößerte Antikörpermenge das Resultat der Synthese eines mutanten Eiweißkörpers, der Modifikation eines Eiweißmoleküls oder aber der Bildung „verbotener" Klone der Lymphozyten ist (Burnet 1955, Burch 1966).

Bei alten Tieren ist die Aktivität der α-Aminosäureoxydase hoch (Chiltschewskaja 1965). Es ist anzunehmen, daß die Aktivitätszunahme der Fermente dieser Gruppe auf einem induktiven Mechanismus beruht und mit dem Erscheinen dieser nicht natürlichen Isomere in Geweben alter Tiere in Zusammenhang steht (Alpatow u. Nastjukowa 1948, Kuhn 1955, Alpatow 1962). Bedeutend mannigfaltiger sind Mitteilungen über die Veränderung physikochemischer Eigenschaften der Eiweiße. Jedoch ist ihre Überprüfung dadurch erschwert, daß es die Forscher nicht mit Einzelfraktionen, sondern mit Gemischen zu tun hatten. Unter diesem Gesichtspunkt sind die Angaben über das Kollagen vermutlich am wesentlichsten.

Für das Verständnis der Eiweißveränderungen könnte der Gehalt und die Reaktionsfähigkeit einzelner aktiver Gruppen Bedeutung besitzen. Die breite Mitwirkung von Sulfhydrylgruppen in wichtigen Reaktionen erklärt, daß sich Forscher dem Studium ihrer Veränderungen während des Alterns zuwandten. Angaben in dieser Richtung sind widersprüchlich. Oeriu und Mitarb. (1965, 1966) kamen zu dem Ergebnis, daß das Altern eine Anhäufung von Disulfidgruppen begleitet. Diese Untersuchungen wurden an gemischten Eiweißen von Organhomogenaten durchgeführt. A. K. CHORKOWA (1965) stellte einen erhöhten Gehalt an SH-Gruppen in allen Teilen des Gehirns alter Tiere fest, W. M. KORNIJENKO (1962) fand dagegen keine Unterschiede in der Menge der Sulfhydrylgruppen junger und alter Ratten. Unter diesem Gesichtspunkt sind die Arbeiten von B. I. GOLDSCHTEIN und O. K. CHILKO (1969) sowie O. K. CHILKO (1968) interessant. Sie zeigten, daß im Myogen A alter Tiere der Gehalt an Sulfhydrylgruppen zunimmt und sich ihre Reaktionsfähigkeit vergrößert, daß jedoch die Reservemöglichkeiten der Thiolgruppen fallen.

Somit verändern sich Gehalt und Reservemöglichkeiten und die Korrelation von Sulfhydryl- und Disulfidgruppen in verschiedenen Eiweißkörpern ungleichmäßig. Diese Angaben können für eine Modifikation der Sekundärstruktur des Eiweißes, für eine eigentümliche Lockerung des Eiweißmoleküls und für das Erscheinen früher maskierter, träge reagierender Sulfhydrylgruppen sprechen. Sie machen auch die Einschränkung des Umfangs der Veränderung einiger Zellfunktionen und ihre Reaktion auf geringere Mengen chemischer Substanzen verständlich.

Die außerordentlich geringe Anzahl von Mitteilungen über qualitative Eiweißveränderungen und bisweilen auch ihre Fragwürdigkeit veranlaßten I. N. BULANKIN und Je. W. PARINA (1959) zu der Schlußfolgerung, daß den Hauptweg alternsbedingter Eiweißveränderungen nicht so sehr intramolekulare Störungen, sondern vielmehr Vorgänge darstellen, welche durch die Wechselwirkung der Eiweißkörper untereinander und mit nicht eiweißartigen Substanzen sowie durch die Bildung von Komplexen bedingt sind.

Vor fast hundert Jahren isolierte MIESCHER aus dem Zellkern eine Substanz, die jetzt Desoxyribonukleinsäure (DNS) genannt wird. Erst in den letzten Jahrzehnten wurde die Mitwirkung dieser Substanz bei den fundamentalen Mechanismen des Lebens deutlich. Dank der Arbeiten von CRICK, WATSON, MIRSKI, KORNBERG, JAKOB, MONOD, A. I. BELOSERSKI und A. S. SPIRIN wurden wichtige Glieder des Prozesses der Eiweißbiosynthese aufgeklärt.

Die Reihenfolge der Nukleotide in der DNS bestimmt die Reihenfolge der Aminosäuren in dem sich bildenden Eiweißkörper. Mittler zwischen der DNS und den sich bildenden Eiweißkörpern ist die Informations-RNS, die am DNS-Molekül entsteht und seinen Abdruck darstellt. An das Ribosom, zu dem die Informations-RNS wandert, gelangen unter Mitwirkung von Transport-RNS Aminosäuren, und nach einem bestimmten Code erfolgt der Zusammenbau des Eiweißkörpers. In letzter Zeit wurde gezeigt, daß Elemente des Systems der Eiweißbiosynthese nicht nur im Kern, sondern auch in den Mitochondrien und der Zellmembran liegen können.

Somit bestimmen die Reihenfolge von stickstoffhaltigen Basen im Code und die Fähigkeit der DNS-Moleküle zur Replikation die Haupteigenschaften des Lebens — die genetische Übertragung, die Eiweißbiosynthese und die Zellteilung. Außerordentlich wichtig ist, daß die Merkmalsvererbung über Mechanismen der Eiweißbiosynthese realisiert wird.

All das prägte das Bestreben, die Morphogenese des Organismus und sein Altern mit molekulargenetischen Mechanismen in Zusammenhang zu bringen und zu versuchen, Verschiebungen im Eiweißstoffwechsel während des Alterns durch Störungen des genetischen Apparates der Zelle zu erklären. Man kann nicht umhin zuzugeben, daß bis in die letzte Zeit zu diesem Problem mehr Vermutungen und Arbeitshypothesen als Tatsachen existieren. Das ist in beträchtlichem Maße auf die noch begrenzten Möglichkeiten des Eindringens in das Wesen intramolekularer Strukturen der Makromoleküle zurückzuführen.

Die Hypothesen über die molekulargenetischen Mechanismen des Alterns gruppieren sich um zwei Standpunkte: a) Altern ist ein genetisch vorprogrammierter Prozeß, welcher sich gesetzmäßig entwickelt, ist quantitative und qualitative Veränderung im genetischen Apparat; b) Altern ist das Ergebnis einer Schädigung des genetischen Apparates im Verlauf des Lebens.

Die Verfechter des ersten Standpunktes meinen, das Altern werde wie die Morphogenese, die Embryogenese durch Gene kontrolliert und dafür existiere ein bestimmtes Programm. Hierher gehört die Annahme von „Selbstmörder-Genen" und Eiweißen, welche zum programmierten Zelltod führen (Lokshin 1972). Nach Strehler (1964) läuft jenes genetische Programm des Alterns auf eine unterschiedliche Wirkung ein und desselben Gens während der einzelnen Etappen der Ontogenese hinaus. Cutler (1972) vermutet bei allen Säugern gewisse genetisch programmierte Wandlungen, welche aber der Verlängerung, nicht der Verkürzung des Lebens dienen. Diese Hypothese knüpft die Entwicklung des Organismus an Reparatur- und Kompensationsvorgänge sowie an Schutzmechanismen, die der Lebensverlängerung dienen. Cutler (1972) nimmt an, daß es während des Alterns nur zu quantitativen Verschiebungen der Genaktivität kommt, qualitativ diese Prozesse dagegen kaum anders ablaufen.

Nach Berdyschew (1968a, 1968b) besteht die Hauptursache des Untergangs sich nicht teilender Zellen in programmierten Störungen der Gene. Einzelne schädigende Faktoren (chemische, thermische u. a.) sind zufällig und vermögen keine wesentlichen Einflüsse auf die Verwirklichung dieses Programms auszuüben. Demnach sei das Altern nicht das Resultat einer Schädigung des genetischen Apparates, sondern das Ergebnis einer normalen folgerichtigen Entfaltung des Codes der DNS. Berdyschew hält den Tod der Lachse nach dem ersten Laichen für ein klassisches Beispiel solchen programmierten Alterns. Jedoch verhindert die Entfernung der Geschlechtsdrüsen das Sterben der Tiere, Kortikoide erzeugen viele für das Laichen typische Veränderungen. Deshalb darf man hier nicht von programmiertem Zelltod und von in jeder Zelle vorprogrammiertem Alternsprozessen, sondern von einer programmierten Einbeziehung regulatorischer Systeme des Gesamtorganismus sprechen. Das Altern stellt in dem beschriebenen Fall keineswegs die Summe programmierter Ereignisse in jeder Einzelzelle dar. Vielmehr handelt es sich um eine folgerichtige Einbeziehung von Programmen zentraler Regulationsmechanismen.

Die Anhänger der zweiten Richtung erklären das Altern entweder nur durch eine Ursache (spontane Mutationen, Reaktionen freier Radikale, thermische

Alterationen, Quervernetzungen) oder durch viele, wobei Stoffwechselprodukte und der physikochemische Zustand des Protoplasmas eine besondere Rolle spielen. Altern sei ein stochastischer, nicht determinierter Vorgang und gehorche nur den Gesetzen der Statistik. Somatische Mutationen, Schädigungen des genetischen Apparates, welche im Laufe der Ontogenese zunehmen, würden die Eiweißbiosynthese und damit das gesamte Zellgeschehen beeinträchtigen. Nach CURTIS (1964, 1969) findet man diese Anhäufung somatischer Mutationen nur in postmitotischen Zellen. Teilungen eliminieren die mutanten Zellen. SZILARD (1959a, 1959c) schreibt die Verantwortung für das Altern den postmitotischen Zellen zu. Ein „Alternsschlag" (ionisierende Strahlen, Stoffwechselprodukte) bedinge eine Schädigung bestimmter Gene oder Gengruppen und so letztendlich den Zelltod.

SZILARD (1959) schuf ein mathematisches Modell dieses Prozesses. Danach stirbt ein Organismus, wenn der am Leben gebliebene Teil seiner somatischen Zellen den kritischen Wert von 1^x erreicht. Die Grenze markiert das Verhältnis der inaktivierten Zellen zu der Gesamtzahl und schwankt zwischen 2/3 und 11/12. Ernste Einwände gegen diese Vorstellungen erhob MAYNARD-SCHMITH (1962). Er berechnete die mögliche Anzahl von Mutationen und kam zu dem Schluß, daß letztere das Altern nicht verursachen können.

In letzter Zeit traten viele Forscher gegen die führende Rolle somatischer Mutationen auf. Sie berufen sich darauf, daß die Dosen ionisierender Strahlen, welche für eine Mutagenese ausreichen, niedriger sind als jene, die die Lebensdauer verkürzen. Einige mutagene radiomimetische Substanzen verringern die Lebensdauer nicht. So wurde eine Diskrepanz zwischen der Dosis ionisierender Strahlen, welche die Alternsgeschwindigkeit verdoppelt, und der Dosis, welche die Mutationsfrequenz verdoppelt, beobachtet. Nach BERDYSCHEW (1968) verkürzte sich die mittlere Lebensspanne von 9 Mäusegenerationen, die Nachkommen von mit 50 r bestrahlten Eltern waren, im Vergleich zu den Nachkommen unbestrahlter Mäuse nicht. Auch die Wirkung chemischer Mutagene unterstützt die Theorie somatischer Mutationen nicht. Spontanmutationen bezieht man auch auf freie Radikale (OH und OOH), welche im Charakter ihrer Schädigungen an ionisierende Strahlen erinnern (HARMAN 1956, 1965). STREHLER (1972) glaubt, daß die Mutationen des klassischen Typs (Chromosomenaberrationen, Punktmutationen) nur in 5—7% für die Sterblichkeit im Senium verantwortlich sind. Insekten, Mäuse und Amphibien besitzen nach Bestrahlung mit Dosen, welche ausreichen, um das Vielfache der Mutationen hervorzurufen, die während des ganzen Daseins spontan auftreten, ein längeres Leben. — Die Theorie der somatischen Mutationen hat allzu viele schwache Stellen. Somatische Mutationen müßten in allen Geweben entstehen. Indessen liegt eine gewisse Asynchronie des Alterns vor. Somatische Mutationen müßten in sich teilenden Zellen entstehen. Jedoch betrifft das Altern in erster Linie postmitotische Elemente.

Am Ende seiner kritischen Darlegung der Mutationstheorie schrieb STREHLER (1964): „Die verschiedenartigsten Fakten sprechen dagegen, daß dem Altern eine Anhäufung somatischer Mutationen oder chromosomaler Aberrationen zugrunde liegt. Zweifelsohne laufen solche Vorgänge ab, da kein Mechanismus existiert, welcher die absolute Stabilität des genetischen Materials garantiert. Indessen stellt die Instabilität offensichtlich keinen wesentlichen Faktor dar, der die Lebensdauer der einen oder anderen Art unter gewöhnlichen Bedingungen limitieren würde. Wahrscheinlicher ist, daß die Quellen der Störungen im Mikro- und Makrobereich irgendwelche andere schädigenden Einflüsse sein müssen" (S. 147).

In den Hypothesen von Sinex (1957, 1964) und Sh. A. Medwedew (1953, 1963) nimmt die Vorstellung von „Fehlern" der Eiweißsynthese infolge Beeinträchtigungen der DNS-Moleküle einen zentralen Platz ein. Laut Medwedew fällt es der alternden Zelle immer schwerer, genau diejenigen Eiweiße zu reproduzieren, die dem jungen Organismus eigen sind. Ein abgewandeltes Eiweißmolekül kann schnell aus der Zelle verschwinden und durch ein vollwertiges ersetzt werden. „Fehler" in der DNS sich nicht teilender Zellen verursachen ständig zunehmende Veränderungen der Zelltätigkeit. Die Synthese der Informations-RNS kontrolliert die DNS. Deshalb werden Fehler der DNS auf das RNS-Molekül übertragen. Außer dem Nachvollzug der DNS-Änderungen besitzt die RNS jedoch eigene Möglichkeiten zu Veränderungen sowohl unter dem Einfluß derselben Faktoren, welche auf die DNS wirken, als auch unter dem Einfluß anderer. Der Stoffwechsel der RNS ist 50—100 mal intensiver als der DNS-Stoffwechsel, allein schon das erhöht die Fehlermöglichkeit in ihr. Fehler der RNS müssen sich natürlich in der Struktur des Eiweißmoleküls widerspiegeln. Weiterhin können im Eiweißmolekül noch selbständige zusätzliche Strukturwandlungen hinzukommen.

Allerdings ist die Wirkung der eigenen Fehler der RNS, die nicht mit der DNS zusammenhängen, begrenzt, da diese Moleküle während der Zelltätigkeit schnell entfernt werden. Darum sind im Gesamtsystem der gestörten Eiweißbiosynthese beim Altern die Fehler im DNS-Molekül doch das Primäre. Nach Medwedew stellen die Abschwächung der Kernkontrolle über die Zytoplasmaprozesse sowie eine eigentümliche „Aufweichung" der Kopplung zwischen DNS und RNS, d. h. die Verstärkung der autonomen RNS-Synthese, einen der Grundmechanismen des Alterns dar.

Hahn (1972) vertritt die Meinung, daß man schwerlich das Altern nur auf eine Anhäufung von Fehlern oder nur auf vorprogrammierte Vorgänge reduzieren kann. Strehler (1964, 1972) bezieht es sowohl auf Organisationsmängel des lebenden Systems selbst als auch auf Mikroschädigungen während des gesamten Lebens. All das kann zu Defekten des DNS-Codes, zum Verlust der Fähigkeit der Transkription und zur Einbuße der Bedingungen für eine genaue Realisierung des Codes bei der Eiweißbiosynthese führen. Nach Frolkis (1972) schaffen programmierte Wandlungen „schwache Punkte", „Zielscheiben" in der Struktur und im Stoffwechsel der Zellen, an denen Metabolite, freie Radikale, Temperaturschwankungen und andere Faktoren anzugreifen vermögen.

Aufmerksamkeit verdient die gesetzmäßige Reihenfolge der Alternsvorgänge. Eine solche Gesetzmäßigkeit belegen die Existenz artspezifischer Lebenszeiten, die folgerichtigen Wandlungen des Stoffwechsels und der Funktionen bestimmter

Zellgruppen, charakteristische Verschiebungen in den Fermentaktivitäten und Struktureiweißen, eine gesetzmäßige Ungleichmäßigkeit der energetischen und plastischen Prozesse in den einzelnen Organen u. a. Völlig gesetzmäßig hinsichtlich der Zeit und der Ausprägung entfalten sich auch die Anpassungsmechanismen.

Man muß anerkennen, daß die gegenwärtigen Mitteilungen über Stoffwechsel und Funktion beim Altern nicht zu dem Bild eines chaotischen Ablaufs dieses Prozesses passen, wenn er auch nicht so streng determiniert ist wie etwa die Differenzierung des Organismus in frühen Stadien der Ontogenese. Das bedingt unterschiedliche Syndrome des Alterns bei Vertretern ein und derselben Art, unterschiedliche „Handschriften des Alterns" bei verschiedenen Personen.

Der in breiten Grenzen gesetzmäßige Ablauf des Alterns gestattet, eine Programmierung anzunehmen. Das Problem liegt nur darin, was man unter dem Programm des Alterns zu verstehen hat. Man darf sich darunter wohl nicht spezielle letale Gene, Selbstmördergene, vorstellen. Alternsprogramm — das heißt gesetzmäßige Veränderung in der Zeit, in der Reihenfolge und im Grad der Aktivierung und Unterdrückung spezieller Genorte, welche mit intra- und extrazellulären Regulationen verbunden sind. Das Tempo dieses Geschehens unterscheidet sich bei den einzelnen Individuen, was ihre jeweils spezifische Lebensdauer bedingt. Diese Vorgänge überlagert die Wirkung von Metaboliten, freien Radikalen, Energiefreisetzungen und anderen Faktoren, welche das System beunruhigen. Jedoch deren Aktion hängt vom Zustand der „Zielscheibe", vom Zustand der einzelnen Gene, von ihrer Ansprechbarkeit auf schädigende Faktoren ab.

Viel Arbeit ist der Suche nach konkreten Veränderungen in den einzelnen Gliedern des genetischen Apparates und der Eiweißbiosynthese, welche vielleicht für das Zellaltern verantwortlich sind, gewidmet worden. Alternsprozesse könnten in folgendem begründet sein:

a) Wandlungen der Primär-, Sekundär- und Tertiärstruktur der Makromoleküle DNS, RNS und der Chromatineiweiße;
b) Wandlungen der Relationen und des Charakters der Bindungen zwischen den Komponenten Chromatin, DNS, RNS, Histone, Nichthistoneiweiße, Phospholipide;
c) Wandlungen in den Enzymen des genetischen Apparates;
d) Wandlungen der Zahl (Ploidie) der Chromosomensätze im Zellkern;
e) Wandlungen des Charakters der Bindung von Regulatoren (Hormonen) an den genetischen Apparat u. a.

Verzár (1968) schreibt: „Meiner Meinung nach sammelten wir genügend Beweise dafür, daß das primäre Altern in den sich nicht erneuernden Molekülen des Organismus geschieht, deren Hauptvertreter Kollagen und DNS darstellen".

In den letzten Jahren wurde der Gehalt an Nukleinsäuren in den verschiedenen Altersperioden untersucht. Die DNS-Menge einer Chromosomengarnitur ändert sich nicht mit dem Alter (Zalima 1966, Enesko 1967). Während des Seniums steigt einerseits die Anzahl vielkerniger und polyploider Zellen, andererseits sinkt die Gesamtzellzahl. Deshalb kann die DNS-Menge pro Gewebsgewicht entweder abnehmen oder zunehmen oder auch gleichbleiben. FALZONE, BARROWS und SHOCK (1959) sowie BARROWS und ROEDER (1962) fanden bei Ratten im Alter von 3—27 Monaten einen konstanten DNS-Gehalt, bezogen auf 100 mg Feuchtgewicht der Nieren, der Leber und des Myokards. Nach BULANKIN und Mitarb. (1954) dagegen fällt die DNS in der Leber 36monatiger Ratten um 34%. Im Rattenherzen sinkt sie während des ersten Jahres um 63% und bleibt im zweiten Jahr konstant (NIKITIN u. Mitarb. 1960). Im Gehirn nimmt die DNS während des ersten Lebensmonates um 39% ab, danach bis zum dritten Jahr nur noch um 10% (MANDEL u. BIETH 1951). KRACHOKEC und ROCKSTEIN (1962) zeigten einen Anstieg in Muskeln und Lebern alter Ratten.

Nicht wenige Vorstellungen über das Wesen des Alterns basieren auf Umstrukturierungen der DNS. Letztere würden den nachfolgenden Altersverfall der Zelle auslösen. Deshalb besteht ein unvermindertes Interesse an den physikochemischen Eigenschaften der DNS.

Eine Untersuchungsserie wandte sich der Analyse der Sekundärstruktur der DNS mit Hilfe der Hitzedenaturierung zu. Je kürzer die DNS-Kette, desto eher erhöht sich die optische Dichte einer Lösung bei Erwärmung auf Grund des Schmelzens der Moleküle von den Enden her. Die Schmelztemperatur gereinigter Präparate Thymonukleinsäure aus der Leber alter Ratten steigt bei niedriger Ionenstärke des Lösungsmittels (0,0001 – 0,001 mol) (HAHN 1963, 1965, 1966, HAHN u. FRITZ 1966). Im System 0,15 mol NaCl – 0,015 mol Natriumzitrat schmilzt die DNS aus der Leber und der Schleimhaut des Dünndarms unterschiedlich alter Ratten bei ein und derselben Temperatur (Je. Je. TSCHEBOTAREW u. Mitarb. 1969). HAHN (1966) glaubt, daß die höhere Thermostabilität der DNS alter Ratten in Lösungen niedriger Ionenkonzentration durch die größere Menge Histone, die mit der DNS verbunden sind, durch die größere Haltbarkeit dieser Bindungen erklärbar wird. RANSELL, DOWLING und HERRMAN (1970) setzen auch die gesteigerte Widerstandsfähigkeit der DNS gegenüber Erwärmung zur DNS-Eiweiß-Bindung in Beziehung. Die Schmelzkurve des Chromatins aus Lebern alter Ratten hat zwei Gipfel im Gegensatz zur einphasigen adulter Tiere.

Einige Alternsvorgänge in der DNS-Struktur ergaben sich bei Bestrahlung der Lösungen mit Gammastrahlen und schnellen Neutronen (I. Ju. CHILOBOK u. Mitarb. 1971, W. W. GERASIMOWA u. Mitarb. 1971). Nach Bestrahlung schmilzt die DNS alter Ratten bei niedrigerer Temperatur als die adulter Tiere. B. I. GOLDSCHTEIN und Mitarb. (1963) zeigten, daß die DNS-Menge, welche mit Natriumpyrophosphat bei 0 °C aus Organen alter Ratten extrahierbar ist, die adulter übersteigt. Daraus schließen die Autoren, daß in Organen alter Tiere bedeutend mehr denaturierte Moleküle als in DNS-Lösungen aus Organen junger Tiere vorliegen. Diese Zerbrechlichkeit der DNS wächst offenbar während des Alterns in den Kernen der Dünndarmschleimhaut und ändert sich kaum in den Kernen der Leber (OBOLENSKAJA 1968). HAHN (1966), MORI (1968) sowie PYTHILLA und SHERMAN (1968) sahen keine Anhäufung denaturierter DNS in Zellen der Leber, des Thymus und des Gehirns alter Tiere.

Es war gezeigt worden, daß im Laufe des Lebens die Nukleotidzusammensetzung der DNS gleich bleibt (NIKITIN u. SCHERESCHEWSKAJA 1961, CHILOBOK 1967). Bei Organismen mit „vorzeitigem Tod" (Lachse), bei denen der Gehalt an Stickstoffbasen (Adenin, Thymin, Zytosin, Guanin) in der DNS mehrerer Organe sowohl vor als auch nach dem Laichen sich nicht änderte, sank dafür eine andere Komponente (5-Methylzytosin) nach dem Laichen um das 1,5—2,0fache (BERDYSCHEW 1968, WANJUSCHIN u. BELOSERSKI 1972). An Tieren mit vollem Lebenszyklus (weiße Ratten) waren solche Alternsveränderungen der Stickstoffbasen nicht in der Leber, jedoch in einigen anderen Organen festgestellt worden (WANJUCHIN u. Mitarb. 1970, WANJUSCHIN u. BELOSERSKI 1972). WANJUSCHIN und BELOSERSKI (1972) vermuten, daß die Differenzierung der Zellen eine Erhöhung der Unterschiede in der Methylierung der DNS begleitet, das Altern dagegen eine Ausgleichung dieser Unterschiede und eine Abnahme der Methylierung von DNS. Letzteres sei ein wichtiger Alternsmechanismus.

Nach GOLDSCHTEIN und Mitarb. (1968, 1969, 1972) enthält DNS ständig chelatgebundenes Eisen. Im Alternsgang wächst die Eisenmenge in der DNS, und das beeinflußt ihre Eigenschaften. In intensiv sich teilenden Zellen des Dünndarms kann das zur Fragmentierung von DNS-Molekülen und zu deren Ausschluß aus den Prozessen der Replikation und Transkription führen.

Bedeutendere Alternswandlungen ergaben sich im Gehalt und in der Neubildung von RNS: Ihre Konzentration steigt in Nervenzellen bis zum 30. Jahr (HYDEN 1967); bei 80jährigen ist die RNS-Konzentration motorischer Neurone 1,5 mal niedriger als die 60jähriger (WULF 1963), der Gehalt ribosomaler RNS fällt im Nervengewebe schon nach 35 Jahren (ADAMS 1965, KENETA 1966). Eine Verminderung tritt auch in anderen Geweben auf (PERRY 1965, WULF 1966). Es sinkt ebenfalls der Einbau von Nukleotiden in die RNS der Neurone (BRODSKI 1966, JOHNSON 1967) sowie des Phosphors in die RNS der Leber (W. N. NIKITIN u. Mitarb. 1958). Der Einbau markierter Basen in die Kern-DNS der Nieren und des Herzens steigt nach PERRY (1967) mit den Lebensjahren.

In manchen Geweben fand man einen ungleichmäßigen Abfall der Informations- und der ribosomalen RNS. All das geschieht auf dem Hintergrund eines senilen Schwundes von Polysomen. — Beim Altern ändert sich auch die Konzentration vieler anderer Faktoren der Eiweißbiosynthese, z. B. von ATP und t-RNS. Für die Verschiebungen der Relationen zwischen den einzelnen Formen der RNS hat die Permeabilität der Kernmembran wesentliche Bedeutung.

STREHLER (1972) zeigte, daß 30% der DNS, welche die ribosomale RNS codiert, sich im Gehirn des Hundes zwischen dem ersten und dem zehnten Lebensjahr verliert, SCHERESCHEWSKAJA (1967, 1972) eine Senkung der Erneuerungsgeschwindigkeit der RNS in Muskeln alter Tiere sowie des Gehaltes an Informations- und ribosomaler RNS. MAINWARRING (1967) beobachtete ebenfalls einen Abfall der Synthese und des Gehaltes der Informations-RNS in Leberzellen alter Tiere. Eine Abnahme der RNS-Synthese im Gehirn alter Ratten demonstrierte MACKINMON (1969).

Befunde zytogenetischer Untersuchungen sprechen für Chromosomenänderungen in Zellen des alternden Organismus. Im Senium steigt die Zahl polyploider Zellen (RINYBERG 1966, NADAL 1967, EPSTEIN 1967, INGLIS 1968). Parallel mit der Polyploidierung erhöht sich die Zahl der Kerneinschlüsse und die vielkerniger Zellen (HOLLANDER 1966, GARICNE 1967, MOHC 1968). Auch nehmen die aneuploiden Zellen zu. Bei der Aneuploidie entsteht ein Defizit an Geschlechtschromosomen. Im Prozeß des Alterns steigt die Zahl der Zellen, denen das Geschlechtschromosom fehlt. Derartige Elemente bleiben trotzdem lebensfähig. Es ist anzunehmen, daß jene groben Chromosomenalterationen sekundär sind; schon lange vor ihnen entstehen die Aktivitätsänderungen einzelner Gene.

Bedeutungsvoll sind auch die Komplexe der DNS mit Eiweißen, die DNP (Desoxyribonukleoproteide). Im alternden Chromatin vermindern sich die Nichthistoneiweiße und vermehren sich die Histone (KURTZ u. SINEX 1967, MARTYNENKO u. Mitarb. 1972, O'MEARA u. HERRMAN 1972). Ungenügend geklärt sind die Wandlungen der Fermentsysteme des Nukleinsäuremetabolismus und der Enzyme, welche an der Transkription und Translation beteiligt sind. MAINWARRING (1968) fand einen Abfall der RNS-Polymerase-Aktivität in Kernen der Leber, der Lunge und der Prostata alter Mäuse. Die Aktivität der DN-ase I (Optimum pH 7,0) in der Leber alter Ratten sinkt, die der DN-ase II (Optimum pH 5,3) steigt (SCHEWZOWA 1970).

All diese Befunde belegen, daß während des Alterns die Intensität der Biosynthese des Eiweißes, richtiger bestimmter Eiweiße, sich ändert. Jedoch berechtigen sie nicht, die Existenz von Fehlern im Code der DNS zu behaupten und auf deren Grundlage die Alternswandlungen der Eiweißbiosynthese zu erklären.

Die Genregulationshypothese des Alterns

Bei der Beurteilung der molekulargenetischen Alternsmechanismen muß man unseres Erachtens folgende Dinge berücksichtigen:

1. DNS ist ein erstaunlich stabiles Polymer. Wäre das nicht so, käme es zu einem Chaos in der Eiweißbiosynthese, in der genetischen Übertragung, im Stoffwechsel und in der Funktion der Zellen. Die relative Stabilität der DNS-Struktur wurde die materielle Grundlage für die Wechselbeziehungen zwischen Veränderlichkeit und Erblichkeit, welche die Evolution des Lebens auf der Erde ermöglicht haben.
2. Alle Zellen des Organismus entstammen einer Eizelle. Deshalb besitzen sie ein einheitliches Genom. Die Differenzierung, die Strukturen und Funktionen der Zellen hängen nicht von Unterschieden im DNS-Aufbau, sondern von der Aktivität der Genkomplexe ab. Deren Vielzahl gewährleistet die breiten Möglichkeiten der Morphogenese. Nach einem bildhaften Ausdruck von B. CHESIN steckt in einem DNS-Molekül mehr Information als in allen Bibliotheken der Welt. Demnach bestimmen Differenzierung, Spezialisierung und Entwicklung der Zellen die Regulation des genetischen Apparates, nicht strukturelle Vorgänge im DNS-Molekül. Aus dem Grunde darf man annehmen, daß auch die

Alternsprozesse der Eiweißbiosynthese in erster Linie mit Regulationsmechanismen und ungleichmäßigen Aktivitätsänderungen einzelner Gene verknüpft sind.

3. Das Altern des Gesamtorganismus stellt nicht einfach die Summe des Alterns seiner Zellen, der Wandlungen in ihrem genetischen Apparat dar. Vielmehr muß man die primären Ereignisse in den einen Zellen von den sekundären in anderen abgrenzen.
4. Die Zellteilung und die Replikation der DNS vermögen den genetischen Apparat von ungünstigen regulatorischen Einflüssen zu befreien und zur Zellerneuerung zu führen. Hochorganisierte Zellen erlangen mit der Differenzierung ein hohes Regulationsniveau, große Stabilität und nur schwache Abhängigkeit ihres genetischen Apparates von Störungen, dafür verlieren sie die erneuernde Wirkung der Mitose. Die begrenzte Funktionstüchtigkeit ihrer Regulationsmechanismen wird zur Hauptursache ihres Alterns.

Der genetische Apparat und die Prozesse der Eiweißbiosynthese stellen ein kompliziertes selbstregulierendes System dar. Auf Abbildung 13 ist ein bekanntes Schema des möglichen Regulationsmechanismus wiedergegeben, wie es JACOB und MONOD vorgeschlagen haben. Danach muß man im Genom Strukturgene,

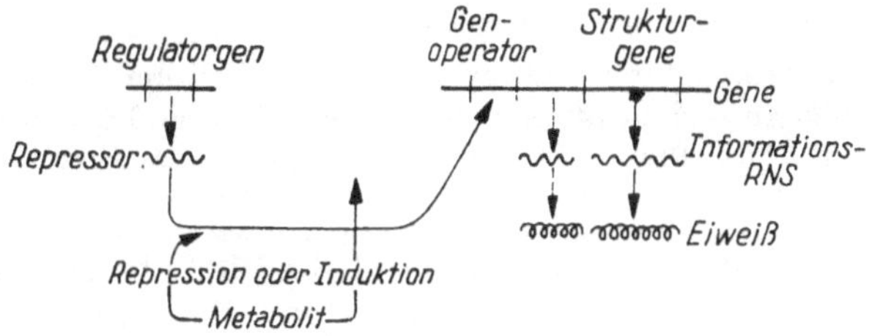

Abb. 13. Schema der Regulation der Genaktivität nach JACOB und MONOD.

Regulatorgene und Operatorgene unterscheiden. In den Strukturgenen liegt der Code für die Eiweißsynthese, welcher an die Informations-RNS weitergegeben wird. Das Regulatorgen synthetisiert ein Repressoreiweiß, welches mit dem Operatorgen reagiert. Wahrscheinlich ist das primäre Produkt des Regulatorgens eine RNS. Bei der Wirkung des Repressors kann das Operatorgen nicht auf die Strukturgene wirken, und das blockiert das Operon und verhindert die Bildung der Informations-RNS sowie die nachfolgende Eiweißsynthese. Das Operon ist die Gesamtheit der Gene, welche zur Synthese der Informations-RNS gehören. Zum entgegengesetzten Zustand des genetischen Apparates führen die Prozesse der Induktion. In den letzten Jahren sind Repressoreiweiße von Bakterien isoliert worden. Mit einem Ende binden sie sich fest an das DNS-Molekül, mit dem anderen an ein Substrat, welches die Zunahme einer bestimmten Fermentaktivität hervorruft. Bei der Induktion bindet irgendeine Substanz, ein Metabolit (Effektor) den Repressor, das Operon wird enthemmt, und eine verstärkte Eiweißbiosynthese durch das Strukturgen beginnt. Möglicherweise ist der Repressor ein allosterisches Eiweiß. Induktoren pflegen meist Substrate oder deren Metabolite zu sein, auf welche die zu synthetisierenden Fermente wirken.

Operonsysteme unterteilt man in induzierbare und reprimierbare (Abb. 13a u. 13b). Der oben beschriebene Typ des induzierbaren Operons gewährleistet die Synthese kataboler Fermente. Als Effektoren dienen die Substrate der zu bildenden Enzyme.

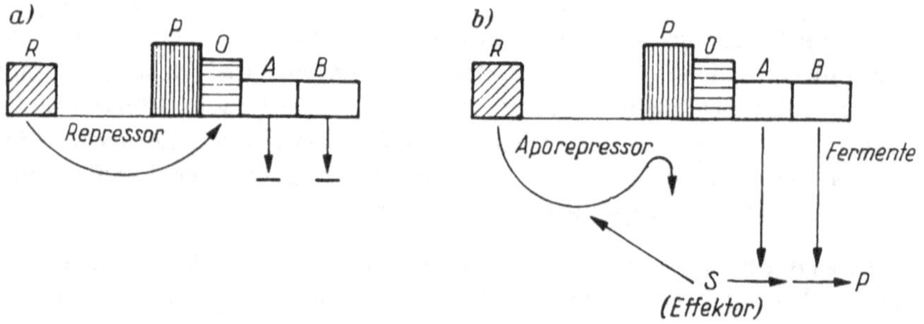

Abb. 13a. Induzierbares Operon mit Rückkopplung. a — das Operon ist ausgeschaltet, da der Effektor fehlt; b — das Operon ist tätig, da der Effektor vorhanden ist, als welcher das Substrat (S) der zu synthetisierenden Fermente dient; R — Regulatorgen; P — Promotor; O — Operator; A, B — Strukturgene.

Abb. 13b. Reprimierbares Operon mit Rückkopplung. a — das Operon ist tätig, da der Effektorüberschuß (P) fehlt; b — das Operon ist ausgeschaltet, da ein Effektorüberschuß vorliegt, als welcher das Produkt (P) der zu synthetisierenden Fermente dient.

Reprimierbare Operonsysteme dienen in der Regel der Synthese anaboler Fermente. In diesem Fall wird das Operon durch einen Effektorüberschuß ausgeschaltet. In induzierbaren Operonen aktiviert also eine Substratanhäufung die Eiweißsynthese, in reprimierbaren hemmt sie diese. Die Wechselwirkung zwischen Effektor und Repressor geschieht nach dem Prinzip der allosterischen Regulation.

Das Leben tierischer Zellen beginnt mit fast völliger Repression ihrer Gene, und in der Geschichte jeder Zelle wechseln Perioden erhöhter Genaktivität mit Perioden völliger Repression ab (Davidson 1972). Man darf annehmen, daß es für den kontrollierenden Apparat viel einfacher ist, 2—10% der gesamten Genmenge zu aktivieren als die Repression von 90—98% zu regulieren. Mit anderen Worten, die Vermutung liegt nahe, daß auf der Ebene des Genoms eine schnelle Zellreaktion über den Weg der Aktivierung vorher unterdrückter, nicht über den Weg der Repression vorher aktiver Gene abläuft. Vielleicht wird am Regulatorgen unter der Wirkung des Effektors ein spezieller Aktivator gebildet, welcher das erforderliche Operatorgen erkennt.

Es kam bis heute zu zahlreichen Ergänzungen, mitunter sogar zu wesentlichen Abänderungen des besprochenen Schemas. Doch sie alle lehnen die Existenz spezieller Regulationsmechanismen im Genom und die Beziehungen der Genaktivität zum Zellgeschehen nicht ab.

Nach BECKWITH (1963) stellt der Repressor eine hochspezifische Ribonuklease dar. STENT und BRENER (1961) sowie KURLAND (1962) behaupten, daß die unbeladene Transport-RNS die gesamte RNS-Synthese inhibiert. MAGASSANIK (1965) hält das Produkt des Regulatorgens selbst für inaktiv (Aporepressor). Es aktiviere einen Korepressor, ein Endprodukt einer fermentativen Reaktion, so entstehe der aktive Holorepressor. MAAS (1964) glaubt, daß die Transkription ununterbrochen abläuft und die Repression an die Ribosomen gebunden ist. Nach FORSTER (1965) existiert eine passive Repression durch Histone und eine aktive Derepression durch speziell synthetisierte RNS.

Bei aller Wichtigkeit der in der DNS enthaltenen Information sind die Wandlungen ihrer Realisierung vor allem an die Genomregulation geknüpft, ohne welche eine unkontrollierte Eiweißsynthese unentrinnbar zum chemischen Chaos in der Zelle und zu ihrem Untergang führen würde. Wir glauben, daß die primären Alternsveränderungen in der Genomregulation, in den Regulatorgenen auftreten, und das deshalb, weil das Regulatorgen das am aktivsten arbeitende und am wenigsten abgeschirmte Glied des genetischen Mechanismus ist. Zu seiner Aktivität gehört natürlich ein Wechsel der Reaktionsfähigkeit einzelner Gruppierungen, der chemischen Dynamik und, im Zusammenhang damit, eine größere Störanfälligkeit dieses Apparates.

Die Alternsveränderungen der Regulatorgene können in den einen Fällen zu anwachsender Unterdrückung der Transkription einzelner Operone, in anderen zu zeitweiliger Verstärkung der Synthese bestimmter Eiweiße führen. Während des Alterns ändert sich auf Grund der primären Vorgänge in den Regulatorgenen die Eiweißsynthese unterschiedlich, der mögliche Umfang ihrer Aktivierung verringert sich und die Insuffizienz der Synthesesysteme nimmt unter den Bedingungen angespannter Tätigkeit zu. Die Prozesse in den Regulatorgenen verursachen nicht nur quantitative, sondern auch qualitative Verschiebungen in den Eiweißmolekülen. Sie führen dazu, daß das Verhältnis der Polypeptidketten im Eiweißmolekül und auf dieser Grundlage sehr wichtige Eigenschaften des Eiweißes, seine Konformation und Besonderheiten seiner allosterischen Regulation sich ändern können. Wahrscheinlich bewirkt das Fortschreiten des Alterns auch Wandlungen in Strukturgenen, was qualitative Verschiebungen im Gehalt und in der Verteilung der Aminosäuren innerhalb des Eiweißes hervorruft.

Es gibt schon viele Fakten, welche die Realität der Verknüpfung der primären Alternsmechanismen mit den Wandlungen in der Genomregulation der Zelle zu behaupten gestatten. — Die Prozesse in den Regulatorgenen führen zu geänderten Relationen zwischen den Eiweißen. Das ist für die Proteine des Blutserums, die kontraktilen Muskeleiweiße, die Mukopolysaccharide im Bindegewebe und für einzelne Fermente gut bekannt. Altersunterschiede der Proteinbiosynthese werden besonders offenkundig bei Untersuchungen der Eiweißfraktionen und der Erneuerung einzelner Proteine unter den Bedingungen angespannter Tätigkeit des genetischen Apparates während der Hyperfunktion und Hypertrophie. Bei einer Hypertrophie des Myokards nach Koarktation der Aorta alter und adulter Ratten ändern sich die Eiweißfraktionen des Herzens (Myogen- und Myosinfraktion,

Stromaproteine, Globuline) unterschiedlich (Frolkis 1972). Die Aktivierung der Proteinsynthese bei Hyperfunktion und Hypertrophie ist ein regulatorisches Phänomen. Jene Änderung des Verhältnisses zwischen den einzelnen Eiweißen während der Hyperfunktion unterschiedlich alter Organe ergibt sich aus den ungleichmäßigen Vorgängen in den Regulatorgenen.

Ein wichtiger Zugang zu Alternsveränderungen der Genomregulation steckt in der Analyse der genetischen Induktion. Die Fermentadaptation ist ein regulatorisches Phänomen, welches wichtige Anpassungsreaktionen garantiert.

I. P. Pawlow wandte als einer der ersten seine Aufmerksamkeit der erstaunlichen Abstimmung des Fermentgehaltes der Verdauungssäfte mit der Zusammensetzung der Nahrung zu. Die Aktivitätszunahme eines Fermentes bei Vergrößerung des Gehaltes an entsprechenden Substraten paßt den Stoffwechsel an die veränderten Existenzbedingungen an. Wichtig ist nun, daß diesem Anpassungsphänomen Veränderungen der Regulation des genetischen Apparates der Zelle in Form der genetischen Induktion zugrunde liegen. Das macht verständlich, warum die Erforschung der Altersbesonderheiten der Fermentadaptation einen möglichen Weg zur Analyse molekulargenetischer Alternsmechanismen darstellt.

Es existieren unterschiedliche Vorstellungen über die induktive Fermentbildung. Nach der einen Hypothese befinden sich die Fermente der Zelle in einem Gleichgewicht mit ihren Vorstufen. Bei der Induktion geht die Vorstufe in die aktive Form des Enzyms über. Nach einer anderen Hypothese kommt es während der Fermentadaptation zu einer echten Proteinneubildung am genetischen Apparat. Untersuchungen der letzten Jahre erwiesen die Möglichkeit der Existenz dieser beiden Mechanismen. Der induktiven Enzymsynthese geht die Aktivierung der Bildung von Informations- und Transport-RNS voraus.

Die Altersbesonderheiten einer induktiven Synthese von Tryptophanpyrolase und Tyrosinaminotransferase untersuchte Gregerman (1959). Er stellte keine Unterschiede im Aktivitätsanstieg der Fermente alter und adulter Ratten fest.

Laut Berdyschew (1968a) steigt bei jungen Ratten die Aktivität der Tryptophanpyrolase nach Tryptophangabe um das 10fache, bei alten nur um das 6fache. Bei letzteren verläuft die Aktivitätszunahme schneller und erreicht eher ihr Maximum.

Großes und interessantes Tatsachenmaterial über die Alternswandlungen der Fermentinduktion verdanken wir Adelman (1969, 1970) und Kanungo (1970). Ihnen gelang es zu zeigen, daß im Laufe des Lebens die Latenzzeit der induktiven Synthese sich vergrößert und die Amplitude des Anstiegs des Fermentgehaltes sinkt.

Viele Widersprüche in der Bewertung der Altersbesonderheiten der genetischen Induktion rühren daher, daß man diesen Prozeß nicht in toto charakterisierte. Wir meinen damit die Feststellung der Abhängigkeit zwischen dem Charakter induktiver Synthese und den Besonderheiten des wirksamen Induktors. Diesen Weg gingen wir und untersuchten die Tyrosinaminotransferase (E.C. 2.6.1.5), die Tryptophanpyrolase (E.C. 1.11.1.4), die Glukose-6-phosphatase (E.C. 3.1.3.9) und die Fruktose-1,6-phosphatase (E.C. 3.1.3.11) in der Rattenleber sowie die intrazelluläre Cholinesterase von Muskelfasern.

Viele Forscher (Lid u. Knox 1957, Sereni 1959, Kenney 1962, Akopjan 1964) sahen nach intraperitonealer Gabe von Tyrosin bei Ratten eine starke Aktivitätserhöhung der Tyrosinaminotransferase. An adrenalektomierten Tieren blieb der Effekt aus. Zufuhr von Kortison aber bewirkt eine ausgeprägte Adaptation. Vermutlich stellt dieses Hormon einen echten Induktor der Tyrosinaminotransferase dar. Wir wandten uns den Altersbesonderheiten der Induktion dieses Enzyms zu, weil die Erhöhung seiner Aktivität eine Synthese de novo aus Aminosäuren, seine Bildung am genetischen Apparat widerspiegelt (Kenney 1962, Kenney u. Flora 1962, Adebstein 1962, Hoper u. Segal 1964, Garren u. Mitarb. 1964). Das beweisen die verstärkte Synthese von RNS, die Unterdrückung der genetischen Induktion des Fermentes durch Actinomycin D, das Fehlen seiner Vorstufen in den Ribosomen u. a. Das Interesse an der Erforschung der Altersbesonderheiten der Umwandlung von Tyrosin beruht auch darauf, daß die Aminosäure sich an der Synthese vieler biogener Amine beteiligt, die Tyrosinaminotransferase dagegen den Prozeß ihrer Transaminierung einleitet.

Die Aktivität des letztgenannten Enzyms in der Leber einmonatiger Ratten beträgt 4,16 $\pm$ 0,26 mg Tyrosin, bezogen auf 1 g Frischleber, bei 8—12monatigen 5,2 $\pm$ 0,18 mg, bei 24—26monatigen 4,9 $\pm$ 0,1. Nach Umrechnung auf 1 mg Lebereiweiß verschwinden diese Altersunterschiede. Bei einmonatigen Ratten ist die Aktivität gleich 0,030 $\pm$ 0,002 mg Tyrosin auf 1 mg Lebereiweiß, bei 8—12monatigen 0,033 $\pm$ 0,002 und bei 24—28monatigen 0,028 $\pm$ 0,0012.

Trotz diesem praktischen Konstantbleiben der Ausgangsaktivität des Fermentes stellten wir wesentliche Altersunterschiede seiner genetischen Induktion fest. Wir verglichen die Beziehungen zwischen der Menge applizierten Tyrosins und dem Anstieg der Aktivität, und zwar an der Leber, weil in Herz und Nieren solche induktiven Vorgänge nicht auftreten.

Nach Gabe kleiner Dosen Tyrosin ist der Aktivitätsanstieg des Fermentes bei alten Ratten deutlicher, nach mittleren Dosen nivellieren sich die Altersunterschiede, nach großen wird die Aktivität bei adulten Tieren maximal (Abb. 14). Folglich entstehen im Senium die Erscheinungen der genetischen Induktion bei geringeren Substratmengen, aber der mögliche Umfang der Bildung von Fermentmolekülen am genetischen Apparat der Zelle wird eingeengt. Wahrscheinlich ist der Induktor des Fermentes nicht das Tyrosin selbst, sondern das auf Grund von dessen Wirkung abgesonderte Hydrokortison. Es zeigte sich, daß die Schwellendosis Hydrokortison, welche Verschiebungen in der Fermentaktivität erzeugt, bei alten Ratten unter der adulter liegt.

Nach intraperitonaler Verabreichung von 0,75 mg/100 g Hydrokortison ändert sich bei adulten Ratten die Fermentaktivität in der Leber praktisch nicht, bei alten wächst sie. Nach Vergrößerung der Hormonmenge prägt sich die genetische Induktion bei adulten Ratten bedeutend stärker aus (Abb. 15 u. 16).

Das verabreichte Hormon wirkt nicht nur aufs Gewebe, es ändert auch die Sekretion der Kortikoide. Während des Alterns wandelt sich die Reaktion der Nebennieren auf exogene Kortikoide (Swetschnikowa, Frolkis u. Bekker).

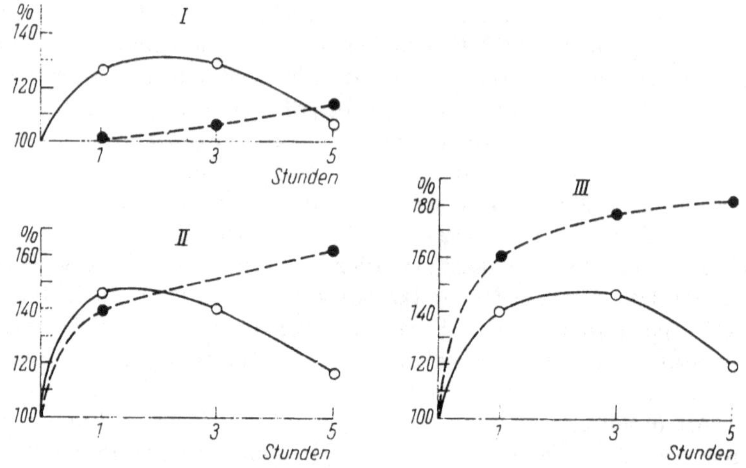

Abb. 14. Altersunterschiede der Aktivitätsänderung der Tyrosinaminotransferase der Leber in Abhängigkeit von der Dosis zugeführten Tyrosins. Gestrichelte Linie — adulte Ratten; durchgezogene Linie — alte Ratten. Als 100% ist die Ausgangsaktivität des Fermentes festgesetzt. I — Tyrosingabe in der Dosis 5, II — 10, III — 15 mg/100 g.

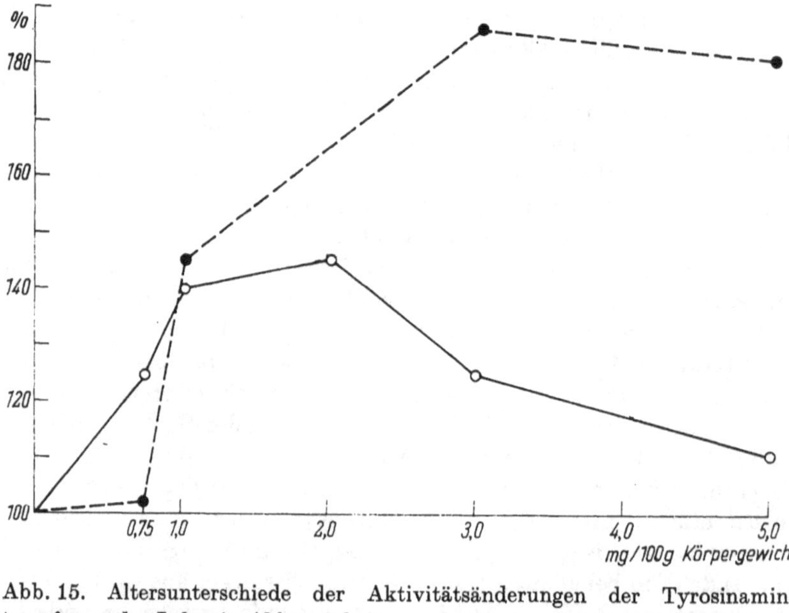

Abb. 15. Altersunterschiede der Aktivitätsänderungen der Tyrosinaminotransferase der Leber in Abhängigkeit von der Dosis injizierten Hydrokortisons. Gestrichelte Linie — adulte Ratten; durchgezogene Linie — alte Ratten. Als 100% ist das Ausgangsniveau der Fermentaktivität festgesetzt.

Deshalb wurde für eine genauere Bestimmung der Altersunterschiede der genetischen Induktion in einer weiteren Versuchsserie Hydrokortison adrenalektomierten, speziell vorbereiteten Tieren injiziert (Abb. 16). Das Ergebnis war folgendes: a) Nach einer kleinen Hormondosis ist die Fermentsynthese alter Ratten

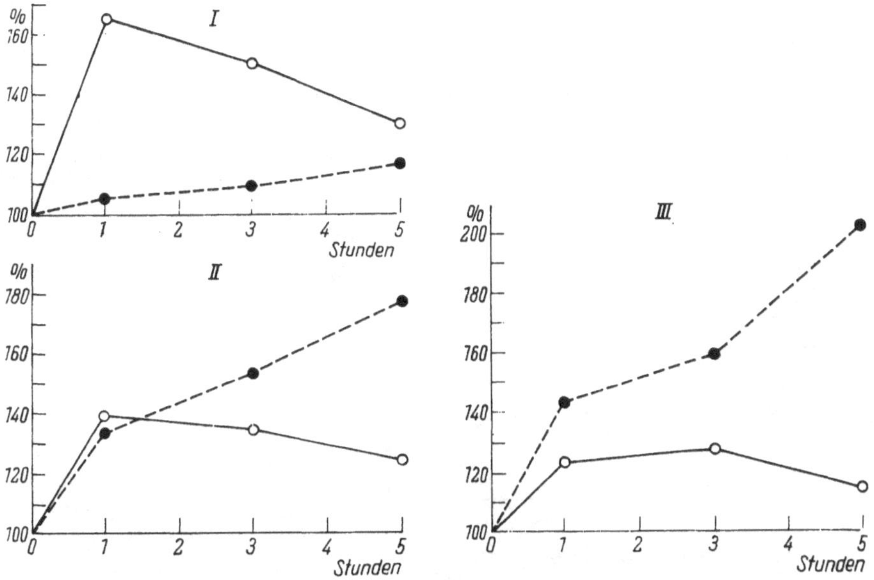

Abb. 16. Veränderung der Aktivität der Tyrosinaminotransferase der Leber in verschiedenen Zeitabständen nach Verabfolgung unterschiedlicher Dosen Hydrokortison an adrenalektomierte adulte (gestrichelte Linie) und alte Ratten (durchgezogene Linie). I — Injektion des Hydrocortisons in der Dosis 1,0, II — 3,0, III — 5,0 mg/100 g.

ausgeprägter; b) Nach großen Dosen steigt die Aktivität bei adulten Ratten mehr; c) Mit dem Altern verringert sich der mögliche Umfang der Aktivierung der Enzymbiosynthese.

Wenn bei adulten Tieren mit einer Vergrößerung der Induktordosis die Intensität der genetischen Induktion zunimmt, so führt bei alten dieselbe Dosiserhöhung des Hydrokortisons darüber hinaus zu einer Erniedrigung der Fermentaktivität (Abb. 15). Der maximale Anstieg der Aktivität in der Leber alter adrenalektomierter Ratten beträgt nach 1,0 mg/100 g Hydrokortison 66%, nach 3,0 mg/100 g 40% und nach 5,0 mg/100 g 25,1%. An adulten Ratten erzeugen diese Dosen einen Aktivitätsanstieg des Fermentes um 44, 84 bzw. 102,3%. Während des Alterns geht also das Ausmaß der genetischen Induktion zurück, ihre Dämpfung beginnt schon unter Bedingungen, welche für jüngere Tiere noch optimal sind.

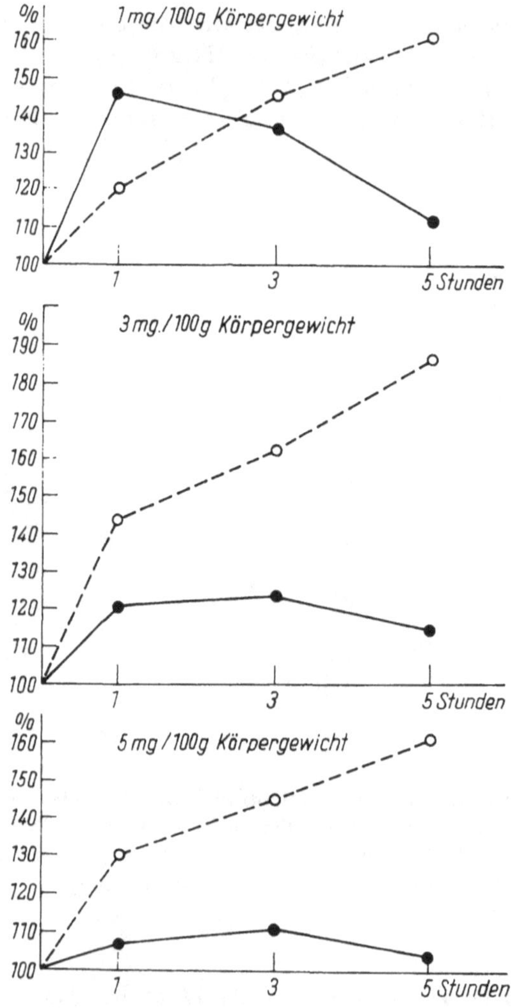

Abb. 16a. Aktivitätskurven der Tyrosinaminotransferase der Leber adulter und alter Ratten bei Injektion von Hydrokortison in der Dosis 1 mg, 3 mg und 5 mg/100 g Körpergewicht.

Nach unterschiedlichen Substratdosen ändert sich nicht nur der Grad der Fermentaktivität von Tieren differenter Altersgruppen, sondern auch der Ablauf dieses Prozesses in der Zeit. Bei alten Tieren tritt das Maximum der Fermentaktivität früher auf. Wächst sie in adulten Ratten eine Stunde nach Tyrosingabe (100 mg/100 g) um 42%, nach 3 Stunden um 50% und nach 5 Stunden um 65%, so erreicht sie bei alten ihr Maximum schon in der ersten Stunde (Zunahme um 45%), in der 5. Stunde beträgt der Anstieg nur noch 20%. Dieselbe Gesetzmäßigkeit beobachtet man nach Hydrokortisongabe. In Kontrollversuchen schalteten wir durch Actinomycin D, welches einen Inhibitor der DNS-abhängigen RNS-Synthese darstellt, das Phänomen induktiven Aktivitätsanstiegs des Fermentes aus.

Zur Bestimmung der Wandlungen der Ansprechbarkeit und der Reaktionsfähigkeit des genetischen Regulationssystems im Senium ermittelten wir zusammen mit MANDELBLAT die Substrat- und Hormonmengen, welche einen Schwellen- und einen maximalen Effekt hervorrufen. Im Senium sinken die Werte beider Dosen. Während bei alten Ratten die Schwellendosis Tyrosin für eine Zunahme der Fermentreaktion um 3 mg/100 g, die maximale um 10 mg/100 g liegen, betragen diese Werte für adulte Ratten 5 bzw. 30 mg/100 g.

Die Schlußfolgerung einer Einengung der Regulation der genetischen Induktion der Tyrosinaminotransferase während des Alterns bestätigten wir durch mathematische Beschreibung des Ablaufs dieses Prozesses bei unterschiedlich alten Tieren. Zu diesem Zweck wurde eine Faktorenanalyse des Typs 3^2 durchgeführt. So konnten wir auf der Grundlage experimenteller Befunde über Aktivitätsänderungen des Fermentes nach 3 Substratdosen den gesamten möglichen Umfang der genetischen Induktion bei vielen Dosen zugeführter Induktoren ermitteln. Durch das mathematische Modell erhielten wir theoretische Kurven, welche den Charakter der Fermentadaptation in Abhängigkeit vom Alter und von der Thyroxin- bzw. Hydrokortisondosis beschrieben. In Einklang mit den erhaltenen Kurven sind bei alten Ratten die Amplituden der Aktivitätsänderung des Fermentes geringer, ebenso die Schwellen- und Maximaldosen der Substrate. Die Überprüfung der formelmäßigen Ergebnisse durch die experimentellen ergab eine befriedigende Übereinstimmung. Der mittlere Fehler überschritt nicht 10—12%. Demnach beschreibt das von uns vorgeschlagene mathematische Modell die Alternsveränderungen der genetischen Fermentinduktion befriedigend.

Einen Alternswandel im Verhältnis zwischen Induktordosis und Fermentaktivität demonstrierten wir auch am Beispiel der Adaptation der Tryptophanpyrolase, der Glukose-6-phosphatase und der Fruktose-1,6-phosphatase. Wichtig, daß sich sogar bei ein und demselben Induktor (Hydrokortison) das Altern der Fermentadaptation unterschiedlich bemerkbar macht. Das verursacht eine erstaunliche Buntheit der Vorgänge und unterschiedliche senile Wandlungen konkreter Synthesemechanismen einzelner Enzyme. Es unterstützt weiterhin die These von uneinheitlichen Regulationsänderungen der Aktivität einzelner Genorte im Senium.

Alle aufgeführten Daten lassen die Anwendung eines breiten Dosisspektrums der Substrate für die Erforschung der Altersbesonderheiten der genetischen Induktion nötig erscheinen. Die Ignorierung dieses sehr wichtigen biologischen Prinzips erklärt viele Widersprüche in der Charakterisierung der Alternsdynamik der Induktion.

Bei der Erforschung der genetischen Induktion konkreter Fermente war festgestellt worden, daß im Alternsgang die Ansprechbarkeit der fermentbildenden Systeme wächst, deren potentielle Synthesefähigkeit dagegen sinkt. Darüber hinaus fällt nicht nur das Ausmaß der Aktivierung des genetischen Apparates, sondern es entstehen auch Bedingungen für seine hochgradige Unterdrükkung.

Im Einklang damit befinden sich Ergebnisse unseres Kollektivs über die hormonelle Regulation molekularer Prozesse. — Vielfältige Stoffwechseländerungen der Gewebe erzeugt das Schilddrüsenhormon. Unter kleinen Trijodthyroninmengen gehen eine Stimulation der Eiweißsynthese und eine verstärkte Bildung von Informations-RNS dem Aktivitätsanstieg der Atmungsfermente und der Vergrößerung des Sauerstoffverbrauchs voraus. Injektion von Inhibitoren der Proteinsynthese schaltet den Einfluß des Schilddrüsenhormons auf den Gasstoffwechsel aus. Tata (1965) vermutet, daß der primäre Aktionsmechanismus physiologischer Thyroxinkonzentrationen in einer Reaktion mit dem Repressor besteht. Unsere Mitarbeiterin N. W. Werschikowskaja (1966a, 1966b) klärte die Altersbesonderheiten der Wirkung abgestufter Thyroxindosen auf einzelne Stoffwechselvorgänge auf. Nach kleinen Hormondosen waren die Verschiebungen des Sauerstoffverbrauchs, des Eiweißabbaus und der RNS-Bildung alter Ratten deutlicher, nach höheren Dosen verschwanden solche Altersunterschiede, nach weiterer Steigerung wurden die Reaktionen bei adulten Tieren intensiver als bei alten. Nach intraperitonealer Gabe von 10 μg/100 g Thyroxin wächst der Sauerstoffverbrauch um $157 \pm 48{,}0$ ml/kg in der Stunde ($\alpha = 0{,}01$), bei adulten bleibt er praktisch konstant. Nach 15 μg/100 g beträgt der Anstieg des Sauerstoffverbrauchs alter Ratten $179 \pm 49{,}0$, der adulter $213 \pm 56{,}0$ ml/kg/h ($\alpha = 0{,}01$). Nach 50 μg/100 g Thyroxin dagegen nimmt der Sauerstoffbedarf adulter Ratten ($414{,}0 \pm 70{,}0$) bedeutend mehr als der alter ($345{,}0 \pm 82{,}0$) zu. Die gleiche Gesetzmäßigkeit ergab sich aus der Bestimmung des Harnstickstoffs. Nach 10 μg/100 g Thyroxin ändert sich bei adulten Ratten die Stickstoffmenge nicht, bei alten wächst sie um $99{,}0 \pm 21{,}0$ mg pro Tag. Gibt man 50 μg, kehren sich die Verhältnisse um, in adulten ist die Zunahme des Harnstickstoffs gleich $475{,}0 \pm 92{,}1$ mg, in alten nur $129{,}0 \pm 16{,}9$ mg.

Ausgehend von den Vorstellungen Tatas, können diese Besonderheiten mit der unterschiedlichen Wirkung des Schilddrüsenhormons auf die Eiweißsynthese, mit der Existenz einer bestimmten Beziehung zwischen Hormondosis und nachfolgender Ereigniskette im genetischen Apparat sowie mit Alternsveränderungen der Regulatorgene zusammenhängen. Das bezeugen auch Altersunterschiede in der RNS-Bildung. Es ist zu vermuten, daß dies nur einen der möglichen Mechanismen der Hormonwirkung darstellt, welcher die direkte Einflußnahme des Thyroxins auf die Konformation „fertiger" Proteinmoleküle nicht ausschließt.

Die Vielgestaltigkeit der Regulationsänderungen der genetischen Induktion während des Alterns hat mit den beschriebenen Gesetzmäßigkeiten noch keinesfalls ihr Bewenden. Möglich ist noch ein anderer Vorgang. Wir zeigten ihn am Beispiel der induktiven Synthese intrazellulärer Cholinesterase der Muskelfasern. Adulten und alten Tieren wurde DDVP (Dimethyldichlorvenylphosphat) in der Dosis 1,0 μg/100 g injiziert. Dabei handelt es sich um eine Anticholinesterasesubstanz, welche nicht in die Zelle eindringen und dort die Cholinesterase hemmen kann. Wegen des Blocks der Membrancholinesterase rief DDVP einen Anstieg des

Azetylcholingehalts innerhalb der Zelle hervor. Nach dreitägiger Zufuhr wächst bei adulten Tieren die Aktivität der Myosincholinesterase signifikant (von 19,2 ± 1,51 auf 29,5 ± 2,0 μg Azetylcholin pro mg Eiweiß), bei alten dagegen praktisch nicht (6,0 ± 1,43 und 8,0 ± 1,12 μg Azetylcholin/mg Eiweiß). Für eine Fermentsynthese de novo spricht in diesem Falle, daß vorherige Injektion eines Blockers der Proteinsynthese (z. B. Actinomycin D) die Aktivitätserhöhung der Cholinesterase verhindert.

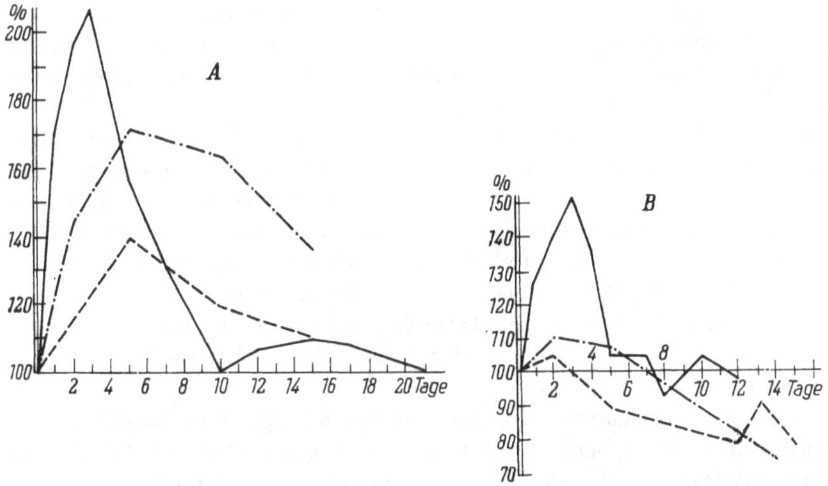

Abb. 17. Veränderungen der Aktivität der Tyrosinaminotransferase, Glukose-6-phosphatase und Fruktose-1,6-diphosphatase bei täglicher Gabe optimaler Dosen Hydrokortison (3,5 mg/100 g). A — adulte, B — alte Ratten; durchgezogene Linie — Tyrosinaminotransferase; gestrichelte Linie — Fruktose-1,6-diphosphatase; Strich-Punkt-Linie — Glukose-6-phosphatase. Als 100% ist die Ausgangshöhe der Fermentaktivität festgesetzt worden.

Wir untersuchten auch Wandlungen der Fermentadaptation unter langdauernder Belastung der Induktionsmechanismen. Nach Salganik (1968) führt eine längere Verabreichung eines Induktors dazu, daß Leberzellen die Fähigkeit, auf dessen Wirkung mit verstärkter Synthese von Informations-RNS zu reagieren, einbüßen. Dieser Verlust der Fähigkeit zur Induktion, die eigentümliche „Erschöpfung" der Gene trägt dauernden Charakter.

Wir verglichen die Syntheseänderungen der Tyrosinaminotransferase, der Glukose-6-phosphatase und der Fruktose-1,6-phosphatase bei anhaltender Gabe von Hydrokortison an adulte und alte normale und adrenalektomierte Ratten. Uns gelang es zu zeigen, daß nach vieltägiger Hydrokortisoninjektion die induktive Synthese der drei Enzyme bei alten Tieren bedeutend eher als bei adulten erlischt (Abb. 17). Zudem vermag sich bei alten Ratten die Unterdrückung unter Bedingungen zu entwickeln, welche für adulte noch optimal sind. Bei ersteren erreicht trotz Hormongabe die Fermentaktivität sehr viel früher das Ausgangsniveau. Die „Erschöpfung“ der Gene kann bei alten Ratten so schwerwiegend sein, daß die Fermentaktivität sogar unter den Ausgangswert sinkt.

Diese Hemmung der genetischen Induktion entsteht bei alten Tieren nach erheblich kleineren Induktormengen. Das Phänomen der im Senium ausgeprägten Unterdrückung der genetischen Aktivierung bei anhaltender Induktorgabe kann eine gewisse Bedeutung für die Genese von Alternsveränderungen der Proteinsynthese haben. Wir meinen damit die im Laufe der Ontogenese sich herausbildenden Bedingungen für eine stabile und dauerhafte Einbeziehung positiver Rückkopplungen (Substrate, Metabolite, Hormone), welche zur Intensivierung der genetischen Induktion führen. Im Ergebnis dessen kann sich die Biosynthese bestimmter Eiweiße im Senium erniedrigen.

All diese Besonderheiten des Erlöschens genetischer Induktion hängen mit Wandlungen der Transkription zusammen, denn während der Dauergabe eines Induktors sinken nicht nur die Neubildung des Ferments, sondern auch der Gehalt an Informations- und ribosomaler RNS sowie der Einbau von ^{14}C-Adenin in Informations-RNS, was nicht durch Altersdifferenzen in der Hormoninaktivierung bedingt sein kann. Das beweisen sowohl die Alternsdynamik der Glukokortikoidumwandlungen als auch die Tatsache, daß die Änderungen induktiver Fermentsynthese in den Grenzen ein und derselben Zelle bei alten Tieren anders verlaufen (Abb. 17).

Die Einengung des Ausmaßes der Genomregulation belegen die Besonderheiten der Proteinsynthese bei Hyperfunktion und Hypertrophie. Zwischen Zytoplasma und Zellkern existieren vielfältige Verbindungen, dank derer ein adäquates Verhältnis zwischen Struktur und Funktion der Gesamtzelle und der Aktivität ihres genetischen Apparates eingestellt wird. Im Falle einer Hyperfunktion kommt es zu Rückmeldungen aus dem Zytoplasma an den Kern, welche an den Regulatorgenen realisiert werden.

Im Senium geht die Aktivierung der Eiweißbiosynthese bei Hyperfunktion zurück. So liegt nach Nowikowa (1960) die Proteinsynthese der Leber nach partieller Hepatektomie bei alten Ratten um 43% niedriger als bei jungen. Parina (1969) stellte fest, daß nach einseitiger Nierenentfernung der Eiweißanstieg in der verbliebenen Niere bei alten Tieren um 47% unter dem junger lag. Ähnliches trifft für eine teilweise Resektion der Milz zu.

Eine Altersabschwächung der Aktivierung der Eiweißbiosynthese fanden wir auch bei Hyperfunktion und Hypertrophie des Myokards nach Koarktation der Aorta (Frolkis, Bogazkaja, Stupina, Perfilow, Karpowa u. Schewtschuk). Bei adulten Tieren wuchs bis zum 5.—6. Tag nach der Operation im sogenannten Havariestadium der Myokardhyperfunktion das Gewicht der Vorhöfe um 72,3%, das des rechten Ventrikels um 17,9% und das des linken um 32,9%; während der stabilen Hyperfunktion (14.—16. Tag) betrug die Steigerung 57,7, 28,3 bzw. 49,9%. Bei alten Tieren sieht man in dieser Zeit keine sicheren Gewichtszunahmen des rechten und linken Ventrikels (5,7 bzw. 2,1%) und nur einen Zuwachs des Vorhofgewichtes um 15,6%. Die unlöslichen Myokardproteine adulter Tiere steigen bis zum 5.—6. Tag der Hyperfunktion um 15,6%, bis zum 14.—16. Tag um 32,8%. Bei alten Tieren fehlt solch ein Anstieg. Außerdem ist bei ihnen die Aktivierung der RNS-Synthese geringer. Die senile Begrenzung der Aktivierung der Eiweißsynthese während Hyperfunktion ist an Vorgänge in der Genomregulation gebunden, nicht an eine ungenügende metabolische Rückkopplung vom Zytoplasma zum Zellkern. Im Gegenteil, hypoxische Prozesse, welche vielfach derartige Rückkopplungen einbeziehen, sind bei alten Tieren unter Hyperfunktion erheblicher als bei adulten. Die eingeschränkte Fähigkeit zur Proteinsynthese wird zum Ausgangspunkt für die funktionelle Insuffizienz bei angespannter Tätigkeit und für die eingeengten Anpassungsmöglichkeiten des Organs. So starben nach Koarktation 28% der alten Tiere in den ersten 3 Tagen an Herzinsuffizienz. Bei den übrigen waren hämodynamische Anzeichen einer Herzinsuffizienz ausgesprochen deutlich ab 5.—6. Tag nach der Operation vorhanden (Abb. 17a).

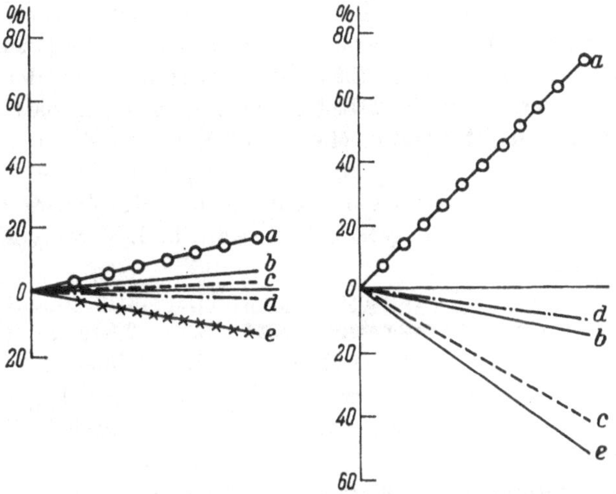

Abb. 17a. Veränderungen hämodynamischer Parameter im Havariestadium der Entwicklung einer Hyperfunktion des Herzens bei adulten (links) und alten Ratten (rechts). Ausgangsniveau — Höhe der hämodynamischen Parameter der Kontrolltiere; a — peripherer Gesamtwiderstand; b — arterieller Druck; c — Schlagvolumen; d — Rhythmus der Herzkontraktionen; e — Minutenvolumen.

CUTLER (1972) untersuchte die Alternsveränderungen der Anzahl unterschiedlicher RNS-Typen. Mit dem Alter fällt die Zahl der RNS-Spielarten ständig. Indessen synthetisieren alte Tiere neue RNS-Formen, die es bei jungen noch nicht gibt. Wichtig ist, daß bei verschiedenen Tieren gleichen Alters die Spektren der Gentranskription einheitlich sind. Diese Befunde über die Variabilität des RNS-Pools, über das Auftreten neuer RNS-Typen unterstützen die Vorstellung von Veränderungen in der Genomregulation, von welcher die Aktivität der einzelnen Genorte, die Einstellung ihrer „Funktion“ auf unterschiedliche Bedingungen abhängt.

Wandlungen in den Regulatorgenen können nicht nur zu quantitativen, sondern auch zu qualitativen Verschiebungen im Eiweißmolekül führen. Cline und Bock (1966) zeigten, daß Regulatorgene existieren, welche Synthesen von Polypeptiden codieren, von denen viele zu Bausteinen solcher Proteine werden, die aus Subeinheiten bestehen. Deshalb vermag das Alternsgeschehen in den Regulatorgenen eine ungleichmäßige Syntheseänderung einzelner Polypeptide, Wandlungen der Sekundärstruktur und der Eigenschaften des Eiweißmoleküls zu verursachen. Das läßt sich am Beispiel des Insulins, des Hämoglobins und des Myosins zeigen. Zum Insulinmolekül gehören A- und B-Ketten. Die Synthese der A-Kette ändert sich während des Alterns nicht wesentlich, die der B-Kette dagegen wird schwächer (Morenkowa u. Mitarb. 1972). Das dürfte Änderungen der Insulineigenschaften bedingen. — Hämoglobin enthält bekanntlich 4 Polypeptidketten. Das erwachsener Menschen besteht aus 2 α- und 2 β-Polypeptiden, embryonales Hämoglobin aus 2 α- und 2 γ-Ketten. Erstaunlicherweise steigt im Senium der Gehalt an fetalem Hämoglobin, und zwar infolge primärer Vorgänge in den Regulatorgenen. Nach Zuckerkandl (1964) ist das Regulatorgen der $\bar{\gamma}$-Kette selbständig, obgleich es den Genen der β-Kette unmittelbar benachbart liegt.

Arbeiten der letzten Jahre (Koker u. Mitarb. 1957, Varga u. Kovacs 1959, Oganesjan 1963, Grabina 1972) zeigten, daß Myosin nicht nur Adenosintriphosphatase-, sondern auch Cholinesteraseaktivität besitzt. Erstere soll dem N-Meromyosin, letztere dem L-Meromyosin eigen sein. Das L-Meromyosin bauen vermutlich 2 Polypeptidketten auf.

Im Laufe des Lebens wächst die Adenosintriphosphataseaktivität des Myosins von Skeletmuskeln deutlich (8—12monatige Ratten $23{,}3 \pm 2{,}8$ µg P/mg Eiweiß, 24—26monatige $35{,}7 \pm 3{,}9$ µg P/mg Eiweiß) und fällt die Cholinesteraseaktivität (8—12 Monate $20{,}2 \pm 3{,}5$ µg Ach/mg Eiweiß, 24—26 Monate $6{,}0 \pm 1{,}4$ µg Ach/mg Eiweiß). Wir dürfen annehmen, daß diese Altersdifferenzen durch Verschiebungen in den Subeinheiten der Eiweiße, in den Polypeptidketten hervorgerufen werden. Nach Litoschenko (1973) ändert sich während des Alterns das Verhältnis der N- und M-Subeinheiten der Laktatdehydrogenase in Herz, Leber und Skeletmuskeln. Im Herzen wächst der Gehalt an N-Subeinheiten und sinkt die M-Einheit, in Leber und Muskeln ist es umgekehrt (Abb. 17b). Diese Prozesse können mit Verlagerungen der Aktivität einzelner Regulatorgene zusammenhängen.

All das führt zu Altersdifferenzen in der Konformation des Eiweißmoleküls und seiner allosterischen Regulation. Vermutlich entstehen gegen Ende des Lebens Schädigungen auch der Strukturgene, was die Primärstruktur der Eiweiße zu beeinträchtigen vermag. Interessant sind hier die Ergebnisse von Gershon und Mitarb. (1972). Mit Hilfe immunologischer Methodik zeigten sie, daß im alternden Organismus inaktive Fermentmoleküle erscheinen können. Qualitative Änderungen der Eiweißstruktur belegen weiterhin die Befunde über Alternsprozesse der allosterischen Regulation der Fermentaktivität.

In unserem Laboratorium wurde die Aktivität einzelner Cholinesterasen, der Adenosintriphosphatase des Myosins sowie des Sukzinooxydase- und Zytochromsystems unter Katecholaminen, Thyroxin, Azetylcholin und Anticholinesterasestoffen in Herz, Skeletmuskeln und Leber unterschiedlich alter Ratten geprüft. Bekanntlich basiert die allosterische Regulation auf konformativen Änderungen

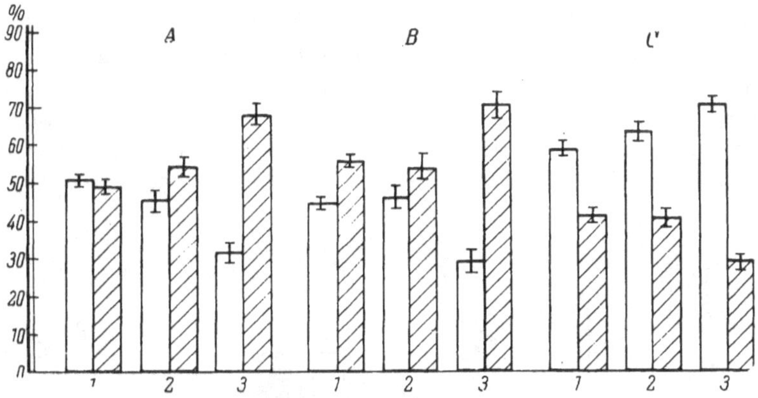

Abb. 17b. Verteilung der Isoenzyme der Laktatdehydrogenase des Skeletmuskels (A), der Leber (B) und des Herzens (C) bei Neugeborenen (1), adulten (2) und alten Ratten (3). Weiße Säulen — N-Typ; gestrichelte Säulen — M-Typ.

in den entsprechenden Eiweißmolekülen. Falls in einem Eiweißmolekül qualitative Änderungen auftreten, muß sich das doch wohl in der Amplitude, dem Grad seiner Konformationswandlungen, welche in der allosterischen Regulation deutlich werden, ausdrücken. Wir fanden, daß mit dem Alter der Grad der Fermentaktivität bei der Wirkung regulatorischer Faktoren variiert. Konformationsänderungen der Proteinmoleküle hängen mit Vorgängen im inneren Milieu der Zelle, mit dem Eiweißabbau u. a. zusammen. Jedoch hat auch die Eiweißbiosynthese eine gewisse Bedeutung. Demnach laufen die wichtigsten Alternsmechanismen über die Prozesse in den Regulator- und Strukturgenen sowie über die allosterische Regulation der Fermentaktivität.

Bis heute gibt es keine einheitliche Meinung über das Wesen der Repression und Aktivierung der Gene. Breiteste Anerkennung fand die Hypothese, daß die Histone für eine Hemmung der RNS-Synthese im größten Teil des Genoms verantwortlich sind (Johns u. Butler 1964, Gilbert u. Müller-Hill 1966, Ptashne 1967). Die Unterdrückung der Matrizenaktivität der DNS ist der Menge der komplex mit der DNS gebundenen Histone proportional, Anwachsen der Histone führt zur Syntheseerniedrigung der RNS, der Proteine in der Zelle u. a. Indessen ist bis heute die Frage offen, wie die Histone die individuellen Gene selektiv erkennen. Moleküle, welche in der Lage wären, einen Genort selektiv zu erkennen, müßten die Fähigkeit besitzen, sich reversibel mit der DNS an diesem Ort zu binden, und dürften nicht solch eine Bindung mit der DNS an anderen Genorten eingehen. Man vermutet, daß die RNS dank ihrer inneren Struktur die Information besitzt, welche eine selektive „Erkennung“ der Gene und eine Bindung mit ihnen erlaubt. Erst ein Komplex der RNS mit Histonen erzeugt die Repression der DNS. Nach ALLFREY (1966) und GOODWIN (1966) dagegen hätten die Histone selbst die Fähigkeit, einzelne Gene selektiv zu inhibieren.

Mit dem Alter kommt es zur Vergrößerung des Histongehaltes der DNS (HAHN 1963, VERZÁR 1965, 1972). So entfallen auf die Trockenmasse der DNS aus Kälberthymus (Alter 1—2 Monate) 0,48% Histone, bei alten Tieren (9 Jahre) sind es 0,88%. Das verursacht Veränderungen der funktionellen Eigenschaften der DNS. Nach KLIMENKO (1970) steigen in der DNS die Histone 1 und sinken etwas die Histone 2 (Abb. 17c). Histon 1 enthält bekanntlich reichlich Lysin, Histon 2 nur wenig.

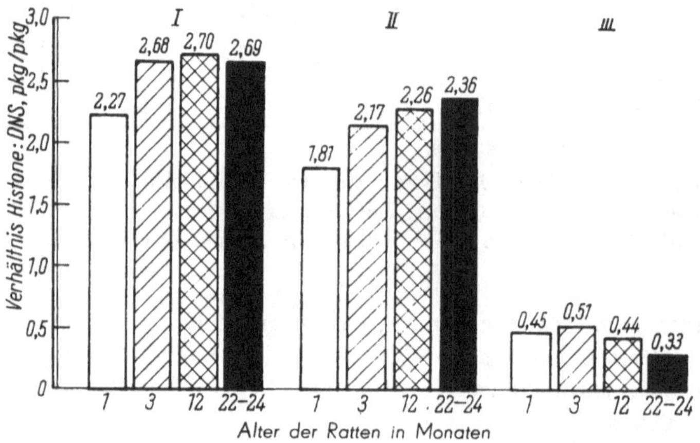

Abb. 17c. Verhältnis Histone:DNS in Zellkernen der Rattenleber während der Ontogenese (KLIMENKO 1970). I — Gesamthistone:DNS; II — Histone 1:DNS; III — Histone 2:DNS.

Nach BERDYSCHEW und SHELJABOWSKAJA (1972) beeinflußt das Alter das Verhältnis der Histone 1 zur DNS in Leberzellen praktisch nicht. Jedoch wird die Bindung der DNP mit Nichthistonproteinen fester (Relation saure Eiweiße/DNS bei 1monatigen Tieren 0,780, bei 3monatigen 0,600, bei 12monatigen 0,522, bei 24monatigen 0,400. Einen Abfall der Nichthistoneiweiße in den DNP bemerkte auch NIKITIN (1972). Damit sinkt der Quotient Nichthistoneiweiße/Histone im Senium. Im Chromatin steigen also die Histone an, denen die Rolle von Repressoren zugeschrieben wird, es fallen die Nichthistoneiweiße, welche Derepressoren darstellen. Auch das darf man wohl für einen konkreten Hinweis auf Alternsveränderungen der Genregulation halten.

Von einer Genrepression beim Altern zeugen offenbar Untersuchungen der Aktivität einzelner Teile der Interphasechromosomen. Bei ihnen muß man ja das

Euchromatin und das Heterochromatin unterscheiden. Das Heterochromatin stellt verdichtete DNP dar, deren Matrizenaktivität reprimiert ist. In einer Reihe Zellen häuft sich im Laufe des Lebens das Heterochromatin.

Unsere Vorstellungen über das Wesen der Regulation des genetischen Apparates können sich in der Zukunft wesentlich wandeln, da sie noch ziemlich hypothetischen Charakter tragen. Das Bild über die Wechselbeziehungen zwischen Regulatorgenen, Operatorgenen sowie über die Struktur des Operons wird komplettiert werden. Im System der Regulation des genetischen Apparates wird man neue Steuerelemente für seine Funktion entdecken. Aber das erschüttert nicht die Theorie von der prinzipiellen Bedeutung der Regulationsprozesse bei der Verwirklichung der genetischen Information, und wir hoffen, bald neue Bestätigungen der Priorität ihrer Veränderungen für die Genese des Alterns vorlegen zu können.

Die Anerkennung der primären Rolle der Genregulation löst viele Widersprüche in den Ansichten über das Altern auf. Reihenfolge, Tempo und Grad der Alternsvorgänge in den Regulatorgenen bestimmen das Alternsprogramm und die gesetzmäßige zeitliche Entfaltung dieses Prozesses. Ihre Wandlungen sind an die gesamte vergangene Geschichte ihrer Tätigkeit geknüpft. Im Zusammenhang mit ihrer hohen Dynamik und Schutzlosigkeit, mit der hohen Reaktionsfähigkeit ist die Entstehung von „Fehlern" möglich, welche zu mutanten Repressoren führen. Defekte Repressoren ändern entweder ihre Konformation bei der Einwirkung von Induktoren nicht, wodurch eine hochgradige Hemmung des Operons entsteht, oder sie vermögen sich nicht mit dem Operator zu verbinden und so die Transkription nicht zu blockieren. Schließlich wird der veränderte Repressor oder der schon veränderte Operator zu feste Bindungen hervorrufen und damit die Synthese bestimmter Eiweiße anhaltend bremsen. Wenn man die Bildung eines mutanten Aktivators am Regulatorgen annimmt, würde auch das zu wesentlichen Intensitätsänderungen der Biosynthese entsprechender Eiweiße führen.

Wahrscheinlich besteht ein Induktionsmechanismus in der Vereinigung des Repressors mit dem Substrat bzw. einem Metaboliten. Man darf vermuten, daß mit dem Altern die Fähigkeit des Regulatorgens, Repressoreiweiße zu bilden, leidet. Deshalb können bei alten Tieren oft kleinere Substratmengen, obgleich in engen Grenzen, die Erscheinungen genetischer Induktion erzeugen. Hierzu paßt auch, daß bei alten Ratten eher das Maximum des Aktivitätsanstiegs von Fermenten erreicht wird. — Der eigentliche Reaktionschemismus des Induktors und des Repressors ist bis heute noch nicht völlig aufgeklärt. Wahrscheinlich hat das Eiweiß, welches vom Regulatorgen produziert wird, ein Zentrum, das den Induktor „erkennt". Das Altern beeinflußt die Festigkeit der Bindung des Repressors mit dem Operatorgen. Das trägt zur Verminderung des Umfangs der genetischen Induktion bei.

Wichtige Änderungen entwickeln sich offenbar in der Aktivität des Operatorgens und in seinen Wechselbeziehungen mit dem Strukturgen. Deshalb ist nach maximalen Induktorkonzentrationen unter den Bedingungen der Befreiung des Operatorgens von repressiven Wirkungen die genetische Induktion alter Tiere geringer, und infolgedessen fällt die potentielle Synthesefähigkeit. Das geht aus

Versuchen mit langer Zufuhr großer Dosen des Induktorhormons hervor, welche bei alten Tieren eine tiefere „Erschöpfung" der genetischen Aktivität erzeugen. Dasselbe ergibt die Analyse der Altersdifferenzen ihrer zeitlichen Entfaltung. Bei alten Tieren wird das Maximum des Aktivitätsanstiegs der Tyrosinaminotransferase und der Tryptophanpyrrolase eher erreicht, und danach geht die Reaktion rasch zurück.

Bedeutend einfacher lassen sich manche Tatsachen erklären, wenn man davon ausgeht, daß die Regulatorgene in der Hauptsache nach dem Prinzip der Aktivierung vorher reprimierter Gene funktionieren. In diesem Falle können alle beschriebenen Wandlungen der genetischen Induktion und der Proteinsynthese durch Vorgänge in den Regulatorgenen, durch ihre Ansprechbarkeit auf Substrate und Hormone sowie durch die Verminderung des möglichen Umfangs ihrer Aktivierung erklärt werden. Diese Überlegungen sind aber nur Arbeitshypothesen.

Eine große Rolle spielen in den Alternsveränderungen der Genomregulation die Faktoren extrazellulärer Regulation. Vor allem Hormone können Induktoren sein. Deren Wirkung geht eventuell eine Komplexbildung Hormon—Histon voraus, welche die Bindung der Histone an die DNS schwächt (SLUYSER 1966, SEKERIS u. LANG 1965). Andere Faktoren extrazellulärer Regulation vermögen den Zustand des Zytoplasmas zu beeinflussen und über ein System von Rückkopplungen so den genetischen Apparat.

Ungeachtet der Existenz von Alternsprozessen im Objekt der Regulation können limitierende Mechanismen, welche die Reaktionsbesonderheiten im Senium bestimmen, in anderen Gliedern des Systems lokalisiert sein. Das muß man bei der Erforschung des genetischen Apparats berücksichtigen. Während des Alterns verschieben sich die neurohormonellen Wechselbeziehungen, gerade sie prägen die Alternsvorgänge in der genetischen Aktivität. Hier ein Beispiel: Beim Stress kommt es zu einer komplexen hormonellen Umstimmung, besonders verstärkt sich die Inkretion der Glukokorticoide. Diese Hormone nun können die Eiweißsynthese von Leberzellen variieren. Wir untersuchten das bei reflektorischer (Schmerzreizung) und hormoneller (Adrenalingabe) Erzeugung des Stress.

Nach Adrenalin (100 µg/100 g) wuchs die Aktivität der Tyrosinaminotransferase alter Ratten um 45,4%, die adulter um 20,1%. Nach Schmerzreizung traten entgegengesetzte Verhältnisse zutage, bei adulten wuchs die Fermentaktivität um 25%, bei alten dagegen praktisch nicht (Abb. 17d). Nach Adrenalektomie änderte sich in beiden Fällen die Fermentaktivität nicht. Im Einklang damit steht die RNS-Neubildung der Leber unterschiedlich alter Tiere. Beim reflektorischen Stress war sie in adulten Tieren, beim humoralen in alten stärker. Man darf annehmen, daß diese Differenzen auf Alternsprozessen im Hypothalamus beruhen; denn auf Schmerzreizung reagiert die Neurosekretion der Kerne des vorderen Hypothalamus adulter Ratten mehr, auf Adrenalingabe die bei alten (FROLKIS u. Mitarb. 1972).

Unter konkreten physiologischen Bedingungen wird das Ausmaß der genetischen Induktion in Leberzellen der Zustand der vor ihr liegenden Glieder der neurohumoralen Regulation bestimmen. Diese Bedeutung allgemeiner Regulationsfaktoren für die Altersbesonderheiten der Eiweißbiosynthese demonstrierten wir an Hand der Stimulation von vorderen Hypothalamuskernen. 3—5 h nach deren elektrischer Reizung maßen wir die Aktivität der Tyrosinaminotransferase in Leberzellen. Bei adulten Tieren war die Bildung des Fermentes ausgeprägter als bei alten (Abb. 17e). In beiden Altersklassen lag der Aktivitätszuwachs des Fermentes nach Hypothalamusreizung unter dem nach optimalen Dosen Hydrokortison. Folglich basieren die Altersdifferenzen der genetischen Induktion, wie sie nach Stimulation des Hypothalamus zu beobachten sind, in bedeutendem

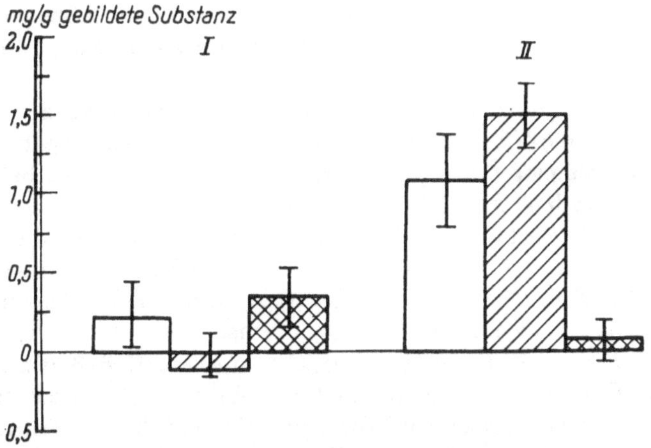

Abb. 17d. Anstieg der Aktivität der Tyrosinaminotransferase. I — bei Adrenalingabe (50 µg/100 g); II — bei Schmerzreizung. Helle Säulen — 1monatige Ratten; gestrichelte Säulen — 8—10monatige Ratten; dunkle Säulen — 26—28monatige Ratten.

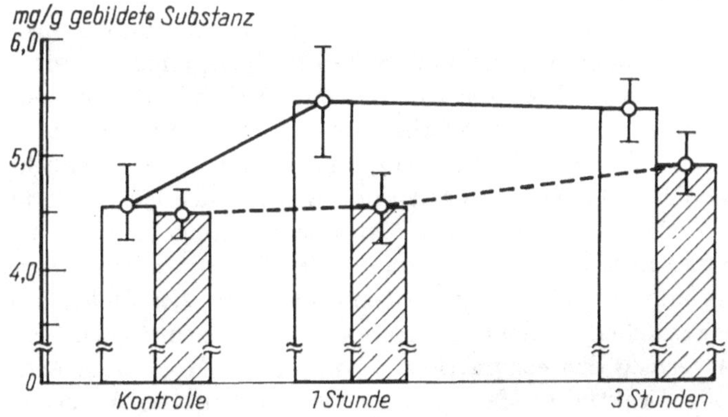

Abb. 17e. Aktivität der Tyrosinaminotransferase der Leber adulter (weiße Säulen) und alter Ratten (gestrichelte Säulen) 3 Stunden nach Stimulation des ventromedialen Abschnittes des Hypothalamus.

Maße nicht auf den Potenzen der Zelle, sondern auf dem Zustand der vorausgehenden Glieder neurohumoraler Regulation im Bereich von Hypothalamus—Hypophyse—Nebennierenrinde. Im Senium gibt es oft Situationen, daß der Gegenstand der Regulation noch Leistungsreserven hat, die Regulationszentren diese aber nicht nutzen.

Die Reihenfolge der Veränderungen der Regulationsapparate in den Genen, der DNS verschiedener Zellen bestimmt die Entfaltung der primären Alternsmechanismen, das Programm der Entwicklung dieses überaus komplexen Prozesses. Die Anerkennung der Genregulationshypothese des Alterns begründet theoretisch die Existenz einer Lebenszeit, in deren Grenzen Maßnahmen, den Ablauf des Alterns zu verändern und die Lebensdauer wesentlich zu verlängern, aussichtsreich sind.

Vor allem die Synthesefähigkeiten bestimmen die Aktivität der Enzyme. Lange Zeit existierte die Vorstellung von einer Aktivitätsabnahme aller Enzyme. Das Altern wurde als eine totale Hypofermentie angesehen. Diese Behauptung ist jedoch falsch. Nach HAHN (1965), welcher 93 Enzyme in 10 verschiedenen Organen von Tieren verschiedenen Alters analysierte, nimmt die Aktivität von 42 Enzymen ab, bei 43 bleibt sie konstant und bei 8 Enzymen nimmt sie zu. Das bestätigt die These von der Kombination einzelner Erscheinungen des Erlöschens mit Adaptationen im Prozeß des Alterns.

Durch Arbeiten unseres Kollektivs wurde demonstriert, daß die Aktivität einer Reihe von Enzymen des Energie- und Transmitterstoffwechsels zunehmen kann (Abb. 18). Darüber hinaus wird die Aktivität mancher Fermente im Gewebshomogenat bestimmt. In diesem Fall können niedrigere Größen bei alten Tieren mit strukturellen Veränderungen und mit Umverteilungen des Gehaltes zytoplasmatischer und metaplasmatischer Eiweißkörper im Zusammenhang stehen.

Es gibt zwei Regulationsebenen der Enzymaktivität: die Aktivitätsänderung „fertiger" Moleküle und die Regulation auf der genetischen Ebene, welche die Quantität der Fermentmoleküle bestimmt. Leider sind unsere methodischen Möglichkeiten der Analyse dieser zwei Seiten noch begrenzt. Bei der summarischen Aktivität konzentrieren die Autoren ihre Aufmerksamkeit meist auf die Frage Aktivitätsabnahme oder -anstieg. Es ist jedoch zu vermuten, daß sich hinter einer gleichen Aktivität von Enzymen in den unterschiedlichen Altersperioden eine nicht identische Korrelation zwischen der Quantität ihrer Moleküle und der Aktivität jedes einzelnen Moleküls verbergen kann.

Der Aktivitätsanstieg im Alter kann mit Konformationsänderungen des Eiweißkörpers und mit einer eigenartigen Entfaltung des Moleküls sowie der Aufdeckung zusätzlicher Reaktionsgruppen zusammenhängen. Ein solcher Mechanismus vermag den enzymatischen Anstieg des Myogens A und der Adenosintriphosphataseaktivität des Myosins, welcher an das Freiwerden „maskierter" Sulfhydrylgruppen gebunden ist, zu erklären (GOLDSCHTEIN 1969).

Große Bedeutung besitzen auch Verschiebungen der allosterischen Regulation und Zustandsänderungen von Regulationszentren. In den folgenden Kapiteln werden in unserem Kollektiv gewonnene Befunde zu Aktivitätsänderungen vieler Fermente unter Einwirkung geringer Dosen von Katecholaminen und Thyroxin zitiert. Und schließlich kommt der Veränderung der Synthese von

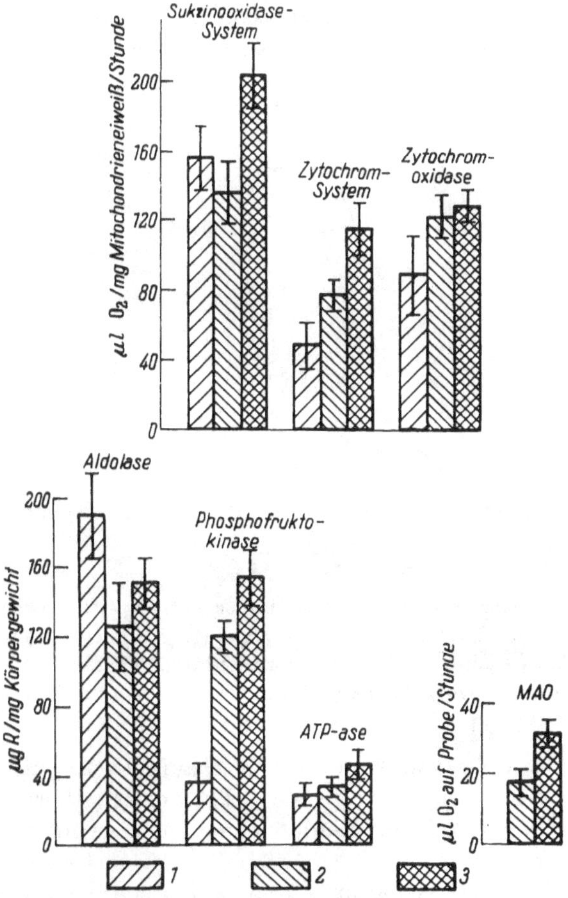

Abb. 18. Aktivitätsanstieg einzelner Fermente in Myokard und Skeletmuskeln (Adenosintriphosphataseaktivität des Myosins) bei Ratten während des Alterns. 1 — 1monatige, 2 — 12—18monatige, 3 — 28—32monatige Ratten.

Enzymmolekülen am genetischen Apparat in Verbindung mit der Anhäufung von Induktor-Metaboliten in den Geweben immense Bedeutung zu.

Also kann die Fermentaktivität in intrazellulären Stoffwechselprozessen unter natürlichen Bedingungen innerhalb weiter Grenzen reguliert werden. Man muß zwischen der vorhandenen und der potentiellen, durch Regelung erreichbaren Aktivität unterscheiden. Die disponible Enzymaktivität charakterisiert den Ausgangszustand des Gewebes, die potentielle, zu regelnde die möglichen Veränderungen der Enzymaktivität in unterschiedlichen Situationen, wenn an das System erhöhte Anforderungen gestellt werden. Im Alter nimmt die potentielle Aktivität einer Reihe von Enzymen ab. Durch unser Kollektiv wurde gezeigt (Kapitel IV), daß bei Steigerung der Oxydationsprozesse in den Geweben nach Gabe von Hormonen und Substraten der mögliche Aktivitätsanstieg einiger Fermente und der Intensitätsanstieg der Gewebsatmung in adulten Tieren stärker sind.

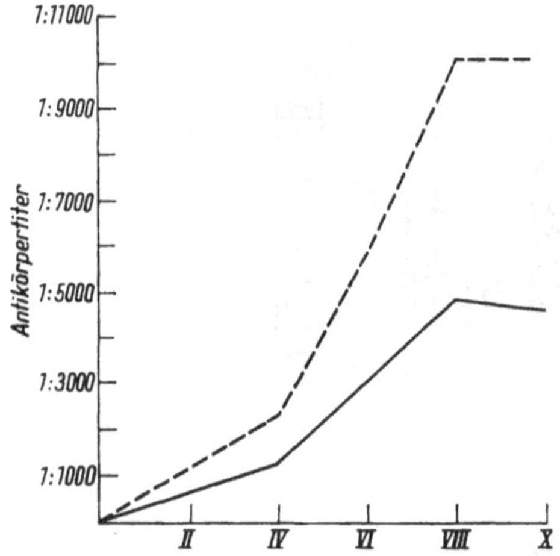

Abb. 19. Altersunterschiede in der Dynamik der Antikörpertiter bei vielmaliger Immunisierung mit Typhusvakzine. Durchgezogene Linie — 8—9monatige Ratten; gestrichelte Linie — 24—26monatige Ratten. Abszisse — fortlaufende Numerierung der Antigengabe (jede Immunisierung 4×10^9 Mikroben).

Die Anerkennung der Rolle von Regulationsmechanismen für die Veränderungen der Eiweißbiosynthese impliziert die Möglichkeit eines „Abbruchs" dieser Mechanismen und die Möglichkeit der Einflußnahme auf viele Alternsvorgänge des Organismus.

Die Versuchsergebnisse unserer Mitarbeiterin T. L. Jechnewa (1969) sind wohl ein Beispiel für einen derartigen Abbruch. In der Literatur werden die Mechanismen der genetischen Induktion innerhalb der Antikörperproduktion erörtert. Jechnewa nun immunisierte adulte und alte Ratten mit steigenden Antigenmengen (Typhus-Vakzine). Nach der Immunisierung mit einer hohen Dosis stiegen die Antikörpertiter bei alten Ratten enorm an und erreichten Werte, welche die adulter weit übertrafen (Abb. 19). Dieser stürmische Anstieg des Antikörpertiters alter Ratten ist ein Beweis für solch einen Abbruch der Regulationsmechanismen.

So zeigt sich die Unvollkommenheit der Adaptation des Systems der Eiweißbiosynthese während des Alterns in der Einschränkung potentieller Möglichkeiten biosynthetischer Prozesse und in der Entstehung bisweilen entgegengesetzt gerichteter Störungen der Tätigkeit des Systems (Hemmung und Ausbrechen aus regulatorischen Einflüssen).

Die Veränderungen der Eiweißbiosynthese entwickeln sich in unterschiedlicher Reihenfolge in den Zellen. Allgemeine Regulationsmechanismen im Gesamtorganismus und neurohumorale Einflüsse beherrschen die Erscheinungen der genetischen Induktion. Es stellte sich heraus, daß man viele Hormone als direkte genetische Induktoren betrachten kann, auch auf die Möglichkeit direkter nervaler Einflüsse auf die Eiweißsynthese wurde hingewiesen. Diese neurohumoralen Einflüsse sind grundlegend für die Trophik der Gewebe. Vermutlich können primäre Veränderungen der Regulation der Eiweißbiosynthese in den einen Zellen über ein System regulatorischer Einflüsse den Zustand des genetischen Apparates anderer Zellen verändern. Außerdem ist es wichtig, die Bedeutung primärer Veränderungen schon fertiger Eiweißmoleküle zu beachten.

I. I. Metschnikow (1908) hat wohl als erster versucht, das Altern mit der zunehmenden Anhäufung von Metaboliten im Organismus in Zusammenhang zu bringen. Selbstverständlich geht es nicht um die Rolle der Resorption giftiger Produkte aus dem Darm, sondern um die prinzipielle Möglichkeit von Verschiebungen im Organismus, die unter dem Einfluß von Zwischen- und Nebenprodukten chemischer Reaktionen, welche sich mit zunehmendem Alter anhäufen, eintreten.

Gegenwärtig wird die Möglichkeit einer schädigenden Einflußnahme von Metaboliten auf DNS und Eiweißkörper und ihre Rolle beim „Zusammenheften“ der Eiweißmoleküle, des Eiweißkörpers mit der DNS usw. erörtert. Die Natur dieser Metabolite ist bis in alle Einzelheiten noch nicht geklärt. Der grundlegende Meinungsstreit über die möglichen Intoxikationsmechanismen geht jetzt darum: Häufen sich die Produkte der Lebenstätigkeit während des Alterns an oder häufen sie sich nicht an. Die Reaktion hängt jedoch nicht nur von der Quantität der angehäuften Substanzen ab, sondern auch von der Sensibilität der Gewebe. Unter den in Frage kommenden Metaboliten wird den Zwischenprodukten des Eiweißstoffwechsels große Bedeutung beigemessen. Als wir uns dem Studium der Empfindlichkeit des Organismus gegenüber Harnstoff, Phenol und Guanidin zuwandten, rechneten wir nicht im mindesten damit, daß die Anhäufung gerade dieser Produkte eine Rolle im Mechanismus etwaiger Alternsveränderungen der Zelle spielt. Sie wurden von uns nur als Beispiel für Substanzen ausgewählt, welche sich im Verlauf des Eiweißstoffwechsels bilden und ausgeprägten Einfluß auf den Organismus besitzen.

Es zeigte sich, daß die Ansprechbarkeit alter Ratten auf diese Substanzen ansteigt. Geringe Dosen riefen bei alten Ratten ausgeprägte Verschiebungen im Rhythmus der Herztätigkeit, in Frequenz und Tiefe der Atmung, in der elektrischen Aktivität der Muskeln sowie in der Empfindlichkeit des Herzens gegenüber Azetylcholin und dem Einfluß des N. vagus hervor und führten zu Krämpfen, und zwar, bei intravenöser Injektion, Phenol in Dosen von 0,2—0,8 mg/100 g, Harnstoff in Dosen von 20—75 μg/100g, Guanidin in Dosen von 3,0—5,0 mg/100g; bei adulten betrugen die Dosen 1,0—1,5 mg/100 g, 100—800 μg/100 g bzw. 10,0—20,0 mg/100 g.

Besonders interessant waren Altersunterschiede in der Wirkung des Harnstoffs. Je nach der Dosis des injizierten Harnstoffs entstanden verschieden gerichtete Veränderungen der Empfindlichkeit des Herzens gegenüber Azetylcholin und dem Einfluß des N. vagus. In kleinen Dosen erhöhte Harnstoff die Wirksamkeit cholinerger Einflüsse, in großen unterdrückte er sie.

Bei alten Tieren entstand nach Dosen, die wesentlich unter denen adulter lagen, eine kurze Phase der Verstärkung der Effekte, welche von einer langandauernden Hemmung abgelöst wurde. In adulten Ratten war die Phase der Verstärkung cholinerger Einflüsse bedeutend ausgeprägter.

Harnstoff ruft in Abhängigkeit von der Konzentration eine Denaturierung des Proteins unterschiedlicher Ausprägung hervor. Die auftretenden Verschiebungen in der Struktur des Eiweißkörpers führen zum Freiwerden früher maskierter Sulfhydrylgruppen. Eine derartige Veränderung in der Struktur cholinrezeptiver Eiweißkörper bedingt auch die Erhöhung der Ansprechbarkeit auf Azetylcholin.

An alten Tieren entstehen Strukturveränderungen des Proteins bei niedrigen Harnstoffdosen. Die bereits vorhandenen Veränderungen im Eiweißmolekül begünstigen jedocn schnellere, ernsthafte Beeinträchtigungen der Eiweißeigenschaften durch Harnstoff und die Abnahme der Empfindlichkeit des Cholinrezeptors gegenüber Azetylcholin.

In Modifikation der Ansichten I. I. Metschnikows wäre also zu betonen, daß die Erhöhung der Sensibilität eine sekundäre Veränderung, gegenüber den vorangegangenen Prozessen in Eiweißmolekülen und anderen Strukturen, ist. Letztere können auch ohne Anhäufung von Metaboliten auftreten und mit dem Erscheinen ungewöhnlicher chemischer Verbindungen und freier Radikale in der alternden Zelle in Zusammenhang stehen.

Über Zellfunktionen, welche mit der Eiweißbiosynthese gekoppelt sind

Eiweißmoleküle sind die strukturelle Grundlage der verschiedenen Seiten der Zelltätigkeit. Und deshalb stellen Verschiebungen in der Erneuerung, im Gehalt und in den Eigenschaften des Proteins letztendlich den molekularen Mechanismus altersabhängiger Funktionsänderungen dar. Die Permeabilität der Zellmembranen, die bioelektrischen Erscheinungen an ihnen, die Kontraktion der Muskelfasern, die Sekretion von Drüsenelementen usw. vollziehen sich auf der Grundlage funktioneller Eiweißveränderungen. Die Ungleichmäßigkeit der Veränderungen der einzelnen Zelleiweiße bedingt die beträchtliche Buntheit funktioneller Alternserscheinungen des Organismus.

Nach A. W. Nagorny und seiner Schule „verdrängen" die funktionellen Eiweißkörper im Laufe des Lebens die Systeme der Eiweißbiosynthese, und das wird zu einer der Hauptursachen der Zelldegradation. Die Korrelation zwischen Funktion und plastischen Prozessen wird durch komplizierte Regulationsbeziehungen sichergestellt. Durch sie erfolgt die Adaptation der Eiweißbiosynthese an die Zelltätigkeit. Das Abreißen dieser Kopplung ist ein sehr wichtiger Mechanismus der Funktionsstörung von Zellen und Organen bei angespannter Tätigkeit im Alter.

Das Problem der plastischen Versorgung von Funktionen basiert auf der Vorstellung vom „fertigen“ Eiweißkörper als struktureller Grundlage der verschiedenen Erscheinungen der Zelltätigkeit. Das Aktomyosinfilament kontrahiert sich, der Cholinrezeptor verändert seine Konfiguration und führt zum Ionenstrom, die Zellenzyme übertragen Elektronen etc. — in allen diesen Fällen entfaltet sich die Funktion auf der Grundlage schon fertiger Eiweißmoleküle.

Es existiert noch ein wichtiger Mechanismus der Kombination von plastischen Prozessen und Funktion. Wir definierten ihn als die Zellfunktionen, welche an die Proteinbiosynthese gekoppelt sind (1967a). Ein bemerkenswerter Weg zur Ökonomisierung der Lebenstätigkeit ist die Kombination verschiedener Prozesse zur Erreichung eines gemeinsamen Ziels. So wird zum Beispiel durch die Energiebildung die Befreiung der Zelle von Metaboliten erreicht. Die Kopplung zwischen Oxydation und Phosphorylierung führt zur sparsamsten Energiegewinnung. Im Myosin sind kontraktile und Adenosintriphosphataseeigenschaften vereinigt u. a.

Wenn bis jetzt das Hauptaugenmerk der Forscher der Entfaltung funktioneller Erscheinungen auf der Grundlage fertiger Eiweißmoleküle galt, so betont unsere Konzeption die Verbindung der Zellfunktion mit der „Montage“ dieses Moleküls selbst. Es gelang uns, experimentelle Beweise für die Existenz dieses Mechanismus und seine Rolle bei der Genese des Alterns zu finden.

Es ist bekannt, daß bei der Realisierung von Zellfunktionen die Polarisation der Oberflächenmembran und die Größe des Membranpotentials (MP) eine große Rolle spielen. Der Erregungsprozeß geht mit einem Abfall des MP, mit Depolarisation einher. Viele Arten der Hemmung sind mit einer Hyperpolarisation verbunden.

Wir (W. W. Frolkis, O. A. Martynenko und W. G. Korotonoshkin) untersuchten, wie sich die Membranpolarisation bei Blockade verschiedener Glieder der Eiweißbiosynthese verändert. Zu diesem Zweck wurden intraperitoneal Actinomycin D (5 μg/100 g), das die Synthese der m-RNS an den Strukturgenen der DNS blockiert, Ribonuklease (100 μg/100 g), die das RNS-Molekül zerstört, und Puromycin (0,25 g/100 g), das die Eiweißsynthese an den Ribosomen blockiert, injiziert. Eine Hyperpolarisation der Muskelfasern wurde durch Injektion von Insulin und Denervierung erzielt. Diese Faktoren wurden ausgewählt, da sie ihrem Wirkungsmechanismus auf die Zellmembran nach heterogen sind.

Es stellte sich heraus, daß Inhibitoren der Eiweißsynthese in ziemlich kurzer Zeit die Hyperpolarisation der Zellmembranen verhindern. So stieg nach Injektion von 0,16 E/100 g Insulin das MP der Fasern des M. gastrocnemius von 82,2 ± 0,02 auf 88,1 ± 1,4 mV; 60 Minuten nach Denervierung stieg es auf 87,3 ± 0,3 mV. Wenn aber vor dem Insulin oder vor der Denervierung Ribonuklease, Actinomycin D oder Puromycin injiziert wird, tritt keine Hyperpolarisation auf, die Größe des MP bleibt bei 81,5 ± 1,0 mV. Wichtig ist, daß sich diese Wirkung der Inhibitoren der Proteinsynthese schnell entwickelt, schon 10—40 Minuten nach ihrer Injektion. Man darf annehmen, daß auch andere Substanzen, welche toxisch auf die Zelle wirken, diesen Effekt haben.

Die Rolle energetischer Prozesse bei der Aufrechterhaltung der Membranpolarisation und der Sicherstellung der Kalium-Natrium-Pumpe ist bekannt. In der folgenden Versuchsserie studierten wir den Einfluß von Substanzen, die selektiv einzelne Glieder energetischer Prozesse blockieren, auf die Hyperpolarisation von Muskelfasern. Zu diesem Zweck wurden Natriumfluorid, 2,4-Dinitrophenol und Monojodazetat verwendet. All diese Substanzen führen zu einem progressiven Abfall der Polarisation. Jedoch heben sie in Dosen, welche einen Abfall des Membranpotentials hervorrufen, die Hyperpolarisation der Membran von Muskelfasern nicht auf. Wie aus Abbildung 20 ersichtlich, erzeugen Denervierung und Injektion von Insulin eine deutliche Hyperpolarisation auf dem Hintergrund der Wirkung von Inhibitoren des Energiestoffwechsels.

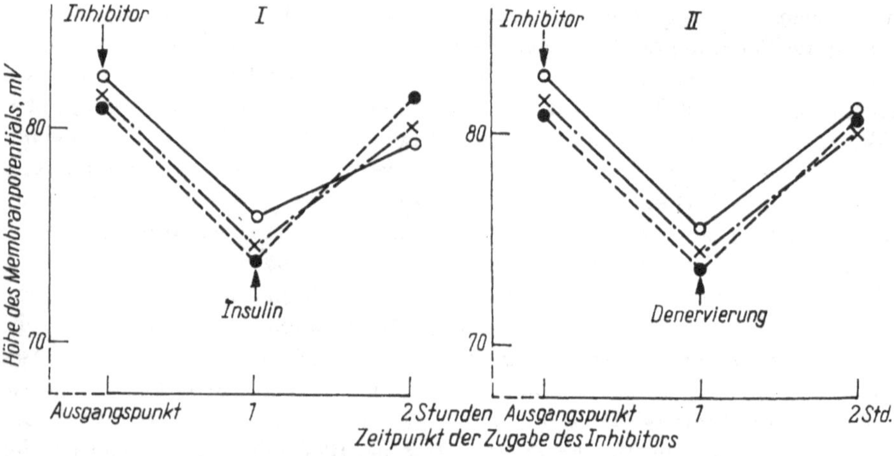

Abb. 20. Wirkung von Inhibitoren des Energiestoffwechsels auf die Hyperpolarisation der Muskelfasern. I — Insulingabe (0,16 E/100 g); II — Denervierung. Durchgezogene Linie — Gabe von Natriumfluorid (0,01 mol/100 g), gestrichelte Linie — Zufuhr von 2,4-Dinitrophenol (0,02 mol/100 g), Strich-Punkt-Linie — Zufuhr von Monojodazetat (0,05 mol/100 g).

Eine Hyperpolarisation von Zellmembranen liegt vielen physiologischen Vorgängen zugrunde. Ein Beispiel ist die chronotrope Wirkung des N. vagus aufs Herz. Ableitung von Potentialen aus einzelnen Zellen des Schrittmachers des Herzens mit Mikroelektroden zeigte, daß sich bei Reizung des N. vagus deren Hyperpolarisation ausbildet. Es gelang uns, experimentell zu demonstrieren, daß Inhibitoren der Eiweißbiosynthese die negativ chronotrope Wirkung des N. vagus auf das Herz abschwächen, bisweilen völlig aufheben. — Und schließlich als Beispiel noch die Reizung der Chemorezeptoren der Gefäße. Später wird von Beobachtungen berichtet, welche dafür sprechen, daß vorherige Perfusion des isolierten Karotissinus und der Darmgefäße mit Lösungen, die Inhibitoren der Eiweißbiosynthese enthalten, die Reflexe der Chemorezeptoren auf hyperpolarisierende Substanzen aufheben. Äußerst wichtig ist nun, wie rasch sich all diese Effekte entwickeln, nämlich einige Zehntelminuten nach Injektion der Inhibitoren. Das zwingt zur Behauptung, daß die beschriebenen Wirkungen nicht mit Veränderungen eines „fertigen" Eiweißkörpers, sondern mit Störungen seines Aufbauprozesses zusammenhängen. Im Verlauf der Eiweißbildung entstehen Verschiebungen, welche die Zellfunktionen bestimmen. Die Eiweißbiosynthese ist an die Funktionen der Zellen gekoppelt. Dafür sprechen auch unsere Versuche, in denen es durch Injektion von Ribonukleinsäure gelang, viele verlorengegangene Reaktionen wiederherzustellen. Man muß daran denken, daß für die Erneuerung der Mehrzahl der Eiweißkörper bedeutend mehr Zeit benötigt wird.

Änderungen der Kombination der Eiweißbiosynthese mit den Zellfunktionen erklären viele Alternsprozesse. In den frühen Stadien der Ontogenese festigen sich die physiologischen Haupteigenschaften der Zelle, ihre Erregbarkeit, Labilität und eine bestimmte Membranpolarisation. Nach unseren Befunden erreichen am 18.—20. Tag nach der Geburt Ratten eine stabile Höhe des Membranpotentials ihrer Muskelfasern (70—80 mV).

Unserer Meinung nach müßten diese sehr wichtigen physiologischen Zellparameter an ein gewisses Niveau auch der Biosynthese während der frühen Ontogenese gekoppelt sein. Gemeinsam mit Martynenko gaben wir unmittelbar post partum Ratten täglich Inhibitoren der Eiweißbildung (Actinomycin D, Ribonuklease). Im Ergebnis dessen erreichten die Tiere ihr normales Membranpotential nicht am 18.—20., sondern erst am 25.—30. Tag. Injizierten wir dagegen Stimulatoren der Proteinsynthese, war das Membranpotential von 78—80 mV bereits am 13.—15. Tag vorhanden. So findet also eine geänderte Eiweißbiosynthese am genetischen Apparat in der Ausbildung physiologischer Grundparameter der Zelle während der frühen Ontogenese ihren Niederschlag.

Wichtig ist die Kopplung zwischen Proteinsynthese und Zellfunktion auch für das Altern. Mit den Jahren läßt auf Grund der Regulationsverschiebungen des genetischen Apparates die Erneuerung vieler Eiweiße nach. Das hat zwangsläufig eine geänderte Zellfunktion zur Folge. Als Bestätigung dessen diene jene Tatsache, daß bei alten Tieren das von uns beschriebene Phänomen der Verhinderung einer Hyperpolarisation durch kleinere Dosen der Eiweißsyntheseinhibitoren hervorgerufen wird. Beseitigte an adulten Ratten die Hyperpolarisation der Muskelfasern durch Insulin, Östradioldipropionat oder Denervierung eine Injektion von Ribonuklease in der Dosis 100 µg/100 g, waren bei alten nur 50 µg/100 g nötig.

Einen wesentlichen Einfluß auf die Proteinsynthese vermögen ionisierende Strahlen auszuüben (Abb. 20a). In alten Tieren unterbinden niedrigere Dosen die Hyperpolarisation der Muskelfasern. Bei adulten Ratten erzeugten erst 3 Tage nach Bestrahlung mit 600 r und 6 Tage nach Bestrahlung mit 400 r Insulin, Östradioldipropionat und Denervierung keine Potentialerhöhung. 200 r bleiben an adulten Tieren völlig ohne Wirkung. Bei alten entstand dieser Effekt nach Bestrahlung mit 600 und 400 r bereits am ersten Tag. Außerdem waren auch 200 r wirksam.

Dieselbe Gesetzmäßigkeit zeigten wir noch an anderen Beispielen. In alten Tieren schwächten geringere Inhibitordosen die Vaguswirkung aufs Herz, schalteten die Reaktion der Gefäßchemorezeptoren auf hyperpolarisierende Substanzen aus und dämpften die zentrale Hemmung.

Eine große Gruppe von Faktoren, welche die Eiweißsynthese verstärkten, erhöht die Polarisation der Zellmembran. Wir beobachteten das nach Applikation anaboler Hormone, nach Insulin, bei Zellregeneration, nach Ribonuklein-

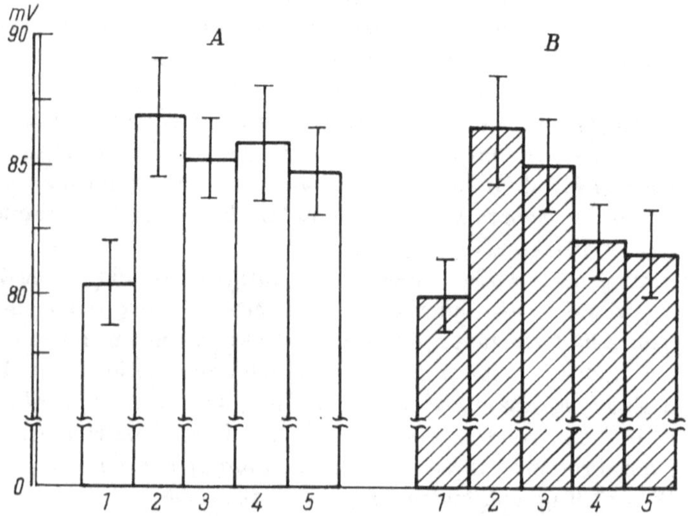

Abb. 20a. Wirkung einer lokalen ionisierenden Bestrahlung (376 r) auf die Hyperpolarisation (mV) einzelner Muskelfasern bei adulten (A) und alten Ratten (B). 1 — Ausgangsniveau des Membranpotentials; 2 — 60 Minuten nach Gabe von Insulin (0,16 E/100 g); 3 — 30 Minuten nach Durchtrennung des N. ischiadicus; 4 — nach Insulin bei vorangegangener Bestrahlung (nach 24 Stunden).

säurezufuhr und in einem bestimmten Stadium der Zellhypertrophie (Frolkis 1970). Es gelang uns, die enge Korrelation zwischen Zunahme des Membranpotentials und Erhöhung des Gehaltes und der Neubildung von RNS und Eiweiß festzustellen. In alten Tieren wächst das Membranpotential nach Aktivierung der Proteinsynthese weniger als in adulten.

Mit einer Hyperpolarisation ist die Hemmung in Nervenzentren die Vaguswirkung aufs Herz und die Aktivität mancher Hormone verbunden. Wandlungen der Beziehungen der Eiweißbiosynthese zu den Zellfunktionen sind dafür verantwortlich, daß diese Seiten der Zelltätigkeit während des Alterns eher als andere Schaden nehmen. Auch dieser Mechanismus scheint für Funktionsänderungen im Alternsgang maßgeblich zu sein.

Wir betonten schon, daß eine wechselseitige Beziehung zwischen Eiweißbiosynthese und Zellpolarisation besteht, denn die Hyperpolarisation führt über

Ionenveränderungen auch zu Umstellungen der Proteinsynthese. So stimuliert die mit ihr einhergehende Hemmung regenerative Prozesse. Der Wechsel zwischen Erregung und Hemmung gewährleistet das erforderliche Niveau wiederherstellender Prozesse in der Zelle und die Zuverlässigkeit ihrer Arbeit. Mit dem Alter läßt dieses Wechselspiel nach und damit auch die regenerative Wirkung der Hemmung. Das belegten wir an mehreren Strukturen. Im Senium wird die Wirkung der pessimalen Hemmung auf die Wiederherstellung des ermüdeten myoneuralen Apparates, der retikulospinalen, reziproken Hemmung auf die Wiederherstellung der Rückenmarksneurone und des Schlafes auf die Nerventätigkeit schwächer. Das Wechselspiel zwischen Erregung und Hemmung vermitteln die Prozesse der Eiweißbiosynthese.

Demnach existieren zwei Mechanismen für Alternsveränderungen der metabolischen Gewährleistung von Zellfunktionen, zwei Mechanismen der Änderungen der Kopplung zwischen Eiweißbiosynthese und Zelltätigkeit. Der erste — Wandlungen in den Regulatorgenen führen zu Verschiebungen in der Proteinsynthese und in der Struktur des Eiweißmoleküls. Die sich auf Grund dessen entwickelnden Änderungen im Gehalt und in der Aktivität von Fermenten, im Zustand der Membraneiweiße der Zelle und ihrer Organellen, kontraktilen Proteine usw. variieren die Funktion der Zellen. Der zweite — Wandlungen in den Regulatorgenen und in der Eiweißbiosynthese verursachen ein Nachlassen der Hyperpolarisation, der Hemmung und der regenerativen Prozesse. Diese beiden Wege der Syntheseänderungen des Eiweißes stellen die Grundlage gestörter Zellfunktionen während des Alterns dar.

KAPITEL IV

Regulation und Anpassung energetischer Prozesse während des Alterns

Solange bei den ersten Organismen noch keine zuverlässigen Mechanismen ausgearbeitet waren, welche die zwei Hauptfunktionen garantierten: die erste — die Autoreproduktion, und die zweite — die Versorgung mit Energie in solch einer Form, daß sie für die unterschiedlichen Bedürfnisse des Organismus ausgenutzt werden konnte, solange war das Leben nur ein gleichsam von der Natur angestelltes Experiment, und es befand sich ständig in der Gefahr des Ausgelöschtwerdens.

D. Green

Über die allgemeine Tendenz der Energetik des Organismus beim Altern

Die Entstehung des Lebens auf der Erde und einer elementaren, überaus einfachen biologischen Organisation, die Aufrechterhaltung eines neuen Niveaus interatomarer Verbindungen und auf der Grundlage dessen die Entwicklung ständig komplizierter werdender molekularer Strukturen ermöglichte nur die Herausbildung neuer Formen der Energieversorgung all dieser Prozesse. Sie gelangten in den oxydativen Vorgängen, in der oxydativen Phosphorylierung zur Vollkommenheit. Die Knüpfung sehr einfacher regulatorischer Kontakte zwischen einzelnen Gliedern der Systeme schon auf den frühesten Evolutionsetappen gewährleistete die Wechselbeziehung zwischen der Energiebildung und ihrem Verbrauch. So wurde die Adaptation energetischer Systeme an die Erfordernisse der sich ständig wandelnden Organisation alles Lebenden und an die Aufrechterhaltung einer bestimmten Ordnung der Materie erreicht.

Diese Arbeit für die Erhaltung und Weiterentwicklung der biologischen Ordnung, die anentropischen Prozesse waren schon 1935 von S. Bauer als ein Grundgesetz der Biologie formuliert worden. Er schrieb, daß die lebenden Systeme sich niemals im Gleichgewicht befinden und sie auf Kosten ihrer freien Energie Arbeit gegen das unter den existierenden Bedingungen zu erwartende Gleichgewicht leisten müssen. In Fortsetzung dessen schreibt A. I. Oparin (1960): „Also ergibt sich, daß ein Grundgesetz der Physik die Tendenz zur Unordnung, die Vergrößerung der Entropie darstellt, dagegen ein Grundgesetz der Biologie die Zunahme der Organisiertheit, die Verminderung der Entropie“ (1960, S. 17). Man muß sich dennoch kritisch zu denjenigen Hypothesen verhalten, die das Altern nur als eine in eine Richtung zielenden, entropischen Prozeß ansehen. Dem widerspricht, daß während des Alterns nicht nur ein Versiegen des Stoffwechsels, sondern auch wichtige Anpassungsphänomene deutlich werden. Dank der Selbstregulation im Verlaufe der individuellen Entwicklung vervollkommnen sich die anentropischen Tendenzen. Gerade sie schaffen die Grundlage für die Alternsevolution.

Von Rubner (1908) stammt die Hypothese über die Abhängigkeit der Lebensdauer vom Energiepotential des Organismus, vom Verlust an Energie. Folgt man Rubner, kommt man unausweichlich zu dem Schluß, daß das Leben vom Moment seiner Entstehung an einen einförmigen Prozeß des Energieverlusts darstellt und daß das sicherste Mittel zur Erhaltung des Energiepotentials und vielleicht auch zur Verlängerung des Lebens die Einschränkung des Energieverbrauchs ist.

Je größer die individuelle Lebensdauer ist, desto größer ist natürlich der summarische Energieverbrauch. Ein Charakteristikum biologischer Regulation der Energetik besteht jedoch darin, daß die Prozesse des Verbrauchs von Energie ganz automatisch die Prozesse ihrer Bildung und Anhäufung stimulieren. Deshalb wird schon in frühen Stadien der Ontogenese der Energieverbrauch ein sehr wichtiger Regulationsfaktor, welcher anentropische Mechanismen in Gang bringt und vervollkommnet. Diese Gesetzmäßigkeiten der Wechselbeziehung entgegengesetzter Tendenzen bei der Aufrechterhaltung von Struktur und Funktion des Organismus unterstrich I. P. Pawlow, nach ihm formulierte sie G. W. Folbort exakt in seiner Konzeption von der Erschöpfung und Wiederherstellung funktioneller Potentiale. Die Vorgänge der Erschöpfung (nach Folbort die Erniedrigung des funktionellen Potentials der Zellen und Gewebe, nicht das Schwinden der Vorräte an einer konkreten Substanz) stimulieren die regenerativen Prozesse. Je stärker die Erschöpfung, desto intensiver die Regeneration. Es ist sogar möglich, daß die Intensität regenerativer Prozesse das Ausgangsniveau übersteigt. Daraus ergibt sich noch ein nicht unbedeutender Schluß: Jede Abschwächung der Tätigkeit führt unbedingt zur Abschwächung der Wiederherstellungsvorgänge, zur Abnahme der funktionellen Möglichkeiten des Systems. Das erscheint besonders klar am Beispiel der Herztätigkeit, welche durch ein hohes Energieniveau charakterisiert ist. Wir zeigten, daß eine Senkung der Kontraktionsfähigkeit des Myokards, seiner energetischen Vollwertigkeit nicht nur durch angespannte Tätigkeit (Erhöhung der Myokardbelastung, starke und anhaltende Beschleunigung des Herzrhythmus), sondern auch durch entgegengesetzte Veränderungen (starke Verlangsamung des Herzrhythmus, geringe Myokardbelastung) erreicht werden kann (Frolkis 1952). Im ersten Falle tritt eine energetische Insuffizienz als Ergebnis des wachsenden, nicht mehr kompensierbaren Energieverlustes auf, im zweiten als Ergebnis des Verschwindens des Stimulus für regenerative Prozesse. Nach G. W. Folbort besteht einer der wichtigsten Alternsmechanismen in der Dämpfung des regenerativen Geschehens.

Demnach bestimmen Grad und Vollkommenheit der Adaptationen in bedeutendem Maße die Energieversorgung der Zellen während des Alterns. Diese Ansicht meines Lehrers begründet die theoretische Möglichkeit einer Steuerung der Tendenz und des Ausmaßes energetischer Prozesse, sie widerlegt die Vorstellung von der Unveränderlichkeit des Energiefonds des Organismus. Praktische Beweise dessen sind der Einfluß der Lebensart, des Arbeitscharakters sowie der

Leibesübungen auf den „Energiefonds“ des Organismus, auf den Verbrauch und die Anreicherung von Energie.

Bei motorischer Aktivität und Bewegungsarmut ändern sich die Energieverhältnisse des Organismus unterschiedlich. Nach der orthodoxen Vorstellung über den Zusammenhang zwischen Energieverbrauch und Lebenszeit dürfte man erwarten, daß Bewegungseinschränkung das Leben verlängert. Tatsächlich macht sie aber eine Verkürzung der Lebenszeit (I. W. Murawow 1968, 1969a, 1972, W. A. Bojer 1968). Einen besonders verhängnisvollen Einfluß hat sie auf den alternden Organismus. Das Fehlen aktiver Tätigkeit führt zu wesentlichen Verschiebungen in der Energetik der Gewebe, in der neurohumoralen Regulation der Hämodynamik und der Atmung (Frolkis u. Murawow 1965, Tschebotarew u. Korkuschko 1966, Murawow 1968).

In unserem Laboratorium zeigte P. Angelowa (1972), daß bei Bewegungsarmut starke Veränderungen in der Intensität der Gewebsatmung, der Glykolyse und im Stoffwechsel energiereicher Phosphate auftreten. Die Ratten wurden 3 Wochen in speziellen kleinen Käfigen gehalten und durften sich täglich 1 Stunde lang in freier Umgebung erholen. Wie auf Tabelle 3 zu sehen, sinkt dabei die Gewebs-

Tabelle 3

Intensität der Gewebsatmung (Q_{O_2}) und der Glykolyse (in mg% Milchsäure) in der Herz- und Skeletmuskulatur unterschiedlich alter weißer Ratten unter den Bedingungen der Bewegungsarmut

Alter (Monate)	Tiergruppe	Skeletmuskel Q_{O_2} M ± m	Skeletmuskel Milchsäureanstieg (mg%) M ± m	Herzmuskel Q_{O_2} M ± m	Herzmuskel Milchsäureanstieg (mg%) M ± m
1,0–2,0	Kontrollgruppe	8,96 ± 1,60	48,33 ± 9,81	3,91 ± 0,14	33,95 ± 7,53
	Versuchsgruppe	4,12 ± 0,53	10,29 ± 8,05	2,88 ± 0,57	52,23 ± 17,50
	α	0,05	0,05	0,05	0,05
8–9	Kontrollgruppe	8,39 ± 0,47	53,30 ± 15,66	4,41 ± 0,32	41,24 ± 6,53
	Versuchsgruppe	5,27 ± 1,29	79,40 ± 18,35	2,32 ± 0,28	44,75 ± 3,98
	α	0,05	0,05	0,05	0,05
25–26	Kontrollgruppe	6,70 ± 0,68	61,10 ± 5,92	2,26 ± 0,45	49,38 ± 4,58
	Versuchsgruppe	3,73 ± 1,01	10,87 ± 4,50	2,01 ± 0,45	79,12 ± 10,70
	α	0,05	0,05	0,05	0,05

atmung und wächst die Glykolyse in Skeletmuskeln an. Diese Vorgänge sind am deutlichsten bei 1,5monatigen und 24—28monatigen Tieren. Eine ähnliche Tendenz liegt auch am Herzen vor. Jedoch sind hier die Verschiebungen der Gewebsatmung des Myokards alter Ratten schwächer als bei adulten und jungen. Wahrscheinlich kann die sich im Laufe des Alterns entwickelnde Bewegungsarmut allein schon den „Greisentyp" der Regulation, der Energetik und der Strukturwandlungen begünstigen (Frolkis u. Murawow 1965, Matejew 1968, 1969, 1972, Murawow 1969, 1972).

Also verkürzt und verlängert nicht eine Einschränkung des Energieverbrauchs die Lebenszeit. Die Ursache dafür liegt in der Abschwächung regenerativer, anentropischer, adaptiver Prozesse. Deshalb wirkt sich körperliche Inaktivität so verhängnisvoll auf den alternden Organismus mit seinen ohnehin verminderten regenerativen Potenzen aus und sind wohldosierte Belastungen so segensreich.

Ein wichtiger Alternsmechanismus besteht darin, daß sich eine Diskrepanz zwischen der Verausgabung funktioneller und metabolischer Potentiale und der Stimulation von Wiederherstellungsvorgängen entwickelt. Die feste Verbindung dieser beiden Prozesse gewährleistet bei adulten Tieren eine ausreichende Verstärkung der Regeneration während der Tätigkeit des Organismus. Die Lockerung dieser Kopplung im Senium macht, daß sogar bei angestrengter Tätigkeit die regenerativen Prozesse nicht mehr genügen.

Der Energieverbrauch ist bereits in der frühen Ontogenese groß. Aber adaptive Mechanismen garantieren die Erneuerung des Energiepotentials der Zellen sowie die Vollkommenheit ihres Stoffwechsels und ihrer Funktionen. In den letzten Etappen der Ontogenese werden die entropischen Veränderungen nicht mehr kompensiert, und das führt zu groben Beeinträchtigungen von Struktur und Funktion. Nicht einfach die Entropie, sondern komplexe Wechselbeziehungen zwischen Konzentrationen und Verteilung der Energie charakterisieren die einzelnen Stadien der Ontogenese. Das läßt sich am Beispiel des ATP-Stoffwechsels demonstrieren.

ATP ist eine universelle Energiequelle. Die Regulationen der energetischen Zellprozesse sind auf seinen Gehalt und seinen Stoffwechsel abgestimmt. Schon in den dreißiger Jahren begründete W. A. Engelgardt ein Prinzip, gemäß dem das primäre Produkt des Abbaus in einem chemischen Zyklus eine Reaktion hervorruft, welche die Resynthese der Ausgangssubstanz verursacht. Zum Beispiel die Abbauprodukte des ATP stimulieren die Atmung der Erythrozyten, und das führt zu seiner Neusynthese.

Abbildung 21 enthält unsere Befunde über den Gehalt und die Erneuerung von ATP und KP im Herzmuskel unterschiedlich alter Ratten (Frolkis u. Bogazkaja 1965, 1967, Bogazkaja 1968a, 1968b, 1972). Die Koeffizienten der spezifischen Aktivität, der relativen spezifischen Aktivität sowie der relativen Aktivität wurden mittels Inkorporation radioaktiven Phosphors in die Phosphorverbindungen errechnet. ATP und KP befinden sich in größter Menge im Myokard adulter (8—10monatiger) Ratten. Bei 1monatigen und alten (26—30monatigen) liegen die Werte niedriger und gleichen sich fast.

Das könnte man als Involution, als Rückentwicklung des Systems der Energiebereitstellung für die Zelle, als Rückkehr zu einem Stadium der frühen Ontogenese betrachten. Aber hinter dieser Identität des Gehaltes energiereicher Phosphate an den beiden Polen der Alternsevolution verbergen sich wesentliche qualitative Unterschiede. Bei alten Ratten hängt der niedrigere ATP- und KP-Gehalt mit der verminderten Synthese und dem Abbau dieser Moleküle in Myokard und Skeletmuskeln zusammen. Bei 1monatigen Tieren wird derselbe Stand durch eine hohe Umsatzrate von ATP und KP erreicht. Zum Senium hin läßt die

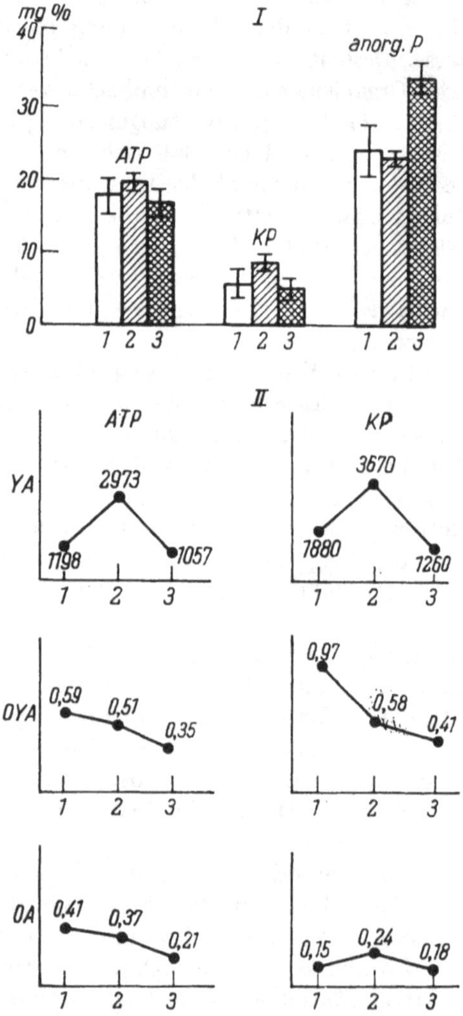

Abb. 21. Alternsveränderungen des Gehalts an ATP, KP und anorganischem Phosphat (I) und ihrer Neubildung (II) im Herzen unterschiedlich alter Tiere. 1 — 1monatige, 2 — 8—10monatige, 3 — 26—30monatige Ratten.

Energieneubildung der Zelle mehr und mehr nach. Die These vom alternsbedingten Abklingen der Selbsterneuerung charakterisiert sowohl die Dynamik des Eiweißstoffwechsels als auch die Energien. Letztere binden sich an bestimmte Strukturen der Zelle. Für deren Funktion ist nicht nur ein Energiefonds, sondern auch die Lokalisation der Energieträger am richtigen Ort und zur richtigen Zeit erforderlich. Die Energiebildung geschieht in verschiedenen Organellen. Es besteht keine völlige Autonomie, keine Unabhängigkeit der Zellorganellen voneinander. In Mitochondrien entstandene Energie kann in ihrer ursprünglichen „Verpackung" (als ATP) zu anderen Zellorten gelangen.

Mit dem Alter ändern sich die einzelnen Seiten des Stoffwechsels und der Funktion der Zelle ungleichmäßig. A. W. Nagorny äußerte die interessante Meinung, daß es zu einer Umschaltung der Energie vom plastischen auf den funktionellen Stoffwechsel kommt. Wenn irgendeine Erscheinung der Zelltätigkeit nachläßt, sinken natürlich auch die Energiebedürfnisse der betreffenden Zellfunktion. Trotzdem bleiben hier zwei Probleme sehr umstritten: a) Stellt die Abschwächung der Energieversorgung dieser oder jener Zellprozesse die primäre Ursache für deren Veränderungen dar oder ist sie sekundär? b) Entwickelt sich während des Alterns eine Konkurrenz, ein Kampf um die Energiereserven in der Zelle?

In unserem Laboratorium war durch elektrische Stimulation eines motorischen Nerven das „Phänomen praktischer Unermüdbarkeit des myoneuralen Apparates" gezeigt worden: Ein Muskel vermag stundenlang im Rhythmus einzelner Kontraktionen, im Tetanus zu arbeiten, und zwar während aller Stadien der Ontogenese (bei 7 Tage alten, 2 Wochen alten, 1-, 8—10- und 26—30monatigen Ratten). Die Menge ATP und KP ändert sich dabei nicht wesentlich, es steigt nur deren Umsatzrate. Trotz der sicheren Erniedrigung des Gehaltes und des Umsatzes energiereicher Phosphate in den Skeletmuskeln alter Tiere erweist sich deren Höhe als ausreichend für eine intensive Leistung.

Anders offenbaren sich die Wechselbeziehungen zwischen Energetik und Funktion der sensiblen Nervenendigungen. Bei der Wirkung chemischer Agenzien auf die Rezeptoren des Sinus caroticus (Perfusion nach Moisejew) kann man an adulten Tieren sehr viele Male (mit Intervallen von 3—5 min) die Rezeptorenzone reizen, und dabei bleibt die Ausgangshöhe des Reflexes erhalten. Bei alten Kaninchen fällt nach 3—4 kurzzeitigen Reizungen (Azetylcholin-, Nikotin-, Natriumsulfidlösungen) die Reflexstärke. Zugabe von ATP, Bernstein- und Brenztraubensäure zur Perfusionsflüssigkeit führt zu zeitweiliger Wiederherstellung des Reflexes. Das beweist erstens die Lokalisation der Vorgänge, welche bei häufiger Reizung ablaufen, in den Rezeptoren, und zweitens deren Abhängigkeit von energetischen Veränderungen der Nervenendigungen. Die Versuche lassen erkennen, wie weitgehend offenbar die Alternswandlungen der energetischen Prozesse im Rezeptorenapparat die funktionellen Möglichkeiten der Zelle limitieren.

Innerhalb der Zelle kann es zu ungleichmäßigen Umverteilungen der Energie auf die einzelnen Bedürfnisse kommen. L. N. Bogazkaja (1968a, 1968b) zeigte eine uneinheitliche Änderung der ATPase-Aktivität bei unterschiedlicher intrazellulären Lokalisation (Homogenat, Myofibrillen-Kern, Mitochondrien, überstehende Flüssigkeit) in differenten Altersgruppen.

Die Regel, nach welcher die plastischen Prozesse die Energetik der Zelle bestimmen, die energetischen Prozesse aber unerläßlich für die Entfaltung des genetischen Programms der Eiweißsynthese sind, bleibt für jedes Alter in Kraft. Wir wissen noch nicht, in welchem Maße energetische und plastische Vorgänge sich während des Alterns wechselseitig beeinflussen. Jedoch sind Situationen denkbar, in denen nach Intensivierung der Funktion und folglich auch der plastischen Prozesse in der Zelle eine Rivalität um die Energie entsteht. Auf dem Hintergrund verminderter Energiegewinnung wird im Senium bei angespannter Tätigkeit die Proteinsynthese leiden, weil die Energie für die Zellfunktionen notwendig ist. Ein ausgezeichnetes Beispiel dafür ist die Hypertrophie. Unter identischen Bedingungen erhöhter Belastung hypertrophiert eine Zelle oder ein Organ im Senium weniger als in anderen Altersperioden. Und die Ursache dessen — die Senkung der Aktivität des genetischen Apparates sowie wahrscheinlich eine ungenügende Energieversorgung der Eiweißbiosynthese.

Das Wechselverhältnis zwischen der Entstehung des Lebens und seiner Energieversorgung charakterisiert den ganzen Ablauf nicht nur der historischen, sondern auch der individuellen Entwicklung lebender Systeme. Man kann verfolgen, wie in der Evolution die anentropischen Mechanismen sich vervollkommneten, wie in der individuellen Entwicklung sich das Verhältnis Anentropie zu Entropie ändert und letztendlich Tendenzen die Oberhand gewinnen, welche unentrinnbar zum Tod des Organismus führen.

Sauerstoffverbrauch und Sauerstoffbedarf während des Alterns

Trotz aller Mannigfaltigkeit der Tätigkeitsmerkmale des Organismus und der Formen seiner Anpassung an die Umgebung ist der Mechanismus der Energieversorgung der vielen Lebenserscheinungen ziemlich universell. Die Ökonomie der Mittel zur Erreichung verschiedener Ziele kann am Beispiel der Stadien der Energiebildung in der Zelle demonstriert werden. Viele Koenzyme beteiligen sich gleichzeitig an wenigen Stoffwechselzyklen, in welche nur eine kleine Zahl von Substraten eingeht (Krebs u. Korenberg 1959).

In einer ersten, vorbereitenden Phase kommt es zur Aufspaltung der Nahrungsstoffe bis zu Substraten, welche für eine Energiefreisetzung geeignet sind. Aus den in den Organismus gelangten Eiweißen, Fetten und Kohlenhydraten entstehen 20 Aminosäuren, eine Reihe Fettsäuren, Hexosen und Glyzerin. In einer zweiten Phase werden diese Substanzen unter Energiefreisetzung umgesetzt, und übrig bleiben nur drei Stoffe: Azetyl-Koenzym A, α-Ketoglutarsäure und Oxalessigsäure. Diese Moleküle gelangen in den sogenannten Trikarbonsäurezyklus, werden oxydiert und bilden auf den einzelnen Stufen der Atmungskette die Hauptmenge Energie. Am Ende steht der Sauerstoff, welcher einen universellen Wasserstoffakzeptor darstellt.

Demnach existiert eine Beziehung zwischen Sauerstoffverbrauch und Energieverbrauch des Organismus. Hypoxie, Sauerstoffhunger führt unvermeidbar zur Erschöpfung der Energiereserven der Zelle und zu groben, letztlich mit dem Leben unvereinbaren Störungen des gesamten Stoffwechsels einschließlich der Proteinsynthese. Aus dem Grunde wurde eine sehr wichtige Voraussetzung für die Integration von Zellen zu einem Gesamtorganismus die Herausbildung spezieller Systeme der Sauerstoffversorgung. Nach dem Auftreten der dritten Körperdimension mit der Entstehung der Ringelwürmer nach den Plattwürmern reichte die Diffusion aus der Umgebung zur Deckung des Sauerstoffbedarfs nicht mehr aus, und es begannen sich Mechanismen zu entwickeln, die später zur Grundlage des Herz-Kreislauf- und des Atmungssystems wurden.

Die beschriebene Korrelation erlaubt an Hand des Sauerstoffverbrauchs und des Grundumsatzes eine allgemeine Vorstellung über die Intensität des Energieverbrauchs des Organismus während seines individuellen Lebens. Die Arbeiten vom Beginn des Jahrhunderts (Magnus-Levy u. Falk 1899, Du Bois 1927) bis in unsere Tage (Parchon 1959, Binet 1962, Bourliere 1966 u. a.) machten klare Aussagen über die Dynamik des Grundumsatzes in der Ontogenese. Von der Geburt des Menschen an fällt er ständig und erreicht sein Minimum im Senium. Unerheblich steigt der Sauerstoffverbrauch nur in der Pubertät. Nach Du Bois (1927) beträgt der Grundumsatz in Kalorien pro 1 m^2 Körperoberfläche und Stunde bei Jungen im Alter von 9—10 Jahren 42,0, bei Mädchen 40,0; und später: 14—16 Jahre Männer 46,0, Frauen 43,0, 20—30 Jahre 39,5 bzw. 37,0, 40—50 Jahre 38,0 bzw. 36,0, 50—60 Jahre 37,5 bzw. 35,0, 60—70 Jahre 36,0 bzw. 34,0, 70—80 Jahre 35,5 bzw. 33,0. Im Laufe des Lebens verschiebt sich die Relation zwischen Gewicht und Körperoberfläche, welche die Wärmeabgabe bestimmt. Manche Forscher glauben, daß diese Verhältnisse die Alternsdynamik des Grundumsatzes zu beeinflussen vermögen. Interessant sind hier die schon sehr alten Angaben von Magnus-Levy und Falk (1899). Sie suchten sich Leute unterschiedlichen Alters, aber ungefähr gleichen Gewichts und Wuchses. Auch in dem Fall lag eine sichere Abnahme des Sauerstoffverbrauchs im Senium vor. Nach Shock (1957) fällt, beginnend mit 25 Jahren, alle 10 Jahre der Grundumsatz um 1,1 kcal pro 1 m^2 Körperoberfläche, nach Lewis (1938) um 0,664 kcal/h.

Beim Übergang des Organismus von relativer Ruhe zu beliebiger Tätigkeit wachsen der Energieverbrauch und der Sauerstoffbedarf. Die Vollkommenheit adaptiver Mechanismen hängt vor allem vom Umfang der Änderungen des Energieverbrauchs und der Sauerstoffversorgung ab.

Die Umstellung des Organismus auf hohe Leistung kann fast augenblicklich erfolgen. Die Systeme der Sauerstoffversorgung der Gewebe sind dagegen träger und hinken zeitlich hinterher. Deshalb entsteht häufig eine Sauerstoffschuld, die erst später, mitunter erst während einer Pause kompensiert wird. Die Vorgänge in den einzelnen Gliedern des Systems der Sauerstoffversorgung führen zu anderen Reaktionen des Gasaustauschs älterer und alter Menschen auf muskuläre Belastung. Wir haben die Verschiebungen im Gasaustausch unterschiedlich alter Menschen bei Muskelbelastung gestufter Intensität und Dauer untersucht (Frol-

KIS, GOLOWTSCHENKO, MURAWOW, TANIN u. DUCHOWITSCHNY 1962, MURAWOW u. SOKOLOW 1966). Bei geringen Belastungen ist die Zunahme der Lungenventilation und des Sauerstoffverbrauchs älterer Menschen stärker ausgeprägt, bei mittleren gleichen sich die Unterschiede aus, und bei großen Belastungen sind die Veränderungen jugendlicher stärker.

S. F. GOLOWTSCHENKO, L. L. GRABINA (1963) und A. Ja. LITOSCHENKO (1972) wiesen nach, daß bei längerer Tätigkeit konstanter Intensität (24 oder 120 bis 140 kgm/min) bei betagteren Menschen sich das Anwachsen des Sauerstoffverbrauchs zu Beginn der Arbeit verzögert. Die Altersbesonderheiten des Gasaustauschs am Ende der Arbeit werden durch das Ausmaß der Leistungen und durch den Umfang der einbezogenen Muskeln bestimmt. In älteren Personen zieht sich die Wiederherstellungsperiode sehr in die Länge. Das korreliert mit der verlangsamten Umwandlung unteroxydierter Produkte und mit dem Anstieg der Milch- und Brenztraubensäure im Blut älterer arbeitender Menschen.

Demnach geht im Senium der mögliche Umfang der Steigerung des Sauerstoffverbrauchs zurück, qualitativ ändert sich der Charakter der einzelnen Phase dieses Prozesses. Die Sauerstoffschuld kompensieren weniger ausgeprägte, dafür anhaltendere Wandlungen des Gasaustauschs. Die erhebliche Verlängerung der Wiederherstellungszeit nach einer Tätigkeit stellt eine wichtige Reaktionsbesonderheit seniler funktioneller Systeme dar.

I. W. MURAWOW (1965) und K. T. SOKOLOW (1966) zeigten, daß während des Alterns der nach dem Sauerstoff errechnete kalorische Wert von 1 kgm Arbeit sinkt. Das hängt wahrscheinlich mit dem Wechsel in den Relationen oxydierbarer Substrate zusammen. Bekanntlich kann im Senium die energetische Ausnutzung der Fettsäuren leiden (PASCHKOWA 1965). S. F. GOLOWTSCHENKO (1967) beobachtete während anstrengender Tätigkeit bei betagten Menschen einen höheren respiratorischen Quotienten als bei jungen. Das spricht auch für eine breitere Einbeziehung der Kohlenhydrate in den Energiestoffwechsel älterer Leute.

Beim Vergleich der energetischen Verhältnisse von Menschen differenter Altersgruppen muß man noch einen nicht unwichtigen Umstand bedenken: Im Senium kann sich die funktionelle Struktur des Arbeitsaktes ändern, können immer neue Muskelgruppen in ihn einbezogen werden. So registrierte A. S. JANKOWSKAJA (1963, 1971) das Elektromyogramm der Muskulatur des Schultergürtels jüngerer und älterer Personen während ein und derselben Arbeit am Ergographen. Es ergab sich, daß mit der Ermüdung älterer Menschen zusätzlich Muskeln mobilisiert werden. Dieser eigentümliche Anpassungsmechanismus gestattet noch in fortgeschrittenen Jahren ein optimales Leistungsniveau. Die Vermehrung der zu einer Arbeit herangezogenen Muskeln kann den Sauerstoffverbrauch erhöhen.

Die beschriebene Einengung des Umfangs der Änderungen des Sauerstoffverbrauchs im Senium sieht man nicht nur bei Muskeltätigkeit, sondern auch in anderen Situationen, z. B. bei Hormonwirkungen, Schmerzreizung und emotionalen Vorgängen. Auf Abbildung 22 sind Befunde unserer Mitarbeiterin S. A. BESHANJAN (1966, 1968) dargestellt. Sie stellte die Verschiebungen im Gasstoffwechsel, welche an Ratten differenten Alters nach unterschiedlichen Adrenalindosen auftreten, gegenüber. Nach kleinen Dosen (10 µg/100 g) war die, übrigens zweiphasige, Veränderung des Gasaustauschs bei alten Tieren stärker. Nach großen Hormondosen (100 µg/100 g) stieg umgekehrt der Sauerstoffverbrauch adulter

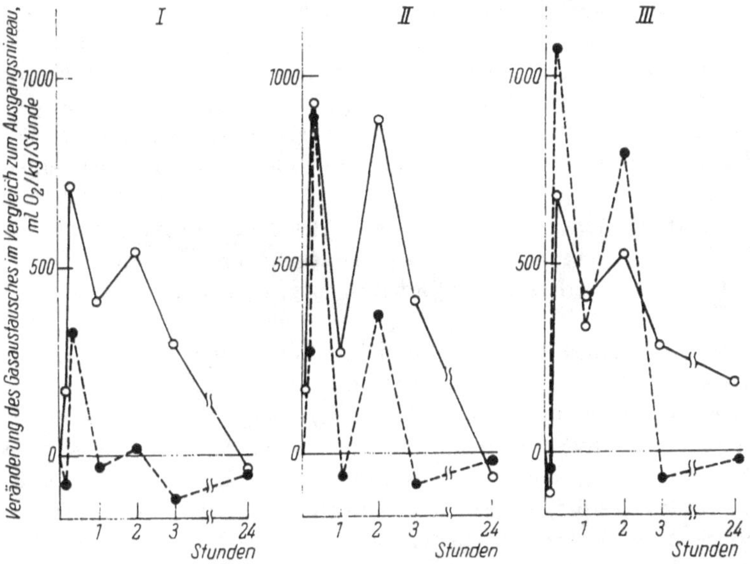

Abb. 22. Altersbesonderheiten der Veränderung des Gasaustauschs bei adulten (gestrichelte Linie) und alten Ratten (durchgezogene Linie) nach Injektion verschiedener Adrenalindosen. I — Veränderung des Gasaustauschs nach 10, II — 20, III — 100 µg/100 g Adrenalin. Abszisse — Zeit vom Moment der Adrenalingabe.

Ratten mehr. Nach 20 und 100 µg/100 g ist noch ein zweiter, zeitlich versetzter Gipfel der Erhöhung des Sauerstoffkonsums sichtbar. Er beruht auf der Aktivierung der Schilddrüsenfunktion, Thyreoidektomie beseitigt ihn.

Während des Alterns sinkt also der Grundumsatz, kommt es zu Verschiebungen innerhalb der einzelnen Wege zur Energiegewinnung, die Bedürfnisse des Organismus werden durch weniger intensive, aber dafür anhaltendere Wandlungen des Sauerstoffverbrauchs befriedigt, der mögliche Umfang des Anstiegs des Sauerstoffverbrauchs wird vermindert.

Sauerstoffmangel, Hypoxie haben schon für die Ausbildung adaptiver Mechanismen in den frühesten Stadien Bedeutung. In der intrauterinen Periode kommt der Sauerstoff über den Plazentarkreislauf aus dem arteriellen Blut der Mutter. Bereits in der Leibesfrucht ist die Sauerstoffversorgung der einzelnen Gewebe unterschiedlich. Das führt dazu, daß das Kopfende des Körpers schneller als andere Teile wächst. Groß ist die Rolle der Hypoxie auch während des Geburtsvorganges.

I. A. ARSCHAWSKI (1968) zeigte, daß mit der Entwicklung hypoxischer Zustände Regulationsänderungen des Herz-Kreislauf- und des Atmungssystems sowie des Tonus einer Reihe von Nervenzentren verbunden sind.

Überaus wichtig und kompliziert ist die andere Seite des Problems — Altern und Hypoxie. Nach Meinung vieler Autoren stellt die Hypoxie einen führenden Alternsmechanismus dar. N. N. SIROTININ (1960, 1963, 1972) schreibt direkt, daß dem Altern sich verstärkende hypoxische Zustände zugrunde liegen. Er unterstreicht die Übereinstimmung vieler Alternserscheinungen mit denen der Hypoxie: Abfall des Leistungsvermögens, Vorgänge in der höheren Nerventätigkeit u. a. Nach F. Ja. PRIMAK (1958, 1962) haben für den Sauerstoffbedarf der Gewebe die Prozesse in der Blut-Parenchym-Barriere entscheidende Bedeutung.

Die Funktionstüchtigkeit des Systems der Sauerstoffversorgung sinkt. Das schafft die Voraussetzungen für einen senilen Sauerstoffmangel. Setzt man den älteren Organismus erhöhten Anforderungen aus, tritt die Hypoxie deutlich zutage.

Der Greisenorganismus ist empfindlicher und weniger widerstandsfähig gegenüber Sauerstoffinsuffizienz (N. W. LAUER u. A. S. KOLTSCHINSKAJA 1965, 1966). Bei Untersuchungen im Hochgebirge war beobachtet worden, daß ältere Menschen schon in geringeren Höhen (ab 2000 m) an Sauerstoffhunger leiden; das Wohlbefinden verschlechtert sich, Kopfschmerzen, Übelkeit treten auf, bedingte Reflexe werden gestört, ebenso die innere Hemmung. In einer Höhe von 2000 bis 3000 m sinkt bei Greisen die Spannung der P- und T-Zacken, oftmals entstehen Arrhythmien, Veränderungen des Atemminutenvolumens sowie der Alveolenventilation. In völliger Übereinstimmung damit befinden sich experimentelle Ergebnisse an Tieren.

Nach A. S. KOLTSCHINSKAJA (1964a, 1964b), N. W. LAUER und A. S. KOLTSCHINSKAJA (1965), M. M. SEREDENKO (1963) sowie W. A. LOSEW und I. P. SCHINKAR (1965) sinkt bei alten Tieren die Höhenverträglichkeit. In der Druckkammer starben adulte Ratten, wenn der Sauerstoff einer Höhe von 10000 bis 11000 m entsprach, alte schon bei Werten um 9000 m. An alten Tieren wurden Ataxie, unwillkürliches Harnlassen und Defäkation in 6000—7000 m, adulten in 7000—10000 m „Höhe“ beobachtet. In geringerer „Höhe“ zeigten alte Tiere Änderungen des Herzrhythmus, der Spannung im EKG sowie der Atemfrequenz und -tiefe. Ungeachtet der Erhöhung der Lungenventilation und des Sauerstoffverbrauchs mit anwachsender Sauerstoffinsuffizienz, entwickelten sich bei älteren Tieren die hypoxämischen Erscheinungen stärker. Laut M. M. SEREDENKO (1963) geschieht die Wiederherstellung des Ausgangsniveaus der Funktionen nach Beendigung der Hypoxie im Senium langsamer.

Man muß beachten, daß die erste Reaktion auf eine Einschränkung der Blutversorgung, auf eine Hypoxämie in einigen Geweben erwachsener Menschen heftiger als bei alten sein kann. So verglich L. A. TIMKO (1971) die Geschwindigkeit der Erregungsleitung im Nerven und die Größe der elektrischen Aktivität von Muskeln nach Ausschaltung der Blutversorgung einer Extremität verschieden alter Personen. Die Geschwindigkeit der Erregungsleitung sowie die Höhe der Muskelpotentiale fielen bei jungen Versuchspersonen mehr. Nach Normalisierung der Durchblutung stellten sich an ihnen, nicht an alten Leuten die Ausgangshöhen der funktionellen Parameter schneller wieder ein.

In der Jugend herrschen in den Geweben Bedingungen einer fehlerfreien Regulation der Sauerstoffverhältnisse. Während des Seniums müssen schon in Ruhe Adaptationen an Sauerstoffbedürfnisse (z. B. Verstärkung der Glykolyse) mobilisiert werden. Deshalb erzeugt mitunter kurzzeitiger Sauerstoffmangel im Senium weniger heftige Funktionsstörungen. Übrigens darf man in den Zusammenhang die bekannten klinischen Fälle plötzlichen Todes junger Menschen bei der ersten ernsthaften koronaren Katastrophe und Beispiele häufig wiederkehrender Infarkte älterer Personen stellen. Die im Laufe des Lebens entstehenden hypoxischen Zustände (z. B. bei Muskeltätigkeit) stellen einen Faktor zur Trainierung und Vervollkommnung der Adaptation des Organismus an Hypoxie dar. Ohne Hypoxie kann es keine Anpassungen an Sauerstoffmangel geben.

Während des Alterns bilden sich zwei entgegengesetzte Prozesse aus: einerseits zunehmende Wandlungen im System der Sauerstoffversorgung, welche die Anpassungen an Sauerstoffmangel einschränken, auf der anderen Seite die Mobilisierung adaptiver Mechanismen auf der Basis häufig sich wiederholender hypoxischer Zustände.

Die Erniedrigung des Sauerstoffverbrauchs, die Einengung des Energiepotentials des Organismus, typische funktionelle und strukturelle Veränderungen, die verminderte Anpassung an angespannte Tätigkeit sowie die niedrige Widerstandsfähigkeit gegenüber Sauerstoffmangel — all das spricht für eine senile Hypoxie, einen Sauerstoffhunger der Zellen. Das ist das Ergebnis von Vorgängen in mehreren Gliedern des mit Sauerstoff zu versorgenden Systems. Deshalb bilden sich auch verschiedene Arten von Sauerstoffmangel (hypoxische, zirkulatorische, histotoxische Hypoxie) aus.

Einiges zur Rolle des Atmungs- und Kreislauf-Systems dabei: Während des Alterns entwickelt sich eine deformierende Spondylose, welche vor allem den Verlust der Elastizität der Rippenknorpel und Degenerationen der Zwischenwirbelscheiben hervorruft. Das führt zu geringerer Beweglichkeit der Rippen-Wirbel-Gelenke. Das sich verschlimmernde Emphysem, der Abfall der Elastizität des Lungengewebes und der Exkursion des Brustraumes, die Beeinträchtigung der bronchialen Leitfähigkeit, die Verminderung des Reservevolumens bei Ein- und Ausatmung sowie des Atemvolumens, die Erhöhung der Restluft, die Abnahme der Vitalkapazität, der maximalen Lungenventilation u. a. tragen zum Sauerstoffmangel des alternden Organismus bei (Sadofew 1963, Murawow 1963, Korkuschko u. Dshemailo 1965, Sokolow 1965). Es kommt zur Vergrößerung des funktionellen Totraumes, welcher das Volumen der Atemluft begrenzt. Nach A. S. Koltschinskaja und Mitarb. (1965) benötigt bei älteren Personen die Resorption von 100 ml Sauerstoff über die Lungen mehr Luft als bei jungen.

Wichtig ist hier noch die Diffusionsfähigkeit der Lungen (Cohn 1952, Euglert 1964). Während des Alterns verringert sich 1. die Anzahl funktionierender Alveolen (bis zum 70. Jahre um 40%), 2. verödet eine Reihe kleiner Kapillaren, 3. sinkt die Permeabilität der Alveolar- und Kapillarmembranen, 4. werden die einzelnen Lungenteile ungleichmäßig ventiliert, 5. verschlechtern sich die Blutversorgung der Lungen sowie deren allgemeine Diffusionsfähigkeit u. a. (Bürger 1957, Koltschinskaja 1964a, 1964b, Korkuschko u. Dshemailo 1965). All das senkt die Sauerstoffausnutzung der Einatmungsluft. Dank adaptiver Mechanismen kann der Gasaustausch älterer Menschen in Ruhe auf ausreichender Höhe gehalten werden. So liegt im Senium eine normale Sauerstoffspannung der Alveolarluft vor (Seredenko 1963, Koltschinskaja 1964a, 1964b). Dem dienen eine Atembeschleunigung, eine unbedeutende Erhöhung des Atemminutenvolumens, ein verlangsamter Blutstrom in den Kapillaren, die Mobilisierung zusätzlicher Muskelgruppen bei verstärkter Atmung, die Erhöhung der Ansprechbarkeit der Chemorezeptoren auf Kohlensäure und auf hypoxische Zustände, die Abschwächung der Impulsfolgen von den Lungenmechanorezeptoren u. a.

Jedoch erweisen sich diese Adaptationen als ungenügend. Bei Anstrengungen, welche zusätzliche Energien verlangen, zuallererst bei Muskeltätigkeit, wächst die Bedeutung all dieser Faktoren. Mit dem Altern treten Bedingungen für eine Sauerstoffmangel-Hypoxie auf. Starke Beeinträchtigungen der Möglichkeiten dieses Gliedes der Sauerstoffregulation werden nicht selten dominierend für viele pathologische Prozesse.

Wesentliche Momente, welche zur Hypoxie im Senium beitragen, liegen im Herz-Kreislauf-System. Nach N. D. Strashesko (1940), E. I. Tschaika (1940), F. Ja. Primak (1940) und D. F. Tschebotarew (1963, 1968) haben die Alternsveränderungen der Blut-Parenchym-Schranke und der Kapillarpermeabilität für den Sauerstoffaustausch zwischen Blut und Gewebe große Bedeutung. Es kommt zu einer Fibrose der Kapillaren sowie der prä- und postkapillaren Gefäße, zur Verdickung und Verdichtung der Basalmembran und zur Kollagenisierung perikapillären Bindegewebes (Hueck 1938, Ruckes u. Schuckman 1962, Krebs u. David 1962). Das bewirkt eine Einengung des Kapillarlumens, völlige Obliteration, Verbreiterung des interkapillären Raumes und ist die strukturelle Grundlage für Stoffwechselschäden der Kapillarwand, für Wandlungen ihrer Permeabilität und für Störungen des passiven und aktiven Transportes aus dem Blut ins Gewebe und aus dem Gewebe ins Blut.

Umstrukturierungen entwickeln sich auch in anderen Bereichen des Gefäßsystems. Die typischen Alternsveränderungen wurden von vielen Autoren als Physiosklerose bezeichnet. Sie begleiten Stoffwechselverschiebungen der Gefäßwand, welche Kirk und Dyrbye (1956), Kirk und Mitarb. (1959) sowie Kirk (1962) ausführlich beschrieben haben. Verdickung, Vergröberung der Intima, fehlerhafte Komplexbildung von Fasern, Atrophie der Muskelschicht, Durchtränkung der Wand mit Plasmaeiweißen, Sklerosierung, welche den Funktionszustand der Gefäßwand und deren Reaktion auf die unterschiedlichen Einwirkungen beeinflußt, führen zu Verschiebungen der Blutversorgung der Gewebe. Dazu gesellen sich sehr häufige Veränderungen in den Venen. Das Anwachsen des Bindegewebes auf Kosten der Intima und der Muskelzellen, die Erniedrigung der motorischen Aktivität und die Abschwächung der Atemexkursionen begünstigen venöse Stasen.

Keine geringe Bedeutung hat auch das metabolische, strukturelle und funktionelle Geschehen im Myokard. Es führt letztendlich zum Rückgang der adaptiven Möglichkeiten des Herzens und zur Mobilisierung von Anpassungsmechanismen schon bei gewöhnlicher Tätigkeit (Tschebotarew 1967, Frolkis 1968a, Korkuschko 1969). Deshalb reagiert das alte Herz auf erhöhte Anforderungen an den Organismus (physische Belastungen, Stress-Situationen) wesentlich empfindlicher.

Schließlich ist für die Hypoxie auch das lymphatische System nicht ohne Bedeutung (Primak 1940). Die Kombination morphologischer Veränderungen der Wände lymphatischer Gefäße mit Verschiebungen des Lymphstromes führt zu ernsten Alterationen des Gewebsstoffwechsels (Shdanow 1952, 1961, 1972). D. A. Shdanow zeigte eine Reduktion der lymphatischen Kapillarnetze innerer Organe, deren Deformation und in den Wänden der Hauptstämme eine Atrophie glatter Muskulatur und des elastischen Stromas. In Lymphknoten überwiegt die Marksubstanz mit breitem Sinus über die Rindensubstanz.

Demnach tragen die Alternsprozesse des Herz-Kreislauf-Systems zur Verschlechterung der Sauerstoffversorgung der Gewebe bei. Dadurch bilden sich Anzeichen zirkulatorischer Hypoxie, besonders leicht nach Störungen energetischer Gewebsprozesse und nach Steigerungen des Sauerstoffbedarfs.

All diese Vorgänge im Herz-Kreislauf- und Atmungssystem fördern die senile Hypoxämie (Dill u. Mitarb. 1940, Bickerman 1952, Joos u. Mitarb. 1957, Primak 1958, 1962, Lichnizkaja 1962, 1964, Koltschinskaja 1964a, 1964b, Tischler u. Bukrejewa 1965, Lauer 1972). Nach A. S. Koltschinskaja wächst der Alveolen-Arterien-Gradient im Senium von 11,8 auf 24,4 mm Hg.

Die Alternswandlungen des, nach einem Ausdruck G. W. Folborts, „dienenden“ Herz-Kreislauf- und Atmungssystems bestimmen Typ und Charakter der Änderungen des Sauerstoffverbrauchs während der verschiedenen Lebenssituationen. Sie erlangen besonderes Gewicht, wenn die Bedürfnisse des Gewebsstoffwechsels die Adaptationsmöglichkeiten übersteigen. Mit den Belastungen wächst die Bedeutung des Kreislaufs und der Atmung für die Hypoxie im alternden Organismus.

Wir glauben, daß früher als die anderen Arten des Sauerstoffmangels die Gewebehypoxie auftritt. Verschiebungen der Hämodynamik und Atmung pfropfen sich den Stoffwechseländerungen, welche die Gewebehypoxie erzeugt, auf. Die Umstrukturierungen des Herz-Kreislauf-Systems und des Atmungsapparates sind zweitrangig gegenüber den Ereignissen, welche auf molekularer und Zellebene ablaufen und die Entwicklung der *Gewebehypoxie* in diesen Systemen mit einschließen.

Der Sauerstoffverbrauch durch den Gesamtorganismus stellt eine summarische Größe dar. Er hängt von der Atmungsintensität der einzelnen Gewebe ab. Im folgenden Unterkapitel wollen wir speziell die Mechanismen der Alternsveränderungen der Gewebsatmung analysieren. Hier nur soviel: Während des Alterns sinkt sie fortschreitend und in den einzelnen Strukturen unterschiedlich stark. Bei der Bestimmung der Gewebsatmung nach WARBURG wird die Probe in ein optimales Sauerstoffmilieu gebracht. Weder Atmung noch Hämodynamik limitieren so den Sauerstoffverbrauch der Zellen. Trotzdem sieht man auch dann eine eindeutige senile Erniedrigung der Fähigkeit der Gewebe, Sauerstoff zu verwerten.

Dieser Abfall der Gewebsfähigkeit zur Sauerstoffutilisation kann auch für den Gesamtorganismus demonstriert werden. Interessant sind die Beobachtungen L. A. IWANOWS dazu (1969, 1972). Mit einer polarographischen Methode bestimmte er in menschlichen Geweben die Sauerstoffspannung (P_{O_2}), welche die letzte Etappe des Sauerstofftransportes zur Zelle charakterisiert. Nach Abbinden einer Extremität beginnt die Abnahme des O_2-Spiegels bei älteren und alten Personen bedeutend später (nach 11,3 $\pm$ 0,55 s) als bei jungen (4,3 $\pm$ 5,9 s). Für betagtere Personen ist eine Verminderung der Sauerstoffmenge, welche pro Zeiteinheit verwertet werden kann, kennzeichnend. Deshalb wird der Sauerstoff, welcher ins Gewebe diffundiert, langsamer ausgenutzt, und in Verbindung damit wächst die Latenzzeit für eine Senkung des P_{O_2}.

Wahrscheinlich begrenzt die Abschwächung oxydativer Prozesse die Möglichkeiten des Verbrauchs verfügbaren Sauerstoffs. Das zieht eine Zunahme der Sauerstoffspannung in Geweben alter Menschen nach sich. Alternsvorgänge des Zellstoffwechsels limitieren schon selbst die effektive Sauerstoffausnutzung. W. W. FROLKIS, L. N. BOGAZKAJA und R. A. FROLKIS (1966) wiesen nach, daß im Senium die Anpassungmechanismen der Gewebe an sich ändernde Bedingungen ihrer Sauerstoffversorgung Beeinträchtigungen erfahren.

Häufig macht man beim Vergleich des Stoffwechselgeschehens in verschiedenen Situationen (Alter, Pathologie u. a.) einen prinzipiellen Fehler: Man charakterisiert es unter konstanten Bedingungen (Sauerstoffpartialdruck, Substratmenge, Katalysatoren u. a.). Es ist jedoch genügsam bekannt, daß im Organismus in verschiedenen Altersperioden, bei Krankheit oder Einwirkung bestimmter Faktoren die Bedingungen für diese Stoffwechselprozesse jeweils andere sind. Eine Aufgabe der funktionellen Biochemie besteht gerade in der Aufklärung der Dynamik von Stoffwechselzyklen in Abhängigkeit von Milieufaktoren. In diesem Falle könnte das Experiment helfen, die Existenz limitierender Faktoren im Organismus von Mensch und Tier zu verstehen und den Umfang der Adaptationen des Gewebsstoffwechsels an wechselnde Situationen zu ermitteln. Ist es doch gerade das Niveau der Anpassungen, welches oft über das Schicksal eines Organismus bei bedrohlichen Zuständen entscheidet.

Wir stellten die Intensitäten der Gewebsatmung des Myokards von Ratten differenter Altersgruppen (1, 8—10, 26—28 Monate) bei unterschiedlichem Sauerstoffgehalt des Mediums (2—3, 21, 93—95%) gegenüber. Die Gewebsatmung wurde manometrisch durch Messung des in 60 min verbrauchten Sauerstoffs im Warburgapparat erfaßt.

Wie aus Abbildung 23 hervorgeht, besteht die größte Abhängigkeit zwischen Intensität der Gewebsatmung und partiellem Sauerstoffdruck bei 1monatigen

Tieren. Wenn man die Gewebsatmung in einem Gasgemisch, das mit O_2 angereichert ist, als 100% ansetzt, fällt die Atmungsintensität in Luft bei 1monatigen Ratten um 26,6%, in sauerstoffarmem Medium dagegen um 68,58%. Bei adulten Tieren betragen die Werte nur 22,74 und 48,71%. An alten Tieren bemerkt man monotone, unwesentliche Verschiebungen des Sauerstoffverbrauchs. Außerdem kommt es mit dem Alter zu Verschiebungen in der Ausnutzung einzelner Substrate der Oxydation.

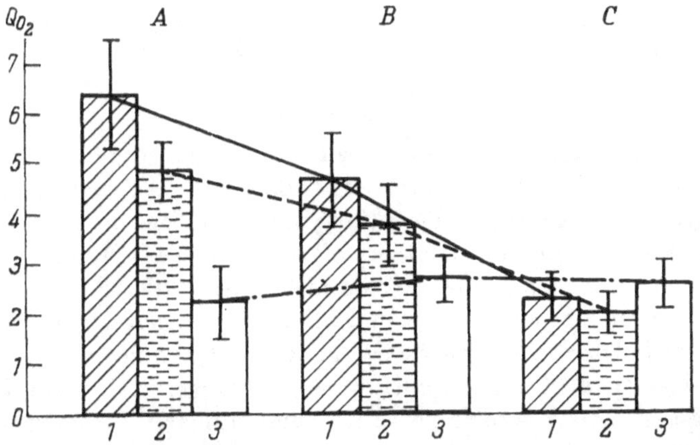

Abb. 23. Altersbesonderheiten der Veränderung der Atmungsintensität des Myokards weißer Ratten bei unterschiedlicher Sauerstoffkonzentration im Gasgemisch. A — 1monatige, B — 8—12monatige, C — 26—30monatige Ratten; 1 — 93—95%, 2 — 21% (Luft), 3 — 2—3% Sauerstoff im Gasgemisch.

All das beweist die Bedeutung der Gewebehypoxie für die Entwicklung des Sauerstoffmangels während des Alterns. Kommt es schon durch verstärkte Funktion der Atmung und des Kreislaufs zu einem hohen Sauerstoffangebot an das Gewebe, kann es wegen der Alternsveränderungen des Stoffwechsels nicht ausgenutzt werden. Gerade das macht verständlich, wieso Sauerstofftherapie im Senium durchaus nicht immer günstige Effekte zeitigt. Die oxydativen Prozesse des alternden Organismus scheinen sich auf eine beschränkte Sauerstoffversorgung einzustellen.

Es ist jedoch unmöglich, den Grad der Hypoxie nur nach der Erniedrigung des Sauerstoffverbrauchs bewerten zu wollen. Im Senium kann der Gewebsbedarf an Sauerstoff sinken, und zwar im Zusammenhang mit der geänderten Anzahl aktiver protoplasmatischer Elemente und mit dem Erlöschen einzelner Seiten des Zellstoffwechsels. Darum liegt in dem Abfall des Sauerstoffverbrauchs eine Art Anpassung an diese wechselnden Aktivitäten.

Eine Reihe Alternsprozesse in Zentralnervensystem, Herz und Skeletmuskeln hängen mit der wachsenden Hypoxie der Gewebe zusammen. Hypoxische Zustände stellen einen der Hauptmechanismen, welche das Leistungsvermögen einschränken, dar. Sie machen den alternden Organismus anfällig gegen viele pathologische Prozesse.

Überaus häufig begleitet das Altern des Menschen eine Arteriosklerose. Sie hemmt die Sauerstoffversorgung der Gewebe und führt zu hochgradiger Hypoxie, deren schlimmste Konsequenzen Hirn- und Herzkatastrophen darstellen. Vermutlich kommt es in älteren Menschen zur Summation hypoxischer Zustände — die Alternsveränderungen des oxydativen Stoffwechsels überlagern die zirkulatorische und Gewebehypoxie, welche mit der Arteriosklerose zusammenhängen. Eine bereits vorhandene Hypoxie, schon erschöpfte Möglichkeiten adaptiver Mechanismen machen den alternden Organismus besonders anfällig gegen Sauerstoffmangel als Folge der Arteriosklerose.

Nach allem steht die Entwicklung einer Hypoxie während des Alterns außer Frage. Sie ist jedoch nicht das Primäre, sondern die Folge anderer Vorgänge. Allerdings können von ihr, ist sie einmal entstanden, weitere Ereignisse ausgehen.

Jede senile Hypoxie ist gegenüber den primären Wandlungen der Eiweißsynthese und der Systeme der Versorgung mit Sauerstoff sekundär. Die hypoxische Hypoxie entwickelt sich als Ergebnis primärer Verschiebungen in der Permeabilität der Alveolarepithelien, im Lungenkreislauf und in der Regulation der Atmungsfunktion. Die senile zirkulatorische Hypoxie ist das Resultat verminderter Permeabilität der Blut-Parenchym-Schranke, von Umstrukturierungen in Gefäßen, Herz u. a. Die Gewebehypoxie entsteht sekundär auf Grund primärer Veränderungen der Permeabilität der Zellmembranen, der Substratmengen und der Eiweißbiosynthese, welche die Aktivität von Fermentsystemen bestimmt.

Die Hypoxie ist einer der häufigsten Zustände in der Evolution des Organismus. Deshalb bildete sich im Verlauf von Onto- und Phylogenese ein durchgegliedertes System der Anpassung an Verschiebungen der Sauerstoffversorgung aus. Es ist an Rückinformationen gebunden, welche genau die Vorgänge bei Hypoxie signalisieren. Sie informieren nicht nur und, wahrscheinlich, nicht so sehr über die Sauerstoffmenge, sondern vielmehr über diejenigen Gewebsprozesse, welche mit Störungen der Sauerstoffversorgung einhergehen. Das scheint sehr wesentlich, denn im Organismus können Situationen auftreten, während denen die Menge verfügbaren Sauerstoffs ausreicht, aber die oxydativen Prozesse beeinträchtigt sind (Bildung von Methämoglobin, Blockade der Atmungsfermente u. a.). Wichtige Anpassungsmechanismen des alternden Organismus an Hypoxie liegen auch in der Einbeziehung dieser Rückkopplungen in die Regulation energetischer Prozesse und in die Mobilisierung von Mitteln zur Adaptation.

Die molekularen Mechanismen der Energieversorgung der Zelle während des Alterns

Die oxydativen Prozesse, welche das Energiepotential bestimmen, gewährleisten eine ständige, stufenweise Freisetzung von Energie. Das bewahrt die Zelle vor zu starken Energieverlusten sowie vor der verhängnisvollen Wirkung der Wärmeenergie. Jedoch, trotz Graduierung der Energiebildung und -abgabe muß man im Laufe des Lebens sich entwickelnde Wärmeschäden vermuten, welche bei aller Vollkommenheit der energetischen Prozesse dennoch die gesamte Tätigkeit der Zellen beeinflussen und mit in die Masse der Faktoren eingehen, welche das Altern prägen.

Es lassen sich einige Etappen der Energieumwandlung unterscheiden: 1. die Bildung freier Energie bei der biologischen Oxydation, 2. die Anhäufung dieser Energie in Phosphorverbindungen, 3. die Umwandlung chemischer in andere Energieformen. Die Wege der Energiebildung erinnern an einen breiten Trichter, dessen enge Mündung den Endgliedern dieses vielstufigen Prozesses, der Kumulation von Energie in Phosphaten zugewandt ist. Die Akzeption des Wasserstoffs durch molekularen Sauerstoff und die Wasserbildung stellen den unspezifischen Abschluß der eigentlichen oxydativen Reaktionen dar.

Die Gesamtheit energetischer Prozesse ist ein zusammengesetztes, selbstregulierendes System, als dessen wichtigste Glieder ein Stimulus (Menge sich anbietender Substrate), die Membranpermeabilität, die Geschwindigkeitsänderung fermentativer Reaktionen und die ATP-Bildung angesehen werden können. Einen ständigen ATP-Spiegel garantieren oxydative Phosphorylierung und Glykolyse. Die Anreicherung der Vorstufen für das ATP — ADP und anorganisches Phosphat — stimuliert nach dem Prinzip der Rückkopplung Atmung und Glykolyse. Außerdem ändert sich beim Abfall des ATP-Gehaltes der Zustand eines aktinomyosinartigen Membranproteins, es verliert seine Fähigkeit, Kinasin zu binden, welches ins Zytoplasma übergeht und hier die Glykolyse anregt.

Das Altern variiert schon die Umwandlung der Nahrungsstoffe im Magen-Darm-Kanal: Die Aktivität der Verdauungsdrüsen sinkt, ebenso die Motorik des Gastrointestinaltraktes. Weiterhin leiden die Vorgänge der Resorption. Die Veränderungen der Aufspaltung, Fortbewegung und Resorption der Nahrungsstoffe können für die Altersdifferenzen ihrer Blutkonzentrationen verantwortlich sein.

Der Energiestoffwechsel der Gewebe kann sich an die Nährstoffzufuhr durch das Blut anpassen. Die sich im Zusammenhang mit der Nahrungsaufnahme ständig wiederholenden Schwankungen in den Blutkonzentrationen der einzelnen Substanzen wirken auf die Energieausnutzung der Substrate. Bei alten Personen ändern sich nach der Nahrungsaufnahme die Blutkonzentrationen langsamer. Zum Beispiel nach peroraler Zuckerbelastung kehrt der Glukosespiegel alter Menschen 30—40 min später zum Ausgangsniveau zurück. Ähnliches ist auch für Fettsäuren, Cholesterin u. a. beschrieben. In älteren Personen dauert die Lipämie länger (Becker u. Mitarb. 1949, Antonaci u. Magagaino 1957). Bei einer Nahrung definierter Zusammensetzung erstreckt sich der Anstieg der Lipämiekurve junger Menschen nur über 5 Stunden, der alter über 24 Stunden. Diese Verschiebungen in der Höhe und in der Dauer des Blutspiegels der Ausgangsprodukte variieren Tempo und Grad ihrer Ausnutzung durch die Gewebe im Senium.

Besonders interessant sind die oxydativen Prozesse des Myokards. Das Herz verwertet aus dem Blut die Glukose, Milchsäure, Brenztraubensäure, Fettsäuren,

Aminosäuren, Essigsäure und Ketonkörper. Die geringste Konzentration, bei welcher eine Utilisation beginnt, liegt für Brenztraubensäure um 0,6 mg%, für Milchsäure um 2,5 mg% und für Glukose um 59 mg% (GOODALL u. HACKEL 1953). Nach L. N. BOGAZKAJA (1968a, 1968b) wächst im Herzen mit dem Alter der Milchsäuregehalt.

Während des Seniums sinkt die Fähigkeit des Myokardgewebes zur Fettsäureoxydation (W. N. NIKITIN u. A. A. PASCHKOWA 1963, A. A. PASCHKOWA u. A. A. MARTYNENKO 1963, A. A. PASCHKOWA 1965). Setzt man die Oxydation der Kaprylsäure 1monatiger Ratten gleich 100%, so beträgt die 1jähriger 70,9%, die 2jähriger 35,4%. Nach Ansicht der Autoren stellt das eine Anpassung des Myokards an die verschlechterte Sauerstoffversorgung dar. Die Gegenüberstellung der Oxydation von Kapryl- und Essigsäure macht wahrscheinlich, daß im Senium Veränderungen schon im Anfangsglied der Fettsäureoxydation auftreten.

Wie stark diese Verlagerungen in der Substratverwertung sind, zeigte A. A. PASCHKOWA (1965). Bei 1monatigen Ratten vermag der Herzmuskel pro Stunde 3,2 μmol Kaprylat und 2 μmol Glukose zu oxydieren, bei 2jährigen 1,1 μmol Kaprylat und 2 μmol Glukose. Wenn man annimmt, daß die Substanzen völlig oxydiert werden und eine maximale ATP-Ausbeute bringen, ergeben sich bei 1monatigen Ratten 256 μmol ATP (196 aus Fettsäuren und 60 aus Kohlenhydraten), bei alten nur 158 μmol (68 aus Fettsäuren und 90 aus Kohlenhydraten).

Als summarischer Maßstab für die Intensität oxydativer Gewebsprozesse darf die Sauerstoffaufnahme gelten. Während des Alterns fällt der Sauerstoffverbrauch vieler Gewebe. W. N. NIKITIN (1963) teilt danach die Gewebe in 3 Gruppen. Zur ersten gehören die Organe mit hoher Atmungsintensität (Niere, Herz, Milz, Leber, Gehirn), welche während des Alterns erheblich abfällt. Für die zweite Gruppe (Muskeln, Darm, Testes) ist ein anfängliches schnelles Nachlassen der Atmung und ein langsameres Tempo dieses Vorganges in der späteren Ontogenese charakteristisch. Die dritte Gruppe, das sind Organe mit niedrigem Sauerstoffverbrauch (Haut, Knorpel) und unbedeutendem Rückgang der Atmung im Senium.

Die *innere Atmung* kann noch keine Vorstellungen über die Möglichkeiten des Ablaufs oxydativer Prozesse geben, denn jener hängt vor allem von dem Ausgangsgehalt an verbrennbaren Stoffen ab. Deshalb war es so wichtig, die Altersdifferenzen der Gewebsatmung nach Zufuhr von Substraten der Oxydation zu vergleichen. Letztere sind nicht nur das Rohmaterial für die entsprechenden Zyklen, sondern auch deren Regulator. Sie gelten als eine äußere Information, welche die Geschwindigkeit fermentativer Reaktionen steuert. Über den Eintritt der Substrate durch biologische Membranen in die Zelle und in Organellen werden die oxydativen Mechanismen reguliert. Besonders interessant ist der Einfluß der am Trikarbonsäurezyklus beteiligten Bernstein-, Zitronen-, Isozitronen-, Oxal-, α-Ketoglutar-, Fumar-, Apfel- und Oxalessigsäure, welche universelle Oxydationssubstrate darstellen und aus sehr unterschiedlichen Stoffen — Eiweiße, Fette, Kohlenhydrate — gebildet werden.

W. W. FROLKIS und L. N. BOGAZKAJA (1965, 1968, 1972), L. N. BOGAZKAJA (1965, 1968a, 1968b), L. N. BOGAZKAJA und N. W. WERSHIKOWSKAJA (1965,

1971), S. A. BESHANJAN (1968) sowie A. Ja. LITOSCHENKO (1968, 1971) demonstrierten die Altersbesonderheiten der Gewebsatmung bei Substratzugabe zu Homogenaten der Leber, der Skeletmuskeln und des Herzens (Tab. 4). Milch-, Bernstein- und α-Ketoglutarsäure führen zu einem Anstieg in Herz und Leber adulter und alter Ratten. Wichtig ist, daß das auch für alte Tiere zutrifft. Im Myokard 1monatiger Ratten steigt der Sauerstoffverbrauch um 37, 122 bzw. 329%, bei 8—10monatigen um 78, 126 bzw. 100%, bei alten um 158, 243 bzw. 309%.

Interessanterweise ruft Glukosegabe keine Erhöhung des Sauerstoffverbrauchs des Herzgewebes hervor. Das bemerkten auch G. A. KOTSCHETOW (1958), I. F. SEIZ (1961) u. a. SEIZ sieht die Ursache darin, daß Glukose oft nicht das Substrat der Atmung, sondern der Glykolyse ist.

Offenbar ist demnach Substratmangel eine der Ursachen für die Erniedrigung des Sauerstoffverbrauchs. Trotzdem bleibt allerdings nach Substratzufuhr der Sauerstoffverbrauch durch die Gewebe alter Tiere signifikant unter dem anderer Altersgruppen.

Eine der möglichen Ursachen des Substratdefizits im Senium könnte der verminderte CoA-Gehalt sein (NIKITIN u. MARTYNENKO 1963, WOITENKO u. BOGUSCH 1965, MARTYNENKO 1969), wie er für Herz-, Skeletmuskulatur und Leber feststeht. CoA-Mangel dämpft die Einbeziehung von Azetyl-CoA in den Trikarbonsäurezyklus und eventuell die Intensität oxydativer Prozesse. Deshalb verstärkt auch Gabe von Substraten des Trikarbonsäurezyklus die Gewebsatmung.

Der genannte Zyklus, die letzte Etappe der Oxydation von Kohlenhydraten, Fett- und Aminosäuren, ist in den Mitochondrien lokalisiert. Darum schien es lohnenswert, die Alternsveränderungen in der Intensität des Sauerstoffverbrauchs nicht nur im Homogenat, sondern auch an isolierten Mitochondrien zu studieren.

Es zeigte sich, daß die einzelnen Substrate unterschiedliche Veränderungen im Sauerstoffverbrauch der *Mitochondrien* erzeugen. Bernsteinsäure stimuliert die O_2-Verwertung der Mitochondrien alter Tiere mehr als α-Ketoglutarsäure. Mehr als das, letztere beeinflußt am Skeletmuskel den Sauerstoffverbrauch überhaupt nicht. Dabei muß man an die beiden Wege des Elektronentransports denken: einmal vom Sukzinat auf die Sukzinodehydrogenase, zum zweiten vom Substrat über eine Dehydrogenase zum NAD. Möglicherweise darf man den ungleichen Alternswandel der Oxydation von Bernstein- und α-Ketoglutarsäure als Ausdruck der Verschiebungen in den Beziehungen zwischen den beiden Wegen des Elektronentransports ansehen. Er kann das Ergebnis des Intaktbleibens der Flavinenzyme und des Zytochromteils der *Atmungskette* sein.

Für die energetischen Prozesse ist nicht nur die Menge der Substrate, sondern auch deren Zugänglichkeit wichtig. Die Alternsveränderungen der Permeabilität mitochondrialer Membranen und die Erschwerung des Substratübertritts aus dem Zytoplasma in die Mitochondrien können sich sehr nachteilig äußern. Außerdem wird die unterschiedliche Membranpermeabilität für die einzelnen Substrate qualitative Verschiebungen ihrer Ausnutzung im Senium verursachen.

In Abhängigkeit von der Substratmenge und einer Vielzahl anderer Regula-

Tabelle 4

Intensität der Gewebsatmung (Q_{O_2}) in Herzmuskulatur und Leber unterschiedlich alter Ratten

Substrat	Herzmuskel 8–12 Monate		28–32 Monate			Leber 8–12 Monate		28–32 Monate		
	Q_{O_2} ($M \pm m$)	„extra“ Q_{O_2}	Q_{O_2} ($M \pm m$)	„extra“ Q_{O_2}	α	Q_{O_2} ($M \pm m$)	„extra“ Q_{O_2}	Q_{O_2} ($M \pm m$)	„extra“ Q_{O_2}	α
ohne Substrat	4,00 ± 0,27	–	1,81 ± 0,36	–	< 0,001	2,80 ± 0,17	–	1,86 ± 0,10	–	< 0,001
Milchsäure	7,14 ± 1,63	3,14	4,59 ± 0,70	2,78	> 0,05	5,06 ± 0,17	2,26	4,61 ± 0,59	2,75	> 0,05
Glukose	4,24 ± 0,47	0,24	1,83 ± 0,52	0,02	< 0,001					
Bernsteinsäure	8,13 ± 0,73	4,13	7,41 ± 0,81	5,60	> 0,05	8,76 ± 0,50	5,96	6,36 ± 0,60	4,50	< 0,01
α-Ketoglutarsäure	9,04 ± 1,04	5,04	6,21 ± 0,75	4,40	< 0,05	4,75 ± 0,67	1,95	3,05 ± 0,51	1,19	< 0,05

tionsfaktoren vermögen sich die oxydativen Prozesse in breitem Umfang zu wandeln. Diese potentielle Möglichkeit vor allem bestimmt die Stärke der Anpassungsmechanismen der Zelle und die Grenzen ihrer Beteiligung an energetisch aufwendigen Reaktionen des Organismus. Während des Alterns vermindert sich die Gewebsatmung. Zum Beispiel beeinflußt Thyroxin das oxydative Geschehen in der Zelle. Es entkoppelt die oxydative Phosphorylierung, reguliert die Permeabilität der Mitochondrienmembranen und wirkt direkt auf einzelne Fermente der Atmungskette. Wir verglichen nun die Alternsveränderungen der Gewebsatmung der Leber und des Herzens adulter und alter Ratten bei Hyperthyreose. Zu Beginn der Hyperthyreose waren sie in alten Tieren deutlicher. Jedoch bei Andauern des Zustandes zeigte die Gewebsatmung adulter Tiere einen stärkeren Anstieg. Das macht ein Zusatz von Substraten der Oxydation noch besonders anschaulich.

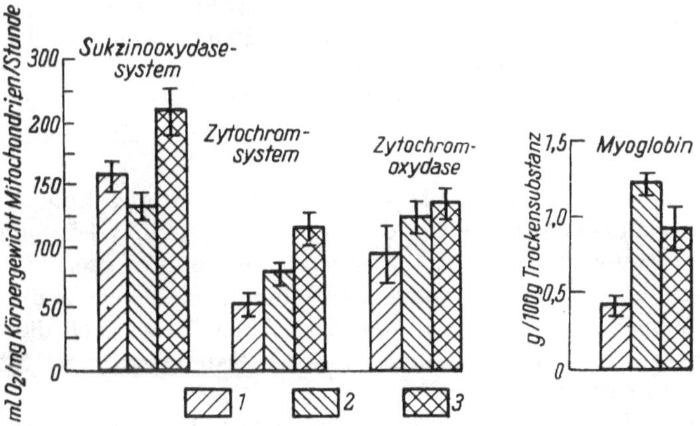

Abb. 24. Alternsveränderungen der Aktivität des Sukzinooxydase- und Zytochromsystems, der Zytochromoxydase und des Gehaltes an Myoglobin im Myokard unterschiedlich alter Ratten. 1 — 1monatige, 2 — 8—12monatige, 3 — 23—30monatige Ratten.

Zum Verständnis der Alternsvorgänge der biologischen Oxydation ist die Analyse der Aktivität derjenigen Fermente, welche an diesen Prozessen teilnehmen, wichtig. Es handelt sich um ein aufeinander abgestimmtes Ensemble von Fermenten, deren sinnvolle Zusammenarbeit durch bestimmte Bindungen aneinander und an Zellstrukturen erreicht wird. Die Hauptmasse energiereicher Moleküle entsteht aus den Endstufen der biologischen Oxydation, welche mit der Übertragung von Protonen und Elektronen zusammenhängen. Wir (Frolkis, Bogazkaja u. R. A. Frolkis 1966) untersuchten die Altersdifferenzen in den einzelnen Gliedern der Atmungskette (Abb. 24).

Im Muskelgewebe spielt für die Sauerstoffutilisation das Myoglobin, das als kurzzeitige Reserve und Überträger des Sauerstoffs vom Hämoglobin auf die Atmungsfermente angesehen wird, eine entscheidende Rolle. Es schafft einen

Sauerstoffgradienten zwischen Plasma und Mitochondrien (Hill 1933, Millikam 1936, Langen 1946, Werbolowitsch 1961, Pleschkowa 1964). Für seine völlige Sättigung ist eine niedrigere Sauerstoffspannung nötig als für die Sättigung des Bluthämoglobins. Die Geschwindigkeit der Vereinigung des Sauerstoffs mit Myoglobin ist 6mal größer als beim Hämoglobin. All das macht die große Bedeutung für die sich kontrahierende Muskulatur aus.

Der intramyokardiale Druck zeigt eine Einschränkung der Durchblutung des Herzens in der Systole. Maximal ist während Kontraktion der Druck in Gefäßen, welche in den tieferen Schichten des Myokards liegen. Demnach befinden sich bei Systole die einzelnen Myokardschichten in unterschiedlichen Durchblutungsverhältnissen. Das Myoglobin nun garantiert eine Sauerstoffreserve für die Systole. Interessanterweise ist auch der Myoglobingehalt in den tieferen Myokardschichten, wo während der Systole schlechtere Durchblutungsverhältnisse herrschen, höher als in anderen Herzbezirken (R. A. Frolkis 1967).

Wie aus Abbildung 24 hervorgeht, ist die Myoglobinkonzentration im Herzen 8—12monatiger Ratten maximal. Bei 1monatigen Tieren liegt sie um 69,5%, bei alten um 24,7% darunter. Mit dem Alter verschlechtert sich damit die Sauerstoffversorgung des Muskelgewebes, und zwar besonders während der Kontraktion.

Die Substrate werden mittels verschiedener Fermente und Kofermente oxydiert. Indessen am Ende steht immer das Zytochromsystem, welches die Elektronen auf ihren letzten Akzeptor, den Sauerstoff, überträgt. Unter normalen Bedingungen verläuft die Gewebsatmung zu 80—95% nach diesem Modus.

Wie aus Abbildung 24 ersichtlich, ändert sich im Alternsgang die Aktivität des Zytochromsystems insgesamt und die seines Hauptgliedes, der Zytochromoxydase. Im Myokard wächst erstere, von 1monatigen angefangen bis zu alten Tieren. In alten Ratten ist sie um 110,31% höher als in 1monatigen und um 47,06% höher als bei adulten. Es steigt auch die Aktivität der Zytochromoxydase. Im Herzen alter Ratten liegt sie um 48,29% über der 1monatiger und um 10,59% über der adulter Tiere.

All diese Werte waren errechnet worden nach der Anzahl Mikroliter Sauerstoff, welche von 1 mg Mitochondrieneiweiß verbraucht wurden. Die Berechtigung für dieses Vorgehen liegt darin, daß das Zytochromsystem in den Mitochondrien lokalisiert ist. Die oxydativen Prozesse in ihnen sind auf eine Energieversorgung der Gesamtmasse der Zellen und Gewebe gerichtet. Deshalb schien es zweckmäßig, die Aktivität des Zytochromsystems auf 1 g Frischgewicht des Myokardgewebes umzurechnen, d. h. deren Bedeutung für den gesamten Gewebsstoffwechsel einzuschätzen. Tut man das, dann ändern sich die Altersdifferenzen im Zytochromsystem entschieden. Seine Aktivität erweist sich am niedrigsten bei 1monatigen Tieren und bleibt bei adulten und alten auf ein und demselben Niveau. Die Aktivität der Zytochromoxydase ist dann bei alten Tieren um 13,14% höher als bei 1monatigen Ratten und um 32,81% niedriger als bei adulten.

Relativ konstant bleibt auch die Zytochromoxydaseaktivität der Leber. Nach W. I. Ziprijan (1969) beträgt sie bei 1monatigen Ratten 0,96 $\pm$ 0,6 Indophenoleinheiten, bei 16monatigen 0,80 ± 0,06, bei 24monatigen 0,39 ± 0,07 E. Diese Ergebnisse stimmen mit denen von LOWRIE (1953) überein, welche zeigten, daß die niedrige Aktivität der Zytochromoxydase embryonaler Herzmuskel anwächst und ihr Maximum im 2. Lebensjahr erreicht. Mit etwa 12 Jahren fällt sie wieder. Schon 1939 demonstrierte A. A. RUBANOWSKAJA, daß bei alten Tieren der zyanresistente Teil der Atmung, welcher nicht mit dem Zytochromsystem zusammenhängt, sich ändert.

Der Zytochrom-c-Gehalt sinkt im Senium (GOBAT 1947, BIÖRCK 1956, DALLMAN 1966). Am niedrigsten ist er in embryonalen Organen. Das Maximum der Zytochromoxydaseaktivität des Myokards sahen SHOICHI und Mitarb. (1964) bei 8monatigen Ratten, danach fiel sie bis hin zum Senium ab. Nach Gabe von Zytochrom c (Abb. 25) ist der Anstieg des Sauerstoffverbrauchs alter Tiere geringer als der adulter und 1monatiger. Vermutlich spricht das für eine Erniedrigung der Substratspezifität der Zytochromoxydase während des Alterns.

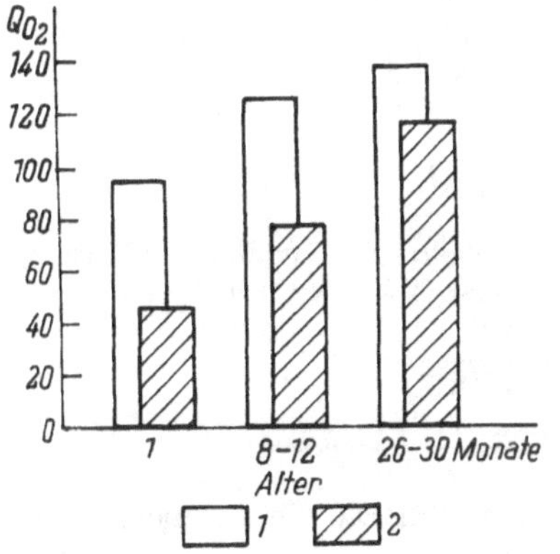

Abb. 25. Alternsveränderungen der Oxydationsgeschwindigkeit von Paraphenylendiamin durch Mitochondrien des Herzmuskels weißer Ratten nach Zufuhr von Zytochrom c (1) und ohne diesem (2). Q_{O_2} — ml O_2/mg Mitochondrieneiweiß/Stunde.

Die geringste Aktivität des Sukzinat-Oxydase-Systems findet man in Mitochondrien 8—12monatiger Ratten. Sie beträgt 135,95 ± 4,53 µl O_2 pro 1 mg Mitochondrieneiweiß und Stunde, bei 1monatigen Ratten 161,21 ± 4,75 µl O_2/mg Eiweiß und schließlich im Herzen alter Tiere 212,21 ± 8,27 µl O_2/mg Mitochondrieneiweiß. Dieser Anstieg bleibt nach Umrechnung der Befunde auf 1 g Myokardgewebe bestehen. Die Sukzinooxydaseaktivität wächst im Senium nicht nur im Herzen, sondern auch in Leber, Skeletmuskeln und anderen Organen (LOWRIE 1953, SASONOWA 1959, KIRK u. Mitarb. 1959, BARROWS 1960, WOLOSTSCHENKO 1966, GRISCHKO u. LEWKOWA 1966, USBEKOW 1967).

Für die Analyse der Alternsveränderungen der ersten Etappe der Oxydation, der Substratdehydrogenierung, hat die Bestimmung der pyridinhaltigen Kofermente erhebliche Bedeutung. Die geringste Gesamtmenge ihrer oxydierten und reduzierten Form liegt in 8—12monatiger Ratten vor (Abb. 26). Im Myokard 1monatiger ist sie maximal, im Herzen alter Tiere höher als bei adulten. Nach W. P. WOITENKO und S. W. BOGUSCH (1965) liegt ihr Gehalt in Leber und Skelettmuskeln seniler Tiere um 10—30% über dem adulter.

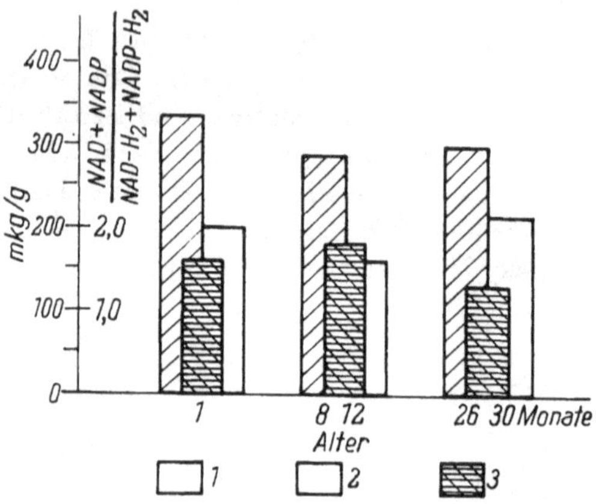

Abb. 26. Alternsveränderungen des Gehaltes der Pyridinkofermente im Myokard weißer Ratten (in μg/g Frischgewebe). 1 — NAD + NADP; 2 — $NADH_2$ + $NADPH_2$; 3 — $\frac{NAD + NADP}{NADH_2 + NADPH_2}$.

Während des Seniums ändern sich nicht nur die Gesamtmenge der Pyridinnukleotide, sondern auch die Relation zwischen deren oxydierter und reduzierter Form (BOGAZKAJA 1968a, 1968b). Bei alten Tieren wächst die Konzentration der reduzierten Form. Der Quotient NAD + NADP/$NADH_2$ + $NADPH_2$ fällt auf 1,43 $\pm$ 0,07. Bei adulten Tieren beträgt er 2,02 $\pm$ 0,21.

Dieser Anstieg der reduzierten Formen zeugt von einer Störung der Oxydation der Kofermente und vielleicht auch der Aktivität derjenigen Fermentsysteme, welche NAD spalten und synthetisieren. Ebenfalls möglich scheint auch eine kompensatorische Verstärkung der Synthese der Kofermentmoleküle am genetischen Apparat der Zelle. Weiterhin wandelt sich während des Alterns die topographische Verteilung der Pyridinnukleotide innerhalb der Zelle. W. P. WOITENKO (1966) zeigte, daß im Herzen alter Tiere der Gehalt in den Mitochondrien sinkt und im Hyaloplasma steigt.

Es kommt somit zu ungleichartigen Verschiebungen in den verschiedenen Gliedern der Atmungskette: Die Pyridinnukleotide nehmen zu, der Quotient ihrer oxydierten zu den reduzierten Formen ab. Die Aktivität des Sukzinat-Oxydase- und des Zytochrom-Systems der Mitochondrien wächst und die Koenzym-A- sowie Myoglobinkonzentrationen fallen.

All diese Vorgänge laufen in den einzelnen Zellelementen unterschiedlich ab. Histochemische Untersuchungen von A. F. Kiselewa und W. I. Ziprijan wiesen nach, daß in manchen Zellen des Myokards alter Tiere die Aktivität der Sukzinodehydrogenase und Zytochromoxydase niedrig ist, in anderen dagegen hoch. Vermutlich stellt der Aktivitätsanstieg einiger Fermente eine Adaptation des Stoffwechsels alternder Zellen dar.

Die Geschwindigkeit fermentativer Reaktionen unterliegt Schwankungen, was die Anpassungsmöglichkeiten der Zelle beeinflußt. Die Regulation der Fermentaktivität wird erreicht durch Ferment-Substrat-Wechselbeziehungen, Verschiebungen in der Koenzymkonzentration, durch Einwirkung von Folgeprodukten des Stoffwechsels auf vorhergehende Etappen der Reaktionskette sowie durch Einbeziehung extrazellulärer Faktoren der neurohumoralen Regulation. Konkret können sich solche regulatorischen Einflüsse äußern als Umwandlung der inaktiven Form des Fermentes in die aktive, als Veränderung in der Reaktionsfähigkeit der aktiven Zentren, als allosterische Regulation, als Verlagerung des Fermentes in den intrazellulären Räumen und schließlich als genetische Enzyminduktion. Dank all dessen hat die Fermentaktivität einen sehr breiten Spielraum, welcher buchstäblich vom Stadium Null (inaktive Form) bis zu maximalen Werten reicht.

Wenn man die Alternsveränderungen des Stoffwechsels einschätzen will, muß man immer die tatsächlich vorhandene Aktivität eines Fermentes von der potentiell, durch Regulation möglichen unterscheiden. Nur auf diesem Wege lassen sich die Mechanismen der Beteiligung von Enzymsystemen an Anpassungsreaktionen des Gewebes bestimmen.

Im Senium ist die Aktivität mancher Enzyme sehr hoch. Indessen fällt die potentielle Aktivität selbst dieser Fermente mit den Jahren. Auf Grund der Einbeziehung regulatorischer Faktoren schon im Normalzustand werden die potentiellen Möglichkeiten der Systeme mobilisiert, was das Anpassungsgeschehen des Organismus einschränkt. Beweise dessen sind die größeren Schwankungen der inneren Atmung adulter Tiere unter verschiedenen Bedingungen sowie die größeren Schwankungen von Fermentaktivitäten bei regulatorischen Effekten, z. B. Thyroxin oder Adrenalin (Frolkis 1963a, 1966a, 1968a, 1968b, 1969a, 1969b, 1972, Bogazkaja 1965, 1968a, 1968b, Wershikowskaja 1965, 1972). Interessant sind dazu die Befunde W. P. Woitenkos und S. W. Boguschs (1965), welche ergaben, daß nach Zufuhr von Nikotinsäure im Überschuß die Pyridinnukleotidmenge in Leber und Skeletmuskeln adulter Tiere beinahe auf das Doppelte anwächst, bei alten dagegen fast unverändert bleibt.

Der Mechanismus des Aktivitätsanstiegs der Atmungsfermente im Senium kann verschieden sein. Einmal beruht er auf Konformationsänderungen im Eiweißmolekül, zum anderen auf Wandlungen der Fermentbildung am genetischen Apparat. Sicher haben für gewisse Enzyme alle beide Vorgänge Bedeutung. In unseren Versuchen verhinderte eine Langzeitbehandlung mit Inhibitoren der Proteinsynthese (Actinomycin D, Ribonuklease) den senilen Anstieg der Sukzinodehydrogenaseaktivität des Herzens und der Skelettmuskulatur.

Groß ist die Rolle der Konformationsänderungen schon „fertiger“ Enzymmoleküle nach dem Prinzip der allosterischen Regulation. So besitzen für das Sukzinat-Oxydase-System Sulfhydrylgruppen eine gewisse Bedeutung. Altersbedingte Umstrukturierungen im Eiweißmolekül vermögen eine Freisetzung maskierter Sulfhydrylgruppen zu veranlassen. Das führt zum Anstieg der tatsächlichen Aktivität. Jedoch nehmen die Reserven der Freisetzung solcher Gruppierungen im Laufe des Lebens ab, weshalb im Senium die potentielle Möglichkeit des Fermentes sinkt.

Wir charakterisierten bis jetzt das Altern der einzelnen Glieder der Atmungskette. Die Funktionstüchtigkeit jedes metabolischen Systems hängt aber von den Wechselbeziehungen zwischen den einzelnen Regulationselementen ab. Engpässe, limitierende Glieder entstehen nicht nur infolge der Aktivität eines Fermentes, sondern in großem Ausmaß infolge von Diskrepanzen innerhalb des Gesamtsystems.

Die Substratmengenänderung, die Substrat-Ferment-Beziehungen und die Fermentaktivitäten stellen das ganze System im Senium auf eine niedrigere Stufe, auf das Niveau eingeschränkter Reservemöglichkeiten. Wenn im Stoffwechselgeschehen Engpässe, limitierende Glieder auftreten, können sie nicht mehr durch einen Aktivitätsanstieg von Fermenten kompensiert werden. Solche limitierende Glieder entstehen mitunter auch im Zusammenhang mit Umverteilungen von Enzymen innerhalb der Zelle.

Während des Alterns sinkt die Intensität der Gewebsatmung, die Intensität oxydativer Prozesse. Man diskutiert zwei mögliche Ursachen dafür: Entweder ist es das Ergebnis einer einfachen Verminderung der aktiven Elemente oder aber einer wirklichen Erniedrigung der Intensität der Gewebsatmung und damit molekularer Mechanismen dieses biologisch wichtigen Prozesses.

Mit dem Alter gehen die Zellelemente zahlenmäßig zurück, dadurch verschiebt sich die Relation zwischen protoplasmatischen Zellen und Bindegewebsfasern. Diese strukturellen Vorgänge haben eine Senkung des Gesamtsauerstoffverbrauchs des Homogenats zur Folge.

Nach unserem heutigen Wissensstand erhält auch der Begriff „aktives Element“ eine neue Bedeutung, denn für die Energetik der Zelle sind das nur die einzelnen Mitochondrien. Wir zeigten bereits, daß ihre Zahl während des Seniums in einigen Organen abnimmt. Vermutlich stellt das eine wichtige Ursache für die Abschwächung oxydativer Prozesse dar. Es erklärt auch, weshalb die Aktivität einiger Fermente (z. B. Zytochromoxydase) bei Bestimmung in Mitochondrien kaum nachläßt. Letzteres ist indessen deutlich der Fall nach Umrechnung auf das Körpergewicht. Jedoch reichen diese Mechanismen zur Erklärung des Rückgangs der oxydativen Prozesse nicht aus. Wir denken noch an eine echte Abschwächung der Energiebildung in der Zelle, an nicht nur quantitative, sondern auch qualitative Veränderungen. Dafür gibt es Hinweise: Abnahme der Oxydationsfähigkeit von 1 mg Mitochondrien, Änderungen ihrer Permeabilität, uneinheitliche Reaktionen des Sauerstoffverbrauchs auf Zugabe verschiedener Substrate, ungleichmäßige, mitunter sogar verschieden gerichtete Aktivitätsänderungen einzelner Atmungsfermente, Glykolyseanstieg bei verminderter Atmungsintensität,

Änderung der Beziehung der Oxydation zur Phosphorylierung u. a. Würde das Altern nur auf einfachem Zellverlust und einfachem Erlöschen des Stoffwechsels beruhen, müßten die Vorgänge relativ gleichmäßig ablaufen. Die Ungleichmäßigkeit der Wandlungen der einzelnen Formen der Energieversorgung ist aber gerade das Typischste des Alterns.

Also führen viele Faktoren (Umstrukturierungen der Gewebe, Zelluntergang, Abnahme der Mitochondrien, Erniedrigung ihrer Oxydationsfähigkeit, des Substratgehaltes, des Myoglobins und des Koenzyms A, Verschiebungen in der Relation zwischen oxydierten und reduzierten Pyridinkofermenten, Nachlassen der potentiellen Möglichkeiten der Fermentsysteme, Diskrepanzen in den Aktivitäten einzelner Glieder der Atmungskette, Umverteilungen von Fermenten und Substraten, Änderungen der Permeabilität von Zellen und Mitochondrien, Anhäufung nicht zu Ende oxydierter Metabolite u. a.) zum Rückgang oxydativer Prozesse im Laufe des Lebens.

Das Hauptziel der Tätigkeit dieses ganzen Regulationssystems besteht in der Aufrechterhaltung eines bestimmten Niveaus des ATP-Stoffwechsels. Sehr wichtig für die Selbstregulation der Energieprozesse ist die Anhäufung der Vorstufen des ATP, des ADP und des Phosphats. Sie stimulieren nach dem Prinzip der Rückkopplung einige Stufen der Atmungskette, variieren die Permeabilität der Mitochondrienmembran und verstärken die Atmung. Im Senium reichern sich ADP und Phosphat in der Zelle an. Das trägt zur Mobilisierung adaptiver Möglichkeiten oxydativer Prozesse bei. Unsere Versuche zeigten, daß Zugabe von ADP und Phosphat zu Mitochondrien des Myokards alter Tiere einen geringeren Atmungsanstieg hervorruft. Dieser Regulationsmechanismus wird im Senium wahrscheinlich ohnehin ausgenutzt.

Die Vollkommenheit der oxydativen Phosphorylierung besteht nicht nur in ihrer hohen Ökonomie, sondern auch in ihrer genauen Regulierbarkeit. Während des Alterns treten Veränderungen im Ablauf dieses Prozesses ein. Über eine Erniedrigung seiner Effektivität in Mitochondrien des Herzens und der Leber alter Ratten berichten GOLD und Mitarb. (1966). E. W. PARINA und E. W. SOLODINSKAJA (1956) gelangen zu dem Schluß einer schwachen Entkopplung der Oxydation und der Phosphorylierung in Gehirn und Leber alter Ratten. In Widerspruch zu diesen Angaben befinden sich die Arbeiten von WEINBACH und GARBUS (1956). Sie fanden keine Altersdifferenzen bei Verwendung von Bernstein-, α-Ketoglutar- und Glutaminsäure als Substrat. In alten Tieren verringerte sich die Oxydation und die Phosphorylierung gleichmäßig, ohne Verschiebungen des P/O-Quotienten.

Wir (W. W. FROLKIS, L. N. BOGAZKAJA u. N. W. WERSHIKOWSKAJA) untersuchten die Altersunterschiede der oxydativen Phosphorylierung in Herz und Leber. Als Substrate wählten wir Bernstein- und α-Ketoglutarsäure (Abb. 27).

Wie man aus den dargestellten Befunden entnehmen kann, ist die Aktivität der Oxydation und der Phosphorylierung während der einzelnen Ontogenesestadien unterschiedlich. Die Atmungsintensität in Mitochondrien des Herzmuskels sinkt bei Anwesenheit sowohl der Bernstein- als auch der α-Ketoglutarsäure mit den Jahren. Bei letzterer ist die Abnahme größer. Das hängt mit den hochgradigeren Altersschädigungen derjenigen Dehydrogenasen zusammen, welche als Kofermente NAD haben.

Die Intensität der Phosphorylierung sinkt während des Alterns im allgemeinen auch. Da sich aber Atmung und mit ihr gekoppelte Phosphorylierung nicht proportional ändern, wird der P/O-Quotient verschoben.

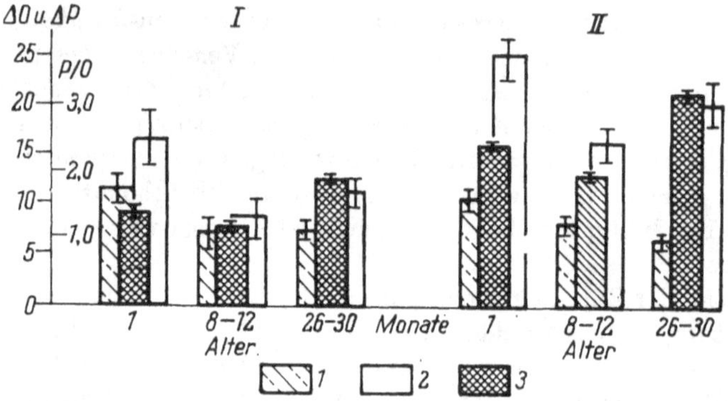

Abb. 27. Altersbesonderheiten der Atmung und der oxydativen Phosphorylierung in den Mitochondrien des Herzmuskels der Ratte. I — bei Zugabe von Bernsteinsäure; II — bei Zugabe von α-Ketoglutarsäure; 1 — Sauerstoffverbrauch; 2 — Phosphatabnahme; 3 — P/O-Quotient.

Bei 1monatigen Tieren ist er ziemlich hoch. Er beträgt bei Oxydation der Bernsteinsäure 1,47, bei der α-Ketoglutarsäure 2,54. Bis hin zum 5.—6. Monat fällt er im Zusammenhang mit der stärkeren Abnahme der Phosphorylierung auf 0,98 bzw. 1,92. Da bis zum 10.—12. Monat die Intensität beider Prozesse gleichmäßig nachläßt, bleibt der Quotient konstant. Im Senium dann nimmt er durch die verstärkte Bindung des Phosphors auf dem Hintergrund verminderter Atmung zu und erreicht bei Bernsteinsäure 1,75 und bei α-Ketoglutarsäure einen Wert von 3,2. Ein hoher P/O-Quotient liegt also im Herzen sowohl 1monatiger als auch alter Tiere vor.

In der frühen Ontogenese ist ein hoher Quotient der Ausdruck sehr intensiven Sauerstoffverbrauchs und sehr intensiver Phosphorylierung, bei alten Tieren dagegen einer niedrigen Intensität der Gewebsatmung und weniger starker Veränderungen der Phosphorylierung.

Am Beginn der Ontogenese ist offenbar die starke Aktivität sowohl der freien als auch der phosphorylierenden Oxydation in der Hauptsache auf die Energieversorgung des plastischen Stoffwechsels, welcher in dieser Periode den Vorrang hat, gerichtet. Die feste Kopplung zwischen Oxydation und Phosphorylierung im Myokard alter Ratten hat offenbar adaptive Bedeutung, denn dadurch erhöht sich die Menge der neu pro Einheit Sauerstoff entstehenden energiereichen Phosphate. Interessant, daß die Biochemie viele Beispiele für Entkopplungen der Oxydation und der Phosphorylierung kennt, aber nur wenige Fälle einer festeren Verbindung dieser Prozesse bekannt sind (SUBKOWSKAJA 1961, WERSHBINSKAJA 1962). Nach LARDY (1952), NEIFAX (1962, 1967) und SKULATSCHEW (1962) beinhaltet maximale Erhöhung der Kopplung der Oxydation mit der Phosphorylierung nicht unbedingt optimale Bedingungen für eine Energiegewinnung in verwertbarer Form, in Gestalt von ATP. Für die Effektivität oxydativer Reaktionen scheint nicht nur die Menge, sondern auch die Geschwindigkeit der ATP-Bildung maßgebend. Eine Reihe von Autoren (LARDY 1952, 1954, WERSHBINSKAJA 1962) ist geneigt, die Verstärkung der Kopplung als Reserve zur Erhöhung der Ökonomie der ATP-Synthese anzusehen.

KONDRASCHOWA und Mitarb. (1966), SILAKOWA (1966) sowie KONDRASCHOWA (1967) zeigten, daß eine Beziehung zwischen Substratkonzentration und Verknüpfung von Oxydation und Phosphorylierung besteht. Diese regulatorischen Kontakte vermitteln dynamische Verbindungen zwischen Substratoxydation und Phosphorylierung des ADP. Niedriges Substratniveau hat entkoppelnde Wirkung. Jedoch ein Absinken des Substratgehaltes bei ADP-Überschuß wirkt koppelnd, führt zum Anstieg des P/O-Quotienten. Gleiche Regulationsbeziehungen zwischen ADP-Anstieg und Substratabfall sieht man auch im Myokard alter Tiere.

Der P/O-Quotient kann in gewisser Weise die Relationen zwischen energetischen und plastischem Stoffwechsel ausdrücken. So darf die P/O-Zunahme des Myokards im Senium wohl als Beispiel für eine Umstellung des Energieverbrauchs vom plastischen auf den funktionellen Stoffwechsel betrachtet werden.

In der Leber ändern sich die Beziehungen zwischen Oxydation und Phosphorylierung im Laufe des Lebens nicht wesentlich. Die Verschiebungen in den Intensitäten dieser Prozesse sind in der Leber geringer als im Herzmuskel. Auch für andere Glieder des Energiestoffwechsels sind die Wandlungen schwächer. Differenzen in der Energetik der Leber, des Herzens und der Skeletmuskeln korrelieren wahrscheinlich mit dem Grad ihrer funktionellen Umstellungen.

Im Mechanismus des Alterns der oxydativen Phosphorylierung spielen nervale und hormonelle Faktoren eine erhebliche Rolle. In einem speziellen Kapitel werden wir noch demonstrieren, daß während des Seniums kleinere Dosen Adrenalin und Thyroxin die oxydative Phosphorylierung in Herz und Leber entkoppeln. Außerdem muß man bedenken, daß zu ihren Alternsveränderungen die Abschwächungen nervaler Gewebswirkungen und die Erniedrigung der sekretorischen Funktion von Drüsen gehören, deren Hormone den Ablauf der Oxydation und der Phosphorylierung regulieren.

Energieträger entstehen nicht nur oxydativ, sondern auch glykolytisch. Die Prozesse der oxydativen und der glykolytischen Phosphorylierung, obgleich sie ein und demselben Ziel, der Erhaltung eines bestimmten Energiefonds, dienen, sind räumlich weitgehend voneinander getrennt. Die oxydative Phosphorylierung liegt in der Hauptsache in den Mitochondrien, die glykolytische im Zytoplasma. Letztere ist weniger effektiv. Auf 2 energiereiche Phosphate, welche auf dem Wege der Glykolyse aus einem Glukosemolekül entstehen, kommen bei oxydativer Phosphorylierung 36.

Eine abgestimmte Energiebildung ermöglichen der Zelle bewegliche regulatorische Verknüpfungen zwischen Glykolyse und Oxydation. Für beide stellt das Endprodukt des gesamten Systems, ATP und dessen Vorstufen, einen wichtigen Regulationsfaktor dar, welcher über Rückkopplungen die Glykolyse mit dem Energiefonds der Zelle synchronisiert. Es gibt noch andere Wege der Wechselbeziehung zwischen Atmung und Glykolyse, ohne welche diese 2 Zyklen gleichsinnig arbeiten und keine Reservemöglichkeiten offenlassen würden. Einer der wichtigsten ist der längst bekannte PASTEUR-Effekt, die Hemmung der Glykolyse durch die Atmung, weiterhin der Effekt nach CRABTREE, die Hemmung der Atmung durch starke aerobe Glykolyse.

So also gewährleistet die regulatorische Wechselbeziehung zwischen oxydativer und glykolytischer Phosphorylierung Anpassungen der Energiebereitstellung der Zelle, nämlich die Verstärkung des einen unter den Bedingungen eingeschränkter Möglichkeiten des anderen Weges. Die Glykolyse bleibt oft ein zwar nicht sehr ökonomisches, aber dennoch in Reserve stehendes Mittel zur Energiegewinnung. Von Bedeutung ist die schnelle Mobilisierung der Energiepotentiale, welche bei Einbeziehung der Glykolyse auftritt.

Eine mögliche Mobilisierung adaptiver Mechanismen im Senium stellt die Verstärkung der Glykolyse dar. Natürlich ist diese Möglichkeit begrenzt. Erstens werden unter den Bedingungen unterdrückter oxydativer Phosphorylierung die Ausgangssubstrate der Glykolyse und Glykogenolyse nicht in genügendem Maße resynthetisiert, und das engt früher oder später die Energiebildung anaerober Art ein; zweitens sammeln sich mehr und mehr nicht völlig oxydierte Stoffwechselprodukte an, und das schädigt irreparabel die normale Lebenstätigkeit der Zellen. In der Glykolyse verbrennt, nach einem Ausdruck W. A. ENGELGARDTS (1944), das Heizmaterial nicht vollständig und nur „mit kalter Flamme".

Im Laufe der Ontogenese kommt es zu gesetzmäßigen Veränderungen der glykolytischen Phosphorylierung in den Geweben. Wie die Atmung sind sie in den einzelnen Zellen und Organen unterschiedlich.

Tabelle 5 enthält die Befunde von L. N. BOGAZKAJA, N. W. WERSHIKOWSKAJA und A. Ja. LITOSCHENKO über den Gehalt an Glykogen, Milchsäure und über die Intensität der Glykolyse in Herz, Leber und Skeletmuskulatur von Tieren differenter Altersgruppen. Im Herzmuskel sind die Altersunterschiede der Glykolyse stärker als in Leber und Skeletmuskulatur.

Im Senium nimmt die Verwertung exogener Substrate durch den Glykolysezyklus zu. Fügt man dem Inkubationsmedium des Myokardgewebes Glykogen bei, wächst die Laktatbildung 8—12monatiger Ratten um 247,0%, verglichen mit 1monatigen und bei 26—30monatigen um 447,0 %.

Während des Alterns steigt die Intensität der aeroben Glykolyse und Glykogenolyse. Wenn im Myokard einmonatiger Ratten die aerobe Glykolyse 25,8 $\pm$ 2,4 mg% Milchsäure in 30 min bei 37° beträgt, die Glykogenolyse 20,4 $\pm$ 3,4, so fällt bei adulten Ratten die Intensität (14,6 $\pm$ 0,95 bzw. 15,0 $\pm$ 1,05) und bei alten wächst sie stark (38,4 $\pm$ 1,21 bzw. 64,3 $\pm$ 1,59).

Die Verschiebungen im Ablauf der Glykolyse und Glykogenolyse führen zur

Abnahme der Glykogenkonzentration und zum Anstieg der Milchsäure (Tab. 5). W. N. NIKITIN und Mitarb. (1956a, 1956b) beobachteten einen Rückgang des Leberglykogens der Ratte zwischen der 7. Woche und dem 4. Monat. Später bleibe es dann bis ins Senium konstant. G. G. GAZKO und T. M. MIRONOWA (1966) stellten keine Altersdifferenzen des Gesamtglykogengehaltes in Leber und Muskeln fest. Die Menge des freien Leberglykogens erhöhte sich jedoch. Von Wandlungen

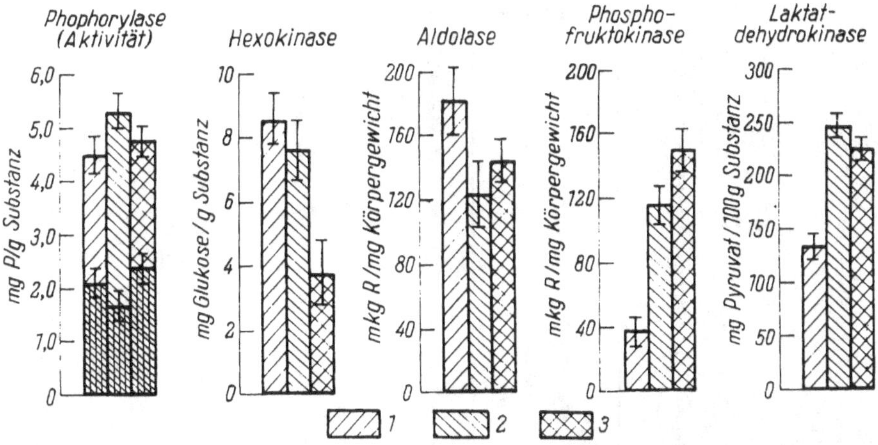

Abb. 28. Alternsveränderungen der Aktivität einer Reihe glykolytischer Fermente im Herzmuskel weißer Ratten. 1 — 1monatige, 2 — 8—12monatige, 3 — 26—30monatige Ratten. Schwarz abgesetzt die Aktivität der Phosphorylase ‚a'.

nicht nur der Menge, sondern auch der Eigenschaften des Glykogens im Senium zeugen die Angaben K. M. DANILOWAS (1967). Bei alten Tieren verliert es seine regelmäßige Lokalisation, die Glykogengranula vergrößern sich und fließen zusammen.

Die Zunahme der Milchsäure und die Erniedrigung des Quotienten Pyruvat/Laktat (BOGAZKAJA 1963, 1965, 1968) sprechen für eine Verstärkung anaerober Umwandlungen im Energiestoffwechsel und für Änderungen des Verhältnisses der Atmung zur Glykolyse.

Zur Glykolyse sind eine ausreichende Substratmenge, eine bestimmte räumliche Verteilung glykolytischer Enzyme, die Zugänglichkeit der Substrate für die Fermente und eine Reihe anderer Faktoren erforderlich. Abbildung 28 enthält Befunde L. N. BOGAZKAJAS (1968a, 1968b) über Alternsveränderungen der Aktivität einiger glykolytischer Fermente im Herzen. Bei alten Tieren wächst die Aktivität der Phosphorylase, der Phosphofruktosekinase und der Aldolase im Herzen, in der Leber die der Phosphorylase, Laktatdehydrogenase und der Phosphopyruvathydratase.

Die Verstärkung der Glykolyse im Senium bei Senkung des Sauerstoffverbrauchs durch das Gewebe ist ein regulatorischer Effekt. Hierbei dürften die ge-

Tabelle 5

Altersbesonderheiten des Glykogen- und Milchsäuregehaltes und der Intensität der anaeroben Glykolyse in Herz-, Skeletmuskulatur und Leber von Ratten

	Herzmuskel			Skeletmuskel			Leber		
	8–12 Monate	28–32 Monate	α	8–12 Monate	28–32 Monate	α	8–12 Monate	28–32 Monate	α
	M ± m	M ± m		M ± m	M ± m		M ± m	M ± m	
Glykogen (in mg% im Muskel und in % in der Leber)	596,8 ± 20,43	338,4 ± 25,97	< 0,001	654,1 ± 50,5	506,5 ± 5,3	< 0,05	4,33 ± 0,27	2,45 ± 0,27	< 0,001
Milchsäure (in mg%)	0,78 ± 0,028	1,17 ± 0,021	< 0,001	250,9 ± 10,5	198 ± 15,9	< 0,001			
anaerobe Glykolyse (mg% Milchsäure in 30 min bei 37°, Substrat Glykogen	82,8 ± 1,19	149,9 ± 2,43	< 0,001	72,7 ± 3,66	83,5 ± 5,72	> 0,05	59,6 ± 5,89	61,4 ± 4,71	> 0,05

änderten Relationen der Adenosinnukleotide, der Abfall des ATP und der Anstieg des ADP und AMP, welche die Aktivität glykolytischer Enzyme steigern, Bedeutung haben. Das ist nur einer der vermuteten interzellulären Regulationsmechanismen. Die Wechselbeziehungen zwischen oxydativer und glykolytischer Phosphorylierung sind in verschiedenen Zellorganellen lokalisiert. Es zeigte sich, daß Inkubation des Hyaloplasmas mit Mitochondrien die Glykolyse beschleunigt oder hemmt (Aisenberg u. Mitarb. 1957, Graffi u. Schneider 1959, Sisakjan u. Pinus 1959). S. A. Neifach (1961) stellte eine Hypothese auf, welche wichtige Aspekte der funktionellen Regulation der Glykolyse anspricht. Sie werde durch Mitochondrien reguliert, welche ins Hyaloplasma gelangen und dort die Glykolyse stimulierende Substanzen absondern. Eine sei ein Adeninnukleotid (ATP mit Beimischungen von ADP und AMP), die andere der Eiweißkörper „Kinasin". Diese Faktoren würden bei Verschiebungen der Permeabilität der Mitochondrien, welche Informationen über Umstellungen im ATP-Stoffwechsel erhalten, ins Hyaloplasma übergehen.

Die Verstärkung der Glykolyse während des Seniums stellt wohl in erster Linie das Ergebnis einer Einbeziehung dieser regulatorischen Verbindungen zwischen einzelnen Zellorganellen dar. Falls das aber tatsächlich so ist, müßte Zugabe von Mitochondrien aus alten Herzen die Glykolyse nicht nur im „eigenen" Hyaloplasma, sondern auch im Hyaloplasma adulter Ratten steigern.

Wir (Frolkis u. Bogazkaja 1965, 1968a, 1968b) prüften das: Die Geschwindigkeit der Glykolyse wurde bestimmt: 1. im Überstand adulter Ratten, 2. im Überstand alter Ratten, 3. im Überstand adulter Ratten bei Zugabe eigener Mitochondrien, 4. im Überstand alter Ratten bei Zugabe eigener Mitochondrien, 5. im Überstand adulter Ratten bei Zugabe von Mitochondrien aus dem Herzen alter Tiere. Die Resultate gibt Abbildung 29 wieder. Am meisten erhöht sich die Glykolyse nach Zufügen von Mitochondrien alter Tiere zum Hyaloplasma. In dem Falle existieren keinerlei Unterschiede der Glykolyseintensität im Hyaloplasma des Herzens adulter und alter Ratten.

Demnach ändern die Abschwächung der Energiebildung durch oxydative Phosphorylierung und die Erniedrigung des ATP-Stoffwechsels während des Alterns die Wechselwirkung zwischen dem Aktomyosin der Mitochondrienmembran und den verstärkenden Faktoren, die letzteren gelangen ins Hyaloplasma und stimulieren hier die Glykolyse. Folglich haben für die Mobilisierung adaptiver Mechanismen der Energetik regulatorische Wechselbeziehungen der einzelnen Zellorganellen untereinander maßgebliches Gewicht.

Bei der Verstärkung der Glykolyse muß man auch nervale und hormonelle interzelluläre Regulationsfaktoren berücksichtigen. Später genauer zu besprechende Versuche zeigten, daß bei alten Tieren kleinere Dosen Adrenalin und Thyroxin die Aktivität glykolytischer Enzyme ändern, dagegen nach größeren Dosen die Vorgänge in adulten Tieren intensiver sind.

Einen weiteren Weg der Glukoseoxydation stellt der Pentosephosphatzyklus dar. Er gewährleistet eine Oxydation von Kohlenhydraten unter Umgehung der Glykolyse und des Krebszyklus. Durch ihn entstehen mehr als 2/3 der $NADPH_2$-

Moleküle, welche für die Synthese der Fettsäuren, des Cholesterins, der Steroidhormone u. a. gebraucht werden, außerdem Ribose-5-phosphat, ein essentieller Bestandteil aller Nukleotide und Nukleinsäuren. Vom Altern bleibt auch die Fermentaktivität dieses Zyklus nicht unbeeinflußt. D. W. TSCHERNYSCHENKO

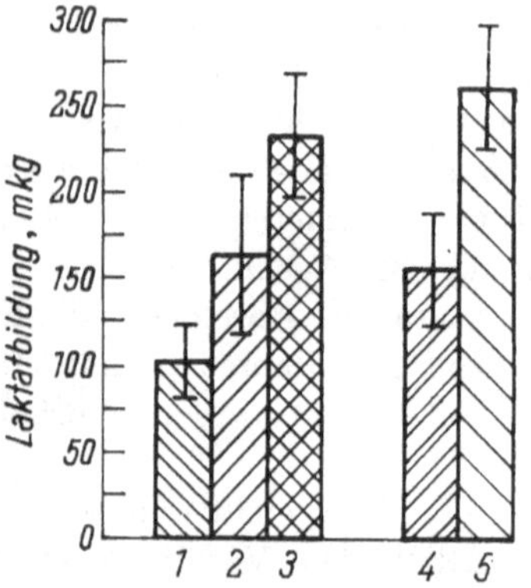

Abb. 29. Wirkung der Mitochondrien (M) aus dem Herzen alter und adulter Ratten auf den Ablauf der Glykolyse im Überstand (Ü). 1 — Glykolyse im Ü adulter Ratten; 2 — Glykolyse im Ü adulter Ratten bei Zugabe eigener M; 3 — Glykolyse im Ü adulter Ratten bei Zugabe von M alter Ratten; 4 — Glykolyse im Ü aus dem Herzen alter Ratten; 5 — Glykolyse im Ü alter Ratten bei Zugabe eigener M.

(1966, 1967) demonstrierte an Ratten, daß mit den Jahren die Aktivität der Transketolase (TK) und der Glukose-6-phosphatdehydrogenase (G-6-PD) sich erheblich ändert, und zwar in einzelnen Organen und Geweben nicht gleichartig. In Hirn und Nieren alter Tiere, verglichen mit jungen, sinkt sie parallel bei beiden Fermenten, wobei den größeren Abfall die TK des Gehirns erkennen läßt. In der Leber steigt die Aktivität der TK und G-6-PD etwas, im Herzen ist sie für junge und alte Ratten fast gleich. Die Veränderungen des Pentosephosphatzyklus des Gehirns haben sicher einen Einfluß auf die Synthese der Fettsäuren, des Cholesterins und der Nukleotide während des Alterns.

Mit dem ATP der Zelle hängen untrennbar die Umsetzungen im Kreatinphosphatstoffwechsel zusammen. Kreatinphosphat ist vor allem eine Energiereserve. Energie, welche bei seinem Zerfall frei wird, geht in die Resynthese des ATP ein. Deshalb vermag die Erforschung der Korrelationen zwischen ATP und KP unsere Vorstellungen über den Stoffwechsel energiereicher Verbindungen während des Alterns zu vervollständigen. Unser Kollektiv (EPSCHTEIN 1963a, 1963b, FROLKIS u. BOGAZKAJA 1965, 1968, BOGAZKAJA 1965, 1968, FROLKIS, BOGAZKAJA u. EPSCHTEIN 1966, WERSHIKOWSKAJA 1968, FROLKIS 1968b, 1969b, ZIPRIJAN 1969) unternahm es, die Altersbesonderheiten des Gehaltes und des Stoffwechsels von ATP und KP in verschiedenen Organen (Herz, Skeletmuskeln, Gehirn, Leber) zu analysieren.

Tabelle 6 enthält die Altersunterschiede im Gehalt an ATP, KP und anorganischem Phosphat. ATP und KP steigen mit dem Wachstum der Tiere. Die maximalen Werte adulter Ratten fallen etwas zum Senium hin. Die quantitativen Relationen dieser Substanzen in den verschiedenen Altersperioden differieren bei den einzelnen Geweben. Z. B. liegen ATP und KP im Skeletmuskel 7—14-tägiger Tiere unter den Werten alter, indessen im Myokard alter Tiere unter den Werten in der postnatalen Periode. Nicht einheitlich ist auch der Grad der Altersdifferenzen. Im Gehirn sind sie stärker als in Herz und Skeletmuskulatur.

Der ATP-Gehalt verschiebt sich also mit den Jahren nur wenig. Kreatinphosphat dagegen unterliegt größeren Schwankungen. In Herz, Skeletmuskulatur und Gehirn alter Tiere sinkt es fast auf die Hälfte. Man darf annehmen, daß die KP-Ausnutzung einen Anpassungsmechanismus darstellt, der auf die Erhaltung der Energetik der alternden Zelle gerichtet ist und eine bestimmte ATP-Menge garantiert. Die Verminderung dieser Reserve energiereicher Phosphate schon unter gewöhnlichen Bedingungen der Gewebstätigkeit engt im Senium die Möglichkeiten der Anpassung an größere Anforderungen ein.

Bei der Bestimmung des ATP nach dem leicht hydrolysierbaren Phosphat erfaßt man auch seine Vorstufe, das ADP, mit. Das nivelliert bis zu einem gewissen Grade die Altersunterschiede im ATP-Gehalt. Für das Verständnis der Regulation des Energiestoffwechsels im Herzen hat nicht nur die Bestimmung des ATP selbst, sondern auch die der Produkte seiner Dephosphorylierung, die des ADP und des Phosphats, Bedeutung. Nach L. N. Bogazkaja (1966, 1968) wächst im Herzmuskel neben der Erniedrigung der ATP-Konzentration während des Alterns der Gehalt an ADP und an organischem Phosphat. Das verschiebt die Relation ATP zu ADP. Bei adulten Tieren beträgt sie 0,86, in der postnatalen Periode 0,61, bei alten Tieren 0,52. Daraus schließen wir auf ein Vorherrschen des ATP-Abbaus gegenüber seiner Synthese im Senium.

Eine Konstanz des ATP erreicht die Zelle auf 2 einander entgegengesetzten Wegen des Energiestoffwechsels, entweder durch intensive Synthese und Spaltung der Substanz oder aber durch Abschwächung dieser beiden Stoffwechselphasen. Deshalb ist für eine Analyse der Alternsveränderungen des Energiehaushalts die Ermittlung nicht nur des Gehaltes, sondern auch der Erneuerung der energiereichen Moleküle unumgänglich. Eine Vorstellung über die Neubildung von ATP und KP in den Geweben unterschiedlich alter Tiere gewinnt man durch Inkorporation radioaktiven Phosphors in Phosphatverbindungen und Errechnung der Koeffizienten der spezifischen Aktivität (SA), der relativen spezifischen Aktivität (RSA) und der relativen Aktivität (RA) (Abb. 20).

Vergleiche der Werte für die einzelnen Koeffizienten und für die ATP- und KP-Mengen belegen das Entstehen stets neuer Wechselbeziehungen zwischen Abbau und Synthese dieser Energieträger auf jeder Etappe der Ontogenese. 8 bis 12monatige Ratten charakterisiert eine hohe ATP- und KP-Konzentration im Myokard und eine hohe Umsatzrate dieser Verbindungen. Bei 1monatigen Tieren steht neben dem niedrigen Gehalt an ATP und KP eine erhebliche Umsatzgeschwindigkeit (große RSA und RA für ATP und KP). Bei alten Ratten nehmen

Tabelle 6

Altersbesonderheiten des Gehaltes an Adenosintriphosphorsäure, Kreatinphosphat und anorganischem Phosphor in Herz, Skeletmuskel, Gehirn und Leber der Ratte

	Herz			Skeletmuskel			Gehirn			Leber		
	1 Monat	8–12 Monate	26–30 Monate	1 Monat	8–12 Monate	26–30 Monate	1 Monat	8–12 Monate	26–30 Monate	1 Monat	8–12 Monate	26–30 Monate
	M ± m	M ± m	M ± m	M ± m	M ± m	M ± m	M ± m	M ± m	M ± m	M ± m	M ± m	M ± m
ATP	17,3 ± 1,12	19,39 ± 0,59	16,4 ± 0,72	21,1 ± 2,1	37,7 ± 1,1	28,5 ± 1,3	8,2 ± 0,29	12,9 ± 1,0	6,6 ± 0,017	—	12,3 ± 1,08	13,0 ± 1,6
KP	4,4 ± 0,91	7,54 ± 0,13	3,9 ± 0,27	5,3 ± 0,3	14,7 ± 1,0	8,5 ± 0,08	2,7 ± 0,03	5,36 ± 0,71	4,5 ± 0,43	—	8,9 ± 0,79	9,5 ± 0,76
P	23,5 ± 1.51	22,45 ± 0,05	34,2 ± 1,15	56,8 ± 1,4	35,3 ± 1,1	32,9 ± 1,9	22,7 ± 0,78	25,1 ± 1,7	30,4 ± 2,3	—	15,2 ± 1,45	13,55 ± 1,03

die Energieträger ebenso wie ihre Erneuerung ab (niedrige RSA für KP und RA für ATP und KP). Im Skeletmuskel ist das Bild etwas anders als im Myokard. Zum Beispiel ist die RA von ATP adulter Tiere höher als in der postnatalen Periode und im Senium. Im Herzen dagegen unterscheiden sich die RA des ATP von Tieren in der postnatalen Periode und von adulten nicht signifikant. Demnach verbergen sich hinter wenig auffälligeren Schwankungen im ATP-Gehalt unterschiedlich alter Tiere erhebliche Differenzen des Umsatzes, der Beziehung zwischen Spaltung und Resynthese.

Die Erniedrigung energiereicher Phosphate in Homogenaten alter Tiere hängt irgendwie mit Verschiebungen der Relation zwischen aktiven Zellen und Bindegewebsfasern zusammen. Jedoch kann sie nicht nur das Ergebnis einer einfachen Reduktion der aktiven Protoplasmamasse sein. Wäre das der Fall, dürften sich ATP, ADP, KP und Phosphat nicht so unterschiedlich verhalten.

Für die Ausnutzung der Energie, welche in den genannten Verbindungen steckt, ist die Aktivität der Adenosintriphosphatase (ATPase) maßgebend. Sie bewerkstelligt die Dephosphorylierung des ATP und die Energiefreisetzung. Sie liegt an verschiedenen Zellorten. Die einzelnen ATPasen unterscheiden sich voneinander in ihren Eigenschaften. Diese Differenzen beziehen sich auch auf die Aktivierung durch Ionen, wie Ca, Mg, K und Na. Die ATPasen der Zellmembranen etwa vermögen K und Na zu aktivieren, an deren aktivem Transport sich erstere beteiligen.

W. A. Engelgardt und N. N. Ljubimowa (1939) entdeckten einen sehr wichtigen Mechanismus der Muskelkontraktion: Das kontraktile Eiweiß Myosin besitzt ATPase-Aktivität. Dank dessen wird eine Selbstregulation erreicht — die Aktivierung des Myosins führt zur Energiefreisetzung, was für die Kontraktion des Eiweißes unerläßlich ist. Versuche von O. K. Chilko (1968) und unserer Mitarbeiterin L. L. Grabina (1966) zeigten, daß bei alten Tieren die ATPase-Aktivität des Myosins der Skeletmuskulatur wächst. Liegt sie bei 8—10monatigen Ratten um $23 \pm 2{,}8$ µg P/mg Eiweiß, so bei 26—30monatigen um $35{,}7 \pm 3{,}9$ µg P/mg Eiweiß.

Für die ATPase-Aktivität des Myosins kommt den Sulfhydrylgruppen im aktiven Zentrum große Bedeutung zu. Nach O. K. Chilko (1968) ist ihr Gehalt im nativen Myosin alter Tiere am höchsten. Allgemein sinkt aber die Konzentration der Sulfhydrylgruppen nach dem Senium zu. Vielleicht beruht der Anstieg der ATPase-Aktivität des Myosins im Laufe des Lebens auf Umstrukturierungen in diesem Eiweiß, welche maskierte Sulfhydryl- und Disulfidgruppen freisetzen. Dabei werden Gruppierungen, die einzelne Polypeptidfäden aneinander heften, zerschlagen, es kommt, grob gesprochen, zu einem eigentümlichen Aufdröseln des Eiweißmoleküls.

Mit der Differentialzentrifugation gelang es, aus Muskelhomogenaten 3 ATPasen zu isolieren, die myofibrilläre, die mitochondriale und die mikrosomale (Schulze u. Wellenberger 1963). Für das Verständnis der Energieumwandlungen während des Alterns war es wichtig, die Altersdifferenzen in der Aktivität der einzelnen ATPasen zu bestimmen. L. N. Bogazkaja (1968a, 1968b) unterzog sich dieser Aufgabe. Sie untersuchte das Homogenat und 3 Zellfraktionen: die Myofibrillen-Kern-Fraktion, die mitochondriale und den Überstand.

Die ATPase-Aktivität der Zellfraktionen änderte sich im Alternsgang nicht einheitlich. Die der mitochondrialen und der Myofibrillen-Kern-Fraktion wächst. Bei 1monatigen Ratten beträgt sie in Mitochondrien $31{,}6 \pm 3{,}22$ μg P/mg Eiweiß, bei 8—12monatigen $33{,}2 \pm 1{,}12$ μg P/mg Eiweiß und bei alten, 28—32-monatigen $42{,}2 \pm 4{,}16$ μg P/mg Eiweiß. Die der Myofibrillen-Kern-Fraktion steigt von $6{,}1 \pm 0{,}68$ μg P/mg Eiweiß bei adulten Ratten auf $14{,}2 \pm 1{,}49$ μg P/mg Eiweiß bei alten. Die ATPase-Aktivität des Homogenats sinkt im Senium signifikant.

Die ungleichartige Veränderung der ATPase-Aktivität unterschiedlicher Lokalisation spricht für Verschiebungen in der Energieversorgung der einzelnen Seiten der Zelltätigkeit im Laufe des Lebens. Sicher hat die Zunahme der ATPase-Aktivität der Mitochondrien und der Myofibrillen-Kern-Fraktion adaptive Bedeutung. Sie trägt zur besseren Energieausnutzung des ATP und zur Erhaltung der Kontraktionsfähigkeit des Muskelgewebes bei. Wir erinnern außerdem daran, daß die Prozesse des Abbaus der Energieträger dank der Selbstregulation deren Resynthese stimulieren.

Bei der Erörterung der Bedeutung der ATP-Änderungen für die Alternsevolution der Energetik muß man die neuen Befunde über die Synthesestadien dieses Moleküls beachten. Vermutlich wird die bei der Oxydation in der Atmungskette abgegebene Energie nicht unmittelbar zur ATP-Synthese, sondern zur Bildung von Zwischenstufen verwandt. Diese Moleküle stellen schon energiereiche Verbindungen dar, ihre Energie wird zur Phosphorylierung von ADP benutzt. Die Energie der Zwischenstufen kann in vielen Zellprozessen verwertet werden, beim Membrantransport, bei der Eiweißsynthese u.a. Deshalb muß die traditionelle Ansicht, welche das energetische Geschehen in der Atmungskette nur auf eine Akkumulation im ATP und auf dessen Ausnutzung für die Zellfunktionen beschränkt, revidiert werden. Die Aufdeckung der Altersbesonderheiten dieser Zwischenstufen der Bildung energiereicher Phosphate vermag neue wichtige Mechanismen energetischer Wandlungen im Senium aufzuzeigen. Die ungleichmäßigen Verschiebungen der einzelnen Zellfunktionen und ihre unterschiedliche Abhängigkeit von den Störungen energetischer Prozesse weisen in diese Richtung.

Unter den Alternsveränderungen der Energetik hat die Erniedrigung der oxydativen Prozesse, welche den Hauptweg der Phosphorylierung von ADP darstellen, vorrangige Bedeutung. Die adaptive Verstärkung der Glykolyse kann die ungenügende Energiebereitstellung durch oxydative Phosphorylierung nicht kompensieren.

Am wenigsten erforscht sind vielleicht die Mechanismen des Übergangs der chemischen Energie in mechanische und andere Arten. Angaben über die Alternsveränderungen dieser Vorgänge fehlen gänzlich. Die Altersschwankungen der physikochemischen Eigenschaften des Aktomyosinkomplexes, seiner Fähigkeit zur Dissoziation, die ATPase-Aktivität des Myosins, dessen Gehalt an Sulfhydrylgruppen u. a. (LOHMANN 1955, GRABINA 1966, 1971, CHILKO 1968) legen jedoch die Annahme wesentlicher Umstellungen in der Transformation der chemischen in mechanische Energie nahe.

Demnach treten während des Alterns erhebliche Veränderungen in den einzelnen Gliedern der Regulation energetischer Prozesse auf. Sie sind in den Zellen des Organismus unterschiedlich ausgeprägt und haben für ihr Altern unterschiedliche Bedeutung. Der Hauptfaktor ist die Erniedrigung des Stoffwechsels energiereicher Phosphate durch oxydative Phosphorylierung. Dank der Selbstregulation werden Adaptationen der Zellenergetik mobilisiert. Sie können jedoch die Tätigkeit unter den veränderten Existenzbedingungen nicht völlig aufrechterhalten. Die Einengung der Energetik offenbart sich besonders bei Belastungen des alternden Organismus und limitiert dessen Leistungsvermögen. Sie trägt zur Entwicklung seniler pathologischer Prozesse bei.

Ein wichtiger Umstand bleibt zu bedenken. Die Zellzahl sinkt in den einzelnen Organen während des Alterns. Daraus resultiert, daß die Belastung für die erhalten gebliebenen Elemente steigt. Außerdem wird der wichtige oxydative Weg der Energieerzeugung mit den Jahren abgeschwächt. Deshalb erfahren im Laufe des Lebens einige Glieder der Energieversorgung der Zelle eine Aktivierung, in einer Reihe von Geweben wachsen die Intensität der anaeroben Glykolyse und Glykogenolyse, die Aktivität von Atmungs- und glykolytischen Enzymen, der Gehalt an ADP u. a.

Nicht einförmiges Erlöschen, sondern Erniedrigung der energetischen Möglichkeiten bei Anspannung einzelner Seiten der Energieerzeugung charakterisieren die Zelle im Senium. Diese Anspannung ist der Ausdruck adaptiver Zellmechanismen. Deren Stabilität ist schon imstande, die Zelle bei anstrengender Tätigkeit leichter anfällig zu machen und ihre Funktionstüchtigkeit sowie die Adaptationsreserven zu vermindern.

KAPITEL V

Das Zentralnervensystem und das Altern des Organismus

Wie der i-Punkt zum ganzen Buchstaben, die Buchstaben zu den Worten, die Worte zu den Sätzen sich verhalten, so verbinden sich Atome zu Molekülen, Moleküle zu Organellen, Organellen zur Zelle. Jede Organisationsebene hat eine neue, ihre eigene Bedeutung und eröffnet großartige Perspektiven und Möglichkeiten.

A. Szent-Györg

Die reflektorische Tätigkeit beim Altern

„Was ist eigentlich an der Tatsache der Adaptation? Nichts ... außer einer exakten Verbindung der Elemente eines komplizierten Systems untereinander und ihres Komplexes im ganzen mit der Umwelt“ (Pawlow 1951c, S. 25). Vollkommenheit, Beweglichkeit, Präzision und Zuverlässigkeit dieser Wechselbeziehung bestimmen auch den richtigen Umfang der Anpassungsmöglichkeiten des Organismus. Das hohe Adaptationsniveau wurde im Verlauf der Phylo- und Ontogenese durch Zentralisation der Regulationsprozesse erreicht, durch eine Zentralisation, die einerseits erlaubt, die Tätigkeit einzelner Zellen, Organe und Systeme zur Erzielung eines einheitlichen Adaptationseffektes zu vereinen, und andererseits die zulässige Autonomie ihres Stoffwechsels und ihrer Funktion unter den Bedingungen dieser ganzheitlichen Reaktionen gewährleistet. So entstand eine Kombination der Interessen des Gesamtorganismus mit dem „Egoismus“ seiner einzelnen Zellen und Gewebe.

Wir klärten bisher die Regulations- und Adaptationsprozesse auf molekularer Ebene und auf Zellebene. Jedoch unter natürlichen Bedingungen mischen sich die Mechanismen der neurohumoralen Regulation gebieterisch in die Vorgänge auf diesen Ebenen ein, da sie ja die Tendenz der Reaktionen des Gesamtorganismus bestimmen. Diese Einflußnahme beschränkt sich nicht auf Adaptationsverschiebungen der jeweiligen Tätigkeit. Es geht um eine fundamentale Anpassung, welche die Ereignisse auf molekularer und zellulärer Ebene, die Morphogenese des Organismus und eine Reihe sekundärer Verschiebungen im Verlauf des Alterns bei primärer Veränderung nervaler und hormoneller Einflüsse bedingt. Es geht um die Regulationsmöglichkeiten des genetischen Apparats, der Eiweißbiosynthese, der energetischen Prozesse und im Zusammenhang damit um eine Kette von Erscheinungen im alternden Organismus. Und deshalb kommt dem Studium neurohumoraler Regulationsmechanismen, in erster Linie der altersspezifischen Funktionsänderungen des Zentralnervensystems, für das Verständnis des Alterns erstrangige Bedeutung zu.

Hierzu müßte man eine allgemeine Charakteristik der Reaktionen beim Altern geben und eine Analyse der Alternsveränderungen in den verschiedenen Gliedern des Regelkreises durchführen — in den Zentren der Regulation, in ihren Objekten, der direkten Verbindung und in den Stufen der Rückkopplung. In konkreter physiologischer Sicht ist folgerichtig die Rede von der Erforschung der Veränderungen beim Altern des Zentralnervensystems und des endokrinen Systems sowie der vegetativen Ganglien, welche an den Stellen direkter regulatorischer Verknüpfung liegen. Im Blickpunkt stehen auch Besonderheiten der Reaktion von Effektoren auf regulatorische Einflüsse und schließlich Rückkopplungen, die auf nervalem und humoralem Wege realisiert werden. Einzelne Kapitel der folgenden Darlegung werden auch diesen Elementen neurohumoraler Regulation beim Altern des Organismus gewidmet sein.

Es existieren zwei, wie es scheint entgegengesetzte, jedoch im Wesen einheitliche Tendenzen in der Bewertung von zentralnervösen Veränderungen beim Altern. Breit angelegte biologische Vergleiche führten eine Reihe von Forschern zu dem Schluß, daß wahrscheinlich eine Beziehung besteht zwischen der Lebensdauer von Tieren und der Funktionsvollkommenheit ihres Zentralnervensystems. Friedenthal (1910) und Sacher (1959) schlugen sogar die Errechnung von Zephalisationskoeffizienten vor, welche nach deren Meinung nicht nur auf niedere Vertebraten anwendbar wären. Die Rechnungen Friedenthals, Sachers und anderer Forscher sind interessant und ein Zeichen des Bestrebens, eine Verbindung zwischen der Lebensdauer und dem Entwicklungsniveau des Zentralnervensystems bei höheren Lebewesen zu finden. Jedoch spiegeln diese variationsstatistischen Korrelationen zwischen Hirngewicht, Körpergewicht und Lebensdauer nicht die physiologischen Besonderheiten der Anpassungsmechanismen wider, die mit der Tätigkeit des Zentralnervensystems gekoppelt sind. Und mehr als das, wegen der Anfechtbarkeit derartiger mechanistischer Angaben gerät die ganze Idee der ständigen Verbindung zwischen dem Entwicklungsniveau des Organismus, seinem Zentralnervensystem, der Vollkommenheit der Anpassung und dem Altern in Gefahr.

Besonders interessant ist dabei der Sprung der Lebensdauer, welcher in der Evolution der Lebewesen während der Menschwerdung erfolgte und auf die vollkommeneren Formen der Anpassung an die Umgebung, auf die Entwicklung der Funktionen des Zentralnervensystems, der höheren Nerventätigkeit sowie des psychischen Habitus zurückzuführen ist. Dieser Sprung gestattete dem Menschen nicht nur, sich der Umgebung anzupassen, sondern auch die Umgebung gemäß den eigenen Erfordernissen umzugestalten. Er erlaubte dem Menschen, sich vom Joch einer Reihe biologischer Gesetzmäßigkeiten zu befreien, dem alle früheren Arten unterworfen waren. Nach Meinung A. W. Nagornis ist von allen Systemen des Gesamtorganismus das stabilste, das am intensivsten funktionierende und das am längsten lebende das System der Großhirnhemisphären.

Zugleich damit begann sich seit Beginn unseres Jahrhunderts eine andere Vorstellung zu bilden: Alternsveränderungen im Zentralnervensystem seien einer der wichtigsten Mechanismen des Alterns. Man erinnert dabei daran, daß die

Nervenzellen sich nicht teilen und ihre Lebenszeit gleich der des Gesamtorganismus ist. Außerdem häufen sich seit den klassischen Arbeiten aus der Schule I. P. PAWLOWS die Befunde darüber, daß grobe Schädigungen der Nerventätigkeit zu vorzeitigen Vergreisungserscheinungen führen können. Dieser Widerspruch den zwei beschriebenen Richtungen in der Erklärung der Rolle des Zentralnervensystems im Alternsprozeß kann von unserer Konzeption über die Regulation und die Adaptation beim Altern des Gesamtorganismus erklärt werden. In dem komplizierten Alternsvorgang verlängern die regulatorischen Einflüsse des Zentralnervensystems, indem sie ein hohes Adaptationsniveau hervorrufen, die individuelle Existenz. Wenn aber bedeutende Alternsveränderungen im Zentralnervensystem selbst auftreten, dann werden sie zum führenden Faktor beim Altern des Organismus. All das macht die vorrangige Bedeutung der Erforschung des alternden Nervengewebes verständlich.

Man muß dabei kritisch einschätzen, daß auch heute noch eine weit verbreitete Vorstellung über eine bestimmte Tendenz von Alternsveränderungen der Organismusfunktionen allgemein und des Zentralnervensystems im besonderen besteht. Wir meinen die Vorstellung vom ausschließlichen Involutionscharakter des Struktur- und Funktionswandels beim Altern, die Vorstellung, daß gesetzmäßig und unausweichlich zuerst die phylogenetisch jüngeren Mechanismen, dann die früheren, älteren erlöschen. Es entsteht daraus ein ziemlich einfaches, jedoch weit von der Wahrheit entferntes Schema der ontogenetischen Entwicklung des Organismus, besonders seines Zentralnervensystems: in der frühen Ontogenese vom Unvollkommenen zum Vollkommenen, vom phylogenetisch Älteren zum phylogenetisch Jüngeren, beim Altern eine Spiegelung der biogenetischen Wechselbeziehungen, eine umgekehrte Entwicklung von Strukturen und Funktionen des Zentralnervensystems. Die historischen Wurzeln dafür liegen vor allem in Vorstellungen G. SPENCERS und JACKSONS über das unbedingte Erlöschen, eine unbedingte Schädigung zuerst der phylogenetisch jungen, vollkommenen, erst später auch der älteren Mechanismen während der verschiedensten Lebenssituationen.

Eine konkrete Analyse überzeugt jedoch davon, daß in diesen Rahmen nicht alle Funktionsänderungen des Nervensystems gepreßt werden können. Die beim Altern ablaufenden Vorgänge sind wesentlich komplizierter, sie sind das Ergebnis der Wechselwirkungen zwischen erlöschenden Funktionen einerseits und wichtigen Adaptationsprozessen andererseits.

Es gibt heute viele Zusammenfassungen über die Ausbildung der Nervenstrukturen während der Evolution. So ist es bekannt, daß die phylogenetisch älteren Bildungen des Hypothalamus die Kerne des vorderen Hypothalamusgebietes sind, während die Kerne des hinteren Hypothalamusgebietes (besonders die Kerne der Corpora mamillaria) später entstehen. Sowohl im vorderen als auch im hinteren Hypothalamus findet man Gebiete sowohl mit höherer Erregbarkeit pressorischer und depressorischer Neurone als auch mit erniedrigter, verglichen mit adulten Tieren. Es wurde auch gezeigt, daß die Erregbarkeit der phylogenetisch älteren Teile des verlängerten Markes (vasomotorische Regionen im kaudalen

Bereich des Bodens vom IV. Ventrikel) bei alten Tieren bedeutend sinkt. Wesentlich verändert ist im Senium die Funktion älterer Anteile des Rückenmarks. Früher als andere Seiten der Neurodynamik schwächt sich hier die segmentale Hemmung ab. Mehr als das, sogar in einunddemselben Nervengebiet kann die Aufeinanderfolge von Veränderungen nach ihrem phylogenetischen Alter unterschiedlicher Strukturen uneinheitlich sein. So fand G. A. Makaschwili (1969), der die morphologischen Veränderungen einzelner Schichten des 4. und 8. Feldes der menschlichen Großhirnrinde untersuchte, daß beim Altern die regressiven Erscheinungen in phylogenetisch älteren Bildungen (Projektionsneurone der 5. Schicht) ausgeprägter als in den phylogenetisch jüngeren Assoziationsneuronen sind. Morphologische Forschungen von T. I. Dekanosidse (1966), W. K. Shgenti und Mitarb. (1968) sowie G. A. Makaschwili (1969) führen zu dem Schluß, daß eine Reihe neuer Formationen eine hohe Vitalität besitzen. Damit kompensieren sie häufig einen Funktionsabfall anderer, mit ihnen gekoppelter Neurone.

All das leugnet nicht die Möglichkeit eines anderen Ablaufs, die Möglichkeit größerer Stabilität phylogenetisch alter Strukturen und zeitigerer Veränderungen in phylogenetisch jüngeren Gebilden. Dafür gibt es in der Gerontologie viele Beispiele. Eines der klarsten ist die frühe Beeinträchtigung der Dynamik der Rindenprozesse, der Psyche und des Denkens alternder Menschen. L. A. Orbeli hatte recht, als er unterstrich, daß die Entstehung eines neuen Funktionsniveaus des Zentralnervensystems in der Phylogenese nicht einfach zur Unterdrückung stammesgeschichtlich alter Strukturen führt, jedoch die Entstehung eines qualitativ neuen Systems, einer neuen Integration zentraler Regulationsmechanismen hervorruft.

Bei der Analyse der Reihen von Veränderungen der Hirnstrukturen während des Alterns muß man deren Beteiligung an der Realisierung verschiedener Anpassungseffekte und ihre Einbeziehung in verschiedene funktionelle Systeme berücksichtigen. Die Analyse der Alternsmechanismen kann vom Standpunkt der Regulierung die Verbindung zwischen der „Alternsevolution" verschiedener Strukturen im Bereich eines funktionellen Systems aufklären. Von hier aus kann man die beschriebenen Beispiele ungleichartiger Funktionsänderungen topographisch benachbarter Strukturen des Corpus amygdaloideum und des Hypothalamus im Senium begreifen. Darin zeigen sich die zentral-peripheren Wechselwirkungen.

In dem ziemlich bunten Gesamtbild der Veränderungen, welche sich beim Altern entwickeln, haben Veränderungen der Psyche, des menschlichen Verhaltens, Wandlungen der Beziehung zu den umgebenden Ereignissen sowie der Einschätzung eigener Handlungen und Entscheidungen besondere Bedeutung. Eine der ersten psychischen Erscheinungen ist die Erniedrigung geistiger Arbeitsfähigkeit, die Notwendigkeit des Übergangs auf einen anderen Arbeitsrhythmus und auf andere Belastungen. Jedoch werden die Arbeitsmöglichkeiten und das schöpferische Niveau von Menschen fortgeschrittenen Alters kompensiert durch die gewachsene Lebenserfahrung, durch die schon zur Gewohnheit gewordene

Fähigkeit, hinter den Ereignissen ihren verborgenen Sinn zu sehen und durch die Umorientierung ihrer Bestrebungen, die sich jetzt darauf konzentrieren, im richtigen Moment das Notwendige zu tun. Die Schwächung des mechanischen Erinnerungsvermögens wird nach Angaben vieler Forscher durch eine Weiterentwicklung des logischen Gedächtnisses ausgeglichen. Die „Weisheit des Greises" gestattet ihm, eine Menge sehr komplizierter, schöpferischer Aufgaben zu lösen und bereichert das Leben der Gesellschaft ganz wesentlich.

Aber die entstehenden Adaptationsmechanismen sind unvollkommen, und Alternsveränderungen wirken sich früher oder später, in höherem oder geringerem Grad auf die höhere Nerventätigkeit und die Psyche des alternden Menschen aus. Eine kritische Einschätzung dieser Prozesse macht sie mitunter sehr quälend für den Betroffenen, dagegen wird eine unkritische Haltung ihnen gegenüber unangenehm für die Umgebung. Wichtig ist noch etwas anderes. Mit einer richtigen Arbeitseinteilung, vernünftiger Erholung, Ernährung und der Verwendung wirksamer biologischer Mittel kann man die seelischen Veränderungen des Menschen beeinflussen. All das macht die wachsende Aufmerksamkeit verständlich, die in letzter Zeit die psychologische Seite des Alterns findet.

Der Mechanismus des Alternswandels der höheren Nerventätigkeit wird von sich ändernden Wechselbeziehungen zwischen grundlegenden physiologischen Prozessen im Zentralnervensystem bestimmt. Die wichtigsten Gesetzmäßigkeiten dieser im Zusammenhang mit der höheren Nerventätigkeit stehenden Vorgänge deckten I. P. Pawlow und seine Schüler auf: A. W. Tonkich (1912), L. A. Andrejew (1924), W. W. Rikman (1928), D. A. Birjukow und M. A. Ukolow (1929), D. I. Solowetschik (1932), A. M. Pawlowa (1938), I. A. Potkopajew (1938), G. W. Folbort und A. W. Semernina (1940), M. K. Petrowa (1946), W. K. Fedorow (1951) u. a. Eine so breite Beschäftigung der Schule I. P. Pawlows mit diesem Problem bezeugt allein schon die Bedeutung, die der Schöpfer der Lehre von der höheren Nerventätigkeit den Mechanismen ihres Alternswandels beigemessen hat.

Schon 1912 zeigte A. W. Tonkich, daß in einem alten Hund neue bedingte Reflexe sich schwerer ausbilden lassen und nicht von Dauer sind. Das bestätigte eine große Zahl von Beobachtungen, nicht nur an Tieren, sondern auch an Menschen. So fanden L. B. Gakkel und N. W. Sinina (1953), A. G. Usow (1960) und andere Forscher für die Festigung bedingtreflektorischer Reaktionen bei alten Menschen eine 3—4mal größere Zahl notwendiger Reizkombinationen als bei jungen. Diese Erschwerung der Ausbildung neuer bedingter Reflexe war an den verschiedensten Reaktionen gezeigt worden, an Gefäßen, am respiratorischen, am Bewegungs- und am Verdauungsapparat (Baranow und Rosowa 1956, Losew 1963, Koltschinskaja 1964a, 1964b, u. a.). Wichtig ist auch, daß im Senium die bedingtreflektorische Komponente vieler komplexen reflektorischen Reaktionen sich abschwächt. Bekanntlich bestimmen bedingtreflektorische Mechanismen viele Vorgänge in der Einarbeitungszeit (Periode des Übergangs eines Systems aus einem Ruhestadium auf ein Niveau hoher Leistungsfähigkeit). Die Schwächung bedingtreflektorischer Mechanismen wirkt sich z. B. in geringem Umfang auf Veränderungen des Blutkreislaufs, der Atmung sowie der Muskeltätigkeit während dieser Anfangsphasen der Arbeit aus. Man darf annehmen, daß die Schwächung bedingtreflektorischer Reaktionen einer der Mechanismen für eine langsamere Einbeziehung verschiedener Systeme des alten Menschen in eine anstrengende Tätigkeit und für die sogenannte „Adaptationsbarriere“ ist, welche im Senium während der Anfangsphasen der Arbeit vorherrscht (Murawow 1967, 1968, 1969a, 1969b).

Die Untersuchungen der Schule I. P. Pawlows zeigten die Reihenfolge der Veränderungen der höheren Nerventätigkeit sowie der Dynamik grundlegender physiologischer Prozesse beim Altern. Die Erschwerung feiner Abstufungen und die Abschwächung der löschenden Hemmung führten I. P. Pawlow zu dem Schluß, daß im Senium früher als anderes das innere Hemmungsgeschehen leidet. D. I. Solowetschik (1932) zeigte eine Schwächung der inneren Hemmung trotz Erhaltenbleiben des Erregungsprozesses. Infolgedessen leidet auch die Beweglichkeit nervaler Prozesse, wächst ihre Trägheit und sinkt die Stärke des Erregungsvorgangs sowie die Konzentrationsfähigkeit. Nach N. B. Mankowski und A. J. Minz (1969) verringert sich die Dynamik nervaler Prozesse im zweiten Signalsystem intensiver. Interessanterweise zeigten die Autoren die Möglichkeit der Steigerung der Dynamik nervaler Vorgänge alter Menschen mittels Training.

Im Senium sinkt die Leistungsfähigkeit der Nervenzellen. Eine wesentliche Bedeutung für den Mechanismus der Alternsveränderungen grundlegender physiologischer Prozesse hat die von G. W. Folbort und A. W. Semernina (1940) aufgezeigte Abschwächung der Intensität regenerativer Vorgänge. Es zeigte sich, daß alte Hunde längerer Erholungsphasen zur Wiederherstellung des Ausgangsniveaus bedingter Reflexe bedürfen als junge.

Unter natürlichen Bedingungen paßt sich der Mensch nicht durch isolierte bedingte Reflexe an die Umgebung an, sondern durch aus solchen zusammengesetzte, komplexe Systeme. Auf dem Wege zur Erkennung dieser Anpassungsreaktionen schuf I. P. Pawlow den Begriff der dynamischen Stereotypie als ein abgestimmtes, ausgewogenes System bedingtreflektorischer Verknüpfungen. Es ist völlig klar, daß die Untersuchung des Alternswandels der Bildung, Aufrechterhaltung und des Erlöschens der dynamischen Stereotypie der wichtigste Schritt zur Erkenntis der Adaptationsmechanismen des alternden Organismus ist. Unser Mitarbeiter W. A. Busunow (1966, 1968, 1972) führte Vergleiche der Besonderheiten von Bildung und Störung der motorischen dynamischen Stereotypie bei Leuten unterschiedlichen Alters durch. Bei den Versuchspersonen wurde eine motorische Reaktion (Arbeit auf einem Ergographen in verschiedenen Rhythmen) auf einen Komplex positiver und negativer bedingter Reize erzeugt. Es zeigte sich, daß die dynamische Stereotypie sich bei betagten Menschen langsamer entwickelt. So kam es bei 20—25jährigen Probanden zu ihrer Festigung schon am 15.—16. Tag des Einschleifens, bei 55—60jährigen erst am 22.—25. Tag. Mit dem Alter ändert sich auch die qualitative Seite des Zuwachses der Leistungsfähigkeit im Gefolge der motorischen dynamischen Stereotypie. Wie auf Abbildung 30 ersichtlich, wächst bei älteren Menschen die Arbeitsfähigkeit in der Hauptsache durch die

Menge der nur 1 Minute dauernden Tätigkeiten, während bei jungen Menschen zugleich auch das Niveau der Tätigkeiten zunimmt, die insgesamt nur auf 1 Minute begrenzt sind. Als sehr kompliziert erwies sich für ältere Personen Arbeit mit genau vorgegebenem Rhythmus. Es entstanden bedeutendere Störungen früher gebahnter reflektorischer Reaktionen bei Abbruch der dynamischen Stereotypie.

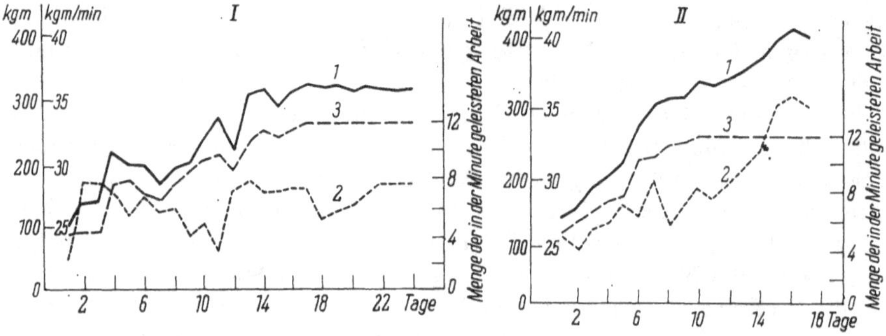

Abb. 30. Altersbesonderheiten der Veränderung muskulärer Leistungsfähigkeit bei der Ausbildung des motorischen dynamischen Stereotyps. I — 55—60jährige Menschen; II — 25—30jährige Menschen. 1 — Gesamtmenge der geleisteten Arbeit in kg m; 2 — Arbeit in kg m/min; 3 — Menge der in 1 Minute geleisteten Arbeit.

Eine bestimmte Bedeutung kann für die Charakteristik von Alternsveränderungen des Zentralnervensystems die Erforschung elektroenzephalographischer Vorgänge haben. Unabhängig von den Meinungsverschiedenheiten über die Mechanismen der Bildung der allgemeinen elektrischen Aktivität des Gehirns und von der Möglichkeit der Entstehung einzelner uniformer elektroenzephalographischer Phänomene bei entgegengesetzten funktionellen Zuständen des Gehirns können die Beurteilung von Alternsveränderungen des EEGs sowie die Kenntnis seiner Dynamik bei verschiedenen funktionellen Tests eine wichtige Hilfe in der Hand des Klinikers sein.

Schon Davis (1941) sowie F. Gibbs und E. Gibbs (1944) stellten fest, daß eine charakteristische Besonderheit für das EEG alter Menschen die Verlangsamung des Alpha-Rhythmus und das Auftreten langsamer (Theta- und Delta-)Rhythmen ist. Eine Verlangsamung des Alpha-Rhythmus, Erniedrigung seiner Amplitude, die Entstehung unregelmäßiger, langsamer Aktivität auf dem EEG älterer und alter Personen sowie Erscheinungen einer Desynchronisation der Rhythmen beobachteten N. W. Semenow und N. L. Gorbatsch (1949), A. J. Kudrjaschowa (1957), P. I. Schpillberg und S. I. Subbotnik (1957), Harvald (1958), S. A. Tanin (1963), Belonog (1972), Birren (1972) sowie N. B. Mankowski und A. J. Minz (1972). Man muß N. B. Mankowski und R. P. Belonog (1966) zustimmen, daß bei alten Menschen das EEG wesentlich polymorpher als bei jungen ist. Nach deren Angaben werden bei der Hälfte der beobachteten Beta-Aktivität, vornehmlich in den fronto-zentralen Ableitungen registriert, jedoch bei 35% auch flache Delta- und Theta-Wellen. Nicht selten entstehen im EEG betagter Personen im Zustande der Ruhe und bei Stimulierung Gruppen von „Spindeln“, welche sicher mit der Aktivation subkortikaler Gewebe im Zusammenhang stehen. Bei rhythmischen Lichtreizen und Registrierung des EEG alter Menschen bemerkt man eine Verlängerung der Latenzzeit sowie eine Einengung der Erlernung vorgegebener Rhythmen (SIMKINA u. Mitarb. 1963, FALIKOW 1963, MINZ und GORBATSCH 1964, BELONOG 1967, N. B. MANKOWSKI u. A. J. MINZ 1972). All diese Angaben bezeugen eine Verlangsamung der nervalen Prozesse im Senium.

Bei Analysen der EEG-Veränderungen älterer Leute ist der Untersucher ständig mit der Notwendigkeit und der Schwierigkeit der Abgrenzung eigentlicher Alternsvorgänge von arteriosklerotischen Prozessen konfrontiert. Nach Meinung von SAGER und Mitarb. (1959), W. D. MICHAILOWA-LUKASCHEWA (1963), A. M. SIMKINA und Mitarb. (1963) und R. P. BELONOG (1967) sind Verlangsamung des Alpha-Rhythmus, Verstärkung der Desynchronisation, Auftreten von „Spindeln“ u. a. nicht nur an Gefäßschäden in fortgeschrittenen Jahren gebunden, sondern auch an primäre diffuse Strukturwandlungen der kortikalen und subkortikalen Gewebe.

Für eine Definition von Alternsveränderungen der elektrischen Hirnaktivität sowie für deren Abgrenzung gegenüber arteriosklerotischen Prozessen dürfte das Experiment, die Untersuchung der elektrischen Aktivität des Gehirns bei Tieren, die nicht an spontaner Arteriosklerose leiden, große Bedeutung haben. Außerdem hat der Experimentator nicht nur die Möglichkeit, summarisch elektrische Potentiale zu erfassen, sondern, indem er Elektroden in einzelne Strukturen einführt, kann er auch deren Einbeziehung in das bioelektrische Geschehen studieren. In Versuchen, die wir gemeinsam mit E. W. BESRUKOW und W. N. SINIZKI machten, gaben wir eine Charakteristik einiger elektrischer Aktivitätsänderungen von Hirnstrukturen bei Tieren verschiedener Altersstufen.

Auf Abbildung 31 sind Elektroenzephalogramme adulter und alter weißer Ratten dargestellt. Die Elektroden waren in verschiedene Hirngebiete mit Hilfe eines stereotaktischen Apparates und des stereotaktischen Atlas von FIFKOVA und MARŠALA (1960) eingebracht worden.

Bei adulten Tieren ist am EEG das Charakteristischste die gute Differenzierung der bioelektrischen Prozesse in den verschiedenen Hirnteilen und die hohe Reaktivität auf afferente Stimuli. Desynchronisation in der Formatio reticularis des Mes- und Dienzephalons und in der Hirnrinde wird nicht selten von gleichzeitiger Synchronisation der Theta-Rhythmen im Hippocampus begleitet.

Bei alten Tieren sieht man Variationen des Spektrums der Wellenformen in allen Hirnarealen neben langsameren Schwingungen, jedoch bleiben die Frequenz- und Amplitudenunterschiede der bioelektrischen Rhythmen erhalten. In einzelnen Feldern der Hirnrinde dominiert ein unregelmäßiger Delta-Rhythmus von 50—80 mV. Im Hippocampus-Amygdaloideum-Komplex wird fast pausenlos ein Theta-Rhythmus höherer Spannung registriert, welcher mit großen Gipfeln und spitzen Wellen abwechselt. Einzelnen Bildern spitzer Wellen und Gipfel auf der Grundlage einer vorwiegend langsamen Theta-Aktivität begegnet man auch in der mesodienzephalen Formatio reticularis.

Nach Meinung von SAGER und Mitarb. (1959) sowie A. M. SIMKINA und Mitarb. (1963) sprechen die Veränderungen der elektrischen Aktivität des Gehirns für im Senium verstärkt frei werdende subkortikale Leistungen im Zusammenhang mit

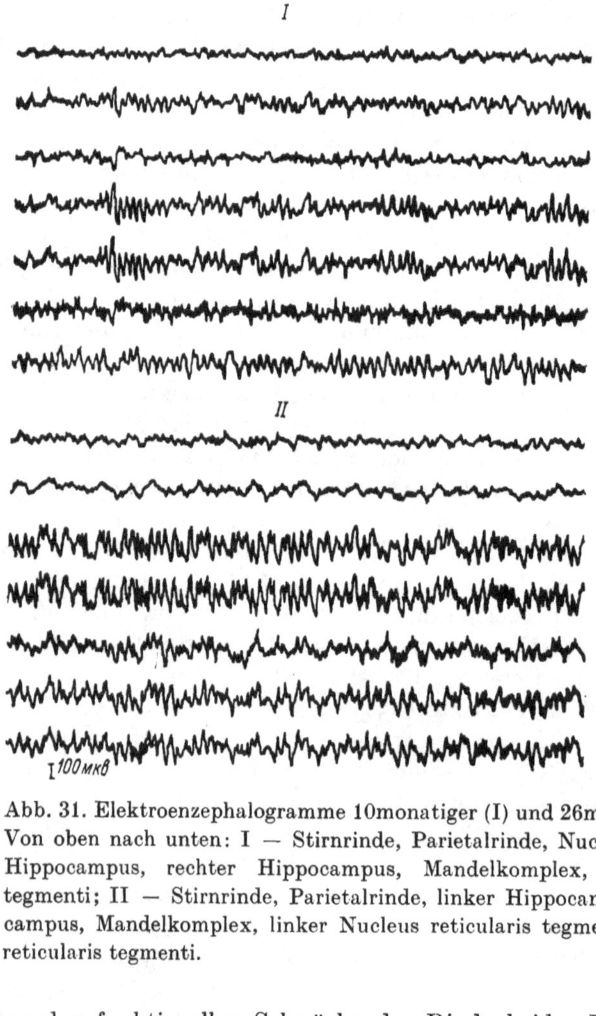

Abb. 31. Elektroenzephalogramme 10monatiger (I) und 26monatiger (II) Ratten. Von oben nach unten: I — Stirnrinde, Parietalrinde, Nucleus caudatus, linker Hippocampus, rechter Hippocampus, Mandelkomplex, Nucleus reticularis tegmenti; II — Stirnrinde, Parietalrinde, linker Hippocampus, rechter Hippocampus, Mandelkomplex, linker Nucleus reticularis tegmenti, rechter Nucleus reticularis tegmenti.

der wachsenden funktionellen Schwäche der Rinde beider Hemisphären. Eine große Rolle in den Wandlungen des EEGs wird den morphologischen und funktionellen Veränderungen in der Formatio reticularis zugeschrieben (GRAUX u. Mitarb. 1959, MANKOWSKI u. BELONOG 1966, URMANTSCHEJEWA u. Mitarb. 1966).

Der synchrone Charakter der bioelektrischen Rindenaktivität und die Rhythmusverlangsamung in den Retikularisstrukturen deuten nach den gegenwärtigen

Befunden der Neurophysiologie auf eine Aktivitätsabnahme der Formatio reticularis und auf verminderte Labilität der Rindenzellen hin.

Die Synchronisation des Theta-Rhythmus und das Auftreten tetanischer Entladungen in limbischen Strukturen gestatten, die Bildung von Erregungen in diesen Gebieten zu vermuten (Green u. Arduini 1954, Grastyan u. Mitarb. 1956, Lissak u. Grastyan 1962, Lissak u. Endroczi 1967, u. a.). Das Freiwerden subkortikaler Areale darf man sich nicht einfach als Resultat einer Ausschaltung höherer Abschnitte vorstellen. Es handelt sich vielmehr um einen Umbau integrativer Mechanismen, um Veränderungen in den Wechselwirkungen verschiedener Glieder der zentralen Selbstregulation. Unter der allgemeinen Charakteristik „Freisetzung subkortikaler Strukturen" verbirgt sich eine enorme Vielfalt, eine qualitative Vielschichtigkeit der Funktionsänderung einzelner subkortikaler Kerne. Beispielsweise haben wir Befunde über in verschiedene Richtungen gehende Veränderungen der Erregbarkeit von Kernen des limbischen Systems und des Hypothalamus beim Altern gewonnen. Deshalb kann die Rede nur von einer allgemeinen Tendenz des Prozesses kortiko-subkortikaler Wechselbeziehungen sein, welche durch ungleichmäßige Veränderungen in einzelnen Gliedern der Selbstregulation des Zentralnervensystems charakterisiert wird. Letztere führen schließlich zur Abnahme der Zuverlässigkeit und zur Möglichkeit des Abbruchs regulatorischer Mechanismen in Stressituationen.

Die ungleichmäßige Alternsdynamik auf verschiedenen Ebenen des Zentralnervensystems führt zu Veränderungen in der Ausbildung der bedingten und der unbedingten Reflexe. In unserem Laboratorium war das ausführlich am Beispiel motorischer reflektorischer Reaktionen und am Beispiel der reflektorischen Regulation verschiedener funktioneller Systeme, in denen sie unter Beteiligung des Vegetativums verwirklicht wird, untersucht worden.

A. A. Uchtomski konnte feststellen, daß der Begriff „einfacher Reflex" eine bloße Fiktion darstellt. Tatsächlich entsteht bei der Ausbildung einer beliebigen, als einfach angesehenen reflektorischen Reaktion eine sehr komplizierte Integration von Prozessen in den Nervenzentren. Besonders interessant scheint die Analyse der Alternsbesonderheiten der Rückenmarksreflexe, welche für die Regulation motorischer Funktionen eine große Bedeutung haben. Außerdem waren gerade beim Studium der Rückenmarksreflexe viele allgemeine physiologische Gesetzmäßigkeiten der Reflextätigkeit entdeckt worden.

Dem Rückenmarksreflexbogen können zwei oder mehr Neurone angehören. Renschaw (1946) zeigte, daß bei einer Reizung der Hinterwurzeln die kürzeste Reflexzeit einem Impulsdurchgang nur durch eine Synapse entspricht. Das ist der monosynaptische Reflex. Ihm entspricht eine frühe Entladung über die Vorderwurzel mit sehr kurzer Latenzzeit. Für den polysynaptischen Reflex, welcher unter obligater Beteiligung von Schaltneuronen abläuft, ist die spätere, mit größerer Latenzzeit erfolgende elektrische Antwort der Vorderwurzel typisch. Eine wichtige Bedeutung hat dabei die Untersuchung langsamer Potentiale, welche von der Hinterfläche des Rückenmarks und von dessen Wurzeln ableitbar sind. Eine Übersicht über dieses Gebiet kann man in den Monographien von

ECCLES (1959, 1966), P. G. KOSTJUK (1959), MC LENNAN (1963) und A. I. SCHAPOWALOWA (1964) finden.

Gegenwärtig gibt es nur vereinzelt Untersuchungen, die der Veränderung des Reflexgeschehens im segmentalen Apparat des Rückenmarkes alter Tiere gewidmet sind. So wurde gezeigt, daß die Latenzzeit des Reflexes (Ableitung eines Potentials vom Nerven des M. gastrocnemius nach Reizung des entsprechenden Ästchens des N. ischiadicus) 3,52 ms bei 50—100 Tage alten Ratten beträgt, 4,85 ms bei 100—550 Tage alten und 5,82 ms bei 550—750 Tage alten Tieren (SANT'AMBROGIO u. Mitarb. 1961).

In unserem Laboratorium registrierte S. A. TANIN (1963, 1966, 1968, 1971, 1972) in Versuchen mit adulten und alten Ratten die Potentiale an durchtrennten Vorderwurzeln der Segmente L_4 und L_5 sowie an der Hinterfläche des Rückenmarks nach Stimulierung der entsprechenden durchtrennten Hinterwurzeln mittels einmaliger Reize von 0,05 ms Dauer. Die Registrierung der Ströme erfolgte mit einem Kathodenstrahloszillographen über einen Wechselstromverstärker.

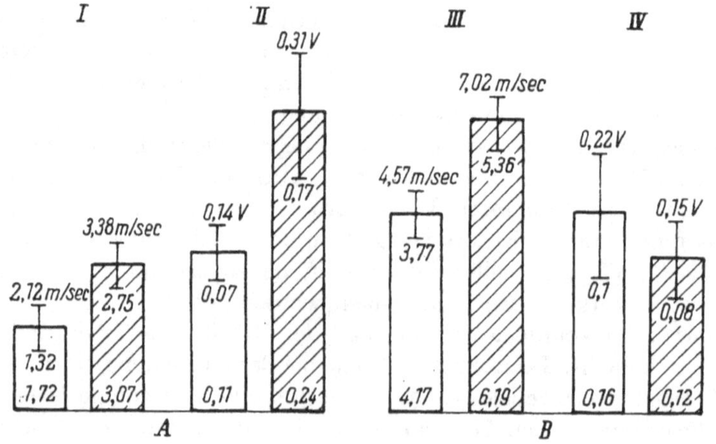

Abb. 32. Latenzzeit (I, III) und Schwellen (II, IV) monosynaptischer (A) und früher polysynaptischer Potentiale (B) bei adulten (weiße Säulen) und alten Ratten (gestrichelte Säulen).

Die durchgeführten Versuchsserien erwiesen bestimmte Altersunterschiede in den Reizschwellen und der Latenzzeitdauer mono- und polysynaptischer Reflexe (Abb. 32). Bei alten Ratten kommt es zu einem Anstieg der Schwellenwerte für die Ausbildung monosynaptischer Potentiale und zu einem statistisch nicht gesicherten Absinken der Schwellenwerte für das Auftreten polysynaptischer Potentiale.

Im Senium verändern sich mono- und polysynaptische Reflexe also verschieden, mit zunehmender Komplexität des Reflexbogens scheinen sich die Altersunterschiede der Erregbarkeit auszugleichen. Die Analyse dieser Altersbesonderheiten muß berücksichtigen, daß jene Fasern, welche bei der Ausbildung eines polysynaptischen Potentials erregt werden, breite Kontakte mit hemmenden Schaltneuronen unterhalten, die motorische Neurone von Synergisten und Antagonisten unterdrücken können (Curtis u. Mitarb. 1958, Araki u. Mitarb. 1960). Beim Ablauf eines monosynaptischen Reflexes sind diese inhibitorischen Synapsen nicht in die Reaktion einbezogen. Es ist anzunehmen, daß die aufgezeigten Altersdifferenzen mono- und polysynaptischer Reflexe in bedeutendem Umfang auch durch Besonderheiten des Ablaufs der segmentalen Hemmung und durch funktionelle Änderungen in den hemmenden Synapsen selbst bestimmt werden.

Nach den Vorstellungen Eccles (1959, 1966) wirkt Strychnin unmittelbar auf hemmende Synapsen, indem es sie dämpft. Monosynaptische Potentiale werden durch Strychnin unterdrückt (Bremer 1944, Kostjuk 1959, Schapowalow 1961 u. a.). Um die Möglichkeit der Beteiligung inhibitorischer Synapsen bei den beschriebenen Alternsveränderungen der Erregbarkeit mono- und polysynaptischer Bahnen zu studieren, verglich S. A. Tanin die Wirkung von Strychnin auf sie. 0,05—0,1 mg/100 g Strychnin wurde intraperitoneal als 0,1—1%ige Lösung verabfolgt. Der Effekt dieser kleinen Dosis war bei alten Tieren ausgeprägter. Das monosynaptische Potential wurde stark unterdrückt, während sich die polysynaptische Antwort verstärkte. Bei adulten Ratten waren die Verschiebungen nicht deutlich. Folglich blockiert Strychnin bei alten Tieren leichter die hemmenden Synapsen. Das unterstreicht die These von der Abschwächung hemmender Einflüsse im Senium. Wir glauben, daß durch die Abnahme der segmentalen Hemmung auch das Fehlen sicherer Differenzen der Schwellenwerte für polysynaptische Reaktionen unterschiedlich alter Tiere erklärt wird. Auf diese Weise bedingt ein unterschiedliches Verhältnis zwischen Erregung und Hemmung des Reflexbogens ein gleichbleibendes Niveau der Erregbarkeit von Neuronenketten ungleichaltriger Tiere.

Eine besondere Bedeutung für das Verständnis der Alternsdynamik interneuronaler Wechselbeziehungen kann die Analyse langsamer Potentiale an der dorsalen Fläche des Rückenmarks haben. Deren Mechanismus ist kompliziert. Gasser (1937), Bernhard (1952), Bernhard und Widen (1953), P. G. Kostjuk (1959) u. a. glauben, daß die langsamen Potentiale die Aktivität der Zwischenneurone des Rückenmarks widerspiegeln. Im Alter wurden keine größeren Reizschwellen- und Latenzzeitänderungen der Potentiale der Rückenmarkshinterfläche beobachtet. Demzufolge stört das Altern kaum die Funktion dieser Schaltneurone. Man muß deshalb annehmen, daß mit dem Alter sich die Eigenschaften der verschiedenen Neurone in den polysynaptischen Reaktionsketten ungleichmäßig ändern. In komplexen Neuronenketten treten limitierende Glieder auf, welche die zentrale Selbstregulation begrenzen.

Wwedenski (1953a, 1953b) unterstrich die entscheidende Bedeutung der Wechselwirkung zwischen Erschöpfung und Regeneration bei der Reflexabschwächung. Ebenso wiesen Arbeiten aus der Schule G. W. Folborts auf die Notwendigkeit hin, die Beziehungen von Ermüdung und Hemmung zum Verlauf der Regeneration zu sehen. Das Zusammenspiel dieser Prozesse bestimmt auch die

Leistungsfähigkeit der Nervenzentren. Jedoch bleibt bis heute der Charakter der Wechselbeziehungen zwischen diesen Vorgängen und der konkrete Anteil jedes einzelnen am Funktionszustand jener Zentren strittig (SHERRINGTON 1906, UFLJAND u. MICHELSON 1932, LORENTE DE NO 1936, TSCHERKES 1951, WWEDENSKI 1953b, WWEDENSKI u. UCHTOMSKI 1953, BERITOW 1959, u. a.).

Zusammen mit S. A. TANIN beobachteten wir an chordotomierten Tieren verschiedener Altersstufen die Abschwächung und die darauf folgende Regeneration der Rückenmarksreflexe. Es wurde eine Dauerreizung des N. tibialis mit einer Impulsserie durchgeführt und die reflektorische Kontraktion des M. tibialis anterior registriert. Nach Abschwächung der reflektorischen Verkürzung überprüften wir in verschiedenen Erholungsintervallen kurzzeitig ihre Wiederherstellung. Die allgemeinste Schlußfolgerung aus dieser Versuchsserie ist folgende: Die Abschwächung des untersuchten Reflexes erfolgt bei alten Tieren etwas langsamer als bei adulten, jedoch dauert die anschließende Regeneration bei alten Tieren länger. Ein typisches Beispiel für diese Verhältnisse zeigt Abbildung 33.

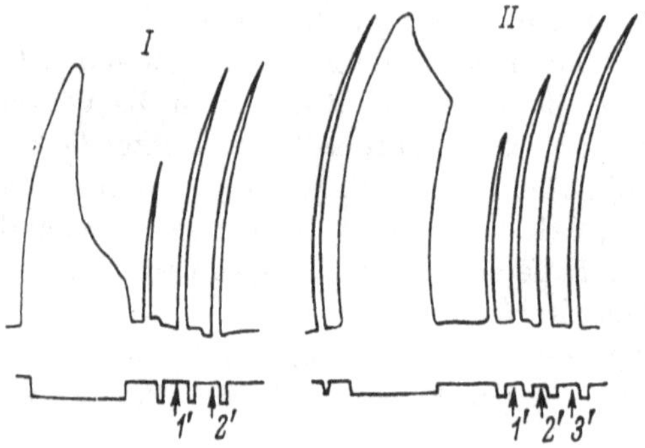

Abb. 33. Altersbesonderheiten der Abschwächung und der nachfolgenden Wiederherstellung von Rückenmarksreflexen. Reizung des N. tibialis, Kontraktion des M. tibialis ant. I — 1,5jähriges Kaninchen; II — 4jähriges Kaninchen. Von oben nach unten: Registrierung der Kontraktion des M. tibialis; Kennzeichnung der Reizung des N. tibialis. Zahlen — Zeitintervalle zwischen den Reizungen.

Die hier aufgeführten Befunde über den Ablauf mono- und polysynaptischer Reflexe legen nahe, daß die beschriebenen Veränderungen der Reflextätigkeit alter Tiere vor allem mit einer Abschwächung der segmentalen Hemmung verbunden sind. Offenbar führt die Schwächung der Hemmung zu einem langsameren Abfall der Höhe der Reflexantwort und zu stärkerer Erschöpfung des segmentalen Apparates des Rückenmarks alter Tiere. Für letzteres spricht, daß bei wiederholten Reizungen die Dauer der reflektorischen Muskelkontraktionen alter Tiere sich rasch verringert. Eine stärkere Ermüdung und die Abschwächung hemmender Einflüsse auf die Regenerationsvorgänge bedingen, daß bei alten Tieren das Ausgangsniveau des Reflexes nach Aufhören einer Dauerreizung langsamer erreicht wird. Die Abschwächung der Hemmung ist sicher nicht die einzige Ursache für die leichtere Erschöpfung zentraler Synapsen. Denn man muß auch an Alternsveränderungen des Energiestoffwechsels und der Permeabilität von Zellmembranen denken, die eine Dauerleistung zentraler Neurone im Senium verhindern können. Eccles (1959) errechnete, daß die Aktivität motorischer Neurone bei 50 Impulsen pro Sekunde eine Natriumionenaufnahme in einer Geschwindigkeit von $15 \cdot 10^{-12}$ mol/min und ein gleich großer Abstrom von Kaliumionen aus der Zelle begleiten. Je nach Konzentrationsanstieg des Natriums innerhalb der Nervenzelle muß die Intensität seiner Ausschleusung aus den motorischen Neuronen auch anwachsen und sich kompensatorisch die Membrandepolarisation ändern. Weil jedoch die Abgabe der Natriumionen aus der Zelle langsamer erfolgt als ihre Aufnahme, führt das bald zu einer Ionenasymmetrie und zur Unterdrückung der Zellpotentiale. So kommt es nach Eccles (1959) zur Erschöpfung der motorischen Neurone. Wir erörterten speziell diese Hypothese, um das Bestreben der Physiologen zu demonstrieren, die Erschöpfung von Nervenzellen mit deren Energiestoffwechsel und mit den Mechanismen der Ionenverteilung in Zusammenhang zu bringen.

Beim Altern fällt, worauf wir schon hinwiesen, das Energiepotential der Nervenzellen: Der Gehalt und die Neubildung energiereicher Phosphate sinken. W. W. Frolkis und E. W. Epschtein wiesen nach, daß bei alten Tieren der ATP-Gehalt des Gehirns um 48,9% abfällt. Es erniedrigt sich auch die Erneuerungsrate dieses Energieträgers. Die relative spezifische Aktivität geht bei alten im Vergleich zu adulten Ratten um 18% zurück, die relative Aktivität sogar um 64,8%. Besonders die verminderte Intensität oxydativer Prozesse erklärt diese Verschiebung im Gehalt an Energieträgern. L. N. Bogazkaja und P. I. Potapenko (1972) zeigten eine mit dem Alter sich steigernde Verminderung oxydativer Prozesse im Gehirn, welche in den einzelnen Gebieten jedoch unterschiedlich ist.

Leider können die erhobenen Befunde die energetischen Prozesse einzelner alternder Neurone nicht direkt charakterisieren. Aber sie bezeugen eine allgemeine Tendenz des energetischen Geschehens im Gehirn alter Tiere. Außerdem verändern sich im Senium die Ionenverhältnisse innerhalb und außerhalb des Neurons sowie der Stoffwechsel der Mediatoren in den Zentren. All das sind Teilerscheinungen jener metabolischer Basis, auf welcher sich die Prozesse der Ermüdung in den senilen Nervenzentren schneller entwickeln können.

Eine große Rolle in den zentralen Wechselbeziehungen spielt auch die reziproke Hemmung. Im segmentalen Apparat des Rückenmarks macht sie sich als Hemmung der Zentren antagonistischer Reflexe bemerkbar. Sie gewährleistet eine genaue Koordination, eine strenge Lokalisation und die dauernde Erneuerung reflektorischer Reaktionen.

In Versuchen an Kaninchen unterschiedlichen Alters registrierten wir die reflektorischen Kontraktionen des rechten und linken M. tibialis anterior bei elektrischer Stimulierung des rechten und linken N. tibialis. Die Ausprägung der reziproken Hemmung beurteilten wir nach dem Charakter der reflektorischen Muskelkontraktionen. Sie beschleunigt, wie G. W. Folbort und N. K. Solni-

KOWA (1940), W. A. TSCHERKES (1951), W. W. FROLKIS (1956, 1959) u. a. zeigten, die Regeneration erschöpfter Zentren des Rückenmarks.

Im Senium schwächt sich jene regenerative Rolle reziproker Hemmung ab. Bei alten Tieren macht sie nicht eine solch ausgeprägte Steigerung des Reflexes nach seiner Ermüdung wie bei adulten. In einer Reihe von Versuchen führte die reziproke Hemmung bei alten Tieren zu starken Veränderungen des Charakters der nachfolgenden Regeneration kontralateraler Zentren, die Regeneration besaß phasischen Charakter (Abb. 34). Die Kontraktionshöhen erreichten in den ersten

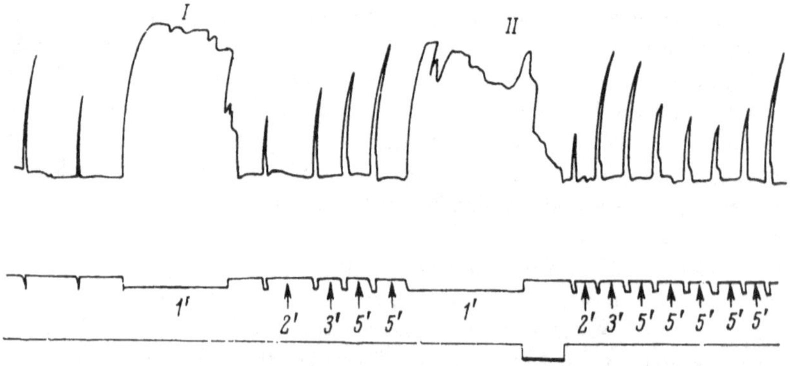

Abb. 34. Veränderung des Charakters der Wiederherstellung der Reflextätigkeit des Rückenmarks unter der Einwirkung reziproker Hemmung bei einer alten Ratte (26 Monate). I — Reflektorische Reaktion und anschließende Wiederherstellung ihrer Größe im Kontrollversuch; II — Reflektorische Reaktion und anschließende Wiederherstellung ihrer Größe bei Erzeugung der reziproken Hemmung. Von oben nach unten: Registrierung der reflektorischen Kontraktionen; Reizung des N. tibialis; Reizung des kontralateralen N. tibialis. Zahlen — Zeitintervalle zwischen den Reizungen.

Sekunden und Minuten beinahe die Kontrollwerte, darauf folgte ihre Unterdrückung und bald danach eine langsame Wiederherstellung. Nach den Angaben S. A. TANINS normalisiert in diesen Versuchen Strychnin den Charakter der Wiederherstellung der Reflextätigkeit. Man darf annehmen, daß diese Besonderheit der reziproken Hemmung bei alten Tieren mit Veränderungen in den inhibitorischen Neuronen des Reflexbogens verbunden ist. So sind also Abschwächungen der stimulierenden Wirkung auf regenerative Prozesse im Senium charakteristisch für eine zweite Art der Hemmung der Reflextätigkeit, für die reziproke Hemmung.

Beim Altern verändert sich die reflektorische Regulation verschiedener funktioneller Systeme des Organismus. Wahrscheinlich sind von diesen die Reaktionsänderungen des Herz-Kreislauf- sowie des Atmungssystems besonders ausführlich untersucht worden, in der Mehrzahl der Fälle durch klinisch-physiologische Erhebungen. Die existierenden Widersprüche in der Beschreibung von Alternsbesonderheiten funktioneller Systeme bedingt vor allem das Fehlen strenger physiologischer Kriterien bei der Charakterisierung ihrer Tätigkeit.

Uns scheint, daß in diese Arbeiten das physiologische Prinzip der Stärkeverhältnisse Eingang finden sollte. Mit anderen Worten, man müßte die Stärke und die Reizintensität mit dem Charakter der eintretenden Änderungen vergleichen. In einem großen Untersuchungsprogramm unseres Institutes stellten wir die Veränderungen der Hämodynamik und der Atmung unterschiedlich alter Probanden ihrer abgestuft erfolgten muskulären Belastung gegenüber. Im Verlauf der Beobachtungen wurden die Veränderungen im arteriellen Blutdruck, im Herzrhythmus, im Schlagvolumen, im peripheren Widerstand, in der Lungenventilation sowie im Gasaustausch registriert. Die Ergebnisse sind ausführlich publiziert, und wir erlauben uns, nur auf einige allgemeine Gesetzmäßigkeiten einzugehen (Frolkis 1961, 1962, 1963a, 1963b, 1964a, 1965c, 1966a, 1966b, Frolkis, Golowtschenko, Murawow, Duchowitschni u. Tanin 1962, Frolkis, Tanin, Golowtschenko u. Duchowitschni 1962, Murawow 1963, 1965, 1972, Sokolow 1965, Golowtschenko 1967, 1971, Duchowitschni 1967, Pirogowa 1967a, 1967b, Korkuschko 1969).

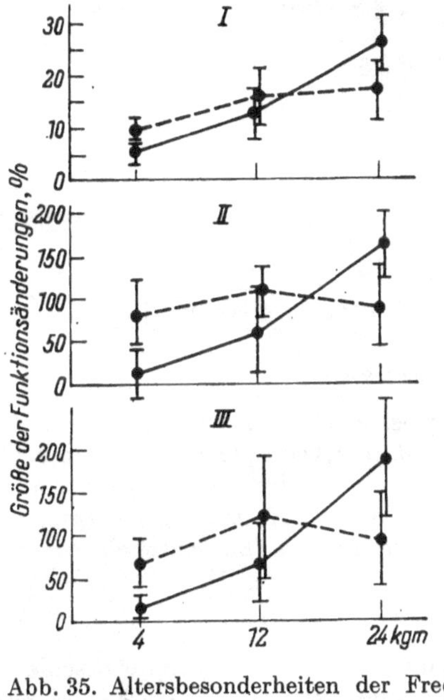

Abb. 35. Altersbesonderheiten der Frequenzänderung der Herzkontraktionen, der Lungenventilation sowie des Sauerstoffverbrauchs bei Belastungen unterschiedlicher Intensität. Arbeit an einem Handergographen (4, 12, 24 kg m). Durchgezogene Linie — 20—29jährige Versuchspersonen; gestrichelte Linie — 60—69jährige Versuchspersonen. I — Frequenzänderung der Herztätigkeit; II — Veränderungen der Lungenventilation; III — Veränderungen des Sauerstoffverbrauchs.

Beim Altern vermindert sich der mögliche Umfang von Funktionsänderungen als Antwort auf anwachsende Reize. Bei kleinen Belastungen bilden sich hämodynamische und respiratorische Phänomene deutlicher im Senium aus, bei großen Belastungen dagegen deutlicher in der Jugend (Abb. 35). Die während der Muskeltätigkeit auftretenden Wandlungen in der Hämodynamik sowie der Atmung haben Adaptationscharakter. Jene beschriebenen Reaktionsverluste der Systeme sind ein wichtiger Mechanismus für die Begrenzung der Anpassungsmöglichkeiten des alternden Organismus. Jedoch steckt auch in dieser Beschränkung eine Art Anpassung. Bekanntlich werden für alte Herzen wegen deren ein-

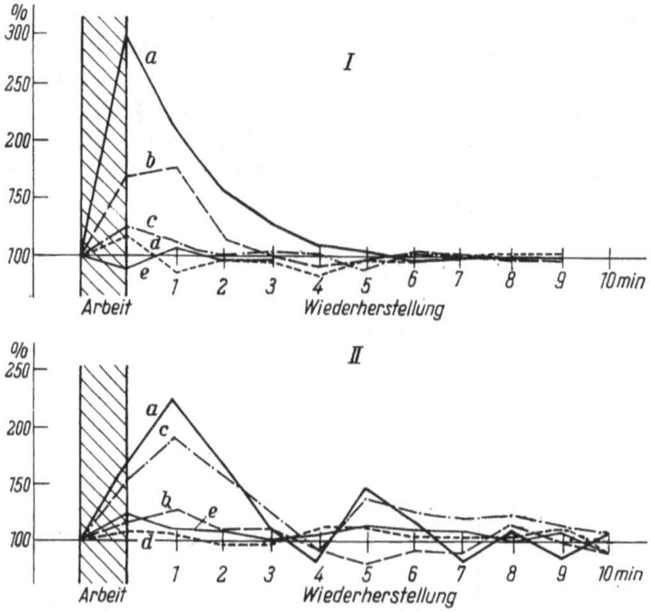

Abb. 36. Veränderung der Hämodynamik und der Atmung bei kurzzeitiger Arbeit unterschiedlich alter Menschen. Arbeit am Handergographen.
I — 25jährige Versuchsperson; II — 75jährige Versuchsperson. Als 100% ist das Ausgangsniveau der Hämodynamik und der Atmung festgesetzt. a — Sauerstoffaufnahme; b — Minutenvolumen; c — Lungenventilation; d — Pulsfrequenz; e — Atmungsfrequenz.

geengten energetischen Möglichkeiten umfangreichere Rhythmusbeschleunigungen überaus gefährlich. Während das Herz junger Menschen eine Frequenzsteigerung bis auf 160—180 Schläge pro Minute gefahrlos toleriert, können bei alten Menschen Frequenzen von 120—130 Schlägen pro Minute schon Erscheinungen einer Herzschwäche hervorrufen. Deshalb stellt die Begrenzung der maximal möglichen Beschleunigung des Herzrhythmus bei Belastung in gewisser Weise einen Schutz des Herzens alter Menschen dar.

Für die vegetativen Reaktionen betagter Menschen sind noch folgende Besonderheiten charakteristisch: Verlängerung der Latenzzeit, verlangsamte Einarbeitung (Zeit des Erreichens eines optimalen Niveaus), verlangsamtes Wiedererreichen des ursprünglichen Funktionsniveaus, wellenförmiger Verlauf der regenerativen Phase. Diese Besonderheiten macht das Beispiel der Veränderungen der Hämodynamik und der Atmung unterschiedlich alter Menschen sehr deutlich (Abb. 36). Nach W. A. Losew (1963), B. N. Mankowski und Mitarb. (1963), O. W. Korkuschko (1969) u. a. werden bei Greisen nur träge, sich langsam normalisierende plethysmographische arterielle Schwankungen durch thermische und taktile Reizungen sowie durch Muskeltätigkeit hervorgerufen. Ähnliches beschrieben wir im Tierexperiment (Frolkis 1963a, 1963b, 1964c, 1966b, 1967a). Bei alten Tieren sind die Beziehungen zwischen Reizstärke und Grad der reflektorischen Änderungen des Blutkreislaufs sowie der Atmung schwächer. Der mögliche Maximalanstieg des arteriellen Druckes und des Schlagvolumens ist bei adulten Tieren bedeutend größer als bei alten. Wichtig ist noch etwas anderes. In alten Kaninchen kommt es zu einem völligen Erliegen der Regulationsmechanismen, zum Blutdruckabfall und zu Störungen der Hämodynamik und Atmung bei Reizstärken, die an adulten Tieren häufig einen optimalen Effekt hervorrufen.

Hämodynamische und respiratorische Veränderungen besitzen bei älteren Tieren einen langwierigen Charakter. Besonders verzögert ist die Regeneration nach einer Dauerreizung der rezeptiven Felder und nach Reflexadaption im Herz-Kreislauf-System (Frolkis 1963a, 1963b, 1964c, 1966b, 1967b).

All diese Reaktionsbesonderheiten werden in der Tätigkeit der verschiedenen Glieder des Herz-Kreislauf- und Atmungssystems unterschiedlich realisiert. Während zum Beispiel das Maximum des arteriellen Blutdrucks, der Lungenventilation und des Sauerstoffverbrauchs während einer Muskeltätigkeit bei alten Menschen später eintritt als bei jungen, entstehen Atemfrequenzänderungen bedeutend früher. Viele Alternsbesonderheiten der Herz-Kreislauf- und Atmungsreaktionen können auf der Grundlage des Wissens um die Veränderungen der neurohumoralen Regulation verstanden werden.

Die Dämpfung vieler bedingt- und unbedingtreflektorischer Mechanismen sowie die Abschwächung nervaler Wirkungen auf die Gewebe rufen jene Vergrößerung der Latenzzeit, die Verlängerung der Einarbeitungszeit sowie den Rückgang des möglichen Umfangs der Reaktionen hervor. Die sich dazugesellende Erhöhung der Gewebsempfindlichkeit gegenüber humoralen Faktoren und die Abschwächung vieler negativer Rückkopplungen führen zur Verzögerung der Reaktionen sowie zur Ausdehnung der Regenerationsphase.

Zentrale und zentral-periphere Wechselbeziehungen beim Altern

„Konstellation", „Verzahnung", „Integration" — was für Begriffe benutzten nicht schon die Gelehrten in ihrem Bemühen, die enorme Kompliziertheit zentraler Wechselbeziehungen zu betonen, welche die Vielfalt, die Feinheit und die Genauigkeit der Reaktionen des Organismus bedingen. Jede Ebene der Koordinierung der Nerventätigkeit sowie die Wechselwirkungen zwischen den einzelnen Strukturen des Zentralnervensystems — das sind sehr große physiologische Probleme, denen Hunderte von Forschern nachgehen. Durch diese Verknüpfungen zieht sich das Prinzip der Unterordnung, das Prinzip der Selbstregulation des Zentralnervensystems, welches die Verbindungen ihrer verschiedenen Ebenen zur Erreichung des Adaptationseffektes erklärt.

Ein erfolgreiches Modell zur Erforschung der Altersbesonderheiten zentraler Verschaltungen und hierarchischer Wechselbeziehungen der höheren und niederen Teile des Zentralnervensystems stellen die Erscheinungen dar, die nach Abtrennung des Gehirns vom Rückenmark auftreten, die Veränderungen des spinalen Schocks. Bereits mehr als 100 Jahre befindet sich dieses Phänomen im Blickfeld sehr bedeutender Physiologenschulen. Nichtsdestoweniger ist sein Mechanismus auch heute noch umstritten. Die verschiedenen Behauptungen, Meinungen und Richtungen können auf zwei Standpunkte zurückgeführt werden, welche jedoch in der Erklärung dieses Phänomens weit auseinandergehen: a) Der spinale Schock ist das Resultat der bei der Operation auftretenden Reizungen und Verletzungen des Gehirns (Gerzen 1864, Goltz 1869, Asratjan 1949, 1964, Drosdowa 1954, Durmischjan 1955, u. a.); b) Er ist das Ergebnis der Ausschaltung absteigender Bahnen, das Ergebnis der Unterbindung des Einflusses höherer Abschnitte des Zentralnervensystems auf das Rückenmark (Sherrington 1906, Trendelenburg 1910, Lidell 1934, Sorochtin 1968, u. a.). 1959 analysierten wir die Entwicklung des spinalen Schocks in Abhängigkeit vom Funktionszustand des Gehirns im Moment seiner Durchtrennung. Zu diesem Zweck wurde in verschiedenen Versuchsanordnungen entweder der Funktionszustand des Stammhirns oder der des Rückenmarks verändert. Die Ergebnisse erlaubten den Schluß, daß die erste Phase des Schocks in großem Umfang von den Veränderungen abhängt, welche die Durchtrennung selbst hervorruft. Alle folgenden Vorgänge laufen aufgrund des Wirkungsausfalls auf den segmentalen Apparat des Rückenmarks von seiten der höheren Zentren ab.

In Arbeiten von W. M. Bechterew (1905), Babak (1903, 1910). A. A. Oganesjan (1950), R. Barsegjan (1950) u. a. war gezeigt worden, daß auf frühen Stufen der Ontogenese, wenn die zentralen Verschaltungen noch nicht endgültig ausgebildet sind, der spinale Schock leichter verläuft. Je älter ein Tier, desto stärker und andauernder die Schockzeichen. Mit der Zunahme der subordinierenden Wirkungen des Gehirns auf das Rückenmark wächst die Intensität des spinalen Schocks.

All das machte es zweckmäßig, das Phänomen des spinalen Schocks für die Erforschung der zentralen Verbindungen beim Altern heranzuziehen. In Versuchen an adulten und alten Ratten und Kaninchen hatte S. A. Tanin (1966, 1968, 1971) eine Chordotomie in Höhe des 6. Brustwirbels ausgeführt. In verschiedenen Zeitabständen, beginnend eine Minute nach der Operation, registrierte er die reflektorische Erregbarkeit des Rückenmarks (Abb. 37). Bei alten Tieren trat im Verlauf von 1—3 Stunden eine Dämpfung der Rückenmarkszentren ein.

Danach erhöhte sich die Erregbarkeit des Rückenmarks, und am 2. oder 3. Tag erreichte sie das Ausgangsniveau. Anders verhielt es sich bei adulten Ratten. Hier erreichte die Unterdrückung der Reflextätigkeit des Rückenmarks in den ersten Stunden nicht jenen Grad wie bei alten Ratten. Jedoch dehnte sich der Abfall der Erregbarkeit auf die folgenden Tage aus, die Gesamtdauer des Schocks war größer. Diese Altersunterschiede sind nicht nur typisch für motorische, sondern auch für vegetative Reflexe. In chronischen Versuchen an alten Ratten stellten sich die reflektorischen Regulationen der Harnentleerung und Defäkation schneller wieder her. Eine ähnliche Dynamik der Reflextätigkeit des Rückenmarks sieht man auch bei unterschiedlich alten Kaninchen.

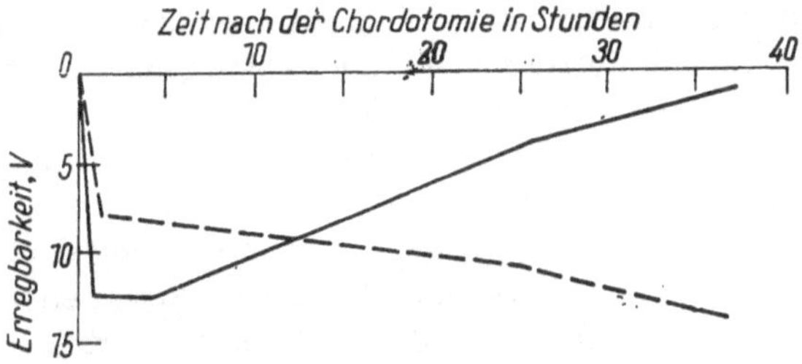

Abb. 37. Veränderung der Erregbarkeit der Rückenmarksreflexe in verschiedenen Zeitabständen nach Chordotomie bei Tieren differenter Altersgruppen. Gestrichelte Linie — adulte, durchgezogene Linie — alte Ratten.

Wir nehmen an, daß das akutere Auftreten des spinalen Schocks alter Tiere in der Anfangsphase, unmittelbar nach der Chordotomie, für eine ausgeprägtere Reaktion auf den Schädigungsfaktor spricht. Und die schnellere Überwindung des spinalen Schocks alter Tiere, die schnellere Wiederherstellung der reflektorischen Erregbarkeit des Rückenmarks zeugen davon, daß im Senium die subordinierenden Wirkungen der höheren Abschnitte des Zentralnervensystems auf das Rückenmark abgeschwächt sind. Falls diese Vermutung stimmt, dürfte eine Chordotomie, die durch einen „leichteren" Eingriff erreicht wird, bei alten Tieren keinen so tiefen Abfall der reflektorischen Erregbarkeit in der ersten Phase des Schocks hervorrufen. Tatsächlich ist beim Kälteschock alter Ratten die Unterdrückung der reflektorischen Tätigkeit in der ersten Schockphase 2—2,5mal schwächer als bei der operativen Durchtrennung des Markes.

So können also die Besonderheiten des spinalen Schocks alter Tiere in bestimmter Weise die Abschwächung der Einflüsse höherer Nervenzentren auf niedere im Senium belegen. Wir müssen unterstreichen, daß sich mit dem Alter auch das qualitative neurodynamische Wesen der Prozesse ändert, welche die Entwicklung des spinalen Schocks bestimmen. Das erhellen Befunde von S. A. Tanin, der die absteigenden Bahnen des Rückenmarks in verschiedenen Schockphasen gereizt hat. Nach der Chordotomie adulter Tiere beginnen an sich die reflektorische Tätigkeit steigernde Wirkungen zu hemmen, während die inhibitorischen ihre

Spezifität bewahren. Bei alten Tieren kommen vielfach entgegengesetzte Verhältnisse zustande — hemmende Einflüsse hören auf, die Reflextätigkeit zu unterdrücken und fördern sie, die fördernden bleiben unbeeinträchtigt bestehen.

Bei der Chordotomie durchtrennt man die Gesamtheit der absteigenden und aufsteigenden Rückenmarksbahnen. Deshalb war es für eine Analyse der Alternsbesonderheiten zentraler Prozesse wichtig, sie am Beispiel konkreter Leitungsbahnen zu verfolgen. Die klassischen Arbeiten I. M. Setschenows (1863, 1868) zeigten die Existenz von Strukturen in Stammhirnregionen, die eine Steigerung und Hemmung der Rückenmarkstätigkeit veranlassen, und 1885 isolierte W. N. Bechterew eine Reihe von Kernen der Formatio reticularis sowie Bahnverbindungen zu diesen. Die gegenwärtigen Vorstellungen über die vielfältigen Verbindungen und Funktionen der aufsteigenden und absteigenden Bahnen der Formatio reticularis sind in einigen interessanten Übersichten niedergelegt (Magoun 1950, Anochin 1958, 1968, Brodal 1960, Rossi u. Zanchetti 1961, Waldman 1961, 1970, Naumowa 1963, Iljutschennok 1963).

Eine Schlüsselstellung in der Funktionsregulierung des Rückenmarks haben die von der Formatio reticularis des Mittelhirns und der Brücke ausgehenden stimulierenden und hemmenden Effekte inne. S. A. Tanin (1968) studierte die Alternsbesonderheiten dieser Einflüsse. Elektroden führte er in Stammhirnstrukturen von Ratten unterschiedlichen Alters mit Hilfe eines stereotaktischen Apparates nach Koordinaten der Atlanten von Fifkova und Maršala sowie Krieg (1946) ein, dann stimulierte er Teile der Formatio reticularis von Brücke und Mittelhirn (N. reticularis pontis oralis et caudalis, N. reticularis tegmenti) mit konzentrischen Elektroden. Die Lagebestimmung der Elektrode nach punktförmiger Mikrokoagulation erfolgte an Frontalschnitten. Gleichzeitig wurden die Potentiale an den Vorderwurzeln und an der Hinterfläche des Rückenmarks registriert.

Bei Stimulierung der Formatio reticularis wurden nach dem Charakter des monosynaptischen Potentials beurteilte fördernde und hemmende Wirkungen registriert. Bei alten Tieren nehmen deren Schwellenwerte zu. Eine Erhöhung der Rückenmarkspotentiale alter Ratten entsteht nach Stimulierung der Formatio reticularis des Stammhirns mit einem Strom von im Mittel 0,77 (0,6—0,84) V Spannung, eine Hemmung bei 0,74 (0,64—0,84) V. In adulten Tieren erreicht man diese Effekte nach Stimulierung mit 0,46 (0,36—0,56) V bzw. 0,42 (0,37—0,47) V. Diese Befunde zeugen von einer Abschwächung efferenter fördernder und hemmender retikulospinaler Wirkungen im Senium.

Bei alten Tieren ändert sich nicht nur der Schwellenwert für jene Wirkungen, sondern auch der Charakter der segmentalen polysynaptischen Reaktionen. Das drückt sich schon darin aus, daß eine Stimulierung der Formatio reticularis mit Intensitäten, die in der Nähe des Schwellenwertes liegen, unabhängig vom Vorzeichen der efferenten Wirkungen zu einer Verstärkung der frühen polysynaptischen Entladung führt (Abb. 38). Man darf annehmen, daß diese Erscheinung gebunden ist an eine ungleichmäßige Veränderung der Erregbarkeit der Schaltneurone, die für die Ausbildung der segmentalen exzitatorischen und inhibitorischen postsynaptischen Potentiale in den motorischen Neuronen verantwortlich sind. Dieser Prozeß kann die retikulospinalen Beeinflussungen im Senium bewahren.

Die efferenten Wirkungen der sensomotorischen Rinde erleiden wie die retikulospinalen mit dem Alter eine Abschwächung. Ihre Schwellenwerte haben noch ausgeprägtere Altersunterschiede. So muß man, um eine Hemmung eines monosynaptischen Potentials bei adulten Ratten zu erreichen, die Rinde mit einem Strom von im Mittel 0,88 (0,7—1,05) V reizen, bei alten Ratten mit einem Strom

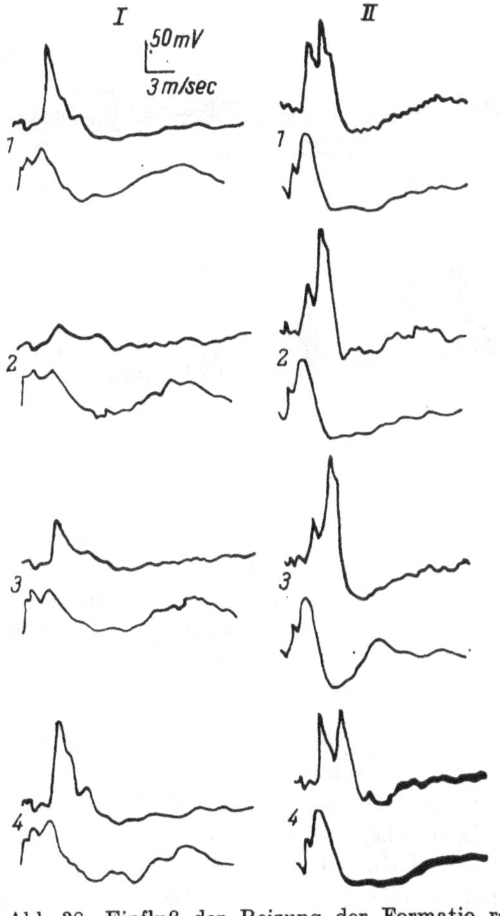

Abb. 38. Einfluß der Reizung der Formatio reticularis der Brücke auf den Ablauf der Hemmung der Rückenmarkspotentiale bei Tieren unterschiedlichen Alters. I — 10monatige Ratte; II — 28monatige Ratte. Obere Kurve — mono- und polysynaptische Entladungen der Vorderwurzel; untere Kurve — Potentiale der dorsalen Oberfläche des Rückenmarkes. 1 — Kontrolle; 2, 3 — während rhythmischer Stimulation der Formatio reticularis mit einer Frequenz von 40/s; 4 — nach Unterbindung der Reizung der Formatio reticularis.

von 1,7 (1,3—2,06) V. Die efferenten Wirkungen, welche von der Großhirnrinde und von der Formatio reticularis ausgehen, können eine bestimmende Wirkung auf das Funktionsniveau der Rückenmarksneurone ausüben. Es zeigte sich, daß bei adulten Ratten die hemmenden retikulospinalen Einflüsse die Regeneration von Rückenmarksreflexen fördern, welche aufgrund langdauernder Wiederholungen abgeschwächt waren. Wie auf Abbildung 39 ersichtlich, führt eine Erneuerung der von der Formatio reticularis ausgehenden Hemmung zur Steigerung

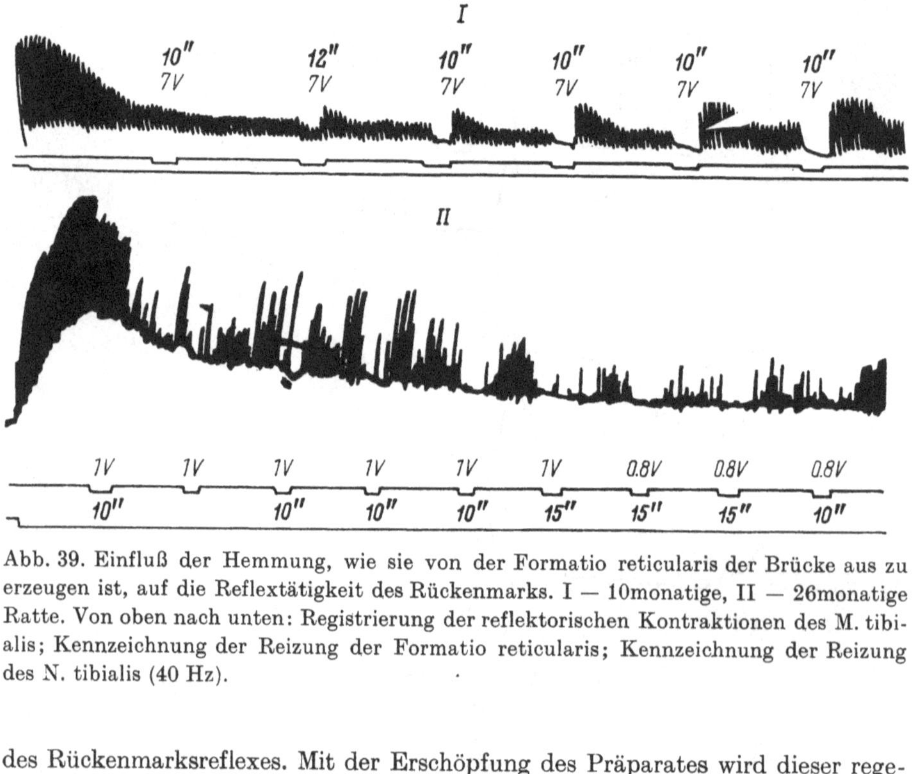

Abb. 39. Einfluß der Hemmung, wie sie von der Formatio reticularis der Brücke aus zu erzeugen ist, auf die Reflextätigkeit des Rückenmarks. I — 10monatige, II — 26monatige Ratte. Von oben nach unten: Registrierung der reflektorischen Kontraktionen des M. tibialis; Kennzeichnung der Reizung der Formatio reticularis; Kennzeichnung der Reizung des N. tibialis (40 Hz).

des Rückenmarksreflexes. Mit der Erschöpfung des Präparates wird dieser regenerierende Faktor immer effektiver. Bei alten Tieren ist die durch eine Stimulierung der Formatio reticularis hervorgerufene fördernde Wirkung der Hemmung auf die Regeneration von Rückenmarksreflexen sehr abgeschwächt. Der Mechanismus jenes Phänomens ist kompliziert. Ganz allgemein spricht er für eine Abschwächung der Hemmung, welche die Reizung der Formatio reticularis hervorruft. Er unterstreicht erneut, daß die Abschwächung der hemmenden Wirkung auf den Ablauf regenerativer Prozesse im Senium weit verbreitet und auf verschiedenen Ebenen des Zentralnervensystems zu finden ist.

Für die Realisierung zentraler Verbindungen, insbesondere der Einflüsse, die von der Großhirnrinde und von der Formatio reticularis ausgehen, haben cholinergische und adrenergische Mechanismen eine große Bedeutung. Unsere Erfahrungen erlauben anzunehmen, daß Veränderungen in den cholinergischen und adrenergischen Übertragungsgliedern bei den zentralnervösen Wechselwirkungen sehr wichtig sind. In Rattenversuchen war gezeigt worden, wie sich im Alter die Dosen einiger adrenolytischer und cholinolytischer Substanzen, welche die efferenten Förderungen und Hemmungen der Rückenmarksreflexe von der Formatio reticularis sowie von der sensomotorischen Rinde beider Hemisphären aus blockieren, verringern lassen. So betrugen die blockierenden Dosen bei adulten Ratten (bezogen auf 100 g Körpergewicht) für Skopolamin 40—50 μg, für Dihydroergotoxin 35—40 μg, jedoch bei alten für Skopolamin 12—18 μg und für Dihydroergotoxin 15—20 μg. Demzufolge wurden bei alten Ratten die efferenten Wirkungen nach Gabe nur etwa der halben Dosis adrenolytischer und cholinolytischer Stoffe unterbunden.

Am Beispiel der Beziehungen zwischen Großhirnrinde, Formatio reticularis und Rückenmark ergaben sich also wesentliche, auch qualitative Veränderungen der zentralen Wechselwirkungen. Eine ungleichmäßige Änderung steigender und hemmender Effekte, differente Wege ihrer Realisierung in den Neuronen polysynaptischer Ketten, eine Abschwächung der Hemmung bei regenerativen Prozessen, Vorgänge in cholinergischen und adrenergischen Gliedern der zentralen Verknüpfungen und andere Prozesse bestimmen diese Besonderheiten.

Der funktionelle Zustand der Nervenzentren sowie das dynamische zentrale Geschehen hängen unmittelbar von den afferenten Impulsen ab, die in die verschiedenen Nervengebiete gelangen. Auf der adäquaten Verknüpfung zwischen afferenten Strömen einerseits und efferenten Wirkungen auf Zellen und Gewebe andererseits beruhen auch sehr wichtige Mechanismen der zentralen Regulation. Deshalb übt auf den Mechanismus von Alternsveränderungen der Hirnzentren die Rezeption von Reizen aus der Umgebung einen entscheidenden Einfluß aus.

Beim Altern verändern sich strukturelle und funktionelle Eigenschaften der Nervenendigungen selbst, ebenso ihre Reizschwellen und die Funktion der Analysatoren. Wir besitzen schon mehrere Zusammenfassungen über die Alternsvorgänge im Hör-, Seh-, Tast- und Geschmacksorgan. Unsere Arbeiten widmeten sich vor allem dem Altern der Interorezeptoren (Frolkis 1962, 1963a, 1963b, 1965a, 1965b, Stschegoljewa 1962, 1963, 1965, 1967, 1972, Frolkis u. Stschegoljewa 1963, 1969).

Das Wahrnehmungsfeld des Organismus scheint im Senium eingeengt zu sein. Die afferenten Ströme, die über Bahnen der spezifischen und unspezifischen Sensibilität laufen, rufen nicht nur ständige reflektorische Reaktionen hervor, sondern sie bestimmen auch den Tonus, die Erregbarkeit sowie die Relation Erregung — Hemmung in den Nervenzentren. Ein wichtiges Glied sind dabei die aufsteigenden Impulse der Formatio reticularis. Der bildhafte Ausdruck I. M. Setschenows von einer „Aufladung der Nervenzentren mit Energie" gehört auch zu dieser Art von Wirkungen.

Ständig muß man demnach die Veränderungen in der Wahrnehmung und in den afferenten Neuronen mit dem Grad der Alternsprozesse in den Schalt- und efferenten Neuronen vergleichen. Eine Einschränkung der Wahrnehmung entsteht im Senium vor dem Hintergrund schon veränderter zentraler Neurone. Mit einer gewissen Wahrscheinlichkeit darf man annehmen, daß eine Unveränderbarkeit der afferenten Ströme bei senilen Prozessen in zentralnervösen Strukturen zu einer bedeutenden Erschwerung der Tätigkeit letzterer mit allen sich daraus ergebenden Konsequenzen führen würde. Deshalb ist es so wichtig, die Alternsdynamik des Geschehens in den verschiedenen Gliedern der Analysatoren zu kennen, was leider zur Zeit noch nicht der Fall ist.

Noch ein weiterer Aspekt der Wechselbeziehungen zwischen Veränderungen in den Zentren und in der Wahrnehmung scheint wichtig. Die reflektorische Reaktion wird gewöhnlich nicht durch den Effektor beendet. Rezeptorische Mechanismen begleitet das Auftreten von Rückkopplungen. Unter diesen Bedingungen trifft das Signal der Rezeptoren auf funktionell veränderte Nervenzentren. Bei der Ausbildung komplexer reflektorischer Reaktionen entsteht in den Zentren ein afferentes Bild der zukünftigen Antwort des zu regulierenden Systems, der „Wirkungsakzeptor" nach P. K. Anochin (1968). Der Reaktionsablauf wird vor allem durch den Grad der Übereinstimmung des neurodynamischen Musters mit der eintreffenden Information bestimmt. Im Senium verändert sich dieses ständige Vergleichen, verändert sich die Beziehung des Wirkungsakzeptors zur rückläufigen Information. In dieser noch wenig erforschten Beziehung liegt ein sehr wichtiger Faktor für die Alternsvorgänge der Nervenzentren. Einige Fakten, welche jene Schlußfolgerung untermauern, werden in den nächsten Abschnitten dargelegt.

Der Charakter der Wechselbeziehungen zwischen Zentrum und Peripherie wird durch die komplizierten Verknüpfungen verschiedener Glieder der neurohumoralen Regulation bedingt. Wir meinen dabei nicht nur die Vermittlung bei der Verwirklichung interneuronaler Kontakte, sondern auch die Wirkungen auf die Zentren physiologisch aktiver Substanzen. Nach I. P. Pawlow gewährleisten humorale, „automatische" Reize sehr häufig den Tonus und die Erregbarkeit von Nervenzentren.

Groß ist die Bedeutung der Hormone für die Regulation des Stoffwechsels und folglich auch der Funktion des Gehirns. Der Problemkreis „Gehirn und endokrines System" beinhaltet zwei wichtige Aspekte: einmal die zentrale Regulation der Tätigkeit endokriner Organe, zum anderen die Hormonwirkung auf den funktionellen Zustand des Gehirns. Es existiert schon ein großes Faktenmaterial, das Funktionsänderungen des Gehirns unter der Einwirkung verschiedener Hormone (Adrenalin, Insulin, Thyroxin u. a.) belegt. Bei Verwendung von Substanzen mit Mediatorenwirkung zeigte sich die Möglichkeit ihrer starken Einflußnahme auf den Hirnstoffwechsel. Diese Arbeiten decken sich mit Untersuchungen auf dem Gebiet der Neuropharmakologie, welche heute eine große praktische Bedeutung besitzen. Denn die Erforschung der Alternsveränderungen der Hirnfunktionen unter Einwirkung von Hormonen, Mediatoren und einer Reihe Arzneimittel gestattet erstens, wesentliche Seiten der Ausbildung zentraler Wechselbeziehungen im Alter aufzuklären, und zweitens, Gesetzmäßigkeiten festzustellen, die für die Altersneuropharmakologie wichtig sind.

Viele regulatorische Effekte und Reaktionen der Neurone auf Mediatoren und Hormone werden unter Beteiligung biochemisch heterogener chemorezeptiver Strukturen verwirklicht. Potentialableitungen mit Mikroelektroden und die Zufuhr von Stoffen mittels Mikroionophorese gestatteten, das Vorhandensein von adrenalin-, cholin- und serotoninaktiven Elementen in Strukturen des limbischen Systems sowie der Hirnrinde festzustellen. Wahrscheinlich sind die chemorezeptiven Strukturen der Neurone Eiweißmoleküle mit spezifischen Reaktionsgruppen. Die biochemische Spezifik dieser aktiven Zentren verursacht auch ihre hohe Empfindlichkeit gegenüber Mediatoren und Hormonen.

Eine Serie eigener Arbeiten führte uns zu der Feststellung, daß sich beim Altern die Sensibilität zentraler Nervenstrukturen auf einzelne Hormone, Mediatoren und andere chemische Substanzen erhöht. Die Zunahme drückte sich darin aus, daß bei alten Tieren viele Stoffe bereits in niedrigeren Dosen die für sie spezifischen Hirnreaktionen hervorriefen. Diese Verschiebungen der Ansprechbarkeit entwickeln sich unterschiedlich in den einzelnen Hirnarealen. Deshalb entstehen qualitative Unterschiede in der Topographie nervaler Prozesse bei Tieren differenter Altersgruppen.

Eine prinzipielle Versuchsanordnung, wie wir sie zusammen mit W. W. Besrukow und W. N. Sinitzki anwandten, war folgende: Elektroden und Chemotroden wurden in Hirnstrukturen gemäß den Koordinaten der Atlanten von Krieg (1946) sowie Fifkova und Maršala (1960) eingeführt. Die Registrierung der Elektrogramme erfolgte auf einem 8-Kanalelektroenzephalographen. Die Elektroden brachten wir in die sensomotorische Rinde, den Hippocampus, die Kerne des Corpus amygdaloideum, in die Formatio reticularis sowie in Kerne des vorderen und hinteren Hypothalamus. Gleichzeitig registrierten wir die Atmungs- und Kreislaufveränderungen.

Bei der Zufuhr bestimmter Substanzen entstehen ungleichartige Veränderungen der elektrischen Aktivität in Hirnstrukturen. Außerdem unterscheidet sich in vielem die elektrische Aktivität der Kaninchen und Ratten. All das kompliziert eindeutig eine Aufklärung der Altersunterschiede in der Ansprechbarkeit zentraler Nervengewebe. Wir verglichen die Altersbesonderheiten der elektrischen Hirnaktivität bei Gabe von Katecholaminen, Azetylcholin, Insulin, Kampfer, Korasol und Amidopyrin.

Noradrenalin und Azetylcholin spielen bekanntlich eine wichtige Rolle bei interneuronalen Verknüpfungen in den Zentren. Bei Verabreichung dieser Stoffe in die Blutbahn sowie den Liquor cerebrospinalis sieht man Zeichen einer Aktivierung oder Inaktivierung sowie phasische Vorgänge im Elektroenzephalogramm (Porter 1955, Mogilewski 1962, Iljutschenok 1965, Mariz 1967, Baklawatshjan 1968).

In unserem Laboratorium zeigte W. W. Besrukow (1968), daß typische Veränderungen der elektrischen Hirnaktivität in alten Kaninchen bei bedeutend niedrigeren Dosierungen der zugeführten Substanzen als in adulten Tieren entstehen. So betrugen die Mindestdosen Adrenalin, die EEG-Veränderungen adulter Tiere hervorriefen, $51{,}1 \pm 14{,}2$, die alter $13{,}5 \pm 2{,}8$ mμg/kg, Noradrenalin bei adulten 96,0 ± 16,8, bei alten 27,3 ± 5,1 mμg/kg, Azetylcholin 10,1 ± 3,0 und 2,3 ± 0,9 mμg/kg.

Bei Zufuhr von Katecholaminen und Azetylcholin entsteht ein Komplex peripherer Wandlungen im arteriellen Blutdruck, in der Atmung sowie der Muskelaktivität. Eine Reihe Forscher nehmen an, daß die Veränderungen in der elektrischen Aktivität des Gehirns, die nach Gabe dieser Substanzen in die Blutbahn auftreten, überhaupt nicht deren direkter Wirkung auf das Hirngewebe entspringen, vielmehr Einflüssen aus der Peripherie, wo die afferenten Impulse aus dem Gefäßgebiet verstärkt werden. Weiterhin würde die Blutversorgung des Gehirns verändert (Nakao u. Mitarb. 1956, Wichrewa u. Mitarb. 1964, Frazier u. Mitarb. 1965, u. a.).

Bei adulten Kaninchen waren die Katecholamindosen, die Veränderungen im EEG hervorriefen, statistisch gesichert kleiner als die Dosierungen, welche zur Änderung des arteriellen Blutdrucks führten. Bei alten Tieren gab es keine solche Differenzen in den Mindestdosen. Dagegen lagen die Azetylcholindosen, die das EEG alter und adulter Kaninchen beeinflußten, über denen, die Veränderungen des arteriellen Drucks hervorriefen. Diese Befunde berechtigen zur Annahme ungleichartiger peripherer und zentraler Auswirkungen der Katecholamine auf EEG-Veränderungen von Tieren verschiedener Altersgruppen. Wir durften annehmen, daß Altersunterschiede in der Wirkung der Katecholamine sowie des Azetylcholins auf Nervenstrukturen bis zu einem gewissen Grade durch Permeabilitätsänderungen der Blut-Hirnschranke bedingt sind. Deshalb beobachteten wir in einer folgenden Versuchsserie die Veränderungen der elektrischen Hirnaktivität adulter und alter Kaninchen bei Einbringung von Katecholaminen und Azetylcholin ins Ventrikelsystem. Unter diesen Verhältnissen entstanden Verschiebungen der elektrischen Hirnaktivität alter Tiere bei niedrigeren Dosierungen der genannten Substanzen. Auf Abbildung 40 sind die Ergebnisse zweier Versuche an einem adulten und einem alten Kaninchen dargestellt. Bei der ventrikulären Verabreichung von Adrenalin kam es zu bedeutenderen Wandlungen der elektrischen Aktivität des Gehirns des alten Tieres. Die mittleren Dosen, welche die elektrische Hirnaktivität alter Kaninchen nach ventrikulärer Gabe sichtbar beeinflussen können, waren für Adrenalin 0,22 ± 0,03 mμg/kg, für Noradrenalin 0,22 ± 0,03 mμg/kg, für Azetylcholin 0,09 ± 0,02 mμg/kg; bei adulten Tieren entstanden dieselben Effekte durch entsprechende Dosierungen von 1,70 ± 0,61, 2,36 ± 0,88 bzw. 0,34 ± 0,05 mμg/kg.

Demnach spricht die durchgeführte Versuchsserie für einen Anstieg der Ansprechbarkeit zentraler Strukturen auf Katecholamine und Azetylcholin. Jedoch bei einer ventrikulären Gabe dieser Stoffe dringen sie nur 1,0—1,5 mm in das Hirngewebe vor und wirken dann vor allem auf Strukturen, welche unmittelbar die Ventrikelbegrenzungen bilden.

Um die Einwirkungen auf einzelne zentrale Nervengebiete besser lokalisieren zu können, benutzte W. W. Beskurow (1972) die Methode der Mikroinjektion kleiner Mengen Adrenalin und Azetylcholin in bestimmte Areale des Gehirns adulter und alter Tiere. Die Chemotroden zur Stoffzufuhr und für die gleichzeitige Registrierung der elektrischen Aktivität des entsprechenden Hirnteiles wurden in die sensomotorische Rinde, die Area piriformis, in den dorsalen Hippocampus, in Kerne des Corpus amygdaloideum, in verschiedene Abschnitte des Hypothalamus sowie die Formatio reticularis des Mittelhirns und des verlängerten Markes eingebracht. Es zeigte sich, daß die Gabe der gleichen Menge Adrenalin oder Azetyl-

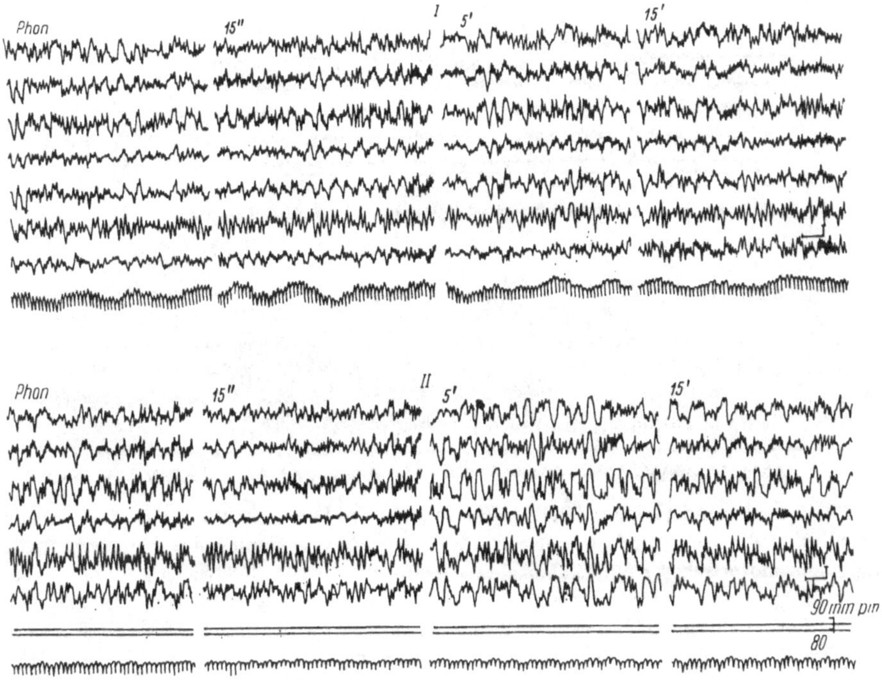

Abb. 40. Altersbesonderheiten der EEG-Reaktionen auf intraventrikuläre Applikation von Adrenalin (1 mμ/kg). I — adultes Kaninchen. Von oben nach unten: sensomotorisches Rindengebiet; Area piriformis der Rinde; zentraler Mandelkern; vorderes Hypothalamusfeld; laterales Hypothalamusfeld; medialer Kern des Corpus mamillare; Nucleus reticularis tegmenti; Elektrokardiogramm. II — Altes Kaninchen. Von oben nach unten: sensomotorisches Rindengebiet; Area piriformis der Rinde; zentraler Mandelkern; vorderes Hypothalamusfeld; medialer Kern des Corpus mamillare; Nucleus reticularis tegmenti; arterieller Druck; Elektrokardiogramm. Eichmarke: 100 μV, 1 s. Zahlen oben — Zeit nach der Applikation.

cholin bei alten Tieren häufiger als bei adulten eine Veränderung der elektrischen Hirnaktivität hervorrief. Adulte Kaninchen boten mitunter Veränderungen der elektrischen Aktivität nur in den Gebieten, in die der Stoff injiziert worden war. Zum Beispiel in dem Versuch, der auf Abbildung 41 wiedergegeben ist, wurde in die Area piriformis 1 mμg Azetylcholin injiziert. Beim adulten Kaninchen waren klare Veränderungen der elektrischen Aktivität ausschließlich in der Area piriformis vorhanden, beim alten entwickelte sich jedoch das typische Bild einer generalisierten tetanischen Aktivität.

Also bezeugen auch die Versuche mit intrazerebraler Injektion der Substanzen, daß mit dem Alter eine Erhöhung der Empfindlichkeit von Nervenzentren gegenüber Katecholaminen und Azetylcholin eintritt. Ganz offenkundig spielt die

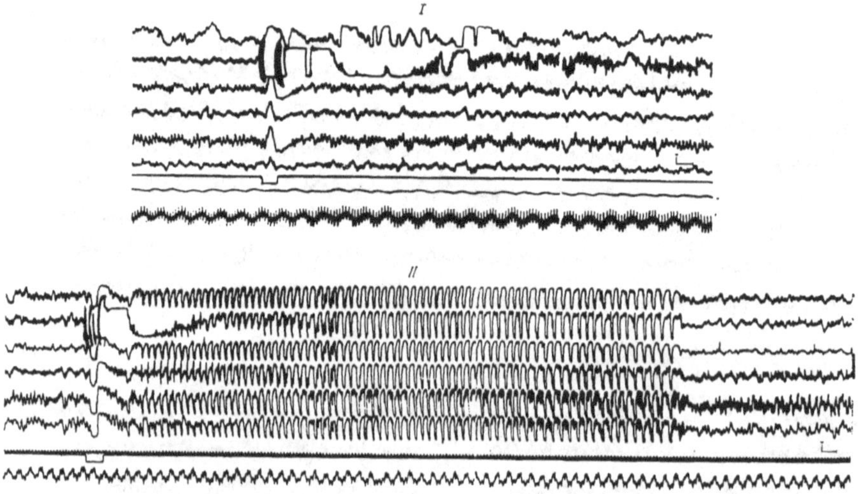

Abb. 41. Altersbesonderheiten der EEG-Reaktionen auf Mikroinjektion von Azetylcholin in (1 mμg) in die Area piriformis der Rinde. I — adultes Kaninchen. Von oben nach unten: sensomotorisches Rindengebiet; Area piriformis der Rinde; Nucleus supraopticus; laterales Hypothalamusfeld; medialer Kern des Corpus mamillare; Nucleus reticularis der Brücke; Kennzeichnung der Injektion; Atmung; Elektrokardiogramm. II — altes Kaninchen. Von oben nach unten: sensomotorisches Rindengebiet; zentraler Mandelkern; laterales Hypothalamusfeld; medialer Kern des Corpus mamillare; Nucleus reticularis tegmenti; Kennzeichnung der Injektion; Elektrokardiogramm. Eichmarke: 100 μV, 1 s.

Erhöhung der Ansprechbarkeit des Gehirns auf solch aktive physiologische Substanzen, wie Katecholamine und Azetylcholin es sind, eine nicht unbedeutende Rolle in der Aufrechterhaltung zentraler Wechselwirkungen und regulatorischer Einflüsse auf die Peripherie. Sie hat auch eine Bedeutung für Anpassungsvorgänge.

Die Zunahme der Sensibilität zentraler Nervenstrukturen gegenüber Katecholaminen im Senium war ebenso in Untersuchungen des Menschen demonstriert worden. N. B. Mankowski und R. P. Belonog (1967) zeigten, daß Adrenalindosen, die noch keine deutlichen EEG-Veränderungen bei jungen Menschen hervorriefen, bei älteren und alten zu ausgeprägten phasischen Verschiebungen der elektrischen Hirnaktivität führten.

Ein großes Gewicht für die Regulierung der Hirntätigkeit wird dem Serotonin beigemessen (Brodie u. Shore 1957, Fux u. Mitarb. 1965, Benetato 1968).

Serotonin veranlaßt Wandlungen der spontanen elektrischen Hirnaktivität (PIERRE 1957, R. J. ILJUTSCHENOK 1965, KOLLA u. ZIEMANN 1968). Man muß aber berücksichtigen, daß Serotonin schlecht die Blut-Hirnschranke überwinden kann. Deshalb sind Reaktionen der elektrischen Hirnaktivität auf exogenes und endogenes (im Gehirn gebildetes) Serotonin unterschiedlich. Wir wiesen nach, daß beim Altern die Ansprechbarkeit der Nervenzentren auf endogenes Serotonin wächst.

In Untersuchungen am Menschen erzielte unsere Mitarbeiterin S. M. KUSNJEZOWA eine Erhöhung des Gehaltes an endogenem Serotonin durch Gabe von Transamin. Letzteres ist ein Inhibitor der Monoaminooxydase, eines Fermentes, das den Abbau von Serotonin katalysiert. COSTA (1960) sowie ALLEVA u. Mitarb. (1965) zeigten nach Gabe von Transamin im Gehirn einen Anstieg des Serotoningehaltes. In unseren Untersuchungen an zwei Menschengruppen im Alter von 20—30 und 60—70 Jahren verfolgten wir die bioelektrische Hirnaktivität vor und nach Transamingabe (1 mg/kg Körpergewicht).

1—1,5 Stunden nach Einnahme des Transamins verstärkte sich am EEG älterer Menschen ständig die Synchronisation des dominierenden Alpharhythmus, während die schnellen Potentiale sich verringerten oder verschwanden, die Alphawellen besaßen hypersynchronen Charakter bei beträchtlicher Erhöhung des Niveaus und der Dauer der Schwingungen. Mit der Zeit verlängerte sich die Dauer der Synchronisation, kam es zu Amplitudenerniedrigungen und nach 1,5—3 Stunden traten sich ausdehnende Perioden der Aktivierung (Desynchronisation) mit im EEG vorherrschenden flachen, schnellen Zackenbewegungen auf.

Am Ende der zweiten Phase (Desynchronisation) entstehen wiederholt kurzzeitige Abschnitte synchronisierter Spindeln im Alpharhythmus. Die dritte Phase, die Phase nochmaliger Synchronisation, dauert 3—4 Stunden. In ihr stellt sich der ursprüngliche Rhythmus langsam wieder her. Von der Dynamik des Funktionszustandes des Gehirns im Verlauf der Transaminbelastung zeugen Veränderungen der Latenzzeit der Reaktion auf Licht. Bei älteren Menschen beträgt die Latenzperiode $0,38 \pm 0,027$, nach Transamin $0,26 \pm 0,024$ ms. Dieselbe Dosis ruft an jungen Probanden nur undeutliche Veränderungen der bioelektrischen Hirnaktivität hervor. All das berechtigt anzunehmen, daß die Empfindlichkeit der Hirnstrukturen gegenüber endogenem Serotonin im Senium erhöht wird.

Starke Wandlungen der bioelektrischen Hirnaktivität macht Insulin. Das Hormon wirkt direkt auf die reaktiven Elemente des Gehirns und kann auch einen mittelbaren Einfluß auf sie ausüben, indem es den Blutzuckerspiegel variiert. Das hängt vor allem von den Dosen zugeführten Insulins ab. In Versuchen, die wir zusammen mit W. N. SINIZKI an 8—10 Monate alten und 24—26 Monate alten Ratten durchführten, wurden Elektroden unter nachfolgender morphologischer Kontrolle mit Hilfe eines stereotaktischen Apparates in verschiedene Gebiete des Kortex und des Thalamus (interlaminäre Kerne, laterales präoptisches Areal, paraventrikuläre Kerne und Kerne der Corpora mamillaria), des limbischen Systems (Hippocampus, Kerne des Corpus amygdaloideum) sowie der Formatio reticularis (Kerne des Tegmentums) gebracht. Das Insulin applizierten wir intraperitoneal. Alte Tiere waren empfindlicher gegenüber dem Hormon.

Am stärksten reagierten auf Insulin die limbischen Abschnitte, besonders der Hippocampus. Die Zufuhr des Hormons in der Dosis 0,0009 ± 0,0001 E/100 g ruft schon nach 3—5 Minuten eine deutliche Synchronisation des Thetarhythmus im Hippocampus und anderen limbischen Arealen adulter Ratten hervor, ebenso eine Verlangsamung und eine Tendenz zur Synchronisation des Rhythmus in der mesodienzephalen Formatio reticularis.

Bei Erhöhung der Insulindosis auf 0,001 E/100 g beobachtet man die zweite Phase der Hormonwirkung, das Auftreten eines schnellen spikeähnlichen Rhythmus (14—18 Schwingungen/s) in den vorderen Teilen des Hypothalamus (paraventrikuläre Kerne, präoptisches Gebiet). Gleichzeitig entwickelt sich eine Desynchronisation der Biopotentiale in den Corpora mamillaria, den Retikulariskernen des Tegmentums sowie in limbischen und kortikalen Strukturen des Gehirns.

Die weitere Vergrößerung der Insulindosis führte zu einer Ausdehnung der generalisierten, langsamen, synchronen Aktivität in Thalamus, Tegmentum und Hirnrinde. Mitunter trugen diese Wellen paroxysmalen Charakter (besonders im limbischen System) und wurden von Muskelkrämpfen begleitet.

In alten Tieren beobachteten wir auch all diese Phasen der Insulinwirkung, indes war hier die Ansprechbarkeit 2—2,5mal größer, und erste Veränderungen traten an limbischen Strukturen schon bei 0,00045 ± 0,00007 E/100 g auf. Von der Erhöhung der Empfindlichkeit zentraler Strukturen gibt auch der Vergleich der phasischen EEG-Veränderungen alter Tiere ein überzeugendes Bild. Insulin in einer Dosierung 0,0005 E/100 g ruft nur an einigen adulten (reifen) Tieren eine schwach angedeutete bioelektrische Reaktion hervor, die charakteristisch für die erste Phase ist. Bei alten Tieren veranlaßt dieselbe Dosis nicht nur die erste, sondern auch eine gut entwickelte zweite Phase der bioelektrischen Hirnveränderungen (Abb. 42). Charakteristisch für alte Tiere ist auch eine bedeutend kürzere Latenzzeit und eine größere Dauer der aufgezeigten bioelektrischen Vorgänge bei Insulinhypoglykämie. W. N. Sinizki fand einen Zuwachs der Ansprechbarkeit zentraler Nervenstrukturen auf noch andere Substanzen im Senium. So rief Kordiamin bei adulten Ratten Veränderungen in der bioelektrischen Aktivität nach intraperitonealer Gabe von 2,3 ± 0,74 mg/100 g hervor, bei alten in der Dosierung von 0,57 ± 0,15 mg/100 g (Korasol 1,5 ± 0,46 und 0,3 ± 0,15 mg/100 g, Amidopyrin 2,0 ± 0,67 und 0,51 ± 0,11 mg/100 g, Kampfer 3,0 ± 0,364 und 0,65 ± 0,311 mg/100 g).

Es wächst also beim Altern die Sensibilität chemorezeptiver Strukturen verschiedener Neurone. Daß dieser Zuwachs tatsächlich stattfindet, belegen Veränderungen der bioelektrischen Hirnreaktionen, die nach sehr niedrigen Substanzmengen auftreten, und zwar nicht nur bei intravenöser Verabfolgung, sondern auch bei intraventrikulärer oder intrazerebraler Gabe. Das stimmt auch mit anderen biochemischen Untersuchungen überein. Mit der Methodik T. M. Turpajews (1962) isolierten wir aus der Rinde des Groß- und Kleinhirns ein cholinrezeptives Eiweiß. Indem wir es mit Azetylcholin zusammenbrachten, bestimmten wir die Mediatorkonzentrationen, die eine Erniedrigung der Reaktionsfähigkeit der

Sulfhydrylgruppen des Eiweißes zur Folge hatten, das von adulten und alten Tieren gewonnen worden war. Bei alten Tieren war dies bei geringeren Azetylcholinkonzentrationen der Fall.

All jene Befunde über die Veränderungen der Empfindlichkeit chemorezeptiver Hirnstrukturen im Alter muß man berücksichtigen, wenn man nach optimalen Dosierungen pharmakologischer Substanzen mit zentraler Wirkung sucht, die im Senium gegeben werden sollen.

Es ist zu betonen, daß im Senium nicht die Empfindlichkeit gegenüber allen Substanzen, zum Beispiel nicht die auf Ephedrin sowie einige Inhibitoren der Cholinrezeptoren wächst. Weiterhin kann im hohen Alter die Zunahme der Ansprechbarkeit in einen Abfall übergehen.

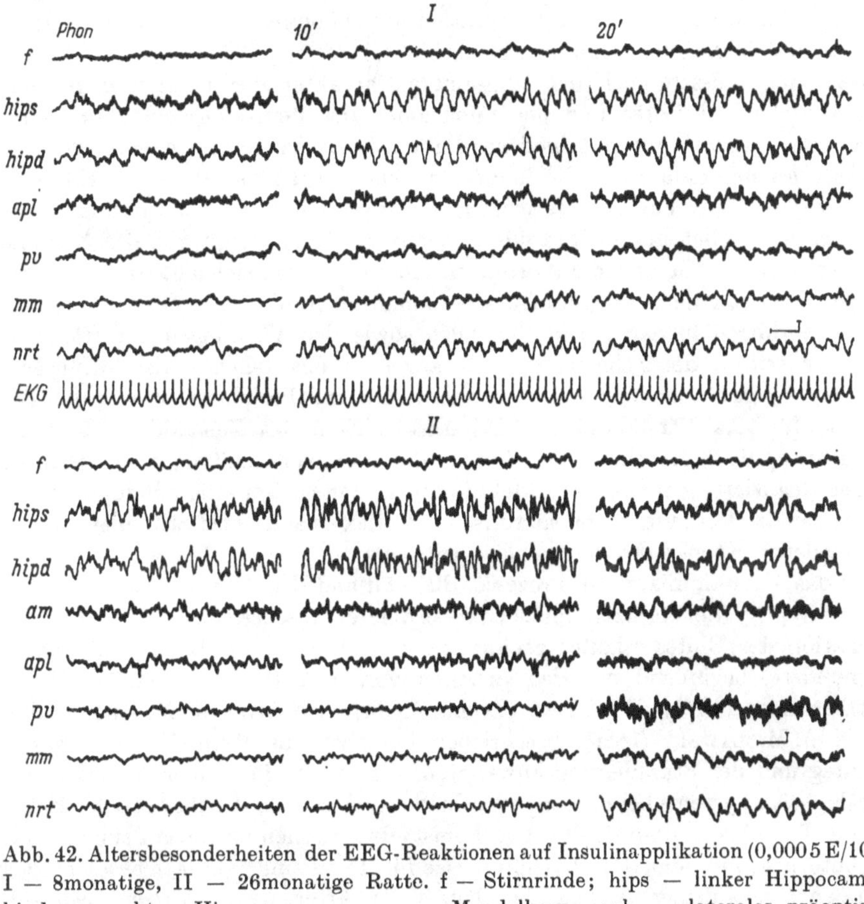

Abb. 42. Altersbesonderheiten der EEG-Reaktionen auf Insulinapplikation (0,0005 E/100 g). I — 8monatige, II — 26monatige Ratte. f — Stirnrinde; hips — linker Hippocampus; hipd — rechter Hippocampus; am — Mandelkern; apl — laterales präoptisches Gebiet; pv — Nucleus paraventricularis; mm — Corpora mamillaria; nrt — Nucleus reticularis; EKG — Elektrokardiogramm. Eichmarke: 100 µV, 1 s. Zahlen oben — Zeit nach der Injektion.

Ungleichmäßige Veränderungen der Empfindlichkeit verschiedener Hirnstrukturen gegenüber Hormonen und Mediatoren fördern qualitative Verschiebungen in der Neurodynamik sowie topographische Verlagerungen grundlegender physiologischer Prozesse im Zentralnervensystem. Besondere Beachtung gebührt dem deutlichen Anstieg der Ansprechbarkeit von Kernen des limbischen Systems sowie des Hypothalamus. Hiermit läßt sich deren ausgeprägte Aktivierung bei einer Reihe von Lebensvorgängen im Senium erklären.

Die Erhöhung der Sensibilität zentraler Strukturen auf humorale Faktoren kann bis zu einem gewissen Grade die Alternsveränderungen der Nervenwirkungen kompensieren, welche über spezifische und unspezifische afferente Bahnen verwirklicht werden. Sie hält einen bestimmten Tonus der Nervenzentren aufrecht und erleichtert die Informationen, welche auf rein nervalem Wege in das Gehirn gelangen. Natürlich ist diese Kompensation unvollkommen. Sie kann Funktionsverluste des Gehirns im Senium nicht verhindern.

Beachtung müssen auch der langsamere Charakter der Veränderungen der bioelektrischen Aktivität und der Funktionen des Zentralnervensystems alter Tiere unter Einwirkung verschiedener humoraler Reize finden, ebenso die Tatsachen, daß mit dem Alter die homöostatische Regulation abgeschwächt, eine Störung der Cortex-Formatio reticularis — Hypothalamus — Wechselbeziehungen leichter möglich und die Stabilität chemorezeptiver Strukturen der Neurone geringer werden. Mit anderen Worten, im Alter erniedrigt sich die Zuverlässigkeit der zentralen Regulation des Stoffwechsels und der Funktion.

Veränderungen in den Rückkopplungen sowie den Wirkungen der Hormone und einer Reihe anderer chemischer Substanzen auf das Gehirn — das ist nur eine Seite der Wechselbeziehungen zwischen Zentrum und Peripherie. Eine große Bedeutung für das Verständnis der Alternsevolution des Zentralnervensystems dürfte auch die Erforschung des Anteils der Strukturwandlungen des Gehirns bei der Realisierung peripherer Effekte haben. Wir hatten schon Befunde angeführt über die Veränderungen motorischer Reflexe nach einer Stimulierung auf verschiedenen Ebenen des Zentralnervensystems.

Für das Verständnis vieler Prozesse, die während des Alterns ablaufen, wäre es sehr wichtig, die Vorgänge im zentral-peripheren Wechselspiel am Beispiel der Regulation des Blutkreislaufes genauer zu charakterisieren. Bereits seit einem Jahrhundert, beginnend mit den Arbeiten von J. A. Dedjulin (1868), F. W. Owsjannikow (1871), W. J. Danilewski (1874) sowie von W. M. Bechterew und N. A. Mislawski (1886), beschrieben Forscher, die Methoden der Durchtrennung und der Stimulierung anwandten, die Möglichkeit einer Reaktion des Herz-Kreislaufsystems bei Reizung verschiedener Areale des Gehirns. In der Mehrzahl der Fälle beurteilten sie die Herz-Kreislaufreaktionen nur nach dem arteriellen Blutdruck und dem Herzrhythmus. Das führte zu einer Vernachlässigung der zentralen Mechanismen, welche den Tonus der Arterien und Venen sowie die Herztätigkeit regulieren. Später begann man, getrennt existierende gefäßverengende, gefäßerweiternde, das Herz hemmende, das Herz anregende und andere Zentren zu beschreiben. Dies schienen Beispiele zu sein für eine fraktionierte

Beteiligung bei den zentralen Regulationen des Blutkreislaufs, für die Möglichkeit regionaler Gefäßveränderungen nach Stimulierung isolierter Neuronengruppen.

Die Evolution der Kreislaufregulation verlief in Richtung einer Integration, um die Gewebstrophik zu gewährleisten. Die zentralen Steuerungsmechanismen beliebiger Systeme werden in der Phylo- und Ontogenese nicht nach dem Prinzip der Regulation einzelner Organe entwickelt, sondern in Richtung auf eine integrative Tätigkeit und die Koordinierung peripherer Gewebe für die Garantierung natürlicher Anpassungsvorgänge. Nach dem Grade der Vollkommenheit des Zentralnervensystems steigern und komplizieren sich diese Mechanismen der Integration.

Im Jahre 1959 rückten wir die Vorstellung über das hämodynamische Zentrum als eine Integration von Neuronen auf verschiedenen Ebenen des zentralen Systems, welche die Regulation der Hämodynamik und deren Anpassung an die Erfordernisse des Organismus gewährleistet, in den Vordergrund. Das hämodynamische Zentrum umfaßt Strukturen, die zu vasomotorischen, das Herz hemmenden, das Herz anregenden und anderen Zentren gehören. Es gewährleistet einerseits ganzheitliche Systemreaktionen der Hämodynamik, andererseits die Möglichkeit partieller Beeinflussung des Herz-Kreislaufsystems.

Für die Abgrenzung eines hämodynamischen Zentrums spricht, daß bei Stimulierung zentraler Strukturen gesetzmäßig Veränderungen in verschiedenen Gliedern der Hämodynamik auftreten, so des Gefäßtonus, der Herzarbeit sowie des arteriellen Blutdrucks. Wir (W. W. Frolkis u. J. K. Duplenko) bestimmten hämodynamische Vorgänge bei Reizung einzelner Areale des limbischen Systems und des Hypothalamus unterschiedlich alter Tiere. Die hämodynamischen Parameter erfaßten wir mit der Thermodilutionsmethode in der Modifikation nach M. I. Gurewitsch und M. M. Powshitkow (1968). Schon seit langem kann man bei Reizung der oben beschriebenen Hirnstrukturen pressorische und depressorische Gebiete voneinander abgrenzen. Unsere Versuche zeigten, daß ein und derselbe Typ von Veränderungen des arteriellen Blutdruckes infolge Erregung verschiedener Strukturen aufgrund ungleichartiger Beziehungen zwischen Schlagvolumen und peripherem Widerstand entsteht. So war einmal der depressorische Effekt mit einem Anstieg des Schlagvolumens und einer Erniedrigung des Gefäßtonus verbunden, in anderen Fällen mit einem Anstieg des peripheren Widerstandes und einem Abfall des Schlagvolumens. Darüber hinaus kann man bei der Veränderung der Reizstärke für ein und dieselbe Nervenstruktur und Bewahrung der Tendenz der Blutdruckreaktion einen Übergang des einen Typs der hämodynamischen Verhältnisse in den anderen beobachten. Demzufolge werden bei der Erregung zentraler Nervenstrukturen in erster Linie bestimmte hämodynamische Wechselbeziehungen geregelt.

Beim Altern ist auch eine Veränderung des hämodynamischen Wesens sowohl der Pressor- als auch der Depressorreaktionen möglich, die nach Stimulierung der Hypothalamuskerne entstehen. Das Resultat eines in dieser Richtung gehenden Versuches von J. K. Duplenko gibt Abbildung 43 wieder. Bei dem adulten Kaninchen bestand die Pressorreaktion nach Stimulierung des supramamillären

Kernes in einer Zunahme des peripheren Widerstandes und einem Abfall des Schlagvolumens, bei einem alten umgekehrt in einer Zunahme des Schlagvolumens und einem Abfall des peripheren Widerstandes. Durch die Vergrößerung der Reizstärke gelingt es nicht selten, einen Übergang der Depressor- in eine Pressorreaktion zu provozieren. Jedoch bleibt die Richtung der Verschiebung des Schlagvolumens und des peripheren Widerstandes unverändert. Auf diese Weise treten während des Alterns qualitative Wandlungen in den zentral-peripheren Korrelationen, in den Korrelationen zwischen hämodynamischem Zentrum und Gegenstand der Regulation, dem Herz-Kreislaufsystem, auf.

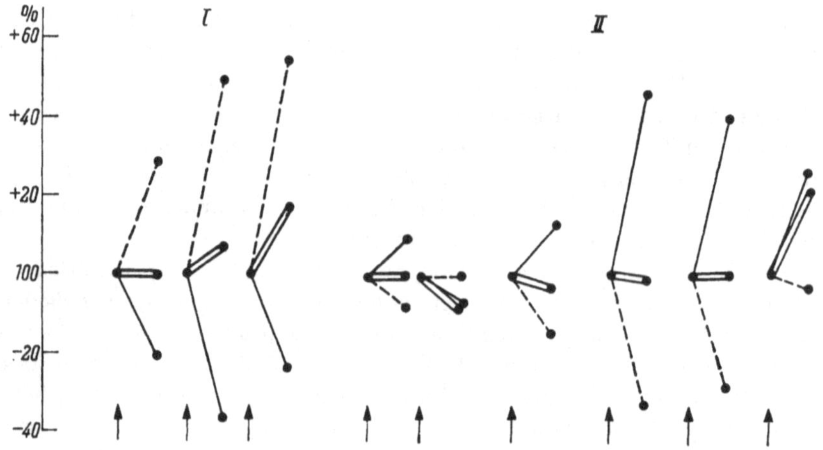

Abb. 43. Altersunterschiede der hämodynamischen Veränderungen bei der Stimulation des supramamillären Kernes des Hypothalamus. I — 1,5jähriges Kaninchen; II — 4,5jähriges Kaninchen. Durch Pfeile sind die Reizungen zunehmender Intensität der Strukturen markiert. Doppellinie — arterieller Druck; gestrichelte Linie — peripherer Widerstand; durchgezogene Linie — Minutenvolumen.

In breit angelegten Forschungen war gezeigt worden, daß eine elektrische Stimulierung verschiedener Rindengebiete des Großhirns, des limbischen Systems, des Zwischenhirns sowie von Strukturen des verlängerten Markes und des Mittelhirns zu deutlichen Veränderungen in der Tätigkeit des Herz-Kreislaufsystems führt (Kaada 1951, Gellhorn 1957, Delgado 1960, Waldman 1961, 1970, Kowalew u. Bondarew 1962, Zybenko 1963, Toshikatsu u. Bunichi 1964, Airikjan u. Gaske 1967, Belenkow u. Schwatschkina 1968, Popowa 1968, Powshitkow 1969, Koslowskaja 1970, u. v. a.).

All diese Gebilde besitzen eine eigene Beziehung zur Regulation des Herz-Kreislaufsystems. Bei Reizung vieler von ihnen entsteht eine Antwortreaktion gleichzeitig in mehreren Systemen des Organismus. Etwa durch Erregung von Teilen der Großhirnrinde, des Kleinhirns, des limbischen Systems, des Mittelhirns oder der Formatio reticularis kommt es zu ausgeprägten Veränderungen im Muskel-, Atmungs-, Verdauungs- und endokrinen System. Deshalb können hämodynamische Effekte bis zu einem gewissen Grad über andere Systeme vermittelt sein. Außerdem vermag die Reizung einer Struktur dank ihres Reichtums an afferenten und efferenten Verbindungen eine andere Neuronengruppe mit einzubeziehen und so auf den Blutkreislauf zu wirken. Die verschiedenen Ebenen des Zentralnervensystems leisten Unterschiedliches in der Regulation der Hämodynamik. Zum Beispiel besorgt das verlängerte Mark die Aufrechterhaltung des normalen arteriellen Blutdrucks und beteiligt sich an sehr wichtigen Reflexen im Herz-Kreislaufsystem; Teile des Zwischenhirns koordinieren die Veränderungen der Hämodynamik und der motorischen Erscheinungen; die Strukturen des limbischen Systems schließlich realisieren die Verbindungen des Blutkreislaufs zu emotionalen Verhaltensweisen. Ein Kriterium der Beziehung verschiedener Strukturen zur Regulation der Hämodynamik können die Schwellenwerte ihrer Erregbarkeit, ebenso die Latenzzeiten sein. Wie auf Abbildung 44 ersichtlich, schwanken die Schwellenwerte elektrischer Erregung verschiedener Gewebe in unseren Versuchen in ziemlich breiten Grenzen, von 0,01 bis 0,4 mA.

Die Besonderheiten des Herz-Kreislaufgeschehens bei elektrischer Reizung des Gehirns alter Tiere wurden bis jetzt nicht untersucht. Darum führte in unserem Laboratorium W. W. Besrukow (1968, 1969, 1972) Experimente mit elektrischer Stimulation der sensomotorischen und piriformen Hirnrinde, des Hippocampus, der Kerne des Corpus amygdaloideum, des vorderen, lateralen und hinteren Abschnittes des Hypothalamus, der Formatio reticularis des Mittelhirns und des verlängerten Markes (kaudaler Teil des Bodens vom IV. Ventrikel) adulter und alter Kaninchen durch. Die Lage der Reizelektroden wurde an Querschnitten des Gehirns kontrolliert

Die Erregbarkeit der Hirnteile beurteilt Besrukow nach dem Schwellenwert der elektrischen Reizung, der für eine Reaktion des arteriellen Blutdrucks unbedingt erforderlich war. Die Versuche ergaben, daß sich mit dem Alter die Erregbarkeit einzelner Strukturen nicht nur nicht einheitlich, sondern sogar in verschiedenen Richtungen ändert (Abb. 44). Die der sensomotorischen Rinde, des lateralen Hypothalamus und des untersuchten Gebietes des verlängerten Marks war in alten Tieren niedriger als in adulten. Mindestwerte für eine Pressorwirkung der sensomotorischen Rinde betrugen $0{,}09 \pm 0{,}01$ mA bei adulten und $0{,}29 \pm 0{,}04$ mA bei alten Kaninchen, für den lateralen Hypothalamus $0{,}07 \pm 0{,}01$ und $0{,}15 \pm 0{,}02$ mA, dagegen für die Medulla oblongata $0{,}02 \pm 0{,}004$ und $0{,}07 \pm 0{,}013$ mA. Die Erregbarkeit des vorderen und hinteren Abschnittes des Hypothalamus, des proformen Areals der Rinde und des zentralen Kernes des Corpus amygdaloideum alter Tiere war höher, wohingegen die des Hippocampus, des medialen Mandelkerns sowie der Retikulariskerne der Brücke und des Tegmentums vom Mittelhirn adulter und alter Kaninchen sich nicht wesentlich unterschied. Die Reizung des zentralen Mandelkerns bedingte eine Erhöhung des arteriellen Druckes mit einer Stromstärke von $0{,}36 \pm 0{,}08$ mA bei adulten bzw. $0{,}13 \pm 0{,}03$ mA bei alten Tieren, entsprechend an der piriformen Rinde mit

0,41 ± 0,08 bzw. 0,11 ± 0,03 mA. Die Reizintensität, die für eine Pressorreaktion vom Hippocampus aus notwendig war, betrug 0,07 ± 0,01 mA für adulte und 0,09 ± 0,02 mA für alte Kaninchen. Der Mindeststrom für den Retikulariskern des Tegmentums vom Mittelhirn lag um 0,04 ± 0,01 mA bei adulten und um 0,04 ± 0,01 mA bei alten Tieren, beim Retikulariskern der Brücke um 0,06 ± 0,01 bzw. 0,07 ± 0,02 mA.

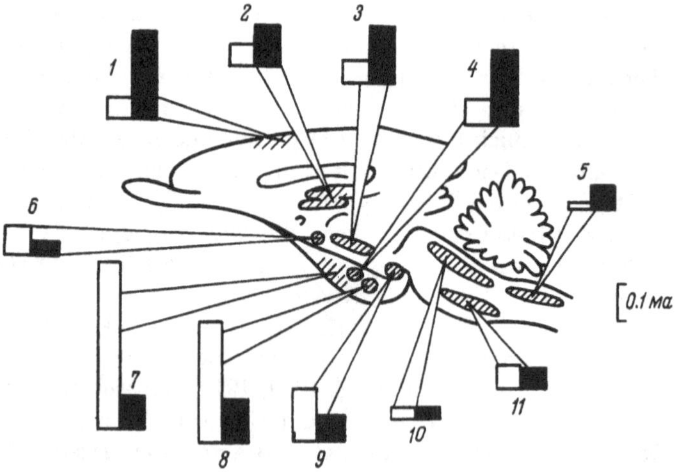

Abb. 44. Schwellen pressorischer Wirkungen bei elektrischer Stimulation verschiedener Hirnstrukturen adulter (weiße Säulen) und alter Kaninchen (schwarze Säulen). 1, 7 — sensomotorisches und piriformes Rindengebiet; 2 — dorsaler Hippocampus; 3, 6, 9 — lateraler, vorderer und hinterer Teil des Hypothalamus; 4, 8 — medialer und zentraler Kern des Mandelkomplexes; 5 — Medulla oblongata; 10, 11 — Nuclei reticulares des Tegmentums und der Brücke.

Verschiedenartigkeiten funktioneller Änderungen während des Alterns sieht man also nicht auf den einzelnen Ebenen der zentralen Regulation des Blutkreislaufs, sondern auch innerhalb der Hirnabschnitte selbst. Die Mindestwerte für eine Wirkung des sensomotorischen Rindengebietes auf den arteriellen Druck waren bei alten Tieren größer als bei jungen, die für eine Wirkung von der Area piriformis aus geringer.

Diese Befunde über ungleichmäßige, mitunter auch verschieden gerichtete Wirkungsänderungen einzelner Hirnstrukturen lassen den Schluß zu, daß beim Altern nicht einfach ein Erlöschen der Funktionen stattfindet, sondern auch komplexe Änderungen zentraler Wechselbeziehungen sowie der Wechselbeziehungen zwischen Zentrum und Peripherie ablaufen. Die Verschiebungen des zentral-peripheren Wechselspiels und der Schwellenwerte für die Realisierung zentraler Einflüsse auf die Peripherie sind kompliziert. An ihrer Entstehung beteiligen sich Wandlungen der Erregbarkeit der zu stimulierenden Nervengewebe, ihrer Verknüpfungen mit anderen Zentren sowie der Übertragung zentraler Information auf die Peripherie (Ganglien, periphere Synapsen u. a.). Auch hinter einer Altersstabilität der Schwellenwerte für periphere Effekte nach Stimulierung können sich ungleichmäßige Variationen einzelner Glieder der Informationsübertragung auf die Peripherie verbergen. Ähnlich divergente Tendenzen sind in den Fällen einer Erhöhung oder eines Absinkens der Grenzwerte für die Stimulierung von Geweben unterschiedlich alter Tiere möglich. Hier ein Beweis dafür. Wie auf Abbildung 44 zu sehen ist, differieren die Reizschwellen des Hippocampus und der Formatio reticularis des Tegmentums, die Veränderungen des arteriellen Druckes hervorrufen, nicht wesentlich bei adulten und alten Tieren. W. N. Sinizki (1968) führte in Strukturen des Hippocampus und Retikulariskerne des Tegmentums alter und adulter Ratten Elektroden ein. Unmittelbar danach bestimmte er die Reizschwelle. Er beurteilte sie nach der elektrischen Aktivierung (Folgeentladungen) in diesen Geweben, nach dem Auftreten eines synchronen Thetarhythmus im Hippocampus und einer generalisierten Desynchronisation in der Formatio reticularis. Bei alten Tieren fiel der Mindestwert für eine direkte Stimulierung dieser Strukturen. Während adulte Ratten die beschriebenen Phänomene in der elektrischen Aktivität des Hippocampus nach Stimulierung mit Strömen von $0{,}075 \pm 0{,}0024$ mA aufwiesen, taten das alte schon bei $0{,}044 \pm 0{,}0043$ mA. Nach Reizung der Retikulariskerne des Tegmentums betrugen die Werte adulter Ratten $0{,}396 \pm 0{,}0342$ mA, die alter $0{,}264 \pm 0{,}04$ mA. Es wächst also die Erregbarkeit dieser Formationen im Alternsgang. Die peripheren Effekte (Veränderungen im arteriellen Druck) entstanden aber in alten Tieren bei gleichen oder etwas größeren Reizstärken, verglichen mit adulten. Daraus geht hervor, daß die Wirkungen der genannten Strukturen mit Veränderungen in den nachfolgenden Gliedern der Übertragungskette dieser Effekte verknüpft sind.

In der Verwirklichung zentraler Verbindungen und zentralperipherer Wechselbeziehungen ist die Rolle der adrenergischen und cholinergischen Mechanismen groß. Die lokale Einwirkung der Katecholamine und des Azetylcholins auf Hirnstrukturen kann die Tätigkeit des Herz-Kreislaufsystems widerspiegeln. Bei Applikation von Azetylcholin und Adrenalin auf die Oberfläche der Hirnrinde und bei Mikroinjektion dieser Substanzen in einzelne Hirnteile beobachteten verschiedene Autoren Pressor- und Depressorreaktionen, herzfrequenzsteigernde und -bremsende Effekte sowie Veränderungen in der elektrischen Erregbarkeit vasomotorischer Abschnitte des Gehirns (Silver u. Morton 1936, Darrow u. Gellhorn 1939, Kremer 1947, Essig u. Mitarb. 1953, Minz u. Mitarb. 1953, Trzebski 1960, Tschshan Tschun 1966, Markosjan 1967, Powshitkow 1969 u. a.).

Zusammen mit W. W. Besrukow machten wir Versuche, in denen wir sehr kleine Mengen Adrenalin und Azetylcholin in die sensomotorische und piriforme Zone der Hirnrinde, in den Hippocampus, den medialen und zentralen Mandelkern, den vorderen, lateralen und hinteren Bereich des Hypothalamus, die Retikulariskerne von Tegmentum und Brücke sowie in den kaudalen Teil des Bodens vom IV. Ventrikel injizierten. Nach Gabe einer einzigen Dosis Adrenalin

(1 mμg) und Azetylcholin (0,1—1,0 mμg) entstanden bei alten Tieren häufiger Veränderungen der Tätigkeit des Herz-Kreislaufsystems, bei adulten Kaninchen in 50—60% der Fälle, bei alten in 80—90% der Fälle. Außerdem veranlaßte die Mikroinjektion in zentrale Strukturen alter Tiere ausgeprägtere Veränderungen des arteriellen Drucks. Wie Abbildung 45 erkennen läßt, bewirkte Adrenalin den größten Altersunterschied im verlängerten Mark, den Retikulariskernen der Brücke und des Tegmentums vom Mittelhirn, den Corpora mamillaria, im

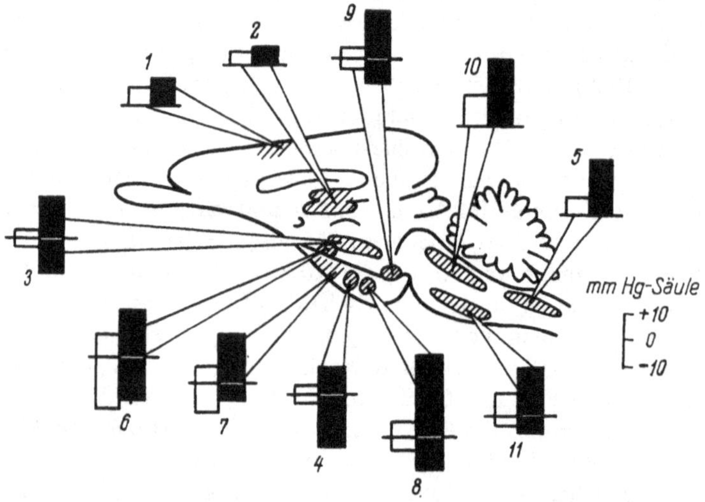

Abb. 45. Altersunterschiede der Veränderungen des arteriellen Druckes bei adulten (weiße Säulen) und alten Kaninchen (schwarze Säulen) nach Injektion von 1 mμg Adrenalin in verschiedene Hirnstrukturen. Der Teil der Säulen, welcher oberhalb der Horizontallinie liegt, kennzeichnet die Ausprägung der Pressorreaktion, der Teil darunter die Ausprägung der Depressorreaktion. Die übrigen Bezeichnungen entsprechen denen auf Abb. 44.

lateralen Hypothalamus sowie im medialen und zentralen Mandelkern. Etwas geringer war der Unterschied im piriformen Gebiet der Rinde und des vorderen Hypothalamus. Er fehlte völlig in den Reaktionen des arteriellen Drucks von der sensomotorischen Rinde und vom Hippocampus aus. — Wenn in die Strukturen Azetylcholin injiziert wird (Abbildung 46), ist der Altersunterschied in den Reaktionen des arteriellen Drucks auf Effekte von der sensomotorischen Rinde, vom Hippocampus, vorderen und lateralen Hypothalamus, medialen und zentralen Mandelkern sowie vom Retikulariskern des Tegmentums aus deutlich. Weniger ausgeprägt waren Altersdifferenzen in den Wirkungen von den Corpora mamillaria aus, und sie fehlten völlig beim verlängerten Mark, dem Retikulariskern der Brücke und am piriformen Rindengebiet.

Wesentliche Veränderungen treten mit dem Alter auch in der zentralen Regulation der Atmungsfunktion auf. Elektrische Sondierungen einzelner Hirnregionen führten zu der Vorstellung, daß in der Atmungsregulation Hirnstammstrukturen die Hauptrolle spielen, unter ihnen in erster Linie Teile der Medulla oblongata (GESSEL u. Mitarb. 1936, AMOROSA u. Mitarb. 1954, WALDMAN u. Mitarb. 1969). Jedoch erwiesen spätere Untersuchungen neben den im Hirnstamm in Gruppen zusammengelagerten viele andere Neurone, die auch auf die Atmung Einfluß ausüben und im Gegensatz zu ersteren diffus verteilt sind. Suprabulbäre Mechanismen der Atmungsregulation spielen eine wichtige Rolle in der Modulation

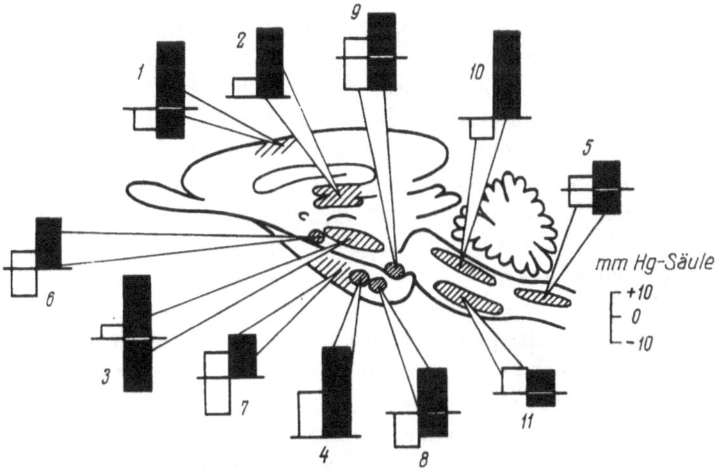

Abb. 46. Alternsveränderungen des arteriellen Druckes adulter (weiße Säulen) und alter Kaninchen (schwarze Säulen) nach Injektion von 0,1—1 mμg Azetylcholin in verschiedene Hirnstrukturen. Bezeichnungen wie Abb. 44.

bulbärer Wirkungen und in der Koordination vegetativer und emotional getönter Reaktionen. Während die Strukturen des verlängerten Marks in erster Linie die Atmungsphasen regulieren, haben die suprabulbären Gebiete größeren Einfluß auf den Atmungsrhythmus (WALDMAN u. Mitarb. 1964, 1968, KORCZYN u. BERGMANN 1967, ACHAZI u. DOWMAN 1969).

In Versuchen an alten und adulten Kaninchen verglichen wir die Atmungsänderungen bei elektrischer und chemischer Stimulierung der Hirnstrukturen sowie bei Einbringung von Substanzen in die Seitenventrikel. Es zeigte sich, daß eine Veränderung des Atemrhythmus und der Atemtiefe alter Tiere nach bedeutend niedrigeren Dosen Adrenalin, Noradrenalin und Azetylcholin entsteht. Die Mindestdosen Adrenalin, die Atmungsänderungen adulter Tiere bei intraventrikulärer Verabfolgung hervorriefen, betrugen 1,8 ± 0,4, für alte Tiere 0,3 ± 0,01 mμ/kg, Noradrenalin entsprechend 4,0 ± 0,3 und 0,25 ± 0,04 mμg, Azetylcholin 0,27 ± 0,04 und 0,045 ± 0,006 mμg/kg. Interessanterweise unterscheiden sich die Veränderungen der Atmungstiefe adulter und alter Tiere nicht wesentlich, während die Veränderungen der Atmungsfrequenz adulter Tiere größer waren. Im Alter waren die Atmungsänderungen auch bei intrazerebraler Gabe von Adrenalin (1 mμg) und Azetylcholin (1 mμg) deutlicher. Nach Adrenalininjektion in verschiedene Hirngewebe wurden Atmungsänderungen adulter Tiere in 17 von 46 Fällen beobachtet, bei alten in 40 von 45 Fällen; nach Azetylcholin in 8 von 88 Fällen bei adulten und in 29 von 42 Fällen bei alten Kaninchen.

Die elektrische Erregbarkeit der zentralen Gebiete, die an der Atmungsregulation teilhaben, änderte sich ungleichmäßig. So waren die Schwellenwerte, die für eine Tachypnoe von der sensomotorischen Rinde, vom medialen Mandelkern, vom lateralen Hypothalamus und vom kaudalen Teil des Bodens des IV. Ventrikels aus notwendig sind, bei alten Tieren höher, bei Reizung der piriformen Rinde und des hinteren Hypothalamus waren es jedoch die der adulten. Dagegen zeigten die Reizschwellen des Hippocampus, des zentralen Mandelkerns, des vorderen Hypothalamus sowie der Retikulariskerne der Brücke und des Tegmentums für deren Wirkung auf die Atmung kaum Altersunterschiede.

Die beschriebenen zentralen Veränderungen bedingen wesentliche Altersunterschiede in der Regulation der Atmung, des Kreislaufs und anderer vegetativer Funktionen. Sie erklären viele nicht nur quantitative, sondern auch qualitative Abweichungen vegetativer Reaktionen im Senium, besonders die häufigeren Änderungen des Herzschlagvolumens bei hämodynamischen Vorgängen und Abweichungen in der Atemfrequenz, weiterhin Verschiebungen in den Beziehungen zwischen Herz- und Gefäßkomponenten der Kreislaufreaktionen sowie zwischen Atemfrequenz und Atemtiefe.

In letzter Zeit verbreiteten sich Vorstellungen über die unterschiedliche Rolle einzelner Hirnstrukturen bei emotionalen Verhaltensweisen sowie über in einzelnen Hirnteilen vorhandene Programmierungen der engen Verknüpfungen emotional-psychischer, motorischer und vegetativer Reaktionen. Davon und von eigenen Befunden ausgehend, können wir annehmen, daß sich die vegetative Gewährleistung emotionaler Verhaltensweisen im Senium nicht einheitlich ändert. Sie wird davon abhängen, welche Strukturen in die Verwirklichung des entsprechenden Aktes einbezogen werden, und vom Charakter und vom Grad der Veränderungen in diesen Strukturen. Von daher wird verständlich, weshalb in vielen Fällen die emotionalen Reaktionen älterer und alter Menschen ohne wesentliche Wandlungen des Vegetativums, bei vegetativer „Windstille", ablaufen können, in anderen dagegen unadäquate vegetative Prozesse, typische vegetative „Ausbrüche" sie begleiten. Vielleicht werden die beschriebenen Besonderheiten des Kreislaufs und der Atmung bei muskulären Belastungen (W. W. Frolkis u. Mitarb. 1965, I. W. Murawow 1966, K. T. Sokolow 1967) in bedeutendem Umfang durch Veränderungen in der elektrischen Erregbarkeit und durch eine Erhöhung der Ansprechbarkeit auf einige humorale Faktoren bedingt. Zum Beispiel mag neben anderen Ursachen für die verlangsamte Einbeziehung des Kreislauf- und Atmungssystems bei muskulären Belastungen die Verringerung der Erregbarkeit von Elementen der Medulla oblongata und der sensomotorischen Rinde bedeutungsvoll sein (senile Reaktionsverzögerung), den langsameren, protrahierten Verlauf der Reaktion selbst sowie der Wiederherstellung der veränderten Funktion dürften die höhere Empfindlichkeit zentraler Areale auf humorale Faktoren und die Möglichkeit generalisierterer Antworten der Hirnstrukturen erklären.

Der Sensibilitätszuwachs der limbischen Strukturen, des Retikulariskomplexes und der Rinde gegenüber Azetylcholin und Adrenalin steigert einerseits den Umfang der Informationen, die auf humoralem Wege übertragen werden (dem gegenüber steht im Senium die Abnahme der Informationen, die über afferente Nerven in Zentren gelangen). Andererseits kann solch eine Erhöhung der Ansprechbarkeit leichter zu einer Dauererregung führen, die durch geringe Substanzkonzentrationen aufrechterhalten wird. Sicher verursacht die erhöhte Empfindlichkeit gegenüber humoralen Einwirkungen den „stockenden" Charakter emotionaler Verhaltensweisen im Alter und den langandauernden, verzögerten Charakter der vegetativen Komponenten ganzheitlicher reflektorischer Vorgänge. In Verbindung mit der uneinheitlichen Änderung der Sensibilität des limbischen und des Retikulariskomplexes werden im Senium inadäquate Reaktionen des Herz-Kreislauf- und Atmungssystems möglich.

Ungleichmäßige Veränderungen des funktionellen Zustandes zentraler Nervenstrukturen bedingen also mögliche Unterschiede der „vegetativen Unterstützung" einzelner Reaktionen des Organismus im Senium und die Existenz bestimmter Situationen, die für einen Zusammenbruch regulatorischer Mechanismen, für pathologische Entwicklungen den Boden darstellen.

Bei chemischer Stimulierung vieler Nervengebiete alter Tiere waren die peripheren Effekte ausgeprägter. Die Empfindlichkeit der Mehrheit der zentralen Gebiete für eine unmittelbare Wirkung des Adrenalins und Azetylcholins war, verglichen mit adulten Tieren, erhöht. Jedoch der Grad der Veränderungen zeigt in den einzelnen Strukturen Differenzen. In den einen ist der Altersunterschied größer, in anderen kleiner, in dritten fehlt er völlig. Interessanterweise bildet sich die Altersdivergenz der Effekte intrazerebraler Gabe von Adrenalin oder Azetylcholin stärker in jenen Hirnarealen aus, wo, nach Literaturangaben, die Wahrscheinlichkeit für das Vorhandensein adrenergischer oder cholinergischer Mechanismen und der Gehalt an Katecholaminen und Azetylcholin groß zu sein scheint. In Strukturen mit niedrigerem Gehalt an Noradrenalin oder Azetylcholin fehlt ein Altersunterschied, die Wirkungen selbst waren gering. Folglich kommt es zu einer steigenden Ansprechbarkeit vor allem in jenen Gebieten, wo adrenergische und cholinergische Mechanismen die entscheidende Rolle bei der Durchsetzung von Funktionen spielen.

Das ungleichmäßige Anwachsen der Sensibilität der Hirnstrukturen gegenüber humoralen Faktoren führt zu einem neuen Niveau zentraler und zentral-peripherer Wechselwirkungen, zu einer komplizierten Wandlung der gesamten Hirnarbeit. Es kann adaptive Bedeutung haben, indem es interneuronale Wechselbeziehungen und den Tonus zentraler Neurone aufrechterhält. Natürlich ist diese Anpassung unvollkommen. Funktionsänderungen des Gehirns verhindert sie nicht.

Die aufgeführten Versuche lassen erkennen, daß im Senium der Anstieg der Ansprechbarkeit zentraler Strukturen so bedeutend zu werden vermag, daß in sie injizierte chemische Stoffe deutlichere Veränderungen in der Peripherie hervorrufen, obgleich in den sich anschließenden Gliedern der Informationsübertragung vom Zentrum zur Peripherie regressive Veränderungen möglich sind. Trotzdem können Situationen entstehen, bei welchen Verschiebungen in den Zentren alter Tiere nicht durch entsprechende Auswirkungen auf die Peripherie bemerkbar werden. So verglich W. W. BESRUKOW (1967, 1968) die zentralen (elektrische Hirnaktivität) und peripheren Effekte (arterieller Druck, EKG) nach intraventrikulärer Applikation von Adrenalin und Azetylcholin. Es zeigte sich, daß bei alten Kaninchen unter diesen Bedingungen häufig EEG-Abweichungen ohne Entsprechungen in der Peripherie entstehen (Abb. 40). Anders ausgedrückt, die zentralen Wirkungen bleiben ohne periphere Komponente.

Ähnliche Vorgänge in den Beziehungen zentraler und peripherer Reaktionskomponenten zeigten wir zusammen mit I. W. TSCHEGOLJEWA beim Ablauf des Krampfgeschehens unterschiedlich alter Tiere. Bekanntlich erfaßt die Erregung im Krampfanfall auch zentrale Neurone des N. vagus und führt so zur Bradykardie. Der Krampf wurde durch Korasol ausgelöst. Bei adulten Kaninchen begleitete nur in drei von 14 Fällen keine Bradykardie den Krampf. In 12 von 23 Versuchen entstand die Bradykardie sogar bei unterschwelligen (bezogen auf den Krampf) Dosen. Bei alten Kaninchen kam es in 9 von 14 Versuchen auf dem Boden des Krampfes zu keiner Bradykardie (Abb. 47). Mit anderen Worten, die Veränderungen in den Zentren alter Tiere beim Krampfgeschehen werden nicht immer in peripheren Reaktionen verwirklicht.

Die Beziehungen zwischen Zentrum und Peripherie im Senium hängen vor allem vom Grad der Sensibilitätswandlungen zentraler Strukturen und von Vorgängen auf dem Wege der Informationsübertragung auf die Peripherie ab. Das erzeugt die Buntheit und den Polymorphismus vieler zentral-peripherer Korrelationen.

Die angeführten Befunde über einen möglichen Abbruch der Beziehungen zwischen Zentrum und Peripherie muß man bei der Analyse der Anpassungsreaktionen während des Seniums im Auge haben. Physiologen beurteilten oft zentrale Veränderungen nach der Ausprägung peripherer Effekte. Solche Vergleiche darf man bei alten Tieren und Menschen nur vorsichtig anstellen, wenn sich keine Unstimmigkeiten in den funktionellen Prozessen des Zentrums und der Peripherie einschleichen sollen. — Das zentral-periphere Wechselspiel in der Regulation innerer Organe wird über das vegetative Nervensystem verwirklicht, über sympathische und parasympathische Nerven und Ganglien, über cholinergische und adrenergische periphere Synapsen. Eine ausführliche Analyse dieser Aspekte des vegetativen Nervensystems werden wir in speziellen Kapiteln vorlegen. Hier wollen wir nur folgendes betonen: Die Veränderungen, die im vegetativen Nervensystem und besonders in den zentralen Mechanismen seiner Regulation auftreten, spielen für die Genese vieler Alternsprozesse des Organismus eine sehr wichtige Rolle. Während des Alterns entwickeln sich ständig zunehmende Funktionsänderungen des Zentralnervensystems, welche die Anpassungsmöglichkeiten einschränken. Neben einer Rückbildung bestimmter Nerventätigkeiten formen sich neue Adaptationsmechanismen aus. Diese sind jedoch unvollkommen und können den Alternsverfall des Zentralnervensystems nicht völlig kompensieren. Die zentrale Regulation des Stoffwechsels und der Funktion wird vermindert.

Im Alternsgang schwächen sich die Hemmungen auf verschiedenen Ebenen des Zentralnervensystems ab, die innere Hemmung in der Großhirnrinde, die hemmenden kortikospinalen und retikulospinalen Wirkungen, die reziproke Hem-

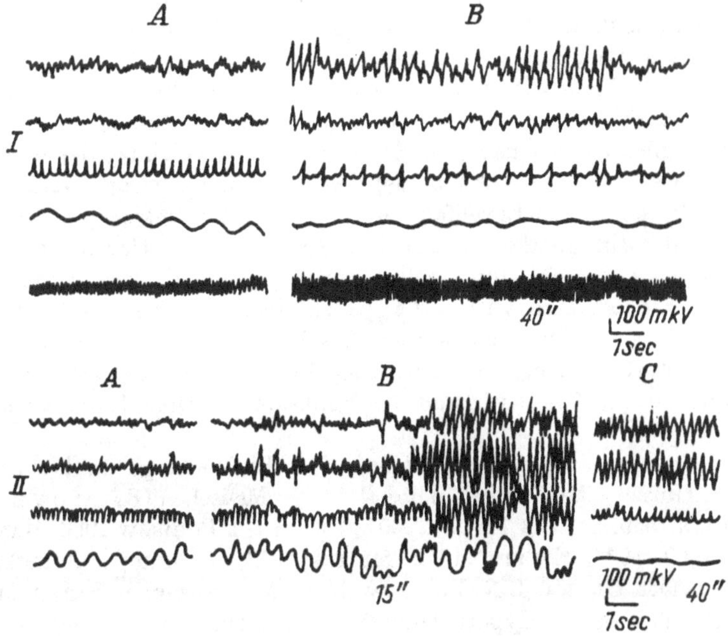

Abb. 47. Altersunterschiede der elektrischen Aktivität des Gehirns, des Herzens, der Skeletmuskeln sowie des Atmungsrhythmus nach Gabe von Korasol. I — 1,5jähriges Kaninchen; II — 5jähriges Kaninchen. A — vor Gabe von Korasol; B, C — in unterschiedlichen Zeitabständen nach der Korasolinjektion. Von oben nach unten: EEG der Rinde; EEG des subkortikalen Gebietes; EKG; Pneumogramm; Elektromyogramm (auf Abb. II fehlt das Elektromyogramm).

mung, die segmentale Hemmung im Rückenmark u. a. Bedeutungsvoll ist dabei die aufgezeigte Abschwächung des stimulierenden Einflusses verschiedener Hemmungsvorgänge auf den Ablauf regenerativer Prozesse. Im Ergebnis dessen wird die Leistungsfähigkeit zentraler Strukturen mehr und mehr begrenzt, erniedrigt sich die Dynamik der Nervengewebe, mehren sich auch Stoffwechselprozesse, die letzten Endes zu trophischen Störungen und zum Zelltod führen. Eine ungleichmäßige Wandlung der hemmenden und fördernden Wirkungen kann weiterhin die reflektorischen Reaktionen bremsen, so daß neue Beziehungen zwischen grundlegenden physiologischen Prozessen in den Zentren erscheinen.

Im Alter wandeln sich die zentralen Wechselbeziehungen, viele Auswirkungen höherer Nervengebiete auf niedere werden geringer, und die Ansprechbarkeit der Hirnareale auf humorale Faktoren wächst ungleichmäßig. Die Analyse der elektrischen Aktivität, der Erregbarkeit sowie der Empfindlichkeit gegenüber einer Reihe humoraler Stoffe ergab, daß die Sensibilität von Strukturen des limbischen und des thalamo-hypothalamischen Systems anzusteigen vermag. Eine große Bedeutung haben dabei die Dämpfung efferenter hemmender Einflüsse der Hirnrinde sowie Verschiebungen in der Rückkopplung aus der Peripherie. Die Ungleichmäßigkeit der funktionellen Prozesse subkortikaler Strukturen wird ebenfalls durch die Korrelation der eigentlichen Alternsveränderungen in ihren Zellen zu der Wirkung von anderen Gebieten des Zentralnervensystems und von den rezeptiven Feldern des Organismus aus bestimmt. Wir müssen unterstreichen, daß es unmöglich ist, nur nach der Richtung der Verschiebung der Erregbarkeit einzelner Gewebe (Zunahme, Abnahme) den Grad ihrer Alternsveränderungen zu beurteilen. Im konkreten Einzelfall kann nicht nur ein Sinken, sondern auch ein Anwachsen der Erregbarkeit bestimmter Strukturen die Ursache für eine Erschwerung der Anpassung durch Selbstregulation sein. All diese Prozesse führen zu einem bunten Mosaik, mitunter sogar zu einer Divergenz funktionellen Geschehens in einzelnen alternden Zentren. Aus dieser Sicht gebührt dem Hypothalamus eine zentrale Stellung. Seine wichtige Rolle in der Regulation der Homöostase sowie des Stoffwechsels und der Funktion des Organismus ist allgemein bekannt.

Nach Meinung mancher Forscher bedingen die Vorgänge im Hypothalamus in vielerlei Hinsicht das Geschehen des alternden Menschen (Baranow u. Dilman 1949, Groen 1959, Dilman 1960a, 1960b, 1968, 1972, Borisow 1966, Mankowski u. Minz 1969, 1972, Everitt 1972, Meites 1972, Reisner u. Summer 1972). Während jedoch Groen, I. N. Borisow, N. B. Mankowski und A. J. Minz von einer Abschwächung der Hypothalamusfunktionen sprechen, handelt es sich nach W. M. Dilman um eine genetisch programmierte ständige Verstärkung der Tätigkeit verschiedener Hypothalamusgebiete.

Die Untersuchungen über die Rolle des Hypothalamus bei der Genese des Alterns waren von Klinikern vorangetrieben worden. Natürlich stammen deshalb die Beweise für ihre Behauptungen auch aus klinischen Beobachtungen. In der Mehrzahl der Fälle ist von Analogien die Rede: Beim Altern sollen Tätigkeitsmerkmale des Organismus auftreten, wie man sie durch Schädigungen der Hypothalamusfunktionen hervorrufen kann. Und tatsächlich legen die Entwicklung der klimakterischen Neurose, die Störung des Kohlenhydrat- und Fettstoffwechsels, die Häufigkeit von Störungen des Gefäßtonus und die Hypertonie, typische EEG-Veränderungen sowie schließlich eine Reihe hormoneller Veränderungen die Beteiligung des Hypothalamus am Altern des Gesamtorganismus nahe. Außerdem darf man aber auch bei solchen klinischen Störungen nicht das limbische und das Retikularissystem vergessen, deren Funktionen, wie wir gezeigt hatten, sich mit dem Alter ganz wesentlich ändern. — Notwendig war die direkte Erforschung der Alternsprozesse des Hypothalamus. Zu diesem Zweck führten wir in Versuchen an Ratten und Kaninchen differenter Altersgruppen in einzelne Hypothalamuskerne Elektroden und Chemotroden ein, registrierten die Wandlungen der elektrischen Aktivität und stellten die Schwellenwerte der Erregbarkeit sowie die Reaktion auf Zufuhr von Katecholaminen und Azetylcholin fest (W. W. Besrukow, J. K. Duplenko, W. W. Frolkis).

Die Experimente ergaben, daß die im Hypothalamus auftretenden senilen Veränderungen nicht in das Schema eines durchgängigen Funktionsverlustes oder einer ausschließlichen Erregbarkeitssteigerung gepreßt werden können. Gesetzmäßig war nur eine ungleichmäßige, mitunter auch verschieden gerichtete Funktionsänderung einzelner Hypothalamuskerne. Die Erregbarkeit der einen hypothalamischen Strukturen wächst während des Alterns, die anderer fällt, die einer dritten Gruppe ändert sich überhaupt nicht. So zeigte sich, daß die Pressorwirkungen vom Gebiet des lateralen präoptischen und lateralen hypothalamischen Feldes aus in adulten Kaninchen bei niedrigeren Stromstärken entstehen als in alten (adulte 0,04—0,09 mA, alte 0,11—0,22 mA). Die vom Gebiet des hinteren Hypothalamuskernes und der Corpora mamillaria ausgehenden Pressoreffekte wurden an adulten Tieren bei Reizung mit 0,10—0,30 mA, bei alten bei niedrigeren Stärken (0,02—0,15 mA) deutlich. Während des Alterns erhöht sich die Ansprechbarkeit der Hypothalamuskerne auf Adrenalin und Azetylcholin. Indessen ist, wie von Abbildung 45 und 46 ablesbar, diese Zunahme der Empfindlichkeit in den einzelnen Strukturen und gegenüber den einzelnen Substanzen unterschiedlich ausgeprägt. Darüber hinaus kann sich während des Alterns der Charakter der von den verschiedenen Hypothalamuskernen ausgehenden Wirkungen qualitativ ändern. Etwa nach Reizung der supramamillären und der hinteren hypothalamischen Gebiete unterschiedlich alter Tiere können differente, mitunter sogar entgegengesetzte Verschiebungen des Herzschlagvolumens und des peripheren Widerstandes auftreten.

Ein ähnlich ungleichmäßiger Charakter der Wandlungen der Erregbarkeit war in der Atmungsregulation unter elektrischer und chemischer Stimulierung der Hypothalamuskerne zutage getreten. Und schließlich, in einem speziellen Kapitel wird das noch gezeigt werden, verändern sich die Einflüsse der Hypothalamuskerne auf die trophischen Prozesse, auf Prozesse der Eiweißbiosynthese und auf die Vorgänge, welche das komplexe System der innersekretorischen Drüsen vermittelt. Es wandelt sich das hypothalamo-hypophysäre Wechselspiel, was zu regulatorischen Verschiebungen in der Tätigkeit der Nebennieren, der Schilddrüse, der Geschlechtsdrüsen und anderer Organe mit innerer Sekretion führt. Die Veränderungen dieser hypothalamischen Mechanismen, welche über entsprechende hormonelle Faktoren realisiert werden, veranlassen sehr wichtige Stoffwechselvorgänge, die während des Alterns ablaufen.

Man muß berücksichtigen, daß der Hypothalamus ein kompliziertes, funktionell metabolisch und strukturell heterogenes Gebilde darstellt, dessen Glieder sich in verschiedenen Phasen der Onto- und Phylogenese differenzieren und die an der Regulation vieler Systeme, vieler sehr komplexer Reaktionen des Organismus beteiligt sind. Veränderungen der einen Strukturen des Hypothalamus haben wesentliche Störungen im Stoffwechsel und in der Funktion des Organismus zur

Folge, Veränderungen in anderen spielen eine entscheidende Rolle bei der Entstehung bestimmter Adaptationsmechanismen.

Deshalb ist es unmöglich, obwohl es viele Forscher tun, einseitig die Rolle und den Platz des Hypothalamus in der Genese des Alterns festzulegen, indem man sich entweder nur auf das Verlöschen seiner Funktion oder nur auf die vorprogrammierte Zunahme seiner Erregbarkeit bezieht. Man muß die mögliche Bedeutung der Veränderungen in jeder einzelnen Struktur dieses aus vielen Teilen bestehenden Nervengebietes für metabolische und funktionelle Wandlungen im alternden Organismus differenziert charakterisieren und einschätzen. Dabei darf man die Veränderungen nicht nur (mitunter nicht so sehr) zu Vorgängen in anderen Arealen des Hypothalamus in Beziehung setzen, sondern auch zu jenem Komplex von Kettengliedern, die erst insgesamt ein gegebenes funktionelles Regulationssystem ausmachen. Zu ihm gehören natürlich die Strukturen, die auf verschiedenen Ebenen des Zentralnervensystems angeordnet sind. Der Hypothalamus altert nicht in toto, wie eine amorphe Masse, sondern ungleichmäßig in seinen einzelnen Strukturen, wobei auch im Laufe dieses komplizierten biologischen Geschehens in ihrem Wesen entgegengesetzte Vorgänge ablaufen. Das Altern des Zentralnervensystems ist kein stufenweises und folgerichtiges Erlöschen der Funktion auf den einzelnen strukturellen Ebenen, sondern eine komplizierte Dynamik von Vorgängen, welche durch die Mechanismen der intrazellulären und der systembezogenen Regulation bestimmt wird.

Wenn man alle an der Regulation des Blutkreislaufs, des Stoffwechsels, der endokrinen Funktionen u. a. beteiligten Strukturen berücksichtigt, läßt sich sagen, daß die qualitativ und quantitativ uneinheitlichen Veränderungen im Hypothalamus, in der Formatio reticularis und im limbischen System viele Störungen der Homöostase, des Stoffwechsels und der Funktion des alternden Organismus hervorrufen. Das asynchrone Geschehen im limbischen, Retikularis- und Hypothalamusgebiet ist eine der wichtigsten Ursachen für die verschiedenartigen Wandlungen funktioneller Systeme. Der asynchrone Ablauf und die Divergenz der Veränderungen dieses Komplexes werden dadurch erklärt, daß er in die Regulation unterschiedlicher funktioneller Systeme eingreift. In der Analyse der Alterung von Hirnzentren darf man nicht nur deren Zugehörigkeit zu bestimmten Hirnteilen (Hypothalamus, limbisches System usw.) berücksichtigen, sondern auch ihre Beziehung zur Regulation bestimmter funktioneller Systeme und zur Erzielung bestimmter funktioneller Effekte. Deshalb altern die einzelnen Kerne des Hypothalamus, der Formatio reticularis, des Corpus amygdaloideum und andere Strukturen so asynchron.

Wir zeigten, daß sich während des Alterns die zentralen Verbindungen sowie die Wirkungen höherer auf niedere Gebiete ändern. Das Altern einzelner Strukturen ist das Resultat der eigentlichen Wandlungen in ihnen selbst sowie der Verschiebungen in den von der ganzen integrativen Hirntätigkeit auf sie ausgeübten Einflüsse. Die Grundlage all dieser Vorgänge bilden Prozesse im Chemismus sowie in der plastischen energetischen und humoralen Gewährleistung der Funktionen des Zentralnervensystems.

KAPITEL VI

Die Mechanismen der Regulation und der Anpassung des endokrinen Systems beim Altern

Ähnlich einem großen Dichter besitzt auch die Natur die Fähigkeit, mit den geringsten Mitteln die größten Wirkungen zu erzielen.

HEINE

Die Altersbesonderheiten der Beteiligung endokriner Drüsen an den Anpassungsreaktionen des Organismus

Am Ende des vergangenen und am Beginn unseres Jahrhunderts verbanden sich mit den Namen BROWN-SEQUARD, STEINACH, S. S. WORONOW u. a. erst große Hoffnungen, dann bittere Enttäuschungen: Extrakte und Einpflanzungen von Geschlechtsdrüsen konnten das Altern des Organismus nicht rückgängig machen. Doch all diese enthusiastischen Hoffnungen zeitigten nützliche Resultate. Sie trugen zur Zusammenarbeit zwischen Endokrinologie und Gerontologie bei und lenkten die Aufmerksamkeit der Wissenschaftler auf die Erforschung der Alternsveränderungen innersekretorischer Drüsen. Vielleicht waren die Forscher auf keinem anderen Gebiet der Gerontologie so zielstrebig wie bei der Untersuchung der Rolle endokriner Organe im Mechanismus der Alternsevolution des Organismus. Bestechend war folgender Zusammenhang: Die Entfernung einer Reihe von Drüsen veranlaßt Vorgänge im Körper, die an Merkmale des Alterns erinnern, wohingegen eine Zufuhr von Hormonen und Drüsenextrakten oder eine Drüsenimplantation oft das Ausgangsniveau der Tätigkeit des Organismus wiederherstellt. All das, neben direkten Befunden über Alternsveränderungen in endokrinen Organen selbst, brachte viele Wissenschaftler zu der Überzeugung, daß das Geschehen im Endokrinium eine der Hauptursachen für das Altern darstellt.

HORSLEY (1884) war der erste, der auf die Parallelität zwischen Symptomen des Alterns und der Hypothyreose hinwies. Den Wandlungen der Schilddrüse schrieben GLEY (1922), I. A. SCHERESCHEWSKI (1940), S. S. CHALATOW (1944) und GOLDZICHER (1946) eine große Bedeutung als wichtige Voraussetzung des Alterns zu. Nach Meinung von SABRAZES und HUSNOT (1923) ist der entscheidende Faktor für das Altern eine Störung der Nebennierenfunktion, während SIMMONDS (1914) die senile Regression auf einen Funktionsausfall der Hypophyse zurückführt.

Sensationell waren die Untersuchungsergebnisse von BROWN-SEQUARD (1889), STEINACH (1920) und S. WORONOW (1923, 1924), welche eine Beziehung zwischen Vergreisung und Erniedrigung der Sekretion der Geschlechtsdrüsen herstellten. LORAND (1904) erklärte das Altern durch eine Atrophie mehrerer endokriner

Drüsen, der Schilddrüse, der Nebennieren, der Geschlechtsdrüsen und der Bauchspeicheldrüse. Nach M. M. Sawadowski ist eine Umstellung des physiologischen Wirkungsspektrums der Drüsen der „Schrittmacher" für das Altern.

Zweifellos malt jede Veränderung einer endokrinen Drüse entweder eine feine Linie oder einen breiten Pinselstrich in das Gesamtbild des alternden Organismus. Jedoch geben die neuen Vorstellungen über die Rolle des Endokriniums in den Reaktionen des Stoffwechsels und der Funktionen, über die Rolle des Nervensystems bei der Regulierung innersekretorischer Drüsen sowie über die vielgliedrigen interendokrinen Verknüpfungen Veranlassung, die Bedeutung endogener endokriner Veränderungen für das Altern neu zu überdenken und eine kritische Haltung gegenüber der Rückführung aller Alternsvorgänge auf Wandlungen der einen oder anderen endokrinen Drüse, und sei sie noch so wichtig, einzunehmen. Von diesem Standpunkt aus werden auch die Mißerfolge der Versuche verständlich, den Ablauf der Alternsevolution durch Zufuhr eines oder mehrerer Hormone aufhalten zu wollen.

Das endokrine System ist ein komplexes selbstregulierendes System. Die neurohumoralen Wirkungen, die Verbindungen zwischen den einzelnen Drüsen mit innerer Sekretion, die Wechselwirkungen zwischen Hormonen und Geweben und die komplizierten Rückkopplungen bestimmen feine Adaptationsvorgänge des endokrinen Systems an sich verändernde Lebensbedingungen des Körpers.

Für die Ausbildung einer neuen, systemorientierten Betrachtungsweise der Tätigkeit endokriner Organe erwarb sich M. M. Sawadowski (1931, 1941) große Verdienste. Er verstand das Wechselspiel zwischen den endokrinen Drüsen so: Wenn zwischen zwei Organen eine funktionelle Verbindung besteht und das erste Organ das zweite stimuliert, so hemmt das zweite das erste. Die gegensätzlichen Beziehungen „plus — minus", „minus — plus" bestimmen auch nach Sawadowski das Wechselspiel zwischen den endokrinen Drüsen. Es ist hinzuzufügen, daß dieses Prinzip, wenn auch in vereinfachter Form, viele moderne Vorstellungen über die Rolle der negativen Rückkopplung bei der Regulation des Endokriniums vorwegnahm.

Unser Kollektiv hat Tatsachenmaterial gesammelt, welches zu behaupten gestattet, daß sich während des Alterns ungleichmäßige und verschieden gerichtete Veränderungen in den einzelnen Gliedern des endokrinen Systems entwickeln. Dank dieser Vorgänge kommt es während des Seniums nicht nur zu Erscheinungen des Verfalls, des Erlöschens im Endokrinium, sondern es bilden sich auch wichtige Anpassungsmechanismen aus. Dadurch kann lange Zeit ein optimales Niveau der hormonellen Regulation aufrechterhalten werden, das dem Ablauf der Stoffwechselprozesse in den Geweben angemessen bleibt. Jedoch sind auch diese Adaptationsmechanismen unvollkommen, und die unausweichliche Abnahme der Verläßlichkeit der Regulation des endokrinen Systems verhindern sie nicht.

Es ist nicht leicht, in allen Fällen die Folgerichtigkeit der Veränderungen in den einzelnen innersekretorischen Drüsen nachzuweisen. Dabei muß man daran denken, daß die Verschiebungen der Drüsentätigkeit sekundär sind, verglichen mit den Ereignissen in ihren Zellen und häufig auch in den zentralen Mechanismen der Regulation. Deshalb haben die Prozesse im Hypothalamus und in den hypothalamo-hypophysären Wechselbeziehungen eine solche Bedeutung für die Alternsveränderungen der endokrinen Drüsen.

Die mit dem Alternsgeschehen beschäftigten Forscher schrieben in der Mehrzahl den Funktionsänderungen der endokrinen Drüsen das Hauptgewicht zu und vergaßen über den Unterschieden in den Gewebsreaktionen auf Hormonwirkungen ungerechtfertigterweise die möglichen qualitativen Änderungen der Hormone selbst. Bei der Charakterisierung der Alternsevolution des Endokriniums gingen wir davon aus, daß die Güte der hormonellen Regulation einer beliebigen Zelle oder eines beliebigen Gewebes nicht nur von der Drüsenaktivität und von der Menge des zu bildenden Hormons bestimmt wird, sondern auch vom Zustand, in welchem es sich befindet sowie von den Alternsveränderungen der Gewebsreaktion auf die Hormonwirkung. Dazu mußten wir die Begriffe Empfindlichkeit und Reaktionsfähigkeit streng voneinander abgrenzen. Empfindlichkeit ist ein Terminus, welcher in der Pharmakologie und Physiologie verbreitet ist, seinem Inhalt kommt der Begriff der Reizschwelle nahe. Die Empfindlichkeit wird durch die minimale Stoffmenge bestimmt, welche eine Schwellenreaktion hervorruft. Die Reaktionsfähigkeit ist definiert durch den möglichen Umfang der Reaktionsänderung bei Gabe steigender Hormonmengen.

Die Bestimmung der Empfindlichkeit und der Schwellenwertänderungen des Stoffwechsels und der Funktion auf Hormonwirkungen bringt uns den physiologischen Effekten dieser Stoffe näher, ebenso gibt sie Situationen wieder, die im natürlichen Leben tatsächlich vorhanden sind. Nach Zufuhr größerer Hormondosen, wie sie viel häufiger in gerontologischen Untersuchungen angewandt werden, können qualitativ andere Vorgänge in den Geweben entstehen. Deshalb widmen wir der Analyse der Alternsbesonderheiten von Reaktionen auf Hormone und Mediatoren in Quantitäten, die sich in den Grenzen der physiologischen Schwankungsbreite im Blut bewegen, eine solche Beachtung.

Es läßt sich über Termini streiten, jedoch an einem möchten wir festhalten: Bei der Bewertung der Altersbesonderheiten von Zellreaktionen auf Hormone muß man ein breites Konzentrationsspektrum anwenden, welches allein den möglichen Gesamtumfang der Antwortreaktionen des Gewebes zu charakterisieren vermag.

Die Mehrzahl der Hormone sind Eiweißkörper. Beim Altern können sich, ebenso wie bei anderen Eiweißen, die Neubildung dieser Substanzen ändern, qualitative Verschiebungen in der Struktur des Hormons entwickeln und die Kopplung mit anderen Molekülen ändern. All diese Prozesse wirken auf die hormonelle Regulation des Stoffwechsels und der Funktion im Senium ein. Die endokrinen Drüsen beteiligen sich an der Verwirklichung der verschiedenen Anpassungsreaktionen des Körpers. Die Muskeltätigkeit und die Hypokinese, der Schmerz und die Hypothermie, die Emotionen und die Reaktionen auf einzelne chemische Agenzien — das sind nur einige Beispiele. Die Anpassungssysteme des

Organismus sind überaus mannigfaltig und streng gegliedert. Im Verlaufe der Wissenschaftsentwicklung wurde die vorrangige Bedeutung für die Adaptation mal dem einen, mal einem anderen Glied innerhalb der neurohumoralen Wechselwirkungen zugeschrieben. CANNON, L. A. ORBELI sowie deren Mitarbeiter zeigten die Einbeziehung des Sympathicus und des Adrenalins in die kurzfristige Realisierung adaptiver Reaktionen. A. A. BOGOMOLEZ hat schon im Jahre 1905 die Rolle der Nebennierenrinde für die Schutzreaktion des Organismus betont, indem er den Schock mit einer Erschöpfung und einer funktionellen Insuffizienz dieser Drüse in Verbindung brachte. Bei der Betrachtung der Beteiligung endokriner Drüsen an Anpassungsreaktionen muß man sich unbedingt der Konzeption von SELYE (1950, 1958, 1959, 1961) über ein allgemeines Adaptationssyndrom zuwenden. Nach Meinung SELYES stellt der Stress „einen Zustand in Form eines spezifischen Syndroms dar, welches alle unspezifischen Veränderungen in dem biologischen System mit einbezieht". Das Adaptationssyndrom hat einen phasischen Verlauf: Alarmreaktion, Phase des Widerstandes, welche in eine Phase der Regeneration oder der Erschöpfung übergeht, je nach dem Geschehen im Gesamtorganismus. SELYE bewies die Schlüsselstellung der Hypophyse und der Nebennierenrinde für die Stressreaktionen. Durch die Bemühungen einer großen Zahl von Forschern war dann noch die Rolle der Hypothalamuskerne im Mechanismus der Einbeziehung von Hypophyse und Nebennierenrinde in die Adaptationsreaktionen des Körpers gezeigt worden.

Man dürfte nun annehmen, daß Veränderungen in diesem System sich an der Ausbildung von Altersunterschieden der Adaptationsmöglichkeiten des Organismus beteiligen. Und tatsächlich demonstrierten das I. A. ESKIN und N. W. MICHAILOWA (1960). Bei einer Reihe reflektorischer Reize (Licht, Kälte) war das Adaptationssyndrom alter Tiere schwächer ausgeprägt als das junger. A. I. GLADKOWA (1960) beobachtete eine Reaktionsverstärkung alter Tiere auf Adrenalin und ACTH.

Wenn wir jetzt zur Analyse unserer Befunde (FROLKIS, SWETSCHNIKOWA, WERSHIKOWSKAJA u. WERCHRATSKI 1963, 1964b) über die Relationen Stress, Alter und Adaptation übergehen, scheint es zuerst wichtig, zwei Besonderheiten herauszustellen, die unsere Betrachtungsweise kennzeichnen. Die erste: Beim Stress wollten wir nicht nur die Veränderungen der Nebennierenfunktion charakterisieren, sondern auch die Anpassungsmöglichkeiten des Gesamtorganismus während dieser Periode einschätzen. Die zweite: Mit dem Alter wandeln sich die Antworten der Systeme auf reflektorische und auf direkte humorale Wirkungen unterschiedlich. Deshalb hielten wir es für erforderlich, das Stressgeschehen unter diesen beiden Bedingungen zu vergleichen.

In Versuchen an 1 Monat, 8—10 Monate und 28—32 Monate alten weißen Ratten verfolgten wir die Erscheinungen des Adaptationssyndroms nach Einwirkung reflektorischer Reize: elektrischer Strom (100 V, 20 Imp., 30 s, Impulsdauer 0,25 s); Kälte (+2°, +3°, 3 Stunden lang); chemische Reize: intraperitoneale Gabe von Adrenalin (33 μg/100 g), Noradrenalin (33 μg/100 g), Pituitrin P (1 E/100 g) und Novokain (0,1 ml einer 2%igen Lösung).

Bei Anwendung all dieser Reize machten sich sowohl an adulten, als auch an alten Ratten ein Abfall der Eosinophilen im Blut, eine Zunahme der 17-Ketosteroide im 24-Stundenharn, eine Abnahme der Askorbinsäure in den Nebennieren und eine Erhöhung ihres Gewichtes bemerkbar. Mikroskopisch traten in der Nebennierenrinde Strukturänderungen der Zona fasciculata sowie eine Homogenisierung, ein akutes Ödem und eine Blutanschoppung in der Zona reticularis und fasciculata auf. Alle angewandten Reize riefen also im Organismus Veränderungen hervor, die der klassischen Beschreibung des Adaptationssyndroms entsprechen. Bei der Wirkung reflektorischer Reize waren die Streßzeichen in adulten Ratten deutlicher, bei der Einwirkung humoraler Faktoren in alten (Abb. 48).

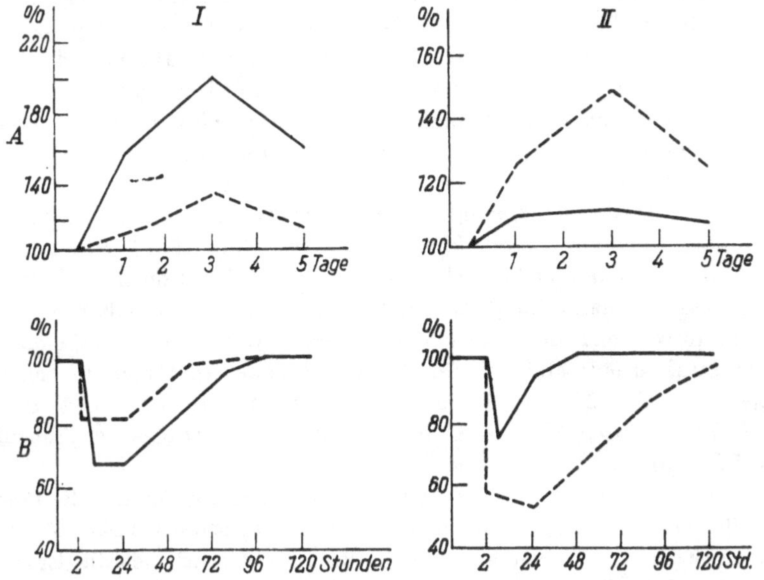

Abb. 48. Altersbesonderheiten des Verlaufes des durch verschiedene Reize hervorgerufenen Stress. I — adulte, II — alte Ratten. A — Mengenänderung der 17-Ketosteroide im Harn; B — Änderung des Gehaltes der Eosinophilen im Blut. Durchgezogene Linie — Reizung mit elektrischem Strom (100 V, 20 Impulse in 30 s); gestrichelte Linie — Adrenalin (33 µg/100 g). Abszisse — Zeit nach Setzen des Reizes; Ordinate — Anstieg der 17-Ketosteroide und Abfall der Eosinophilen. Als 100% ist das Ausgangsniveau ihres Gehaltes festgesetzt worden.

Wesentliche Altersunterschiede ergaben sich nach Novokainapplikation. Während bei alten Ratten die Menge der 17-Ketosteroide nach Zufuhr von 0,1 ml 2%iger Lösung pro 100 g Körpergewicht im Mittel um 106,3 ± 26,7% anstieg und die Eosinophilen um 30,0 ± 3,1% abfielen, betrugen bei adulten Ratten die Zunahme der 17-Ketosteroide im 24-Stundenharn nur 20,6 ± 3,6% und der Abfall der Eosinophilen nur 17,8 ± 2,7%. Man darf vermuten, daß dieser Unterschied im Ablauf des Adaptationssyndroms nach Novokain eine der Folgen jenes günstigen Effektes sein kann, welchen Novokain auf den alternden Organismus ausübt. In Übereinstimmung mit unseren Schlußfolgerungen stehen Angaben von Balacz, Fache und Starn (1970). Sie zeigten beim chemischen Stress eine stärkere Neutropenie und Eosinophilie im Knochenmark alter Tiere.

Viel deutlicher sind die Adaptationsmechanismen in der Phase des Widerstandes. Deshalb war es sinnvoll, die Altersbesonderheiten der Funktionsänderungen der Nebennierenrinde sowie der Anpassungsmöglichkeiten des gesamten Körpers in dieser Phase zu betrachten. Zu dem Zweck erzeugten wir mit elektrischen Reizungen an Ratten differenter Altersgruppen einen Stress und gaben danach toxische Dosen Kordiamin und Hexenal. Kordiamin erhöht bekanntlich die Erregbarkeit der Atem- und Kreislaufzentren und stimuliert die motorischen Zentren des Gehirns. Hexenal unterdrückt das Zentralnervensystem, wirkt depressiv auf die Formatio reticularis, blockiert alle Reaktionen des Erwachens und ruft Hemmungen, die Narkose sowie den Schlaf hervor.

Nach Zufuhr von Kordiamin (0,1 ml auf 100 g Körpergewicht) entwickelten sich bei adulten und alten Ratten Krämpfe. Bei alten Tieren entstanden sie 16—20 min nach Gabe der Substanz, bei adulten 26—30 min danach. Hexenal rief in einer Dosierung von 60 mg auf 100 g Körpergewicht bei alten Ratten Schlaf nach ungefähr 1,5 min, bei adulten nach ungefähr 3,8 min hervor. Der Stress kommt in unterschiedlicher Weise in den Reaktionen adulter und alter Ratten auf Kordiamin und Hexenal zum Ausdruck. In adulten Ratten rief Kordiamin während der Phase des Widerstandes überhaupt keine Krämpfe hervor, in alten entstanden Krämpfe, jedoch etwas später als in den Kontrollgruppen (um 25—28 min). In alten Tieren veränderte der Stress die Zeit des Schlafeintritts durch Hexenal nicht, in adulten verschob es den Zeitpunkt von 3,8 auf 9,5 min.

Die durchgeführten Versuche beweisen also, daß im Senium die dem Schutz dienende, adaptive Bedeutung des Adaptationssyndroms sinkt. Mehr als das, während wiederholter Stressituationen alter Tiere tritt eher die Erschöpfungsphase ein. Zum Beispiel sterben bei täglich wiederholtem Stress (elektrischer Strom) alte Ratten ungefähr nach $6{,}4 \pm 0{,}75$ Tagen, adulte erst nach $13{,}6 \pm 0{,}85$ Tagen (infolge von Adrenalin entsprechend nach $6{,}3 \pm 0{,}89$ und $13{,}8 \pm 0{,}93$ Tagen). Vom früheren Eintritt der Erschöpfungsphase alter Tiere zeugt auch der rasche Abfall der Ketosteroidexkretion (Abb. 49). Mit dem Alter verändert sich demnach die Korrelation zwischen den Stressreaktionen und ihrer möglichen Bedeutung für die Anpassung sowie die Beziehung zwischen einzelnen Gliedern der neurohumoralen Regulationskette in der Verwirklichung des Adaptationssyndroms.

Wichtig ist, daß die Abschwächung der adaptiven Komponente des Stress sich während des Seniums nur vor dem Hintergrund einer starken Reaktion der Nebennierenrinde entwickelt. Daher scheint erstens Vorsicht in der Beurteilung des Adaptationssyndroms ausschließlich nach der Funktionsänderung der Nebennierenrinde geboten; zweitens scheint die Analyse aller Elemente dieses komplizierten neurohumoralen Mechanismus erforderlich.

Die natürlichste Belastung des Stoffwechsels und der Funktion des Organismus stellt intensive Muskeltätigkeit dar. Eine wesentliche Bedeutung für die Mobilisierung adaptiver Vorgänge während der Muskeltätigkeit haben Verschiebungen in den neurohumoralen Beziehungen. Nervale und humorale Einflüsse bestimmen vielfach den Ablauf und den Charakter der muskulären Leistungsfähigkeit.

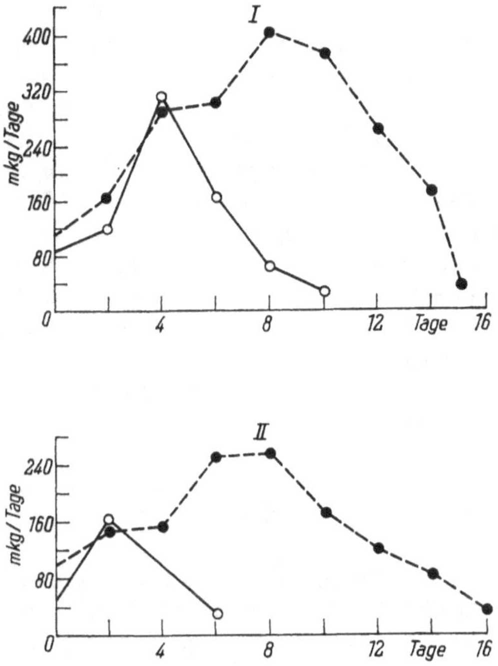

Abb. 49. Wirkung wiederholter Stressrichtungen auf die Veränderung der Absonderung von 17-Ketosteroiden in den Harn unterschiedlich alter Tiere. I — bei täglicher Wiederholung elektrischer Reizungen; II — bei täglicher Adrenalininjektion. Gestrichelte Linie — adulte, durchgezogene Linie — alte Ratten. Abszisse — Tage der Wiederholung des Stress; Ordinate — Menge der Ketosteroide pro Tag (in µg).

Diese Wirkung ist so wesentlich, daß wir viele Prozesse im Metabolismus der tätigen Muskeln und Nervenzentren mit hormonellen Einflüssen in Verbindung bringen, die reflektorisch zu Beginn der Muskeltätigkeit in das Geschehen eingreifen, wofür wir einen direkten Beweis haben (Frolkis u. Samostjan 1963, Frolkis u. Epschtein 1966). Bei intensiver Muskelarbeit (Schwimmen) fällt in den Skeletmuskeln der Gehalt an ATP und KP erheblich. Wenn man hingegen die Adrenorezeptoren mit Dihydroergotoxin blockiert, nimmt der Gehalt an energiereichen Molekülen im arbeitenden Muskel viel weniger ab. Folglich sind die energetischen Prozesse in tätigen Geweben sehr an die Wirkung der Katecholamine gebunden. Das bestätigt auch eine andere Versuchsserie. An Ratten denervierten wir eine Extremität und belasteten danach die Tiere ordentlich. Die energetischen Verschiebungen in dieser nicht an der Arbeit beteiligten Extremität waren nun ebenso deutlich wie in den arbeitenden Muskeln. Hieraus ergibt sich der Schluß: Veränderungen in der Energetik der Muskulatur während der Arbeit hängen stark von hormonellen und hämodynamischen Prozessen ab.

Während intensiver Muskelarbeit wandelt sich die Funktion der Rinde und des Markes der Nebennieren hochgradig. Nach Befunden von W. P. Eres (1963), R. E. Motyljanskaja und P. M. Babarin (1964), N. W. Swetschnikowa und W. I. Bekker (1967) u. a. kommt es nach dosierter Belastung älterer Menschen zu einer ausgeprägteren Verschiebung des 17-Oxykortikosteroid- und 17-Ketosteroidspiegels. Während intensiver Muskeltätigkeit von Leuten dieses Alters entsteht schneller eine funktionelle Erschöpfung der Nebennierenrinde.

Laut Angaben J. K. Suchanows (1968) wächst in jungen Menschen bis 24 Stunden nach einer Muskelarbeit die Menge des ausgeschiedenen Adrenalins stark an (von $7{,}4 \pm 2{,}1$ auf $16{,}0 \pm 8{,}4$ µg). Die Ausscheidung des Noradrenalins aber verändert sich nicht ($12{,}9 \pm 6{,}5$ µg vor Belastung bzw. $12{,}6 \pm 8{,}9$ µg nach Belastung). Bei alten Leuten bemerkt man eine entgegengesetzte Tendenz der Katecholaminausscheidung: Die Exkretion des Adrenalins wächst nur unbedeutend (von $7{,}8 \pm 1{,}8$ auf $9{,}9 \pm 2{,}4$ µg), die des Noradrenalins dagegen stark (von $27{,}4 \pm 10{,}4$ auf $48{,}3 \pm 15{,}4$ µg). Viele Forscher erklären das Übergewicht der Noradrenalinexkretion über die Adrenalinexkretion durch eine Verstärkung der Sympathikusfunktion.

Die Erklärung eines solchen Verhaltens während der Muskelarbeit älterer Menschen muß aber noch folgenden Umstand beachten: Phenylalanin—Tyrosin—Dopa—Dopamin—Noradrenalin—Adrenalin — das ist der Weg der Biosynthese des Hormons aus dem Nebennierenmark. Eine starke Stimulierung der Nebennierenfunktion unter den Bedingungen eingeschränkter Methylierung führt dazu, daß bei älteren Leuten die gesamte Biosynthesekette des Adrenalins nicht ablaufen kann und im Blut seine Vorstufen zu erscheinen beginnen, Noradrenalin, mitunter auch Dopa und Dopamin. Sympathische Nervenwirkungen schwächen sich im Senium ab, und damit kann kaum solch eine starke Erhöhung der Noradrenalinexkretion im Zusammenhang stehen.

Die Verstärkung der Mark- und Rindenfunktion der Nebennieren während körperlicher Tätigkeit älterer Menschen trägt zur Mobilisierung der metabolischen Reserven im alternden Organismus unter den Bedingungen abgeschwächter trophischer Nervenwirkungen bei. Jedoch besteht die Unvollkommenheit dieses Adaptationsmechanismus erstens darin, daß sich im Senium schnell eine Erschöpfung einzelner Tätigkeitsbereiche der genannten Drüsen entwickelt, und zweitens besteht sie darin, daß die Hormone eine dem Organismus allzu teuer zu stehen kommende totale Mobilisierung der energetischen Prozesse hervorrufen, was den Stoffwechsel auch in nicht verstärkt arbeitenden Geweben bedeutend erhöht.

Neurohormonelle Mechanismen haben auch bei Anpassungsreaktionen an ionisierende Strahlen eine wesentliche Bedeutung. Nur bedingt kann man die unmittelbare Wirkung der ionisierenden Strahlung auf Zellen und Gewebe von einer durch die neurohumorale Regulation vermittelten abgrenzen. Die Korrelation zwischen diesen Wirkungskomponenten ist sehr variabel und hängt vom Grad der Strahleneinwirkung ab. Hierbei spielt das System Hypothalamus—Hypophyse—Nebennierenrinde eine große Rolle (Iwanow u. Mitarb. 1956, Gorisontow 1960, Back u. Alexander 1963, Kandror 1965, u. a.).

Obgleich viele metabolische und strukturelle Altersbesonderheiten der Strahlenreaktionen schon erforscht sind, fehlt noch eine Gegenüberstellung der regulatorischen und vor allem einzelner endokriner Veränderungen. Denn das Altern vermag die Einbeziehung der neurohormonellen Wechselbeziehungen in die Strahlenreaktionen des Organismus zu variieren. In unserem Kollektiv untersuchten diese Besonderheiten W. I. Milko (1967, 1968) und N. F. Nasimok (1966, 1968). Erforscht wurden der Verlauf des Adaptationssyndroms sowie die Strukturen und Funktionen der Schilddrüse, des Markes und der Rinde der Nebennieren 1 Monat, 8—10 Monate und 24—26 Monate alter Ratten, wie sie sich nach Bestrahlung mit unterschiedlichen Dosen, von letalen bis zu minimalen (800—1 r), sowie nach Inkorporation radioaktiver Stoffe (^{131}J, ^{32}P) zeigten.

Altersunterschiede in den Struktur- und Funktionsänderungen der Nebennieren waren bei kleinen Strahlendosen deutlich ausgeprägt. Bei letalen Dosen verschwanden sie. In alten Tieren schränkte sich die Variationsbreite einzelner Funktionsabläufe der Nebennieren ein. Die Vorgänge in den Nebennieren alter Ratten erreichten nach subletalen und letalen Dosen langsamer ihr Maximum, und langsamer kam es auch zur nachfolgenden Regeneration. Dieser träge Typ von Funktionsänderungen der Nebennierenrinde korrelierte mit morphologischen Wandlungen der Drüse. — Möglicherweise existieren nicht nur quantitative, sondern auch qualitative Reaktionsdifferenzen der Nebennieren unterschiedlich alter Tiere. Das trat einmal in der Divergenz der Exkretionsänderungen der Ketosteroide, im Gehalt an Askorbinsäure und im Nebennierengewicht nach kleinen Strahlendosen zutage, zum anderen auch in der Entstehung primärer morphologischer Wandlungen aller Zonen der Rindensubstanz bei adulten Ratten, während sich in alten nur die äußere Randzone änderte. Nach kleinen Dosen inkorporierter aktiver Stoffe (^{131}J, ^{32}P) waren die Funktionsänderungen der Rinde und des Markes alter Ratten ausgeprägter.

Bei den verschiedenen Stressituationen sind die beschriebenen Veränderungen der Rinden- und Markfunktionen der Nebennieren überaus eng miteinander verbunden. Es gibt Gründe anzunehmen, daß die Wirkung der Katecholamine auf Hypothalamusstrukturen einer der wichtigsten Faktoren für die Auslösung von Stressreaktionen darstellt (Safran u. Shally 1955, Utewski 1955, Eskin 1957 u. a.). Im Senium wächst die Bedeutung dieses Gliedes in der Realisierung von Stressreaktionen. Wir hatten schon direkte Beweise für den Empfindlichkeitszuwachs der Hypothalamuskerne gegenüber Adrenalin demonstriert (Abb. 45).

Bei Mikroinjektion von 1,0 μg Adrenalin in das Hypothalamusgewebe alter Tiere waren die Wandlungen des arteriellen Blutdruckes viel deutlicher.

Wir nehmen an, daß viele Besonderheiten des Stress im Senium erstens durch Alternsveränderungen zentraler Verknüpfungen und durch Wandlungen im Charakter der reflektorischen Reaktionen, die über den Hypothalamus laufen, und zweitens durch die Erhöhung der Ansprechbarkeit einiger Hypothalamuskerne auf Hormone, besonders auf Adrenalin, bestimmt werden. Diese Wechselwirkungen werden dadurch kompliziert, daß sich im Senium offenbar die reflektorische Absonderung von Adrenalin und Glukokortikoiden aus den Nebennieren ändert. Ein indirekter Beleg dafür mögen die Befunde W. G. Schewtschuks (1967a, 1967b) sein, welcher zeigte, daß nach Schmerzreizung die Hyperglykämie (sie ist sehr mit einer Adrenalinabsonderung gekoppelt) alter Tiere schwächer als die adulter Tiere ist. Der Blutzuckeranstieg erreicht nach Adrenalingabe in alten Kaninchen höhere Werte.

Die Rolle des Adrenalins bei der Ausbildung der Altersunterschiede des Stress bezeugen ebenfalls Befunde von W. N. Nikitin und Mitarb. (1963). An Ratten differenter Altersgruppen führten sie eine Laparotomie (Stress) durch und entfernten 2 min danach die Nebennieren. Dadurch ging in alten Ratten die ACTH-Bildung der Hypophysenzellen merklich zurück. Wahrscheinlich kommt hierin der Verlust der Nebennieren und der stimulierenden Adrenalinwirkung auf die ACTH-Inkretion zum Ausdruck.

In Anpassungsreaktionen des Organismus, vor allem beim Stress, sind nicht nur das Hypothalamus-Hypophyse-Nebennierensystem, sondern auch andere Drüsen mit innerer Sekretion integriert. Deren Einbeziehung vermitteln (über den Hypothalamus) die tropen Hormone der Hypophyse sowie die interendokrinen Verbindungen. Der Alternswandel der Regulation, der Empfindlichkeit sowie der Reaktionsfähigkeit der Gewebe auf Hormone verändert diese sehr komplexen neurohormonellen Beziehungen hochgradig.

Alles angeführte Faktenmaterial bestätigt, daß im Senium sich der Charakter der Einbeziehung endokriner Drüsen in die sehr komplizierten Anpassungsreaktionen des Organismus wandelt; es verringert sich der Adaptationsumfang in Stressituationen; leichter und schneller kommt es zur Erschöpfungsphase. Überaus fragwürdig bleibt es, die Adaptationsmöglichkeiten nur nach der Funktion endokriner Drüsen zu beurteilen. Denn während des Alterns verändern sich die Gewebsreaktionen auf Hormone, ebenso die Eigenschaften dieser Wirkstoffe. Deshalb gestattet eine einfache Bestimmung der Hormonkonzentration nicht, eine wirkliche Einschätzung der Rolle dieser Substanzen für den Organismus vorzunehmen.

Das Alter und die Wechselbeziehungen zwischen Hypothalamus und Hypophyse sowie zwischen Hypophyse und übrigem Endokrinium

Die Wechselbeziehungen des Nerven- und endokrinen Systems sind überaus kompliziert. Nicht nur einmal waren sie Gegenstand von Veröffentlichungen (Utewski 1939, 1955, 1964, Petrowa 1946, Halmi 1954, Olnjanskaja 1955, Greer 1957, 1959, Aleschin 1958, Woitkewitsch 1966). Im Mittelpunkt stehen die Wirkungen vieler Nervengewebe auf die Funktion endokriner Drüsen und umgekehrt die Hormoneinflüsse auf den Funktionszustand des Zentralnervensystems. I. P. Pawlow hat als einer der ersten seine Aufmerksamkeit auf diesen Aspekt der Regulation des Stoffwechsels und der Funktionen gelenkt.

Die Beziehungen zwischen Zentralnervensystem und endokrinem System kann man sich bildhaft als Sanduhr vorstellen, deren Verengung der Hypothalamus-Hypophysenbereich ist. Die umfangreichen Nerven- und Gefäßverbindungen, die anatomische Nachbarschaft, die gemeinsame embryonale Herkunft von Hypothalamus und Hypophysenhinterlappen, all das bedingt sehr enge funktionelle Kontakte, welche sogar die Abgrenzung eines speziellen hypothalamo-hypophysären Systems möglich erscheinen lassen. Über den Hypothalamus vermögen auch die von anderen Gebieten des Zentralnervensystems ausgehenden Einflüsse zu laufen.

Die Verbindung des Hypothalamus mit der Hypophyse gewährleistet die neurosekretorische Tätigkeit von Hypothalamuszellen. Schon lange hatte man bemerkt, daß viele Ganglienelemente des Hypothalamus, besonders im Nucleus supraopticus und paraventricularis, Granula und Vakuolen enthalten, welche an Drüsenzellen erinnern (Scharrer u. Caupp 1933, Scharrer u. Scharrer 1945, Hild 1951, 1956, Barnett 1954, Scherrer 1959, u. a.). Die Neurosekretgranula verlagern sich längs eines hypothalamo-hypophysären Faserbündels aus den vorderen Hypothalamuskernen in den Hypophysenhinterlappen. Weiterhin können aus dem Hypothalamus Stoffe auch über Blutgefäße, die neben dem Hypophysenstiel verlaufen, gelangen. Es wird angenommen, daß die Hypophysenhinterlappenhormone neurosekretorische Produkte des Hypothalamus sind. Die Bildung des Adiuretins und des Vasopressins ist an die Funktion des Nucleus supraopticus geknüpft, die des Oxytozins an den Nucleus paraventricularis. Auch gibt es schon Befunde darüber, daß im Hypothalamus entstandene, hormonartige Substanzen die Absonderung troper Hormone im Hypophysenvorderlappen zu stimulieren vermögen.

Die Neurosekretion ist in der Tierwelt weit verbreitet. Sie stellt ebenso wie die Abgabe von Mediatoren durch Nervenendigungen ein Beispiel für die phylogenetische Festigung der Integration neurohumoraler Wirkungen dar. Wir müssen dabei unterstreichen, daß die Evolution dieser Korrelationen nicht auf dem Wege eines einfachen Ersatzes der humoralen Verknüpfungen durch nervale entstand. Viele Drüsen entstanden in der Phylogenese nach der Ausgestaltung nervaler Mechanismen und bestimmter neurosekretorischer Elemente. Sie erschienen als Mittel der Ausbreitung regulatorischer Einflüsse, die von Nervenzentren ausgehen, und als Mittel direkter Einflußnahme auf die Schlüsselreaktionen im Zellchemismus.

Indem sie die Hypophysenfunktion regulieren, können der Hypothalamus und über ihn auch andere Nervengewebe die Tätigkeit der einzelnen endokrinen Drüsen steuern. Wichtig ist dabei noch, daß der Hypothalamus diese Wirkung auch auf anderem, parahypophysärem Wege durchzusetzen vermag (Green u. Morin 1953, Skebelskaja 1955, Greer 1957, Aleschin 1958, Subkowa 1960, Kabak u. Nikitina 1962, Woitkewitsch 1966).

Während die Arbeiten über den Entwicklungsgang der Neurosekretion in der frühen Ontogenese gar nicht spärlich sind, wurde in der Alternsforschung dieser Prozeß stark vernachlässigt. O. K. Chmelnizki (1969) verglich die neurosekretorischen Veränderungen bei Leuten unterschiedlichen Alters. Ihm gelang es nicht, klare Altersunterschiede der Neurosekretmenge im Hypophysenhinterlappen zu finden. Er betonte, daß die Neurosekretmenge stark variierte und in der Hauptsache von Charakter und Dauer der Agonie abhing. Irgendwelche Altersunterschiede der Neurosekretion wurden dadurch völlig verwischt. Aus diesen Gründen ist für die Bestimmung der Altersbesonderheiten der Neurosekretion sowie für deren Abgrenzung gegenüber pathologischen Vorgängen das experimentelle Herangehen so überaus wichtig.

Nach Angaben P. I. Nikitins und G. B. Twerskajas (1951), Andrews (1956) und anderer erniedrigt sich während des Seniums die Aktivität der vorderen Hypothalamuskerne, dagegen fanden Rodeck und Mitarb. (1960) keine Unterschiede der neurosekretorischen Elemente alter und junger Tiere.

I. N. Borisow (1966) kam zu dem Schluß, daß Ganglienzellverluste sowie Funktionseinschränkungen des Hypothalamus ein sehr wichtiger Alternsfaktor sind. Andrew (1956) jedoch sah während des Seniums keine Zunahme zerfallender Nervenzellen im Hypothalamus. Dem widerspricht auch, daß die Sekretion einer Reihe troper Hypophysenhormone mit dem Alter konstant bleiben, die der gonadotropen Hormone sogar wachsen kann. Außerdem darf man nur mit Vorsicht die Ähnlichkeit einiger Alternserscheinungen mit Symptomen einer Funktionsstörung des Hypothalamus als Hinweis auf die Existenz kausaler Beziehungen zwischen diesen Prozessen werten. Auf jeden Fall machen solche Diskrepanzen die Erforschung der Alternsprozesse der Neurosekretion erforderlich.

Bei einer derartigen Analyse bleibt ein allgemeines Prinzip der Aufklärung von Altersunterschieden gültig, nämlich die Notwendigkeit, letztere nicht nur im Zustand relativer Ruhe, sondern auch bei Einwirkung regulatorischer Faktoren, welche die Entwicklung und die Richtung des gesamten Prozesses steuern, zu verfolgen.

Früher durchgeführte Versuche zeigten, daß der Ablauf des Adaptationssyndroms bei Tieren differenter Altersgruppen in Abhängigkeit von der Art der Reizung variiert. Deshalb hielten wir (S. D. Genis, J. K. Duplenko, W. W. Frolkis) für zweckmäßig, die Altersunterschiede der Neurosekretion im Ruhezustand, bei reflektorischen Reaktionen (Schmerzreizungen) und bei Adrenalingabe (30 μg/100 g intraperitoneal) zu vergleichen.

Wir bestimmten den Funktionszustand neurosekretorischer Elemente des Hypothalamus erstens durch histochemische Darstellung des Neurosekrets in allen Teilen des hypothalamo-hypophysären Systems und während aller Phasen des neurosekretorischen Zyklus sowie zweitens durch Messungen der Kerne und Kernkörperchen der sezernierenden Neurone. Zur Verfügung standen Serienschnitte des Hypothalamus vom Chiasma opticum bis zu den Corpora mamillaria, welche den Nucleus supraopticus und paraventricularis, das Tuber cinereum sowie den Hypophysenhinterlappen mit umfaßten. Die Ratten starben durch Dekapitation eine Stunde nach der Reizung. Die neurosekretorischen Substanzen wurden mit Paraldehyd-Fuchsin sichtbar gemacht. Durch Auszählung von 200 Zellen, die sich in verschiedenen Phasen des Sekretionszyklus befanden, wurde der prozentuale Anteil aktiver Neurone im Nucleus supraopticus und paraventricularis bestimmt. In jedem Präparat maßen wir 100 Zellen, errechneten anschließend das Kernvolumen und ermittelten die Verteilung der Kerndurchmesser (Szentagothai u. Mitarb. 1965, Chesin 1967).

In Kontrollversuchen zeigten sich einige Aktivitätsunterschiede der Neurosekretion junger und alter unbehandelter Ratten. Bei 10monatigen Tieren besteht der Nucleus supraopticus vornehmlich aus großen, leicht und mittelstark angefärbten Neuronen ovaler Gestalt, die wenig kleine Neurosekretgranula entweder kernnah oder im gesamten Perikaryon verteilt enthalten. Die Kerne solcher Zellen sind groß ($V = 525\ \mu m^3$), rund oder oval, haben 1–2 Nukleoli ($V = 8{,}1\ \mu m^3$). Die Fortsätze, welche von neurosekretorischen Zellen abgehen, besitzen an ihrem Ursprungskegel innerhalb des Nucleus supraopticus größere Mengen neurosekretorischen Materials (Abb. 50).

Der Nucleus paraventricularis ist weniger aktiv als der Nucleus supraopticus und besteht aus runden Neuronen mittleren Durchmessers, die sich in allen Phasen des Sekretionszyklus befinden. Mäßig und stark angefärbte Neurone herrschen vor. In den Fasern des Tractus hypothalamo-hypophyseus ist das Neurosekret nur schwer darzustellen, während man im Hypophysenhinterlappen eine Ansammlung zahlreicher großer und kleiner Neurosekretschollen wahrnimmt. Sie charakterisiert den Ruhezustand des hypothalamo-hypophysären Systems.

Bei alten Ratten überwiegt in allen Teilen des neurosekretorischen Systems die Sekretspeicherung. Man muß annehmen, daß dies weniger ein Ergebnis verstärkter Synthese als vielmehr verlangsamter Sekretabgabe darstellt. Es kommt zum Auftreten dunkler Zellen mit einem hohen Gehalt an Gomori-positiven Substanzen, aber auch zum Bilde degenerierender, gestreckter Neurone mit schlecht konturiertem, pyknotischem Kern (Abb. 50). Bei alten unbehandelten Ratten sieht man kleinere Durchmesser der Kerne sekretorischer Neurone und ihrer Nukleoli ($V = 492\ \mu m^3$ bzw. $7{,}6\ \mu m^3$).

Hellen Zellen mit großem Kern und zwei Kernkörperchen begegnet man bedeutend seltener. Die beschriebenen Wandlungen der Kerne sezernierender Ganglienzellen, die wir mit fortschreitendem Alter beobachteten, betrachten einige Autoren als Hinweis auf eine Erniedrigung der Aktivität (Szentagothai u. Mitarb. 1965, Chesin 1967, Polenow 1968).

Altersunterschiede treten besonders klar beim Stress auf. Schmerzhafte Reizungen mit elektrischem Strom (Spannung 100 V, 20 Impulse in 30 s) aktivieren Synthese und Abgabe des Neurosekrets. Diese Veränderungen sind in jungen Tieren ausgeprägter als in alten. Von Abbildung 51 lassen sich die Reaktions-

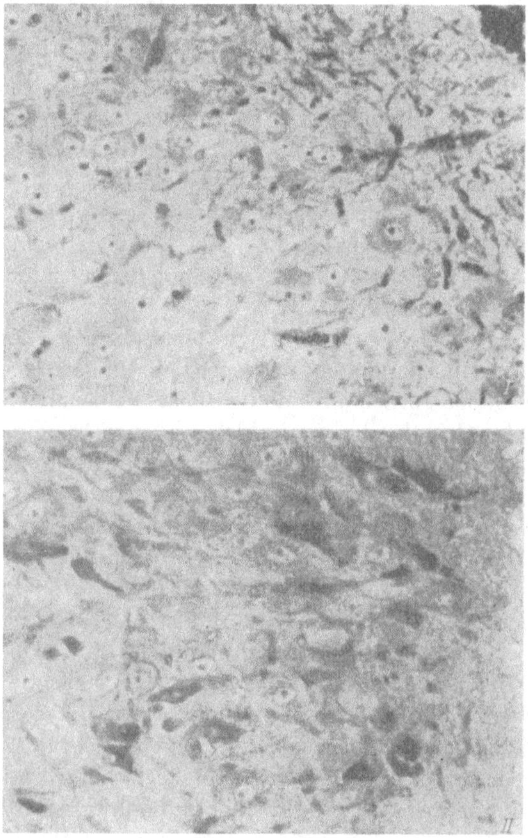

Abb. 50. Altersunterschiede der neurosekretorischen Tätigkeit der Zellen des Nucleus supraopticus. I — adulte Ratte, es herrschen große helle Neurone mit wenig Neurosekret vor; II — alte Ratte, eine große Anzahl dunkler Zellen mit abgelagertem Neurosekret. PAF, Vergr. 400fach.

unterschiede der Neurone des Nucleus supraopticus junger und alter Ratten auf eine Schmerzreizung ablesen.

Bei alten Ratten (Abb. 51) herrschen dunkle Zellen mit einem hohen Gehalt an Gomori-positiver Substanz vor. In adulten Ratten besteht der Nucleus supraopticus aus großen hellen Neuronen, welche frei von Neurosekretgranula sind.

Anders dokumentierten sich die Altersunterschiede der Neurosekretion unter Adrenalinwirkung. Adrenalinzufuhr (33 μg/100 g) führt zur Stimulierung der

Neurosekretion, und zwar intensiver bei alten Ratten. Im Nucleus supraopticus und paraventricularis steigt die Zahl aktiv sezernierender Neurone an, die Ausdehnung ihrer Zellkerne und Kernkörperchen nimmt zu (Kernvolumen = 705 μm^3, Kernkörperchenvolumen = 9,2 μm^3). Die Blutversorgung und die Neurosekret-

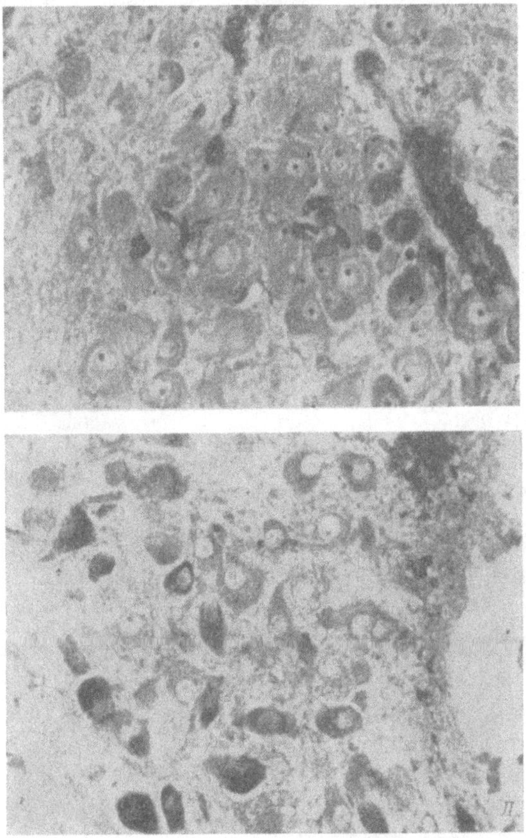

Abb. 51. Reaktion des Nucleus supraopticus unterschiedlich alter Ratten auf Schmerzreizung. I — 10monatige Ratte, zu sehen ist der Abtransport des Neurosekrets in die Fortsätze neurosekretorischer Zellen; II — 28monatige Ratte, die Anzahl aktiver heller Neurone ist unbedeutend. PAF, Vergr. 400fach.

abgabe erhöht sich in der gesamten neurosekretorischen Bahn (Abb. 52). In der medianen Erhebung und im Hypophysenhinterlappen alter Ratten begleitet die intensive Sekretabgabe eine starke Reaktion der Gefäße, die mit neurosekretorischen Fasern und ihren Endigungen in Verbindung stehen.

Auf Abbildung 53 sind die Verteilungen der Kerndurchmesser dargestellt. Sie spiegeln die prozentuale Häufigkeit der angetroffenen Kerndurchmesser wider (bestimmt wurde jeweils die Summe des größten und kleinsten Kerndurchmessers

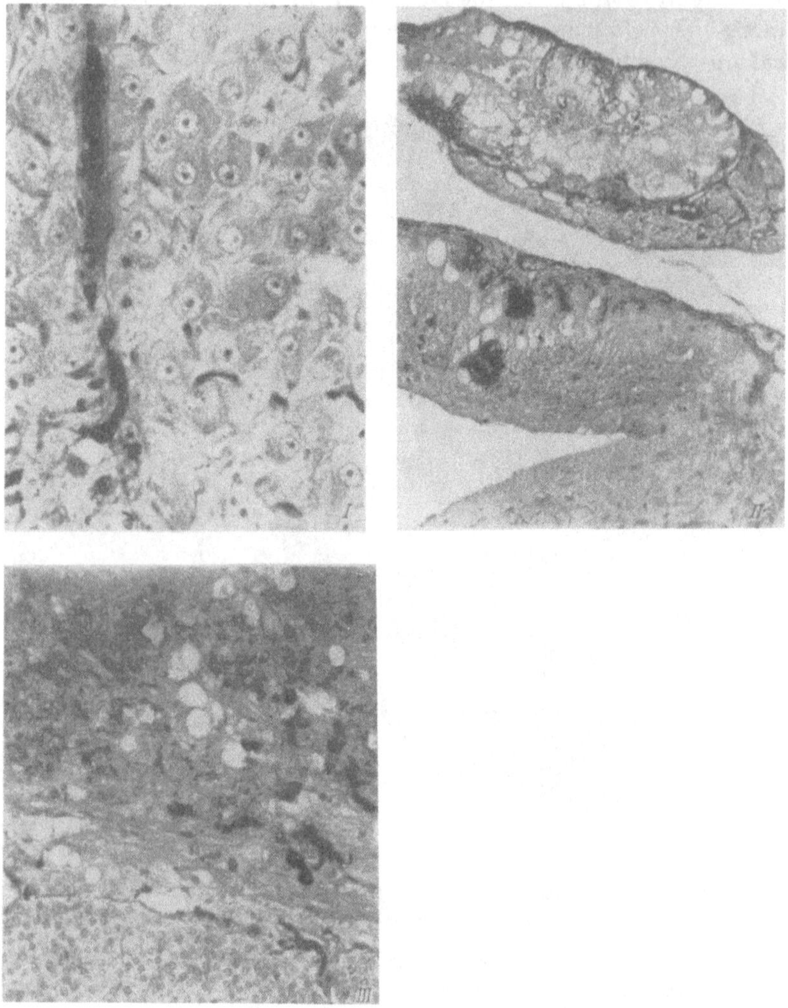

Abb. 52. Neurosekretorische Reaktion alter Ratten auf Adrenalinzufuhr (33 µg/100 g intraperitoneal). I — starke Aktivierung der Synthese und der Abgabe des Neurosekrets in den Neuronen des Nucleus supraopticus; es dominieren große helle Neurone; ihre Kerne sind vergrößert; Hyperämie, PAF, Vergr. 400fach. II — Gefäßreaktion der Eminentia mediana einer alten Ratte, PAF, Vergr. 200fach. III — Veränderungen im Hypophysenhinterlappen nach Adrenalinzufuhr; Verringerung der Neurosekretschollen und Erweiterung der Gefäße. PAF, Vergr. 200fach.

in Ganglienzellen des Nucleus supraopticus). Eine Aktivierung der Neurosekretion war bei alten Ratten nach Adrenalin, bei adulten Ratten nach Schmerzreizung besonders deutlich. Bei Noradrenalinzufuhr (25 µg/100 g) kam es sowohl bei alten als auch bei adulten Tieren zur Sekretionssteigerung des Hypothalamus.

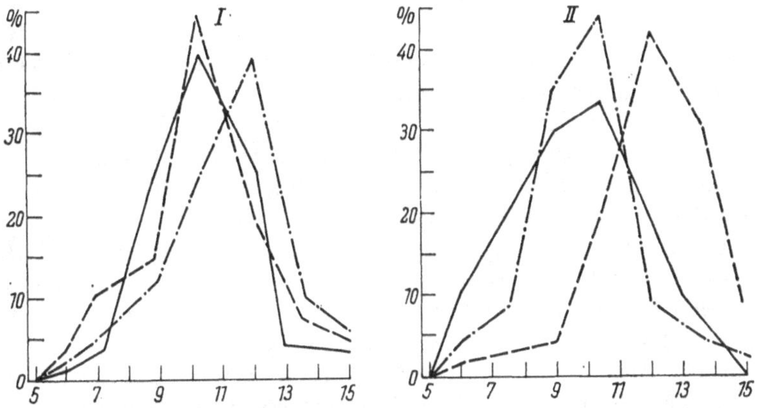

Abb. 53. Alternsveränderungen des Spektrums der Kerngrößen der Zellen im Nucleus supraopticus von Ratten bei Adrenalingabe und Reizung des N. tibialis mit elektrischem Strom. I — adulte, II — alte Ratten. Durchgezogene Linie — unbehandelte Tiere; gestrichelte Linie — nach Adrenalingabe; Punkt-Strich-Linie — nach Reizung mit elektrischem Strom. Abszisse — Kerngrößen (Summe des größten und kleinsten Kerndurchmessers in µm); Ordinate — Häufigkeit der Kerngrößen.

Demnach findet während des Alterns ein Wandel der Neurosekretion der Hypothalamuskerne statt. Auf dem Hintergrund gedämpfter Neurosekretion entsteht eine qualitative Änderung in der Fähigkeit der Zellen, auf Reizeinwirkungen zu reagieren, die Reaktionen bei reflektorischer Reizung schwächen sich ab, während die Vorgänge nach Adrenalingabe sich stärker manifestieren. Wir erinnern daran, daß gerade diese Gesetzmäßigkeit den Wandel im Ablauf des Adaptationssyndroms alter Tiere charakterisiert. Die Besonderheiten der Neurosekretion des Hypothalamus bestimmen viele Altersunterschiede des Adaptationssyndroms.

Der Mechanismus der Einbeziehung der sezernierenden Hypothalamuskerne in die Reaktionen bei reflektorischer Reizung ist kompliziert: Viele Schaltneurone, Strukturen der Formatio reticularis und andere Hirnteile, hormonelle Faktoren, vor allem das Adrenalin, beteiligen sich daran. Im Senium sind die neurosekretorischen Folgen einer Adrenalingabe besonders auffallend. Dies läßt vermuten, daß die Abschwächung der neurosekretorischen Reaktion der Hypothalamuskerne nach reflektorischen Reizungen mit Vorgängen in den Wechselbeziehungen zwischen den verschiedenen Hirnstrukturen verbunden ist.

Eine wesentliche Bedeutung für Alternsveränderungen im Ablauf des Adaptationssyndroms haben Prozesse in der Hypophyse selbst. W. N. NIKITIN und Mitarb. (1963) zeigten, daß beim Stress die ACTH-Inkretion alter Tiere niedriger ist als die junger. Außerdem sinkt nach unseren Befunden die Reaktionsfähigkeit der Nebennierenrinde auf ACTH. Auch das begrenzt die mögliche Amplitude adaptiver Vorgänge beim Stress. — Nicht ein einfaches Verlöschen der Neurosekretion der Hypothalamuskerne, sondern ein komplexer Wandel ihres Reaktionsvermögens charakterisiert auf dem Hintergrund zunehmenden Verfalls die Alternsveränderungen dieses Prozesses.

Die Erniedrigung der Aktivität neurosekretorischer Elemente des Nucleus supraopticus und paraventricularis, deren differente Reaktion auf Reize und die Veränderung reiner Nervenbahnen des Hypothalamus bestimmen in der Hauptsache die Altersunterschiede der Hypophysenfunktion.

Drei Lappen der Hypophyse (Vorder-, Mittel-, Hinterlappen) synthetisieren eine ganze Reihe troper Hormone (adrenokortikotropes, somatotropes, 3 gonadotrope Hormone: das follikelstimulierende, das luteinisierende sowie das Prolaktin, Vasopressin, Oxytozin, Adiuretin u. a.).

Nur wenige Befunde liegen über die Alternsveränderungen der Funktion des Hypophysenhinterlappens vor. Nach P. I. NIKITIN (1950) sieht man die maximale antidiuretische Aktivität des Hinterlappens beim Menschen mit 11—12 Jahren, später, bis hin zum Senium, fällt sie langsam. Eine ähnliche Dynamik charakterisiert auch das Verhalten von Oxytozin in der Hypophyse (HELLER u. ZAIMIR 1949, NIKITIN u. TWERSKAJA 1951). Die Mechanismen der Bildung und Abgabe dieser Hormone werden instabiler. Zum Beispiel kommt es nach Applikation einer 1,5%igen NaCl-Lösung bei adulten Ratten zu verstärkter Synthese des antidiuretischen Hormons, dagegen reagiert die Hypophyse alter Tiere überhaupt nicht darauf (FRIEDMAN u. Mitarb. 1952). Mit dem Alter wächt die Empfindlichkeit gegenüber einigen Hormonen des Hypophysenhinterlappens. In eigenen Versuchen bedienten wir uns des Hormonpräparats Pituitrin, das einen vasopressorischen und antidiuretischen Effekt besitzt. Es zeigte sich, daß bei alten Kaninchen geringere Dosen Pituitrin Symptome einer Koronarinsuffizienz, bei längerer Gabe einen Anstieg des arteriellen Druckes hervorriefen (W. W. FROLKIS, N. S. WERCHRATSKI u. B. W. PUGATSCH). Nach FARNER (1962) nimmt im Senium ebenfalls die Ansprechbarkeit der Gebärmutter auf Oxytozin zu.

Der Hypophysenvorderlappen mit seinem Komplex troper Hormone spielt eine sehr wichtige Rolle in der adaptiven Regulation des Endokriniums. Deshalb beansprucht die Alternsdynamik seiner Sekretion sowie der Empfindlichkeit anderer endokriner Drüsen gegenüber seinen Wirkstoffen große Aufmerksamkeit. Der Gehalt an adrenokortikotropem Hormon in der menschlichen Hypophyse wächst mit dem Alter (TAYLOR u. Mitarb. 1953). L. N. BLOK (1962) zeigte, daß zwar die Gesamtmenge ACTH in der Rattenhypophyse steigt, sich jedoch seine Konzentration in bezug auf das Drüsengewicht nicht ändert. I. A. ESKIN und N. W. MICHAILOWA (1960) führten Tieren Hypophysenextrakte junger und alter Ratten zu und fanden keine Reaktionsunterschiede. — Die Befunde über den

Gehalt eines Hormons in einer Drüse vermögen noch nicht die Tendenz seines Stoffwechsels im Senium zu charakterisieren. Sie können nicht nur das Resultat veränderter Synthese, sondern auch veränderter Sekretabgabe sein.

Interessant sind in dem Zusammenhang die Arbeiten aus dem Laboratorium W. N. Nikitins. L. N. Blok (1962) zeigte, daß unter den Bedingungen der Inkubation von Hypophysengewebe in vitro die Gesamtproduktion des ACTH bis zum 3. Monat ansteigt, danach bleibt sie bis ins hohe Alter konstant. Bei der Bestimmung der Hormonkonzentration zeigte sich jedoch, daß sie im Senium fast auf die Hälfte zurückgeht. In Übereinstimmung mit den Befunden Nikitins (1968) kommt es während des Stress in der Hypophyse alter Tiere zu einer Abnahme der ACTH-Synthese.

Nach Solomon und Greep (1958) bleibt der Gehalt an Wachstumshormon (STH) in der Hypophyse altersunabhängig. Indessen gibt die Konzentration eines Hormons in der Hirnanhangsdrüse nicht immer die Intensität seiner Sekretion wieder. Meites, Hopkins und Deuben (1961) zeigten, daß die Hypophyse alter Tiere im Mittel nur $^1/_3$ bis $^1/_5$ derjenigen STH-Menge produziert, welche für junge Tiere üblich ist. Eine Reihe Befunde belegen die wichtige Rolle des Hypothalamus für die Regulation der STH-Sekretion. Offenbar ermöglicht diese hypothalamische Kontrolle ein „STH-releasing factor" (SRF) (Franz u. Mitarb. 1962, Meites 1964, Deuben u. Meites 1965). Mit dem Alter verändert sich die hypothalamische Regulation der Wachstumshormonsekretion. Ein Beweis dafür ist der Konzentrationsabfall des SRF im Hypothalamus alter Tiere (Pecile u. Mitarb. 1965).

Es wird angenommen, daß im Senium die Ansprechbarkeit der Hypophyse auf den SRF sinkt (Krulich u. McCann 1965). Allerdings kommt es zu einer basalen Sekretion des Wachstumshormons auch im Greisenalter. Aber mit dem Alter fällt die STH-Sekretion als Antwort auf verschiedene Stimuli, welche Synthese und Abgabe des Wachstumshormons ins Blut regulieren.

Beim Altern wandelt sich die Gewebsreaktion auf das genannte Hormon. Die Latenzzeit der STH-Wirkung wird länger. Nach einmaliger Hormongabe tritt eine Konzentrationssteigerung der Eiweiße und der RNS bei jungen Tieren bedeutend früher ein. Nach einer bestimmten Latenzperiode ist die Konzentrationserhöhung der RNS unter STH um so größer, je älter das Tier ist (I. N. Todorow 1960). Also ist mit der Erniedrigung der Wachstumsgeschwindigkeit im Alter keine Abnahme der Gewebssensibilität auf das Wachstumshormon verknüpft.

Nach Angaben von Saxton und Loeb (1937), Witschy und Riley (1940) sowie Blumental (1954) bleibt der Gehalt thyreotropen Hormons in der Hypophyse konstant; Laroche und Bourlière (1960) sahen einen unbedeutenden Abfall im Senium, und Randall (1962) fand, daß die Aktivität des thyreotropen Hormons in der Hypophyse über 60 Jahre alter Menschen beinahe auf die Hälfte sinkt.

Genauer sind die Alternsveränderungen des Stoffwechsels der gonadotropen Hormone untersucht worden. Während des Alterns steigt die Konzentration der Gonadotropine in der Hypophyse, ebenso ihr Gehalt im Blut und im Harn

(Eskin 1936, 1957, Dilman 1960a, 1960b, 1968, Currie u. Dekanski 1961, Swetschnikowa u. Wershikowskaja 1963, u. a.). Erst mit 75—80 Jahren beginnt wahrscheinlich bei Männern und Frauen die Gonadotropinexkretion zu sinken.

Der Alterungsanstieg der gonadotropen Hypophysenfunktion hat zwei mögliche Ursachen. Die erste: das senile Erlöschen der Funktion der Geschlechtsdrüsen, welches eine Erniedrigung des Östrogengehaltes bedingt, führt zur Verminderung der Geschlechtshormonsynthese, und das stimuliert nach dem Prinzip der positiven Rückkopplung die gonadotrope Hypophysenfunktion. Die zweite mögliche Ursache: die Zunahme der gonadotropen Hypophysenfunktion ist das Resultat direkter Aktivitätserhöhung bestimmter Hypothalamuskerne (Dilman 1968). Der Sekretionsanstieg des follikelstimulierenden Hormons beginnt bei Frauen früher als die Östrogenproduktion in den Eierstöcken abfällt. Nach Meinung W. M. Dilmans ist die starke Sekretionssteigerung dieses Hormons, welche nicht durch Östrogene der Eierstöcke kompensiert wird, die Ursache des Klimakteriums, einer wichtigen Etappe des alternden Organismus.

Zur Beurteilung dieser beiden Möglichkeiten wäre es notwendig, die Reihenfolge der Veränderung des Gehaltes an Östrogenen und Gonadotropinen bei denselben Leuten im Verlauf von 10—15 Jahren oder aber an größeren Versuchsgruppen, die sich altersmäßig kaum unterscheiden, zu analysieren.

Den regulatorischen Einfluß troper Hormone auf Drüsen bestimmen nicht nur ihre Blut- und Gewebskonzentrationen, sondern auch der Alternswandel der Drüsenreaktionen auf deren Wirkung. Während des Alterns wird der mögliche Umfang der Drüsenantworten auf die Einwirkung troper Hypophysenhormone eingeengt. Die Ansprechbarkeit einer Reihe endokriner Organe auf Hypophysenhormone wächst, ihre Reaktionsfähigkeit aber sinkt.

Auf Abbildung 54 sind unsere diesbezüglichen Befunde dargestellt (W. W. Frolkis, N. W. Swetschnikowa, N. W. Wershikowskaja u. W. I. Bekker). Die Empfindlichkeit der Nebennierenrinde alter Ratten gegenüber ACTH wächst. Nach kleinen Hormondosen sind die Verschiebungen in der 17-Ketosteroidexkretion alter Ratten ausgeprägter. Die Reaktionsfähigkeit aber fällt während des Alterns. Bei hohen ACTH-Gaben ist der Funktionswandel der Nebennierenrinde adulter Ratten deutlicher. Eine ähnliche Gesetzmäßigkeit charakterisiert auch die Reaktion der Schilddrüse auf thyreotropes Hormon. Eine geringe Dosis (0,5 E/100 g) regt die Gewebsatmung der Drüse und ihre Epithelreaktion bei alten Ratten stärker an, eine hohe Dosis (1,0 E/100 g) jedoch umgekehrt bei adulten.

Die Zunahme der Ansprechbarkeit seniler Drüsen auf trope Hypophysenhormone kann unter den Bedingungen der erniedrigten funktionellen Dynamik einzelner Zellgruppen der Hypophyse eine adaptive Bedeutung erlangen. Das Sinken der Reaktionsfähigkeit auf trope Hormone schränkt auf jeden Fall die Anpassungsmöglichkeiten des Systems ein.

Mit diesen Vorgängen sind die Altersbesonderheiten der Reaktion von Drüsen und Geweben auf trope Hypophysenwirkstoffe nicht erschöpft. Zum Beispiel fand W. M. Dilman (1968), daß die Verstärkung der gonadotropen Hypophysenaktivität zu einer Überlastung der Geschlechtsdrüsen und zu qualitativen Veränderungen in deren Hormonsynthese zu führen vermag.

Die aufgezeigte erhöhte Empfindlichkeit der Drüsen gegenüber einer Reihe troper Hypophysenhormone kann erstens darauf hinweisen, daß sich bei alten Tieren die Sekretion dieser Hormone abschwächt, zweitens darauf, daß, un-

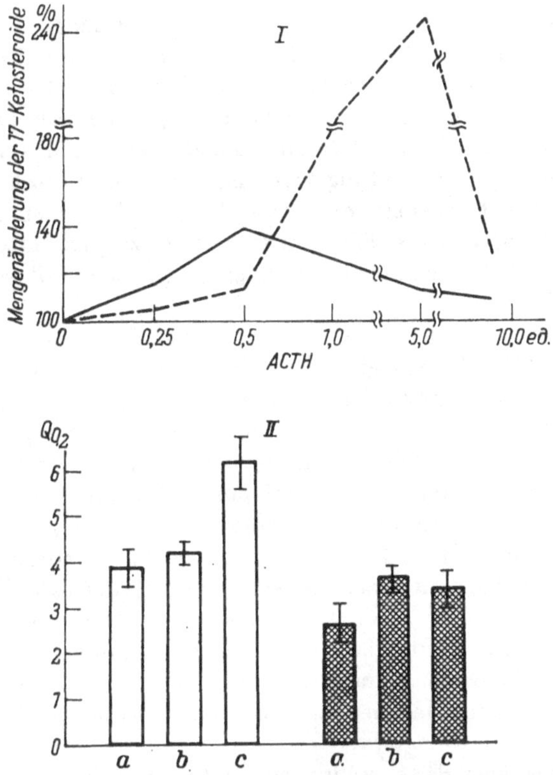

Abb. 54. Wirkung unterschiedlicher Dosen adrenokortikotropen und thyreotropen Hormons auf die Funktion der Nebennierenrinde und der Schilddrüse. I — Mengenänderung der 17-Ketosteroide im Harn; II — Sauerstoffverbrauch (QO_2) des Schilddrüsenparenchyms. Gestrichelte Linie und weiße Säulen — adulte Ratten; durchgezogene Linie und schwarze Säulen — alte Ratten; a — Ausgangsniveau; b — nach 0,5 E TTH; c — nach 1,0 E TTH.

geachtet bedeutender struktureller und biochemischer Wandlungen, die Drüsen noch gewisse Anpassungsmöglichkeiten besitzen; drittens weist sie auf eine im Senium schwächere Einflußnahme des Hypothalamus auf die Hypophysenfunktion hin. Befunde über fehlende senile Veränderungen im ACTH- und TTH-Gehalt der Hypophyse gehören hierher. Die Erniedrigung des Blutspiegels dieser Hormone bei Konstanz ihres Gehalts in der Hypophyse selbst belegt den Wandel der hypothalamischen Regulation der Hypophyse. Ebenso tun das unsere Befunde über die Alternsveränderungen der Neurosekretion in den Hypothalamuskernen.

Ein wichtiges Glied in den Beziehungen der Hypophyse zum übrigen Endokrinium stellt die Rückkopplung dar. Änderungen der Hormonkonzentration des Blutes und der Gewebe können die Hypophysenfunktion stimulieren oder unterdrücken.

Eine Erniedrigung der Hormoninkretion (z. B. des Thyroxins) im Senium vermag nach dem Prinzip der positiven Rückkopplung die Synthese des thyreotropen Wirkstoffes anzuregen. Man darf vermuten, daß eine Abschwächung negativer und eine Verstärkung positiver Rückkopplungen ein sehr wichtiger Mechanismus ist, welcher ein gewisses Grundniveau der Inkretion von Hypophysenhormonen gewährleistet. Bedeutungsvoll sind nicht nur Konzentrationsverschiebungen der Hormone, sondern auch Wandlungen der Sensibilität des hypothalamo-hypophysären Gebietes selbst. Zum Beispiel zeigten Bodach und Bertrand (1964) während des Seniums einen Anstieg der Empfindlichkeit der Hypophyse gegenüber Kortison.

Beim Altern vermögen sich nicht nur Intensität der Rückkopplungen zur Hypophyse, sondern auch ihr Charakter und ihre Richtung zu ändern. In einer interessanten Versuchsanordnung war das am Beispiel der Kortisonwirkung auf die ACTH-Sekretion gezeigt worden (Blok 1965). Sie ermittelte den ACTH-Gehalt der Hypophyse unterschiedlich alter Tiere nach Kortison. Der hemmende Einfluß des Hydrokortisons ist am stärksten bei jungen Ratten, etwas geringer bei reifen Tieren zu beobachten. In alten Individuen entstand ein interessanter, paradoxer Effekt: zugeführtes Hydrokortison hemmte nicht die adrenokortikotrope Hypophysenfunktion, sondern stimulierte sie. Damit stimmen auch Befunde W. N. Nikitins und R. I. Golubizkajas (1962) überein, welche nachwiesen, daß Kortisongabe bei alten Ratten eine geringere Nebennierenatrophie hervorruft als bei jungen. — Also können im Senium nicht nur positive Rückkopplungen bedeutungsvoller werden, sondern in einer Reihe von Fällen wirken auch negative Kopplungen günstig.

Die Intensivierung positiver Rückkopplungen im System Hypothalamus — Hypophyse und Hypophyse — Endokrinium stellt einen wichtigen Anpassungsmechanismus für die endokrine Regulation dar. Während des Seniums kann er schon unter gewöhnlichen Bedingungen zur Geltung kommen. Deshalb zeigt sich beim Auftreten erhöhter Anforderungen im Senium die Begrenzung der Anpassungsmöglichkeiten deutlicher. So bemerkte etwa Verzár (1963), daß in alten Ratten die kompensatorische Hypertrophie einer der beiden Nebennieren nach Entfernung der anderen sich abschwächt.

Die kompensatorische Hypertrophie der verbleibenden Drüse ist mit einer Verstärkung positiver Rückkopplungen (Abfall des Hormongehaltes) und mit einer Sekretionssteigerung des entsprechenden tropen Hypophysenhormons verbunden. Sicher ist eine der Ursachen für die geringere kompensatorische Hypertrophie im Senium die Einengung der Regulationsmöglichkeiten der dazugehörenden endokrinen Funktion. Diese Beschränkung der stimulierenden, positiven

Rückkopplungen geht auch aus Befunden G. A. MISCHINAS (1965) hervor. Sie zeigte, daß die Sekretionssteigerung des ACTH nach Adrenalektomie in der Hypophyse reifer Tiere maximal, während der frühen Jugend und des Seniums aber minimal ist.

Die Veränderungen der Hypophysenaktivität, der durch sie gesteuerten Drüsen, ihrer Ansprechbarkeit auf Hormone sowie der positiven und negativen Rückkopplungen bestimmen das niedrigere Niveau der hypophysären Regulation im Senium. Das Sinken der Reaktionsfähigkeit der Drüsen auf trope Hormone stellt eine Ursache für den eingeengten Umfang möglicher Funktionsänderungen der Drüsen und für die Begrenzung komplexer Anpassungsvorgänge des alternden Organismus dar.

Wir dürfen annehmen, daß diese Erniedrigung der Reaktionsmöglichkeiten der Drüsen sowohl in der geringeren Leistung ihrer einzelnen Zellen als auch in der geringeren Gesamtzahl aktiv arbeitender Elemente ihren Grund hat. Der Zuwachs in der Empfindlichkeit einzelner Drüsen, welcher die fortschreitenden Alternsprozesse begleitet, verhindert nicht den zunehmenden Verlust ihrer Aktivität, wie er besonders unter maximaler Belastung der Anpassungsmöglichkeiten des Organismus deutlich wird.

Die Alternsveränderungen der Funktionen endokriner Drüsen, der Hormoneigenschaften sowie der Ansprechbarkeit und Reaktionsfähigkeit der Gewebe auf Hormone

In dem großen Problemkreis der Alternsevolution der Regulierung und Anpassung des Endokriniums fanden wohl zuerst die strukturellen und funktionellen Vorgänge einzelner endokriner Drüsen die Aufmerksamkeit der Forscher. Diese Arbeiten, die noch am Ende des vorigen Jahrhunderts begonnen wurden, hatten klare Zielsetzungen, aber sie blieben aufgrund des Standes der Methodik und der Möglichkeiten zur Bestimmung einzelner Hormone und ihrer Stoffwechselprodukte unvollkommen.

Die Drüsenfunktionen ändern sich im Alter ungleichmäßig. Zum Beispiel tritt ein Funktionsabfall der Geschlechtsdrüsen während des Klimakteriums ein, wohingegen einige inkretorische Elemente der Hypophyse auf beachtlichem Niveau bis ins hohe Senium funktionieren. Diese Ungleichmäßigkeit bestimmt die sich mit dem Altern ändernde endokrine Situation, bestimmt die Niveauverschiebungen der gesamten neurohumoralen Regulation. Wichtig ist, daß die abgesonderten Hormone nicht nur auf den Stoffwechsel der Effektorzellen, sondern auch auf die Funktion anderer Drüsen wirken. Das potenziert die komplizierte Vielschichtigkeit der Alternswandlungen des endokrinen Systems. Die asynchronen Prozesse nehmen sogar in Zellen ein und derselben Drüse zu. Für die Alternsverläufe einzelner endokriner Drüsenfunktionen ist, bei zunehmendem strukturellem Verfall, eine allgemeine Tendenz typisch, nämlich die Entwicklung von Anpassungsmechanismen. Viele Untersucher beschrieben in alternden Drüsen eine diffuse oder herdförmige Ausdehnung des Bindegewebes, Sklerose, Vergröberung des Stromas, Vermehrung der Fetteinlagerung, Atrophie parenchymatöser Zellen, Lipofuszinansammlungen, Auftreten von Zelleinschlüssen, Variationen der Kernform, ausgeprägten Kernpolymorphismus, Veränderungen in der Blutversorgung mit Blutaustritten, Stasen, Nekrosen u. a.

Bedeutungsvoll ist nun, daß neben völlig atrophischen, degenerierten Elementen in den Drüsen auch relativ intakte Zellen zu sehen sind und sogar eine Reihe struktureller Adaptationsprozesse einsetzt. Zum Beispiel erhöht sich im Hypophysenvorderlappen die Zahl, mitunter auch der Durchmesser basophiler, chromophiler und chromophober Zellen. Häufig wird von einer Vermehrung der chromophoben Zellen auf Kosten der chromophilen gesprochen. Viele Untersucher sehen einen Anpassungsvorgang in der Hyperplasie der Zona fasciculata der Nebennieren. In der Adenohypophyse, der Schilddrüse sowie den Epithelkörperchen erscheint an ungewöhnlichen Stellen Kolloid.

Die hormonelle Regulation wird nicht nur von der Menge des Hormons, sondern auch von Besonderheiten der Gewebsreaktionen und von seinem molekularen Zustand beeinflußt. Deshalb macht eine vollständige Darstellung der Altersunterschiede hormoneller Regulation das Kennen dieser gesamten Kette von Erscheinungen erforderlich.

Ziemlich gründlich sind die Regulationen der Schilddrüse erforscht. Während des Alterns geht die Thyreoideafunktion erheblich zurück. Das bezeugen die Erniedrigung des Gewichtes und des Volumens der Drüse, die Ausdehnung des Bindegewebes im Inneren, die Verringerung der Follikelgröße und des Kolloidgehaltes sowie der Inkorporation radioaktiven Jods, der Intensitätsabfall der Gewebsatmung, die Abnahme des Thyroxingehalts der Drüse sowie der thyroxingebundenen Blutserumeigenschaften u. a. (Pusik 1959, Sitschinawa 1961, Verzár 1963, Gregerman u. Mitarb. 1965, Wershikowskaja 1964, 1965, 1967). Nach Thyreoidektomie sind die Stoffwechseländerungen bei alten Ratten geringer als bei adulten (Nagorny 1940, Wershikowskaja 1967, 1972, Balujewa 1972).

Neben dem Sinken der Aktivität der Glandula thyreoidea wandelt sich auch die Gewebsreaktion auf das Schilddrüsenhormon. Die Befunde, welche hierzu erarbeitet wurden, blieben lange Zeit widersprüchlich.

Bodansky und Duff (1936) beobachteten einen größeren Gewichtsverlust bei langzeitiger Thyroxinzufuhr an alten Tieren. Wolffe (1939) demonstrierte, daß das Ausmaß degenerativer Vorgänge in Herz und Leber von Tieren, welche Schilddrüsenextrakt erhalten hatten, mit dem Alter anstieg. Etwas später fanden Belasco und Murlin (1941), welche den Einfluß längerer Hormongabe auf den Grundumsatz verfolgten, daß dessen Erhöhung bei alten Ratten bedeutender (71%) als bei jungen (21%) ist. Eine hohe Empfindlichkeit alter Tiere gegenüber Schilddrüsenhormon beschrieben weiterhin Bourlière (1946), Korenchevsky (1961) u. a.

Es gibt jedoch auch entgegengesetzte Behauptungen W. N. Nikitin und Mitarb. (1951, 1963), T. A. Dsgojewa (1953) und W. P. Alchimenjuk (1960) meinen, daß während des Alterns die Ansprechbarkeit der Gewebe auf Thyroxin fällt.

Viele dieser Widersprüche haben sicher im Fehlen genauer und klarer physiologischer Tests und quantitativer Parameter für die Einschätzung der Gewebsreaktionen auf Hormone ihre Ursache. Die einen Forscher urteilen nach Anwendung minimaler Hormondosen, andere, indem sie höhere, und dritte, indem sie Maximaldosen benutzen. Die Aufgabe besteht darin, das Prinzip der Stärkeverhältnisse in die Erforschung der Altersunterschiede von Gewebsreaktionen auf Hormone einzuführen. Von uns verwendete Parameter der Sensibilität, der Reaktionsfähigkeit und -ausdauer erlauben, folgendes festzustellen: a) die Gewebsreaktion auf Hormonkonzentrationen, welche den physiologischen nahekommen; b) den möglichen Umfang der Veränderung des Stoffwechsels und der Funktion nach Hormongabe; c) die Hormondosen, welche eine irreversible Störung der Homöostase hervorrufen. Auf diese Weise gelang es, zu verfolgen, wie während des Alterns die Ansprechbarkeit der Gewebe auf das Schilddrüsenhormon wächst und die Reaktions- und Widerstandsfähigkeit fällt.

In einer großen Versuchsreihe zeigte das unsere Mitarbeiterin N. W. Weshikowskaja (1964—1972) am Beispiel der thyreoidalen Reaktion verschiedener Seiten des Stoffwechsels und der Funktionen des Organismus. Wie aus Abbildung 55 hervorgeht, sind nach kleinen Thyroxinmengen die Veränderungen im Gasaustausch, in der Stickstoffausscheidung mit dem Harn, im Cholesterinspiegel sowie im Sauerstoffbedarf des Herzens und dessen Glykogengehalt deutlicher bei alten Ratten, dagegen nach größeren Hormondosen bei adulten. Diese Altersunterschiede treten beim Einfluß des Schilddrüsenhormons auf die Gewebsatmung unter Anwesenheit verschiedener Substrate der Oxydation besonders klar zutage. Bei adulten Ratten stimuliert das Zufügen von Milch-, Bernstein- und α-Ketoglutarsäure zum Herzgewebe unter den Bedingungen einer Hyperthyreose stark den Sauerstoffbedarf. Weniger ist das bei alten Ratten der Fall.

Einer der wichtigsten Angriffspunkte des Thyroxins ist die oxydative Phosphorylierung, der Hauptweg der Energiebereitstellung für die Zelle. Thyroxin verändert die Kopplung der Oxydation mit der Phosphorylierung. Bei alten Tieren rufen geringere Hormondosen eine Entkopplung dieser beiden Prozesse hervor.

Es zeigte sich, daß auch die Verschiebungen der Glykolyseintensität sowie der Konzentration und des Stoffwechsels energiereicher Phosphate am Anfang einer Hyperthyreose in der Leber und im Herzen alter Ratten umfangreicher sind, erst später dann umgekehrt in den Organen adulter Tiere. Dieselbe Gesetzmäßigkeit, Zunahme der Sensitivität und Abnahme der Reaktionsfähigkeit, beobachteten wir an den Thyroxinwirkungen auf verschiedene Schritte des Mediatorenmetabolismus (W. W. Frolkis u. N. W. Werschikowskaja). Eine experimentelle Hyperthyreose wurde durch tägliche Gabe von 10 μg/100 g L-Thyroxin eine Woche lang und spätere Steigerung auf 40 μg erzeugt.

Während der frühen Phasen der Hyperthyreose (10.—14. Tag) kam es in alten Ratten zu deutlicheren Veränderungen (Beschleunigung des Herzschlages,

Anstieg des chronotropen Effekts des N. vagus aufs Herz, Abnahme der Ansprechbarkeit auf Azetylcholin, Zunahme der Ansprechbarkeit auf Adrenalin und Pituitrin, Sinken des Azetylcholingehaltes und Anstieg der Cholinesteraseaktivität). Nach zwei Monaten wandelt sich die Situation völlig, alle Prozesse sind bei adulten Ratten intensiver.

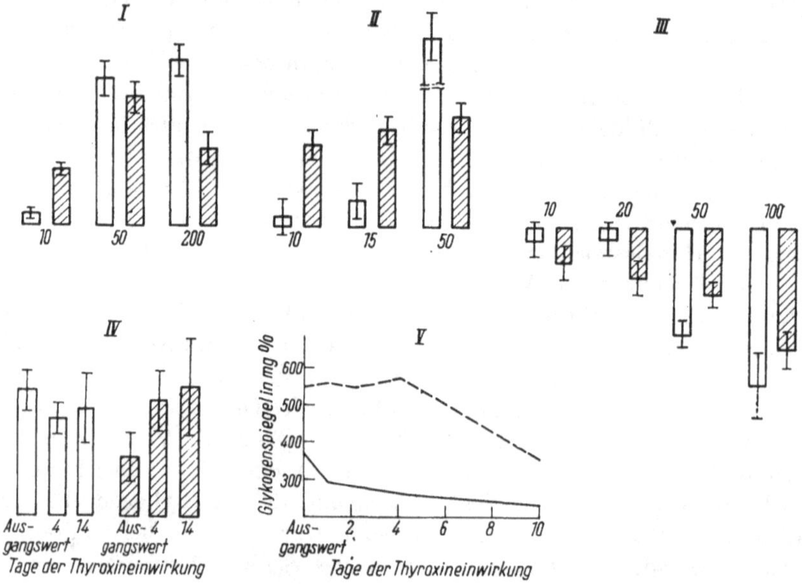

Abb. 55. Thyroxinwirkung auf verschiedene Stoffwechselvorgänge adulter und alter Tiere. I—III — Veränderungen des Gasaustauschs nach einmaliger Gabe unterschiedlicher Dosen Thyroxin (in µg) (I), des Harnstickstoffs (II), des Cholesterins im Blutserum (III). IV, V — Einwirkung einer anhaltenden Hormongabe auf die Intensität der Gewebsatmung (IV) und des Glykogenspiegels (V) im Herzen. Weiße Säulen und gestrichelte Linie — adulte Ratten; gestrichelte Säulen und durchgezogene Linie — alte Ratten.

Mit dem Alter verringert sich auch die Widerstandsfähigkeit der Tiere gegenüber Thyroxin. Bei täglicher Verabreichung von Thyroxin (100 µg/100 g) sterben nach zwei Wochen 95% der alten Ratten und nur 15% der jungen. Trendelenburg (1963) ist der Meinung, daß man für einen objektiven Nachweis des Wandels der Gewebssensitivität mehrere Verfahren anwenden kann. Eines der erfolgreichsten besteht nach seiner Ansicht in der Berechnung der Dosis-Wirkungs-Kurve. Wershikowskaja benutzte dieses Prinzip und ermittelte die Altersveränderungen der Empfindlichkeit gegenüber Thyroxin aus den Variationen des Gasaustausches, des Harnstickstoffs sowie des Cholesterinspiegels im Blutserum. Bei alten Tieren beobachtet man eine eindeutige Verlagerung der Dosis-Wirkungs-Kurve nach links. Das unterstreicht die erhöhte Ansprechbarkeit des greisen Organismus auf Thyroxin.

Wir nehmen an, daß jene Erhöhung unter den Bedingungen erniedrigter Schilddrüsenfunktion einen wichtigen Anpassungsvorgang darstellt, der ein bestimmtes hormonelles Regulationsniveau aufrecht erhält. Trotzdem treten Anzeichen einer Schilddrüseninsuffizienz mit dem Alter mehr und mehr hervor. Die erniedrigte Reaktionsfähigkeit begrenzt Stoffwechsel und Funktionen der Gewebe sowie deren Einbeziehung in Adaptationsmechanismen aufgrund von Thyroxinwirkungen im Senium. Vielleicht bewahrt sie auch die Zellen des alternden Organismus vor untragbaren Stoffwechselbelastungen. Die Abnahme der Reaktionsfähigkeit mit einem Rückgang der möglichen Schilddrüsenaktivität.

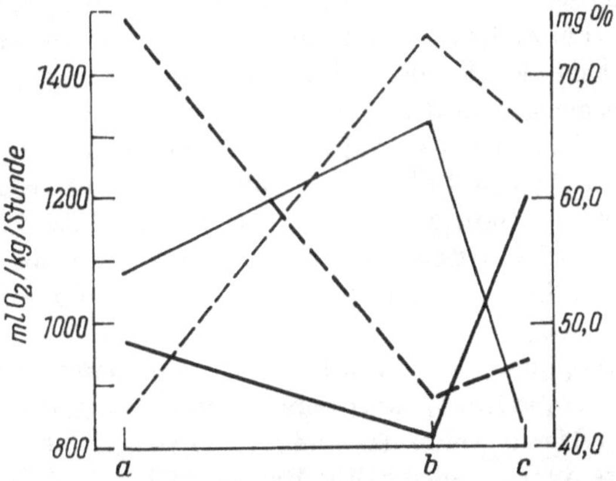

Abb. 56. Wirkung des Thyroxins auf den Gasaustausch und das Cholesterin im Blutserum unterschiedlich alter thyreoidektomierter Ratten. Dicke Linien — Veränderungen des Gasaustauschs; dünne Linien — Cholesterin des Blutserums; gestrichelte Linien — adulte Ratten; durchgezogene Linien — alte Ratten. a — Ausgangsniveau; b — am 14. Tag nach Thyreoidektomie; c — am 4. Tag nach Verabreichung von Thyroxin an thyreoidektomierte Ratten.

Die Gewebsreaktion auf eine beliebige Substanz hängt vor allem von deren Ausgangskonzentration in den Zellen ab. Die Zunahme der Empfindlichkeit gegenüber Thyroxin ist wohl nur auf dessen Konzentrationsverminderung in den Geweben alter Tiere, im Zusammenhang mit dem Funktionsverlust der Schilddrüse, zurückzuführen. Wenn das tatsächlich so ist, müßte die Entfernung der Schilddrüsen bei unterschiedlich alten Tieren zur Ausgleichung des Hormongehaltes der Gewebe und zur Angleichung der Altersunterschiede ihrer Sensitivität führen. N. W. Werschikowskaja untersuchte das an thyreoidektomierten Ratten. Bei alten Ratten rief eine dreitägige Hormonbehandlung deutlichere Verschiebungen des Gasaustauschs, des Cholesterinspiegels im Blut sowie der Gewebsatmung des Myokards (um 67,4%) hervor (Abb. 56). Folglich blieb, trotz Angleichung des Hormongehaltes der Gewebe, das Phänomen erhöhter Sensitivität alter Tiere bestehen. Jedoch der geringere Grad der Erhöhung erlaubt die Vermutung, daß auch die Hormonkonzentration der Gewebe eine regulatorische Bedeutung hat.

Thyroxin ist ein Hormon mit erstaunlich breiter biologischer Wirkung. Es verändert die Aktivität einer Vielzahl von Fermenten. Das wird durch die Theorie B. I. GOLDSCHTEINS (1955) verständlich, der gezeigt hat, daß das Schilddrüsenhormon die Reaktionsfähigkeit der Eiweißsulfhydrylgruppen variiert. Für die Beziehung des Thyroxins zur Energetik der Zelle besitzt die Permeabilität der Zell- und Mitochondrienmembran eine große Bedeutung. Eine Ursache erniedrigter Energiebereitstellung in alten Zellen ist der Mangel an Substraten der Oxydation. Das Schilddrüsenhormon kann nun, indem es die Durchlässigkeit der Mitochondrienmembranen beeinflußt und das Vordringen von Substraten in die Matrix der Mitochondrien fördert, verschiedene energetische Prozesse im Senium verbessern. Weiterhin ändert sich im Alter die Relation zwischen Sulfhydryl- und Disulfidgruppen der Fermente. Das vermag den eigentümlichen Effekt des Schilddrüsenhormons zu erklären.

Wir haben Grund zu der Annahme, daß während des Seniums auch qualitative Wandlungen der Thyroxinwirkung auf die Gewebe auftreten. Von S. E. SEWERIN und Mitarb. (1959, SEWERIN u. SAMOILOW 1963) war die Rolle der Sulfhydrylgruppen für die Kopplung der Oxydation mit der Phosphorylierung nachgewiesen worden. Wahrscheinlich läuft die entkoppelnde Wirkung des Thyroxins über diese Reaktionsgruppen.

Wir versuchten, die Entkopplung der oxydativen Phosphorylierung nach Thyroxin durch langdauernde Verabreichung einer Schwefelverbindung, des Zysteins, zu verhindern. Bei adulten Tieren wurde das erreicht. So war der Quotient P/O in der Leber 8—12 Monate alter unbehandelter Ratten $2,63 \pm 0,09$, im Herzen $1,73 \pm 0,1$. Nach täglicher Thyroxingabe (50 μg/100 g) im Verlauf zweier Wochen beträgt er $0,91 \pm 0,03$ bzw. $1,08 \pm 0,08$. Wenn man nun einen Monat lang intramuskulär Zystein (5 mg/100 g) appliziert, so verschiebt die obige Thyroxindosis den Quotienten P/O nur wenig ($1,81 \pm 0,06$, $1,4 \pm 0,2$). Bei alten Tieren verhinderte Zystein die entkoppelnde Wirkung des Schilddrüsenhormons auf die oxydative Phosphorylierung nicht. Das Ausgangsniveau des P/O-Quotienten in der Leber alter Ratten lag um $3,23 \pm 0,09$, im Herzen um $2,31 \pm 0,06$. Infolge von Thyroxin erreicht der P/O-Quotient Werte um $0,95 \pm 0,08$ bzw. $1,04 \pm 0,05$. Nach langzeitiger Zystein- und Thyroxingabe entkoppelt das Hormon die beiden Stoffwechselprozesse weiter (P/O in der Leber $0,87 \pm 0,05$, im Herzen $1,01 \pm 0,06$).

R. I. CHILTSCHEWSKAJA (1965), welche die Altersbesonderheiten des Einflusses des Schilddrüsenhormons auf die Aktivität der α-Aminosäureoxydase untersucht hatte, fand ebenfalls im Senium eine Abschwächung der Hormonwirkung auf die Reaktionsfähigkeit von Sulfhydrylgruppen. — All das demonstriert, wie wichtige Seiten thyreoidaler Effekte sich ändern und neue Angriffspunkte im Metabolismus entstehen können. Die Alternsveränderungen der Reaktionen auf das Schilddrüsenhormon sind einerseits an Wandlungen im Metabolismus, in der Struktur der Eiweißmoleküle und im Zustand der aktiven Gruppen der Fermente, andererseits an Verschiebungen des Stoffwechsels und der Eigenschaften des Schilddrüsenhormons selbst gebunden.

Unser Wissen um den altersspezifischen Stoffwechsel des Schilddrüsenhormons ist spärlich. Der Thyroxingehalt der Schilddrüse fällt im Alter (Leland u. Foster 1932), es erniedrigt sich die Konzentration der Jodthyronine im Schilddrüsengewebe (Nasyrowa 1960), ebenso die des anorganischen Jods (Kirk 1962). Indem sie Thyroxin-^{131}J benutzten, konnten N. W. Wershikowskaja und G. W. Balujewa nachweisen, daß bei alten Tieren die hormonsynthetisierende Funktion der Schilddrüse zurückgeht.

Der Effekt des Schilddrüsenhormons hängt in bedeutendem Maße vom Blutserumgehalt an freiem und gebundenem Thyroxin ab. Der Hauptteil des endogenen Thyroxins ist im Blut mit einem spezifischen Eiweiß (Globulin) gekoppelt. Es wird angenommen, daß ins Zellinnere nur freies Thyroxin gelangt. Nach Befunden N. W. Wershikowskajas und G. W. Balujewas sinkt mit dem Alter die Fähigkeit des Blutes, Thyroxin zu binden. Die Menge freien Thyroxins ändert sich nicht wesentlich (Scazziga u. Mitarb. 1964). Vermutlich ist die Abnahme der thyroxinbindenden Fähigkeit des Blutes ein eigener Anpassungsmechanismus, welcher einen optimalen Spiegel des freien Thyroxins, welches unmittelbar auf die Zelle wirkt, garantiert.

Die Veränderungen in der Aktivität der Schilddrüse, im Stoffwechsel ihrer Hormone sowie in den Gewebsreaktionen auf deren Einflüsse erschöpfen noch nicht die ganze Kompliziertheit der Selbstregulation thyreoidaler Funktionen. Große Bedeutung im System der Regulierung haben die Rückkopplungen, welche offenbar nicht nur durch Verschiebungen der Hormonkonzentration, sondern auch durch den Gewebsbedarf an Hormonen bestimmt werden. Wandlungen im Gehalt und im Metabolismus des Thyroxins vermögen durch Rückkopplungsmechanismen die Synthese thyreotropen Hormons im Senium anzuregen. Das erklärt vielleicht, weshalb sich die Thyreotropinkonzentration im Alternsgang nur wenig ändert. Und schließlich gewährleistet zwar die Erhöhung der Sensitivität sowie die Erniedrigung der Reaktionsfähigkeit der Schilddrüse auf das thyreotrope Hormon ein gewisses Leistungsniveau, begrenzt aber auch den möglichen Umfang der Funktionsänderung der Drüse (Abb. 54).

So kommt es also während des Alterns zu wesentlichen Änderungen der Regulierung der Schilddrüsenfunktion. Einerseits garantieren sie ein bestimmtes basales Niveau thyreoidaler Regulation des Stoffwechsels und der Funktionen, andererseits schränken sie die Adaptationsvorgänge des Gesamtsystems ein. Man muß im Auge behalten, daß diese Wandlungen der Schilddrüse, wie jedes beliebigen anderen endokrinen Organs auch, nicht isoliert und selbständig sind, sondern zur Gesamttendenz des Metabolismus im alternden Organismus in enger Beziehung stehen.

Die Kompliziertheit der während des Alterns zu beobachtenden Wechselbeziehungen ergibt sich weiterhin aus den zahlreichen interendokrinen Verbindungen. Auf die Schilddrüse wirken direkt und indirekt andere Hormone. Ein Beispiel dafür ist die Relation zwischen Schilddrüse sowie Nebennierenmark und -rinde. Unsere Mitarbeiterin S. A. Beshanjan (1966, 1968) zeigte, daß sich während des Alterns die Ansprechbarkeit des Schilddrüsengewebes sowie die

Reaktionsfähigkeit desselben auf Adrenalin und Hydrokortison verringert. Wie aus Abbildung 57 hervorgeht, verstärken kleine Adrenalindosen die Inkorporation radioaktiven Jods und die Gewebsatmung der Schilddrüse mehr bei alten Ratten, große Dosen dagegen mehr bei jungen. Eine prinzipiell gleiche Beziehung ergaben die Untersuchungen des hemmenden Effekts von Hydrokorti-

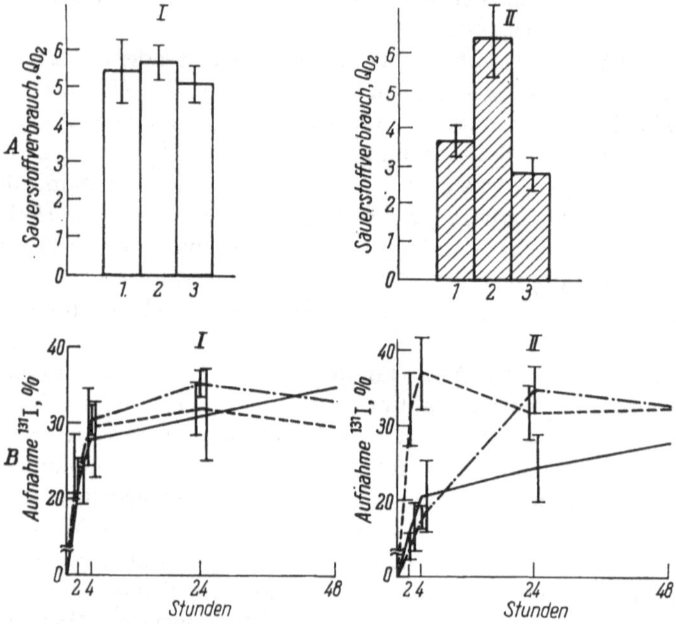

Abb. 57. Wirkung von Adrenalin und Hydrokortison auf die Schilddrüsenfunktion unterschiedlich alter Ratten. I — adulte, II — alte Ratten. A — Wirkung von Adrenalin und Hydrokortison auf die Gewebsatmung der Schilddrüse. 1 — Ausgangsniveau der Atmung; 2 — nach Adrenalingabe; 3 — nach Hydrokortisongabe. B — Wirkung von Adrenalin und Hydrokortison auf die Aufnahme von ^{131}J durch die Schilddrüse adulter und alter Ratten. Durchgezogene Linie — unbehandelte Tiere; gestrichelte Linie — nach Adrenalininjektion; Punkt-Strich-Linie — nach Hydrokortisoninjektion.

son. Versuche mit Hypophysektomie belegten, daß die Einflüsse des Adrenalins und Hydrokortisons entweder durch Hypothalamus und Hypophyse vermittelt werden oder das Ergebnis direkter Hormonwirkungen auf die Drüse sind.

Die Entdeckung der Beteiligung der Nebennierenrinde an Adaptationsreaktionen sowie die breite Anwendung von Kortikoiden in der Klinik bedingten ein ständig wachsendes Interesse an der Struktur und Funktion dieser Drüse und an der Biosynthese ihrer Hormone. Den Alternsveränderungen der Nebennierenrindenfunktionen sind schon mehrere Monographien gewidmet (Pinus 1950, Albeaux-Fernet u. Romani 1958, Binet u. Bourliere 1960, Nikitina 1960, 1966, 1968, Korenchevsky 1961, Gazko 1969, u. a.).

In Übereinstimmung mit dem bekannten Schema von POTTER (1949) verbreitert sich im Senium die Zona fasciculata und atrophieren die Zona glomerulosa und reticularis. Die Zona fasciculata produziert Glukokortikoide. Die Mehrzahl der Forscher sah, daß sich die Sekretion der Glukokortikoide (Hydrokortison, Kortison) im Alternsgang nicht wesentlich ändert. Das beweisen minimale Verschiebungen des Blutspiegels sowie ihrer Exkretion (DORFMAN 1954, SWETSCHNIKOWA u. BEKKER 1962, MILOSLAWSKI u. Mitarb. 1963, BARANOW u. Mitarb. 1966).

Die Zona reticularis produzierte Stoffe, welche eine androgene und östrogene Wirkung besitzen. Mehr und mehr verringert sich die androgene Funktion der Nebennierenrinde während des Alterns. Denn die Exkretion der 17-Ketosteroide sinkt. Alternsveränderungen der Sekretion der Mineralokortikoide sind noch kaum erforscht. Nach METEO (1962) sei die Aldosteronabsonderung älterer Menschen nicht wesentlich verändert.

Die Nebennierenrindenhormone haben verschiedene Angriffspunkte im Zellstoffwechsel und beteiligen sich an einer Reihe sehr komplexer Anpassungsmechanismen. Altersbesonderheiten dieser Reaktionen, die unter Mitwirkung des Hypothalamus, der Hypophyse und der Nebennierenrinde ablaufen, hatten wir schon erörtert. Sie waren in der Richtung zu interpretieren, daß die potentiellen Möglichkeiten und die funktionelle Dynamik der Nebennieren mit dem Alter fallen. Die glukokortikoiden und wahrscheinlich auch die mineralokortikoiden Funktionen der Nebennierenrinde reguliert ACTH. Bei älteren Menschen geht die Reaktion der Glandula suprarenalis auf ACTH zurück (BONNET u. Mitarb. 1950, SWETSCHNIKOWA u. WERSHIKOWSKAJA 1963, SMOLJANSKI 1964). Nach Befunden von SOLOMON und SHOCK (1950), DUNCAN und Mitarb. (1952) sowie PELZ und GOTTFIEND (1961) bleibt sie dagegen konstant. Auf Abbildung 54 waren unsere experimentellen Ergebnisse zu verfolgen (N. W. SWETSCHNIKOWA, W. I. BEKKER, N. W. WERSHIKOWSKAJA u. W. W. FROLKIS). Bei kleinen ACTH-Dosen war die Nebennierenrindenreaktion alter Ratten ausgeprägter, bei großen Dosen die adulter. Ähnliche Verhältnisse liegen bei der eosinophilen Reaktion vor. Im Senium fallen die potentiellen Reserven der Nebennierenrinde. W. I. BEKKER (1967) führte die LABHARDTsche Probe an älteren Menschen durch (tägliche zweimalige Gabe von 25 E ACTH 3 Tage lang). In ihrem Gefolge nimmt bei Erwachsenen nach W. P. KOMISSARENKO (1956) und I. A. JUDAJEW (1961) die Menge der 17-Oxykortikosteroide im Blut um das 3- bis 4fache zu, nach BEKKER bei alten Menschen nur um das 1- bis 2fache.

Bei Aufrechterhaltung eines basalen Niveaus der Glukokortikoidsekretion und Erniedrigung der androgenen Funktion wächst mit dem Alter die Ansprechbarkeit der Nebennierenrinde auf ACTH und fallen Reaktionsfähigkeit sowie die potentiellen Reserven der Drüse. Schneller kommt es zu ihrer völligen Erschöpfung.

Überaus wichtig ist, daß während des Alterns Veränderungen in den Wirkungen der Glukokortikoide auf den Gewebsstoffwechsel auftreten. W. N. NIKITIN und Mitarb. (NIKITIN u. Mitarb. 1962, NIKITIN u. GOLUBIZKAJA 1962, SCHERESCHEWSKAJA 1962, NIKITIN 1968) wiesen Altersunterschiede im Kortisoneffekt auf den Eiweißstoffwechsel nach. Kortison rief verstärkten Eiweißabbau in allen Organen außer der Leber hervor. Bei jungen Ratten erhöhte sich die Gesamtmasse der Leber nach Gabe von 2,5 mg/100 g um 80,7%, bei alten um 3,3%. Im Senium stiegen die Eiweißfraktionen der Leber gleichmäßig, bei einmonatigen Tieren dagegen in der Hauptsache die Albumine. Kortison kann einen aktivierenden Einfluß auf verschiedene Teilschritte der Eiweißbiosynthese ausüben. Z. M. SCHERESCHEWSKAJA (1962) beobachtete einen maximalen Einbau radioaktiven Phosphors in die DNS der Leber nach Kortison bei einmonatigen und einen minimalen Einbau bei alten Ratten.

Wahrscheinlich ist Kortison der Induktor einiger Gene. Ein Beispiel dafür stellt die adaptive Synthese der Tyrosinaminotransferase infolge Verabreichung dieses Hormons dar. Zusammen mit L. N. MANDELBLAT konnten wir zeigen, daß im Alter sich der Umfang der Synthese dieses Ferments nach gestaffelter Kortisondosierung vermindert. Nach niedriger Hydrokortisongabe (1 mg/100 g) wächst die Tyrosinaminotransferaseaktivität adrenalektomierter adulter Ratten um 20%, die alter um 60%. Gibt man 5 mg/100 g, wächst sie um 102 bzw. 26,5%.

Noch etwas anderes steht mit der Glukokortikoidwirkung auf die Eiweißbiosynthese im Zusammenhang. Gemeint ist der Wandel der Immunsituation unter Kortison und Desoxykortikosteron (DOCA). Er ist wahrscheinlich wichtig für verschiedene pathologische Prozesse, welche unter Einbeziehung des Systems Hypothalamus — Hypophyse — Nebennierenrinde ablaufen. Nach Meinung der meisten Forscher unterdrückt Kortison die Immunreaktionen, während DOCA sie stimuliert. Unsere Mitarbeiterin T. L. ECHNEWA (1966, 1968) verglich die Altersunterschiede in der Wirkung des Kortisons, Hydrokortisons und DOCAs auf die phagozytäre Aktivität der Leukozyten (PAL) sowie auf den Antikörperanstieg bei Typhus-abdominalis-Immunisierung von Kaninchen und Ratten differenter Altersgruppen.

2 mg/kg Kortison rufen deutliche Verschiebungen der PAL alter Kaninchen, jedoch keine in adulten Tieren hervor. Gibt man aber 5 mg/kg, entsteht eine ungewöhnliche Reaktion: Bei den alten Tieren sind die Verschiebungen in der PAL unbedeutend, bei adulten jedoch entsteht eine wellenförmige Veränderung mit einer maximalen Amplitude um 2,0 E. Derartige Altersunterschiede resultierten auch aus Verabreichung eines anderen Nebennierenrindenhormons, des DOCA. Im Verlauf von drei Tagen wurde es Kaninchen unterschiedlichen Alters in den Dosierungen 4 und 10 mg/kg zugeführt. An alten Kaninchen sind Veränderungen von seiten der PAL schon 24 Stunden nach der ersten Hormongabe (4 mg/kg) bemerkbar, in einer Zeit, nach der junge Tiere erst auf wiederholte DOCA-Gabe reagieren. Außerdem schlägt in alten Kaninchen die Stimulation der PAL bei wiederholter Hormonapplikation in deren Unterdrückung um. Größere DOCA-Dosen (10 mg/kg) hatten bei dreimaliger Gabe einen hemmenden Effekt auf die PAL sowohl der alten als auch der adulten Kaninchen. Bei alten Kaninchen wird eine Behinderung der PAL schon nach der ersten DOCA-Injektion beobachtet, welche sich nach wiederholter Hormonzufuhr von 9,2 auf 6,0 E vermindert. Bei adulten Tieren kommt es im Anfang zu einer unbedeutenden

Erhöhung der PAL, erst nach der dritten DOCA-Gabe wird sie gebremst. Also bewirkt DOCA an alten Tieren eher eine Stimulierung der PAL und eine raschere Unterdrückung derselben.

T. L. ECHNEWA zeigte, daß tägliche Gabe von 0,25 mg/100 g Hydrokortison bei adulten Ratten die Titerbewegung der Antikörper nach wiederholter Immunisierung mit Typhus-abdominalis-Vakzine nicht verändert, sie jedoch bei alten Tieren stark unterdrückt. Eine ähnliche Tendenz zeigte sich am Beispiel der Hydrokortisonwirkung auf das lymphatische Gewebe unterschiedlich alter Tiere. Bei Immunisierung und gleichzeitiger täglicher Verabreichung von Hydrokortison (0,25 mg/100 g) an adulte und alte Ratten sieht man eine Atrophie des Lymphgewebes, Erscheinungen eines interzellulären Ödems sowie dystrophischer und destruktiver Veränderungen in den Zellen (Zytoplasmaschwellung, unklare Konturen der Kerne und des Zytoplasmas, Vakuolisierung des Zytoplasmas der Retikulumzellen, Karyopyknose, Karyolysis, Plasmolysis, Plasmorhexis). Die Veränderungen in den Lymphknoten alter Tiere waren viel ausgeprägter. Dabei sind Ödem, Atrophie und destruktiv-dystrophische Umgestaltungen in den Zellen des lymphatischen Gewebes das Resultat längerer Hydrokortisonbehandlung (STEKENS u. Mitarb. 1966, STEKENS u. DONGNERTY 1967), während eine relative Zellhyperplasie in den Lymphknoten der Tiere offenbar die zelluläre Reaktion auf den Antigenreiz darstellt.

Die erhöhte Ansprechbarkeit alter Tiere auf Hydrokortison demonstrierten wir am Beispiel der Regulation einiger Stoffwechselvorgänge. So etwa betrug nach Gabe von 2 mg/kg Kortison der Blutzuckeranstieg bei adulten Ratten ungefähr 15 mg%, bei alten 30 mg%. Nach 10 mg/kg verschwanden diese Altersunterschiede der Glykämie (FROLKIS 1965c, 1966b). Hierher gehören auch die Arbeiten von FRIEDMAN, GREEN und SHARLAND (1969), welche zeigten, daß sich bei älteren Leuten die Reaktion auf Kortikotropin verstärkt.

Die Zunahme der Empfindlichkeit der Zellen gegenüber einigen Nebennierenrindenhormonen unter den Bedingungen eines basalen Sekretionsniveaus gewährleistet adäquate Gewebsantworten bei einer Reihe von Anpassungsvorgängen. Der Umfang dieser Anpassung wird durch quantitative und qualitative Reaktionsänderungen der Gewebe auf die Kortikoidwirkung begrenzt.

In der Regulation der Nebennierenrindenfunktionen ist die Rolle der Rückkopplungen ebenfalls erheblich. Die Klinik wendet häufig Nebennierenhormone über längere Zeit an. Der Anstieg ihrer Konzentration im Blut hemmt aber nach dem Prinzip der negativen Rückkopplung die regulatorischen Mechanismen des Hypothalamus, die Synthese von ACTH und dadurch die Funktion der Nebennierenrinde.

Wir (N. W. SWETSCHNIKOWA, W. I. BEKKER, W. W. FROLKIS) verglichen die Funktionsänderungen des Drüsengewebes (Exkretion der 17-Ketosteroide, Gewicht, Gehalt an Cholesterin und Askorbinsäure, Reaktion auf ACTH) unterschiedlich alter Tiere nach längerer Hydrokortisonapplikation. In alten Tieren war der Funktionsabfall der Nebennieren stärker ausgeprägt, und nach Absetzen des Hormons stellte sich die Funktionstüchtigkeit langsamer wieder ein.

Im System der komplexen Anpassungsmechanismen haben auch die Reaktionen, welche unter Beteiligung der Markschicht der Nebennieren ablaufen, eine Bedeutung. Angaben über Alternsveränderungen der Adrenalinsekretion sind ziemlich spärlich. Nach W. P. Totschilow (1967) erhöht sich bei 60—70jährigen Menschen die Exkretion sowohl des Adrenalins als auch des Noradrenalins. J. K. Suchanow (1968) jedoch hält daran fest, daß die Exkretion des Adrenalins im Alternsgang sinkt und nur die des Noradrenalins ansteigt. In unserem Laboratorium bestimmte N. S. Werchratski den Adrenalingehalt in Rattennebennieren. Er erwies sich als minimal bei einmonatigen Tieren (1494,0 $\pm$ 100 μg/g), als maximal bei 8—10 Monate alten (3392 $\pm$ 105 μg/g) und sank nach dem Senium zu (2929 $\pm$ 134 μg/g). Außerdem war er bedeutenden Schwankungen unterworfen.

Die Adrenalinkonzentration im Drüsengewebe versetzt uns noch nicht in die Lage, die Aktivität sowie die Alternstendenz von Bildung und Absonderung des Hormons sicher zu beurteilen. Beispielsweise vermag während eingeschränkter zentraler sympathischer Einflüsse hoher Adrenalingehalt der Drüse mit einer erniedrigten Abgabe ins Blut gekoppelt zu sein. Eine weitere Schwierigkeit besteht darin, daß das normalerweise im Harn bestimmbare Adrenalin und Noradrenalin nur 0,5—5% des Gesamtabbaues der Katecholamine im Organismus ausmacht. In der Hauptsache unterliegen ihre Abbaustufen einer Methylierung und Desaminierung.

Während des Alterns entwickeln sich quantitative und qualitative Unterschiede in den Gewebsreaktionen auf Adrenalin. In unserem Kollektiv wurde das am Beispiel der Hämodynamik, des Blutzuckerspiegels, der Erregung zentraler Nervenstrukturen, der Gefäßrezeptoren, der Reaktionen von Skeletmuskeln, einiger endokriner Drüsen sowie an energetischen Prozessen im Herzen und in den Skeletmuskeln untersucht (Samostjan 1962, 1964, Frolkis 1962, 1963b, 1964a, 1964b, 1967a, 1967b, 1968a, 1969a, 1969b, 1969c, 1970, 1972, Werchratski 1963, 1965b, Beshanjan 1966, Schewtschuk 1966, 1967a, 1967b, Besrukow 1967, 1968, 1973, Bogazkaja 1968a, 1968b, 1972). In der Mehrzahl der Fälle nahm bei alten Tieren die Ansprechbarkeit der Gewebe auf Adrenalin zu und die Reaktionsfähigkeit ab. Bei kleinen Hormondosen sind in alten Tieren die Veränderungen des Blutzuckerspiegels, des arteriellen Druckes, des Herz-Schlag-Volumens, des Gefäßtonus der Extremitäten und der Niere, der Erregung der Gefäßrezeptoren, der Kontraktionshöhe der Skeletmuskulatur sowie der Glykolyse, Glykogenolyse und der oxydativen Phosphorylierung ausgeprägter. Bei großen Adrenalindosen ist das meist umgekehrt als bei adulten Tieren der Fall.

Dank der aufgezeigten Gesetzmäßigkeiten sind die Gewebe dem geringen Umfang der Reaktionen angepaßt, welcher der gesamten Alterssituation des Stoffwechsels adäquat ist. Jene schaffen die Voraussetzungen für die trägen, stockenden und verzögerten Reaktionen sowie für die Einengung der möglichen Amplitude von Funktionsänderungen. Sie beugen gleichfalls schädliche Überforderungen des Gewebsstoffwechsels vor, welche größere Hormonkonzentrationen hervorrufen könnten. — Mit dem Alter beobachtet man auch qualitative Unterschiede in den Adrenalinwirkungen auf die Gewebe. Bei bestimmten Konzentrationen kann der arterielle Druck alter Tiere nicht steigen sondern fallen, kann die Intensität der Gewebsatmung sowie die Aktivität einzelner Fermente sinken.

Besonders heftige Widersprüche traten in der Beurteilung der Alternsveränderungen des Pankreas auf. Zwei Ansichten gibt es, deren paradoxere, wie es oft zu sein pflegt, unserer Meinung nach der Wahrheit am nächsten kommt. Das ständig zunehmende Interesse an der Tätigkeit des Inselapparates im Senium wird erstens durch die Häufigkeit des Diabetes in fortgeschrittenen Jahren und zweitens durch die neuen Vorstellungen über die Insulinwirkung, durch die Auffassung des Hormons als eines Induktors für den genetischen Apparat bestimmt.

Ein prägnantes Bild von den Veränderungen des Inselapparates zeichnen die Morphologen: Ausdehnung des Bindegewebes, fettige und seltener hyaline Umwandlungen, Atrophie vieler Zellen, Zunahme der Inselzahl und des Inselgewebes, Abnahme der B-Zellen (in ihnen wird das Insulin gebildet), Erhöhung der Zahl der A-Zellen (sie synthetisieren das Glukagon) u. a. (Kutscharenko 1937, Andrew 1946, Bürger 1960, Schewtschuk 1963, Kronrod 1964, Chmelnizki 1969). All diese Befunde belegen die Funktionserniedrigung des Inselapparates im Senium. Eine nützliche Orientierung vermag in dem Zusammenhang die Ermittlung des Insulingehaltes im Drüsengewebe selbst zu geben. So ist die Hormonkonzentration in der Bauchspeicheldrüse 6 Monate alter Säuglinge fast doppelt so hoch als bei Erwachsenen (Jopes u. Rastgeldi 1953). Später dann ändert sich die Konzentration kaum noch. Eine ähnliche Dynamik des Insulingehaltes des Drüsengewebes beschreiben auch andere Autoren (Haist u. Pugh 1948, Wrenchall u. Mitarb. 1952). Immer wird die Hormonkonzentration auf das Drüsengewicht bezogen. Die Gesamtmenge ist aber bei Erwachsenen höher als bei Kindern. Interessant sind Alternsveränderungen im Zinkreichtum der Drüse. Maske (1957) vermutet, daß Zink an der Ablagerung von Insulin in den B-Zellen beteiligt ist. Deshalb findet man von dem Element um so weniger, je stärker der Inselapparat funktionell belastet ist. W. A. Leonow und Mitarb. (1968) fanden keine Altersunterschiede im Zinkgehalt der Drüse, nach I. A. Schewtschuk (1965a, 1965b) fällt er jedoch im Laufe des Lebens.

Ein indirekter Gradmesser der Funktion des Inselapparates können Stoffwechseländerungen sein, vor allem Verschiebungen des Blutzuckerspiegels. Shock (1961), Stuchlikova und Mitarb. (1966) sowie Felt (1966) sahen eine unbedeutende Erhöhung desselben in älteren Menschen. Korenchevsky (1961) und Bourliere (1962) fanden überhaupt keine Alternsveränderungen der Glykämie. W. G. Schewtschuk (1967) und S. W. Bogusch (1969) vermißten Unterschiede im Blutzucker adulter und alter Ratten und Kaninchen.

Viele Untersuchungen waren der Analyse von Glykämiekurven bei Zuckerbelastungen unterschiedlich alter Menschen gewidmet. Die langsamere Wiederherstellung des Ausgangsniveaus und die hohe Hyperglykämie älterer Menschen führten zu dem Schluß, daß sich die Toleranz gegenüber Kohlenhydraten vermindert, und zwar offenbar aufgrund erniedrigter Aktivität des Inselapparates. W. G. Schewtschuk (1967a, 1967b) zeigte Blutzuckerverschiebungen nach

Glukosebelastungen unterschiedlich alter Kaninchen in Abhängigkeit von der Applikationsart und der Dosierung. Bei peroraler Gabe von 3 g/kg Glukose sind die Änderungen des Blutzuckerspiegels adulter Tiere intensiver. Er erhöhte sich bei adulten Kaninchen um 86,1 ± 0,24 mg%, bei alten um 57,1 ± 3,40 mg%. Gibt man 0,8 g/kg Glukose, ist in adulten und alten Tieren die Glykämie gleich. Bei intravenöser Zufuhr zeigen sich deutlichere Verschiebungen in den Glykämiekurven alter Lebewesen. Nach 100 mg/kg beträgt der Blutzuckeranstieg alter Ratten 28,5 ± 1,61 mg%, der adulter 15,1 ± 3,40 mg%. In allen Fällen waren die Glykämiekurven alter Tiere auseinandergezogen. Die schwächere Hyperglykämie nach peroraler Belastung wird durch eine erschwerte Resorption aus dem Magen-Darm-Kanal und durch eine mögliche Abschwächung der von demselben ausgehenden Reflex erklärt. Die hohe Hyperglykämie bei intravenösen Belastungen scheint mit verminderter Aktivität des Inselapparates im Zusammenhang zu stehen. Eine bessere Einschätzung des tatsächlichen Zustandes von letzterem ermöglicht die Staub-Traugott-Probe mit doppelter Zuckerbelastung (Staub 1921, Traugott 1922). Die erste Belastung bewirkt eine Insulinsekretion der Bauchspeicheldrüse, im Ergebnis dessen ruft die zweite Zuckergabe keine starke Glykämie mehr hervor. Je bedeutender die Blutzuckerverschiebungen nach der zweiten Gabe sind, um so schwächer reagiert offenbar der Inselapparat. Im Senium tritt nach der Doppelbelastung ein größerer Glykämieanstieg auf (Klotzbücher 1944, Bürger 1960, Stöcker 1960, Shukow 1964, 1972, Streeten u. Mitarb. 1965, Schewtschuk 1967a, 1967b). Daher auch das Konzept einer verborgenen Inselinsuffizienz. Die ausgeprägte Hyperglykämie bei doppelter Zuckerbelastung und die verlangsamte Entfernung des Glukoseüberschusses aus dem Blut sprechen nach W. N. Nikitin (1968) sowie Shock und Andres (1968) für eine erniedrigte Empfindlichkeit der B-Zellen des Pankreas gegenüber Verschiebungen der Glykämie im Alter.

Veränderungen der Glykämie nach Zuckerbelastung hängen nicht nur von der Aktivität des Inselapparates ab, sondern auch von der Glukoseresorption im Magen-Darm-Kanal, der Empfindlichkeit der Gefäßrezeptoren, der Reaktion der Nebennieren, von der Abgabe des Glukagons und der Glukokortikoide sowie von Wandlungen der Gewebssensitivität gegenüber Insulin. Deshalb muß man den Zustand des Inselapparates auch durch direkte Analyse der Hormonkonzentration im Blut und in den Geweben einzuschätzen suchen.

Das Insulin liegt im Blut in zwei Formen vor: frei und an Eiweiße gebunden. Freies Insulin ist in allen insulinempfindlichen Geweben aktiv (Muskel-, Binde-, Fettgewebe), das gebundene wirkt in der Hauptsache aufs Fettgewebe. Wenn man die gegensätzlichen Befunde über die Alternsveränderungen des Insulingehaltes vergleicht, muß man berücksichtigen, daß die einen Forscher die Gesamtaktivität im Blut bestimmten, die anderen das freie und gebundene Insulin getrennt. Weiterhin können erhebliche Unstimmigkeiten auch in den angewandten Methoden ihre Ursache haben.

Die meisten Forscher behaupten, daß im Laufe des Lebens die Gesamtinsulinaktivität des Blutes sowie die Menge freien und gebundenen Insulins fallen

(TODOROW 1959, LYNGSOE 1962, SHUKOW 1964, SOLENOWA-FILIPPOWA 1965, GAZKO u. MIRONOWA 1966, NIKITIN 1968, GAZKO 1969, 1972). Das freie Hormon sinkt mehr ab als das gebundene, ihr Quotient ändert sich.

DRSHEWIZKAJA und MOROSOWA (1965) fanden, daß die Insulinaktivität in Menschen über 50 maximal ist. Ähnliches schrieben SHOCK und ANDRES (1968). Nach STREETEN und Mitarb. (1965) übertrifft sogar die Gesamtinsulinaktivität des Blutes 70jähriger die junger Menschen.

Diese Widersprüche regten uns zur Bestimmung des freien und gebundenen Insulins an (FROLKIS, BOGAZKAJA, BOGUSCH u. SCHEWTSCHUK 1968, BOGUSCH 1969). Wir bestimmten es an Ratten und Menschen verschiedener Altersgruppen nach der Methode von L. O. LIBERMAN (1963). Der höchste Spiegel freien und gebundenen Insulins wurde bei betagten Personen (60—70 Jahre) und alten Ratten (24—26 Monate) beobachtet. Wenn im Blut 8—10monatiger Ratten an freiem Insulin 2,66 ± 0,59 mg/g Fett in 3 Stunden und an gebundenem 2,11 ± 0,8 mg/g wirksam sind, betragen im Blut alter Tiere diese Werte 8,27 ± 0,95 und 6,2 ± 0,8 mg/g in 3 Stunden. Bei 20—30jährigen Männern liegt die Konzentration freien und gebundenen Insulins um 2,35 ± 0,56 und 2,54 ± 0,87 mg/g, bei 60—70jährigen um 4,93 ± 0,61 bzw. 3,99 ± 0,46 mg/g.

Im hohen Senium (90—100jährige Menschen, Ratten über 30—39 Monate) fällt das freie und gebundene Insulin, jedoch nicht unter das Niveau von jungen. Im Blut mehr als 80jähriger ist der Wert für das freie Insulin 3,17 ± 0,16 mg/g, der des gebundenen 2,27 ± 0,27 mg/g, bei greisen Ratten 3,74 ± 0,56 bzw. 2,9 ± 0,18 mg/g (FROLKIS, BOGAZKAJA, BOGUSCH u. SCHEWTSCHUK 1968).

Die Insulinverschiebungen im Blut können das Resultat von Änderungen der Synthese oder des Abbaus sein, welchen Insulinasen der Leber besorgen. S. W. BOGUSCH (1971) zeigte, daß bei alten Tieren die Insulinaseaktivität der Leber sinkt. Beträgt sie in jungen Ratten 84,7 ± 4,8%, so liegt sie bei alten um 48,3 ± 8,9%.

Interessanterweise steigt bei alten Personen das freie Insulin mehr an als das gebundene, bei Ratten ist es gerade umgekehrt. Es existiert eine bekannte physiologische Gesetzmäßigkeit: Nach Glukosezufuhr sinkt das gebundene und steigt das freie Insulin. Die relative Zunahme des freien Insulins betagter Menschen spricht für einen erhöhten Insulinbedarf der Gewebe.

Erniedrigung der Aktivität des Inselapparates, Abfall der Insulinaseaktivität, Zunahme des freien und gebundenen Insulins im Blut, die schließlich in eine Abnahme übergeht — das sind einige charakteristische Gesichtspunkte des Insulinstoffwechsels im Senium. Für eine vollständige Darstellung der Altersunterschiede des Insulinsystems ist jedoch noch ein Überblick über die Besonderheiten der Gewebsreaktionen auf das Hormon notwendig.

In unserem Laboratorium verglich W. G. SCHEWSCHUK den Blutzuckerspiegel von Kaninchen bei Insulingabe in gestaffelter Dosierung, von 0,015 bis 1,5 E/kg. Nach kleinen Dosen waren die Änderungen des Blutzuckerspiegels in alten Kaninchen ausgeprägter, nach großen in jungen. Infolge 0,025 E/kg fällt er bei alten Tieren um 28,6 ± 2,45 mg/%, bei adulten nur um 14,0 ± 2,11 mg%.

1,5 E/kg rufen an alten Tieren einen Abfall um 45,5 ± 2,96 mg%, an adulten um 57,5 ± 3,56 mg% hervor. Daraus zogen wir den Schluß, daß im Senium die Ansprechbarkeit auf Insulin wächst und die Reaktionsfähigkeit der Gewebe fällt. Die glykämischen Vorgänge selbst sind sehr komplex. Sie sind natürlich auch mit Gegenregulationsmechanismen verknüpft. Darum mußten wir den Alternswandel der Empfindlichkeit an weiteren Systemen verfolgen.

Indem Insulin die Permeabilität der Zellmembranen und den Elektrolytstoffwechsel variiert, führt es zur Hyperpolarisation. Zusammen mit O. A. Martynenko zeigten wir, daß sich bei alten Tieren die Hyperpolarisation von Muskelfasern nach kleineren Hormondosen entwickelt. Intraperetoneal zugeführtes Insulin (0,04 E/100 g) beeinflußte das Membranpotential der Muskelfasern des M. gastrocnemius adulter Ratten nicht, das alter stieg um 5–8 mV. Bereits im vorhergehenden Kapitel beschrieben wir, daß bei alten Tieren die Wandlungen der elektrischen Hirnaktivität bei geringeren Insulinmengen auftreten als in jungen.

Eine hohe Ansprechbarkeit alter Patienten auf Insulin bemerkten auch viele Kliniker. Stöcker (1960) bewies, daß nach Insulin die Hypoglykämie um so stärker wird, je älter der Mensch ist. In demselben Sinne äußerte sich Bürger (1960). Allerdings glauben Shock und Andres (1968), daß im Laufe des Lebens die Ansprechbarkeit auf Insulin fällt.

Vom altersbedingten Anstieg der Ansprechbarkeit des Organismus auf Insulin zeugen auch Stoffwechseländerungen in einzelnen Geweben. Nach A. A. Paschkowa und W. M. Ewsejewa (1965) stimuliert Insulin in der Dosis 0,05 E/ml am stärksten die Glukoseverwertung des Zwerchfells alter Tiere. G. G. Gazko (1969) studierte die Wirkung unterschiedlicher Insulinmengen auf den Glykogenspiegel im isolierten Diaphragma junger und alter Kaninchen. In niedriger Dosis (0,05 E/ml) stimuliert Insulin maximal die Glykogensynthese im Diaphragma alter Tiere, minimal in dem junger. In der Dosierung 0,1 E/ml ruft es einen maximalen Effekt bei jungen Versuchstieren hervor. Folglich besitzt das alte Zwerchfell eine höhere Empfindlichkeit gegenüber Insulin. Schließlich fand I. P. Solenowa-Filippowa (1965), daß alten Ratten entnommenes Fettgewebe bereits auf minimale Hormondosen reagiert. All diese Befunde unterstützen doch wohl unsere These vom Anstieg der Ansprechbarkeit und von der erniedrigten Reaktionsfähigkeit der Gewebe auf Insulin im Senium.

Unsere Befunde enthalten scheinbar einen inneren Widerspruch. Wir behaupten erstens, daß die Insulinmenge des Blutes im Laufe des Lebens wächst, und zweitens, daß sich die Empfindlichkeit der Gewebe gegenüber dem Hormon erhöht. Bei solch einer Sachlage dürften aber keine Anzeichen einer Insulininsuffizienz, sondern eher vermehrte Hinweise auf einen Hyperinsulinismus zu erwarten sein. Der Blutzuckerspiegel verändert sich im Senium jedoch nicht oder hat sogar eine ansteigende Tendenz, die Glykämiekurven werden verzögert, und bei Doppelbelastung ist der Glykämieanstieg besonders stark.

Wir (W. W. Frolkis, L. N. Bogazkaja u. S. W. Bogusch) konnten nun zeigen, daß im Alternsgang die Insulineigenschaften, die Bindungen des Hormons an

Inhibitoren sich wandeln. Deshalb bedeutet hohe Blutkonzentration noch keine adäquate Gewebswirkung. Bei alten Personen und Ratten war nur die Aktivität des „reinen“ freien und gebundenen Insulins höher, das von den Antagonisten und Synergisten des Hormons, die sich im Blut befinden, befreit war. Die Richtigkeit unserer Behauptung geht aus zwei speziellen Versuchsserien hervor.

Es ist möglich, das zu untersuchende Blut vom gebundenen Insulin zu befreien und nur das freie in ihm zu belassen. Dann kann man die Aktivität der freien Form unter Bedingungen prüfen, die jenen sehr nahe kommen, unter denen das Hormon im Blut „arbeitet“. Bei adulten Tieren unterschied sich die Aktivität des abgetrennten reinen Insulins schwach von der des Hormons im Blut (2,66 $\pm$ 0,69 und 1,8 $\pm$ 0,1 mg/g Fett in 3 Stunden). Bei alten Tieren dagegen ist die Aktivität freien Insulins im Blut einige Male niedriger als die des abgetrennten Hormons (1,3 $\pm$ 0,1 bzw. 8,27 $\pm$ 0,95 mg/g). Ähnliche Resultate erhielten wir bei der Bestimmung der Gesamtinsulinaktivität unterschiedlich alter Tiere. Obwohl die summarische Aktivität freien und gebundenen Insulins, welches aus dem Blut isoliert worden war, bei alten Tieren bedeutend höher als bei adulten ist, bleibt die Gesamtaktivität unter den Bedingungen des Blutes in alten unter der in jungen (2,0 $\pm$ 0,2 bzw. 3,1 $\pm$ 0,17 mg/g in 3 Stunden). Also wächst im Laufe des Lebens die Konzentration freien und gebundenen Insulins an, es fällt aber seine Aktivität im Blut. Die Aktivität des „reinen“ Insulins spiegelt nicht die wahre Insulinaktivität des Blutes wider, welche von einem Komplex regulatorischer Einflüsse abhängt.

Zu diesen Ergebnissen stehen auch die Befunde von G. G. Gazko (1969) in Beziehung. Sie untersuchte den Einfluß des Blutserums unterschiedlich alter Tiere auf die Glykogensynthese im Rattendiaphragma unter Insulin (0,1 E/mg). Gab sie Insulin und Blutserum junger Tiere, wurde der stimulierende Hormoneffekt auf die Glykogensynthese nur gering unterdrückt. Fügte sie jedoch dem Insulin Blutserum alter Ratten zu, war die Reaktion wesentlich beeinträchtigt.

Demnach fällt während des Alterns, ungeachtet der steigenden Konzentration des Insulins im Blut, dessen Aktivität. Sicher kann man dadurch viele Widersprüche, die bei der Erforschung der Alternsveränderungen des Insulinapparates aufgetreten waren, erklären. Denn einige Autoren gründen ihre Aussagen über die Erniedrigung des Insulingehaltes im Blut alter Menschen nur auf eine Untersuchung des insulinhaltigen Serums. So läßt sich aber aufgrund der Aktivitätsänderungen der wirkliche Anstieg des Hormongehaltes des Blutes nicht nachweisen.

Eine große Gruppe von Substanzen nichthormoneller Natur ist fähig, Insulin zu binden oder zu zerstören und es dadurch seiner biologischen Aktivität zu berauben. Diese Stoffgruppe hat man Antagonisten oder Inhibitoren des Insulins genannt. Gegenwärtig ist am gründlichsten ein Antagonist des Hormons untersucht, der im Blutplasma an Albumine gekoppelt auftritt und deshalb Synalbumin heißt (Ensinck, Mahler u. Vallance-Owen 1965). Dieser Antagonist kommt vermehrt beim Prädiabetes vor (Vallance-Owen 1965). Viele Plasmasubstanzen sind strenggenommen keine Antagonisten des Insulins, obgleich sie einen entgegengesetzten Einfluß ausüben. Sie wirken aber auch ohne Insulin. Zum Beispiel ist in den Fraktionen der α- und β-Globuline sowie der β-Lipoproteine des Plasmas ein Faktor aufgefunden worden, welcher die Glukoseverwertung des Zwerchfellgewebes bei Abwesenheit von Insulin hemmt (Taylor u. Mitarb. 1960, Vargas 1960). Stark wirken Blutantikörper auf den Stoffwechsel und die Aktivität des Insulins, indem sie das Hormon binden (Berson u. Yallow 1964, Azerad 1965, Groughs u. Mitarb. 1965).

Eine objektive Vorstellung von den Aktivitätsänderungen des Insulins im Blut vermag der von uns vorgeschlagene Inaktivierungskoeffizient zu geben. Er enthält die Relation Summe der Insulinfraktionen/Insulinaktivität des Blutes und informiert darüber, um wieviel die Insulinaktivität des Blutes (oder die effektive Hormonkonzentration im Blut) geringer ist als die mögliche Konzentration (d. h. die Summe freien und gebundenen Insulins.) Bei 8—10 Monate alten Ratten liegt der Inaktivierungskoeffizient um 2,1 ± 0,2, bei 24—36 Monate alten um 6,9 ± 0,39. Wir glauben, daß eine Anhäufung von Inhibitoren des Hormons diese Erniedrigung der Gesamtinsulinaktivität des Blutes bei erheblicher Zunahme freien und gebundenen Insulins verursacht.

All das hat eine prinzipielle Bedeutung nicht nur für die Erklärung der Häufigkeit des senilen Diabetes, sondern auch für mögliche neue Wege in der Therapie dieser Erkrankung. Offenbar kann man den Insulinhaushalt des Organismus normalisieren, wenn man die Verbindungen der Inhibitoren mit dem Hormon zerstört und so das endogene Insulin aktiviert. Eine solche Aktivierung könnte die Überbeanspruchung des Insulinapparates verhindern, welche sich im Laufe des Lebens einstellt.

Es bleibt zu betonen, daß die Erforschung des Hormonzustandes im Blut noch zu unvollkommen ist, um die Mechanismen der regulatorischen Änderungen des Insulinsystems im Alter wirklich verstehen zu können. Über etwas gibt es heute keinen Zweifel mehr: Glukose stellt den physiologischen Reiz für die B-Zellen des Inselapparates der Bauchspeicheldrüse dar. Für eine Einschätzung der Anpassungsmöglichkeiten des Insulinsystems während des Seniums war es deshalb wichtig, die Konzentrationsverschiebungen des Insulins im Blut als Antwort auf Zuckerbelastungen zu verfolgen. Zu diesem Zweck untersuchten wir den Gehalt an freiem und gebundenem Wirkstoff im Blut 20—30 und 60—70 Jahre alter Menschen 15 und 30 Minuten nach peroraler Glukoseaufnahme (50,0 g in 200 ml Wasser). Bei jungen Personen führte die Belastung zu einem deutlichen Anstieg der freien und gebundenen Fraktion. Beträgt ihr Ausgangsniveau 2,48 ± 0,18 mg/g, so erhöht es sich 15 Minuten nach Glukosezufuhr auf 4,3 2 ± 0,37 mg/g. Die Veränderungen der gebundenen Fraktion waren weniger ausgeprägt: die Ausgangshöhe lag um 2,13 ± 0,15 mg/g, 15 Minuten nach der Belastung wurden 3,76 ± 0,34, 30 Minuten danach 1,98 ± 0,28 mg/g gemessen. Einen völlig anderen Charakter hatten die Reaktionen bei 60—70jährigen Personen. Bei ihnen änderte sich nach Zuckerbelastung das freie und gebundene Insulin im Blut praktisch nicht.

Im Prinzip gleiches fanden wir an Ratten (nach Gabe von 500 mg Glukose auf 100 g Körpergewicht). Der Blutzuckerspiegel alter Tiere steigt mehr als der junger (bei alten um 200%, bei adulten um 95%). Die Insulinfraktionen erhöhen sich in adulten Ratten stärker (um 178%, bei alten um 73%). All das spricht wieder für eine Erniedrigung der Reaktionsfähigkeit und der Anpassungsmöglichkeiten des Insulinsystems im Senium.

Interessant ist, daß sich bei Zuckerbelastung adulter Tiere der Inaktivierungskoeffizient praktisch nicht wandelt. Bei alten Ratten fällt er dagegen, von anfangs 6,9 $\pm$ 0,39 5 Minuten nach Glukose auf 5,2 $\pm$ 0,52, nach 15 Minuten auf 4,7 $\pm$ 0,44. Folglich geht in alten Tieren bei Belastungen der Grad der Unterdrückung der effektiven Insulinkonzentration durch Antagonisten und Inhibitoren zurück.

Die Inaktivierung während des Seniums vermag auch einige Widersprüche in den Befunden über Alternswandlungen der Gewebsempfindlichkeit gegenüber dem Hormon zu erklären. In einer interessanten Arbeit zeigten Shock und Andres (1968), daß bei Gabe von Tolbutamid (einem Sulfonamid), welches die Insulinabsonderung der B-Zellen stimuliert, der Blutzucker junger Menschen stärker fällt. Die Autoren kommen zu dem Schluß eines stärkeren Absinkens der Ansprechbarkeit auf endogenes Insulin im Laufe des Lebens. Bei Zufuhr exogenen Insulins gelang es ihnen nicht, sichere Altersunterschiede festzustellen.

Demnach erklären Veränderungen der Aktivität der Bauchspeicheldrüse und der Eigenschaften des Hormons selbst sowie Besonderheiten der Gewebsreaktionen auf dessen Wirkung den Alternswandel insulinabhängiger Regulation. Die Erniedrigung des Insulinabbaus und die Erhöhung der Ansprechbarkeit der Gewebe können weder den während des Alterns zunehmenden Aktivitätsverlust des Hormons noch den Rückgang der Reaktionsfähigkeit der Gewebe kompensieren. Deshalb kommt es mit den Jahren zur latenten Insulininsuffizienz.

Überaus wichtig für das Verständnis der Alternsevolution des Endokriniums ist eine detaillierte Erforschung der Regulation der Geschlechtsdrüsen. In Arbeiten von W. G. Baranow und Mitarb. (1956, 1966, 1972), B. A. Wartapetow (1965), A. F. Makartschenko und Mitarb. (1967) und W. M. Dilman (1968, 1972) sind grundlegende Ausführungen zu diesem Problem gemacht worden. Völlig gerechtfertigt ist auch die Aufmerksamkeit, welche dabei dem Klimakterium gewidmet wird; denn mit ihm bilden sich Alternsprozesse des Organismus aus. Ein wichtiger Schritt war die Absage an Erklärungen des Klimakteriums nur durch Veränderungen der Geschlechtsdrüsen und die Berücksichtigung hypothalamo-hypophysärer Wechselbeziehungen (Baranow 1960, Baranow u. Mitarb. 1966, Dilman 1968).

Wir wollen hier nicht jenen großen und komplizierten Problemkreis erörtern, sondern nur die verschieden gerichteten, ungleichmäßigen quantitativen und qualitativen Veränderungen betonen, welche sich in der Regulation der Geschlechtsdrüsen während des Alterns entwickeln, und denken dabei besonders an den Wandel der Sekretion gonadotroper Hypophysenhormone sowie östrogener und androgener Wirkstoffe.

Möglich sind auch qualitative Änderungen im Prozeß der Hormonsynthese. Nach W. M. DILMAN (1968) beginnen im Klimakterium die Eierstöcke untypische, sogenannte nichtklassische Phenolsteroide zu bilden, welche in vielem von den klassischen Östrogenen abweichen.

Schließlich kann im Alternsgang die Sensitivität einiger Stoffwechselvorgänge gegenüber exogen zugeführten Geschlechtshormonen variieren (N. W. SWETSCHNIKOWA, W. W. FROLKIS, A. N. MURASCHINA). Bei alten Ratten rufen niedrigere Mengen Östradiolpropionat und Follikulin Ausfluß und Aktivitätsänderungen der Uteruscholinesterase hervor. In sehr alten Tieren (30—32 Monate) tritt eine Unterdrückung der Gewebsreaktionen auf Östrogen ein.

Dieses Phänomen erhöhter Empfindlichkeit bleibt auch nach Kastration bestehen. Folglich läßt es sich nicht auf eine geänderte Gewebssättigung mit Wirkstoffen zurückführen. Vielmehr können sich im Laufe des Lebens die Gewebsreaktionen auf Geschlechtshormone qualitativ ändern. Zum Beispiel verringert nach W. N. NIKITIN und Mitarb. (1951) Testosteronpropionat in adulten Tieren den Eiweißzerfall, in alten Tieren intensiviert es ihn.

Nur auf der Grundlage des Systemprinzips und der Erforschung des gesamten Komplexes von Wechselbeziehungen zwischen Regulierung und Anpassung des Endokriniums läßt sich die Alternsevolution der hormonellen Regulation des Stoffwechsels und der Funktionen des Organismus erklären. Während des Alterns wandeln sich die einzelnen Glieder der Regulierung dieses komplizierten Systems ungleichmäßig. Neben erlöschenden Funktionen auf der einen Seite entfalten sich auf der anderen Seite wichtige Adaptationen, wächst die Empfindlichkeit vieler Gewebe gegenüber Hormonen, verstärken sich die positiven Rückkopplungen, welche vor allem auf der Ebene des Hypothalamus wirksam werden, negative Rückkopplungen schlagen in gewissen Situationen in positive um, und es wächst die Ansprechbarkeit einzelner Drüsen auf trope Hypophysenhormone. All das gewährleistet ein bestimmtes Leistungsniveau des endokrinen Systems unter den Bedingungen seiner eingeschränkten Möglichkeiten.

Der Begriff der Anpassung ist relativ und innerlich widersprüchlich. Die Erniedrigung der Reaktionsfähigkeit auf Hormone im Laufe des Lebens begrenzt zwar eine maximale Einbeziehung der Gewebe in viele Anpassungsreaktionen, jedoch hat sie auch eine gewisse adaptive Bedeutung, indem sie mögliche „metabolische Überbelastungen“ bei sehr hohen Hormonmengen verhindert. Außerdem korreliert sie mit den reduzierten potentiellen Möglichkeiten der Drüsen. Hierin tritt einer der Regulationsmechanismen der Relation von Gewebszustand zu funktioneller Drüsenaktivität zutage.

Wenn man die Bedeutung des Alternswandels der Ansprechbarkeit und der Reaktionsfähigkeit analysiert, muß man diesen immer mit Veränderungen des Stoffwechsels und der Gewebsfunktionen vergleichen. Mit den Stoffwechselverschiebungen der Gewebe vermag sich auch ihr Bedarf an „hormoneller Unterstützung“ zu ändern. Auch das wirkt sich auf den Alternsprozeß der innersekretorischen Drüsen aus.

Allerdings existiert keine völlige Harmonie zwischen den versiegenden Funktionen einzelner Drüsen und der Beziehung der Gewebe zu Hormonen. Der Metabolismus verschiedener Gewebe und verschiedener Zellen in ein und demselben Gewebe sowie verschiedener Stoffwechselzyklen in ein und derselben Zelle ändert sich im Alternsgang uneinheitlich.

Mit anderen Worten, das Altern variiert den Bedarf an Hormonen in sehr verschiedener Weise. Eine große Bedeutung für die Regulierung der Wechselbeziehungen zwischen Zelle und Hormonen hat deshalb die differenzierte Veränderung ihrer Reaktionsfähigkeit. Die Zunahme der Empfindlichkeit und die Erniedrigung der Reaktionsfähigkeit paßt die Zellelemente im Senium an die abgeschwächte Hormonsekretion an und bewahrt sie vor einschneidenden Verschiebungen im Stoffwechselgeschehen.

Der beschriebene Alternsgang von Empfindlichkeit und Reaktionsfähigkeit ist zwar gesetzmäßig, gilt jedoch nicht universell. Im hohen Senium geht der Anstieg der Empfindlichkeit gegenüber Hormonen häufig in einen Abfall über. Weiterhin wächst sie in einer Reihe von Organen gegenüber manchen Hormonen überhaupt nicht. Einen einheitlichen Koeffizienten für den Alternswandel der Ansprechbarkeit ein und desselben Gewebes auf verschiedene Hormone oder der Ansprechbarkeit verschiedener Gewebe auf ein und dasselbe Hormon kann es nicht geben.

In der gegenwärtigen Gerontologie ist die Konzeption von der Involution weitverbreitet. Die Analyse der komplizierten Wechselbeziehungen zwischen Regulierung und Anpassung des endokrinen Systems widerlegt jedoch diese triviale Vorstellung.

In letzter Zeit betrachten einige Autoren, welche sich auf unsere Arbeiten über die senilen Reaktionsänderungen auf nervale und humorale Einflüsse beziehen, diese Vorgänge als Rückkehr zu alten Formen der Regulierung, als rückläufige Entwicklung der Regulationssysteme. Wir möchten dazu nur einen modernen Entwicklungsphysiologen, A. G. Ginezinski, zitieren: „Der Standpunkt, daß hormonelle Einwirkungen, als die primitiveren, phylo- und ontogenetisch älter sind als nervale, hat eine große Verbreitung. Jedoch kann man ihn kaum als gerechtfertigt anerkennen. Er gründet sich offenbar auf ein Mißverständnis, welches die allgemeine Sensitivität der Zelle gegenüber chemischen Reizen mit der feindifferenzierten Empfindlichkeit gegenüber speziellen Hormonen verwechselt. Die allgemeine chemische Ansprechbarkeit stellt tatsächlich die älteste Form der Reaktivität dar, die sich auch für Organismen eignet, welche noch kein Nervensystem besitzen. Die spezifische Empfindlichkeit gegenüber Hormonen aber ist eine Erwerbung viel späterer Etappen des Evolutionsprozesses. Voll entfaltet finden wir sie erst bei Wirbeltieren mit entwickeltem Blutkreislaufsystem. Vielleicht muß man noch jene Tatsache betonen, daß in der Ontogenese das Nervensystem am Anfang der Embryogenese entsteht und seine Entwicklung parallel zu den Effektororganen verläuft. Die innersekretorischen Drüsen aber entstehen und nehmen ihre Funktion erst später auf“ (1963, S. 378).

KAPITEL **VII**

Die Alternsveränderungen der vegetativen Ganglien

Wenn zwei je einen Apfel besitzen und ihn austauschen, bleibt jedem der beiden auch danach nur ein Apfel. Wenn aber dieselben je eine Idee haben und sie austauschen, hat jeder dadurch zwei Ideen.

B. SHAW

Hilfsmechanismus — das ist ein Begriff, der aus der Kybernetik stammt und in letzter Zeit häufig für die Charakterisierung der funktionellen Bedeutung vegetativer Ganglien bei der reflektorischen Regulation innerer Organe benutzt wird. Als kybernetischer Terminus bezeichnet er eine Hilfseinrichtung, ein Element im System der automatischen Steuerung, welches den anfänglichen, ersten regulierenden Vorgang zu verstärken oder anderswie zu verändern gestattet.

Im Laufe der Evolution vervollkommneten sich die Formen zentraler Regulation des Stoffwechsels und der Funktionen. Bei den höheren Organismen erreichten sie dank der Tätigkeit der Großhirnrinde und subkortikaler Kerne ein hohes Maß an Dynamik und Plastizität. Einer der Begründer der Evolutionsphysiologie, A. A. ORBELI (1935, 1962), unterstrich wiederholt, daß man im Organismus höherer Lebewesen Innervationsformen auffinden kann, welche frühe Etappen in der Ausbildung der nervalen Regulation vegetativer Funktionen repräsentieren. An Vertebraten erhalten sich trotz Dominierens des Gehirns Merkmale, die für das diffuse Nervensystem (intramurale Ganglien, Auerbachscher und Meißnerscher Plexus) und für Knoten- und Strickleiterbildungen (Ganglien des sympathischen und parasympathischen Systems) typisch sind. Die Evolution bewahrte die Unterbrechung auf dem Wege von den zentralen Regulationsmechanismen vegetativer Funktionen zu den Effektoren. Der Streit darüber, ob die Ganglien die Grenze zweier Neurone darstellen oder beide Neurone nahtlos ineinander übergehen, ist endgültig entschieden: Die Funktion der vegetativen Ganglien bestimmen die synaptischen Prozesse zwischen prä- und postsynaptischen Neuronen. Vegetative Ganglien, welche sich fortwährend an der reflektorischen Regulation der inneren Organe beteiligen, bringen ständig ihre eigenen Nuancierungen in die neurohumoralen Vorgänge mit ein. Dank des Phänomens der Multiplikation, der Möglichkeit des Kontakts einer präganglionären mit mehreren postganglionären Zellen kann eine Ausbreitung zentraler vegetativer Wirkungen und eine breitere Einbeziehung des Stoffwechsels und der Funktion in die Reaktion erreicht werden. BRONK und PUMPHREY (1935) zeigten eine große Dauer des Potentials (bis 50 ms) im unteren Herznerven und bezogen sie auf die Dispersion der Erregung in den Synapsen des Ganglions. Die Zahl der Nervenzellen in den vegetativen Ganglien ist einige Male höher als die Zahl der präganglionären

Fasern (im oberen sympathischen Halsganglion 32mal). Deshalb vermag auch die Reizung einer kleinen Menge präganglionärer Fasern viele postganglionäre Neurone zu erreichen und dadurch das Feld zentraler Wirkungen auf die vegetativen Effektoren sehr zu erweitern.

Schon in den 70er Jahren des vergangenen Jahrhunderts demonstrierte N. M. SOKOWNIN die Möglichkeit einer Realisierung örtlicher reflektorischer Reaktionen über vegetative Zellgruppen. Seitdem beteiligen sich nun schon 100 Jahre lang immer mehr an der Diskussion um eine Schlüsselrolle des ganglionären Apparates und um die Existenz peripherer Reflexe (SAMJATINA 1957, BULYGIN u. BELORYBKINA 1958, BULYGIN 1964, SERGIJEWSKI 1964). Eine weitere nicht zu unterschätzende Funktion vegetativer Ganglien ist die rezeptive. Die Existenz von Rezeptoren in vegetativen Ganglien, auf welche Morphologen bereits hingewiesen hatten (DOGEL 1896, MICHAILOW 1909, MILENKOW 1950, KOLOSOW 1952, KOBLOW 1957), klärten Physiologen kürzlich auf (BYLGIN 1964). Diese Rezeptoren sind fähig, humorale Verschiebungen in den Ganglien, die während ihrer Tätigkeit entstehen, zu registrieren. Schließlich ziehen die vegetativen Ganglien aus noch einem Grund die Aufmerksamkeit der Physiologen auf sich: Sie sind ein geeignetes Objekt für die Erforschung allgemeiner Gesetzmäßigkeiten der synaptischen Übertragung, welche im Zentralnervensystem wesentlich komplizierter und vielgestaltiger abläuft. Die funktionelle Bedeutsamkeit der vegetativen Ganglien also und ihre Beteiligung an der Regulation innerer Organe lassen das Kennenlernen der Veränderungen sympathischer und parasympathischer Nerven für das Verständnis der Wandlungen neurohumoraler Regulation während des Alterns als notwendig erscheinen.

Die Evolutions- und Alternsphysiologie verfügt über zahlreiche Angaben zur Phylogenese und zu den frühen Stadien der Ontogenese des Ganglienapparates. Bedeutend weniger wußten wir bis vor kurzem von den funktionellen Wandlungen vegetativer Ganglien in den abschließenden Etappen der Ontogenese. Eine systematische Untersuchung dieser Frage nahm in unserem Laboratorium J. K. DUPLENKO (1963a, 1963b, 1964) vor. Das den Erörterungen dieses Kapitels zugrunde liegende Tatsachenmaterial stammt von der Analyse der Funktionsänderungen des oberen sympathischen Halsganglions und der Ganglien der Herzäste des N. vagus. Als Versuchstiere dienten Katzen, Kaninchen und Ratten unterschiedlichen Alters in Urethannarkose.

Es zeigte sich, daß an alten Tieren die Erregbarkeit bei präganglionärer Reizung des oberen Halsganglions und des N. vagus im Halsbereich geringer ist. Die elektrischen Reizschwellen, welche eine Bewegung der Nickhaut erzeugen, betrugen in 1—4jährigen Katzen $0{,}11 \pm 0{,}041$ V, in 10—12jährigen $0{,}30 \pm 0{,}045$ V (Impulsdauer 0,5 ms, Frequenz 20—40 Hz) (Abb. 58). Interessanterweise nivellierte die Wirkung ungünstiger Faktoren, z. B. einer Störung der Blutversorgung oder eines übermäßigen Druckes auf das Lid, die Altersunterschiede der Erregbarkeit. Unter diesen Bedingungen waren die Schwellenwerte für präganglionäre Reizung bei adulten Katzen $0{,}27 \pm 0{,}03$ V, bei alten $0{,}37 \pm 0{,}072$ V. Die Altersdifferenz läßt sich hier statistisch nicht verifizieren.

Wir führten dieses spezielle Beispiel an, um erstens zu betonen, wie notwendig Altersvergleiche unter Bedingungen sind, die den physiologischen weitestgehend entsprechen, und um zweitens die Ungleichmäßigkeit der Reaktionsmöglichkeiten des Ganglienapparates bei Tieren verschiedener Altersgruppen zu zeigen.

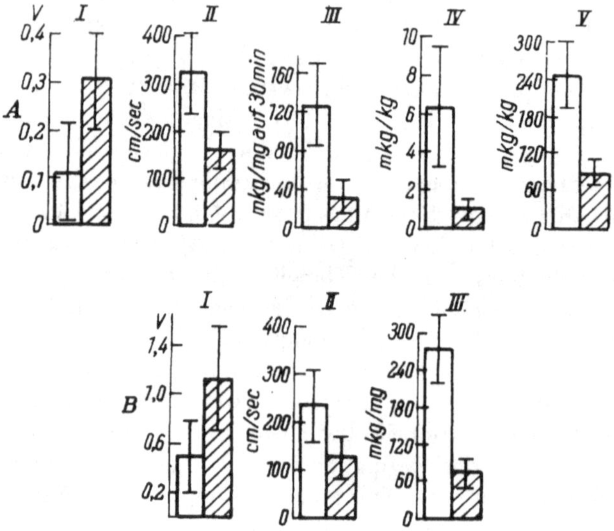

Abb. 58. Altersunterschiede des Funktionszustandes des oberen sympathischen Halsganglions (A) und der parasympathischen Herzganglien (B) von Katzen und Kaninchen. I — Schwellen der Erregbarkeit der präganglionären Stämme bei Katzen; II — pessimale Frequenzen präganglionärer Tetanisierung bei Katzen; III — Cholinesteraseaktivität im Gangliengewebe von Kaninchen; IV — Schwellendosen Azetylcholin, welche die Ganglien der Katze stimulieren; V — Schwellendosen Benzohexonium, welche die ganglionäre Übertragung der Erregung bei Katzen unterdrücken. Weiße Säulen — adulte, gestrichelte Säulen — alte Tiere.

Eine sichere Erhöhung der Erregbarkeitsschwellen ergab sich auch aus der Reizung präganglionärer Vagusfasern. In adulten Katzen entstand eine Bradykardie nach Vagusreizung mit 0,52 $\pm$ 0,12 V, in alten mit 1,15 $\pm$ 0,2 V; bei 8—10monatigen Ratten wurden 0,35 $\pm$ 0,041 V, bei 26—30monatigen 0,53 $\pm$ 0,04 V gemessen.

Der Funktionszustand vegetativer Zellansammlungen wird vor allem durch ihre Labilität bestimmt. In Abhängigkeit von der Frequenz der über präganglinäre Fasern ankommenden Impulse und vom Zustand der synaptischen Übertragung vermag ein breites Spektrum von Wandlungen des Funktionszustandes vegetativer Ganglien, von den optimalen bis zu den pessimalen Reaktionen, zu entstehen.

Die tonische Impulsation beträgt in einzelnen postsynaptischen sympathischen Neuronen nur 2—4 Impulse/s (LARRABEE u. BRONK 1938), in parasympathischen 4—8 Impulse/s (EMMELIN u. HOLMBERG 1967). Bei reflektorischen Einwirkungen steigt die Impulsfrequenz stark an. PITTS und BRONK (1942) beobachteten, daß sie nach Stimulation des Hypothalamus 20 Impulse/s erreichen kann. ROSENBLUETH (1932) gibt als optimale Frequenz zur Reizung präganglionärer sympathischer Fasern für die Nickhaut 15, für den Darm 20 und für das Herz 30 Impulse/s an, für das Ganglion stellatum als optimale Reizfrequenz 30—40 Impulse/s. BRONK und PUMPHREY (1935) bemerkten bei 60 Impulsen/s einen Abfall der Aktionspotentiale im postganglionären Neuron. Jedoch den peripheren Effekt, Beschleunigung des Herzschlages, beobachteten sie noch nach 120 Impulsen/s. I. S. BERITOW (1959) weist darauf hin, daß eine optimale Kontraktion der Nickhaut nach Reizung des Ganglion cervicale superius mit der Frequenz 4—200 Impulse/s entsteht. W. S. SCHEWELEWA (1945, 1961) hält als Reizfrequenz präganglionärer Fasern des eben genannten Ganglions, bei welcher die postganglionären Potentiale ihre Maximalhöhe erreichen, 20—25 Impulse/s für optimal. Parasympathischen Ganglien ist eine geringere Labilität eigen. Die optimale Reizfrequenz des Vagus übersteigt nicht 30 Impulse/s (SAKUSOW 1954, SAKUSOW u. SOSINA 1954, URSILLO u. CLARK 1955).

Offenbar kommt es zu einer Transformation der Rhythmen in postganglionären Neuronen mit steigender Frequenz der präganglionären Stimulation. Bei hohen Reizfrequenzen, welche die Labilität der Ganglien weit überschreiten, entwickelt sich eine aktive pessimale Hemmung in den vegetativen Organen. Nach N. E. WWEDENSKI (1953a) ist die Labilität eines Substrats eines der grundlegenden Merkmale seines Funktionszustandes, sie charakterisiert die Geschwindigkeit, mit der das Substrat den Erregungsprozeß verwirklicht und zur Ausgangssituation, d. h. zur Bereitschaft, erneut in Erregung überzugehen, zurückkehrt. Die pessimalen Frequenzen spiegeln die Grenzen der Anpassungsmöglichkeiten des Nervenapparates an die sich ändernden Funktionsbedingungen wider (ARSCHAWSKI 1954).

Eine der wichtigsten funktionellen Besonderheiten vegetativer Ganglien stellt die Erniedrigung ihrer Labilität, die Umstellung der optimalen und pessimalen Frequenzen auf langsamere Rhythmen beim Altern dar. Für den Sympathikus war diese Gesetzmäßigkeit am Beispiel des Ganglion cervicale superius gezeigt worden. An alten und adulten Katzen erfolgte eine Reizung des präganglionären Truncus sowie eine Registrierung der Kontraktion der Nickhaut des Auges und der elektrischen Aktivität der postganglionären Neurone. Die Stimulation des präganglionären Abschnittes geschah mit Maximalreizen (Dauer 0,5 ms), die Ableitung der Aktionspotentiale postganglionärer Fasern des Ganglion cervicale superius mit Hilfe bipolarer Silberelektroden (Polentfernung 2,5 mm). Der Teil des präganglionären Stammes zwischen Reizelektroden und Ganglion wurde geerdet. Unter diesen Versuchsbedingungen wurde die summarische Potentialdifferenz, welche von der Gesamtheit der Axone im postganglionären Bereich ableitbar war, registriert. Die Transformation des Impulsrhythmus drückte sich, wenn auch nur in einem Teil der Ganglienzellen, um so mehr in einer Amplitudenerniedrigung der Potentiale aus, je mehr Ganglienzellen die Fähigkeit verloren, synchron mit dem Rhythmus der Stimulation zu reagieren. Die Ergebnisse eines typischen Versuches an einer alten Katze enthält Abbildung 59. Wie aus der Zeichnung zu sehen, entstehen Potentiale ausreichender Größe in der postganglionären Faser bei präganglionärer Tetanisierung mit einer Frequenz von 40/s. Bei weiterer Beschleunigung der Stimulation, bis auf 80 Impulse/s, erniedrigen sich die Potentiale, bis sie schließlich von den Schwingungen des Rauschens

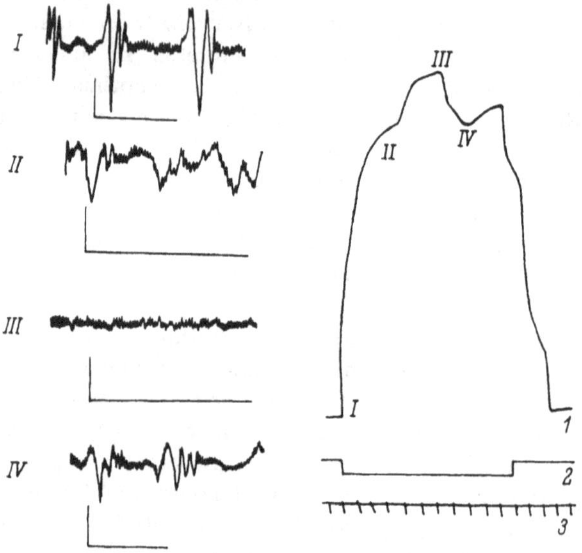

Abb. 59. Veränderungen der Potentiale postganglionärer Fasern des oberen Halsganglions bei variierender Stimulationsfrequenz des präganglionären Stammes. I — Aktionspotentiale bei der Frequenz 20 Stimuli/s; II — bei Erhöhung der Frequenz auf 40/s; III — bei Erhöhung der Frequenz auf 80/s; IV — bei Rückkehr der Frequenz auf 20/s. Die Oszillogramme entsprechen den Momenten der Veränderung der Höhe des Tetanus im Mechanogramm des Muskels der Nickhaut (1); 2 — Kennzeichnung der Reizung des präganglionären Stammes; 3 — Zeitschreibung (5 s). 10jährige Katze, Reizung 0,4 V, Reizdauer 0,5 ms. Eichmarke: 100 μV, 5 ms.

nicht mehr zu trennen sind. Dabei erschlafft die Nickhaut. Der Übergang auf langsamere Reizfolgen bringt die Potentialamplitude erneut auf die Höhe des Muskeltetanus, das ist der typische Wechsel von optimaler und pessimaler Reaktion nach N. E. Wwedenski. Gleichzeitige Abnahme der Kontraktionshöhe des Muskels und Erniedrigung der Amplitude der Aktionspotentiale in der postganglionären Faser unterstützen die bekannte These von der Lokalisation des Pessimums im Ganglienapparat.

An alten Tieren entstand das Pessimum im Ganglion cervicale superius bei geringeren Frequenzen als an adulten. Bei überschwelliger präganglionärer Tetanisierung trat die pessimale Reaktion an alten Katzen nach einer Frequenz von 108,5 ± 11,37 Impulse/s, an adulten Katzen von 226,7 ± 47,73 Impulse/s ein. Die Höhe der pessimalen Reizfrequenz ändert sich mit der Steigerung der Reizstärke des präganglionären sympathischen Nerven. Nach Erhöhung der Stimuli auf das Doppelte, bezogen auf die Schwellentetanisierung, entstand das Pessimum bei 10—12jährigen Katzen mit einer Frequenz von 150,8 ± 16,62 Impulse/s, bei 1—2jährigen mit 315,6 ± 35,57 Impulse/s.

Bedeutend größere Schwierigkeiten bereitet dem Physiologen die Bestimmung der Labilität sowie der optimalen und pessimalen Reaktionen parasympathischer Ganglien, besonders der Ganglien des N. vagus im Herzen. Hier ist es schwer, zu einer direkten Registrierung der elektrischen Potentiale in der postganglionären Faser zu gelangen und die Lokalisation der Veränderungen, welche bei geänderten Reizfrequenzen auftreten, in den Ganglien zu beweisen.

Eine Reizung des N. vagus führt bekanntlich zur Bradykardie (oder zum völligen Herzstillstand) und zum Abfall des arteriellen Druckes. Dieser Effekt zeigt sich am deutlichsten bei präganglionärer Stimulation mit 20—80 Impulsen/s. An Katzen, Kaninchen und Hunden beschleunigten wir während deutlicher Vaguswirkung die Reizfrequenz auf 150—300 Impulse/s. Dabei beginnt das Herz dem Vaguseinfluß zu entgleiten, der arterielle Druck stellt sich wieder her, und der Herzschlag wird beschleunigt. Eine Umschaltung auf langsamere Rhythmen ruft erneut den typischen Effekt einer Vaguswirkung aufs Herz hervor.

In alten Tieren entstehen diese Wandlungen der Herztätigkeit, welche an einen Übergang des Optimums in das Pessimum erinnern, bei geringeren Reizfrequenzen. An alten Katzen verliert der Vagus seinen Einfluß aufs Herz bei präganglionärer Stimulation mit 138,8 ± 15,31 Impulsen/s, an adulten mit 225 ± 27,13 Impulsen/s.

Die Analyse des physiologischen Mechanismus des beschriebenen Phänomens ist mit nicht geringen Schwierigkeiten verbunden. In der Schule N. E. Wwedenskis wird die Vaguswirkung aufs Herz als pessimale Hemmung betrachtet (Wwedenski 1913, Woronzow 1913, Archawski 1938 u. a.). Nach M. G. Udelnow (1961) bedingen strukturelle Besonderheiten der Herzinnervation den hemmenden Vaguseffekt. Diese Besonderheiten bestehen in der Vielzahl intramuraler Neurone, welche die präganglionären zahlenmäßig übertreffen. Die hemmenden Nervenwirkungen aufs Herz sind das Ergebnis der Tätigkeit sehr vieler Nervenzellen. Der Vaguswirkung aufs Herz liegt eine Hemmung der Sinusautomatie in einer Art und Weise zugrunde, welche dem Pessimum ähnelt.

Wenn man anerkennt, daß für den Vaguseinfluß die pessimale Hemmung eine Bedeutung hat, wie kann dann eine frequente Reizung des Vagusstammes das Herz aus dem Stillstand herausholen, der ja selbst durch das Pessimum bedingt ist? Es entsteht das kuriose Paradoxon: Pessimale Reizung führt das Herz aus dem vorangegangenen Zustand des Pessimums wieder heraus. Die Analyse dieser Erscheinung nahmen wir in einer speziellen Versuchsserie an Fröschen vor, bei welchen die präganglionären Vagusfasern und die Ganglien im Herzen selbst relativ leicht zu reizen sind (FROLKIS 1959). Das Versuchsschema sah so aus: Reizung des Vagosympathikus-Stammes mit unterschiedlicher Frequenz (sympathische Wirkungen schlossen wir durch Blockade der Adrenorezeptoren aus) und in einzelnen Phasen zusätzliche Reizung der Ganglien selbst. Bei Reizung des Vagosympathikus-Stammes des Frosches mit 20—40 Impulsen/s tritt Herzstillstand ein. Eine Steigerung auf 150—200 Impulse/s befreit das Herz vom Einfluß des N. vagus. In dieser Periode stimulierten wir über andere Elektroden die Vagusganglien im Sinus venosus. Das erzeugte erneut einen Herzstillstand. Man darf sich das alles folgendermaßen vorstellen: Der Herzstillstand bei optimalen Reizfrequenzen des N. vagus ist an Mechanismen geknüpft, welche in der Synapse zwischen postganglionären parasympathischen Fasern und Sinusknoten lokalisiert sind. Bei höheren Frequenzen beginnt sich das Pessimum in den Ganglien auszubilden, welches die Impulsation in den postganglionären Fasern zuerst begrenzt, dann ausschließt und damit die Vaguswirkung aufs Herz unterdrückt. Darüber hinaus darf man annehmen, daß das Pessimum unter unseren Versuchsbedingungen in den präsynaptischen Endigungen der Ganglien des N. vagus innerhalb des Herzens liegt. Deshalb erzeugt Reizung der Ganglien direkt erneut einen Vaguseffekt. Und so wird nach frequenter präganglionärer Stimulation das Pessimum in den Ganglien beider Nervi vagi des Herzens lokalisiert, deren Labilität während des Seniums fällt.

J. K. DUPLENKO (1964), welcher an ein und denselben Tieren die Erregbarkeit und die Labilität bei parasympathischer ganglionärer Weiterleitung verglich, bemerkte, daß die Veränderungen der Labilität die Dynamik der Alternswandlungen genauer wiedergeben. Bei vielen alten Tieren war die Erregbarkeit der Ganglien noch ziemlich hoch, ihre Labilität jedoch schon wesentlich erniedrigt.

Sicher entwickeln sich die funktionellen Veränderungen der einzelnen Ganglien im Laufe des Lebens unterschiedlich. Diese Ungleichmäßigkeit tritt auch in einem Vergleich der Wandlungen von Labilität und Erregbarkeit der untersuchten sympathischen und parasympathischen Zellansammlungen zutage. Gemessen an den mittleren Höhen pessimaler Frequenzen, ist die Alternserniedrigung der Labilität des Ganglion cervicale superius stärker als die parasympathischer Herzganglien. Möglicherweise zieht das Altern den Mechanismus ganglionärer Übertragung im oberen Halsknoten mehr in Mitleidenschaft als in den parasympathischen Knoten des Herzens. Natürlich darf man diesen Schluß nicht wörtlich auf andere sympathische und parasympathische Ganglien übertragen. Hier scheint es auch angebracht, an die Vorstellungen A. S. DOGELS (1922) zu erinnern, die, wenn auch vielleicht übertrieben, die Bedeutung von Veränderungen im sympathischen Nervensystem für die Genese bestimmter seniler Erscheinungen betonen.

Die Erniedrigung der Labilität vegetativer Ganglien im Senium und die verminderten Frequenzen ihrer optimalen und pessimalen Stimulation weisen auf ihren Funktionszustand hin. Wahrscheinlich haben diese Vorgänge Bedeutung für die Ausbildung trägerer vegetativer Reaktionen im Senium mit verlängerter

Regenerationszeit des Ausgangsniveaus. Die senilen Verschiebungen der optimalen Frequenzen ganglionärer Stimulation zusammen mit veränderter zentraler, efferenter Signalisation bestimmen hauptsächlich die Reaktionsintensität der einzelnen Effektoren, der einzelnen inneren Organe.

Bei alten Tieren, wir beschrieben das bereits, verringert sich der Umfang der reflektorischen Reaktionen des Herz-Kreislauf-Systems (FROLKIS, GOLOWTSCHENKO, MURAWOW, TANIN u. DUCHOWITSCHNI 1962). Im alten Organismus kann man feinere Abstufungen hämodynamischer Verschiebungen bei reflektorischer Reizung schwerer vornehmen. Verantwortlich sind dafür besonders Vorgänge in den Nervenzentren. Jedoch darf man annehmen, daß auch Wandlungen der Labilität vegetativer Ganglien zu dieser Erscheinung funktioneller Monotonie beitragen.

Funktionelle Veränderungen entwickeln sich unterschiedlich in den einzelnen Ganglien. Morphologische Befunde sprechen auch für eine Asynchronie der Alternsprozesse sympathischer und parasympathischer Gewebe. Bei einer solchen Sachlage muß man vermuten, daß mit den Jahren das Phänomen der Multiplikation sich wandelt, obgleich dies bisher noch von niemandem bewiesen worden ist. Präganglionäre Fasern können ohne Unterbrechung einige sympathische Ganglien passieren und dabei Synapsen auf verschiedenen Funktionsebenen bilden. Die ungleichmäßigen Alternsvorgänge in den einzelnen Ganglien führen zu uneinheitlichen Veränderungen des Phänomens der Multiplikation und machen sich in der Dispersion, der Diffusion zentraler vegetativer Wirkungen bemerkbar.

Es ist schwer genau zu sagen, wie häufig und in welchen Situationen eine pessimale Hemmung innerhalb der Nervenknoten entsteht. Nach Meinung von W. S. SCHEWELEWA (1961) bildet sich ein pessimaler Zustand infolge Diskrepanz zwischen präganglionärer Impulsfolge und Labilität der Ganglienzellen, deren Höhe nicht konstant bleibt, sondern sich im Laufe der Reaktion ändert. Außerdem vermag unter natürlichen Bedingungen das Pessimum nicht in der Gesamtmasse der Neurone eines Ganglions aufzutreten. Gemeint ist die sogenannte partielle Hemmung. Weiterhin befindet sich zwischen Optimum und Pessimum bei Reizfrequenzsteigerung ein Gebiet der Transformation in den sympathischen und parasympathischen Ganglien anlangender Impulse. Diese Transformation drückt sich in dem anwachsenden Mißverhältnis zwischen prä- und postganglionärer Impulsation aus. Während des Alterns werden in Verbindung mit der variierten Labilität vegetativer Ganglien Bedingungen für eine Transformation bei niedrigeren Impulsfolgen geschaffen. Deshalb können senile Ganglienveränderungen wesentliche Bedeutung für reflektorische Reaktionen erlangen, indem sie die eintreffenden Impulsströme transformieren. Wahrscheinlich trägt die leichtere Entstehung des Pessimums in den Ganglien zur Bewahrung funktioneller Systeme vor möglichen groben Veränderungen bei Belastungen bei. Natürlich läßt sich die Bedeutung der Alternsvorgänge in den Ganglien konkreter durch eine Gegenüberstellung der Funktionseigenschaften eines bestimmten Ganglions und des Charakters der Impulse, welche von konkreten Nervenzentren eintreffen, einschätzen.

Die Funktion auch der Nervenzentren ändert sich mit dem Alter ungleichmäßig. Möglicherweise befindet sich die Erniedrigung der Labilität ein und desselben Ganglions in Übereinstimmung mit einer Art zentrifugaler Wirkungen und im Gegensatz zu Veränderungen anderer zentraler Mechanismen.

Man muß unterstreichen, daß Optimum und Pessimum nicht die ganze Kompliziertheit der Wechselbeziehungen zwischen Erregung und Hemmung in den Ganglien erschöpfen. Nach W. S. SCHEWELEWA (1945, 1961), LAPORTE und LORENTE DE NO (1950) sowie ECCLES und LIBET (1961) kann in den Ganglien eine direkte Hemmung der Impulse entstehen, welche aus dem Zentralnervensystem eintreffen.

Folgende wichtige Gesetzmäßigkeit der Alternsveränderungen des Funktionszustandes vegetativer Ganglien darf man formulieren: Auf dem Hintergrund erniedrigter Labilität und Erregbarkeit wächst bei präganglionärer Stimulation die Empfindlichkeit sympathischer und parasympathischer Ganglien gegenüber einer Reihe humoraler Faktoren. Mit anderen Worten, bei alten Tieren rufen kleinere Mengen chemischer Substanzen Stimulation und Unterdrückung der ganglionären Übertragung hervor.

Die Erforschung dieser Tatsache hat eine gewisse praktische Bedeutung. Ärzte überzeugten sich schon vor einigen Jahrzehnten davon, daß es leicht ist, reflektorische Effekte zu verändern oder zu unterbinden, wenn man den Angriffspunkt an vegetativen Ganglien wählt. Ganglienblocker behaupteten in den letzten Jahren einen festen Platz im Medikamentenarsenal, sie fanden Anwendung bei Hypertonie, Koronarinsuffizienz, Ulkus u. a. Die Altersbesonderheiten der Ganglienwirkung dieser Substanzen zu ergründen, ist eine Aufgabe der Alterspharmakologie.

In den 20er Jahren benutzten I. P. RASENKOW (1926), K. M. BYKOW und A. M. PAWLOWA (1924) als erste die Methode der Ganglienfusion. Sie schufen damit die Möglichkeit, die Chemie synaptischer Übertragung im Ganglion zu studieren. Später zeigten KIBJAKOW (1933) sowie FELDBERG und GADDUM (1963), daß bei Erregung sympathischer Ganglien in ihnen physiologisch aktive Substanzen freigesetzt werden. Die folgenden Untersuchungen ergaben, daß Azetylcholin einen Mediator für die Erregung sowohl in sympathischen als auch in parasympathischen Ganglien darstellt. Intravenös zugeführtes Azetylcholin rief an alten Katzen in niedrigerer Dosierung eine Stimulation des oberen Halsganglions und eine Kontraktion der Nickhaut hervor (alte Tiere $1{,}1 \pm 0{,}19$ µg/kg Azetylcholinchlorid, adulte $6{,}3 \pm 1{,}35$ µg/kg). Möglicherweise verursacht aber intravenöse Injektion von Azetylcholin eine Kontraktion der Nickhaut nicht aufgrund der Stimulation des Ganglions, sondern aufgrund einer Wirkung auf das Nebennierenmark. Denn die Absonderung des Adrenalins kann steigen und letzteres direkt auf die Nickhaut Einfluß nehmen. In Kontrollversuchen erfolgte deshalb die Azetylcholingabe vor und nach Entfernung des Ganglion cervicale superius. Nach Entfernung des Ganglions trat eine Bewegung des dritten Lides nur bei Erhöhung der Azetylcholinmenge auf das 3—4fache ein. Dies beweist, daß auch bei intravenöser Zufuhr Azetylcholin in den angewandten Dosierungen direkt auf das sympathische Ganglion wirkt.

Im Laufe des Lebens wächst die Ansprechbarkeit der Ganglien auf Stoffe, welche die ganglionäre Übertragung blockieren. Einen Block der ganglionären Übertragung kann man bekanntlich erreichen durch Einwirkung entweder auf die Prozesse der Abgabe und des Abbaues von Azetylcholin oder unmittelbar auf die N-cholinreaktiven Systeme der Neurone. Cholinrezeptoren blockierende Substanzen finden breite Anwendung als Ganglienblocker. Ein typischer Vertreter ist das Hexonium (1,6-Hexamethylen-bis-trimethylammonium). Es konkurriert mit Azetylcholin um die N-cholinreaktiven Gruppen (KARASIK 1946, MOE u. FREYBURGER 1950, ANITSCHKOW 1957, 1962, CHARKEWITSCH 1962). Eines der Charakteristika der Wirkung von Hexoniumpräparaten (Jodid, benzolschwefelsaures Salz) stellt die Erniedrigung der funktionellen Dynamik der Ganglien dar. Nach D. A. CHARKEWITSCH (1956) und P. P. DENISENKO (1956) verlagert sich schon bei 0,5—1,0 mg/kg Hexonium (Jodid) das Pessimum stark in Richtung geringerer Frequenzen. Diese Veränderungen begleiten eine Erhöhung der zwischenneuronalen Leitungszeit und eine Abnahme der Impulsnachwirkungen. Eine gewisse Bedeutung hat Hexonium auch für präsynaptische Endigungen (CHARKEWITSCH 1962).

Wir benutzten das benzolschwefelsaure Salz (Benzohexonium). In Versuchen an 25 Katzen wurde gezeigt, daß bei alten Tieren sehr niedrige Dosen der intravenös injizierten Substanz die ganglionäre Leitfähigkeit erschweren. Das ergab sich aus der Analyse des Einflusses von Benzohexonium auf den arteriellen Druck, die Frequenz des Herzschlages und der Atmung sowie auf die Erregbarkeit und die Labilität des Ganglion cervicale superius und der Ganglien des N. vagus im Herzen.

Die Schwellendosen Benzohexonium, welche einen Abfall der Erregbarkeit nach Stimulation der präganglionären Fasern des N. vagus hervorriefen, lagen bei adulten Katzen um 200—300 μg/kg (im Mittel 270,8 ± 24,2 μg/kg), bei alten um 50—100 μg/kg (im Mittel 72,2 ± 7,73 μg/kg). Bei alten Tieren erzeugten geringere Dosen ein Sinken der Labilität der Vagusganglien. Unter 50—100 μg/kg Benzohexonium fielen bei 10—12jährigen Katzen die pessimalen Reizfrequenzen um 10—20 Impulse/s, bei 1—2jährigen Katzen variierten diese Dosen die Labilität der Ganglien nicht. Erst die Steigerung auf 200—400 μg/kg zog auch bei adulten Tieren eine Erniedrigung der Labilität nach sich.

Dieselbe Gesetzmäßigkeit, Abfall der Erregbarkeit und der Labilität nach geringeren Dosen Benzohexonium im höheren Alter, fanden wir auch am Ganglion cervicale superius. Die Schwellenwerte für eine Senkung der Erregbarkeit bei präganglionärer Stimulation des oberen Halsganglions betrugen in adulten Katzen im Mittel 241,7 ± 24,48 μg/kg, in alten 86,5 ± 7,81 μg/kg (Abb. 58). Bei alten Tieren senkten kleinere Mengen auch die Labilität des sympathischen Ganglions.

Die Lokalisation aller beschriebenen Prozesse im Ganglienapparat unterstreichen Kontrollversuche. Unter Wirkung von Ganglienblockern riefen Substanzen, die direkt am Effektor angreifen, die für sie üblichen Erscheinungen hervor. Zum Beispiel erzeugte Adrenalin trotzdem eine Kontraktion der Nickhaut und Karbocholin eine Bradykardie.

Benzohexonium fand, wie andere Ganglienblocker, breite Anwendung in der Klinik. Hypertonie und Koronarinsuffizienz sind das Los vieler betagter Menschen. Ihnen helfen diese Substanzen. Unser Mitarbeiter S. N. Duchowitschni (1967) zeigte, daß auch ältere Menschen empfindlicher auf Benzohexonium reagieren.

Bei jungen (17—29 Jahre) und älteren Personen (60—62 Jahre) wurden die hämodynamischen Verschiebungen unter einmaliger subkutaner Injektion unterschiedlicher Benzohexoniumdosen (1,0 — 0,5 — 0,3 ml 2,5%iger Lösung) untersucht. Als charakteristisch fiel der stärkere blutdrucksenkende Effekt bei älteren Menschen auf. In jungen erniedrigte sich unter 1 ml Benzohexonium der systolische Druck, wie zu erwarten war, nur unbedeutend, um 6—10 mm Hg (im Mittel um 6,8 ± 1,3 mm Hg), in älteren dagegen im Mittel um 20,6 ± 2,7 mm Hg, d. h. der Effekt war dreimal stärker. Bei kleineren Dosen blieb der Altersunterschied in den Verschiebungen des systolischen Druckes erhalten. Nach 0,5 ml sank er bei jungen Menschen im Mittel um 8,0 ± 2,0 mm Hg, in älteren um 19,5 ± 4,0 mm Hg. Nach 0,3 ml Benzohexonium war die Abnahme des systolischen Druckes junger Personen nur noch gering (3,0 ± 2,0 mm Hg) und ließ sich statistisch nicht mehr sichern. In fortgeschrittenen Jahren war der blutdrucksenkende Effekt intensiver (10,0 ± 2,4 mm Hg) und signifikant. Stärker fiel bei älteren Personen auch der diastolische Druck ab.

In fortgeschrittenem Alter wurden nach Injektion einer 2,5%igen Benzohexoniumlösung geringere Verschiebungen der Herzfrequenz, jedoch stärkere Wandlungen des Elektro- und Ballistokardiogramms deutlich. Solch ungünstige Veränderungen, wie Abflachung der P-Zacke, Verlängerung der intraventrikulären Leitung und Senkung der S—T-Strecke, traten unter Benzohexonium nur bei betagteren Personen auf, Verlängerung der P—Q- und Q—T-Intervalle sowie Erniedrigung des QRS-Komplexes und der T-Zacke wurden bei ihnen häufiger als bei jungen Menschen beobachtet.

Eine Anspannung kompensatorischer Regulationsmechanismen der Hämodynamik, für deren Mobilisierung den Mechanorezeptoren der Gefäße eine wichtige Rolle zukommt, rief S. M. Duchowitschni an Versuchspersonen mit Hilfe orthostatischer Belastung unter Benzohexonium hervor (1963, 1967). Er konnte demonstrieren, daß auch hierbei das Benzohexonium im Senium einen intensiveren blutdrucksenkenden Effekt hat (38,4 ± 9,1 mm Hg gegenüber 12,8 ± 2,6 mm Hg bei adulten).

Im Mechanismus der Blutdrucksenkung durch Ganglienblocker gibt es noch einen interessanten Aspekt, nämlich die Wirkung von Benzohexonium auf zentrale Regulationsglieder des Gefäßtonus (Paton u. Zaimis 1948, Denisenko 1956, Willimovski u. Djaczyszyn 1956). Folgendes fällt auf: Der Druckabfall beginnt schon nach 10—20 s, während die ganglionäre Übertragung sich erst 1—3 min nach Benzohexoniuminjektion zu verändern beginnt. Demnach scheint eine erste Phase des Blutdruckabfalls mit einer zentralen Wirkung des Stoffes verknüpft zu sein und die zweite, grundlegende, anhaltende mit der Wirkung auf vegetative Ganglien. Diese These bestätigte J. K. Duplenko (1963a, 1964) in einer Versuchsserie mit Proserin. Dieses Pharmakon mildert die Unterdrückung der ganglionären

Übertragung. Zentrale stimulierende Effekte des Proserins als eines Präparates, das quartanären Stickstoff mit 3 Methylradikalen enthält, fehlen entweder völlig oder sind nur unbedeutend (MICHELSON 1957, 1961). Das Mittel wurde Katzen in der Dosis 50—200 μg/kg zugeführt. 2—3 min danach erfolgte eine Benzohexoniuminjektion (200—300 μg/kg). Proserin verkürzte die Gesamtdauer des blutdrucksenkenden Effektes, der primäre Abfall des arteriellen Druckes aber blieb erhalten. Diese Resultate unterstreichen die Verbindung des primären Absinkens des Druckes mit einer Dämpfung hämodynamischer Zentren und des nachfolgenden Stadiums mit einer Blockade der Ganglien. Im Alternsgang verändern sich unter Benzohexonium beide Phasen des Effektes, die Ansprechbarkeit sowohl der Zentren als auch der Ganglien auf die Substanz.

Es existiert eine große Gruppe von Stoffen, welche die Nervenzellen der Ganglien stimulieren. Die Cholinrezeptoren der Ganglienzellen gehören nach der Klassifikation S. W. ANITSCHKOWS (1957) zu den N-cholinreaktiven Strukturen, weil Nikotin sie stimuliert. N-Cholinomimetika besitzen gewöhnlich eine zweiphasische Wirkung. Zuerst rufen sie Depolarisation der Zellmembranen und Stimulation der Ganglien hervor, später, je nach Stabilität und Dauer der Depolarisation, Dämpfung der ganglionären Übertragung. Beim Nikotin sind diese beiden Phasen deutlich zu beobachten (LANGLEY u. DICKINSON 1889, 1890, KULJABKO 1904, BYKOW 1923, BARYSCHNIKOW 1947, ECCLES 1959).

Ein geeignetes Präparat zur Untersuchung ganglienstimulierender Effekte stellt das DMPP (1,1-Dimethyl-4-phenylpiperazin) dar. Bei dieser Substanz sieht man eine ausgeprägte Stimulationsphase. Die Phase der Unterdrückung ist sehr kurz und sehr schwach, sogar nach hohen Dosen (CHEN u. Mitarb. 1951, CHEN u. PARCELL 1954, LEACH 1957, LING 1959).

Unter DMPP entwickelte sich bei adulten und alten Katzen und Ratten kurzzeitig eine Bradykardie. Bei Ratten differenter Altersgruppen war für sie stets etwa dieselbe Dosis notwendig (8—12monatige Ratten 70,5 ± 7,80 μg/kg, 26—32monatige 62,3 ± 5,89 μg/kg). Bradykardie durch N-Cholinomimetika kann an eine Stimulation sowohl der Vagusganglien im Herzen als auch der zentralen Vagusneurone geknüpft sein. Bedeuten aber unsere Ergebnisse, daß sich mit dem Alter die Empfindlichkeit der Ganglien gegenüber stimulierenden Substanzen nicht ändert? Um das abzuklären, bestimmten wir die Schwellenkonzentrationen DMPP, welche eine Bradykardie nach Vagotomie adulter und alter Ratten hervorriefen. Bei einer derartigen Versuchsanordnung kann eine nach DMPP entstandene Bradykardie nur das Ergebnis einer Stimulation der Vagusganglien im Herzen sein. In adulten Tieren kam es nur bei bedeutend höheren DMPP-Dosen dazu, bei alten Ratten änderte die Vagotomie die Schwellenwerte nicht wesentlich (107,5 ± 13,07 μg/kg bei adulten und 76,1 ± 5,64 μg bei alten). Ein ähnliches Ergebnis erhielten wir bei Analyse der Nikotinwirkung auf den Herzrhythmus. An adulten Tieren mußten wir nach Vagotomie die Schwellendosis Nikotin, welche Bradykardie erzeugte, auf das Zwei- bis Dreifache steigern, sie war viel höher als bei alten. Einige Schlüsse lassen sich aus all den Experimenten ziehen. Der erste: Im Laufe des Lebens wächst die Ansprechbarkeit der

Vagusganglien auf nikotinähnliche Stimulatoren. Der zweite: Unter nikotinartigen Substanzen entwickelt sich bei adulten Tieren die Bradykardie in der Hauptsache infolge Erregung des Vaguszentrums, bei alten ist sie an eine Wirkung unmittelbar auf die parasympathischen Herzganglien geknüpft. Der dritte: Ein und derselbe funktionelle Effekt wird in den einzelnen Lebensperioden durch Vorgänge in unterschiedlichen Regulationsgliedern erreicht. Für einen Anstieg der Empfindlichkeit ganglionärer N-Cholinrezeptoren gegenüber stimulierenden Stoffen spricht auch, daß bei alten Tieren niedrigere Dosen DMPP eine Kontraktion der Nickhaut veranlassen ($8{,}1 \pm 0{,}77$ µg/kg bei alten und $16{,}8 \pm 1{,}97$ µg/kg bei adulten Katzen).

Während des Alterns wächst also die Ansprechbarkeit auf Substanzen, welche die Übertragung in den Ganglien stimulieren und unterdrücken. Wir wiesen schon darauf hin, daß die Empfindlichkeit nur ein bestimmtes Stadium möglicher Reaktionen einer Struktur oder des Gesamtorganismus auf einen Stoff zum Ausdruck bringt. Die sogenannten ganglienblockierenden und -stimulierenden Substanzen besitzen ein ziemlich breites Wirkungsspektrum, und in großen Dosen vermögen sie die Homöostase irreversibel zu beeinträchtigen. Deshalb war es wichtig, die Altersunterschiede der Toleranz gegenüber diesen Stoffen zu bestimmen. Alte Lebewesen erwiesen sich als weniger widerstandsfähig gegen toxische Dosen Benzohexonium. Die LD_{50} betrug bei intraperitonealer Verabreichung für 14monatige Mäuse 115,4 (92,27—138,53) mg/kg, für 5—6monatige 145,4 (129,79—161,01) mg/kg. Nach der gleichen Menge des Blockers (200 mg/kg) starben 73,5% alte Mäuse und nur 33,3% adulte. Die mittlere tödliche Dosis des ganglienstimulierenden DMPP lag für alte Mäuse um 22 (20,1—23,9) mg/kg, für adulte um 26,8 (23,5—30,1) mg/kg ($\alpha < 0{,}05$).

Im Laufe des Lebens verringert sich die Labilität vegetativer Ganglien, fällt die Erregbarkeit bei präganglionärer Reizung und wächst die Ansprechbarkeit auf blockierende und stimulierende Präparate. Das kennzeichnet die Grundtendenz der Alternsveränderungen der Ganglien, deren Beteiligung an den komplexen Alternswandlungen neurohumoraler Regulation sowie die Besonderheiten der Reaktionen von Ganglien auf Medikamente. Die gegenwärtigen Vorstellungen über das Wesen der Erregungsübertragung zeigen Wege auf zur Analyse der inneren Mechanismen der beschriebenen Alternsprozesse in den Ganglienfunktionen. Als Mediator dient das Azetylcholin. Es gelang, dessen Beteiligung an dem Übertragungsvorgang sogar quantitativ zu fassen. Die Azetylcholinsynthese geschieht in präsynaptischen Endigungen präganglionärer Fasern, in den synaptischen Endigungen präganglionärer Fasern, in den synaptischen Bläschen. Das Schlüsselferment dieses Prozesses, die Cholinazetylase, katalysiert die Reaktion (Sewerin u. Lju Schusen 1963):

Azetyl—CoA + Cholin $\xrightarrow{\text{Cholinazetylase}}$ Azetylcholin + CoA. Die Synthese läuft in einer Geschwindigkeit von 4 µg/min in Ruhe und 28 µg/min bei maximaler Reizung präganglionärer Fasern ab (Birks u. MacIntosh 1961). Die Gesamtmenge Azetylcholin in den Endigungen beträgt 220 µg. Im Ruhezustand wird es mit einer Geschwindigkeit von 0,4 µg/min abgegeben (bei Ganglienreizung 28 µg/min, unter Perfusionsbedingungen). Nach PERRY (1953) führt eine einmalige präganglionäre Salve zur Freisetzung von 100 μg des Mediators.

Das in den synaptischen Spalt gelangte Azetylcholin tritt in Wechselbeziehung zu den Cholinrezeptoren, variiert die Permeabilität der postsynaptischen Membran und ruft Ionenveränderungen und eine zuerst umschriebene, später sich ausbreitende Depolarisation hervor. Seine Hydrolyse besorgt die hier lokalisierte Cholinesterase. Demnach gleicht die Erregungsübertragung in den Ganglien in ihren Grundzügen der in allen anderen cholinergen Synapsen. Wichtig ist noch, daß nach dem genannten Prinzip die Erregungsübertragung sowohl in sympathischen als auch in parasympathischen Ganglien verwirklicht wird.

Es schien nun für die sich anschließenden Untersuchungen zweckmäßig zu sein, die Alternsveränderungen dreier sehr wichtiger Aspekte ganglionärer Übertragung zu charakterisieren: die Synthese des Azetylcholins, seine Hydrolyse und den Zustand des Cholinrezeptors.

In unserem Laboratorium wurde die Cholinazetylaseaktivität des Ganglion cervicale superius unterschiedlich alter Ratten nach HEBB und WAITES (1956) bestimmt, und zwar nach der Menge synthetisierten Azetylcholins in Milligramm pro 1 g pulverisierten Gangliengewebes bei einstündiger Inkubation. Die Testung des Azetylcholins geschah am geraden Bauchmuskel des Frosches. An 88 weißen Ratten (1monatige, 10monatige und 28–32monatige) war eine Tendenz zur Erniedrigung der Cholinazetylaseaktivität mit dem Alter bemerkbar. Bei 1monatigen betrug sie $20{,}9 \pm 5{,}72$ mg/g/h, bei 8–10monatigen $15{,}0 \pm 6{,}12$ und bei 28–32monatigen $11{,}4 \pm 1{,}68$ ($\alpha > 0{,}05$).

Bei alten Tieren sank die Intensität auch der Azetylcholinhydrolyse im oberen Halsganglion ab. Die Ergebnisse dazu werden in Millimol Azetylcholin angegeben, das in 1 g Gewebe innerhalb einer Stunde bei 37° hydrolysiert worden ist. Bei alten Kaninchen betrug die Aufspaltung im Ganglion cervicale superius $0{,}32 \pm 0{,}067$ mmol/g/h, bei adulten $1{,}39 \pm 0{,}216$ ($\alpha < 0{,}002$). In einer speziellen Versuchsserie an weißen Mäusen zeigte J. K. DUPLENKO (1968) mit der Methode von VLK und TUCEK (1962), daß im Alternsgang die Aktivität sowohl der wahren als auch der Pseudocholinesterase im oberen Halsganglion fällt. Davon zeugt die verringerte Hydrolyse des Azetyl-β-methylcholins ($22{,}46 \pm 1{,}639$ μmol/mg Eiweiß/h bei adulten Ratten und $15{,}43 \pm 0{,}94$ μmol/mg Eiweiß/h bei alten) und des Butyrylcholins ($28{,}48 \pm 1{,}857$ bzw. $18{,}94 \pm 1{,}276$). Die Aktivität bezogen wir auf 1 mg Eiweiß, welches in dem untersuchten Homogenat kolorimetrisch bestimmt wurde.

Also sinkt neben der Synthese des Mediators auch seine Hydrolyse. Unter Alternsbedingungen könnte die abgeschwächte Hydrolyse ein Anpassungsvorgang sein, welcher die notwendige Menge des Mediators trotz dessen verminderter Synthese anzuhäufen gestattet. Der Abfall der Hydrolyse des Mediators trägt auch zur Erniedrigung der Labilität von Ganglienzellen bei.

Ganz wesentlich ändert sich mit dem Alter der Zustand des reagierenden Eiweißes, des Cholinrezeptors selbst. Wir führten zahlreiche Befunde darüber an, daß während des Seniums geringere Mengen blockierender Präparate die Ganglienfunktion unterdrücken und ebenso geringere Mengen Stimulatoren sie anregen. Man darf daraus schlußfolgern, daß im Alter die Anzahl aktiver Gruppen, aktiver cholinrezeptiver Zentren absinkt. Auch vermag die Aktivierung von weniger cholinrezeptiven Zentren zu Änderungen der Membranpermeabilität, der Ionenverhältnisse und zum Auftreten von Aktionspotentialen zu führen.

Außer den Mediatorstoffwechsel beeinflußt das Altern noch andere Seiten des Metabolismus im Neuron. Das bewirkt Zustandsänderungen bis hin zu groben Strukturwandlungen im Ganglienapparat (Dogel 1922, Lawrentjew 1939, 1946, Mogilnizki 1939, Slobodin 1951, 1960, Sulkin u. Kuntz 1952, Shabotinski 1953 u. a.).

Strukturellen Besonderheiten extramuraler und intramuraler Ganglien, wie sie im Laufe des Lebens auftreten, ist bereits große Aufmerksamkeit gewidmet worden. Nach Meinung der Morphologen verändern sich die Ausmaße der Nervenzellen, ebenso Zahl und Dicke ihrer Fortsätze, Pigmentablagerungen nehmen zu, die Verteilung der Strukturelemente wird anders, geschlossene Gebiete oder Nervenzellgruppen entstehen, welche Bündel von Fasern oder Bindegewebe gegeneinander abgrenzen, in den Gefäßwänden kommt es zu Hyalinose usw. Ein Teil der Autoren ist geneigt anzunehmen, daß im Alternsgang die Zellen schrumpfen (Poletika 1886, Abrikosow 1922), andere beschreiben umgekehrt ihre Vergrößerung (Herzog 1926, Lasowski 1930, Shuk 1939). Faserveränderungen machen sich als variköse, spindelförmige Verdickungen der Axone, die in völligen Zerfall übergehen können, bemerkbar. Mit dem Alter steigt die Zahl der Zellfortsätze, man beobachtet eine Vergröberung und keulenförmige bzw. kugelige Auftreibungen an den Enden. Häufiger als im Jugendalter erscheinen aufgrund stärkerer Verzweigung der Dendriten sogenannte Korbzellen. Oft pflegt ein spiraliger Verlauf der Nervenfäden des perizellulären Apparates ausgeprägt zu sein. Weiterhin ist typisch die Variabilität des Verhaltens der Zellen oder Zellgebiete bei Versilberung (Argentophilie und Argentophobie) und der höchst unterschiedliche Umfang der Imprägnation der Dendriten. Bei Nissl-Färbung sehen viele Zellen atrophisch, einige von ihnen basophil aus, oder sie enthalten achromatische Substanzen (Mogilnizki 1939). In Tempo und Intensität der Alternsprozesse übertreffen die sympathischen extramuralen Knoten die intramuralen parasympathischen (Dogel 1922).

Die Mehrzahl der aufgezeigten Strukturbesonderheiten der Ganglien entstammen Befunden am Menschen. Bei Tieren (Hund, Katze) sind Alternsvorgänge während der späteren Stadien der Ontogenese viel schwächer ausgebildet (Slobodin 1951, 1960).

Parallel zu unseren funktionellen Studien führten wir morphologische Untersuchungen mit Hilfe der Imprägnationsmethode nach Bielschowsky-Gros und der Nissl-Färbung durch. Dabei half uns Professor K. I. Kultschizki. Nach Fixation der oberen Halsganglien von Katzen in 12%igem neutralem Formalin fertigten wir Gefrierschnitte von 20—30 μm Dicke an. Bei Imprägnation mit Silbernitrat beobachteten wir erhebliche Unterschiede im mikroskopischen Bild des Ganglion cervicale superius alter und adulter Tiere.

Bei adulten Katzen hat die Mehrzahl der Nervenzellen eine runde oder leicht ausgezogene Gestalt (Abb. 60). Sie färben sich gleichmäßig zartbraun, in ihnen sind der zentral gelegene dunklere Kern und das Kernkörperchen scharf konturiert. Nur vereinzelt begegnet man vergrößerten oder ungleichmäßig gestalteten, dyschromen Neuronen. Die Fortsätze sind zart, ebenso die meisten Fasern des interzellulären Geflechtes. Äußerst selten treten Fasern,

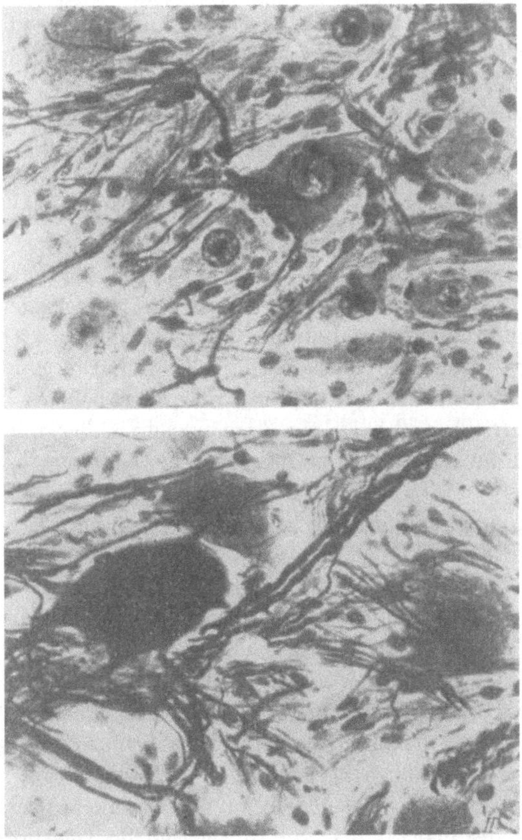

Abb. 60. Strukturwandlungen der Zellen des oberen Halsganglions während des Alterns. I — Übersichtsbild der Nervenzellen des oberen Halsganglions einer 3jährigen Katze. Im Zentrum — runde Zellen mit gut konturiertem Kern und Kernkörperchen. Die Dendriten der Zelle und die Fasern des interzellulären Netzwerkes sind fein, zart. II — Stark ausgeprägte Hyperimprägnierung der Zellen und Fasern des oberen Halsganglions einer 11jährigen Katze. Rechts — gänzlich geschwärzte Zelle; in 2 Nachbarzellen zeichnen sich die dunklen Kerne ab, deren innere Struktur bleibt verborgen. Die Fasern des interzellulären Retikulums sind vergröbert und ungleichmäßig verdickt. Methode nach BIELSCHOWSKY-GROS, Vergr. 600fach.

einzeln oder in Bündeln, mit stärkerer Imprägnierung, Dyschromie oder Anschwellungen auf. Im Gegensatz dazu erscheinen im Ganglion cervicale superius alter Katzen inmitten unveränderter Neurone mit kugeliger oder leicht ausgezogener Form in großer Anzahl ungleichmäßig gestaltete, geschrumpfte und hyperimprägnierte Zellen (Abb. 60). Häufig ist der Kern unscharf konturiert, dyschromatisch, in einigen Zellen pyknotisch. Zweikernige Zellen treten auf. Die meisten Neurone scheinen ohne Fortsätze zu sein. Die Nervenfasern des interzellulären Geflechtes stellen sich vergröbert, hyperimprägniert und gleichmäßig oder ungleichmäßig verdickt dar. Oft schließen sie sich zu Konglomeraten zusammen. Auch die Dendriten einzelner Zellen erscheinen vergröbert, nicht selten mit Anhäufungen von Neuroplasma.

Man kann auch Veränderungen von etwas anderem Charakter antreffen. Inmitten normaler Neurone tauchen blaß gefärbte, ungleichmäßig gestaltete Neurone mit körnigem Protoplasma auf. Die Kerne sind meist unterschiedlich imprägniert, das Kernkörperchen nicht wahrzunehmen. In einzelnen Neuronen sieht man die Konturen der Kerne nur undeutlich.

Die Imprägnation der Ganglienzellen, ihrer Ursprungskegel und Fasern ergibt also erhebliche Altersdifferenzen. Die Wandlungen der Färbeeigenschaften des Ganglienapparates spiegeln offenbar metabolische Alternsprozesse wider.

Altersunterschiede zeigt auch die Nissl-Färbung. An Serienschnitten mit einem Schlittenmikrotom (Schnittdicke 5—10 µm) und anschließender Thionin-Färbung entsteht der Eindruck, daß bei alten Katzen mehr Zellen mit unklaren Konturen sowie schlecht, mitunter gar nicht abgrenzbarem Kern und Kernkörperchen auftreten.

Während des Alterns kommt es demnach zu wesentlichen metabolischen und strukturellen Wandlungen in den Ganglien bis hin zu völliger Degeneration der Nervenendigungen. Wenn man diese Veränderungen den Prozessen in den einzelnen Gliedern der cholinergen Übertragung gegenüberstellt, erhält man folgendes Bild vom Mechanismus des Alterns vegetativer Ganglien:

Für die Depolarisation der postsynaptischen Membran und die Erregung ist eine ganz bestimmte Menge Azetylcholin notwendig. Nach EMMELIN und Mc INTOSH (1956) genügt für eine Entladung der Ganglienzellen bei Vorhandensein der Anticholinesterase eine Konzentration von $5 \cdot 10^{-8}$ Azetylcholin.

Die Abschwächung der Azetylcholinsynthese in den präsynaptischen Endigungen führt offenbar dazu, daß bei alten Tieren für die Synthese der notwendigen Mediatormenge eine intensivere Stimulation der präganglionären Nervenfasern erforderlich ist. Neben der Synthese geht auch die Hydrolyse des Mediators zurück. All das bedingt einen Abfall der Erregbarkeit und der Labilität vegetativer Ganglien. Gleichzeitig wächst deren Empfindlichkeit gegenüber von außen zugeführtem Azetylcholin. Man darf annehmen, daß die Abschwächung der Cholinesteraseaktivität einen der Faktoren darstellt, welche die erhöhte Ansprechbarkeit der Ganglien auf Azetylcholin verursachen. Bei geringer Hydrolyseintensität des Mediators vermögen kleinere Dosen desselben eine Erregung postganglionärer Neurone hervorzurufen. Außerdem tragen zum Anstieg der

Ansprechbarkeit der Ganglien auf humorale Faktoren auch Alternsvorgänge im cholinrezeptiven Eiweiß bei. Die Zahl seiner aktiven Gruppen sinkt, jedoch die Empfindlichkeit, die Möglichkeit dynamischer Strukturwandlungen im Eiweißmolekül wächst mit dem Alter. Sicher hält die Zunahme der Empfindlichkeit gegenüber dem Mediator unter den Bedingungen seiner eingeschränkten Synthese die Funktion vegetativer Ganglien im Senium aufrecht.

KAPITEL VIII

Altersunterschiede in den Reaktionen der Effektoren auf die Wirkung regulatorischer Faktoren

Das Auge, welches alles Licht sehen könnte, würde gerade deshalb überhaupt nichts sehen.

F. ENGELS

Wie kompliziert die Mechanismen der Steuerung der einzelnen funktionellen Systeme auch sind und wie vielgestaltig und voneinander verschieden die einzelnen Glieder der neurohumoralen Regulation auch erscheinen, letztendlich wird deren Wirkung durch die Tätigkeit von Effektororganen realisiert. Deshalb hängt trotz aller Wichtigkeit zentraler nervaler und endokriner Vorgänge vieles in den Reaktionen von der Antwort der Objekte der Regulation auf die sie erreichenden nervalen oder humoralen Informationen ab.

Die Effektoren sind nicht einfach gehorsame Vollstrecker der neurohumoralen Befehle, welche von den Zentren ausgehen. In Abhängigkeit von ihrem Funktionszustand kann sich der Charakter der Reaktionen nicht nur quantitativ wandeln, sondern sogar eine qualitativ andere Richtung einschlagen. Außerdem vermögen Veränderungen der Effektororgane dank der Rückkopplungen den Zustand der Regulationszentren selbst zu verändern. Deshalb ist es für das Verständnis der Alternsevolution der zu regulierenden Systeme so wichtig, die allgemeinen Gesetzmäßigkeiten der Reaktionen von Effektorsystemen auf neurohumorale Einflüsse zu studieren.

Einzelne Zellen besitzen die Eigenschaft, auf eine Vielzahl von Reizen aus der Umgebung zu reagieren. Dank der in der Phylogenese immer mehr zunehmenden Spezialisierung und der tätigen Verbindung der Zellen untereinander sowie dank der Entwicklung nervaler Regulationsmechanismen wächst im Verlaufe der Evolution die Empfindlichkeit der Zellen nur gegenüber bestimmten chemischen Einwirkungen. Hierzu muß man die Mediatoren und Hormone rechnen. Mehr als das, es kann zu einer deutlichen Abstufung der Ansprechbarkeit ein und derselben Zelle auf verschiedene physiologisch aktive Substanzen kommen. Es entstanden Zellteile mit spezifisch hoher Empfindlichkeit gegenüber den einen oder den anderen Mediatoren und Hormonen. Ein Beispiel dessen sind die Synapsen mit ihren streng lokalisierten cholin- oder adrenalinrezeptiven Strukturen. In diesen Fällen entwickelte sich die Anpassung der Zelle an die Erfordernisse nervaler Regulation.

Effektorzellen können ihre Tätigkeit aufgrund nervaler Einflüsse oder aber im Ergebnis direkter Einwirkung von Hormonen, Metaboliten und anderen Substanzen ändern. Heute ist der ganze Komplex regulatorischer Wirkungen in der

Vorstellung über die neurohumorale Regulation zusammengefaßt. L. A. ORBELI hatte recht, als er schrieb, daß es eine Grenze, welche nervale und humorale Einwirkungen völlig trennen könnte, nicht gibt.

Die Anerkennung der Einheitlichkeit der Mechanismen neurohumoraler Regulation sollte jedoch nicht zur Abkehr von den Untersuchungen über die Wechselbeziehungen in diesem komplizierten System verführen. Die Analyse jener sich wandelnden Beziehungen ist ein wichtiger Weg zur Erforschung der Anpassung und des Alterns. Die Alternsevolution des Verhaltens der Effektoren kann durch Vergleiche ihrer Reaktionsbesonderheiten auf nervale Einflüsse und auf bestimmte chemische (humorale) Faktoren festgestellt werden.

Eine derartige Unterscheidung nervaler und humoraler Komponenten ist natürlich nur bedingt möglich, denn es kommt im Effektor zu einer Verschmelzung dieser beiden Einflüsse. Sie läßt sich jedoch methodologisch rechtfertigen und erwies sich bereits als fruchtbar. Wir erinnern daran, welche Bedeutung die Aufklärung der Zellreaktionen auf Mediatoren, hormonelle und nervale Wirkungen für das Verständnis der Entfaltung von Regulationsmechanismen in der Evolution und in der frühen Ontogenese hatte, weiterhin daran, wie wichtig diese Aufklärung für das Auffinden der Gesetzmäßigkeiten des Gewebsverhaltens nach Denervierung und bei verschiedenen pathologischen Situationen war. Nur durch ein solches analytisches Vorgehen kann man zu einer geschlossenen Vorstellung über die Alternsveränderungen neurohumoraler Regulation gelangen. Dabei muß man sich an bestimmte physiologische Kriterien halten, unter anderem die Beziehungen zwischen Reizstärke und Höhe der Antwortreaktion der Gewebe berücksichtigen.

In den Arbeiten unseres Laboratoriums benutzten wir breit gefächerte Reizstärken, angefangen bei den Schwellen- bis hin zu den Maximalstärken. Weiterhin bemühten wir uns, stets mehrere Parameter der Antwortreaktionen zu erfassen (Empfindlichkeit, Reaktionsfähigkeit, Toleranz). Während die Bestimmung der Empfindlichkeit eine Untersuchung der Reaktionsbesonderheiten der Gewebe auf physiologische Substanzkonzentrationen bedeutet, analysiert der Experimentator nach großen Substanzmengen häufig rein pharmakologische Effekte.

Zuerst versuchten wir, die Alternsveränderungen nervaler Wirkungen auf die Gewebe mit den Verschiebungen ihrer Ansprechbarkeit und ihrer Reaktionsfähigkeit auf humorale Faktoren, darunter auch auf Mediatoren, zu vergleichen. Bei Reizung eines Nerven wird die Reaktion in der Hauptsache von Synthese und Absonderung des Mediators sowie vom Zustand der rezeptiven Strukturen und vom Abbau des Mediators in den Geweben abhängen. Bei Zufuhr eines Mediators von außen wirkt dieser, indem er die ersten beiden Schritte des Mechanismus ausläßt, sofort an der Übertragung des Nervenimpulses mit. Wir konnten folgende Gesetzmäßigkeiten der Alternsveränderungen in den Effektorreaktionen nachweisen: Im Laufe des Lebens schwächen sich die nervalen Wirkungen auf eine Reihe von Zellen und Geweben, es wächst die Ansprechbarkeit und es fällt die Reaktionsfähigkeit auf eine Reihe humoraler Faktoren. Diese Gesetzmäßigkeit bestimmt viele Altersbesonderheiten im Verhalten der Zellen und Gewebe.

Cholinergische Wirkungen beeinflussen die synaptische Übertragung in der motorischen Endplatte. Schon 1924 schrieb A. F. Samoilow, daß die Erregungsausbreitung im Nerven ein physikalischer Vorgang ist, die vom Nerven auf den Muskel aber ein chemischer.

In Versuchen an Ratten und Kaninchen unterschiedlichen Alters bestimmten wir die Reizschwellen des N. ischiadicus und die Schwellenkonzentrationen für Azetylcholin, welche eine Kontraktion des M. soleus hervorrufen. Bei alten Kaninchen waren die Schwellen für die elektrische Erregbarkeit des N. ischiadicus um 25% höher als bei adulten (N. S. Werchratski 1963, 1972). Azetylcholin erzeugte in alten Kaninchen eine Muskelkontraktion bei intraarterieller Verabreichung in einer Dosis von $5{,}8 \pm 0{,}9$ mμg/kg Körpergewicht, in adulten von $13{,}5 \pm 2{,}3$ mμg/kg bzw. von $13{,}0 \pm 1{,}0$ und $33{,}5 \pm 7{,}0$ mμg auf 1 g Muskulatur.

Nach S. I. Fudel-Osipowa (1962) liegen bei alten Ratten die Schwellen der elektrischen Erregbarkeit um 45% höher als bei adulten. Also wächst im Laufe des Lebens die Ansprechbarkeit des myoneuralen Apparates auf Azetylcholin und geht der nervale Einfluß auf die Muskulatur zurück.

Für die Wirkung des Azetylcholins auf die myoneurale Synapse hat dessen Reaktion mit Cholinrezeptoren und die anschließende Hydrolyse des Mediators durch die Cholinesterase eine große Bedeutung. S. A. Tanin bestimmte die Dosen Diplazin, welche die Kontraktionshöhe unterschiedlich alter Tiere erniedrigen. Diplazin konkurriert bekanntlich mit Azetylcholin um die nikotinempfindlichen cholinreaktiven Systeme der Muskelfasern. Der myoneurale Apparat alter Ratten reagierte auf solch kleine Dosen Diplazin (150—175 μg/100 g), welche bei adulten Tieren noch keine Veränderungen der Labilität und keine Erniedrigung der Kontraktionshöhe hervorriefen. Eine gleiche Gesetzmäßigkeit zeigte sich auch bei einem anderen Cholinrezeptorenblocker, d-Tubokurarin. Seine Zufuhr in einer Dosis von 4,0 μg/100 g machte keine Veränderung des Membranpotentials der Fasern des M. gastrocnemius adulter Tiere (O. A. Martynenko). Bei alten Ratten bewirkte dieselbe Dosis eine statistisch gesicherte Hyperpolarisation der Membranen von $74{,}4 \pm 0{,}8$ auf $81{,}2 \pm 2{,}1$ mV. Analoge Befunde existieren für die Wirkung des Cholinesteraseinhibitors Proserin.

Die Erregbarkeit, die Labilität und das Membranpotential der Muskelfasern werden von den komplizierten Stoffwechselprozessen in ihnen bestimmt. Deshalb können sich diese Grundeigenschaften der Zelle unter dem Einfluß vieler physiologisch aktiver Substanzen ändern. Die Richtung in den Wandlungen der Empfindlichkeit gegenüber diesen oder jenen Stoffen hängt von deren Angriffspunkt in der Zelle und vom Zustand des betreffenden Stoffwechselzyklus ab. Interessant sind dabei Membranpotentialverschiebungen der Muskelfasern nach Einwirkung von Inhibitoren des Energiestoffwechsels. W. G. Korotonoshkin zeigte, daß bei alten Ratten niedrigere Dosen 2,4-Dinitrophenol und Monojodazetat einen Abfall des Membranpotentials erzeugen. Natriumfluorid führt in adulten Tieren zu einem ausgeprägteren Absinken des Membranpotentials der Muskelfasern.

Für eine Abschwächung nervaler Muskelwirkungen im Senium sprechen die Resultate der Denervierungsversuche. Je stärker die Nervenwirkungen auf das

Gewebe sind, desto intensiver müssen die Ausfälle bei Denervierung sein. W. N. NIKITIN und Mitarb. (1956a, 1956b) und I. I. PARCHOTIK (1965) zeigten, daß Verschiebungen im Kalium- und Natriumgehalt, des Wassers, des Gesamtstickstoffs usw. bei alten Tieren nach Denervierung weniger deutlich in Erscheinung treten als bei adulten. Laut O. A. MARTYNENKO (1967, 1972) ist die Hyperpolarisation der Muskelfasern alter Ratten nach Denervierung schwächer als bei adulten.

Seit den klassischen Arbeiten von L. A. ORBELI ist die Diskussion um die sympathische Innervation der Skeletmuskeln nicht verstummt. Die Rolle des Sympathikus in der Trophikregulation der Skeletmuskulatur scheint gegenwärtig unbestritten. Morphologisch wurde jedoch gezeigt, daß sympathische Nervenendigungen überhaupt nicht zu den Skeletmuskelfasern selbst, sondern zu den Gefäßen, welche jene mit Blut versorgen, ziehen. Vermutlich beruht die trophische Wirkung auf hier freigesetztem Noradrenalin, welches erst mit dem Blutstrom direkt an die Muskelfasern gelangt (GOWYRIN 1967).

Während des Alterns verändern sich diese trophischen Einflüsse auf die Skeletmuskulatur. Die Schwellen für sympathische Effekte auf deren Leistungsfähigkeit steigen. So entsteht in alten Ratten das Orbeli-Ginezinski-Phänomen bei Stimulation der sympathischen Nerven mit 1,48 ± 0,16 V, bei adulten mit 0,59 ± 0,06 V.

Den Funktionszustand der Skeletmuskeln bestimmt vor allem der Grad ihrer Versorgung mit Blut. Im Laufe des Lebens werden die nervalen Einflüsse auf die Gefäße der Extremitätenmuskulatur abgeschwächt, es steigt jedoch deren Ansprechbarkeit auf Katecholamine und Azetylcholin. In Rattenversuchen wurden unter den Bedingungen der Autoperfusion der Extremitätengefäße die Schwellenkonzentrationen für Adrenalin, Noradrenalin und Azetylcholin sowie die Schwellenspannungen der Reizung des sympathischen Geflechtes ermittelt, welche Tonusänderungen der Gefäße hervorrufen. Bei alten Ratten liegen die Schwellen der sympathischen Reizung höher (0,58 ± 0,08 V) als bei adulten (0,39 ± 0,04 V). Jedoch erzeugten bei alten Tieren niedrigere Mengen intravenös verabreichten Adrenalins (20,0 ± 2,0 mμg/100 g) und intraarteriell verabreichten Azetylcholins (0,3 ± 0,05 mμg/100 g) eine Gefäßreaktion. Bei adulten Tieren lagen die Schwellendosen dieser Substanzen bedeutend höher (40,0 ± 4,0 bzw. 2,0 ± 0,4 mμg/100 g).

Demnach charakterisieren die Abschwächung nervaler Einflüsse und die Zunahme der Empfindlichkeit gegenüber einer Reihe humoraler Faktoren die Alternsveränderungen der Regulation des myoneuralen Apparates.

Eine ähnliche Tendenz offenbaren auch die Reaktionen des Herz-Kreislauf-Systems. Einen der zu regulierenden Grundparameter stellt hier der arterielle Druck dar. Seine Veränderung erzeugen in alten Individuen niedrigere Dosen Adrenalin, Noradrenalin und Azetylcholin. Bei alten Kaninchen entsteht sie nach intravenöser Gabe von Adrenalin in der Dosis 16,0 ± 1,65 mμg/kg, nach Noradrenalin in der Dosis 33,7 ± 3,0 mμg/kg, nach Azetylcholin in der Dosis 1,4 ± 0,54 mμg/kg. Bei adulten liegen die Schwellenwerte bedeutend darüber: 114,3 ± 14,3, 183,3 ± 23,6, 9,4 ± 0,7 mμg/kg (BESRUKOW 1968). Parallel zum

Anstieg der Empfindlichkeit fällt im Alternsgang die Reaktionsfähigkeit. So beträgt nach W. W. Besrukow die maximale Pressorreaktion des arteriellen Druckes bei steigenden Adrenalindosen in alten Kaninchen 186,8 ± 0,9 mm Hg, in adulten 205,6 ± 4,7 mm Hg.

Die Anpassung des Herz-Kreislauf-Systems an die Erfordernisse des Organismus wird durch die Wechselbeziehung zwischen den verschiedenen Gliedern der Hämodynamik erreicht. Versuche unseres Kollektivs (W. G. Schewtschuk, B. W. Pugatsch, S. M. Kusnezowa und W. W. Frolkis) zeigten, daß bei alten Kaninchen geringere Mengen Adrenalin, Noradrenalin, Azetylcholin, Serotonin, Hypertensin sowie Pituitrin hämodynamische Veränderungen hervorrufen. Die hämodynamischen Parameter ermittelten wir mit der Methode der Wärmeleitmessung in der Modifikation von M. I. Gurewitsch und M. M. Powshitkow (1968). Nach intravenöser Gabe von 0,05 mg/kg Adrenalin wandeln sich die hämodynamischen Kenngrößen adulter Kaninchen nicht wesentlich. Bei alten Tieren erzeugt dieselbe Dosis einen gesicherten Anstieg des Minutenvolumens (von 0,252 ± 0,018 auf 0,312 ± 0,013 l/min), des Arbeitsindex des linken Ventrikels (von 1,367 ± 0,012 auf 1,731 ± 0,012 kgm/m^2) und einen Abfall des peripheren Gesamtwiderstandes (von 30171 ± 2364 auf 23294 ± 1432 dyn s/cm^{-5}). Ähnlich variiert auch Azetylcholin in einer Dosis von 0,05 μg/kg die Hämodynamik adulter Kaninchen nicht wesentlich und führt bei alten zur Erniedrigung des Minutenvolumens (von 0,242 ± 0,013 auf 0,199 ± 0,013 l/min), des Arbeitsindex des linken Ventrikels (1,421 ± 0,09 bzw. 0,879 ± 0,06 kgm/m^2) sowie zum Anstieg des gesamten peripheren Widerstandes (von 32495 ± 2236 auf 36415 ± 1838 dyn s/cm^{-5}) und zum Abfall des arteriellen Druckes (von 98,5 ± 4,1 auf 85,0 ± 3,3 mm Hg). Die Altersunterschiede der Hämodynamik können nicht nur quantitativen, sondern auch qualitativen Charakter haben. Zum Beispiel sinkt nach Zufuhr von 0,05 mg/kg Noradrenalin in adulten Kaninchen das Schlagvolumen (von 0,304 ± 0,014 auf 0,257 ± 0,013 l/min), es wächst der periphere Widerstand (von 22406 ± 1126 auf 27931 ± 1697 dyn s/cm^{-5}), bei alten wächst jedoch umgekehrt das Schlagvolumen (von 0,256 ± 0,012 auf 0,301 ± 0,09 l/min), und es fällt der periphere Widerstand (von 32867 ± 2619 auf 26188 ± 1850 dyn s/cm^{-5}).

Größere Mengen dieser Substanzen können in der Hämodynamik adulter Tiere ausgeprägtere Verschiebungen verursachen. Außerdem kommt es auch hierbei zu qualitativen Veränderungen der hämodynamischen Prozesse. Nach Gabe von 5,0 μg/kg Adrenalin an Kaninchen fällt das Minutenvolumen und steigt der periphere Widerstand, beides jedoch stärker bei adulten.

Adrenalin vermag auf das Herz nicht nur einen unmittelbaren, sondern auch einen mittelbaren Einfluß auszuüben (Reizung der Chemorezeptoren der Gefäße sowie des hämodynamischen Zentrums). Im Senium verschiebt sich die Relation zwischen diesen unterschiedlichen Wirkungswegen des Adrenalins aufs Myokard, der direkte Effekt wird intensiver als der indirekte.

Bei den Altersbesonderheiten hämodynamischer Regulationen wird also die These vom Anstieg der Ansprechbarkeit und von der Erniedrigung der Reaktionsfähigkeit der Gewebe auf humorale Faktoren während des Alterns bestätigt. Abbildung 61 demonstriert das am Beispiel des Serotonins.

Die Erklärung qualitativer hämodynamischer Unterschiede muß einen wichtigen Umstand berücksichtigen: Die Substanzen wurden in die V. jugularis injiziert und erreichten folglich ihre maximale Konzentration im Myokard. Man

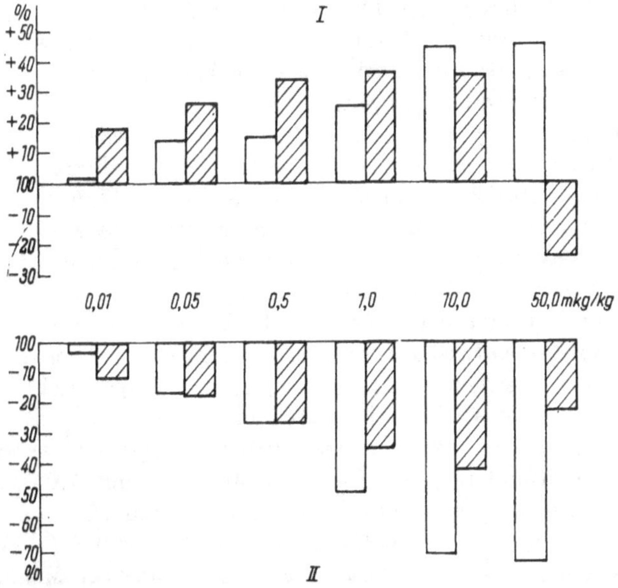

Abb. 61. Wirkung unterschiedlicher Serotonindosen auf wichtige hämodynamische Parameter junger (weiße Säulen) und alter Kaninchen (gestrichelte Säulen). I — Herzförderung; II — peripherer Gesamtwiderstand (in % gegenüber dem Ausgangsniveau).

darf wohl behaupten, daß geringe Dosen Katecholamine, Azetolcholin oder Serotonin primär auf das Myokard wirken. Dann sind die Vorgänge im peripheren Widerstand sekundär, reflektorisch. Dieser Mechanismus zeigt sich besonders klar beim Azetylcholin, welches rasch durch die Blutcholinesterase hydrolysiert wird. Unsere Versuche (Frolkis, Werchratski u. Samostjan 1967) zeigten, daß es, um eine Gefäßreaktion einer perfundierten Rattenextremität zu bekommen, notwendig war, in den Blutkreislauf sehr hohe Azetylcholindosen (50—100 μg/100g) zu bringen.

Größere Katecholamingaben beginnen auch auf den Gefäßtonus Einfluß zu nehmen. Dabei entstehen neue Beziehungen zwischen Schlagvolumen und peripherem Widerstand. Ungleichartige Veränderungen der Empfindlichkeit des Herzens und der Gefäße führen im Senium zu einer Reihe paradoxer hämodynamischer Effekte.

Allgemein bekannt ist die Rolle cholinerger und adrenerger Wirkungen auf die Regulation der Herztätigkeit. In Versuchen an Ratten, Katzen und Kaninchen wurde eine Abschwächung des Einflusses des N. vagus auf das Herz im Laufe des Lebens beobachtet. Bei 10—12 Monate alten Ratten liegt die Schwelle, bei welcher der N. vagus eine Bradykardie verursacht, um 0,35 ± 0,041 V Reizstrom, bei 28—32 monatigen um 0,53 ± 0,04 V. In adulten Katzen betrug der Schwellenwert 0,52 ± 0,121 V, in alten 1,15 ± 0,201 V (DUPLENKO 1963a, 1963b, WERCHRATSKI 1963, IDLIS 1968). Nach N. S. WERCHRATSKI benötigt der positiv chronotrope Effekt bei Reizung des sympathischen Ganglion cervicale superius alter Tiere höhere Stromstärken und dauert länger.

Sympathische und parasympathische Nerven beeinflussen nicht nur den Rhythmus der Herzkontraktionen, sondern auch andere Myokardfunktionen. Eine trophische Wirkung auf das Herz drückt sich in der Kontraktionsfähigkeit des Myokards sowie der Höhe des Schlag- und Minutenvolumens aus. Die extrakardiale Innervation bestimmt vor allem die ständige Anpassung der Hämodynamik an die Erfordernisse des Organismus. Unsere Versuche bewiesen, daß im Senium die Wirkung extrakardialer Nerven auf die Kontraktionseigenschaften des Myokards und auf dessen Leistungsfähigkeit zurückgeht. Um bei alten Tieren Kreislaufänderungen zu erreichen, muß man N. vagus und sympathisches Ganglion stellatum mit größeren Stromstärken stimulieren als bei adulten.

In jungen Ratten tritt ein sicherer Anstieg des Schlagvolumens (um 11,0 ± 1,41 ml/min) nach Stimulation des Ganglion stellatum mit 1,0—1,5 V ein. Bei alten Tieren ist eine Erhöhung des Schlagvolumens um 14,3 ± 4,2 ml/min das Resultat einer Reizung desselben Ganglions mit 4,5 —5,0 V. — Während des Seniums vermindert sich der Umfang der regulatorischen Möglichkeiten sympathischer Nerven. Bei Verdoppelung der Reizstärke wächst das Minutenvolumen adulter Tiere um das Doppelte — um 24,0 ± 6,1 ml/min, bei alten fehlt ein ähnlicher Anstieg. Die gleiche Gesetzmäßigkeit tritt am Beispiel der Vaguswirkung aufs Herz zutage, ein Abfall des Schlagvolumens erfordert in alten Ratten größere Reizstärken.

Eine summarische, schwer zu regulierende Größe stellt auch der periphere Gesamtwiderstand dar. Ihn bestimmt der Tonus der verschiedenen Gefäßgebiete. Auf Abbildung 62 sind die Schwellenkonzentrationen Adrenalin und Azetylcholin sowie die elektrischen Reizschwellen des Sympathikus enthalten, welche den Gefäßtonus der Extremitäten, der Niere und des Darmes variieren (FROLKIS, WERCHRATSKI u. SAMOSTJAN 1967). Wir benutzten die den Widerstand aufzeichnende Perfusion in der Modifikation von W. M. CHAJUTIN (1964). Wie aus Abbildung 62 ersichtlich, verändert sich die Empfindlichkeit verschiedener Gefäßbezirke im Laufe des Lebens ungleichmäßig. Die der Extremitätengefäße und der Niere gegenüber Adrenalin und Azetylcholin wächst, die der Darmgefäße bleibt konstant, ebenfalls die Reizschwelle der Sympathikuswirkungen auf die Nieren- und Darmgefäße, nur für die Gefäße der Extremitäten steigt sie an. Diese Uneinheitlichkeit führt dazu, daß der gleiche Grad von Veränderungen des arteriellen Druckes und des peripheren Widerstandes bei Tieren differenter

Altersgruppen das Ergebnis einer unterschiedlichen Höhe und Topographie des Gefäßtonus in den einzelnen Organen ist. Beim Altern verändert sich jedoch nicht nur die Höhe des peripheren Widerstandes, sondern auch dessen funktionelle Struktur.

Eine Zunahme der Ansprechbarkeit auf humorale Faktoren und eine Abnahme nervaler Wirkungen auf Herz und Gefäße im Senium wurden nicht nur an Tieren, sondern auch am Menschen nachgewiesen. — Das Herz des Menschen befindet

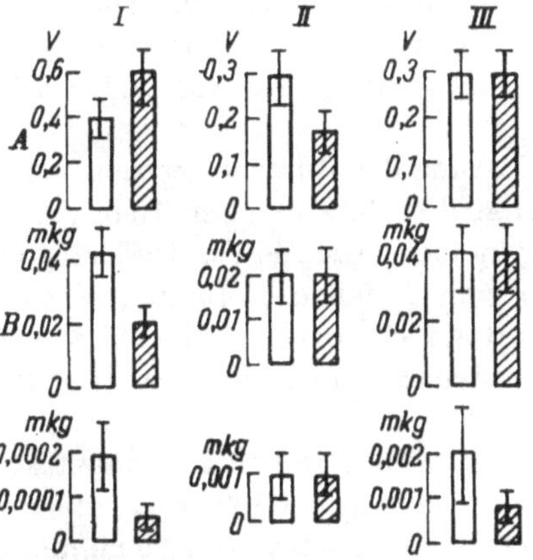

Abb. 62. Altersbesonderheiten der Gefäßreaktion einer Extremität (I), des Dünndarms (II) und der Nieren (III) auf Reizung des Sympathikus (A), intravenöse Adrenalininjektion (B) und intraarterielle Verabreichung von Azetylcholin (C). Weiße Säulen — adulte Ratten; gestrichelte Säulen — alte Ratten.

sich unter dauernder tonisierender Kontrolle des N. vagus und Sympathikus. Je bedeutender die tonisierenden Einflüsse des N. vagus aufs Herz sind, desto ausgeprägter müßte seine Tätigkeit, vor allem sein Rhythmus, auf eine Ausschaltung dieser Einflüsse reagieren. Unser Mitarbeiter S. M. Duchowitschni (1963) verglich die Reaktionen der Herztätigkeit 20—30jähriger und 60—70jähriger auf Atropin, welches die Cholinrezeptoren des Myokards blockiert. 1,0 ml 0,1%ige Lösung beschleunigt bei jungen Menschen den Rhythmus um 34,0 $\pm$ 2,8 Schläge pro Minute, bei betagten um 19,7 $\pm$ 1,8. Das berechtigt anzunehmen, daß der tonisierende Effekt des N. vagus auf das Herz bei älteren Menschen zurückgeht. Parallel dazu wächst die Empfindlichkeit der Cholinrezeptoren des Herzens gegenüber Atropin. Nach Zufuhr von 0,3 ml Atropinlösung verändert sich in jungen Personen die Herzfrequenz entweder nicht oder sie verlangsamt sich sogar (erste Wirkungsphase der Substanz), in betagteren Personen dagegen entsteht eine typische Beschleunigung. Ähnliche Altersunterschiede zeigten sich bei dem α-Adrenoblocker Dihydroergotamin, welches vor allem den Rhythmus des menschlichen Herzens reflektorisch ändert. Nach Gabe von 1,0 ml einer Dihydroergotaminlösung verlangsamt sich bei jungen Menschen der Herzrhythmus um 18,3 ± 3,4 Kontraktionen pro Minute, bei betagten um 10,9 ± 1,7.

Bekanntlich sind α- und β-Adrenorezeptoren ungleich im Herz-Kreislauf-System verteilt. α-Adrenorezeptoren befinden sich vornehmlich in Wänden peripherer Gefäße, β-Adrenorezeptoren in Myokard- und Koronararterien (Levin u. Beck 1967, Parrat u. Nadawor 1969, N. W. Kawerina, G. F. Karewa u. G. A. Markowa 1969, R. N. Chaunina 1970). Für das Verständnis der Altersbesonderheiten in der Regulation des Herz-Kreislauf-Systems hat die von uns und W. G. Schewtschuk gezeigte Tatsache einer ungleichmäßigen Änderung der Zahl und der Empfindlichkeit von α- und β-Adrenorezeptoren in Herz und Gefäßen große Bedeutung.

Mit der Methode selektiver Blockierung der Adrenorezeptoren ergab sich, daß die Blockade der β-Adrenorezeptoren des Herzens alter Tiere geringere Dosen des β-Adrenoblockers Inderal (25 µg/kg) benötigt. Die Verabreichung von 25 µg/kg Inderal führt an alten Kaninchen zum Abfall des Minutenvolumens um 24,0 ± 7,54 ml/min ($\alpha < 0{,}002$), des arteriellen Druckes um 13,8 ± 5,1 mm Hg ($\alpha < 0{,}05$) sowie des Arbeitsindex des linken Ventrikels um 0,218 ± 0,04 kg m/m^2 ($\alpha < 0{,}001$).

Bei adulten Tieren fehlen unter einer solchen Inderaldosis praktisch Kreislaufveränderungen. Sie treten erst nach Steigerung auf 100 µg/kg, also auf das Vierfache ein. Dann fällt das Minutenvolumen um 29,8 ± 2,29 ml/min ($\alpha < 0{,}01$), der arterielle Druck um 6,4 ± 1,97 mm Hg ($\alpha < 0{,}01$) und der Arbeitsindex des linken Ventrikels um 0,315 ± 0,07 kg m/m^2 ($\mu < 0{,}001$).

Es bleibt noch festzustellen, daß bei alten Tieren geringere Inderaldosen die Katecholwirkung auf den Kreislauf unterdrücken. Nach Inderalgabe in der Dosierung 25 µg/kg erzeugen Katecholamine keine Verschiebungen des Schlagvolumens alter Kaninchen. In adulten Tieren erreicht man solch einen Effekt erst nach 100 µg/kg Inderal. Unter Inderal bleibt der Gefäßeffekt, die Zunahme des peripheren Gesamtwiderstandes, erhalten oder wird noch intensiver.

Für die Blockade von β-Adrenorezeptoren benötigt man bei adulten und alten Kaninchen dieselbe Menge des Adrenoblockers Regitin (5 µg/kg Körpergewicht). Dessen Zufuhr veranlaßt an unterschiedlich alten Tieren nur unbedeutende hämodynamische Wandlungen.

Katecholamine rufen unter Regitin ausgeprägte Kreislaufänderungen hervor. Adrenalin führt zur Erhöhung des Minutenvolumens um 11,5 ± 3,9 ml/min ($\alpha < 0{,}01$). Der arterielle Druck fällt um 10,5 ± 2,85 mm Hg ($\alpha < 0{,}01$). Noradrenalin macht unter der Blockade der α-Adrenorezeptoren mit Regitin keine Erhöhung des arteriellen Druckes. Er bleibt konstant oder fällt.

So darf man schließen, daß die Empfindlichkeit der β-Adrenorezeptoren im Laufe des Lebens stärker zunimmt als die der α-Adrenorezeptoren. Die höhere Ansprechbarkeit der β-Adrenorezeptoren im Senium trägt dazu bei, daß Katecholamine die Beziehung zwischen „Herz"- und „Gefäß"-Komponente der hämodynamischen Reaktionen zu verändern vermögen. Hiermit hängen auch die bei niedrigen Dosen Adrenalin und Noradrenalin intensiveren Änderungen des Schlagvolumens älterer Tiere zusammen.

Eine Erhöhung der Empfindlichkeit des Herz-Kreislauf-Systems älterer Menschen gegenüber humoralen Faktoren geht aus klinisch-physiologischen Untersuchungen von D. F. Tschebotarew und O. W. Korkuschko (1966) sowie O. W. Korkuschko (1968, 1969) hervor. Sie zeigten, daß sich nach niedrigen Dosen Adrenalin, Azetylcholin, Histamin und Pituitrin der arterielle Druck, der Herzrhythmus und die Hämodynamik bei betagten Personen mehr als bei jungen ändern. Infolge 0,5 ml 0,1%igen Adrenalins tritt in 20—29jährigen keine sichere hämodynamische Wandlung ein, in 80—89jährigen dagegen wächst der arterielle Druck (von $117{,}9 \pm 3{,}55$ auf $138{,}8 \pm 6{,}39$ mm Hg) und das Minutenvolumen (von $2{,}21 \pm 0{,}15$ auf $3{,}62 \pm 0{,}4$ l/min), der periphere Widerstand fällt (von $2108 \pm 284{,}0$ auf $1677 \pm 180{,}5$ dyn s/cm^{-5}), die Herzfrequenz beschleunigt sich (von $66{,}5 \pm 3{,}22$ auf $82{,}2 \pm 5{,}0$ Kontraktionen pro Minute). Mit dem Alter nimmt die Ansprechbarkeit auch kleiner Gefäße, der Arteriolen und Kapillaren, zu. Nach N. S. Werchratski (1963) entsteht bei jungen Personen ein Gefäßspasmus der Haut durch iontophoretische Adrenalinapplikation in den Dosen $1:10^5$ und $1:10^6$, bei Greisen in Dosen von $2:10^9$ und $1:10^9$. Die gleiche Gesetzmäßigkeit, Zunahme der Empfindlichkeit und Abnahme der Reaktionsfähigkeit, zeigten wir bereits an einem anderen Effektorsystem, dem Blutzuckerspiegel (Abb. 2).

Ein geeignetes Objekt für die Gegenüberstellung nervaler und humoraler adrenerger Wirkungen ist die Nickhaut des Katzenauges. N. S. Werchratski (1963) verglich bei 1—3 Jahre und 10—12 Jahre alten Katzen die Schwelle der elektrischen Erregung des Sympathikus und die minimalen Dosen Adrenalin und Noradrenalin, welche eine Kontraktion der Nickhaut erzeugten. Ihre Bewegung war bei alten Katzen an bedeutend größere Reizstärken des Sympathikus (253 ± 17 mm) als bei adulten ($316 \pm 9{,}0$ mm Abstand der Induktionsspule) gebunden. Für sie waren aber niedrigere Adrenalin- und Noradrenalinmengen nötig. In alten Katzen trat sie bei Noradrenalingabe in einer Menge von $2{,}7 \pm 1{,}1$ µg/kg auf, in adulten bei $26{,}2 \pm 5{,}3$ µg/kg (entsprechende Adrenalinwerte $0{,}2 \pm 0{,}01$ bzw. $1{,}9 \pm 0{,}2$ µg/kg).

Eine stabile homöostatische Größe stellt der intraokulare Druck dar. L. I. Ferfilfain (1965) verglich an unterschiedlich alten Kaninchen dessen Veränderungen unter Anticholinesterasepräparaten (Pyrofos, Myotol). Bei alten Kaninchen erzeugen kleinere Dosen dieser Substanzen eine stärkere und längere Erhöhung des intraokularen Druckes.

Die Abschwächung nervaler Wirkungen und der Anstieg der Ansprechbarkeit auf humorale Faktoren erfährt im Senium eine gewisse strukturelle Fixierung. B. A. Dolgo-Saburow und Mitarb. (1961) beschrieben im Gehirn sogenannte axovasale Synapsen, Nervenendigungen an dünnen Gefäßen. Es wird angenommen, daß der ins Gefäßlumen abgesonderte Mediator mit dem Blutstrom zu den Zellen gelangt. Derartige axovasale Synapsen waren später auch im Herzen, in den Nebennieren und den Skeletmuskeln gefunden worden (Kultschizki 1959,

Agarkow 1964, Gowyrin 1967). Während des Seniums nun wächst die Menge dieser Synapsen, besonders im Herzen (Badajewa 1966). Wahrscheinlich ruft diesen eigenartigen Anpassungsvorgang die Abschwächung der Nerveneinflüsse auf die Gewebe hervor.

Am Beispiel verschiedener Effektoren, des Herzens, der Gefäße, der Skeletmuskeln und der Nickhaut des Auges war also gezeigt worden, daß im Laufe des Lebens die Empfindlichkeit gegenüber einer Reihe humoraler Faktoren wächst und die Nervenwirkungen auf die Effektoren zurückgehen. Den Anstieg der Ansprechbarkeit auf eine Reihe physiologisch aktiver Substanzen demonstrierten die vorangegangenen Kapitel an den Nervenzentren, den innersekretorischen Drüsen, den Ganglienzellen des Vegetativums und am Rezeptorapparat.

Man muß darauf hinweisen, daß viele Widersprüche in der Bewertung von Alternsveränderungen der Sensitivität im Fehlen allgemein anerkannter Kriterien für deren Charakterisierung ihre Ursache haben. Unmöglich darf man, wie es viele Untersucher tun, für die Bestimmung der Empfindlichkeit nicht physiologische Schwellen —, sondern bedeutend höhere Mengen Hormone, Mediatoren und andere Substanzen verwenden.

In der überwiegenden Mehrzahl untersuchten wir die Reizantworten der Effektoren als Gesamtreaktionen des Organs, des Gewebes oder der Zellgruppe. Häufig beziehen Forscher die Alternsprozesse nicht auf qualitative Vorgänge in den einzelnen Zellen, sondern auf einen einfachen Zellverlust. Deshalb war es wichtig festzustellen, in welchem Umfang die beschriebenen Gesetzmäßigkeiten an Reaktionen der einzelnen Zellen geknüpft sind. Zu diesem Zweck beurteilten wir die Reaktionen isolierter Zellen nach den Änderungen ihres Membranpotentials mit Hilfe von Mikroelektroden. Das Membranpotential wurde in Muskelfasern, Leberzellen sowie in Neuronen der sensomotorischen Rinde bestimmt. Die Substanzen (Hormone, Mediatoren) applizierten wir intravenös, in einer Versuchsserie auch ins Innere isolierter Zellen mit Hilfe einer speziellen mikroiontophoretischen Methode. Es zeigte sich, daß in alten Tieren Verschiebungen des Membranpotentials der Zellen nach geringeren Hormonmengen auftreten. Bei Östradiolpropionat in der Dosis 50 μg/100 g ändert sich das Potential der Muskelfasern adulter Ratten praktisch nicht (von 80,1 $\pm$ 0,6 mV auf 81,7 $\pm$ 0,8 mV), bei alten jedoch kommt es zu einem statistisch gesicherten Anstieg (von 80,0 $\pm$ 0,4 auf 86,1 $\pm$ 0,9 mV). Eine gleiche Gesetzmäßigkeit ergab sich in der Reaktion isolierter Zellen auf Insulin, Noradrenalin und Desoxykortikosteronazetat (DOCA). Bei Verabreichung von DOCA in der Dosis 250 μg/100 g nahm das Membranpotential der Muskelfasern adulter Ratten kaum zu (79,5 $\pm$ 0,5 und 82,9 $\pm$ 1,8 mV), bei alten jedoch deutlich (von 79,6 $\pm$ 0,5 auf 86,8 $\pm$ 0,7 mV).

In all diesen Versuchen wurden die Hormone und Mediatoren von außen in den Organismus gebracht. Wichtig war nun aufzuklären, wie sich die Ansprechbarkeit der einzelnen Zelle auf endogen gebildete Mediatoren wandelt. Bekanntlich wird der in den präsynaptischen Endigungen enthaltene Mediator nicht nur bei Eintreffen eines Nervenimpulses, sondern auch spontan freigesetzt. So entstehen in der innervierten Zelle Potentiale, welche man als Miniaturpotentiale bezeichnet hat (Katz u. Miledi 1965, Boyd u. Martin 1965, A. I. Schapowalow 1970). Jedes Miniaturpotential bildet sich durch Abgabe des Azetylcholinquantums, welches in einer Vesikel der Nervenendigung eingeschlossen war. Dabei treten einige tausend Azetylcholinmoleküle aus. Die Miniaturpotentiale können sich in Frequenz und Amplitude unterscheiden. Ihre Frequenz hängt von der Zahl sich öffnender Azetylcholinbläschen ab, die Amplitude von der Empfindlichkeit des Cholinrezeptors der innervierten Zelle (Castillo u. Katz 1954, Liley 1959). Folglich kann man, indem man die Altersbesonderheiten der Miniaturpotentiale untersucht, sich auch eine Vorstellung über die Aktivität der Azetylcholinabsonderung in der Synapse (nach der Frequenz der Miniaturpotentiale) und über die Ansprechbarkeit der postsynaptischen Zellmembran auf den Mediator (nach der Amplitude) machen. — Die Versuche wurden am lateralen segmentalen Muskel des Schwanzes adulter und alter Ratten durchgeführt.

Die Frequenz der Miniaturpotentiale hängt noch vom Ausgangsniveau des Membranpotentials der isolierten Muskelfasern ab. Deshalb bezogen wir die Ergebnisse auf Fasergruppen mit einheitlicher Membranpotentialhöhe (70—80 mV).

Bei alten Tieren verringert sich die Frequenz der Miniaturpotentiale. Beträgt sie in adulten Ratten $3{,}5 \pm 1{,}2$ pro Sekunde, so bei alten $2{,}0 \pm 0{,}5$ Impulse pro Sekunde. Die Amplitude wächst im Laufe des Lebens. Bei adulten Ratten erreichte sie $0{,}21 \pm 0{,}07$ mV, bei alten $0{,}38 \pm 0{,}08$ mV.

Also wird während des Alterns die spontane Freisetzung des Mediators schwächer. Der Amplitudenanstieg des Miniaturpotentials belegt eine erhöhte Ansprechbarkeit postsynaptischer Membranen der Muskelfaser alter Tiere auf Azetylcholin. Diese beschriebenen Altersbesonderheiten können nicht mit veränderten Zellzahlen im Senium erklärt werden, sie sind vielmehr an Wandlungen funktioneller Eigenschaften jeder einzelnen Zelle gebunden.

Wir stellen folgendes Grundsätzliches heraus:

1. Abschwächung von Nervenwirkungen, Zunahme der Ansprechbarkeit und Erniedrigung der Reaktionsfähigkeit auf humorale Faktoren sind in den Geweben und in den Zellen ein und desselben Gewebes unterschiedlich ausgeprägt. Auf Abbildung 62 waren die differenten Änderungen der Gefäßreaktionen mehrerer Organe auf nervale und humorale Einflüsse dargestellt worden. Bereits aufgeführt sind auch die Befunde über ungleichmäßige, verschieden gerichtete Wandlungen der Erregbarkeit und der Empfindlichkeit von Nervenstrukturen, Drüsen usw. gegenüber chemischen Faktoren. Es kann keine einheitlichen Koeffizienten für Reaktionsänderungen der Effektoren auf regulatorische Wirkungen geben.
2. Die Sensitivität einer Reihe von Organen und Zellgruppen variiert das Alter praktisch nicht. N. S. Werchratski demonstrierte, daß die Schwellendosen für Azetylcholin und Adrenalin, welche eine Darmkontraktion bei Kaninchen differenter Altersgruppen hervorrufen, sich praktisch nicht voneinander unterscheiden. Zu demselben Schluß kam auch Farner (1962). Die Erregbarkeit einiger Nervenstrukturen fällt nicht während des Seniums, sondern steigt

sogar an. Nach W. W. Besrukow (1969) entstehen Verschiebungen des arteriellen Druckes bei Reizung des hinteren Hypothalamuskernes und der Mamillariskerne in alten Kaninchen infolge geringerer Stromstärken als in adulten.

3. Die Empfindlichkeit gegenüber einer Reihe von Substanzen ändert sich im Senium nicht oder fällt sogar. Um bei alten Ratten Funktionsänderungen des myoneuralen Apparates zu erzeugen, muß man ihnen größere Dosen Listenon, Ephedrin, Natriumfluorid und einiger anderer Stoffe zuführen. Nach 0,2 mg/100 g Listenon sinkt das Membranpotential der Muskelfasern adulter Ratten von 80,4 $\pm$ 0,1 auf 71,1 $\pm$ 0,2 mV, bei alten jedoch nicht. Infolge 0,084 mg/100 g Natriumfluorid fällt in adulten Tieren das Membranpotential um 7,0 $\pm$ 0,8 mV, bei alten nur um 1,3 $\pm$ 0,7 mV. Der letztendliche Effekt der Substanzen hängt von den konkreten Änderungen der entsprechenden Stoffwechselzyklen während des Alterns ab.

4. Im hohen Senium vermag die Zunahme der Ansprechbarkeit auf humorale Faktoren in einen Abfall umzuschlagen. Nach A. N. Muraschina (1967) beträgt die Schwellendosis Östradiolpropionat, welche Ausfluß bei 4monatigen kastrierten Ratten erzeugt, 3,0 E, bei 13monatigen 3,7 E, bei 26monatigen 2,0 E, aber bei 34monatigen 3,2 E.

Also darf man eine bestimmte Gesetzmäßigkeit des Reagierens von Effektoren während des Seniums nicht leichtfertig auf die Wirkung aller Substanzen und auf die Reaktion aller Gewebe übertragen. Das würde das Wesen des sehr komplizierten biologischen Prozesses vereinfachen, zu einseitiger Betrachtungsweise führen und unserer gesamten Wissenschaft Schaden zufügen.

Die Existenz eines breiten Spektrums vielgestaltiger, mitunter auch verschieden gerichteter Effektorreaktionen auf nervale und humorale Einflüsse stellt die Grundlage nicht nur für quantitative, sondern auch für qualitative Unterschiede in der Regulation des Stoffwechsels und der Funktionen während des Seniums dar.

Nervale Wirkungen spielen eine entscheidende Rolle für die Gewebstrophik. Deshalb wird die Abschwächung nervaler Effekte im Greisenalter ein wesentlicher Faktor für die Stoffwechsel- und Funktionsänderungen der Gewebe und die Hauptursache für die Wandlungen der Gewebstrophik. Die Verminderung nervaler Einflüsse sowie der Reaktionsfähigkeit auf viele humorale Komponenten schwächt die Adaptationsmöglichkeiten der Organe und verringert die Schwankungsbreite ihres Stoffwechsels und ihrer Funktionen. Die Begrenzung der Reaktionsfähigkeit bewahrt den Metabolismus der Effektoren vor zu akuten und zu großen Belastungen. Eine wichtige adaptive Bedeutung hat die Zunahme der Empfindlichkeit gegenüber vielen Mediatoren und Hormonen. Sie gewährleistet ein befriedigendes Niveau nervaler und hormoneller Regulation trotz verminderter Mediatorsynthese und verminderter Sekretion einer Reihe endokriner Drüsen.

All das bedingt die Besonderheiten seniler Reaktionsweisen: Rückgang der Amplitude, verzögerter Charakter der Stoffwechsel- und Funktionsänderungen,

Verhinderung zu starker metabolischer Belastungen der Zellen bei Einengung der Adaptationsmöglichkeiten des Gesamtorganismus. Dabei zeigt sich im Laufe des Lebens eine gewisse Übereinstimmung zwischen der Intensität metabolischer Prozesse und der Ausprägung regulatorischer Effekte.

Bekanntlich sind Noradrenalin und Azetylcholin Mediatoren cholinerger und adrenerger Nerven. Widersprechen nun nicht die Tatsache des Ansteigens der Empfindlichkeit gegenüber diesen Mediatoren und die Tatsache eines Rückganges der Nervenwirkungen, welche unter Beteiligung derselben Mediatoren realisiert werden, einander?

Bei Verabfolgung der Mediatoren von außen hängt deren Aktivität nur vom Zustand der rezeptiven Zellstrukturen, vom Umbau der Moleküle im Gewebe sowie von Gesamtstoffwechsel und -funktion der Zelle ab. Mit der Nervenreizung kommt noch ein sehr wichtiges Glied hinzu, nämlich die Synthese und Absonderung des Mediators in den Nervenendigungen.

Also sind die Vorgänge nach Nervenreizung und nach Zufuhr eines Mediators von außen nicht identisch. Man sollte annehmen, daß gerade mit der Erniedrigung der Mediatorsynthese in Nervenendigungen auch der Nerveneinfluß aufs Gewebe sich abschwächt. Unter diesen Bedingungen wächst aber die Empfindlichkeit gegenüber den Mediatoren, welche auf die nachfolgenden Glieder der Übertragungskette einwirken. Diese Annahme, Abschwächung der Mediatorsynthese in Verbindung mit Anstieg der Ansprechbarkeit der zu innervierenden Strukturen, verlangt natürlich noch spezielle Beweise, um die wir uns in den folgenden Abschnitten bemühen.

Wir betonen ständig, daß im Alternsgang die nervalen Einwirkungen auf die Gewebe zurückgehen, nicht aber die Empfindlichkeit ihnen gegenüber. Die Nervenimpulse realisiert der Mediator. Deshalb ist in der Tat auch die Behauptung möglich, daß die Empfindlichkeit gegenüber nervalen Effekten mit dem Alter ansteigt. Anders ausgedrückt, die Erhöhung der Ansprechbarkeit auf Mediatoren bei Destruktion der Nervenendigungen und Abnahme der Transmittersynthese in ihnen darf als wesentlicher Anpassungsmechanismus betrachtet werden, welcher auf die Erhaltung eines bestimmten Niveaus nervaler Gewebsregulation gerichtet ist.

Cannon und Rosenblueth (1951) formulierten ein Gesetz erhöhter Ansprechbarkeit denervierter Strukturen. In ihrer Formulierung lautet es folgendermaßen: „Wenn von efferenten Neuronen einzelne zerstört werden, so entwickelt sich in den isolierten Strukturen eine erhöhte Reizbarkeit mit chemischen Agenzien, wobei in den unmittelbar betroffenen Abschnitten dieser Effekt am stärksten ist."

Es gibt heute nicht wenige Befunde über senile Destruktionen der Nervenendigungen in verschiedenen Organen: Herz, Gefäße, Skeletmuskeln, Leber, Hirnhäute u. a. (Osaulenko 1958, Sasybin 1961, 1967, Fudel-Osipowa u. Rodionow 1963, 1966, Badajewa 1966, Konstantinowski 1969). Sie laufen hinaus auf eine Vergröberung, auf Ödeme des Neuroplasmas, Zerfall der Endknöpfchen und -schleifchen, auf Atrophie der Nervenfasern u. a. Jedoch sieht man derart geschädigte neben völlig intakten Endigungen. Darüber hinaus treten während des Alterns auch adaptive strukturelle Phänomene im peripheren Nervensystem auf. Zum Beispiel vergrößert ein Teil einfacher Endigungen die Ausmaße, an ihnen können zusätzliche Knopfbildungen erscheinen. Infolgedessen nehmen sie eine bizarre Gestalt an, der man in anderen Altersstadien nicht begegnet (Konstantinowski 1969). All diese Destruktionen sowie die Abschwächung der Innervationseinflüsse vermögen den Zuwachs der Ansprechbarkeit der zu innervierenden Strukturen auf humorale Faktoren zu fördern. Das bezeugt ein Vergleich der Alternsveränderungen der Regulation verschiedener Organe mit dem Grad ihrer evolutionären Vollkommenheit und Stabilität.

L. A. Orbeli hielt es für möglich, zur Analyse der Evolution von Funktionen die vergleichende Charakterisierung des Organzustandes, welcher den Werdegang der Funktion in der Phylogenese widerspiegelt, zu benutzen. Von diesem Standpunkt aus sind die Alternsveränderungen der Reaktionen des Muskelgewebes in der Darmwand, den Blutgefäßen, dem Herzen und in Skeletmuskeln interessant.

Am unvollkommensten scheint die nervale Regulation der Muskelschicht des Darmes. Bekanntlich besitzen hier die örtlichen Faktoren, mechanische und chemische, eine große Bedeutung. Der Alternswandel der Empfindlichkeit gegenüber humoralen Stoffen ist in der Darmwand schwach ausgeprägt. In der Herzmuskulatur mit ihrer ausgeprägten trophischen und in der Skeletmuskulatur mit ihrer zusätzlichen willkürlichen Innervation nimmt die Ansprechbarkeit auf chemische Reize deutlich zu.

Es geht nicht an, nur durch Abschwächung nervaler Wirkungen den Anstieg der Gewebsempfindlichkeit erklären zu wollen, und zwar aus folgenden Gründen:

1. Während des Alterns kann auch die Empfindlichkeit nicht innervierter Zellen wachsen. So verändern nach T. L. Echnewa (1966, 1971) bei alten Tieren niedrigere Dosen Hydrokortison und DOCA die phagozytäre Aktivität der Leukozyten.
2. Wenn das beschriebene Phänomen erhöhter Ansprechbarkeit immer an eine Denervierungskomponente gebunden wäre, müßte eine gesetzmäßige Reihenfolge in den Vorgängen zu beobachten sein, nämlich zuerst Abschwächung nervaler Effekte, dann Zunahme der Empfindlichkeit. In einer Reihe von Fällen sieht man jedoch eine umgekehrte Reihenfolge. Zum Beispiel wächst die Ansprechbarkeit der Nierengefäße auf Adrenalin bei alten Tieren, ohne daß sich die Reizschwelle des Sympathikus geändert hat.
3. Die molekulare Grundlage erhöhter Empfindlichkeit denervierter Gewebe gegenüber humoralen Agenzien stellen vor allem Stoffwechseländerungen der Mediatoren dar. Verschiebungen in der Lokalisation und der Aktivität der Fermente, welche die Mediatoren inaktivieren, sowie Wandlungen in der Lokalisation der Cholin- und Adrenorezeptoren der Zelle bestimmen im wesentlichen die gesteigerte Empfindlichkeit gegenüber chemischen Substanzen. Wir erinnern daran, daß nach Denervierung die Cholinesterase und die Cholinrezep-

toren ihre strenge Lokalisation verlieren und sich über die Zelle verteilen. Die Stoffwechseländerungen der Mediatoren bei Denervierung und beim Altern sind nicht identisch. Auch unterscheiden sich die der einzelnen Mediatoren (Azetylcholin, Noradrenalin, Serotonin) im Alternsgang wesentlich von einander. Etwa bei einer abgeschwächten Synthese des Azetylcholins und des Noradrenalins bleibt die des Serotonins konstant. Unter einer allgemeinen Erniedrigung der Hydrolyse von Azetylcholin kommt es zur Verschiebung im Katecholaminabbau. Bei Denervierung sind die Stoffwechseländerungen der Transmitter einheitlicher. Während des Alterns erniedrigt sich nach N. S. Werchratski (1964b, 1966a, 1966b, 1971) in Herz- und Skeletmuskel die Aktivität der wahren Cholinesterase, praktisch unverändert bleibt die der falschen. Bei Denervierung fällt erst die falsche Cholinesterase stark ab, dann steigt sie an. Die echte Cholinesterase sinkt im Skeletmuskel bis zum 9. Tag nach der Denervierung etwas, danach bis zum 12. Tag nimmt sie wieder zu.

4. Während des Seniums erhöht sich die Empfindlichkeit nicht gegenüber allen Substanzen. Es gibt keine direkte Korrelation zwischen dem Grad der Abschwächung cholinerger und adrenerger nervaler Effekte und der Änderung der Ansprechbarkeit auf Hormone.

Bekanntlich wird in der Evolution eine optimale Erregbarkeit der Zellen, besonders durch chemische Substanzen, erreicht. Das bewahrte die Zelle vor der unendlichen Vielzahl von für ihre Lebensfunktionen unwichtigen Reizen. Eine Zelle, welche über eine außerordentlich große Erregbarkeit verfügte, würde nicht lange existieren können, da sie ständig auf für sie unwichtige Reize reagieren müßte. Schnell würde sie zugrunde gehen. Der Widerstand gegen Reizungen oder auch die Flucht der Zelle vor ihrer Erregung wird durch den ganzen Komplex von Stoffwechselvorgängen in ihrem Protoplasma bestimmt.

In Verbindung mit den Stoffwechseländerungen wird die Zelle im Senium ein weniger stabiles und weniger funktionstüchtiges System, sie gerät leichter aus ihrem Gleichgewicht, und langsamer gewinnt sie es wieder, außerdem wird sie empfindlicher gegenüber einer Reihe chemischer Faktoren. Das sind die Folgen sowohl eigener endogener Alternsveränderungen als auch der Abschwächung nervaler trophischer Einflüsse. Im Laufe des Lebens kontinuierlich abnehmende Stoffwechselprozesse bedingen die Erniedrigung der Reaktionsfähigkeit der Zellen.

KAPITEL IX

Interorezeptoren im Mechanismus alternsbedingter Veränderungen von Regulation und Adaptation

> Senium, das ist nicht so viel Verlorenes, wie es im Prozeß der Wechselwirkungen mit der äußeren Umwelt Erworbenes darstellt; es ist nicht nur die Folge vieljähriger Einflüsse der Umgebung, sondern auch das individuell geprägte, innere Ergebnis einer solchen Einflußnahme, welches auf die Alternsmechanismen selbst sich auswirkt ...
>
> I. W. DAWYDOWSKI

Alternsveränderungen der Chemorezeptoren in den Gefäßen

Die gegenwärtige Alternsphysiologie charakterisiert das Bemühen der Gelehrten, das Wesen der integrativen Tätigkeit des Organismus zu begreifen. Ein Ausdruck für eine solche Tendenz in der Ontogenologie sind die Konzeptionen P. K. ANOCHINS über die Ausbildung funktioneller Systeme, die Systemgenese, die These I. A. ARSCHAWSKIS über den Funktionswechsel während der Ontogenese sowie die Vorstellungen von den Wechselbeziehungen zwischen Regulation, Anpassung und Altern des Organismus (W. W. FROLKIS).

Wie kompliziert oder einfach ein Regulationssystem auch beschaffen sein mag, seine Existenz, Entwicklung und Ausbildung sind nur möglich bei Vorhandensein von Elementen, welche mit der rückläufigen Information, mit der Rückkopplung im Zusammenhang stehen. Der Charakter dieser Rückkopplung ist in den einzelnen Systemen grundsätzlich verschieden. Es kann sich um Metabolite von Stoffwechselzyklen, um Hormone bei der Regulation endokriner Funktionen, um afferente Nervensignale in reflektorischen Reaktionen usw. handeln.

Wahrscheinlich beansprucht die Erforschung der Rückkopplungsmechanismen in der Reflextätigkeit, besonders hierbei der Altersbesonderheiten der Rezeption sehr wichtiger funktioneller Systeme des Organismus ein erhöhtes Interesse. Der adaptive Charakter reflektorischer Tätigkeit wurde nur möglich dank ständiger Abstimmung der Zustandsänderungen der Zentren mit den rückläufigen Informationen über die Tätigkeit der Effektoren.

Für die Mehrzahl funktioneller Systeme wird diese Rückinformation durch Interorezeptoren gewährleistet. Reizung der interorezeptiven Felder stellt den Ausgangspunkt ausgedehnter Veränderungen der reflektorischen Tätigkeit vieler Organe dar.

Das Problem der Interorezeption ist zugleich alt und neu. Schon 1866 mutmaßten ZION und LUDWIG, als sie den Abfall des arteriellen Druckes bei Reizung des zentralen Endes des durch sie so bezeichneten N. depressor beschrieben, als erste sensible Nervenendigungen im Herz-Kreislauf-System, welche für die Realisierung einer Reihe wichtiger Reaktionen von Bedeutung seien. Über die Existenz „sensibler Nerven“ in inneren Organen und Muskeln sowie über deren Rolle bei der Reflextätigkeit berichtete zur gleichen Zeit I. M. SETSCHENOW (1866). Und schließlich stellte I. P. PAWLOW (1894) kategorisch die Aufgabe der Erforschung dieses dringlichen physiologischen Problems.

Die Untersuchung der Alternsveränderungen der Rezeption und der Vorgänge in den einzelnen Analysatoren hat schon eine lange Geschichte. Heute gibt es bereits zahlreiche Befunde über die Wandlungen des optischen, akustischen und einiger anderer Analysatoren im Laufe des Lebens. Dagegen ist eine eigentliche physiologische Analyse der Interorezeption im Alternsgang noch von niemandem vorgenommen worden. Dabei unterliegt die Wichtigkeit interorezeptiver Wirkungen im System allgemeiner Alternsprozesse der neurohumoralen Regulation keinem Zweifel. Mit ihrer Hilfe werden die Rückkopplungen im Zuge der Regulierung des inneren Milieus realisiert und bedeutungsvolle homöostatische Mechanismen mobilisiert.

Wir konzentrierten uns in der Hauptsache auf die Analyse des Alterns der Gefäß- und Lungenrezeptoren. Erstens ist die Rezeption von den Gefäßen und Lungen aus ein sehr wichtiges Glied der Integration des Metabolismus, der Hämodynamik und der Atmung. Zweitens ist sie ein geeignetes Objekt zur Charakterisierung, zur quantitativen und qualitativen Beurteilung der Alternsveränderungen rückläufiger Verbindungen. Bekanntlich enthält das gesamte Herz-Kreislauf-System reichlich Rezeptoren. Deshalb versuchten wir, das Altern des Rezeptorapparates nicht nur im Sinus caroticus und in der reflexogenen Zone der Aorta, wo er unmittelbar an der Regulation der Hämodynamik und der Blutzusammensetzung beteiligt ist, sondern auch in den Gefäßen innerer Organe, welche stark die Wechselbeziehungen zwischen örtlichen und allgemeinen Parametern der Tätigkeit des Herz-Kreislauf-Systems mitbestimmen, zu charakterisieren.

An adulten und alten Kaninchen und Katzen untersuchten wir (STSCHEGOLEWA 1960, 1963, 1969, FROLKIS u. STSCHEGOLEWA 1963, 1965) die Empfindlichkeit der Chemorezeptoren in den Gefäßen des Dünndarmes, in der Aorta und im Sinus caroticus bei Einwirkung verschiedener Reize. Bei der Wahl der Mittel gingen wir von den gegenwärtigen Vorstellungen über das Vorhandensein zweier Chemorezeptorengruppen in den Gefäßen aus (ANITSCHKOW 1934, 1957, HEYMANS u. BOUCKAERT 1936, TSCHERNIGOWSKI 1947, 1960, BELENKI 1951, LEBEDEWA 1965). Zur ersten Gruppe gehören Rezeptoren, welche von hypoxischen Agenzien erregt werden (Zyanide, Natriumsulfid u. a.). Diese Substanzen wirken auf die Nervenendigungen, indem sie ihren Stoffwechsel variieren, rufen Störungen der Gewebsatmung hervor und erhöhen die Wasserstoffionenkonzentration. Die Rezeptoren der zweiten Gruppe werden als N-cholinreaktive Systeme gekennzeichnet und durch Cholinomimetika und nikotinartige Stoffe erregt (Azetylcholin, Nikotin, Zitisin, Lobelin, Kaliumchlorid u. a.). Sie erzeugen unmittelbar eine Reizung der Nervenendigungen durch generalisierte Stoffwechselverschiebungen.

Diese Unterscheidung ist aber überaus relativ, denn den Erregungen beider Rezeptorengruppen liegen letztendlich bestimmte biochemische Prozesse zugrunde, die mit verschiedenen Seiten des Energiestoffwechsels, mit der Korrelation zwischen oxydativer und glykolytischer Phosphorylierung, zwischen Sulfhydryl- und Disulfidgruppen u. a. zusammenhängen.

Besonderes Interesse beanspruchten die Vorgänge der Chemorezeption durch solche Substanzen, die sich ständig im inneren Milieu befinden und unter natürlichen Bedingungen den Rezeptorapparat der Gefäße erregen, wie zum Beispiel Kohlensäure, Azetylcholin und Glukose.

Es ergab sich, daß mit dem Alter die Ansprechbarkeit der Gefäßchemorezeptoren auf hypoxische Stoffe und Cholinomimetika ansteigt. Das trifft sowohl für die Rezeptoren des Sinus caroticus als auch für die der Dünndarmgefäße zu (Abb. 63). Eine Reizung erreicht man auf zwei Wegen: durch Gabe der zu prüfenden Sub-

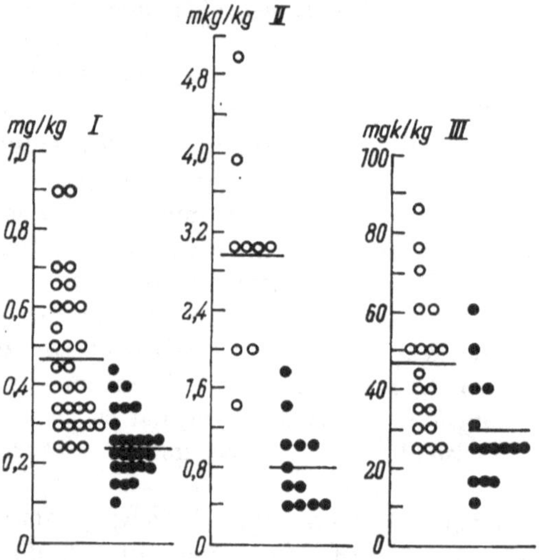

Abb. 63. Ansprechbarkeit der Chemorezeptoren des Sinus caroticus unterschiedlich alter Tiere auf Natriumsulfid (I), Zytisin (II), und Nikotin (III). Helle Kreise — adulte Kaninchen; schwarze Kreise — alte Kaninchen.

stanzen in den nach der Methode von Moisejew, Heymans und Anitschkow isolierten Sinus caroticus oder durch intravenöse Verabfolgung. S. W. Anitschkow (1934), W. E. Ryshenkow (1959), E. S. Fedortschuk (1957) und andere zeigten, daß eine ganze Reihe pharmakologischer Präparate (Zitisin, Niktotin, Natriumsulfid u. a.) in niedrigen Dosen reflektorisch Atmung und Blutkreislauf ändern, indem sie die Rezeptoren des Sinus caroticus stimulieren. Höhere Dosen derselben Präparate vermögen unmittelbar auf Nervenzentren zu wirken, was aus Versuchen mit Denervierungen des Sinus caroticus hervorgeht. Der Vorteil dieses Verfahrens liegt darin, daß die Karotisrezeptoren intakt bleiben und bei aufgezeigten Wandlungen ihrer Empfindlichkeit Operationsschäden ursächlich nicht mit in Frage kommen.

Die Schwellendosen Natriumsulfid und Zitisin, welche, intravenös injiziert, eine Erregung der Rezeptoren erzeugen, liegen bei alten Tieren unter denen adulter. Als Antwort auf Natriumsulfid entstand bei alten Kaninchen ausgeprägte Kurzatmigkeit nach 0,1—0,45 mg/kg (im Mittel 0,25 ± 0,015 mg/kg), bei adulten schwankten die Schwellenwerte von 0,25—0,9 mg/kg (im Mittel 0,47 ± 0,03, $\alpha < 0{,}001$). Die Schwellendosen Zitisin betrugen bei Reizung des Sinus caroticus adulter Katzen im Mittel 3,15 ± 0,45 µg/kg, bei alten 0,81 ± 0,13 µg/kg ($\alpha < 0{,}001$).

Analoge Resultate sahen wir bei Applikation chemischer Reizstoffe unmittelbar in den isolierten Sinus caroticus, bei Perfusion desselben nach Moisejew, Heymans und Anitschkow. Bringt man Nikotin in den Sinus caroticus, laufen die Reaktionen von seiten des arteriellen Druckes und der Atmung nicht gleichzeitig ab: Nach Schwellendosen ändert sich nur der Blutdruck, erst danach mit steigender Substanzmenge auch die Atmung.

Die Reaktionen des Blutdrucks waren nicht gleichsinnig: Bei geringeren Dosen kam es häufiger zu pressorischen Effekten, bei höheren zu depressorischen. Bei alten Tieren traten Verschiebungen des Blutdruckes nach 0,2—0,3 ml einer Nikotinlösung in der Konzentration $1 \cdot 10^{-5}$ auf, an adulten in einer Konzentration von $1 \cdot 10^{-5}$ bis $1 \cdot 10^{-4}$.

Während des Alterns wächst auch die Empfindlichkeit der Chemorezeptoren des Sinus caroticus gegenüber Glukose. Perfusion eines isolierten Sinus mit hyperglykämischer Lösung erzeugt im Gesamtblut eine Senkung des Zuckerspiegels; Perfusion mit hypoglykämischer Flüssigkeit löst entgegengesetzte Wirkungen aus (Tytschinin 1952, Karajew u. Safarow 1953).

In unserem Laboratorium zeigte W. G. Schewtschuk (1966, 1967b), daß bei Perfusion eines isolierten Sinus caroticus mit 80%iger Glukoselösung in alten Kaninchen sich der Blutzuckerspiegel um 21,3 ± 2,88 mg% erhöht, in adulten dagegen nur um 5,8 ± 1,58 mg%. Nach Perfusion mit hyperglykämischer Lösung (200 mg%) fällt der Blutzuckerspiegel alter Tiere um 15,7 ± 2,81 mg%, in adulten jedoch nur um 6,0 ± 1,11 mg%.

Mit dem Alter wächst also die Ansprechbarkeit der Chemorezeptoren im Sinus caroticus auf Glukose. Bei erheblichen Konzentrationsänderungen der perfundierten Glukose sind die Blutzuckerverschiebungen in der Jugend intensiver. Gibt man 400 mg%ige Lösung, sinkt der Zuckerspiegel adulter Kaninchen um 8,5 ± 1,76 mg%, der alter nur um 4,4 ± 3,4 mg%, d. h., er reagiert praktisch kaum.

Um zu klären, ob die Erhöhung der Empfindlichkeit gegenüber chemischen Reizen im Alternsgang eine Eigenschaft aller Gefäßrezeptoren oder nur für die Chemorezeptoren des Sinus caroticus charakteristisch ist, führten wir Versuchsserien an Dünndarmgefäßen von Katzen mit Nikotin, Azetylcholin, Milchsäure, CO_2 und Kaliumchlorid durch.

Die Substanzen gelangten mit einer Spritze in die Perfusionsflüssigkeit, welche die Gefäße der nach W. N. TSCHERNIGOWSKI isolierten Dünndarmschlinge umspülte. Die entsprechenden Befunde gibt Abbildung 64 wieder. Bei alten Tieren riefen geringere Mengen Nikotin, Azetylcholin, Milchsäure und Kohlensäure von

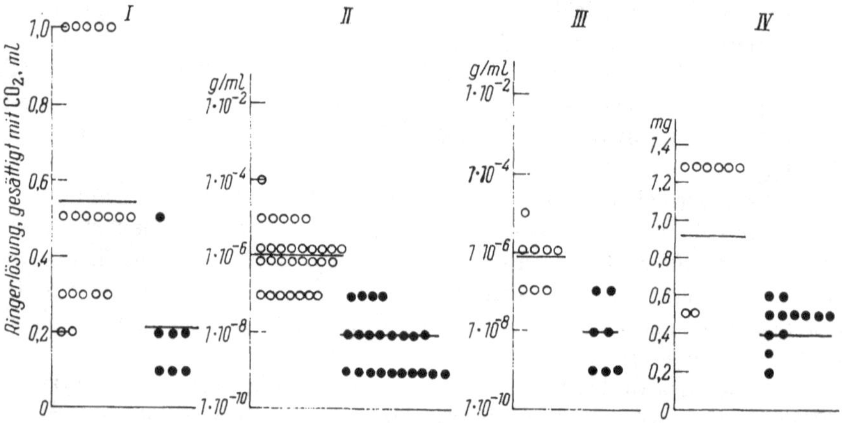

Abb. 64. Ansprechbarkeit der Chemorezeptoren der Gefäße einer isolierten Dünndarmschlinge unterschiedlich alter Tiere auf CO_2 (I), Azetylcholin (II), Nikotin (III) und Kaliumchlorid (IV). Helle Kreise — adulte Katzen; schwarze Kreise — alte Katzen.

den Rezeptoren der isolierten Darmschleife ausgehende Reflexe hervor. — Demnach erhöht sich die Ansprechbarkeit der Gefäßchemorezeptoren sowohl auf hypoxische Agenzien (Natriumsulfid) als auch auf Cholinomimetika (Zytisin, Nikotin, Azetylcholin) und auf natürliche Substanzen, wie Glukose und Kohlensäure.

Unsere Befunde demonstrierten, daß auch Kaliumchlorid an alten Tieren in geringen Mengen ($0{,}4 \pm 0{,}033$ mg alte Kaninchen, $0{,}94 \pm 0{,}123$ mg adulte Kaninchen; $\alpha < 0{,}001$) Reflexe an den Chemorezeptoren der Gefäße des Dünndarmes erzeugt. Kalium spielt ja eine wichtige Rolle bei der Aufrechterhaltung der Polarisation von Zellmembranen und der Erzeugung bioelektrischer Potentiale in allen lebenden Strukturen. Während der Erregung gelangt es aus der Zelle in den Interzellularraum. Nach Angaben von KJELLMER (1961) wird so im Interzellularraum die Kaliumkonzentration zwei- bis viermal höher als im venösen Blut (Untersuchungen am sich kontrahierenden Muskel). Wahrscheinlich stellen die aus den erregten Zellen freigesetzten Kaliumionen einen adäquaten Reiz für die Gewebsinterorezeptoren dar. Der Anstieg der Empfindlichkeit der Rezeptoren alter Tiere gegenüber Kalium ist ein wichtiger innerer Anpassungsmechanismus der „afferenten Einrichtungen" an zunehmende Stoffwechselverschiebungen, welcher jene Verschiebungen zu kompensieren versucht. Für dieses Phänomen besitzt die Erniedrigung des Kaliumgehaltes in Zellen alter Tiere eine gewisse Bedeutung.

Neben der im Senium gesteigerten Erregbarkeit beobachtet man eine schnellere Erschöpfung der von den Gefäßchemorezeptoren ausgehenden Reflexe. Unter natürlichen Lebensbedingungen können chemische Reize auf Gefäßrezeptoren dauernde oder viele Male sich wiederholende Wirkungen ausüben. Es zeigte sich aber, daß Tiere differenter Altersgruppen unterschiedlich auf wiederholte, vielmalige Einwirkung chemischer Agenzien sowohl bei intravenöser Gabe als auch bei Perfusion des isolierten Sinus caroticus reagierten. An alten Tieren hatte 5–6-malige Applikation von Schwellen- und Überschwellendosen Natriumsulfid oder Nikotin mit Intervallen zwischen 5 und 10 Minuten eine Abschwächung des Effekts zur Folge, gegen Ende des Versuches wirkten Schwellendosen überhaupt nicht mehr. Bei adulten Tieren änderte sich unter diesen Bedingungen die Erregbarkeit der Chemorezeptoren nicht wesentlich (Abb. 65).

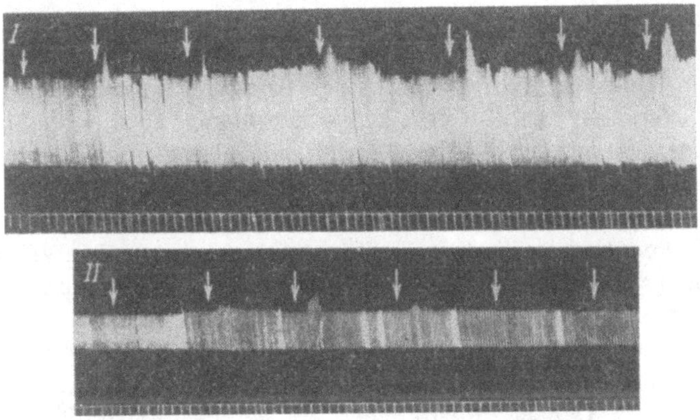

Abb. 65. Atmungsänderungen eines adulten (I) und eines alten Kaninchens (II) bei wiederholter intravenöser Injektion von Natriumsulfid. Von oben nach unten: Pneumogramm; Zeitschreibung (5 s). Natriumsulfid wurde im Intervall von 5 min in der Dosis 0,3 mg/kg gegeben. Die Pfeile bezeichnen die Augenblicke der Injektion.

Bei andauernder, pausenloser Perfusion des Karotisgebietes alter Tiere mit chemischen Stimulatoren trat die Reflexadaption, d. h. die Wiederherstellung des Ausgangsniveaus des Blutdrucks trotz fortgesetzter Reizwirkung schneller ein, als das in adulten der Fall war. An alten und adulten Kaninchen verglichen wir die Reflexadaptation bei permanenter Reizung der Chemorezeptoren mit Nikotin-, Azetylcholin- und Natriumsulfidlösungen. Unter Nikotinperfusion schwankte die Zeit der Reflexanpassung alter Kaninchen von 3–6 min, die adulter von 30 bis 36 min. Jene Kopplung hoher Empfindlichkeit mit leichter Erschöpfbarkeit vermag dahin zu führen, daß bei lange anhaltenden Abweichungen vom Grundniveau des Stoffwechsels in alten Tieren die Rückinformation über die ablaufenden Vorgänge sich abzuschwächen beginnt. Das bedingt eine Verringerung der Adaptationsprozesse der neurohumoralen Regulation des Stoffwechsels im Senium.

In all diesen Untersuchungen wurden nach Stimulation der rezeptiven Gefäßzonen reflektorische Änderungen des arteriellen Druckes und der Atmung registriert. Dieser Effekt beruht auf der Einbeziehung aller Glieder des Reflexbogens, von den Rezeptoren bis hin zu den Effektoren. Wenn nun tatsächlich die beschriebenen Reflexänderungen alter Tiere bei Einwirkung chemischer Agenzien mit Vorgängen in den Chemorezeptoren verknüpft sind, dann müßte eine gerichtete Stoffwechselveränderung in ihnen im Charakter der reflektorischen Reaktionen zum Ausdruck kommen. Außerdem müßte man sich eine Vorstellung darüber verschaffen, mit der Störung welcher Stoffwechselglieder die senilen Funktionswandlungen der Chemorezeptoren verbunden sind.

Untersuchungen der letzten Jahre (Heymans u. Neil 1958, Tschernigowski 1960, Anitschkow u. Belenki 1962) zeigten die Abhängigkeit der Rezeption von energieerzeugenden und -verbrauchenden Prozessen in der Zelle. Die wichtige Rolle energiereicher Phosphate, vor allem des ATP (Belenki 1951b), und der Prozesse des Krebs-Zyklus (Den Si-sjan 1961a, 1961b) wurde deutlich. Die Bedeutung energetischer Prozesse für eine Dauererregung belegen unsere Beobachtungen (Frolkis, Buschmakina u. Stschegolewa 1966) über eine starke Verkürzung der Adaptationszeit nach Kadmiumchlorid- und Natriumfluorideinwirkung auf die Gefäßchemorezeptoren.

Wir versuchten, die Beziehung der im Senium geänderten Ansprechbarkeit und der leichteren Erschöpfbarkeit der Chemorezeptoren zu den Vorgängen in den Endgliedern der Energieumwandlungen aufzuklären. Zuerst untersuchten wir den Einfluß von ATP auf die Reflexstärke. Dazu wurde die Nikotin- oder Natriumsulfidkonzentration bestimmt, welche eine reflektorische Antwort des Blutdruckes bzw. der Atmung nach Gabe dieser Substanzen in den isolierten Sinus caroticus hervorruft. Danach erfolgte eine Perfusion des Sinus mit ATP-Lösung ($1 \cdot 10^{-3}$ bis $1 \cdot 10^{-4}$) und eine erneute Bestimmung der Schwellenkonzentration von Nikotin oder Natriumsulfid.

Bei alten und adulten Tieren führte vorherige Perfusion mit ATP-Lösung zur Erhöhung der Erregbarkeit der Rezeptoren, unterschwellige Dosen chemischer Stimulatoren wurden überschwellig, der Effekt von Schwellendosen vergrößerte sich. Dieser Zustand erhöhter Erregbarkeit dauerte bis 10—15 min nach Beendigung der Perfusion.

In einer folgenden Versuchsserie analysierten wir den Einfluß des veränderten Metabolismus der Rezeptoren auf die Reflexabschwächung. Abb. 66 zeigt die Ergebnisse eines derartigen Versuches an einem alten Kaninchen. Wiederholte Zufuhr (in dreiminütigen Intervallen) einer Nikotinlösung (0,2 ml $1 \cdot 10^{-5}$) in den isolierten Sinus caroticus führt schon beim 6. Mal zu beinahe völligem Erlöschen des Reflexes: Die Depressorreaktion des Blutdrucks ist nur noch minimal. Perfusion des isolierten Sinus mit ATP-Lösung ($1 \cdot 10^{-4}$) trägt, wie der Abbildung zu entnehmen, zur Erhöhung des abgeschwächten Reflexes bei. Jedoch ist zu bemerken, daß wir völlige Wiederherstellung des Ausgangsniveaus in keinem einzigen Falle sahen. Eine ebensolche, nur etwas geringere Wirkung zeigt Zystein. Der Durchfluß einer Zystein-Lösung ($1 \cdot 10^{-4}$—$1 \cdot 10^{-3}$) durch den isolierten Sinus mit infolge Nikotin abgeschwächter Reflextätigkeit führt zu einer begrenzten Wiederherstellung der reflektorischen Reaktionen.

Es bleibt festzustellen, daß weder ATP noch Zystein alleine in den angewandten Dosierungen bemerkenswerte Wandlungen des Blutdrucks und der Atmung verursachen. Vermutlich hängt die schnellere Abschwächung der Reflexe älterer Tiere in irgendeiner Weise vom Stoffwechsel energiereicher Phosphate, besonders des ATP, aber auch vom Vorhandensein freier Sulfhydrylgruppen ab.

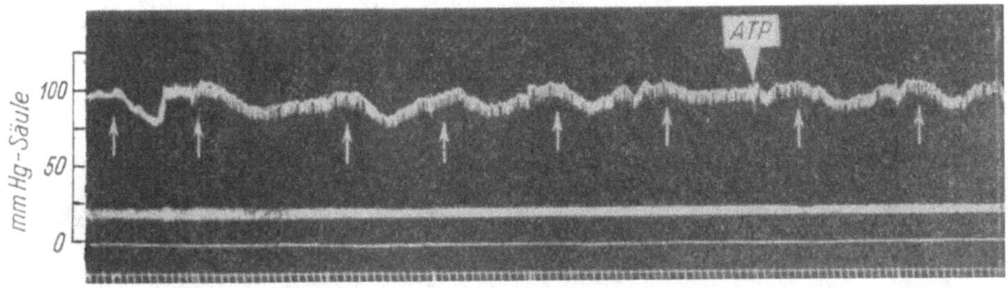

Abb. 66. Regenerative Wirkung von ATP auf die reflektorische Reaktion des arteriellen Druckes bei vielmaliger Perfusion des isolierten Sinus caroticus eines alten Kaninchens mit Nikotin. Von oben nach unten: Registrierung des arteriellen Druckes; Pneumogramm; Null-Linie; Zeitschreibung (5 s). Die Pfeile markieren den Zeitpunkt der Injektion von Nikotin (0,2 ml, $1 \cdot 10^{-5}$, Intervall 3 min) und ATP (3 ml, $1 \cdot 10^{-3}$).

Im Laboratorium W. N. Tschernigowskis hat Den Si-sjan (1961) Befunde erhoben, welche auf eine Beteiligung biochemischer Prozesse des Krebs-Zyklus an der Nikotin- und Azetylcholinrezeption hindeuten. Uns interessierte dabei die Bedeutung des Trikarbonsäurezyklus für die während des Alterns zu beobachtende raschere Reflexabschwächung. Deshalb perfundierten wir den Sinus alter Tiere nach Abschwächung der Reaktivität mittels Nikotin mit Lösungen von Bernsteinsäure, Natriumpyruvat und neutralisierter Milchsäure, welche bei Anwesenheit von Sauerstoff in Brenztraubensäure übergeht. Es zeigte sich, daß die Perfusion mit Natriumpyruvat (3—5 ml in der Konzentration $1 \cdot 10^{-4}$ 3—5 min lang) eine gewisse Wiederherstellung der als Folge permanenter Nikotinwirkung abgeschwächter Reaktionen ermöglicht.

Weiterhin studierten wir die Wirkung einiger Substanzen (ATP, Zystein) auf den Charakter reflektorischer Reaktionen bei Dauerreizung der Chemorezeptoren. Bei alten und adulten Kaninchen fügten wir unmittelbar nach der Reflexadaptation der durch Nikotin oder Natriumsulfid gereizten Chemorezeptoren der Perfusionsflüssigkeit ATP oder Zystein zu. Beide Stoffe bewirkten an alten Tieren eine schnellere Wiederherstellung des Reflexes. Wird gewöhnlich nach Dauerperfusion des Sinus caroticus mit Nikotinlösung das Ausgangsniveau der Reaktion alter Kaninchen in 15—40 min erreicht, verkürzt ATP bzw. Zystein die Zeit auf 8—10 min. Im Jugendalter ist dieser Effekt schwächer (Frolkis u. Stschegolewa 1969, Stschegolewa 1971, 1972).

Die Grundlage der Trophik jeder beliebigen Zelle sind plastische Prozesse. Eigene Versuche zeigten, daß, wenn man Inhibitoren der Eiweißbiosynthese (Ribonuklease, Aktinomyzin D) in eine isolierte Darmschlinge bringt, die Reflexantworten auf mehrere Substanzen entweder abgeschwächt oder ausgeschaltet werden. Dieser Einfluß der Inhibitoren der Eiweißbiosynthese zeigt sich zu allererst bei Mitteln, welche die rezeptorischen Endigungen hyperpolarisieren.

In älteren Tieren ändern bereits geringere Mengen von Inhibitoren die Erregbarkeit der Rezeptoren. Wie Abbildung 67 verdeutlicht, unterbindet Ribonukleaselösung ($3{,}0 \cdot 10^{-3}$) schon nach 60 s jede reflektorische Reaktion auf die Perfusion der Darmgefäße mit Kalziumchlorid. Die Reaktion auf Kaliumchlorid bleibt erhalten und verschwindet erst sehr viel später.

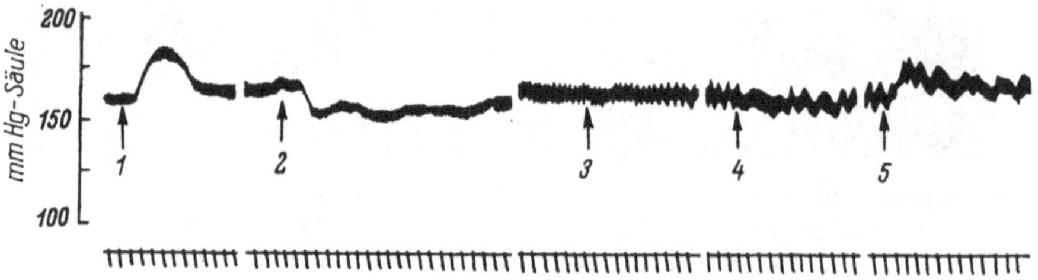

Abb. 67. Wirkung der Ribonuklease auf den Charakter reflektorischer Reaktionen des arteriellen Druckes bei Perfusion der Gefäße einer isolierten Dünndarmschlinge eines alten Katers (12 Jahre) mit Lösungen von Kalium- und Kalziumchlorid. Von oben nach unten: Registrierung des arteriellen Druckes; Zeitschreibung (5 s). 1 — Gabe von 5 mg KCl; 2 — Gabe von 30 mg $CaCl_2$; 3 — Gabe von 3 mg Ribonuklease ($3{,}0 \cdot 10^{-3}$); 4 — Gabe von 30mg $CaCl_2$; 5 — Gabe von 5 mg KCl.

Wir glauben, daß man die gegenwärtige Vorstellung über den Mechanismus der Chemorezeption erweitern muß. Bei einer Reihe von Substanzen ist sie nicht nur mit dem Energiestoffwechsel in den Nervenendigungen, sondern auch mit der Eiweißbiosynthese verbunden. Die Kopplung der Eiweißbiosynthese mit dem Zustand der Zellmembran und dem aktiven Ionentransport verursacht jene groben Beeinträchtigungen der Ansprechbarkeit der Chemorezeptoren, welche bei den genannten Inhibitoren entstehen. Die Alternsprozesse der Eiweißbiosynthese führen dazu, daß im Senium bereits niedrigere Inhibitordosen wirksam sind.

Aus den Versuchsergebnissen geht folgendes hervor: Die Wandlungen der Empfindlichkeit alter Tiere gegenüber chemischen Agenzien beruhen in erster Linie auf den Vorgängen, welche in den Rezeptoren selbst ablaufen, in zweiter Linie auf der Abhängigkeit dieser Vorgänge von energetischen und plastischen Prozessen in den Nervenendigungen des alternden Organismus (Frolkis 1970).

Von Alternsprozessen in Chemorezeptoren zeugen auch Versuche, durch welche unter pausenloser Perfusion des Sinus caroticus mit Nikotinlösung die Schwelle der reflektorischen Erregbarkeit bei elektrischer Stimulation des N. sinus carotici bestimmt wurde. In adulten Kaninchen erhöht sich während Reflexadaptation die Schwelle der Erregbarkeit bei Reizung des Sinusnerven wesentlich, in alten dagegen in bedeutend geringerem Umfang. Daraus darf man den Schluß ziehen, daß im Alter das Geschehen innerhalb des Rezeptorapparates eine relativ größere Bedeutung für die Adaptation der von den Gefäßchemorezeptoren ausgehenden Reflexe hat.

Eine gute Vorstellung vom Funktionszustand der Rezeptoren gibt die elektrische Aktivität der entsprechenden zentripetalen Fasern. Deshalb analysierten wir die Altersbesonderheiten der afferenten Impulsation im Aorten- und Sinusnerven, welche die Information vom Aortenbogen und vom Sinusgebiet weiterleiten. Unter Wirkung von Adrenalin und Nikotin auf den Rezeptorapparat wurden die Ströme mit Silberelektroden abgeleitet und auf einem Oszillographen registriert. Gleichzeitig bestimmten wir das EKG, mit Hilfe des Brückenschemas von M. F. Schuba (1958) den arteriellen Druck und in einigen Fällen auch die Atmung.

Wie aus Arbeiten P. K. Anochins (1952), P. K. Anochins und A. I. Schumilinas (1947), A. O. Nawakatikjans (1953) und anderer bekannt ist, wirkt Adrenalin auf die Potentiale des Aortennerven nicht nur über den erhöhten Blutdruck, sondern auch unmittelbar über den sensiblen Gefäßapparat der Hauptschlagader. Letztere Wirkung läuft in zwei Phasen ab. Die erste, 1—3 min dauernde, besteht in einer Erregung der Rezeptoren durch Adrenalin, die zweite, nach Nawakatikjan 3—10 min dauernde, erscheint als Hemmung des Rezeptorapparates. Diese Wandlungen der Impulse des Aortennerven sieht man auch ohne veränderten Blutdruck. Erhöhter Blutdruck unter Adrenalin führt zu rascherer Dämpfung der Rezeptorentätigkeit.

In unseren Studien verglichen wir die afferenten Impulse des Aortennerven und den Blutdruck alter und adulter Tiere nach intravenöser Gabe kleiner Adrenalindosen. Alte Tiere sind gegenüber dem Hormon empfindlicher. Bei alten Kaninchen erzeugt es in der Dosierung 1 μg auf 1 kg Körpergewicht einen gesicherten Anstieg des Blutdruckes um 20,71 $\pm$ 5,44 mm Hg ($\alpha < 0,02$), während es bei adulten den Druck nur um 8,0 $\pm$ 3,39 mm Hg ($\alpha > 0,05$) erhöht.

Eine Gegenüberstellung der Druckschwankungen und des Neurogramms vom Aortennerven als Antwort auf 1 μg Adrenalin zeigte, daß bei adulten Kaninchen niemals irgendwelche Änderungen der Impulssalven auftreten, bei alten jedoch in 28,6% der Versuche Verlängerung der Salven zu beobachten ist.

Adrenalin in den Dosen 2 und 3 μg/kg steigert den Blutdruck alter Tiere etwas mehr als den adulter, jedoch sind die Unterschiede statistisch nicht signifikant. Anders dagegen bei 5 μg/kg: In adulten Kaninchen nimmt der Druck im Mittel um 41,1 $\pm$ 2,17, in alten um 35,0 $\pm$ 3,63 mm Hg zu ($\alpha > 0,1$). Nach 3 μg Adrenalin sahen wir an alten Kaninchen in 7 von 10 Versuchen einen Übergang von Impulssalven in Dauerimpulse, während das bei jungen Tieren nur in 1 von 7 Versuchen der Fall war. Nach Adrenalinzufuhr in der Dosis 5 μg/kg verstärkte sich ungeachtet des intensiveren Druckanstieges adulter Kaninchen die Impulsation im Depressornerven alter Tiere deutlicher. Letztere zeigten in 8 von 9 Versuchen einen Übergang der Salven in Dauererregung, adulte Kaninchen zeigten einen solchen

Übergang seltener, dafür mitunter „fast Dauererregung" (33,3%) und Verlängerung der Salven (Abb. 68).

Eine zweite Phase der Adrenalinwirkung, d. h. Unterdrückung der Impulse des Depressornerven (P. K. Anochin u. A. I. Schumilina 1947, A. O. Nawakatikjan 1953 u. a.) fanden wir nicht. Sicher kommt das daher, daß die von uns angewandten Dosen (1—10 μg/kg) relativ klein waren und nur zur Erregung des Rezeptorapparates führen konnten.

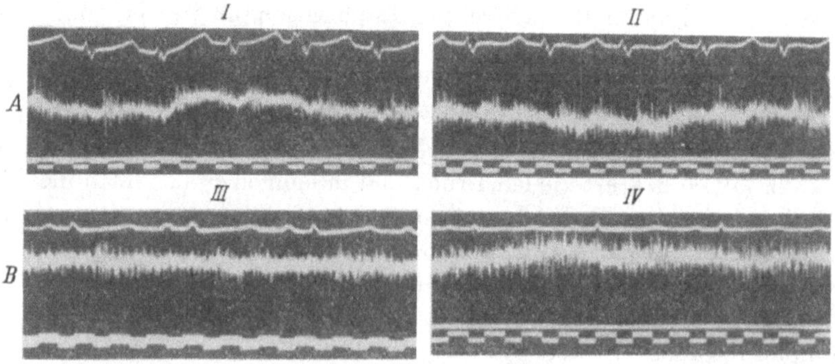

Abb. 68. Veränderung der elektrischen Aktivität des Aortennerven und des arteriellen Druckes bei unterschiedlich alten Tieren unter Adrenalinwirkung. A — 1,5jähriges, B — 4,5jähriges Kaninchen. I, III — Ausgangsniveau, II, IV — nach Adrenalininjektion. Von oben nach unten: EKG; Neurogramm; Registrierung des arteriellen Druckes; Zeitschreibung ($^{1}/_{20}$ s).

Die Analyse der einzelnen Versuche ergibt keine direkte Abhängigkeit zwischen Blutdruckanstieg und dem Auftreten von Dauerimpulsen unter Adrenalin. Bei kleinen Dosen (1—2 μg) ruft der Druckanstieg um 30, mitunter sogar um 40 mm Hg keinen Übergang der Impulssalven in Dauererregung hervor, eine Dosiserhöhung auf 3—5 μg/kg erniedrigt den Blutdruck, wobei ein Übergang der Impulssalven in Dauerimpulse, besonders bei alten Kaninchen, beobachtet wird. Unter Wirkung von 5 μg Adrenalin begleitet bei ihnen den Druckanstieg um 25—30 mm Hg eine Dauerimpulsation. All diese Tatsachen unterstreichen erstens die Befunde P. K. Anochins und A. I. Schumilinas, A. O. Nawakatikjans u. a. über eine unmittelbar erregende Wirkkomponente des Adrenalins auf die Aortenrezeptoren, und zweitens weisen sie auf die erhöhte Empfindlichkeit dieser Rezeptoren gegenüber Adrenalin im Alter hin.

Noch überzeugendere Beweise von der im Senium gesteigerten Empfindlichkeit der Chemorezeptoren selbst erhielten wir beim Studium der Nikotinwirkung auf die elektrische Aktivität der Rezeptoren des Sinus caroticus. Nikotin erzeugt erstens in den angewandten Dosen keine wesentlichen Blutdruckänderungen, und zweitens hat es bei der gewählten Versuchsanordnung seinen Hauptangriffspunkt an den Rezeptoren des Karotissinus.

Nach seiner Verabreichung unmittelbar in den Sinus sahen wir 1—2 min lang im N. sinus carotici eine Impulsverstärkung. In alten Kaninchen trat sie bei geringeren Nikotindosen als in adulten auf. Bei alten Tieren schwankten die Schwellenwerte für eine Impulsverstärkung des Sinusnerven von 3—30 µg, im Mittel um 8,44 ± 2,83 µg, bei adulten von 10—50 µg, im Mittel um 27,5 ± 5,9 µg ($\alpha < 0{,}02$). In Abbildung 69 sind die Neurogramme der Impulsveränderungen des Sinusnerven eines adulten und eines alten Kaninchens nach Nikotingabe aufgezeichnet.

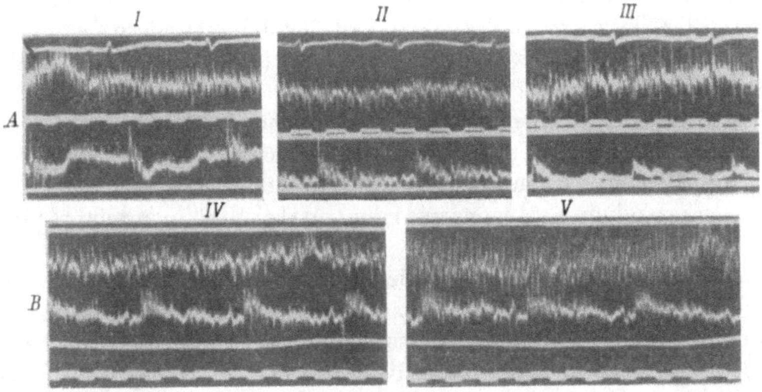

Abb. 69. Veränderung der elektrischen Aktivität des Sinus- und Aortennerven unterschiedlich alter Tiere nach Injektion von Nikotin in den Sinus caroticus. A — adultes, B — altes Kaninchen. I, IV — Ausgangsimpulse; II — Zugabe von 5 µg Nikotin; III — Zugabe von 30 µg Nikotin; V — Zugabe von 5 µg Nikotin. Von oben nach unten: beim adulten Kaninchen — EKG, Neurogramm des Sinusnerven. Zeitschreibung ($^1/_{20}$ s), Linie des arteriellen Druckes, Neurogramm des Aortennerven; beim alten Kaninchen — EKG, Neurogramm des Sinusnerven, Neurogramm des Aortennerven, Registrierung des arteriellen Druckes, Zeitschreibung ($^1/_{20}$ s).

Natürlich dürfen die Altersunterschiede in den von Gefäßchemorezeptoren ausgehenden Reflexen nicht nur mit Wandlungen der sensiblen Nervenendigungen erklärt werden. Die experimentelle Analyse hat das längst bewiesen, denn eine wesentliche Rolle kommt auch anderen Elementen der Selbstregulation (den Zentren, Ganglien, Effektoren) zu, nicht zu vergessen die zentralnervöse trophische Kontrolle der Rezeptoren selbst.

Wahrscheinlich ähneln die Verschiebungen der Ansprechbarkeit der Chemorezeptoren in ihrem Mechanismus den anderen von uns beschriebenen Phänomenen erhöhter Gewebsempfindlichkeit gegenüber humoralen Faktoren. Die Zelle wird im Senium ein weniger stabiles und weniger funktionstüchtiges System. Leichter kommt sie aus dem Gleichgewicht und langsamer gewinnt sie es wieder.

Die metabolische Grundlage der Empfindlichkeitszunahme der Chemorezeptoren stellen die Vorgänge in der Energetik und in der Eiweißbiosynthese dar. Das erklärt den Anstieg der Ansprechbarkeit auf Substanzen sehr unterschiedlicher chemischer Struktur.

Altersbesonderheiten der Mechanorezeptoren in Gefäßen und Lunge

Die Erregung der Mechanorezeptoren denkt man sich heute als Ergebnis ihrer Verformung durch Dehnung (Harada 1940, Hauss u. Mitarb. 1949, Heymans u. Neil 1958, Tschernigowski 1960). Mit den Jahren ändern sich die Elastizität der Gefäßwände und des Lungengewebes sowie der Tonus der Muskulatur in Arterien und Bronchien, was zusammen mit destruktiven und atrophischen Prozessen in den Nervenendigungen selbst nicht ohne Folge für den Funktionszustand der Mechanorezeptoren des Gefäß- und Atmungssystems bleiben kann.

Bei alten Tieren schwächen sich parallel zu der Erhöhung der Ansprechbarkeit des chemorezeptiven Gefäßapparates die von den Mechanorezeptoren der Karotis und Aorta ausgehenden Reflexe ab.

Bei alten Kaninchen schwankte die Höhe der durch Abklemmen der Karotiden hervorgerufenen pressorischen Reflexe im Karotisbereich von 15 bis 40 mm Hg, bei adulten entsprechend von 20 bis 60 mm Hg. Diese Reaktion bestimmt die geänderte Erregbarkeit des hämodynamischen Zentrums, wobei letztere das Ergebnis des verminderten afferenten Impulsstromes von der reflexogenen Zone der Karotis ist. Die Enthemmung des hämodynamischen Zentrums, seine Befreiung von den zügelnden reflektorischen Einflüssen können die Alternsveränderungen der Mechanorezeption nicht vollständig erklären. Auch muß man daran denken, daß auf die Höhe der Pressorreflexe die infolge Abklemmens der Karotiden eingeschränkte Blutversorgung des Gehirns einen Einfluß ausüben kann.

Uns schien es notwendig, den Charakter der von den Mechanorezeptoren des Sinus caroticus junger und alter Tiere bei künstlicher und abgestufter Dehnung seiner Wandung ausgehenden Reaktionen zu untersuchen. Die Erforschung der Altersbesonderheiten von Depressorreflexen im Sinusgebiet der Karotis bei Erhöhung des Druckes wurde an adulten und alten Kaninchen in Urethannarkose vorgenommen (0,75 g/kg). Die Isolierung des Sinus geschah nach der Methode von Moisejew, Heymans und Anitschkow.

Zuerst bestimmten wir an jungen und alten Tieren die Höhe der Depressorreaktionen, welche eine Gabe von 5 ml Ringer-Locke-Lösung in den Sinus erzeugt. Gleichzeitig untersuchten wir an denselben Tieren die vom Sinus caroticus ausgelösten Pressorreflexe nach Abklemmen beider Karotiden.

In alten Kaninchen waren sowohl die pressorischen als auch die depressorischen Prozesse statistisch gesichert schwächer als in adulten. Während bei letzteren nach Abklemmen der Carotis communis für 15 s der Blutdruck sich im Mittel um $36{,}09 \pm 3{,}7$ mm Hg erhöhte, stieg er bei alten Kaninchen nur um $22{,}91 \pm 2{,}63$ ($\alpha < 0{,}01$). Die mittlere Stärke des Depressorreflexes infolge Druckerhöhung im

Sinus betrug bei adulten Tieren $27{,}0 \pm 1{,}61$ mm Hg, bei alten $21{,}8 \pm 1{,}7$ ($\alpha < 0{,}05$).

Es existiert eine lineare Abhängigkeit zwischen dem Grad der Deformierung eines elastischen Körpers und der dabei aufgewendeten Kraft. Jedoch gilt für Gefäßwände diese Beziehung nur in einem niedrigen Größenbereich. Mit fortschreitender Belastung wird relativ mehr Kraft erforderlich, um eine Deformierung zu erreichen. Das kommt daher, daß unter physiologischen Bedingungen die Gefäßeigenschaften nicht nur durch die Elastizität der Wandung, sondern auch durch die Aktivität ihrer Muskelzellen bedingt werden.

Wir bestimmten deshalb den Alternswandel der Depressorreaktionen auf abgestufte Erhöhung des Druckes im isolierten Sinus von 0 bis auf 180 mm Hg. Die Depressorreflexe sowohl adulter als auch alter Tiere verstärkten sich mit dem Ansteigen des Perfusionsdruckes, sie taten es jedoch nicht in gleichem Umfang. Bei alten Tieren ist er geringer. Die größten Altersunterschiede sahen wir bei einem Perfusionsdruck von 120 bis 160 mm Hg. Drucke, welche darüber oder darunter lagen, nivellierten die Differenzen.

Aufmerksamkeit verdient die Tatsache, daß unter sehr hohem Perfusionsdruck die Abhängigkeit zwischen Belastungsstärke und Grad der Depressorreaktion sich vermindert, die Kurve läuft dann beinahe parallel zur Abszisse. Adulte Tiere zeigen eine maximale Depressorreaktion bei niedrigeren Werten; weitere Steigerung des Perfusionsdruckes über 140 mm Hg hinaus ändert die Amplituden des Depressoreffektes fast nicht mehr. Bei 140 mm Hg betrug die mittlere Depressorreaktion 25,4, bei 160 27,3 und bei 180 24,4 mm Hg. Alte Kaninchen ließen maximale Erniedrigung des Blutdruckes erst nach höheren Drucken im Sinus erkennen (bei 140 mm Hg 18,8, aber bei 160 und 180 25,0 bzw. 26,0 mm Hg).

Wichtig für jede Erregung der Mechanorezeptoren ist die Schnelligkeit des Druckanstieges und folglich der Dehnung der Gefäßwand. Gefäße alter Tiere reagieren langsamer auf eine rasche Zunahme des Druckes im Sinus. Daraus resultiert der bedeutende Unterschied in den Depressorreflexen alter und adulter Tiere bei sehr schneller Injektion eines großen Flüssigkeitsvolumens (5 ml) in den Sinus.

Zusammen mit S. M. Karpowa haben wir an Kaninchen differenter Altersgruppen orthostatische Proben durchgeführt. Die Tiere wurden in verschieden geneigte Lage (von 1 bis 90°) gebracht (der Kopf nach oben). Das zog eine Erniedrigung des arteriellen Druckes nach sich. Bei alten Kaninchen traten die Druckänderungen unter kleinerem Neigungswinkel gegen die Horizontale als bei adulten auf (6,2° bzw. 11,2°) und waren stärker ausgeprägt. Bekanntlich stellen die Reflexe von den Mechanorezeptoren des Sinus caroticus ein dämpfendes System dar, welches das Ausgangsniveau des Arteriendruckes wiederherzustellen bemüht ist. Die Verlagerung des Blutes und der Blutdruckabfall im Gebiet des Sinus bei der orthostatischen Belastung mobilisieren auf die Wiederherstellung der Ausgangssituation gerichtete pressorische Reflexe. Die Verschiebungen des arteriellen Druckes bei geringeren Neigungen alter Tiere gegen die Horizontale sprechen für eine Abschwächung der Reflexe der Mechanorezeptoren. Diesen

Schluß bestätigen auch Versuche mit Denervierung des Sinus caroticus. Danach nämlich verstärken sich bei orthostatischer Belastung die Druckänderungen in beiden Altersgruppen. Jedoch kommt es bei adulten Tieren zu bedeutenderen Wandlungen des Einflusses des Lagewechsels auf den arteriellen Druck.

Diese Befunde stimmen mit Beobachtungen überein, welche S. M. Duchowitschny (1963) in unserem Laboratorium gemacht hat. Er demonstrierte, daß an Personen höheren und hohen Alters die Lageänderung des Körpers den Blutdruck mehr beeinflußt. Unter orthostatischen Bedingungen zeigten 60—79jährige Personen 3,3mal häufiger als junge Menschen eine Erniedrigung des systolischen Druckes um mehr als 10 mm Hg. O. W. Korkuschko (1966) schrieb, daß betagtere Personen mit geringeren Kreislaufverschiebungen auf den Czermak-Reflex antworten.

Schließlich erfuhr die These der Abschwächung von Reflexen der Gefäßmechanorezeptoren im Senium auch durch direkte Registrierung der elektrischen Aktivität im Nerven ihre Bestätigung. I. W. Stschegolewa studierte die Änderungen des Arteriendruckes und der afferenten Impulse des Aortennerven nach Abklemmen der Karotiden.

Die Versuche bewiesen, daß normalerweise die Impulse des Aortennerven sowohl adulter als auch alter Tiere in pulssynchronen Salven auftreten. Jedoch zeigte der Charakter der Salven gewisse Altersunterschiede. Bei alten Tieren ändert sich die Beziehung zwischen „Schwanz"- und Anfangsteil der Salven: Während in adulten Kaninchen die Dauer der Anfangs- und Endphase fast gleich ist (im Mittel $0{,}08 \pm 0{,}0064$ bzw. $0{,}074 \pm 0{,}0036$ s), wird in alten Kaninchen der „Schwanzteil" der Salve bedeutend länger (im Mittel $0{,}11 \pm 0{,}0066$ s), die Anfangsphase etwas kürzer (bis $0{,}062 \pm 0{,}0032$ s). Der Unterschied zwischen der Zeit des Schlußteiles der Salve adulter und alter Kaninchen ist statistisch gesichert ($\alpha < 0{,}001$). Auf Grund der Vergrößerung des Schlußteiles der Impulse alter Tiere beobachtet man eine Zunahme der Gesamtdauer jeder Salve von $0{,}15 \pm 0{,}007$ s bei adulten auf $0{,}17 \pm 0{,}007$ s bei alten.

Nicht einheitlich ändert sich die Impulsfolge des Aortennerven alter und adulter Tiere nach allgemeinem Druckanstieg. Beim Abklemmen der Karotiden war der mittlere Anstieg des Blutdruckes in beiden Altersgruppen ungefähr gleich (adulte $21{,}65 \pm 2{,}2$, alte $20{,}9 \pm 8{,}95$ mm Hg).

Bei adulten Kaninchen gingen in fast der Hälfte der Fälle (45%) die Impulssalven in fast Dauer- und Dauererregung über, in 38% der Fälle entstand eine Salvenverlängerung, und nur in 17% blieben die Impulse unbeeinflußt. Bei alten Tieren wurde Dauer- und fast Dauererregung nur in 13% der Fälle beobachtet, in 56% dehnten sich die Salven aus, und in 31% blieben sie unverändert. Die Analyse der einzelnen Versuche ergibt, daß keine direkte Abhängigkeit zwischen Blutdruckhöhe und dem Charakter der Impulse besteht, dennoch wurde in adulten Tieren ein Druckanstieg um 30—40 mm Hg immer, mit einer Ausnahme, von Dauer- oder fast Dauererregung begleitet. In alten Kaninchen hatte die Druckerhöhung um 40, in einem Falle sogar um 60 mm Hg, nur Verlängerung der Salven zur Folge.

Alte Tiere zeigen also Impulsverlängerung im Aortennerven und Übergang der Impulssalven in Dauererregung erst bei höheren Drücken als adulte. Dieselbe Trägheit der Gefäßmechanorezeptoren beobachtete W. I. Filistowitsch an Tieren mit experimenteller Atherosklerose.

L. I. Osadtschi (1963) sowie W. I. Filistowitsch und Mitarb. (1966) wiesen nach, daß der Charakter der Impulse und die Höhe der reflektorischen Antwort von Amplitude und Frequenz der Druckschwankungen abhängen. Große Bedeutung für die Erregung der Rezeptoren habe die Geschwindigkeit des Druckanstieges, wenn der Blutdruck plötzlich zunimmt, kann bei Werten, welche bedeutend unter den optimalen liegen, bereits eine Impulsation entstehen, die für hohe Spannungen der Aortenwand charakteristisch ist.

Die an alten Tieren demonstrierte Verminderung der Erregbarkeit der Mechanorezeptoren bei Erhöhung des Blutdruckes können Alternsprozesse der Elastizität von Gefäßwänden, Verringerung ihrer Dehnbarkeit und langsameres Anwachsen des Blutdrucks erklären. Der Alternswandel der Beziehung zwischen Anfangs- und Endteil der Pulsentladung im Aortennerven dürfte in den geänderten elastischen Eigenschaften und in einer möglichen Tonuserhöhung oder in der Neigung der muskulären Elemente der Aorta alter Tiere zu Spasmen begründet sein.

Ausgeprägt sind die Alternsvorgänge im Lungengewebe. Nach F. L. Abramson (1944), M. S. Leitschik (1957), B. S. Rodkin (1960) und W. G. Kryshanowa (1965) kommt es zu Verkalkung und Verknöcherung des Knorpels der Atemwege, zur Anhäufung von Kollagen in den Interalveolarräumen und zur Verschmälerung und Fragmentation elastischer Fasern. Nach Kryshanowa enthalten die Lungen junger Kaninchen im Mittel 33 mg Kollagen, die adulter 82 mg und die alter 158 mg. Die im Ergebnis gestörter Elastizität des Lungengewebes sich ausbildenden senilen emphysematischen Erscheinungen können nicht ohne Folgen für die Funktionsfähigkeit der Mechanorezeptoren der Lungen bleiben.

Eine geschlossene Vorstellung vom Zustand des Rezeptorenapparates des Atmungssystems vermag die elektrische Aktivität des peripheren Abschnittes des N. vagus zu geben, welcher die afferenten Informationen von den Lungen in das Zentralnervensystem gelangen läßt.

Gegenwärtig unterscheidet man am N. vagus mehrere afferente Fasertypen, welche verschiedenen Rezeptoren zugeordnet werden. Am häufigsten sind Salven zu beobachten, die synchron mit der Inspiration sich bilden und mit der Tätigkeit der Dehnungsrezeptoren in Verbindung stehen (Adrian 1935). In anderen Fasern treten Dauerimpulse auf, welche bei maximaler Inspiration sich beschleunigen und verstärken und während der Ausatmung seltener werden. Widicombe (1954) bezieht sie auf Rezeptoren der Muskelschicht der Bronchien und Bronchiolen. Außerdem kann man in den afferenten Fasern der Lungenäste des Vagus chemorezeptive Impulse niedriger Spannung registrieren und schließlich pulssynchrone Entladungen, welche von den Lungengefäßen ausgehen (Winogradowa 1959).

S. I. Frankschtein und S. N. Sergejewa (1966) zeigten, daß neben den oben beschriebenen rhythmischen Signalen zum Atemzentrum noch permanente, tonische Impulse aus den Lungen als sehr feine C-Wellen gelangen, deren Rolle, nach Meinung der Autoren, in einer Erhöhung der Erregbarkeit des Atemzentrums besteht.

Wir untersuchten die elektrische Aktivität kleiner Nervenfaserbündel des Hauptstammes vom N. vagus bei Ruheatmung und bei Reizung der Mechanorezeptoren durch gesteigerten intrapulmonalen Druck. Die Versuchstiere waren adulte und alte Kaninchen. Wir registrierten die elektrischen Potentiale des peripheren Teiles des N. vagus, den arteriellen Druck, die Atmung und das EKG auf dem Oszillographen MPO_2. Unter Urethannarkose wurden der Vagus im Halsgebiet dargestellt, der Nerv von seinen Umhüllungen befreit, vom Hauptstamm einige Ästchen abgetrennt, diese durchschnitten und am peripheren Ende mittels Silberelektroden die elektrischen Potentiale abgeleitet. Zur Druckerhöhung in den Lungen wurde in die Trachea eine Kanüle mit zwei Verbindungsstücken zu einem Sack gebracht, welcher Luft enthielt. Den Druck im Luftbeutel und in den Lungen bestimmten wir durch ein Wassermanometer, intrapulmonal erhöhten wir ihn von 20 auf 100 mm Wassersäule.

Die Ausgangssituation in den afferenten Fasern des N. vagus beider Altersgruppen war in den einzelnen Versuchen unterschiedlich. In der Mehrzahl der Fälle (73% bei adulten Kaninchen und 72,6% bei alten) erschienen auf dem Neurogramm atmungssynchrone Salven, welche bei der Hälfte der Versuche auf dem Hintergrund ununterbrochener flacher, seltener Zacken entstanden. In 27% der Versuche an adulten Kaninchen und in 27,4% an alten bestanden die Impulse des Vagus in ununterbrochenen einzelnen Zacken.

Der variable Charakter der Impulse des N. vagus und ihr häufiges Auftreten nicht nur während der Inspiration, sondern auch während der Exspiration erklären sich offenbar dadurch, daß wir den Strom von einem gemischten Faserbündel abgenommen haben, welches afferente Signale qualitativ verschiedener Lungenrezeptoren leitet. Außerdem kommt es, wie S. I. Frankschtein und S. N. Sergejewa (1966) beschrieben, bei Kaninchen im Unterschied zu Katzen relativ leicht zu afferenten Entladungen im Vagus auch bei Verkleinerung der Lungen. A. O. Nawakatikjan (1967) beobachtete an Kaninchen Impulse während des gesamten Atemzyklus mit einer Verstärkung während des Einatmens und einer Verminderung während des Ausatmens.

Die weitere Analyse ergab, daß alte Tiere im Vergleich zu adulten eine gesicherte Abnahme der Amplitude elektrischer Potentiale zeigten. Betrug bei jüngeren Kaninchen die Ausgangsamplitude der Impulse im Mittel $24,5 \pm 2,1$ mV, so bei alten $15,5 \pm 1,1$ mV ($\alpha < 0,01$).

Bedeutende Altersunterschiede hatte Dehnung der Lungen durch Erhöhung des intrapulmonalen Druckes zur Folge. Sie führte zu intensiverer elektrischer Aktivität im N. vagus, zum Übergang der Impulssalven in Dauererregung und zur reflektorischen Erniedrigung des arteriellen Druckes (Abbildung 70).

Bei alten Tieren kommt es erst nach größeren intrapulmonalen Drucken zur Verstärkung der Vaguspotentiale und zur Dauererregung. So liegt der Schwellenwert des Druckes, welcher zur Erregung des Rezeptorenapparates führt, bei alten

Kaninchen im Mittel um $61,0 \pm 4,1$ mm Wassersäule, bei adulten nur um $37,5 \pm 4,9$ ($\alpha < 0,01$).

Gleichzeitig müssen wir erwähnen, daß die Stärke der afferenten Impulse, die im Vagus nach intrapulmonaler Drucksteigerung entstehen, in alten Tieren, ebenso wie übrigens auch bei Ruheatmung, die Impulsstärke adulter nicht

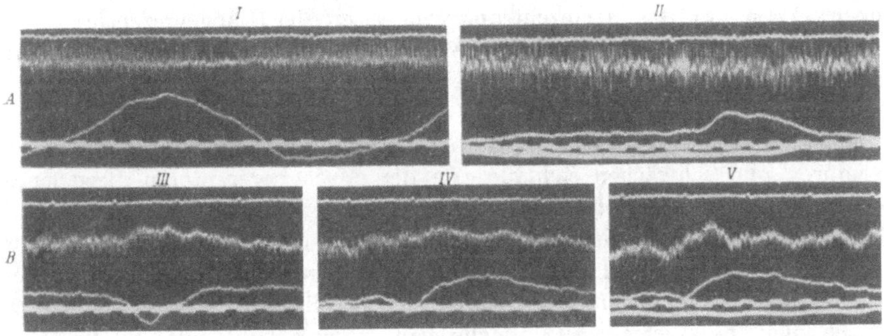

Abb. 70. Veränderungen der afferenten Impulse des N. vagus, des arteriellen Druckes und der Atmung unterschiedlich alter Tiere bei Erhöhung des intrapulmonalen Druckes. A — adultes, B — altes Kaninchen. I, III — Ausgangsimpulse; II — Erhöhung des intrapulmonalen Druckes auf 20 mm Wassersäule; IV — auf 40 mm Wassersäule; V — auf 60 mm Wassersäule. Von oben nach unten: EKG; Neurogramm des N. vagus; Pneumogramm; Zeitschreibung ($^1/_{20}$ s) und Registrierung des arteriellen Druckes.

erreicht. Bei Drucksteigerung in den Lungen auf 60 mm Wassersäule betrug die mittlere Höhe der elektrischen Potentiale adulter Kaninchen 10 s nach Beginn der Reizung $32,0 \pm 2,1$ mV, bei alten nur $24,0 \pm 3,1$ mV ($\alpha < 0,05$), nach 20 s bei adulten $31,7 \pm 2,1$ mV, bei alten $23,2 \pm 2,8$ mV ($\alpha < 0,05$). Erhöhung des intrapulmonalen Druckes auf 80 und 100 mm Wassersäule führte zu keinem weiteren Anstieg der afferenten Impulse im N. vagus.

Wichtig ist noch dies: Obgleich bei alten Tieren die Absolutbeträge der afferenten Signale nach intrapulmonaler Druckerhöhung niedriger als bei adulten sind, ist die relative Zunahme der Impulsamplitude bei bestimmten Lungendrücken in ihnen stärker. Wenn z. B. in adulten Kaninchen die Amplituden der elektrischen Aktivität bei 60 mm Wassersäule von 24,5 auf 32 mV, also um 30% angestiegen waren, so bei alten Tieren von 15,5 auf 24,0 mV, also um 54%. Bei 100 mm Druck in den Lungen ähneln sich die Amplitudenanstiege beider Altersgruppen (20,9 bzw. 19,4%).

Die aufgezeigte Erhöhung der Reizschwellen bei Lungendehnung sowie die Amplitudenerniedrigung elektrischer Potentiale afferenter Vagusfasern in Ruhe und bei stärkerer Lungenentfaltung sprechen für eine Abschwächung der Ansprechbarkeit der Mechanorezeptoren im Senium und für eine Verringerung der afferenten Informationen alter Tiere zum Atemzentrum. All das bestätigt eine andere Versuchsserie, in welcher wir den rechten N. vagus durchtrennt hatten.

Bei adulten Tieren trat dabei in 11 von 15 Versuchen Verlangsamung der Atmung im Mittel um 27,9% ein. Bei alten Tieren sank unter denselben Bedingungen die Atemfrequenz nur in 8 von 17 Fällen um 19%. An 4 Tieren sahen wir eine Beschleunigung der Atmung, an den restlichen keinerlei Veränderungen.

Das Prinzip der Selbstregulation gilt auch für die Atmung. Deren Verlangsamung nach Durchtrennen der Nn. vagi entsteht infolge Ausbleibens erregender Einwirkungen auf das Atemzentrum von seiten der Lungenrezeptoren. Verminderung oder sogar Fehlen einer Atmungsreaktion auf Durchtrennung des Vagus alter Tiere kann für eine Abschwächung des Hering-Breuer-Reflexes im Senium sprechen.

Demnach wächst während des Alterns die Empfindlichkeit der Gefäßchemorezeptoren und schwächen sich die von den Mechanorezeptoren ausgehenden Reflexe. Eine gewisse Rolle spielen dabei Wandlungen im Rezeptorenapparat selbst. Die Versuchsergebnisse mit direkter Registrierung der elektrischen Aktivität im afferenten Nerven und die möglichen Änderungen des Reflexcharakters bei Stoffwechselverschiebungen in den Rezeptoren beweisen das.

Nach den gegenwärtigen Vorstellungen verursachen mechanische Reize Dehnung der Wand des Organs bzw. des Gefäßes und Deformierung der Nervenendigungen, was zur Dehnung der Oberflächenmembran sowie zu Änderungen ihrer Permeabilität für Ionen und zum Entstehen eines Rezeptorenpotentials führt. Für die Erregung der Mechanorezeptoren sind noch aktomyosinartige Eiweiße, ATPase-Aktivitäten, der ATP-Stoffwechsel und das Azetylcholin wichtig.

Es ist schwer zu sagen, wieweit die beschriebene Reflexabschwächung der Gefäßmechanorezeptoren mit Alternsprozessen der Gefäßwände und wieweit sie mit Altersbesonderheiten der Mechanorezeptoren selbst zusammenhängt. Wir kennen Befunde über Alternsvorgänge einzelner Stoffwechselschritte. Man darf diese jedoch nicht nur im elastischen Gewebe, sondern auch in den Rezeptoren selbst vermuten.

Sehr viel ändert sich auch in den Zentren, in der Ansprechbarkeit und der Reaktionsfähigkeit der Effektoren sowie des Ganglienapparates, welche in entscheidender Weise auf die reflektorischen Reaktionen wirken. Rolle und Ort der einzelnen Regulationsglieder in der Verwirklichung der letztendlichen Effekte sind offenbar je nach physiologischer Situation verschieden.

Es gibt unseres Erachtens noch einen Aspekt, welcher in den Arbeiten über die Gefäßrezeption fast völlig vernachlässigt worden ist. Meist benutzen die Forscher zur Charakterisierung der rezeptorischen Einrichtungen der Gefäße völlig zu Recht die isolierte Reizung eines Gefäßbezirkes. Unter natürlichen Bedingungen jedoch gewährleisten die Mechanorezeptoren der Gefäße in der Mehrzahl der Fälle Rückkopplungen im Zusammenhang mit der Kreislaufregulation, d. h., sie werden bei schon veränderten Funktionen des Herz-Kreislauf-Systems erregt. Im Gegensatz zu Modellversuchen wird deshalb der Effekt einer Reizung der Gefäßrezeptoren von der Übereinstimmung der von ihnen in das Zentrum gelangenden Information mit der laufenden Integration nervaler Prozesse im hämodynamischen Zentrum, vom afferenten Bild, dem „Aktionsakzeptor" nach P. K. ANOCHIN (1968) abhängen. Mit anderen Worten, die zentralen Mechanismen bei isolierter primärer Reizung der Gefäßmechanorezeptoren und unter natürlichen Bedingungen sind sehr verschieden. Man darf annehmen, daß für die Alternsveränderungen der von Gefäßrezeptoren ausgehenden Reflexe die wachsende Diskrepanz zwischen afferentem Bild, neurodynamischer Voraussicht der Reaktionsmöglichkeiten im Zentrum und hier von den Gefäßrezeptoren eintreffenden Rückinformationen eine wichtige Bedeutung hat. Das belegt der Vergleich von Befunden über die Reflexe bei isolierter Reizung und bei ihrer Einbeziehung in natürliche Reaktionen des Organismus (Verlagerung des Körpers im Raum, Schmerzreizung u. a.). In letzterem Falle ist die Reflexabschwächung der Mechanorezeptoren alter Tiere stärker als bei Reizung isolierter rezeptiver Zonen. Das kam in verzögerter Wiederherstellung des arteriellen Druckes nach physischen Belastungen und Schmerzreizungen sowie in einem ausgeprägten Unterschied der Schwellenwerte zur Verschiebung des arteriellen Druckes bei Verlagerung des Körpers zum Ausdruck.

Diese Ergebnisse betonen die Rolle der Einrichtungen, welche Vergleiche anstellen, für die Selbstregulation im Laufe des Lebens. Wir schreiben diesen Gliedern eine wichtige Bedeutung in der Dynamik der Regulationsänderungen während des Alterns zu.

Depressorische und pressorische Reflexe von den Gefäßmechanorezeptoren sind wichtig für die Regulation des Herz-Kreislauf-Systems. Ihre Abschwächung bleibt nicht ohne Folgen auf die Kreislaufreaktionen im Senium. Sie verursacht irreversible Verschiebungen der Hämodynamik, welche sich den Gewebsbedürfnissen jetzt nicht mehr so gut und nur noch langsam anzupassen vermag.

Die funktionellen Veränderungen zum Beispiel des arteriellen Druckes werden, wenn man die zustandekommenden Wechselbeziehungen vereinfacht, von zentrifugalen Wirkungen, welche den entsprechenden Vorgang veranlassen, und von Rückinformationen (Reflexen der Gefäßmechanorezeptoren), welche die sich entwickelnden Prozesse „zügeln", abhängen. Im Alternsgang sinkt die Empfindlichkeit des Herzens und der Gefäße gegenüber nervalen Einflüssen, und die betreffenden Reflexe schwächen sich ab. Unveränderlichkeit oder gar Erhöhung der Erregbarkeit des „zügelnden" Apparates, der Reflexe von seiten der Mechanorezeptoren, würde in dieser Situation zu noch größerer Starrheit des Kreislaufsystems im Senium führen. Die Abschwächung der Mechanorezeptorenreflexe bei erniedrigter Ansprechbarkeit des Herzens und der Gefäße auf zentrifugale Einflüsse fördert deshalb die Aufrechterhaltung eines bestimmten Niveaus reflektorischer Reaktionen.

Weiterhin kann die genannte Abschwächung durch eine Verstärkung der Rückinformation von den Chemorezeptoren kompensiert werden, bis in ihnen ernste Stoffwechselverschiebungen auftreten, welche die adaptive Bedeutung dieses Vorganges begrenzen. Abschwächung negativer Rückkopplungen und Verstärkung positiver stellen einen wichtigen Anpassungsmechanismus dar, der an verschiedenen selbstregulierenden Systemen während des Alterns gefunden wird.

Reflektorische Reaktionen, an denen sich das hämodynamische Zentrum beteiligt, laufen unter den Bedingungen einer Synthese positiver und negativer Kopplungen ab. Während des Alterns entwickeln sich die Informationen des Zentrums über das hämodynamische Geschehen sowie über den Stoffwechsel in den Geweben ungleichmäßig.

Eine adaptive Bedeutung vermag bei bestimmten Situationen die senile Verminderung des Hering-Breuer-Reflexes, die Abschwächung afferenter Impulse der Lungen zu haben. Im Senium fällt die Vitalkapazität, sinkt die Atemexkursion der Brusthöhle, verringert sich das Lungenvolumen u. a. Dazu tragen die Abnahme der Elastizität des Lungengewebes, Veränderungen in der Atemmuskulatur, in den Rippen-Wirbel-Gelenken usw. bei. Die Rückinformation vom Rezeptorenapparat der Lungen begrenzt normalerweise die Amplitude der Atmungsbewegungen, die Tiefe von Einatmung und Ausatmung. Jene Erniedrigung des Hering-Breuer-Reflexes, der Reafferenzen von den Lungen schwächt deshalb die dämpfende Rolle dieses Mechanismus der Selbstregulation und unterstützt so die Amplituden der Atembewegungen unter den Bedingungen zahlreicher regressiver struktureller Prozesse.

Interorezeptoren sind überaus weit verbreitet. Wandlungen der von ihnen ausgehenden Reflexe sind ein wichtiger Faktor bei Änderungen regulatorischer Verknüpfungen innerer Organe im Laufe des Lebens. Die Proportionsverschiebungen positiver und negativer Rückkopplungen charakterisieren die Alternsprozesse auf verschiedenen Ebenen der Selbstregulation, die von Stoffwechselzyklen, einzelnen Zellen, hormonellen Verbindungen und reflektorischen Reaktionen.

KAPITEL X

Neurohumorale Regulation der Trophik und Alter

> Ich bin überzeugt, daß eine Zeit kommen wird, in der Physiologe, Dichter und Philosoph eine Sprache sprechen und einander verstehen werden.
>
> C. BERNARD

Wie es scheint, existieren zwei Gruppen von Tatsachen, deren Gegenüberstellung zu folgender Gesetzmäßigkeit führen müßte: Im Mechanismus des Alterns von Zellen und Geweben haben Alternsveränderungen der Regulation ihrer Trophik entscheidende Bedeutung. Einerseits gibt es alte und neue klinische Beobachtungen über zahlreiche, leicht feststellbare trophische Störungen beim Altern (Haarausfall, Verlust der Zähne, Trockenheit der Haut, Altersgangrän, trophische Ulzera u. a.). Andererseits existieren alte und neue experimentelle Befunde, welche davon Zeugnis ablegen, daß bei Störungen der trophischen Innervation strukturelle, metabolische und funktionelle Veränderungen entstehen, die in vielem an Vorgänge erinnern, welche beim Altern des Organismus ablaufen.

Die direkte Gegenüberstellung dieser Tatsachen gestattet jedoch nicht, die Schlußfolgerung einer kausalen Wechselbeziehung zwischen ihnen zu ziehen. Deshalb ist die unmittelbare Erforschung der Alternsveränderungen der trophischen Regulation so wichtig, ebenso die Zuordnung dieser Veränderungen zu den primären und sekundären Mechanismen des Alterns.

Uns sind nur sehr wenige Arbeiten bekannt, welche der Charakterisierung der Veränderungen der Trophik beim Altern gewidmet sind. Die Schwierigkeit bei der Beurteilung und Lösung dieser Fragen liegt vor allem darin begründet, daß eine Reihe sehr wichtiger Mechanismen der trophischen Regulation von Zellen und Geweben noch unklar sind. Die Trophik ist einer der problematischsten Begriffe in der gegenwärtigen Physiologie, obwohl an der Existenz trophischer Einflüsse kaum jemand zweifelt. Im Komplex der trophischen Prozesse eines Organs, welche die Struktur und die Tätigkeit der Zelle gewährleisten, sind jene Mechanismen grundlegend, die in dynamischer Weise die Zellfunktion und deren Kopplung mit der Eiweißbiosynthese garantieren.

Schon 1784 stellte PROCHÁZKA die Frage: „Sind Nerven für die Ernährung der Gewebe unbedingt erforderlich?" Die stürmische Entwicklung der Physiologie erbrachte eine Unmenge von Befunden über Möglichkeiten nervaler Einwirkungen auf verschiedene Tätigkeiten der Gewebe. Die regulatorischen Aktivitäten des Nervensystems zeichnen sich dabei durch eine große Wirkungsbreite aus. I. P. PAWLOW hat schon in den 20er Jahren betont, daß sich jedes Organ unter einer dreifachen nervalen Kontrolle befindet: einmal unter der Kontrolle der „funktionellen“ Nerven, welche die Tätigkeit eines Organs veranlassen oder unterbinden; dann unter der Kontrolle der Gefäßnerven, die den Tonus der Gefäße regulieren; und schließlich unter der Kontrolle trophischer Nerven, welche einen Einfluß auf Stoffwechselvorgänge in den Geweben ausüben. Die Anerkennung der Existenz direkter trophischer Einflüsse auf das Gewebe (ORBELI 1935, 1965) negiert nicht die erwiesene Verknüpfung all dieser Einwirkungen zu natürlichen Mechanismen der Regulation.

Man muß noch auf einen wichtigen Aspekt bei der Erforschung der Trophik in den Untersuchungen I. P. PAWLOWS hinweisen. Wir meinen die Gedanken, die in seinen Arbeiten „Stickstoffbilanz in der Unterkieferdrüse bei der Arbeit“ (1890) und „Laboratoriumsuntersuchungen über pathologische Reflexe in der Bauchhöhle“ (1898) entwickelt worden sind. Er spricht darin über nervale Einflüsse auf die Prozesse der Wiederherstellung der Struktur im arbeitenden Organ, über Einflüsse, welche dessen Unversehrtheit bewahren. Die Aufklärung des Wesens dieser Wirkungen kann nach PAWLOW ein Schlüssel zur Lösung sehr weitreichender und komplizierter Fragen des gesamten trophischen Geschehens, so der Hypertrophie, der Atrophie und des Alterns werden.

Die ontogenetischen Aspekte des Problems der trophischen Regulation waren schon 1938 von CH. S. KOSCHTOJANZ umrissen worden, und zwar in seiner Arbeit „Der trophische Einfluß des Nervensystems während der Ontogenese der Tiere“. Nach KOSCHTOJANZ' Meinung müsse man zuerst die Veränderungen von trophischen Einflüssen des Nervensystems in der Ontogenese studieren; zweitens müsse man aber die trophischen Auswirkungen des Nervensystems auf den Prozeß der Ontogenese selbst darstellen. Bei Anwendung der Denervierungsmethode zeigte KOSCHTOJANZ die Rolle trophischer nervaler Effekte auf die Bildung funktioneller Eigenschaften von Muskeln schon in frühen Etappen der Ontogenese. Die Einbeziehung trophischer Nervenwirkungen macht sich in der Labilität und der Kompliziertheit der Reaktionen des myoneuralen Apparates bemerkbar. Im Laufe der Ontogenese wird eine für die Phylogenese charakteristische Tendenz des Eingreifens von Nerven in biochemische Mechanismen deutlich (KOSCHTOJANZ 1951).

Es gibt verschiedene Ansätze zur experimentellen Analyse der trophischen Wirkungen des Nervensystems. Eines der beliebtesten Verfahren ist die Denervierung. Bei der Denervierung des Gewebes können solche Veränderungen im Stoffwechsel und in der Funktion aufgezeigt werden, die mit der Unterbindung der trophischen Einflußnahme des Nervensystems zusammenhängen. Im Alter ist die Gewebsreaktion auf eine Denervierung wesentlich anders. So wies A. K. DANIELSON (1952) nach, daß die Nervenregeneration bei jungen Kaninchen schneller als bei erwachsenen abläuft. Nach Angaben von DRAHOTA und GUTMANN (1961) ist die Funktion von Skeletmuskeln nach der Reinnervation bei jungen Tieren schneller wiederhergestellt. GUTMANN unterscheidet vier Typen der Atrophie des Muskelgewebes, in Abhängigkeit von folgenden Hauptfaktoren ihrer Entstehung: a) Erniedrigung der nervalen trophischen Kontrolle, b) Inaktivität, c) ungenügende hormonelle Versorgung, d) Altern. Bei der senilen Atrophie handelt es sich um die Verbindung des Inaktivitätseinflusses mit Störungen der Nervenkontrolle (GUTMANN, HANZLIKOVA und SOBOTKOVA 1969; GUTMANN 1970).

Alternsbesonderheiten des Stoffwechsels bei der Denervierung sind sehr unterschiedlich in den Geweben ausgeprägt. Das wird offensichtlich durch bedeutende Unterschiede im Niveau der trophischen Nervenregulation und in den Mechanismen ihres Eingreifens in die metabolischen Prozesse der Gewebe bestimmt. Diese Besonderheiten der Gewebsreaktionen bei Tieren unterschiedlichen Alters waren von W. N. NIKITIN und Mitarbeitern (1956a, 1956b) überzeugend nachgewiesen worden. Nach Denervierung registrierten sie Veränderungen im Gewicht und im Stoffwechsel an quergestreiften Muskeln sowie an der Leber. Es zeigte sich, daß nach einer Denervierung der Leber die Veränderungen ihres Gewichts und ihres Chemismus ausgeprägter bei alten Tieren, nach Denervierung von Skeletmuskeln dieselben Veränderungen ausgeprägter bei jungen Tieren waren. Offenbar bedingt das höhere Niveau der Regulation des Skeletmuskels eine größere Abhängigkeit seines Stoffwechsels und seiner Funktion von den Alternsprozessen im Nervensystem. Außerdem muß man den wichtigen Einfluß der Ruhigstellung auf den Metabolismus des denervierten Skeletmuskels berücksichtigen. I. I. PARCHOTIK (1965) zeigte, daß nach einer Denervierung Veränderungen der Gewebsatmung, der Erregbarkeit, der extra- und intrazellulären Flüssigkeit sowie der Kalium- und Natriumkonzentration in den Skeletmuskeln bei alten Tieren weniger deutlich als bei jungen sind. Jedoch verläuft auch die anschließende Wiederherstellung des Stoffwechsels und der Funktion im Gefolge der Reinnervation im Alter langsamer. In dem Zusammenhang muß man auch an die Befunde unseres Laboratoriums erinnern, daß die Größe des Membranpotentials in Skeletmuskeln alter Tiere nach Denervierung weniger abnimmt, ebenso die Veränderungen der Cholinesteraseaktivität geringer ausgeprägt sind (WERCHRATSKI 1965a, 1965b; MARTYNENKO 1969).

All das zeugt von der Abschwächung nervaler trophischer Einflüsse im Alter. GUTMANN (1962a, 1962b), welcher die Ähnlichkeit der Veränderungen des Eiweißstoffwechsels in Muskeln bei Denervierung und beim Altern aufmerksam verfolgt hat, schreibt direkt, daß die Verringerung trophischer Funktionen des Neurons einen wichtigen Faktor des Alterns darstellt.

Trophische Effekte auf Gewebe können von beliebigen Teilen des Nervensystems ausgehen, sowohl vom animalen als auch vom vegetativen. Das klassische Beispiel einer trophischen Wirkung des sympathischen Nervensystems ist das Phänomen von Orbeli-Ginezinski (Zunahme der Kontraktion eines ermüdeten Muskels bei Reizung des Sympathikus). Sympathische Einwirkungen auf den Skeletmuskel laufen über die Absonderung von Mediatoren ins Blut, welche dann zu den arbeitenden Muskelfasern gelangen (GOWYRIN 1967).

Ausgehend von den vorgetragenen Befunden über die Abschwächung nervaler Wirkungen auf die Gewebe und über die Erhöhung ihrer Empfindlichkeit gegenüber Hormonen im Alter, war es wichtig, das Phänomen von Orbeli-Ginezinski bei Stimulierung des Sympathikus und bei Injektion von Katecholaminen zu beobachten. W. P. Samostjan (1963a, 1963b, 1972) zeigte in unserem Laboratorium, daß die Wirkungen des sympathischen Nervensystems auf Skeletmuskeln sich mit dem Alter abschwächen, deren Empfindlichkeit gegenüber Katecholaminen jedoch ansteigt. So entsteht bei ausgewachsenen Ratten eine sympathische Wirkung auf den Muskel nach elektrischer Reizung des Truncus sympathicus schon bei einer Spannung von 0,59 ± 0,06 V, in alten Tieren jedoch erst bei einer Spannung von 1,48 ± 0,16 V. Ebenso verlängert sich die Latenzzeit der sympathischen Stimulierung: bei ausgewachsenen Ratten beträgt sie 5,23 ± 0,33 sec, bei alten 9,8 ± 0,47 sec. Auf Abbildung 71 ist zu sehen, wie sich bei alten Tieren nach einer sympathischen Stimulation die Zeitspanne des Wiedererreichens des

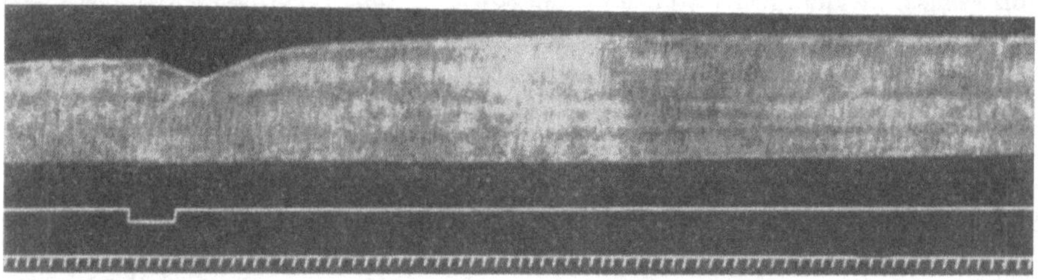

Abb. 71. Verzögerter Charakter des Orbeli-Ginezinski-Phänomens (anhaltender Anstieg der Kontraktionshöhe) bei Reizung des Sympathikus einer 30monatigen Ratte. Von oben nach unten: Registrierung der Kontraktionen des M. gastrocnemius; Kennzeichnung der Reizung des Sympathikus; Zeitschreibung (5 s).

Ausgangswertes der Kontraktionshöhe verlängert. Bei ausgewachsenen Ratten lag die Zeitspanne der Wiederherstellung nach sympathischer Stimulierung um 45,20 ± 5,47 sec, bei alten um 79,88 ± 5,54 sec. Bei alten Tieren war auch die Höhe des sympathischen Effektes selbst geringer (15,99 ± 1,5 gegenüber 23,12 ± 1,91%).

Hiermit steht in Zusammenhang, daß bei Gabe von Adrenalin (33 μg/100 g) die Veränderungen der Kontraktionsfähigkeit in alten Tieren ausgeprägter waren. Es zeigte sich unter Adrenalin ein Anstieg der Kontraktionshöhe um 12,56 ± 0,93% bei ausgewachsenen Ratten, bei alten um 22 ± 1,98%.

Parenteral zugeführtes Adrenalin kann auf verschiedenen Wegen den Effektor erreichen: Entweder wirkt es unmittelbar aufs Gewebe oder reflektorisch über Rezeptoren von Blutgefäßen und Nervenzentren, oder es übt einen Einfluß auf das Funktionsniveau der Markschicht der Nebennieren aus. Zur Aufklärung eines wichtigen Mechanismus für die Alternsbesonderheiten des zu untersuchenden Phänomens kombinierte man in einem Teil der Versuche Adrenalin mit einem Ganglienblocker, Benzohexonium (3 mg/100 g). Wie bekannt, blockiert Benzohexonium die sympathischen Ganglien, dämpft die vegetativen Reflexe und unterdrückt die Funktion des Nebennierenmarks. Unter diesen Bedingungen, welche die vorrangige Wirkung des Adrenalins auf den Skeletmuskel gewährleisten, zeigen sich Altersunterschiede im Ablauf des Orbeli-Ginezinski-Phänomens sehr klar. Bei ausgewachsenen Ratten betrug der Kontraktionszuwachs 7,10 ± 0,68%, bei alten 12,26 ± 0,98%.

In direkter Beziehung zu diesen funktionellen Veränderungen stehen auch altersspezifische Unterschiede des Energiestoffwechsels beim Orbeli-Ginezinski-Versuch. Nach Befunden von W. W. FROLKIS (1963c), W. P. SAMOSTJAN (1964) sowie W. W. FROLKIS u. E. W. EPSCHTEIN (1966) ändert Adrenalin (33 µg/100 g) die Menge des Adenosintriphosphats, des Kreatinphosphats und des anorganischen Phosphors weder bei alten noch bei ausgewachsenen Ratten in größerem Umfang. Jedoch ruft es bei alten Tieren ausgeprägtere Veränderungen im Umsatz dieser Verbindungen hervor. So bleiben die spezifische und die relative spezifische Aktivität von ATP und KP bei ausgewachsenen Ratten ziemlich konstant, bei alten nehmen sie jedoch zu.

Auf diese Weise kommt es im Senium zu einer Verschiebung innerhalb der nervalen und humoralen Wirkungskomponenten der sympathischen Regulation der Muskeltrophik. Eindeutig werden die verlangsamten Änderungen der Kontraktilität bei alten Tieren nach sympathischer Stimulierung durch unterschiedliche Reaktion auf Noradrenalin bestimmt, welches die Nervenendigungen abgeben.

Außerdem müssen wir betonen, daß in unseren Versuchen nach Reizung des Truncus sympathicus häufiger ein negatives Orbeli-Ginezinski-Phänomen (Abfall der Kontraktionshöhe) hervorgerufen wurde. Ein positives Orbeli-Ginezinski-Phänomen entstand erst bei erheblicher Verschlechterung des funktionellen Zustandes des myoneuralen Apparates, so z. B. nach Einschränkung seiner Durchblutung.

Seit der Entdeckung des genannten Phänomens hörten die Diskussionen darüber nicht auf, ob es sich dabei um reine Gefäßveränderungen oder um direkte trophische Wirkungen handelt. Im Laufe der Evolution vervollkommnete sich die Verknüpfung dieser beiden Mechanismen trophischer Regulation jedoch so sehr, daß sie auch eine besondere strukturelle Fixierung erhielt. Ich meine damit die allenthalben von Morphologen beschriebenen polyvalenten Nervenendigungen, welche gleichzeitig mit einem Gefäß und einer Effektorzelle synaptische Kontakte bilden.

Beim Altern ändert sich die Gefäßkomponente des Orbeli-Ginezinski-Phänomens. W. P. SAMOSTJAN registrierte Gefäßreaktionen von Extremitätenmuskeln bei Reizung des Sympathikus sowie nach Adrenalingabe in Ruhe und während der Tätigkeit (Abb. 72). Im arbeitenden Muskel ändern sich die Gefäßreaktionen auf adrenergische Effekte. In alten Tieren sind solche Veränderungen der Empfindlichkeit der Gefäße ausgeprägter als in jungen. Bei ihnen tritt eine eigentümliche „Verjüngung" der Gefäßreaktionen auf: Es sinkt die erhöhte Empfindlichkeit gegenüber Adrenalin, die Schwellenwerte für sympathische Wirkungen fallen. Vielleicht bedingen die günstigen Wirkungen physischer Belastung im fortgeschrittenen Lebensalter irgendwie diese Verjüngung.

Schon I. P. PAWLOW wies darauf hin, daß bei der Wirkung extrakardialer Nerven auf das Herz trophischer Einflüsse eine große Bedeutung haben. Störungen der sympathischen und parasympathischen Innervation führen zu wesentlichen Veränderungen des Myokardstoffwechsels, zu Störungen der Blutversorgung und zur Entwicklung degenerativer Prozesse. Viele senile Veränderungen des Herzens sind geknüpft an Störungen der trophischen Regulation. Deren Wandlungen zeigten wir am Beispiel der Einflußnahme extrakardialer Nerven auf die Kontraktionsfähigkeit des Myokards, auf das Schlag- und auf das Minutenvolumen.

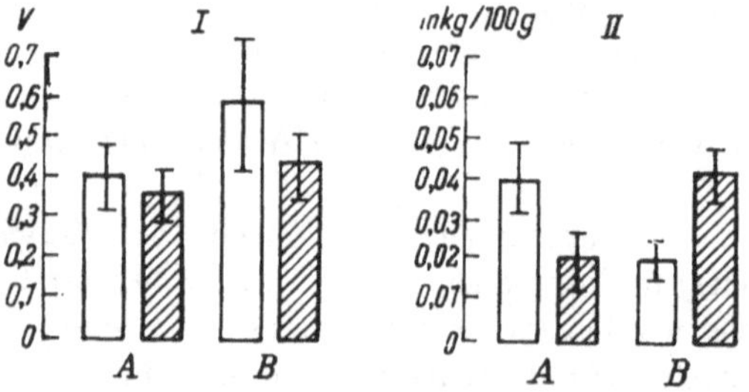

Abb. 72. Wirkung einer Sympathikusreizung und einer Adrenalininjektion auf den Gefäßtonus ruhender und arbeitender Muskeln unterschiedlich alter Tiere. I — Reizung des Truncus sympathicus; II — Schwellendosen Adrenalin. A — 8—12monatige Ratten; B — 26—30monatige Ratten. Weiße Säulen — Schwellenwerte in Ruhe; gestrichelte Säulen — Schwellenwerte während der Arbeit.

Um Veränderungen in der Hämodynamik alter Tiere hervorzurufen, mußten wir den N. vagus und das sympathische Ganglion stellatum mit größeren Stromstärken reizen. So trat bei jungen ausgewachsenen Ratten eine Zunahme der Herzleistung schon durch Stimulierung des Ganglion stellatum mit 1,0—1,5 V auf, in alten erst bei 4,5—5,0 V. Auch ist der maximale Zuwachs der Herzleistung bei sich steigernder Stimulierung des Ganglion stellatum in jungen Tieren größer als in alten (24,0 $\pm$ 6,1 ml/min gegenüber 14,3 $\pm$ 4,2 ml/min).

Besondere Bedeutung besitzen die Mechanismen der nervalen Regulation der Trophik unter Belastungssituationen des Herzens. Die bessere, ökonomischere Reaktion des Myokards auf die Belastung, welche zum Anwachsen der Herzleistung führt, wird durch eine Vergrößerung des Schlagvolumens erreicht, nicht durch eine Frequenzsteigerung.

In dem Zusammenhang zeigte es sich, daß diese Möglichkeit trophischer Regulation der Herztätigkeit mit dem Alter eingeengt wird. Bei alten Tieren besitzt, je nach Grad der Reizung des Ganglion stellatum, die rhythmische Komponente die relativ größere Bedeutung in der Herzregulation, bei jungen dagegen die Kontraktionsstärke. Zum Beispiel beschleunigt sich bei alten Ratten der Herzrhythmus um 90,0 $\pm$ 3,0 Schläge pro Minute, bei jungen nur um 63,0 $\pm$ 10,0. Unter diesen Bedingungen bleibt die Herzleistung junger Tiere größer, sie wird durch Zunahme des Schlagvolumens erreicht.

Eine optimale Regulierung der Gewebstrophik kann nur erreicht werden, wenn die efferenten trophischen Wirkungen den Anpassungsreaktionen des Organismus und dem jeweiligen Zustand des trophischen Prozesses in den Geweben adäquat werden. Diese komplizierte Verknüpfung wiederum ist nur möglich unter der Bedingung, daß die zentralen Mechanismen der Regulierung ständig über die Vorgänge informiert werden, die in der Peripherie ablaufen. Mit anderen Worten, das System der trophischen Regulation kann nur ein selbstregulierendes sein. Man muß annehmen, daß Informationen über Veränderungen der Gewebstrophik nicht nur von irgendeinem beliebigen Typ der Rezeptoren ausgehen; vielmehr beziehen sie die Gesamtheit der Meßfühler ein. Dazu gehören Mechano- und Chemorezeptoren von Gefäßen, Gewebsrezeptoren, Propriorezeptoren der Muskulatur, humorale Wirkungen und überhaupt eine sehr breite Information über Stoffwechsel und Funktion in der Peripherie. In der Regel werden bei der Denervierung sowohl die zentripetalen als auch die zentrifugalen Informationsleitungen durchtrennt. Im vergangenen Jahrhundert war aber schon Klinikern und Experimentatoren bekannt, daß eine isolierte Durchtrennung nur der sensiblen Nerven bereits zu groben Veränderungen der Trophik führt (trockene Haut, trophische Ulzera u. a.). Bis zum heutigen Tage gibt es seitdem Auseinandersetzungen über den Mechanismus dieser Vorgänge (Bekauri 1941, Ashina 1966 u. a.).

Der Physiologe hat die Möglichkeit, trophische Muskelveränderungen bei isolierter Ausschaltung der afferenten und der efferenten Bahnen voneinander abzugrenzen, und zwar mit der Durchtrennung der Hinter- und Vorderwurzeln, auf welche die Erregungsleitungen vom Zentrum weg und zum Zentrum hin aufgeteilt sind.

Aus der Reihe der Arbeiten, die dieser Frage gewidmet sind, muß man in erster Linie die Veröffentlichungen von N. A. Kuzenko und G. A. Netschajewa (1948), N. A. Galizkaja (1953), L. W. Sloshenikina (1951) und M. M. Kaganowskaja (1959) nennen, in denen die Autoren mit der Ausschaltung einer der Innervationskomponenten (Vorderwurzeln, Hinterwurzeln, Sympathikus, Tendotomie u. a.) versuchten, die trophische Bedeutung jeder dieser Komponenten im einzelnen aufzuklären. Der trophische Zustand der Skeletmuskulatur wurde biochemisch, funktionell oder histologisch charakterisiert. Es zeigte sich, daß die Durchtrennung der motorischen Vorderwurzel die Trophik eines Muskels am meisten schädigt, weniger dagegen die Deafferentierung oder eine Ausschaltung des Sympathikus. In Verbindung mit der von uns ausgearbeiteten These, nach der beim Altern des Organismus in den verschiedenen Bestandteilen des Regelkreises (Zentrum der Regulation, direkte Rückkopplung, Objekt der Regulation) ungleichartige Veränderungen ablaufen, versuchte unser Laboratorium, einige Altersbesonderheiten des Trophikwandels der Skeletmuskulatur bei der Deafferentierung, d. h. bei Ausschaltung der Rückkopplung mittels Durchtrennung der Hinterwurzeln aufzuklären.

Es zeigte sich, daß eine Deafferentierung der Hinterextremität weder in jungen noch in alten Tieren die lange, dauerhafte Leistungsfähigkeit der Skeletmuskulatur beeinträchtigte. Bei der Untersuchung anderer funktioneller und struktureller Kennzeichen wurde jedoch festgestellt, daß in alten Ratten nach Deafferentierung bei niederfrequenten Reizungen der Klonus in einen Dauertonus übergeht; eine umfangreichere Erniedrigung der Labilität des myoneuralen Apparates setzt ein, die Tendenz zu ausgeprägteren strukturgebundenen trophischen Veränderungen (Ödeme, Geschwüre, Gangrän) verstärkt sich. Diese und andere Befunde gaben Veranlassung anzunehmen, daß eine Ausschaltung der sensiblen Innervation in größerem Umfang die funktionellen und strukturellen Eigenschaften der Skeletmuskulatur alter als junger Tiere in Mitleidenschaft zieht. — So kommt es beim Altern zu ungleichartigen Prozessen in den verschiedenen Gliedern der Regulation der Gewebstrophik. Vielleicht ist es am wichtigsten und am kompliziertesten, die inneren Mechanismen der Realisierung nervaler Einflüsse auf die Gewebstrophik aufzuklären und ihre konkreten Angriffspunkte in den Gewebsprozessen zu finden.

Ausgeprägte trophische Wirkungen besitzen die motorischen Neurone, welche die Muskeln innervieren (Tower 1935, 1939, Galizkaja 1953, Kuzenko u. Netschaewa 1953, Gutmann 1962a, 1962b, u. a.). Möglicherweise hat im Zustand der Ruhe diese trophische Komponente das Azetylcholin, das in den präsynaptischen Endigungen abgegeben wird und an der postsynaptischen Membran kleinste Potentiale hervorruft. Im Alter wirken sich eventuell eine erniedrigte Azetylcholinsynthese sowie eine Destruktion der Nervenendigungen auf diese angenommene tonische Komponente der Trophik aus, die ständige regulatorische Wirkungen unterhält.

Der molekulare Mechanismus der Alternsveränderungen trophischer Regulation ist sehr komplex und im wesentlichen noch unaufgeklärt. Entsprechende Mediatorensysteme vermitteln viele Einflüsse von Nerven auf die Gewebe. Das in den präsynaptischen Nervenendigungen entstehende Noradrenalin und Azetylcholin zeigt Effekte nicht nur auf gewisse rezeptive Zelleiweiße, sondern auch auf den gesamten sich anschließenden Komplex intrazellulärer Stoffwechselprozesse. Deshalb spielen Alternsveränderungen im Stoffwechsel der Mediatoren, im Zustand der rezeptiven Eiweiße sowie in der unmittelbaren Wirkung von Azetylcholin und Noradrenalin eine große Rolle bei den während des Alterns auftretenden Änderungen der nervalen Trophikregulation. Diese Tatsachen werden ausführlich im folgenden Kapitel dargelegt.

Man vermutet, daß für die innervierte Zelle winzige Potentiale eine bestimmte trophische Bedeutung haben, die an eine ständige Abgabe eines Mediators und an dessen Einfluß auf die postsynaptische Membran gebunden sind. Wir konnten zeigen, wie mit dem Alter die Frequenz dieser Miniaturpotentiale sinkt und somit jene Komponente der ständigen trophischen Kontrolle über die Zelle sich abschwächt.

Wir dürfen annehmen, daß im Mechanismus der Frequenzänderungen von Miniaturpotentialen die mit dem Alter zunehmende Destruktion der Nervenendigungen eine Rolle spielt, ebenso der Syntheseabfall des Mediators.

Gegenwärtig mehren sich die Angaben über die Rolle impulsfreier Einflüsse auf die Mechanismen nervaler Trophikregulation. Hierbei soll der proximodistale Axoplasmastrom eine wesentliche Bedeutung haben (Gutmann 1962a, 1962b, 1969). Nach dieser Meinung ist jede Störung der Trophik, die bei der Denervierung entsteht, an eine Unterbrechung des Transportes bestimmter Faktoren innerhalb der Nervenfaser gebunden. In seiner Monographie „The Denervated Muscle" gibt Gutmann eine ausführliche Zusammenstellung der Arbeiten zur Erforschung der Natur und der Mechanismen des proximodistalen Axoplasmaflusses. Ein Vergleich der Geschwindigkeit des Axoplasmaflusses (0,5 — 1,5 — 3 mm/Tag) mit der Dynamik atrophischer Vorgänge im Muskel unterstreicht die große Wahrscheinlichkeit trophischer Effekte von Axoplasmaströmen. Man vermutet, daß mit Hilfe der proximodistalen Plasmaströmung Axoplasma in die Peripherie gelangt, das im Perikaryon gebildet wurde (Young 1942, 1956, Weiss 1954). Im Prozeß der Axoplasmaströmung bewegen sich auch aktive und metabolisch wichtige Stoffe durch das Axon: Eiweiße, Stoffwechselprodukte der Nukleinsäuren, Azetylcholin, Cholinesterase und eine Reihe weiterer Fermente. Jedoch ist bis heute ein direktes Passieren der Synapse, ein Übertritt der axoplasmatisch sich bewegenden Substanzen in die innervierten Gewebe selbst nicht beobachtet worden.

In den Arbeiten Gutmanns und seiner Mitarbeiter (1962a, 1962b) zeigte es sich, daß beim Altern die Art des Axoplasmaflusses verändert wird. Falls ein Strom existiert, muß ein Abschnüren des Axons, das ja ein Hindernis für die Strömung darstellt, zur Ansammlung aktiver Substanzen an der Unterbindungsstelle führen. Es erwies sich nun, daß die Anhäufung dieser Stoffe und demzufolge auch die Axoplasmaströmung bei alten Tieren schwächer ist. Nach Gutmanns Meinung stellt die Abnahme des proximodistalen Transportes von Axoplasmabestandteilen einen wichtigen Mechanismus bei den Veränderungen der Regulation der Gewebstrophik während des Alterns dar. Die Befunde Gutmanns sind außerordentlich wichtig und zukunftsweisend für die Beurteilung möglicher Mechanismen trophischer Störungen im Alternsprozeß. Natürlich ist die trophische Wirkung des Nervensystems nicht beschränkt auf seine von Mediatoren vermittelten Einflüsse, auf die Regulation des Gefäßtonus und die Aufrechterhaltung eines bestimmten Niveaus der Zelltätigkeit. Wahrscheinlich bilden Nervenzellen und Nervenfasern noch spezielle Stoffe, Metabolite, welche direkt in die Eiweißbiosynthese eingreifen. So isolierten in den letzten Jahrzehnten Levi-Montalcini und Mitarb. (1952, 1964), als sie die Innervation transplantierter Sarkome an Mäusen studierten, eine Substanz, welche im Sympathikus entsteht; sie nannten diesen Wuchsfaktor. Seine Gabe führte zu einer ausgeprägten Hypertrophie der sympathischen Nervenfasern.

Man darf annehmen, daß noch ein anderer, vielleicht viel fundamentalerer Mechanismus für die nervale Regulation der Trophik existiert. Er ist gebunden an einen möglichen direkten neurogenen Einfluß auf die Regulation der Eiweißbiosynthese im genetischen Apparat der Zelle. Naheliegend ist die Vermutung, daß die Axoplasmaströmung Metabolite in die innervierte Zelle gelangen lassen kann, welche dort die Rolle von Induktoren oder gar von Repressoren des genetischen Apparates übernehmen. Dadurch können Nerven die Aktivität bestimmter Gene in der innervierten Zelle regulieren und so deren Trophik beeinflussen. Ein Übertritt von Boten-RNS in die Zelle könnte sehr stark auf die qualitative Eigenständigkeit des Prozesses der Eiweißbiosynthese in ihr einwirken. Diese Annahmen werden in gewisser Weise durch die Versuche GUTHS (1968) bekräftigt. Er zeigte nämlich die Fähigkeit der Nerven, Gewebetypen zu verändern (z. B. eine Umwandlung „schneller" Skeletmuskeln in „langsame" bei deren kreuzweiser Verbindung mit den entsprechenden Nerven). Zur Stützung unserer hier formulierten Vorstellungen kann man Befunde von HYDEN (1959), HYDEN und EGYHAZI (1964) sowie ALEXANDROWSKAJA und Mitarb. (1965) über die Möglichkeiten eines zwischenzelligen Transports der Eiweiße, Ribonukleinsäure und anderen Substanzen heranziehen.

In dem Zusammenhang ist es auch angebracht, einige unserer Befunde mit anzuführen. Bekanntermaßen erhöht sich bei der Denervierung die Kernzahl in Muskelfasern. Eine ähnliche Erscheinung entwickelt sich beim Altern und kann als eigentümliche, kompensatorische Reaktion auf den Aktivitätsverlust des Genapparates aufgefaßt werden. Denervierung führt bei alten Tieren zu einer geringeren Erhöhung der Kernzahl (PARCHOTIK 1965, FUDEL-OSIPOWA 1968). Diese Veränderungen können als Ausdruck möglicher Abschwächung der neurogenen trophischen Kontrolle über die variablen Vorgänge im Senium angesehen werden. Für eine Verknüpfung dieser Alternsvorgänge mit der Regulation der Eiweißbiosynthese spricht, daß vorherige Zufuhr von Ribonuklease das Phänomen der Vielkernigkeit bei der Muskeldenervierung in jungen Tieren sehr stark abschwächt (W. W. FROLKIS, G. A. RODIONOW, W. P. SAMOSTJAN). Bei alten Tieren wird jener Anpassungsmechanismus schon unter normalen Bedingungen realisiert. Es bleibt noch zu betonen, daß wir dieses Phänomen auch bei direkter Wirkung der Ribonuklease auf den Nervenstamm beobachteten.

Vermutlich können Alternsveränderungen in den Nervenzellen, in ihrem genetischen Apparat, in den Prozessen der Eiweißbiosynthese über das System der Metaboliten (Induktoren, Repressoren) und über das System der Nukleinsäuren wesentliche Verschiebungen in der Gewebstrophik hervorrufen und damit auf den Ablauf der Alternsprozesse in den Geweben einwirken. Eventuell liegt darin einer der führenden Mechanismen für die Entwicklung sekundärer Alternsvorgänge begründet.

Und schließlich muß man bei den Alternsveränderungen der nervalen Trophikregulation die Einflüsse auf den Gefäßtonus berücksichtigen. Eine Abschwächung nervaler Effekte auf die Gefäße vieler Organe, die Zunahme ihrer Empfindlichkeit gegenüber humoralen Faktoren führen dazu, daß die hämodynamischen Grundlagen für die Gewebstrophik langsamer und weniger dynamisch werden.

Die nervale Regulation der Trophik wird nicht nur rein nerval verwirklicht sondern auch durch die Einbeziehung leistungsfähiger neurohumoraler Mechanismen. Die Mehrzahl der Hormone beteiligt sich an der Regulation des genetischen Apparates, bestimmt dessen Aktivität und mitunter sogar die Verwirklichung des genetischen Programms. Deshalb haben die Alternsveränderungen der neurohumoralen Wechselbeziehungen und der Gewebsreaktionen auf Hormonwirkungen eine Schlüsselstellung im Trophikwandel des alternden Organismus. Ein Anstieg der Empfindlichkeit und ein Abfall der Reaktionsfähigkeit der Gewebe gegenüber Hormonen führen zur Verringerung des Umfangs hormoneller Regulation der Gewebstrophik und anderer dynamischer Prozesse. So regulieren Kortikoidhormone am genetischen Apparat die Bildung einer Reihe von Fermenten. Es zeigte sich, daß bei alten Tieren niedrigere Dosen Hydrokortisons die genetische Induktion hervorrufen. Jedoch ist das mögliche Ausmaß der Zunahme biosynthetischer Prozesse unter Hormonwirkung bei jungen Tieren bedeutend größer (Abb. 16 u. 17). Dieses hormonelle Geschehen ist in sehr wichtige Alternsveränderungen der Regulationen trophischer Prozesse integriert. Konkrete Wege der Alternsdynamik dieser Vorgänge hatten wir in vorangegangenen Kapiteln bereits erörtert.

Die zentralen Regulationsmechanismen der Gewebstrophik, welche über periphere Nervenbahnen und hormonelle Wirkungen realisiert werden, ändern sich qualitativ und quantitativ mit dem Alter. Wie B. I. Bajandurow (1949) schreibt, verschiebt sich nach Entfernung des Gehirns der Stoffwechsel im Organismus alter Tiere von der anabolen in die katabole Richtung, bei jungen Tieren ist es gerade umgekehrt. M. K. Petrowa (1946) glaubte, daß eine Überbeanspruchung ein Zusammenbrechen der höheren Nerventätigkeit grobe trophische Veränderungen in tierischen Geweben hervorruft und ein vorzeitiges Altern begünstigt.

Die Wirkung der Hirnrinde auf die Gewebstrophik wird über komplexe zentrale Systeme verwirklicht. Limbische, thalamo-hypothalamische und retikuläre Systeme sind die wichtigsten Ebenen zentraler Trophikregulation. Allgemein bekannt ist ja die Rolle des Hypothalamus bei der Steuerung sehr wichtiger vegetativer Funktionen des Organismus, z. B. des Schlaf- und Wachzustandes, des Appetits und des Durstes sowie der Emotionen. Viele Forscher bezogen seit langem wichtige Alternsmechanismen auf Alternsprozesse in hypothalamischen Strukturen. Jedoch basierten diese Erkenntnisse in der Mehrzahl der Fälle auf klinischen Vergleichen, auf der Kombination vieler Vergreisungserscheinungen mit Schädigungen des Hypothalamus. In einem speziellen Kapitel legten wir schon die Befunde darüber dar, daß sich im Senium die elektrische Erregbarkeit der Hypothalamuskerne ungleichmäßig verändert und daß ihre Empfindlichkeit auf eine Reihe von Mediatoren und Hormonen anwächst. Die Funktion dieser Kerne ist untrennbar mit der Regulation des endokrinen, des Herz-Kreislauf- sowie des Atmungssystems verbunden. Deshalb spielen die von uns beschriebenen Hypothalamusprozesse eine wesentliche Rolle bei den Alternsveränderungen jener Systeme und dadurch bei der Regulation der Gewebstrophik.

Dabei sind dynamische Prozesse wie die über das Genom ablaufende Eiweißbiosynthese Grundlage der Gewebstrophik. Es gibt Grund anzunehmen, daß hypothalamische Strukturen auf hormonellem und nervalem Wege die fundamentalen Vorgänge der Zelltrophik beeinflussen. Wir zeigten das am Beispiel der Regulierung der genetischen Induktion einiger Fermente der Leber.

Es ist bekannt, daß die Zunahme des Gehaltes an Tyrosinaminotransferase in der Leber unter der Wirkung mehrerer Induktoren das Resultat einer Verstärkung der Biosynthese dieses Fermentes ist (Kenney 1962, Goldstein u. Mitarb. 1962, Hopper u. Segal 1964, Garren u. Mitarb. 1964). Versuche stellten wir gemeinsam mit W. W. Besrukow und L. S. Mandelblat in folgender Weise an: Ratten wurden mit Hilfe eines stereotaktischen Apparates Elektroden in das ventromediale Gebiet des Hypothalamus eingeführt. Sieben Tage nach der Operation erfolgte 10 min lang eine Reizung des Hypothalamus, 1 Stunde danach wurden die Tiere getötet und in ihrer Leber die Aktivität der Tyrosinaminotransferase bestimmt. Das Ergebnis war, daß Stimulierung der Hypothalamuskerne eine Fermentinduktion, eine Steigerung der Fermentaktivität veranlaßt. Bei jungen Tieren beträgt sie 28%. Bei alten Ratten kommt es dagegen unter analogen Versuchsbedingungen zu keinem Anstieg der Tyrosinaminotransferaseaktivität.

Von der Kompliziertheit der Alternsveränderungen hypothalamischer Regulation der genetischen Induktion zeugen Aktivitätsänderungen der Tyrosinaminotransferase beim Stress, der durch verschiedene Faktoren hervorgerufen werden kann. Bekanntlich ist das zentrale Element für das Zustandekommen einer Stressreaktion der Hypothalamus, welcher dann in Folgereaktionen die Hypophyse, die Nebennierenrinde und andere innersekretorische Drüsen mit einbezieht. In Versuchen an jungen und alten Tieren erzeugten wir einmal einen „reflektorischen" Stress (Schmerzreizung), zum anderen einen humoralen Stress (Gabe von Adrenalin in der Dosierung 50 µg/100 g Körpergewicht). Drei Stunden nach der Reizung bestimmten wir die Veränderungen der Tyrosinaminotransferaseaktivität in der Leber. Es zeigte sich, daß beim „reflektorischen" Stress die Änderungen der Fermentinduktion in jungen Ratten ausgeprägter sind. Der Aktivitätszuwachs der Tyrosinaminotransferase erreichte 25%. Bei alten Tieren veränderte sich unter denselben Versuchsbedingungen die Fermentaktivität praktisch nicht. Gegensätzliche Beziehungen gab es beim „humoralen" Stress.

Nach Gabe von Adrenalin in der Dosierung 50 µg/100 g wuchs in alten Tieren die Tyrosinaminotransferaseaktivität um 15%, in jungen veränderte sie sich nicht. Nach Adrenalingabe in der Dosierung 100 µg/100 g stieg die Fermentaktivität in der Leber alter Ratten um 44,4%, in jungen jedoch nur um 21,5%.

Bekanntlich spielt im Mechanismus der Adrenalinwirkung der Einfluß auf den Hypothalamus und in Verbindung damit auf das gesamte Hypothalamus — Hypophyse — Nebennierenrinden-System eine wesentliche Rolle. Unterschiede der Fermentinduktion werden in vielerlei Hinsicht durch Alternsbesonderheiten der Reaktionen des Hypothalamus auf reflektorische und humorale Reize bestimmt. Auf diese Weise kann der Hypothalamus fundamentale Prozesse der Zelltrophik, die mit der Eiweißbiosynthese verknüpft sind, beeinflussen.

Beim Altern wandelt sich die hypothalamische Regulation der Eiweißbiosynthese. Das unterstützt die Anpassung der Gewebstrophik an die Erfordernisse des Gesamtorganismus. Wenn man dazu noch die in den vorangegangenen Kapiteln beschriebenen Änderungen der hypothalamischen Steuerung der endokrinen Drüsen und des Herz-Kreislauf-Systems berücksichtigt, so wird die Bedeutung der Verschiebungen auf diesem Niveau zentraler Regulation für die Herausbildung trophischer Gewebsprozesse im Alter besonders klar.

Mit dem Alter verändert sich auch das Substrat der Regulation, das von I. P. PAWLOW und G. W. FOLBORT als „trophische Prozesse" bezeichnet worden ist. Die Wechselbeziehung zwischen den Vorgängen der Erschöpfung und der Wiederherstellung ist nach den Worten Folborts das „funktionelle Potential" für die Leistungsfähigkeit des Gewebes. Am Beispiel der höheren Nerventätigkeit unterschiedlich alter Tiere zeigten G. W. FOLBORT und N. K. SOLNIKOWA (1940), daß beim Altern die Intensität der restaurativen Prozesse nachläßt. Diese Tatsache wird an vielen Systemen des Organismus deutlich, wenn man die Alternsveränderungen ihrer Leistungsfähigkeit analysiert.

Die Alternsveränderungen der Leistungsfähigkeit der Muskulatur werden vor allem von zentralen Vorgängen bestimmt, die sich unter Beteiligung der Informationen aus der Peripherie (tätige Muskulatur) ausbilden, außerdem von Veränderungen der Hämodynamik und der Atmung sowie von der Wirkung humoraler Faktoren. Der myoneurale Apparat selbst ist praktisch ein nicht ermüdbares System. In Versuchen, die an Tieren unterschiedlichen Alters ausgeführt worden waren, zeigte es sich, daß bei elektrischer Stimulierung des N. ischiadicus der Musculus gastrocnemius sich viele Stunden lang ohne irgendwelche Ermüdungszeichen kontrahiert (SAMOSTJAN 1962a, 1962b, FROLKIS und SAMOSTJAN 1963, FROLKIS 1963a, 1964b, 1964c). Der oft bei Warmblütlern beschriebene rasche Abfall der Kontraktionshöhe von Skeletmuskeln nach Reizung der versorgenden Nerven ist ein Artefakt und am häufigsten die Folge einer Nervenschädigung oder einer Störung der Blutversorgung. Dieses „Phänomen praktischer Unermüdbarkeit" registrierten wir während der Tätigkeit in Gestalt von Einzelkontraktionen sowie tetanischen Dauerkontraktionen (Abb. 73). Nur wenn die Reizfrequenz sich ihrem kritischen Wert nähert, beginnt die Höhe der tetanischen Kontraktion zu sinken, unmittelbar nach der gestörten Reizfolge stellt sich der Ausgangswert jedoch wieder ein. Dieses hohe Niveau der Arbeitsfähigkeit des myoneuralen Apparates korreliert mit den zweckmäßig ausgerichteten energetischen Prozessen in der Muskulatur.

Der myoneurale Apparat alter Tiere erwies sich als ebenso unermüdbar wie der junger und adulter. Man weiß, daß beim Altern umfangreiche Veränderungen im Stoffwechsel, in der Struktur und in der Funktion der Skeletmuskulatur auftreten. Eine Zusammenfassung dieser Befunde gibt die Monographie von S. I. FUDEL-OSIPOWA (1968). Unsere Ergebnisse sprechen dafür, daß all jene umfangreichen Alternsprozesse der Trophik in der Skeletmuskulatur unter bestimmten optimalen Bedingungen nicht deren Leistungsfähigkeit limitieren.

Die Trophik des myoneuralen Apparates ist überaus stabil, sogar im Laufe des Alterns besitzt sie noch bedeutende Potenzen. Jene große Leistungsfähigkeit auf den verschiedenen Altersstufen wird dank des hohen Niveaus energetischer Prozesse in der Muskulatur aufrechterhalten. Zusammen mit E. W. EPSCHTEIN untersuchten wir die Alternsveränderungen im Gehalt und im Umsatz der energiereichen Phosphorverbindungen während der Ruhe und verschiedener Perioden

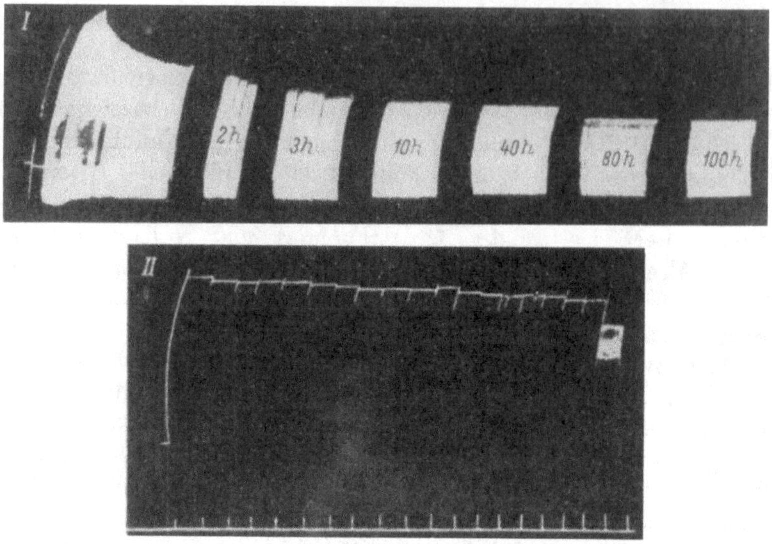

Abb. 73. Phänomen praktischer Unermüdbarkeit des myoneuralen Apparates. Reizung des N. ischiadicus, Kontraktion des M. gastrocnemius. I — ununterbrochene Arbeit des M. gastrocnemius im Rhythmus von Einzelkontraktionen (3 Hz) im Verlauf von 100 Stunden, 26monatige Ratte; II — Dauertetanus im Verlauf von 17 Stunden (Reizfrequenz 40 Hz), 24monatige Ratte.

der Arbeit (Abb. 74). Es fiel auf, daß sogar nach 2stündiger pausenloser Tätigkeit in Gestalt einer tetanischen Kontraktion der Gehalt an ATP und KP sowohl bei adulten als auch bei alten Ratten praktisch gleich blieb. Der Energiebedarf der Arbeitsmuskulatur wird durch verstärkte Neubildung energiereicher Phosphate gedeckt. Das beweist die Höhe der spezifischen, der relativen spezifischen sowie der relativen Aktivitäten, welche mit der Inkorporation radioaktiven Phosphors in die entsprechenden Verbindungen gemessen werden konnten. Auch im Zusammenhang damit treten schon unter Bedingungen einer optimalen Muskeltätigkeit, unter den Bedingungen der Unermüdbarkeit Alternsveränderungen im trophischen Geschehen auf, z. B. eine Abschwächung der Intensität regenerativer Prozesse.

Dafür gibt es 2 Beispiele. In Arbeiten G. W. Folborts und seiner Mitarbeiter war gezeigt worden, daß eine Periode der Einarbeitung, des Überganges eines Organs aus dem Zustand relativer Ruhe in einen Zustand optimaler Leistungsfähigkeit für alle Gewebe des Organismus charakteristisch ist. Zu Beginn der Tätigkeit eines beliebigen Organs werden die regenerativen Prozesse angeregt, und das begünstigt seine Einarbeitung und Arbeitsfähigkeit. Die Intensität, die Dauer der Einarbeitung können ein Hinweis für den Ablauf der restaurativen Vorgänge im Gewebe sein. Durchgeführte Versuche zeigten, daß im Senium die Einarbeitungszeit zunimmt. So dauerte sie bei der Muskeltätigkeit adulter Ratten

27,90 ± 3,22 sec, bei alten 49,00 ± 5,9 sec. Von der Abschwächung des regenerativen Geschehens zeugen auch Verschiebungen in der Energiebereitstellung der Muskulatur. So etwa ist laut Angaben von W. W. FROLKIS und E. W. EPSCHTEIN (1966) nach kurzzeitiger Tätigkeit (Nervenreizung für 15 min) die Erniedrigung

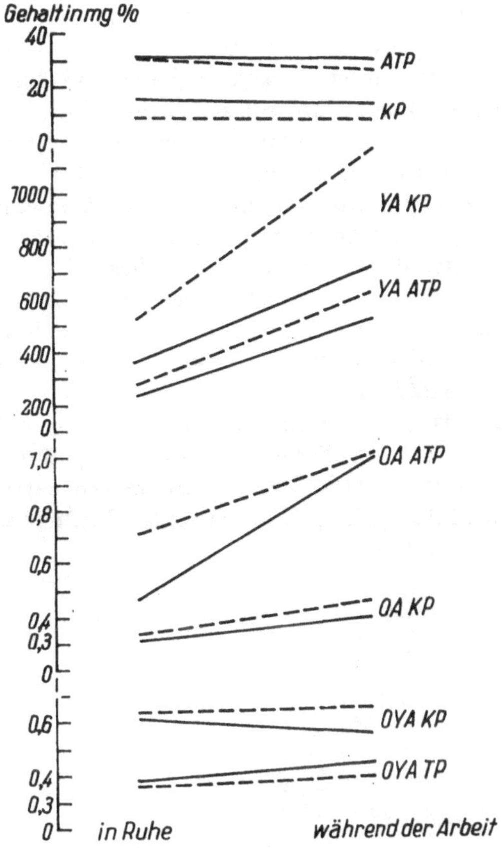

Abb. 74. Veränderung des Gehaltes und der Neubildung von ATP und KP in Skeletmuskeln unterschiedlich alter Tiere bei einem über 2 Stunden sich erstreckenden Tetanus. Durchgezogene Linie — 8—12monatige Ratten; gestrichelte Linie — 26—30monatige Ratten.

des Gehaltes an ATP und KP ausgeprägter als nach langdauernder Arbeit. Bei alten Ratten fällt der Gehalt an Energieträgern in dieser Zeit mehr als bei adulten. Die Menge ATP in der Skeletmuskulatur alter Tiere sinkt signifikant (von 38,8 ± 1,6 auf 30,4 ± 0,64 mg%), die adulter Ratten faktisch nicht. Es wird angenommen, daß zu diesem Zeitpunkt die regenerativen Mechanismen im Zuge der Muskelarbeit noch nicht anlaufen konnten. Das Zurückbleiben der regenerativen Prozesse im Senium führte zur Erniedrigung des Gehaltes an Energieträgern in den Skeletmuskeln. Nach 2stündiger Arbeit wächst die Intensität regenerativer Vorgänge, und das hat eine Wiederherstellung des Ausgangsniveaus im ATP- und KP-Gehalt zur Folge. Nach 14stündiger Arbeit erniedrigt sich erneut signifikant der Gehalt an ATP und KP bei alten Ratten, in adulten Tieren bleibt er jedoch unverändert. Die Abschwächung der Intensität regenerativer Prozesse im Senium ist in anderen Organen des alternden Organismus viel stärker ausgeprägt. Im Herzen des alten Menschen ist sie so hochgradig, daß Kliniker von einer latenten, physiologischen Myokardinsuffizienz sprechen.

Für eine Minderung der Intensität regenerativer Prozesse in verschiedenen Bereichen des alternden Organismus sprechen auch Angaben über eine verzögerte, langsamere Wiederherstellung vieler Funktionen nach einer angespannten Tätigkeit der Zellen, Gewebe und Organsysteme. Die Abschwächung der Intensität restaurativer Vorgänge ist ein sehr wichtiger Mechanismus des Erlöschens der Zellfunktionen und des Zellstoffwechsels im Alter. Die Anregung regenerativer Prozesse, die Anwendung von Mitteln und Methoden, welche jene auf einem optimalen Niveau halten — das ist ein konkreter Weg zur Verhinderung der Altersinvolution des Organismus.

Beim Altern entwickeln sich also unterschiedliche Veränderungen in den verschiedenen Elementen, die sich an der Regulierung der Gewebstrophik beteiligen. Veränderungen der zentralen nervalen Trophikregulation, welche auf verschiedenen Wegen realisiert wird, sind der wichtigste Mechanismus. Er führt zu vielen Folgeerscheinungen im Alternsprozeß.

KAPITEL XI

Die molekularen Mechanismen regulatorischer Wirkungen im Alternsgang

Dem Leben liegt die Vereinigung dreier Ströme, des Stromes der Materie, der Energie und der Information zugrunde.

W. A. Engelgardt

Der Transmitterumsatz während des Alterns

Beim Altern entwickeln sich Veränderungen der Informationsübertragung in verschiedenen Elementen der neurohumoralen Regulation. In den vorangegangenen Kapiteln waren die Gesetzmäßigkeiten dieser Wandlungen sowie ihre Bedeutung für die Alternsevolution der Funktionen und die Verwirklichung adaptiver Effekte erörtert worden. Es unterliegt keinem Zweifel, daß das eigentliche Altern der neurohumoralen Regulation sich auf molekularer Ebene abspielt.

Im Laufe der Evolution wurden chemische Substanzen, Mediatoren, ein sehr wichtiges Kommunikationsmittel der Zellen. Sie sind fest mit dem Zellstoffwechsel verknüpft. Die Vollkommenheit der nervalen Regulation von Stoffwechsel und Funktion entstand auf der Grundlage dieser humoral-metabolischen Verknüpfung.

Für die Aufklärung der molekularen Mechanismen regulatorischer Effekte beim Altern war es deshalb erstens notwendig, die Alternsbesonderheiten im Umsatz der Mediatoren zu studieren, welche die Information von einer Zelle auf eine andere übertragen, und zweitens, die Wirkung von Hormonen und Mediatoren auf einzelne Schlüsselglieder des Stoffwechsels unterschiedlich alter Tiere zu analysieren. In beiden Fällen geht es um die molekularen Mechanismen der Informationsübertragung auf dem Wege vom regulatorischen Einfluß bis zum schließlichen Effekt.

Es gibt schon viele Vorstellungen über die Rolle von Störungen in der Informationsübertragung, von Informationsverlusten beim Altern der Zelle und des ganzen Organismus (Comfort 1970). Vor allem denkt man an Störungen in der Übertragung der genetischen Information, aber auch an diejenige Information, welche die Verbindungen zwischen den einzelnen Zellen herstellt.

Für alle regulatorischen Wirkungen ist die Informationsübertragung auf die Effektorzelle äußerst wichtig. Länger als ein halbes Jahrhundert hält schon die Diskussion um diesen Prozeß an. Dank hervorragender technischer Ausrüstungen und glänzender Experimente gelang es festzustellen, daß in die Erregungsübertragung von einer Struktur auf eine andere ein Mediatorenglied eingeschaltet ist, welches nicht nur in den Ganglien und peripheren Synapsen, sondern auch in den Zentren existiert. Nach ECCLES (1960) kennzeichnet die überwiegende Mehrzahl zentraler Synapsen solch ein Mediatorenprinzip. Die wichtigsten Überträgerstoffe des Nervensystems stellen Azetylcholin, Noradrenalin und Serotonin dar. Wir brauchen nicht detailliert darauf einzugehen. Diesen Problemen ist bereits viel Literatur gewidmet (UTEWSKI 1939, 1955, 1964, ECCLES 1959, 1966, NACHMANSOHN 1959, KIBJAKOW 1964, GOWYRIN 1967, MATLINA u. MENSCHIKOW 1967, MANUCHIN 1968, AXELROD 1971, AXELSSON 1971, YKERSEN 1971, LADARAN 1972, RAJAN 1972). Hier sollen nur die Grundzüge des Mediatorenstoffwechsels betrachtet werden, deren Erforschung für das Verständnis der Vorgänge unerläßlich scheint, welche in den Regulationssystemen während des Alterns ablaufen, weiterhin die Alternsbesonderheiten von Biosynthese, Absonderung und Inaktivierung des Azetylcholins, des Noradrenalins und des Serotonins.

Bei allen Unterschieden von Struktur und Funktion der Synapsen, des chemischen Aufbaus der Mediatoren sowie der Wege ihrer Synthese und ihres Zerfalls existieren auch Gemeinsamkeiten. Nämlich werden die Mediatoren zuerst immer in den Nervenzellen oder -endigungen synthetisiert, hier angereichert und im Bedarfsfall in den synaptischen Spalt abgegeben. Dann wirken sie auf die innervierte Zelle, auf ihre Membran, auf deren spezialisierte, hoch empfindlichen rezeptiven Formationen und auf Stoffwechselzyklen. Und schließlich gelangen die Mediatoren aus der Synapse, werden abgebaut, aktiv verlagert, oder sie diffundieren nach außen. Für die einzelnen Überträgerstoffe ist die Spezifik dieser Prozesse unterschiedlich, jedoch bleiben die genannten Stadien stets nachweisbar.

Die Rolle cholinerger Mechanismen für die Regulation macht die Erforschung der Alternsprozesse des Azetylcholinumsatzes so bedeutungsvoll. Die Beziehung zwischen Synthese und Hydrolyse eines Transmitters bestimmt dessen Gehalt im Gewebe. N. S. WERCHRATSKI (1965a, 1966a, 1966b, 1972) zeigte, daß bis ins Senium die Azetylcholinkonzentration in Teilen des Herzens und in Skeletmuskeln konstant bleibt. Indessen darf man nur bedingt vom Gehalt des Azetylcholins auf seinen Umsatz schließen. Denn die gleiche Verschiebung, z. B. ein Abfall, kann das Ergebnis ganz verschiedener Relationen zwischen Synthese und Hydrolyse sein.

Die Azetylcholinbiosynthese ist ein vielstufiger fermentativer Prozeß, welcher die Azetylierung von CoA und die Übertragung des Essigsäurerestes auf Cholin umfaßt. Die Bildung des Azetyl-CoA geschieht auf verschiedene Weise. Zu den Quellen des Azetyls zählen mehrere Zwischenprodukte des Stoffwechsels, wie Azetat, Pyruvat, Zitrat, Sukzinat, Azetaldehyd und Fettsäuren. S. E. SEWERIN und LJU SCHU-SEN (1963) führen 7 Fermente an, welche den Prozeß zu katalysieren in der Lage sind. In vivo (SEWERIN 1967) dominiert die Azetyl-CoA-Bildung durch oxydative Dekarboxylierung der Brenztraubensäure mittels Pyruvatdehydrogenase.

Der folgende Schritt der Azetylcholinsynthese besteht in der Übertragung des Azetats auf Cholin, wobei der Ester Azetylcholin sich bildet. Diese Reaktion katalysiert die Cholinazetylase:

$$\text{Azetyl—CoA} + \text{Cholin} \xrightarrow{\text{Cholinazetylase}} \text{Azetylcholin} + \text{CoA}$$

Die Cholinazetylase entdeckten *Nachmansohn* und *Machado* (1943). Ihnen gelang es, einen zellfreien Extrakt aus Hirnhomogenaten zu erhalten, welcher die Azetylcholinsynthese katalysierte.

Am reichlichsten ist das Enzym in Gebieten des Nervensystems vorhanden. Die subzelluläre Lokalisation ändert sich in Abhängigkeit von der Tierart (McCaman u. Mitarb. 1965). Bei Ratten und Kaninchen findet man die Cholinazetylase vor allem in der vesikulären Fraktion des Hirnhomogenats, während sie bei Meerschweinchen und Tauben in der Hauptsache in der löslichen Fraktion vorkommt.

Veränderungen der Cholinazetylaktivität im Laufe des Lebens gestatten, die Intensität der Azetylcholinsynthese zu verfolgen. Nachmansohn und John (1945) beobachteten, daß sie im Gehirn alter Ratten niedriger als bei 6—8wöchigen Tieren war. N. S. Werchratski (1966a, 1966b) bestimmte die Cholinazetylaseaktivität in den Vorhöfen des Herzens, im N. ischiadicus und im M. gastrocnemius 1monatiger, 8—12monatiger und 26—30monatiger Ratten nach der Methode von Hebb und Wates (1956). Sie wurde in Mikrogramm Azetylcholin, das von 1 g Trockengewebe während 1 h bei 37° synthetisiert wurde, ausgedrückt.

Die niedrigste Aktivität hatten alte Tiere. Im Atrium 1monatiger Ratten betrug sie 488 ± 65, bei 8—12monatigen 622 ± 24, bei 26—30monatigen 395 ± 8, im N. ischiadicus entsprechender Altersgruppen 4199 ± 157, 5656 ± 262, 4055 ± 175, im M. gastrocnemius 121 ± 17, 51 ± 5, 49 ± 2.

Im Alter kommt es zu Wandlungen auch anderer Komponenten der Azetylcholinbiosynthese. So sinkt nach W. N. Nikitin und A. A. Martynenko (1963) die CoA-Konzentration in der Leber, den Nieren und im Herzen. Offenbar ist die Menge des Azetyl-CoA dieser Organe während des Seniums begrenzt. Außerdem fällt der Gehalt und die Neubildung von ATP in verschiedenen Geweben. All das trägt zur verminderten Intensität der Azetylcholinbiosynthese alter Tiere bei. Wir maßen letztere im Gewebe der Atrien am Anstieg des Azetylcholins nach Inkubation für 1 h bei 38° (Vlk u. Tuček 1964). Bei 1monatigen Ratten betrug der Anstieg des Azetylcholins, verglichen mit nicht inkubierten Kontrollen, 6,19 µg/g, bei 8—12monatigen 1,64 µg/g, bei 26—30monatigen nur 0,34 µg/g. Man muß also annehmen, daß im Senium die Azetylcholinsynthese abnimmt, und zwar sowohl auf Grund einer erniedrigten Cholinazetylaseaktivität als auch auf Grund der Verminderung anderer, nicht weniger wichtiger, an diesem Prozeß beteiligter Substanzen.

Die Abnahme der Azetylcholinsynthese stellt einen der zentralen Mechanismen bei der Abschwächung nervaler cholinerger Gewebswirkungen während des Alterns dar. Das synthetisierte Azetylcholin sammelt sich in speziellen Vesikeln der präsynaptischen Endigungen an, welche bei einer Erregung zur Membran hin wandern, zerreißen und den Mediator in den synaptischen Spalt abgeben. Ständig entleeren sich Bläschen spontan. Das veranlaßt die sogenannten Miniaturpotentiale, welche wahrscheinlich eine nicht zu unterschätzende Rolle bei der Regulation der Gewebstrophik spielen. Man darf vermuten, daß die abgeschwächte Azetylcholinsynthese auf diesem Wege auch trophische Gewebsprozesse beeinflußt.

Wenn der Mediator ausreicht, entsteht eine zuerst örtliche, dann ausgedehnte Depolarisation der postsynaptischen Membran. Die Erniedrigung der Mediatorsynthese im Senium führt zur Veränderung der Stimulationsbedingungen, welche für eine Anhäufung von Schwellenquanten des Transmitters erforderlich sind.

Die Ereignisse in der cholinergen Synapse hängen nicht nur von der Menge des synthetisierten Mediators, sondern auch von dessen Zerfall ab. Jede Beendigung der Azetylcholinwirkung im Organismus ist das Ergebnis der Hydrolyse in Cholin und Essigsäure. Diesen Prozeß katalysieren zwei Fermente: die Azetylhydrolase des Azetylcholins, welche meist wahre Cholinesterase genannt wird, und die Azylhydrolase der Azylcholine, die Pseudocholinesterase. Die Rolle der wahren und der Pseudocholinesterase ist noch nicht endgültig aufgeklärt. Jene Tatsache, daß die wahre Cholinesterase ihre maximale Aktivität bei niedrigen Azetylcholinkonzentrationen ($3 \cdot 10^{-5}$) entfaltet und bei höheren erheblich gehemmt wird, die Pseudocholinesterase dagegen gerade bei hohen Substratkonzentrationen ($3 \cdot 10^{-3}$, Michelson 1957) am aktivsten ist, legt den Gedanken nahe, daß möglicherweise die biologische Rolle der Pseudocholinesterase in einem Schutz des Organismus bei plötzlicher Freisetzung großer Azetylcholinmengen besteht. Clitherow und Mitarb. (1963) sprachen die Vermutung aus, die mögliche Bedeutung der Pseudocholinesterase liege in der Spaltung des Butyrylcholins, welches in der Leber während der letzten Stufen des Fettabbaues gebildet wird. Die wahre Cholinesterase beteilige sich dagegen an den physiologischen Mediatorwirkungen.

In den letzten Jahren erreichte man große Erfolge bei der Entschlüsselung des aktiven Zentrums der Cholinesterase und des Mechanismus der Azetylcholinhydrolyse (Nachmansohn 1959, Turpajew 1961, 1962, Golikow u. Rosengart 1964). Auch die Frage der Cholinesteraseaktivität in Onto- und Phylogenese beanspruchte schon lange die Aufmerksamkeit derjenigen Forscher, die an der Evolution von Regulationen interessiert sind. Jedoch neben der vielen Literatur, welche der Cholinesteraseaktivität in der frühen Ontogenese gewidmet ist, blieben die Befunde über deren Wandlungen im Senium äußerst dürftig.

Bertolini und Mitarb. (1960) verglich die Cholinesteraseaktivität in Geweben 20 Tage alter, 180 Tage alter und 840 Tage alter Ratten. Bei 180 Tage alten war sie gegenüber den 20 Tagen alten im Gehirn um 18,67% gesunken, in der Leber um 30,8%, in der Lunge um 42,23% und in der Niere um 0,72%, dagegen im Herzen um 22,28% und in quergestreiften Muskeln um 22,12% angestiegen. Bei den 840 Tage alten Ratten war sie in allen untersuchten Geweben erniedrigt, entsprechend um 59,62, 12,91, 53,26, 47,15, 86,94 bzw. 56,64%.

Barrows und Mitarb. (1958) beobachteten keine wesentlichen Alternsveränderungen der Cholinesteraseaktivität der Rattenleber. Unsere Untersuchungen zeigten, daß sie in verschiedenen Organen abfällt (Abb. 75). Jedoch in einigen (Schilddrüse, Hoden) übersteigt die Aktivität alter Tiere die adulter. Die wahre und die Pseudocholinesterase ändern sich ungleichsinnig. Die Aktivität der wahren Cholinesterase beurteilten wir nach der Menge gespaltenen Azetyl-β-methylcholins, die der Pseudocholinesterase nach der Menge gespaltenen Butyrylcho-

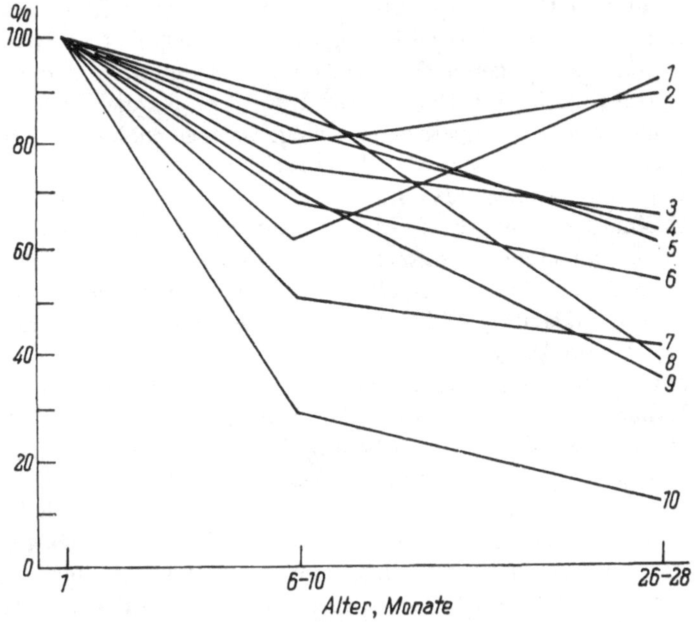

Abb. 75. Alternsveränderungen der Intensität der Hydrolyse von Azetylcholin in mehreren Organen. Als 100% ist die Intensität bei 1monatigen Ratten festgesetzt worden. 1 — Schilddrüse; 2 — Testes; 3 — Vorhöfe; 4 — Gehirn; 5 — Myokard; 6 — Nebennieren; 7 — Eierstöcke; 8 — Speicheldrüse; 9 — Skeletmuskel; 10 — Bauchspeicheldrüse.

lins. Es wurde deutlich, daß bei alten Ratten in verschiedenen Teilen des Herzens und in Skeletmuskeln (Abb. 76) der Abfall der Cholinesteraseaktivität in der Hauptsache auf das Konto der wahren Cholinesterase geht. Die Aktivität der falschen blieb in den Vorhöfen ziemlich konstant. In der Skeletmuskulatur

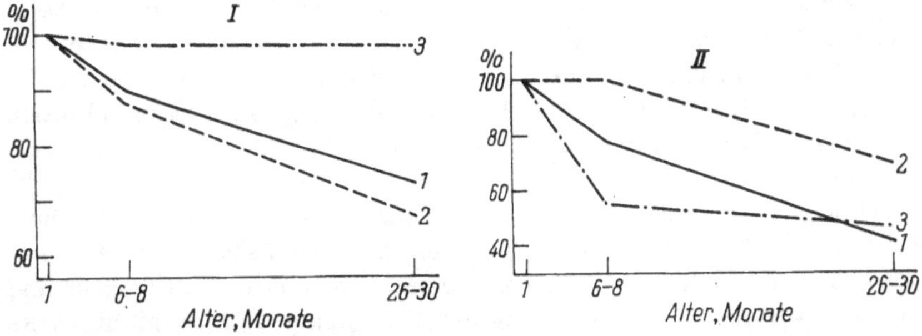

Abb. 76. Alternsveränderungen der Cholinesteraseaktivität des Gewebes der Vorhöfe (I) und der Skeletmuskulatur (II) unterschiedlich alter Ratten. 1 — Substrat Azetylcholin; 2 — Substrat Azetyl-β-methylcholin; 3 — Substrat Butyrylcholin.

sinkt sie bei adulten Ratten gegenüber einmonatigen, bleibt dann aber bis ins Senium unverändert. Die Abschwächung der Azetylcholinhydrolyse während des Seniums trägt zur längeren Wirksamkeit des Mediators und damit zur erhöhten Ansprechbarkeit der Organe auf humorale Regulationsfaktoren bei. Das ist ein eigenständiger Anpassungsvorgang, welcher cholinerge Regulationseffekte trotz abgeschwächter Azetylcholinsynthese aufrechterhält.

Das Azetylcholin-Cholinesterase-System stellt ein regulatorisches dar. Einerseits wirkt Cholin, das im Ergebnis der Hydrolyse von Azetylcholin entsteht, auf dessen Synthese; andererseits vermag gerade freigesetztes Azetylcholin einen Einfluß auf die Cholinesteraseaktivität auszuüben. Wahrscheinlich ist eine der Ursachen für den Aktivitätsabfall der Cholinesterase im Senium der mengenmäßige Rückgang des Azetylcholins.

E. L. Grabina und mir gelang es nachzuweisen, daß Azetylcholin einen Anstieg der Cholinesteraseaktivität nach dem Prinzip der genetischen Induktion hervorzurufen vermag. Während des Seniums sind die Bedingungen für diesen Mechanismus ungünstiger als in anderen Altersperioden. Um derartige Induktionen zu veranlassen, muß man in der Zelle erhebliche Azetylcholinkonzentrationen schaffen. Das geht nur, indem man die Cholinesterase blockiert. Dann lassen sich aber die Aktivitätsänderungen des Fermentes nicht mehr verfolgen. Wir umgingen diese Schwierigkeiten, indem wir im Verlauf einiger Tage den Versuchstieren den Cholinesterasehemmer DDVP (0,0-Dimethyl-2,2-dichlorvinylphosphat) injizierten.

DDVP blockiert die Membrancholinesterase, wirkt jedoch nicht auf die Aktivität der Cholinesterase des Myosins. Deshalb entsteht bei seiner Gabe im Zellinneren eine bedeutende Azetylcholinkonzentration, welche einen Aktivitätszuwachs der Cholinesterase des Myosins hervorruft. Bei dreitägiger DDVP-Zufuhr in der Dosis 1,0 μg/100 g Körpergewicht verschiebt sich die Cholinesteraseaktivität alter Tiere praktisch nicht (bzw. nur von $6{,}0 \pm 1{,}43$ μg Azetylcholin pro 1 mg Eiweiß auf $8{,}0 \pm 1{,}1$). Bei adulten Tieren kommt es zu einem sicheren Anstieg von $20{,}2 \pm 3{,}5$ auf $29{,}8 \pm 2{,}1$ μg Azetylcholin auf 1 mg Eiweiß. Ein ähnliches Bild entsteht nach 7tägiger Injektion des DDVP (adulte $29{,}3 \pm 6{,}3$, alte $10{,}1 \pm 2{,}6$ μg Azetylcholin auf 1 mg Eiweiß). Den induktiven Charakter des Geschehens belegt die Tatsache, daß vorherige, 4tägige Applikation von Inhibitoren der Eiweißbiosynthese (Actinomycin D, Ribonuklease) den Anstieg der Cholinesteraseaktivität verhindert. — Die Erniedrigung der Enzyminduktion der Cholinesterase während des Seniums engt die Gewebsanpassung an cholinerge Wirkungen ein.

Die Reaktion in den cholinergen Synapsen hängt nicht nur von der Synthese des Azetylcholins und dessen Hydrolyse, sondern auch vom Zustand eines spezifischen Eiweißes, des Cholinrezeptors, ab. Gegenwärtig sind dessen Struktur und Funktion noch nicht genau bekannt. Nach den Vorstellungen M. Ja. Michelsons und R. S. Rybolowlews (1968) hat der Cholinrezeptor zwei aktive Gruppen. Die erste, ein Anion, tritt mit dem Kationenteil des Azetylcholins in Kontakt, die zweite, ein Dipol nach Barlow (1959), mit der Esterbindung des Azetylcholinmoleküls. Spezifische Inhibitoren des Cholinrezeptors (d-Tubokurarin, Dekamethonium) gestatteten, Verteilungsschemen der aktiven Bereiche auf der Oberfläche der postsynaptischen Membran zu entwickeln. Es zeigte sich, daß die Anionenabschnitte der Cholinrezeptoren mit einem Abstand von 12 und 22 Å verteilt sein können. MICHELSON und RYBOLOWLEW vermuten einen tetrameren Bau des cholinrezeptiven Eiweißes, das aus 4 Cholinrezeptoren bestehen soll, welche an den Eckpunkten eines Quadrates mit 14 Å Seitenlänge liegen. Die Diagonale des Quadrates beträgt dann 22 Å. Solch 4 Rezeptoren vereinigen sich zur Quartärstruktur des cholinrezeptiven Eiweißes, welches gleichzeitig mit 4 Azetylcholinmolekülen reagieren kann.

Ch. S. KOSCHTOJANZ (1951), T. M. TURPAJEW (1961, 1962) u. a. zeigten die Rolle der Sulfhydrylgruppen bei den Reaktionen des cholinrezeptiven Eiweißes auf Azetylcholin. In Abhängigkeit vom Verhalten der Cholinrezeptoren gegenüber pharmakologischen Substanzen schlug S. W. ANITSCHKOW (1957) ihre Unterteilung in M-cholinreaktive Systeme (ansprechbar auf Muskarin) und N-Cholinrezeptoren (ansprechbar auf Nikotin) vor. Erstere befinden sich in Herz, Gefäßen, glatten Muskeln und Drüsen, letztere in vegetativen Ganglien, Skeletmuskeln und im ZNS.

Eine Vorstellung über den Zustand der Cholinrezeptoren unterschiedlich alter Tiere kann man sich an Hand ihrer Reaktionen auf Stoffe machen, welche die cholinreaktiven Systeme spezifisch blockieren oder stimulieren. Wir benutzten als Blocker Diplazin, d-Tubokurarin, Listenon, Atropin, Glipin und Skopolamin, als Stimulatoren Azetylcholin, Karbocholin, Nikotin und DMPP. Die Altersbesonderheiten der Reaktionen auf diese Substanzen wurden ausführlich in den Kapiteln dargestellt, welche der neurohumoralen Regulation gewidmet waren. Hier beschränken wir uns auf einige Beispiele. Die Reaktion vieler Substanzen mit dem Cholinrezeptor verläuft nach dem monomolekularen Typ. So blockiert Atropin die Rezeptorengruppen, welche sich mit Azetylcholin verbinden, und stellt so dessen Konkurrent dar. Die gleichartige Wirkung des Atropins und des Azetylcholins auf die cholinrezeptive Substanz wird durch strukturelle Ähnlichkeiten erklärt. Gemeint sind der N-Methylpyridinring des Atropins und der Kationenteil des Azetylcholins. T. M. TURPAJEW (1962) zeigte, daß Atropin ebenso wie Azetylcholin eine Erniedrigung der Reaktionsfähigkeit von SH-Gruppen hervorruft.

An adulten und alten Ratten bestimmten wir den Mindeststrom, welcher bei Reizung des N. vagus Bradykardie erzeugt, und die Schwellenkonzentration des Azetylcholins. Danach verabfolgten wir Atropin in der Dosis 0,025—1,5 μg/100 g und bestimmten erneut die Schwellen. An alten Ratten unterdrückten kleinere Atropinmengen die Cholinrezeptoren des Herzens. Bei 0,05 μg/100 g Atropin stiegen die Schwellenkonzentrationen des Azetylcholins für einen negativ chronotropen Effekt in alten Ratten auf 390%, in adulten auf 205%, die elektrischen Reizschwellen in alten Ratten auf 229%, in adulten nur auf 144%. Nach 1,0 μg/100 g Atropin wuchsen die Schwellen für Azetylcholin und elektrische Stimulation bei alten Ratten auf 750 bzw. 233%, bei adulten auf 437 bzw. 164%.

Also blockieren weniger Atropinmoleküle die Cholinrezeptoren des Herzens alter Tiere. Wir erinnern an bereits erwähnte Fakten: Diplazin erniedrigt bei alten Tieren in kleineren Mengen die Labilität der Muskelsynapsen; d-Tubokurarin erzeugt im Alter ausgeprägtere Verschiebungen des Membranpotentials der Muskelfasern; Skopolamin und Glipin verändern an älteren Tieren in geringeren Dosen die retikulospinalen Wirkungen, u. a. All diese Tatsachen berechtigen anzunehmen, daß während des Seniums die Zahl der Cholinrezeptoren abnimmt und deshalb weniger Moleküle einen Block erreichen. Natürlich ist es schwer zu sagen, ob eine Verringerung der Cholinrezeptorenmenge in jeder Zelle auftritt oder aber die Zellzahl sinkt. Qualitative Veränderungen der cholinergen Übertragung während des Alterns lassen die Existenz beider Mechanismen vermuten.

Bei der Beschreibung der Reaktionen des myoneuralen Apparates, der vegetativen Ganglien sowie der Rezeptoren der Gefäße und des Herzens bewiesen wir, daß eine Reihe Substanzen bei alten Tieren die M- und N-Cholinrezeptoren in geringeren Dosen stimuliert. Wir wollen nur auf einige von ihnen zurückkommen. Zu den N-Cholinomimetika gehört das DMPP. Im Gegensatz zum Nikotin ist bei ihm sogar nach hoher Dosierung die zweite blockierende Phase nur schwach ausgeprägt. Eine Kontraktion der Nickhaut alter Katzen entstand nach Applikation von $8{,}1 \pm 0{,}77$ µg/kg (adulte $16{,}8 \pm 1{,}97$ µg/kg). Eine Verlangsamung des Herzrhythmus vagotomierter alter Ratten machte DMPP in der Dosis $76{,}1 \pm 5{,}64$ µg/kg (adulte $107 \pm 13{,}03$ µg/kg).

Die Schwellendosen DMPP, welche eine Erregung der N-Cholinrezeptoren des Sinus caroticus bei dessen Perfusion verursachten, lagen bei alten Kaninchen zwischen 5 und 20 µg/ml (adulte 10—50 µg/ml), die Schwellendosen Nikotin um $46{,}31 \pm$ µg/kg (adulte $29{,}46 \pm 3{,}46$ µg/kg). Intravenöse Injektion von Karbocholin erzeugte an alten Kaninchen eine Bradykardie in der Dosierung 1—5 µg/kg (adulte 8—15 µg/kg).

Somit bewirken in einer großen Zahl von Fällen bei alten Tieren niedrigere Mengen Cholinomimetika Zellreaktionen. Berücksichtigt man noch den Rückgang aktiver Cholinrezeptoren im Laufe des Lebens, ist an einem Anstieg ihrer Empfindlichkeit nicht mehr zu zweifeln.

Noch ein Aspekt ist wichtig. An adulten Tieren kann man durch kontinuierlich stärker werdende Reizung des Vagus viele Abstufungen des negativ chronotropen Effektes erreichen, vom Ausbleiben einer Kontraktion bis zu dauerndem Herzstillstand. An alten Tieren dagegen ist es schwierig, einen ähnlichen, fließenden Übergang der Reaktionen zu erzielen. Schon bei geringer Steigerung überschwelliger Reize kommt es zu erheblichen Wandlungen des Herzrhythmus. Beinahe ebenso ist es beim Azetylcholin. Offenbar gewährleisten nur die optimalen Beziehungen zwischen Synthese und Abbau des Azetylcholins und den Reaktionen des Cholinrezeptors einen breiten, fließenden Übergang der cholinergen Effekte adulter Tiere. Die Abgestuftheit stellt einen Ausdruck hohen Regulationsniveaus dar.

Eine objektive Vorstellung von der Empfindlichkeit der Cholinrezeptoren postsynaptischer Membranen kann das Studium der Miniaturpotentiale geben.

Denn die Amplitude jener Potentiale, welche im Gefolge der Freisetzung des Azetylcholinquantums einer Vesikel auftreten, hängt offenbar von der Ansprechbarkeit des Cholinrezeptors ab. Uns gelang es nachzuweisen, daß bei alten Tieren die Amplitude der Miniaturpotentiale im lateralen segmentalen Schwanzmuskel wächst. Liegt sie bei adulten Ratten um 0,21 $\pm$ 0,07 mV, so bei alten um 0,38 $\pm$ 0,08 mV.

Gemeinhin wird angenommen, daß in den Bläschen stets ungefähr die gleiche Zahl Azetylcholinmoleküle vorhanden ist. Möglicherweise fällt diese Zahl aber im Senium im Zusammenhang mit der Abschwächung der Mediatorsynthese. Erreichen selbst unter diesen Bedingungen die Miniaturpotentiale eine genügende Höhe, spricht das noch mehr für die Zunahme der Ansprechbarkeit der Cholinrezeptoren.

Bei der Analyse der Alternsveränderungen cholinerger Wirkungen muß man auch an strukturelle Vorgänge, an die räumliche Konfiguration des Cholinrezeptors denken.

Die Wandlungen der Empfindlichkeit des cholinrezeptiven Eiweißes sind wahrscheinlich der Ausdruck einer ganz allgemeinen Tendenz in der Alternsinvolution des Eiweißstoffwechsels. Man darf weiterhin annehmen, daß diese Prozesse stark von Alternsveränderungen der Relation zwischen Disulfid- und Sulfhydrylgruppen im Cholinrezeptormolekül geprägt werden. Einen indirekten Beweis dessen können von uns gemeinsam mit S. A. Tanin durchgeführte Versuche erbringen. Wir verfolgten die Veränderungen der Labilität und der Erregbarkeit des N. vagus, die Schwellendosen des Azetylcholins (für eine Bradykardie) und die Reizschwellen des N. ischiadicus (Kontraktion des M. gastrocnemius) vor und nach Gabe von Zystein (0,2 ml einer 0,2%igen Lösung) und Unithiol (2,5—25 mg/100 g). Beide Substanzen enthalten aktive SH-Gruppen. An alten Ratten bewirkten sie eine Erniedrigung der Reizschwellen sowie eine Erhöhung der Labilität bei Stimulation des N. ischiadicus und N. vagus. Meist bildete sich auch eine zweite Phase aus, nämlich ein Absinken von Erregbarkeit und Labilität. Augenscheinlich stehen diese Vorgänge irgendwie mit Prozessen im Cholinrezeptor in Zusammenhang, allerdings nicht nur. Denn in 50% der Versuche nahm die Reaktion auf Azetylcholin zu, in den übrigen Fällen dagegen ab.

In letzter Zeit erarbeiteten meine Kollegen A. N. Rogowa und O. K. Chilko (1971) direkte Beweise für eine Kopplung des Empfindlichkeitsanstieges des cholinrezeptiven Eiweißes im Senium mit der Änderung der Reaktionsfähigkeit von dessen Sulfhydrylgruppen. T. M. Turpajew (1962) zeigte, daß beim Titrieren der Sulfhydrylgruppen einer wasserlöslichen Fraktion von Eiweißen der Großhirnrinde (oder Homogenaten anderer Gewebe) unter Azetylcholinanwesenheit die Kurve sich verlagert. Infolge gesunkener Reaktionsfähigkeit der Thiolgruppen entsteht eine „Azetylcholinwelle".

An adulten und alten Ratten bestimmten wir die Azetylcholinkonzentration, welche eine solche Welle des rezeptiven Eiweißes in der wasserlöslichen Fraktion der Rinde von Groß- und Kleinhirn hervorruft. Bei alten Tieren waren geringere Azetylcholinmengen für jenes Verhalten des Cholinrezeptors notwendig. Während adulte Ratten die „Azetylcholinwelle“ bei einer Konzentration von $1 \cdot 10^{-13}$ bis $1 \cdot 10^{-14}$ g/ml erkennen ließen, taten das alte bei $1 \cdot 10^{-20}$—$1 \cdot 10^{-23}$ (Großhirnrinde). Beim Kleinhirn adulter Ratten schwankten die Werte von $1 \cdot 10^{-5}$—$1 \cdot 10^{-6}$, im Alter von $1 \cdot 10^{-5}$—$1 \cdot 10^{-10}$. Mit dem Anstieg der Empfindlichkeit des cholinrezeptiven Eiweißes alter Tiere erniedrigt sich dessen Reaktionsfähigkeit. — Pharmakologische und biochemische Analysen offenbaren also tiefgreifende Alternsveränderungen im cholinrezeptiven Eiweiß.

Bei der Betrachtung der Dynamik der Zellreaktionen auf Cholinomimetika muß man berücksichtigen, daß sie keineswegs nur durch den Azetylcholinstoffwechsel und den Zustand des Cholinrezeptors, sondern auch durch alle folgenden Schritte im Stoffwechselgeschehen der Zelle, welche sich ja während des Alterns ebenso verändern, bestimmt wird. Aufgabe der Zukunft ist es, deren Beziehungen zur Alternsevolution der Zelle festzustellen.

Die beschriebenen Wandlungen der einzelnen Glieder des Systems Azetylcholin—Cholinesterase—Cholinrezeptor ermöglichen, die Dynamik cholinerger Regulation im Alternsgang zu verstehen. Destruktion der Nervenendigungen, Erniedrigung der Azetylcholinsynthese führen im Senium zur Abschwächung der cholinergen Nervenwirkungen aufs Gewebe. Abnahme der Intensität der Mediatorhydrolyse, Konformationsänderungen des cholinrezeptiven Eiweißes erhöhen die Ansprechbarkeit der Zellen auf Azetylcholin und andere Cholinomimetika. Unter diesen Bedingungen vermögen jetzt kleinere Mediatormengen eine Zellreaktion zu veranlassen.

Optimale cholinerge Übertragung wird gewöhnlich durch eine hohe Aktivität von Synthese und Hydrolyse des Azetylcholins erreicht. Erniedrigung der Hydrolyseintensität vermindert die Labilität der cholinergen Synapsen, begrenzt die Übertragungsmöglichkeiten. Abnahme der Anzahl aktiver cholinrezeptiver Gruppen und strukturelle Prozesse in ihnen bedingen die erniedrigte Reaktionsfähigkeit der Zellen.

Das System der cholinergen Übertragung zeichnet sich durch hohe Zuverlässigkeit aus. Schnelle Erschöpfung der Mediatorvorräte und grobe Eigenschaftsänderungen des Cholinrezeptors würden zu einem Block der cholinergen Wirkungen führen. Beim Altern verändert sich die Funktionstüchtigkeit dieses Systems in den einzelnen Organen unterschiedlich. Im myoneuralen Apparat hält es sich auf hohem Niveau. Die Skeletmuskulatur alter Tiere kann in situ bei Reizung des motorischen Nerven ohne Ermüdungszeichen Dutzende von Stunden sich kontrahieren (W. P. Samostjan). Würde Dauerbelastung den Azetylstoffwechsel stark in Mitleidenschaft ziehen, müßte das eine Störung der synaptischen Leitung und einen Abfall der Kontraktionshöhe zur Folge haben. W. P. Samostjan zeigte, daß nach 12stündiger pausenloser Arbeit des myoneuralen Apparates dessen Azetylcholinmenge sich kaum geändert hatte (vor der Arbeit alter Ratten $0{,}14 \pm 0{,}01$ µg/g, nach der Arbeit $0{,}17 \pm 0{,}03$ µg/g).

Die Schlüsselenzyme des Azetylcholinstoffwechsels befinden sich unter dem regulatorischen Einfluß von Hormonen und Metaboliten. Deshalb muß man auch den allgemeinen Trend der hormonellen Alternsveränderungen mit berücksichtigen. Während des Alterns z. B. sinkt die Aktivität der Schilddrüse. Gemeinsam mit N. W. WERSHIKOWSKAJA beobachteten wir nun Verschiebungen im Azetylcholinstoffwechsel bei Hyper- und Hypothyreose.

Bei experimenteller Hyperthyreose wächst die Aktivität der Cholinesterase, fällt der Azetylcholingehalt im Myokard, erniedrigt sich dessen Ansprechbarkeit auf den Mediator. Entwickelt sich eine Hypothyreose, fällt die Cholinesteraseaktivität, die Mediatormenge im Herzgewebe steigt an, ebenso die Empfindlichkeit gegenüber Azetylcholin. In alten Tieren treten all diese Folgeerscheinungen zeitiger auf. Bei langdauernder Hyperthyreose (60 Tage) sind sie in adulten Tieren ausgeprägter.

Die Rolle des Azetylcholins beschränkt sich nicht auf seine Beteiligung an der synaptischen Übertragung. Es häufen sich ernstzunehmende Hinweise auf eine Integrierung des Azetylcholins in die Regulation des intrazellulären Metabolismus. Azetylcholin, Noradrenalin und Serotonin treten schon in frühen „vornervalen“ Stadien der Embryogenese als intrazelluläre Hormone auf, welche zuerst die Zellteilung regulieren, dann die Funktion lokaler Hormone für die Motorik ausüben und schließlich erst zu Mediatoren des Nervensystems werden (BUSNIKOW 1968). Unter den möglichen intrazellulären Angriffspunkten des Azetylcholins verdient dessen Einfluß auf verschiedene Fermente, darunter auf die Adenosintriphosphataseaktivität des Myosins, besondere Beachtung (DU BOIS u. POTTER 1943, TORDA u. WOLFF 1948, DEMIN 1967, OGANESJAN 1967).

Die Hydrolyse des ATP durch Myosin stellt ein sehr wichtiges Glied im Prozeß der Energietransformation dar und ist für jede Muskelkontraktion unerläßlich (ENGELGARDT u. LJUBIMOWA 1942). Wichtig nun, daß zum Myosin eine Gruppe von Eiweißen hinzukommt, welche Cholinesteraseaktivität besitzt (VARGA u. Mitarb. 1955). Weil sie äußerst schwierig vom Myosin abzutrennen ist, nahmen VARGA und andere Autoren zuerst an, Myosin selbst habe eine Cholinesteraseaktivität. Diese Lokalisation der Cholinesterase innerhalb der Zelle zeigt schon an, daß die Azetylcholinwirkung nicht auf Membranprozesse beschränkt sein kann.

Nach S. S. OGANESJAN (1967) sowie TORDA und WOLFF (1948) kann Azetylcholin in Abhängigkeit von der Konzentration und einer Reihe anderer Bedingungen der ATP-ase-Aktivität des Myosins stimulieren oder unterdrücken. In unserem Laboratorium wiesen N. S. WERCHRATSKI und L. L. GRABINA (1965) nach, daß bei alten Ratten die Cholinesteraseaktivität des Myosins von Skeletmuskeln niedriger ($7{,}3 \pm 1{,}23$ µg Azetylcholin auf 1 mg Eiweiß) als bei adulten ($27{,}5 \pm 3{,}3$) ist. Die ATP-ase-Aktivität alter Tiere wächst ($35{,}7 \pm 3{,}9$ und $23 \pm 2{,}8$ µg P/mg Eiweiß).

An alten Tieren ist der Einfluß des Azetylcholins auf die ATP-ase-Aktivität stärker (L. L. GRABINA 1966). Bei einer Azetylcholinkonzentration von 40 µg/ml sank die ATP-ase-Aktivität des Myosins alter Ratten um 61,3%, während die adulter konstant blieb. Konzentrationen von 100 µg/ml erniedrigten die Fermentaktivität des Myosins alter Ratten um 72,5%, die adulter um 28,3%. Bekanntlich wirkt Azetylcholin auf die Reaktionsfähigkeit von Sulfhydrylgruppen (KOSCHTO-

JANZ 1951, TURPAJEW 1962). Möglicherweise hängen die deutlicheren Veränderungen der ATPase-Aktivität des Myosins alter Tiere unter Azetylcholin mit Alternswandlungen der Relation zwischen Sulfhydryl- und Disulfidgruppen zusammen (CHILKO 1968). Der intrazellulären Azetylcholinwirkung dient bei alten Tieren auch die Erniedrigung der Cholinesteraseaktivität des Myosins. — Man darf also annehmen, daß es zu Alternswandlungen nicht nur in der synaptischen Übertragung, sondern auch in der Beteiligung des Azetylcholins an der Regulation intrazellulärer Prozesse kommt.

Eine umfassende Charakteristik der Regulation des Stoffwechsels der Gewebe und ihrer Funktionen basiert auf der Kenntnis sowohl des cholinergen als auch des adrenergen Nervensystems. Zwischen cholinergen und adrenergen Synapsen gibt es prinzipielle Unterschiede. In ersteren dauert Freisetzung, Wirkung und Inaktivierung des Azetylcholins nur einige Millisekunden. In dieser Zeit vermag der Mediator kaum mehr als einige Mikrometer vom Ort seiner Freisetzung abzudiffundieren. Seine Aktivität wird sowohl durch morphologische als auch durch biochemische Barrieren (Cholinesterase in der Synapse, in der Gewebsflüssigkeit und im Blut) begrenzt. Die Einengung des Aktionsradius des Azetylcholins in Zeit und Raum ist dort unerläßlich, wo eine extreme Genauigkeit der Erregungsübertragung, wie z. B. vom Nerven auf den Muskel, in den Ganglien und im Zentralnervensystem, erforderlich ist.

Adrenerge Synapsen übertragen die Erregung auf glatte Muskelzellen in Hohlorganen, Darm, im Reproduktionssystem, auf Muskelzellen des Kreislaufsystems u. a. Diese Organe verlangen keine so extreme Lokalisation der Erregung. Der hier abgesonderte Mediator darf ins Blut diffundieren und auf weite Entfernungen wirken. Diesen Unterschied bedingen Besonderheiten des Baues adrenerger Synapsen und des Noradrenalinstoffwechsels.

Die Noradrenalinbiosynthese ist ein vielstufiger Prozeß, welchen eine Reihe von Fermenten kontrolliert. Das Ausgangsprodukt stellt die Aminosäure L-Tyrosin dar. Die Synthese beginnt mit der Hydroxylierung des L-Tyrosins durch Tyrosin-3-hydroxylase. Dabei bildet sich 3,4-Dihydroxyphenylalanin (DOPA), das weiter dekarboxyliert und in 3,4-Dihydroxyphenyläthylamin (Dopamin) umgewandelt wird. Diese Reaktion katalysiert eine Dekarboxylase aromatischer Aminosäuren. Schließlich kommt es unter der Wirkung von Dopamin-β-oxydase zur Entstehung des Noradrenalins. Damit endet der Vorgang in den adrenergen Nerven, in den Nebennieren tritt zum Stickstoff des Noradrenalins mit Hilfe der Phenyläthanolamin-N-methyltransferase noch eine Methylgruppe und bildet das Adrenalin. Das innerhalb adrenerger Fasern neu synthetisierte Noradrenalin gelangt wahrscheinlich unverzüglich in spezielle Vesikel (Stapelorte). Das letztere Geschehen ist noch nicht genau bekannt, man darf jedoch vermuten, daß Kopplungen mit ATP eine Rolle spielen.

Wahrscheinlich ist für die Freisetzung des Noradrenalins aus den Bläschen das Kalzium wichtig. Nach Ansicht von BURN und RAND (1959, 1965) greift ein cholinerges Glied mit ein, welches das Eindringen von Kalzium und die anschließende Zerstörung der Bläschen beeinflußt.

Die weitere Umwandlung des Noradrenalins erfolgt durch zwei Fermente, die Monoaminooxydase (MAO) und die Katechol-o-methyltransferase (KOMT). Den Hauptteil setzt KOMT in Normetanephrin um. MAO macht eine oxydative Desaminierung, wobei 3,4-Hydroxymandelsäurealdehyd entsteht. Nach A. M. Utewski existiert noch ein wichtiger Abbauweg des Noradrenalins, die chinoide Oxydation. Außerdem können die Katecholamine einer N-Methylierung, Demethylierung, N-Azetylierung, Dehydroxylierung, aber auch einer Bindung an Schwefel- oder Glukuronsäure unterliegen. Das Ergebnis ist eine große Menge biologisch weniger aktiver Substanzen mit anderen physiologischen Eigenschaften. Sie veranlaßten Utewski (1955, 1964, 1966) zu Betrachtungen über die funktionelle Bedeutung des Katecholaminstoffwechsels.

Es gibt einen ganz wichtigen Unterschied zwischen dem Schicksal des Azetylcholins und dem des Noradrenalins. Ich meine den Wirkungsabschluß des freigesetzten Mediators. Bekanntlich geschieht die Inaktivierung des Azetylcholins durch Hydrolyse mittels Cholinesterase. Analog dazu dürfte man erwarten, daß MAO oder irgendein anderes Enzym eine ähnliche Funktion in den adrenergen Synapsen hätte. Indessen ruft Unterdrückung sowohl der MAO als auch der KOMT keine merkliche Verlängerung oder Verstärkung der Mediatorwirkung hervor, wie das bei Hemmung der Cholinesterase der Fall ist. Das Ende des Noradrenalineffekts erfolgt durch seine Entfernung aus der Kontaktzone über einen speziellen Transportmechanismus in den adrenergen Synapsen. Sympathische Endverbindungen können noch Noradrenalin binden, wenn dessen Konzentration in ihnen schon einige tausend Mal höher als in der umgebenden Flüssigkeit ist.

Aus den Untersuchungen des Laboratoriums der pharmazeutischen Fabrik Hoffman la Roche, unseres Kollektivs u. a. ergaben sich wichtige Altersunterschiede im Katecholaminstoffwechsel. Nach Gey und Mitarb. (1965) sinkt im Senium der Noradrenalingehalt im Herzen, nicht dagegen im Gehirn. N. A. Werchratski bestimmte die Katecholamine in verschiedenen Geweben (Abb. 77). Die Gesamtmenge und die Relation Adrenalin zu Noradrenalin änderten sich dabei ungleichmäßig, sogar in einzelnen Gebieten ein und desselben Organs.

Zum Beispiel fällt das Noradrenalin in jenen Abschnitten des Herzens, wo sich die morphologischen Grundlagen der extrakardialen Regulation der Herztätigkeit befinden (Vorhöfe) stärker als in den Ventrikeln. Auch wächst während des Seniums in mehreren Organen die Relation Noradrenalin/Adrenalin an. All das spricht für ungleichmäßige Alternswandlungen der Katecholaminbiosynthese der Gewebe.

Während des Alterns verschiebt sich der Katecholamingehalt des Blutes. Unser Mitarbeiter G. Woronkow (1971) zeigte, daß Noradrenalin fällt und Adrenalin ansteigt. Bei 20—35jährigen Personen liegt die Adrenalinkonzentration im Blut um 0,470 $\pm$ 0,037 µg/l, bei 60—75jährigen um 0,545 $\pm$ 0,019 µg/l (Noradrenalin 0,916 $\pm$ 0,083 bzw. 0,148 $\pm$ 0,032). Bei Ratten sind die Verhältnisse ähnlich (Adrenalin adulter 0,697 $\pm$ 0,023 µg/l, alter 1,035 $\pm$ 0,086, Noradrenalin adulter 1,115 $\pm$ 0,111, alter 0,154 $\pm$ 0,072). Die beschriebene Erniedrigung des Noradrenalins und der Anstieg des Adrenalins korrelieren mit den Befunden über die Abschwächung der sympathischen Nerveneinflüsse auf das Gewebe im Senium.

Katecholamine unterliegen im Organismus nicht nur dem Abbau, sondern stehen auch in Wechselbeziehung zu verschiedenen Eiweißen. Für das Verständnis der molekularen Mechanismen der Alternsevolution andrenerger Effekte war es notwendig, die Vorgänge bei der Bindung des Noradrenalins an die sympathischen Endverzweigungen zu studieren (Denger u. Mitarb. 1961, Furchgoff u. Mitarb. 1963).

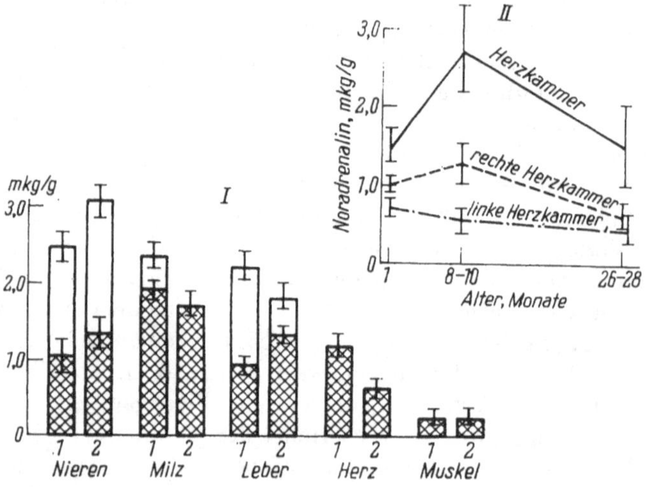

Abb. 77. Alternsveränderungen des Katecholamingehaltes in mehreren Organen (I) und in Teilen des Herzens (II). Heller Teil der Säulen – Adrenalin; dunkler Teil der Säulen – Noradrenalin. 1 – adulte, 2 – alte Ratten.

N. S. Werchratski und G. R. Leontjewa bestimmten mit der histochemischen Methode von Falck (1962) in der Modifizierung W. A. Gowyrins bei Ratten differenter Altersgruppen die Anreicherung intravenös zugeführten Noradrenalins (25 μg/100 g) in einzelnen Abschnitten des Herzens. Alte Tiere hatten eine geringere Fähigkeit das Hormon an den Endverzweigungen zu binden (Abb. 78). Dadurch vermag sich der Mediator längere Zeit in der Sphäre synaptischer Wirkung aufzuhalten und einen langsameren adrenergen Effekt zu zeitigen. Außerdem ist die Bindung der Katecholamine eine sehr wichtige Quelle für die Auffüllung der Mediatorvorräte in den sympathischen Endverzweigungen. Das System adrenerger Übertragungen in den Synapsen scheint weniger zuverlässig als das cholinerger. Bei langdauernder Reizung postganglionärer sympathischer Fasern läßt sich eine Abschwächung des Effektes auf Grund einer Erschöpfung der Mediatorreserven beobachten (Badalow 1966). Die Abschwächung der

Noradrenalinanreicherung in den sympathischen Endverzweigungen kann im Senium zur leichteren Erschöpfbarkeit der sympathischen Einflüsse beitragen.

Die Aufnahme der Katecholamine durch sympathische Endigungen stellt nur eine der Bindungen dieser Substanzen dar. Große Bedeutung hat auch deren Kopplung an Eiweiße. Nach A. M. Utewski (1964, 1966) und M. P. Barz (1965)

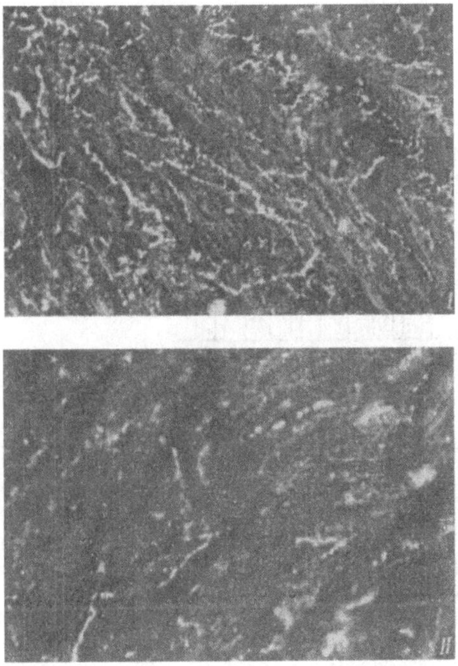

Abb. 78. Alternsunterschiede in der Bindung des Noradrenalins durch die Vorhöfe. I – 10monatige Ratte; II – 28monatige Ratte. 2 min nach Gabe von 25 μg/100 g Adrenalin. Bei alten Ratten ist die Noradrenalinaufnahme durch die sympathischen Endigungen abgeschwächt. Histochemische Reaktion auf Katecholamine.

ist die Proteidisierung der Katecholamine eng mit ihren physiologischen Wirkungen auf den Effektor verknüpft. Noradrenalin könne in freiem Zustand, fest an leicht lösliche Eiweiße und fest an wasserunlösliche Eiweiße gebunden vorliegen. Utewski und Barz meinen, daß die wasserunlöslichen Eiweiße zu den Strukturen der Zellmembran gehören.

Wie aus Abb. 79 ersichtlich, fällt im Senium der Gehalt an freiem und gebundenem Noradrenalin, besonders im Herzen. Der Proteidisierungskoeffizient

$$K_p = \frac{\text{Menge des an Eiweiße gebundenen NA}}{\text{Gesamt-NA}}$$

steigt im Alter etwas an.

Die Proteidisierung des Noradrenalins kann eine gewisse Bedeutung für die Gewebsreaktionen auf verabreichte Katecholamine und auf sympathische Effekte haben. Zusammen mit N. S. WERCHRATSKI studierten wir die Altersunterschiede in der Fähigkeit der Gewebe, Noradrenalin zu binden. Ratten unterschiedlichen Alters gaben wir es intravenös (5,0, 25,0 μg/100 g), und 2 min danach ermittelten

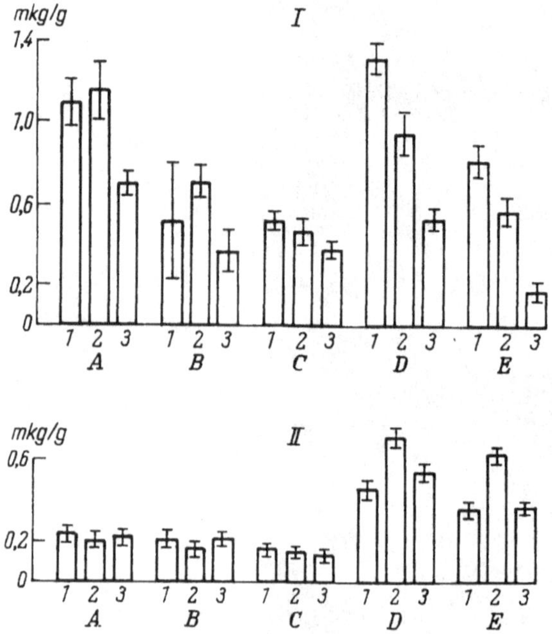

Abb. 79. Alternsveränderungen der Konzentration der einzelnen Noradrenalinfraktionen im Herzen (I) und im Skeletmuskel (II). A — Summarisches Noradrenalin; B — freies Noradrenalin; C — Noradrenalin, welches an wasserunlösliche Eiweiße gebunden ist; D — Aufnahmefähigkeit; E — Zunahme in vitro. 1 — 1monatige Ratten; 2 — 8—10monatige Ratten; 3 — 26—28monatige Ratten.

wir das summarische und das gebundene Noradrenalin im Herzen und in Skeletmuskeln. Die Befunde sind auf Abb. 80 dargestellt. Bei alten Tieren sinkt die Fähigkeit der Gewebe, Noradrenalin zu binden. Nach 25 μg/100 g Noradrenalin stieg die Gesamtmenge im Herzen adulter Ratten um 68%, die alter um 25,5%.

Im Alternsgang geht also die Bindung des Noradrenalins an das Gewebe (sympathische Endverzweigungen, Gewebseiweiße) zurück. Deshalb vermögen die Katecholamine längere, verzögerte funktionelle und metabolische Wirkungen hervorzurufen. Aus unseren Versuchen (N. W. WERSHIKOWSKAJA, N. S. WERCHRATSKI und W. W. FROLKIS) wurde deutlich, daß intravenös appliziertes Adrenalin (50 μg/kg) wesentlich länger im Blut alter Kaninchen zirkuliert. Starke Alternswandlungen treten auch in der Synthese und dem Abbau der Katecholamine auf. Nach GEY und Mitarb. (1965) ist zwar die Blutkonzentration der Vorstufe des Noradrenalins, der Aminosäure Tyrosin, konstant, Je. A. LEBEDEWA (1965) zeigte aber an alten Menschen eine Tendenz zur Erniedrigung des Tyrosinspiegels im Blut.

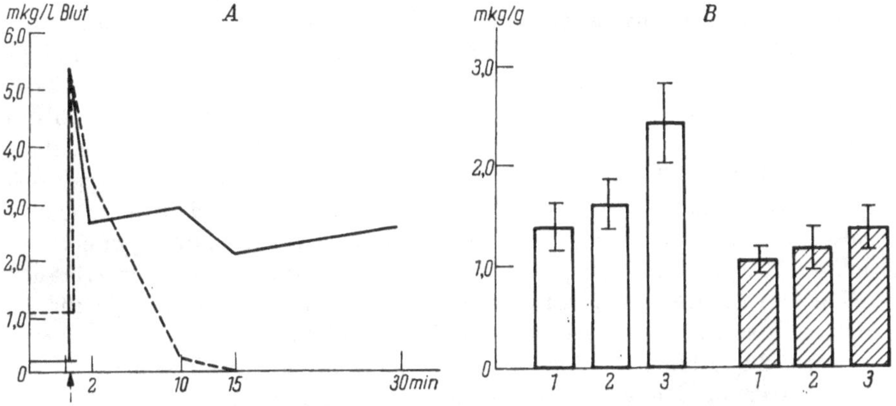

Abb. 80. Alternsveränderungen der Noradrenalinelimination aus dem Blut und sein Gehalt im Herzen nach Zufuhr von Noradrenalin. A — Konzentrationsänderung des Noradrenalins im Blut adulter (gestrichelte Linie) und alter Ratten (durchgezogene Linie) in unterschiedlichen Zeitabständen nach Injektion von 5 µg/100 g Noradrenalin. B — Veränderung des Noradrenalingehaltes im Herzen adulter (weiße Säulen) und alter Ratten (gestrichelte Säulen) nach Noradrenalininjektion. 1 — Ausgangskonzentration des Noradrenalins in den Vorhöfen; 2 — 2 min nach intravenöser Injektion von 5 µg/100 g; 3 — 2 min nach intravenöser Injektion von 25 µg/100 g.

Aus ihren Untersuchungen der Aufnahme und der Hydroxylierung des Tyrosins bei 1- und 30monatigen Ratten schlußfolgerten GEY und Mitarb., daß mit dem Alter auch diese Vorgänge nicht abnehmen. Die nächste Etappe der Biosynthese des NA war die Dekarboxylierung von DOPA zu Dopamin. Setzten die Autoren die Aktivität der Dekarboxylase bei 1monatigen Ratten gleich 100%, so fanden sie bei 8—12monatigen 40 ± 8%, bei 24monatigen 52 ± 15% der Aktivität. Das Altern erschwert demnach die Überführung von DOPA in Dopamin. Das Apoferment des genannten Enzyms ist Pyridoxal-5-phosphat (Vitamin B_6). Dessen Zugabe zum Inkubationsgemisch erhöhte die Fermentaktivität in alle Altersgruppen fast auf das 2fache. Möglicherweise beruht die verminderte Aktivität der Dekarboxylase aromatischer L-Aminosäuren (hier genauer als DOPA-dekarboxylase zu bezeichnen) auf einer Abnahme des Apoferments.

Der letzte Schritt in der Biosynthese von NA, die β-Hydroxylierung des Dopamins, geschieht durch die Dopamin-β-oxydase. Die Aktivität dieses Ferments sinkt nach GEY und Mitarb. im Alter stark. Erniedrigung der β-Hydroxylierung des Dopamins sei einer der limitierenden Faktoren der NA-Biosynthese im Herzen alter Ratten. Eine Rolle spielt auch die Abnahme der DOPA-dekarboxylase-aktivität, doch ist diese selbst bei alten Ratten nicht so niedrig, daß sie limitierend wirken könnte. Am Abbau der Katecholamine beteiligen sich die beiden Fermente KOMT und MAO. Nach Burkhard und Mitarb. (1966) ändert sich die KOMT-Aktivität im Rattenherzen nicht mit dem Alter, im Gegensatz zur bedeutend gesteigerten Aktivität der MAO im Herzen alter Ratten bei Versuchen sowohl mit Homogenaten als auch mit Mitochondrien. Da Dialyse, Mitochondrienschwellung oder wiederholtes Einfrieren nicht die Altersunterschiede der MAO beeinflußt (sie hält bei alten Ratten immer dasselbe Niveau), glauben die Autoren, daß der Aktivitätszuwachs eine echte Aktivierung des Fermentes darstellt. Auch histochemische Untersuchungen sprechen dafür (Novick 1961, Gey und Mitarb. 1965, Stupina u. Mitarb. 1968). Aus unseren Arbeiten (Werchratski 1965) ergab sich eine Verstärkung der MAO-Aktivität im Herzen alter Tiere bei Benutzung von NA als Substrat. Außerdem wurde NA mit derjenigen Intensität oxydiert, mit der nur die MAO wirkt. Bei jungen Tieren ist das anders: Der Sauerstoffverbrauch von Herzhomogenaten mit NA ist um vieles höher, als Sauerstoff allein für die oxydative Desaminierung, d. h. für die MAO-Wirkung benötigt wird. Daraus ergibt sich die Schlußfolgerung einer Umstellung des NA-Metabolismus von anderen Wegen auf den Monoaminooxydaseweg im Senium.

Die letztere These belegen unsere Versuche mit spezifischen Inhibitoren. Wenn tatsächlich die Relation Hydroxylierung (KOMT) zu oxydativer Desaminierung (MAO) sich ändert, müßte isolierte Blockade jedes der beiden Vorgänge auf den Noradrenalinspiegel im Herzen unterschiedlich alter Tiere sich verschieden auswirken. Die Unterdrückung der MAO wurde mit Nitroniazid in der Dosis 100 mg/kg, die der KOMT mit Pyrogallol in der Dosis 100 mg/kg erreicht (Crout 1961, Belleau u. Burba 1963, Reinert 1963).

Nitroniazid änderte bei 10—12monatigen Ratten den Noradrenalingehalt in den einzelnen Abschnitten des Herzens praktisch nicht. Bei alten Ratten erzeugte es dagegen einen Anstieg in den Vorhöfen von $1{,}68 \pm 0{,}14$ µg/g auf $3{,}41 \pm 0{,}31$ µg/g und in den Ventrikeln von $0{,}93 \pm 0{,}21$ auf $1{,}71 \pm 0{,}20$ µg/g. Pyrogallol variierte die Noradrenalinkonzentration weder bei adulten noch bei alten Ratten. Daraus ergibt sich die dominierende Rolle der oxydativen Desaminierung bei alten Ratten. Bei adulten beeinflußt weder die Hemmung der MAO noch die der KOMT die Noradrenalinmenge im Herzen. Das weist auf die großen adaptiven Möglichkeiten hin, welche in der Umstellung des Noradrenalinstoffwechsels von einem Weg auf einen anderen liegen.

Die Leitung in den adrenergen Synapsen hängt nicht nur von der Synthese und dem nachfolgenden Abbau des Mediators, sondern auch von den Eigenschaften der Adrenorezeptoren der Zellen ab. Der Adrenorezeptor stellt ein Gebilde der Effektorzelle dar, welches adrenerge Impulse aufnimmt und in spezifische Reaktionen umwandelt.

Dale (1936) nahm an, daß zwei Typen Adrenorezeptoren existieren. Wirkt es auf den einen, erregt Adrenalin das Organ, wirkt es auf den anderen, unterdrückt es dessen Funktion. Heute ist die Klassifikation von Ahlquist (1948) weit verbreitet, welche eine Unterteilung in α- und β-Adrenorezeptoren auf Grund der unterschiedlichen Ansprechbarkeit auf sympathikomimetische Amine vornimmt. Diese zwei Typen blockieren unterschiedliche Adrenolytika.

Wahrscheinlich besitzt der Adrenorezeptor Eiweißnatur und, wie viele Fermente, neben dem isosterischen auch ein allosterisches Zentrum (MANUCHIN 1968). Ausgehend von der Michaelis—Menten-Gleichung (1913), hat B. N. MANUCHIN die Größe der adrenergen Reaktion nach der Formel

$$R = \frac{R_M \cdot A}{K + A}$$

zu bestimmen vorgeschlagen. In dieser Gleichung ist R die Größe der adrenergen Reaktion auf Zufuhr von Katecholaminen in der Konzentration A, R_M die maximale Reaktion, welche der Menge aktiver Adrenorezeptoren proportional ist, K die Dissoziationskonstante des Komplexes Adrenalin — Adrenorezeptor. R_M und K ermittelt man graphisch, indem man die vorhergehende Gleichung in die Gleichung einer Geraden umwandelt:

$$\frac{1}{R} = \frac{K \cdot 1}{R_M \cdot A} + \frac{1}{R_M}$$

So charakterisiert R_M die Menge aktiver Adrenorezeptoren, K deren Affinität zu Katecholaminen und das reziproke K die Empfindlichkeit der Adrenorezeptoren gegenüber Katecholaminen.

In unserem Laboratorium maß W. W. BESRUKOW an den Veränderungen des arteriellen Druckes bei Kaninchen unter Einwirkung von Noradrenalin und Adrenalin die genannten Parameter. Die reziproken Konzentrationen der zugeführten Katecholamine und die entsprechenden arteriellen Druckänderungen sind auf eine Zeichnung (Abb. 81) übertragen worden. Die Berechnungen zeigten, daß die theoretisch maximale Reaktion des Herz-Kreislauf-Systems adulter Kaninchen bei 206 $\pm$ 4,5 mm Hg liegt, die Dissoziationskonstante des Adrenalin-Adrenorezeptor-Komplexes bei $K = 1{,}65$ µg%. Bei alten Kaninchen beträgt R_M 187 $\pm$ 6,0 mm Hg, $K = 0{,}96$ µg%. Die Größe, welche die Ansprechbarkeit der Adrenorezeptoren auf Katecholamine charakterisiert (1/K), ist bei alten Kaninchen 1,7mal höher als bei adulten. Auf der Graphik sieht man (Abb. 81), daß eine Adrenalinkonzentration von 5—7 µg% stärkere Pressorreaktionen bei alten Tieren hervorruft, eine über 7 µg% dagegen bei adulten.

Somit ist die Anzahl aktiver Adrenorezeptoren bei adulten Tieren größer, deren Affinität und Empfindlichkeit gegenüber Katecholaminen dagegen bei alten. Daraus resultieren 1. die Entstehung vieler funktioneller und metabolischer Effekte unter der Einwirkung von niedrigeren Katecholamindosen bei alten Tieren, 2. die Einengung der Reaktionsfähigkeit, des Reaktionsumfanges bei höheren Dosen. Das Gesagte bestätigen auch Versuche mit Adrenoblockern.

An alten Tieren blockierten kleinere Dosen Dihydroergotoxin oder Dihydroergotamin die adrenergen Reaktionen des Herz-Kreislauf-Systems, der Skeletmuskeln und der Formatio reticularis des Hirnstammes. In früheren Kapiteln war darüber berichtet worden. Die geringere Molekülzahl, welche für eine Blockade der Adrenorezeptoren notwendig ist, spricht auch für die Abnahme aktiver adrenorezeptiver Gruppen im Senium. Aufzuklären bleibt, in welchem Umfang die Verminderung der Adrenorezeptoren auf das Konto eines Zellverlustes und wieweit sie auf das Konto einer Reduktion rezeptiver Gruppen in jeder Einzelzelle geht. Die Veränderungen im Adrenorezeptor erklären nicht alle Wandlungen der Zellreaktionen auf Katecholamine. Zwischen ihm und dem schließlichen Effekt liegt noch eine ganze Reihe von Stoffwechselvorgängen. Weiterhin gibt es nicht wenige metabolische und funktionelle Einflüsse der Katecholamine direkt

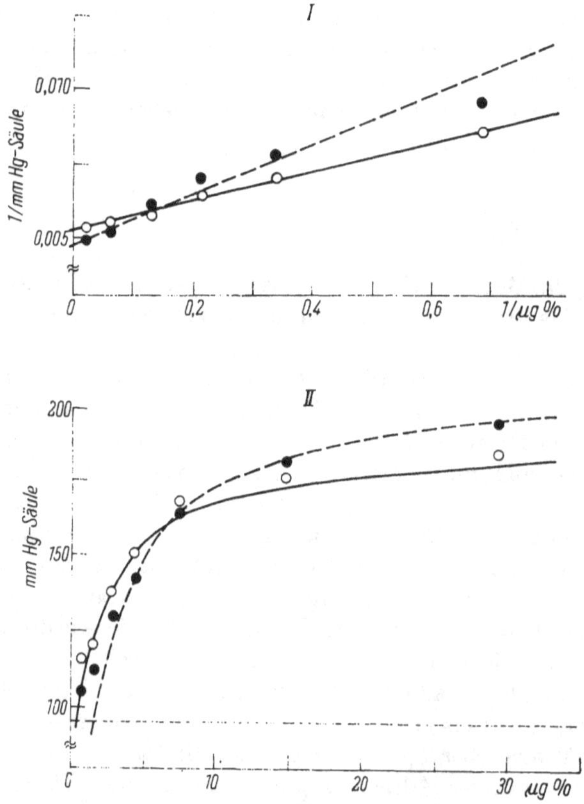

Abb. 81. Altersbesonderheiten der Abhängigkeit der Stärke der Pressorreaktion von der Adrenalinkonzentration im System reziproker (I) und direkter (II) Koordinaten. I: Abszisse — reziproke Adrenalinkonzentration (in 1/µg%); Ordinate — reziproke Pressorreaktion (in 1/mm Hg). Kreise — mittlere experimentelle Werte. Linien — berechnete Kurven für adulte (gestrichelt) und alte Kaninchen (durchgezogen). II: Abszisse — Adrenalinkonzentration (in µg%); Ordinate — Größe der Pressorreaktion (in mm Hg).

auf die intrazelluläre Reaktion unter Umgehung des Adrenorezeptors. Über diese Form der Mediatorwirkung verfügt der Organismus bereits im vornervalen Entwicklungsstadium.

Wichtig ist auch, zu unterstreichen, daß während des Seniums die Ansprechbarkeit der α- und β-Adrenorezeptoren, vor allem im Herz-Kreislauf-System, sich ungleichmäßig ändert. Die stärkere Zunahme der Empfindlichkeit der β-Adrenorezeptoren führt dazu, daß die Herzkomponente der Reaktion auf Katecholamine intensiver als die Gefäßkomponente zu sein pflegt.

Während des Alterns kommt es auch zu qualitativen Verschiebungen des Noradrenalinstoffwechsels. Die Synthese des Hormons geht infolge eingeschränkter Dekarboxylierung von DOPA und β-Hydroxylierung von Dopamin zurück, ebenso die Aufnahme des Noradrenalins durch die sympathischen Endäste. All das, zusammen mit der Destruktion der sympathischen Nervenendigungen, führt zur Abschwächung sympathischer Gewebswirkungen und zu geringerer Leistungsfähigkeit der sympathischen nervalen Regulation im Senium. Die Zunahme der Monoaminooxydaseaktivität und das Konstantbleiben der Katechol-o-methyltransferaseaktivität führen zu einer Verschiebung innerhalb der einzelnen Abbauwege des Mediators. Die erniedrigte Proteidisierung, die Verringerung der aktiven adrenorezeptiven Gruppen und die Zunahme ihrer Empfindlichkeit bedingen eine Einschränkung der Reaktionsfähigkeit der Gewebe, Reaktionen auf niedrigere Katecholaminmengen sowie verzögerte Reaktionen.

Unter natürlichen Bedingungen stehen cholinerge und adrenerge Vorgänge in enger Wechselbeziehung zueinander. Das zeigt sich erstens in der gleichzeitigen Gewebswirkung beider Teile des vegetativen Nervensystems und zweitens in dem Einfluß von Katecholaminen auf den Azetylcholinstoffwechsel und umgekehrt. Beim Altern verschieben sich die Beziehungen zwischen den beiden Komponenten wesentlich.

Wir studierten einerseits den Effekt der Katecholamine auf den Azetylcholinstoffwechsel im Myokard unterschiedlich alter Tiere, andererseits den Effekt von Azetylcholin und Vagusreizung auf einige Vorgänge im Noradrenalinstoffwechsel. S. M. Karpowa (1965, 1967, 1972) wies nach, daß bei intravenöser Adrenalingabe (10 µg/100 g) die Azetylcholinesteraseaktivität in den Vorhöfen adulter und alter Tiere sinkt. Deutlicher ließ sich das an alten Tieren beobachten. Bei 8—12monatigen Ratten fällt die Aktivität von $32{,}9 \pm 1{,}64$ auf $27{,}5 \pm 2{,}0$ µmol/g, d. h. um 16,72%, bei 26—30monatigen von $31{,}1 \pm 1{,}85$ auf $17{,}2 \pm 2{,}0$ µmol/g, d. h. um 44,7%. Das steigert den Azetylcholineffekt und ist ein wichtiger Anpassungsmechanismus, welcher das Herz von dem Einfluß der Katecholamine freimachen kann. Adrenalin wirkt auch auf die Azetylcholinsynthese. Es gibt nämlich Befunde über einen Rückgang des Azetylcholins in Vorhöfen und Ventrikeln bei Adrenalinapplikation.

Ebenso interessant sind die Auswirkungen der cholinergen Prozesse auf den Noradrenalinstoffwechsel. S. M. Karpowa (1971) studierte den Einfluß von Azetylcholin und Vagusreizung auf die Noradrenalinfraktionen im Herzen unterschiedlich alter Tiere. Vagusreizung änderte die Gesamtkonzentration im Herzen nicht, jedoch die Relationen zwischen den einzelnen Fraktionen. Bei alten Tieren kommt es zur Erniedrigung des gebundenen Noradrenalins (von 0,75 ± 0,1 μg/g auf 0,41 ± 0,069 μg/g nach Vagusreizung und auf 0,27 ± 0,058 μg/g nach Azetylcholingabe in der Dosierung 15 μg/100 g).

Auch die Fraktion, welche an wasserunlösliche Eiweiße gebunden ist, reagierte. Bei Vagusreizung fiel sie von 0,75±0,047 auf 0,65 ± 0,03 μg/g, bei Azetylcholinzufuhr auf 0,57 ± 0,061 μg/g. Dieser Einfluß des Vagus und des Azetylcholins auf die Kopplung von Noradrenalin an Eiweiße im Herzen alter Tiere macht sich auch im Charakter der physiologischen Reaktionen des Myokards auf den Mediator bemerkbar.

Für die Selbstregulation der Tätigkeit verschiedener Organe, besonders des Herzens, ist die Wechselbeziehung zwischen den adrenergen und cholinergen Mechanismen wichtig. Verstärkung des einen kann die Empfindlichkeit des Gewebes gegenüber dem anderen erhöhen. A. A. Subkow (1935) sowie G. W. Folbort und Mitarb. (1940) zeigten, daß bei adrenergen Wirkungen die Empfindlichkeit des Herzens gegenüber cholinergen Einflüssen zu wachsen vermag und umgekehrt. Diese Wechselbeziehungen laufen über den Mediatorstoffwechsel. Ihren Altersveränderungen maßen I. A. Arschawski (1936, 1967) sowie N. I. Grastschenkow und G. N. Kassil (1966) große Bedeutung bei.

In letzter Zeit widmet man dem Serotonin als einem möglichen Mediator des Nervensystems gesteigerte Aufmerksamkeit. Das rechtfertigen die hohe Empfindlichkeit einiger Areale des Zentralnervensystems gegenüber Serotonin, die Existenz serotoninerger Strukturen, die erhebliche Serotoninkonzentration in Kernen der Formatio reticularis und des Hypothalamus sowie die ausgeprägten Wirkungen kleiner Serotoninkonzentrationen auf den Zustand der Zentren und anderer funktioneller Systeme (Brodie u. Shore 1957, Kivalo u. Rinne 1959, Owman 1964, Schreiberg u. Dunajewa 1965, Gromowa 1966).

Die eigentliche Vorstufe des Serotonins ist die Aminosäure L-Tryptophan. Unter Wirkung des Fermentes Tryptophan-5-hydroxylase wird sie zu 5-Hydroxytryptophan hydroxyliert. Dekarboxylierung läßt dann Serotonin entstehen. Der Serotoninabbau, die oxydative Desaminierung, führt mittels Monoaminooxydase zu 5-Hydroxyindolessigsäure (5-HIES). S. M. Kusnezowa (1967, 1968) analysierte den Serotoninstoffwechsel im Senium. Bei älteren und alten Menschen kam es zum Abfall des Serotonins im Blut und der 5-HIES im Harn. Beträgt der Serotoninspiegel des Blutes junger Menschen 0,05 ± 0,005 μg/ml, der der 5-HIES im Harn 5,54 ± 0,27 mg/Tagesharn, so bei 60—74jährigen entsprechend 0,031 ± 0,004 μg/ml und 4,2 ± 0,26 mg/Tagesharn. Die Alterserniedrigung des Serotonins im Blut wurde mit biologischen und auch mit spektrofluorometrischen Methoden demonstriert (bei jungen 0,15 ± 0,018 μg/ml, bei älteren 0,09 ± 0,0057 μg/ml).

Das Gesamtserotonin des Blutes spiegelt noch nicht die Dynamik seines Stoffwechsels wider. S. M. Kusnezowa (1968) konnte keinen Altersunterschied im Serotoningehalt der Leber, des Dünndarms und des Herzens finden. Nur im Gehirn adulter Ratten war er höher als bei alten (0,39 ± 0,02 und 0,28 ± 0,04 µg/g). Eine Abnahme im Hypothalamus alter Tiere sahen BENETATO und Mitarb. (1967).

Während des Alterns ändern sich Synthese und Abbau des Serotonins nicht in gleichem Maße. Eine Vorstellung von der Synthese dieser Substanz gewinnt man bei Tryptophanbelastung. Sie führte bei jungen und alten Versuchspersonen zu einem identischen Anstieg der Ausscheidung des Serotoninmetaboliten 5-HIES. Gab man unterschiedlich alten Ratten 800 mg/kg Tryptophan, erzeugte das stets die gleiche Serotoninzunahme im Gehirn. Der anschließende Abfall verlief allerdings bei alten Tieren rascher. All diese Befunde machen wahrscheinlich, daß im Senium die Serotoninsynthese sich nicht wesentlich ändert.

Es gibt eine Stoffgruppe, welche die Monoaminooxydase blockiert (Iprazid, Transamin u. a.). Wenn man diese Substanzen verwendet und das Serotonin sowie seine Abbauprodukte mißt, erhält man ein Bild vom Alternswandel der Desaminierung des Serotonins. S. M. KUSNEZOWA injizierte unterschiedlich alten Menschen Transamin (1 mg/kg) und bestimmte das Serotonin des Blutes und die 5-HIES im Harn. Bei alten Personen sinkt schon nach 4 Stunden die Harnkonzentration der 5-HIES um 47,1%, bei jungen erst nach 8 Stunden (49%). An alten Personen kommt es zur Wiederherstellung der ursprünglichen Harnkonzentrationen von 5-HIES nach 32 Stunden, an jungen schon 24 Stunden nach der Transaminbelastung. Im Blut alter Menschen steigt nach Transamin das Serotonin stärker an. Der Inhibitor der MAO stört also den Serotoninstoffwechsel alter Menschen mehr.

Ratten wurde intraperitoneal Iprazid (100 mg/kg) verabfolgt und in den Organen das Serotonin bestimmt. Ein stärkerer Anstieg war im Gehirn und in der Leber alter Ratten zu beobachten (7 Stunden nach Iprazid im Gehirn adulter Ratten um 170%, in der Leber um 25%, im Herzen um 190%, bei alten Tieren entsprechend um 260, 46 und 150%). Somit finden wir im Senium eine intensivere Desaminierung des Serotonins und eine größere Empfindlichkeit des Monoaminooxydasesystems gegenüber Inhibitoren.

Während des Alterns laufen die Prozesse im Serotoninstoffwechsel der einzelnen Gewebe ungleichmäßig ab, kaum ändert sich die Synthese, die Intensität des Abbaus nimmt aber zu. Diese Vorgänge sind im Hirngewebe am deutlichsten. Man muß die zitierten Befunde zur Erklärung einiger Funktionsänderungen der Nervenzentren während des Alterns heranziehen. Nach S. M. KUSNEZOWA waren die EEG-Antworten auf Transaminbelastung bei älteren Menschen stärker ausgeprägt. An alten Tieren erzeugen kleinere Serotonindosen Verschiebungen des Herzschlagvolumens und des peripheren Widerstandes. All das erlaubt, Alternsveränderungen der serotoninreaktiven Strukturen anzunehmen.

Es treten also wesentliche Änderungen im Stoffwechsel der Mediatoren Azetylcholin, Noradrenalin und Serotonin auf. Sie stellen die molekulare Grundlage für das Altern vieler regulatorischer Effekte dar. Überaus wichtig sind die qualitative Spezifik der Alternsdynamik des Stoffwechsels der einzelnen Mediatoren und deren Unterschiede. Zum Beispiel sinkt die Biosynthese von Azetylcholin und Noradrenalin, die des Serotonins bleibt konstant. Die Intensität des Abbaues von

Azetylcholin fällt im Senium, beim Serotonin wächst sie. Beim Noradrenalin kommt es zu einer Gewichtsverlagerung innerhalb der einzelnen Stoffwechselwege. All das widerlegt überzeugend den Standpunkt, daß nur ein Erlöschen der molekularen Mechanismen regulatorischer Effekte stattfindet.

Im Senium entstehen regulatorische Vorgänge, die an solche aus der frühen Ontogenese erinnern. Es werden die cholinergen Herzwirkungen sowie viele reflektorische Reaktionen des Herz-Kreislauf-, Skeletmuskel- und anderer Systeme schwächer. Das darf jedoch nicht als Involution, als Rückentwicklung regulatorischer Mechanismen angesehen werden. Hinter der äußeren Ähnlichkeit mit der frühen Ontogenese verbergen sich doch prinzipielle Unterschiede im molekularen Geschehen. Zum Beispiel basieren die cholinergen Wirkungen in der Embryogenese auf hoher Synthese und hohem Zerfall des Azetylcholins, im Senium dagegen auf einem niedrigen Niveau dieser Prozesse. Die Analyse der molekularen Mechanismen in der Durchsetzung regulatorischer Effekte ist notwendig für die Erarbeitung von Möglichkeiten, auf deren Verlauf Einfluß nehmen zu können.

Für die komplizierten Alternswandlungen der neurohumoralen Regulation haben die Wechselbeziehungen zwischen Hormon- und Mediatorstoffwechsel erhebliche Bedeutung. Bekannt ist einmal die Rolle der Mediatoren bei der nervalen Regulation innersekretorischer Drüsen, zum anderen aber auch der Einfluß von Hormonen (Thyroxin, Geschlechtshormone, Nebennierenrindenhormone) auf den Azetylcholin- und Noradrenalinstoffwechsel.

Viele Hormone, z. B. das Thyroxin, können sowohl unmittelbar in den Gewebsstoffwechsel eingreifen als auch mittelbar über Mechanismen der neurohumoralen Regulation und des Mediatorstoffwechsels. Viele Autoren meinen sogar, daß bei den Schilddrüsenwirkungen auf das Herz-Kreislauf-System die letztere Komponente überwiegt (W. G. Wogralik 1963, Goodkind 1966, Popovici u. Sahleanu 1966).

Unsere Untersuchungen zeigten, daß im Laufe des Lebens die Beziehungen zwischen Hormonen und Mediatoren sich ändern. Auf experimentelle Hyperthyreose reagiert der Azetylcholin- und Noradrenalinstoffwechsel alter Tiere eher als der adulter Nach 10tägiger Thyroxingabe (100 µg/100 g täglich) fällt der Azetylcholingehalt in den Vorhöfen alter Ratten um 36,6%, bei adulten jedoch überhaupt nicht. Bei ersteren steigt auch die Aktivität der Cholinesterase deutlich (um 28%, bei adulten praktisch nicht). Längere Hyperthyreose berührt den Azetylcholinstoffwechsel adulter Tiere stärker. Nach zweimonatiger Hormonapplikation geht das Azetylcholin im Vorhof adulter Ratten um 61,5%, das alter um 42,9% zurück. Eine ähnliche Gesetzmäßigkeit wurde auch beim Einfluß des Schilddrüsenhormons auf die Noradrenalinkonzentration des Herzens deutlich. Nach viertägiger Thyroxingabe fällt diese im Herzen alter Ratten um 39%. bei adulten jedoch nicht. Am 60. Behandlungstag sinkt sie bei adulten Ratten um 51,3%, bei alten um 46,5%.

Diese Altersbesonderheiten im Mediatorstoffwechsel unter Thyroxin bestimmen funktionelle Unterschiede in der Verwirklichung cholinerger und adrenerger Regulationen. Bei alten Tieren kommt es früher zu einem Schwellenanstieg der Vaguswirkung aufs Herz sowie der Azetylcholinkonzentrationen, welche Bradykardie erzeugen, und auch eher zum Abfall der Schwellenwerte für Adrenalin.

Den Alternsgang der hormonellen Einflüsse auf den Mediatorstoffwechsel verfolgten wir auch am Beispiel der Geschlechtshormonwirkung (Östradiolpropionat, Follikulin) auf den Azetylcholinmetabolismus im Uterus. Nach unserer Mitarbeiterin A. N. MURASCHINA erniedrigt Östradiolpropionat in der Dosis 0,5 E/100 g Körpergewicht die Azetylcholinhydrolyse alter Tiere um 35%, die adulter um 16%. Geringere Altersdifferenzen ergaben sich nach Follikulin.

Demnach erscheinen bei alten Tieren Stoffwechseländerungen der Mediatoren schon nach kleineren Hormondosen. Vermutlich sichert unter den Bedingungen erniedrigter Aktivität endokriner Drüsen dieser Mechanismus eine optimale Hormon-Mediator-Wechselbeziehung, dieses sehr wichtige Glied innerhalb der neurohumoralen Regulation.

Die Alternsvorgänge der neurohumoralen Regulation und der energetischen Prozesse

Den molekularen Mechanismus der neurohumoralen Regulation bestimmen nicht nur die Gegebenheiten im Mediatorstoffwechsel, sondern auch reflektorische Ereignisse. Es hat sich schon ein kolossales Tatsachenmaterial über das Eingreifen nervaler und hormoneller Faktoren in die innersten Lebensprozesse der Zelle angesammelt. Jene Faktoren prägen stark die Morphogenese der Zelle und die Entfaltung ihres genetischen Programms.

Die Tätigkeit einer Zelle, eines Organs, eines Systems gewährleisten energetische Prozesse. Die molekularen Mechanismen nervaler und hormoneller Einflußnahmen laufen auch über die Energetik der Zelle. In der Forschung noch sehr vernachlässigt ist jener Aspekt der energetischen Gewährleistung regulatorischer Effekte. Denn auf der einen Seite gibt es zwar die Wirkung nervaler und hormoneller Faktoren auf die Energieumwandlungen der Zelle, auf der anderen Seite aber auch den Einfluß energetischer Prozesse auf die Verwirklichung regulatorischer Befehle. Offenbar bringt uns die Erforschung dieser Wechselbeziehungen im Alternsgang dem Verständnis der molekularen Regulationsmechanismen im Greisenalter einen Schritt näher.

In vielen Anpassungsreaktionen hat das kurz wirkende Adrenalin eine Schlüsselstellung; der Mediator des sympathischen Nervensystems ist das Noradrenalin. Katecholamine greifen auch in die Energieprozesse der Zelle ein. Sie vermindern das Glykogen, aktivieren die Phosphorylase, erhöhen die Milchsäure, variieren die Intensität der Gewebsatmung, der Glykolyse, die Kopplung zwischen Oxydation und Phosphorylierung u. a. Im Senium erzeugen sie in niedrigeren Dosen als bei adulten Individuen Veränderungen des arteriellen Druckes, des Herzschlagvolumens, des Blutzuckerspiegels sowie der Kontraktionsstärke quergestreifter Muskulatur. Höher dosiert führen diese Substanzen häufig bei adulten Tieren zu ausgeprägteren Effekten.

Gemeinsam mit L. N. Bogazkaja, E. A. Postrelko, L. B. Poljanska und S. A. Beshanjan versuchten wir, die unterschiedlichen energetischen Prozesse zu analysieren, welche bei Anwendung eines breiten Dosisspektrums der Katecholamine ablaufen. Kleine Adrenalindosen (10 μg/100 g) beeinflussen die Gewebsatmung der Skeletmuskulatur, der Leber, des Herzens und der Schilddrüse adulter Tiere nicht, bei alten steigt dagegen der Sauerstoffverbrauch deutlich an.

Bei Dosiserhöhung des Hormons kann anstelle des Anstiegs der inneren Atmung eine Erniedrigung des Sauerstoffverbrauchs auftreten. Nach intravenöser Gabe von 50 μg/100 g Adrenalin sinkt er im Myokard 8—12monatiger Ratten auf die Hälfte ($4{,}0 \pm 0{,}27$ beträgt der Q_{O_2} vor und $2{,}03 \pm 0{,}23$ nach der Gabe). Im Herzen alter Tiere ändert sich die Intensität der Atmung unter dieser Dosierung praktisch nicht.

Das Altern engt die Möglichkeiten der biologischen Oxydation ein. Fügt man Homogenaten oder Mitochondrien Substrate der Oxydation zu, ist der stimulierende Adrenalineffekt bei adulten Tieren deutlicher. Unter Adrenalin (50 μg/100 g) erhöht Glukose den Sauerstoffverbrauch im Myokard 8—12monatiger Ratten doppelt so stark wie den alter. Bernsteinsäure steigert die innere Atmung des Myokards alter Ratten um das $1^1/_2$fache, die adulter auf das 4fache. Milchsäure erhöht sie bei 8—12monatigen Ratten um 50%, bei alten erniedrigt sie diese auf die Hälfte.

Nach M. E. Raiskina (1962) besitzt Adrenalin eine rein toxische Wirkung, und dadurch veranlaßt es einen echten Abfall des Sauerstoffverbrauchs. Seine zweiphasische Aktion hängt wohl mit der unterschiedlichen Wirkung des Adrenalins selbst und seiner physiologisch aktiven Abbauprodukte zusammen (Gaisinskaja u. Utewski 1962, Manuchin 1968). Die Alternsvorgänge des Katecholaminstoffwechsels finden in der Bildung dieser Abbauprodukte und im Gewebsbedarf an Sauerstoff ihren Niederschlag.

Den Adrenalineinfluß auf die Organe verbinden viele mit dem sogenannten kalorischen Effekt. In der Atmungskette existieren Wege einer freien Oxydation, welche die Energieanhäufung durch oxydative Phosphorylierung umgehen. Es wird nun angenommen, daß Adrenalin ebenso wie eines seiner Oxydationsprodukte, das Adrenochrom, Aktivatoren der freien Oxydation darstellen und die Beziehung zwischen ihr und der Phosphorylierung ändern (Wieland u. Suyter 1956, Park u. Mitarb. 1957). Nach Raab (1959) verschieben die Katecholamine die Relation zwischen der Energie, welche in mechanische Arbeit transformiert wird, und derjenigen, die in Form von Wärme abgegeben wird.

50 μg/100 g Adrenalin führen zur Entkopplung der Oxydation und der Phosphorylierung. Die Reaktionen der Atmung und der Phosphorylierung auf das Hormon waren in Mitochondrien alter Tiere intensiver. Verwendet man Bernsteinsäure als Substrat, sinkt der P/O-Koeffizient im Herzen alter Ratten von $1{,}87 \pm 0{,}15$ in der Kontrollgruppe auf $1{,}32 \pm 0{,}11$ ($\alpha < 0{,}001$), bei adulten bleibt er ziemlich konstant ($1{,}16 \pm 0{,}14$ und $1{,}10 \pm 0{,}3$, $\alpha > 0{,}05$). All das kann die

Synthese energiereicher Moleküle vermindern und die Energieabgabe in Gestalt von Wärme erhöhen.

An alten Tieren verstärken kleinere Adrenalinmengen die Glykolyse, die Glykogenolyse und die Aktivierung der Phosphorylase (Abb. 82). Verstärkung der Glykolyse und Glykogenolyse sowie Verschiebungen der Phosphorylaseaktivität im Myokard alter Ratten folgen schon auf Verabreichung von 0,01 μg pro 100 g (bei adulten 0,25 μg/100 g), Erniedrigung des Glykogens alter Tiere auf eine Adrenalindosierung von 0,25 μg/100 g (adulte 1,0 μg/100 g). Bei mittleren Hormonmengen werden die Altersunterschiede nivelliert, bei großen sind sie im Myokard

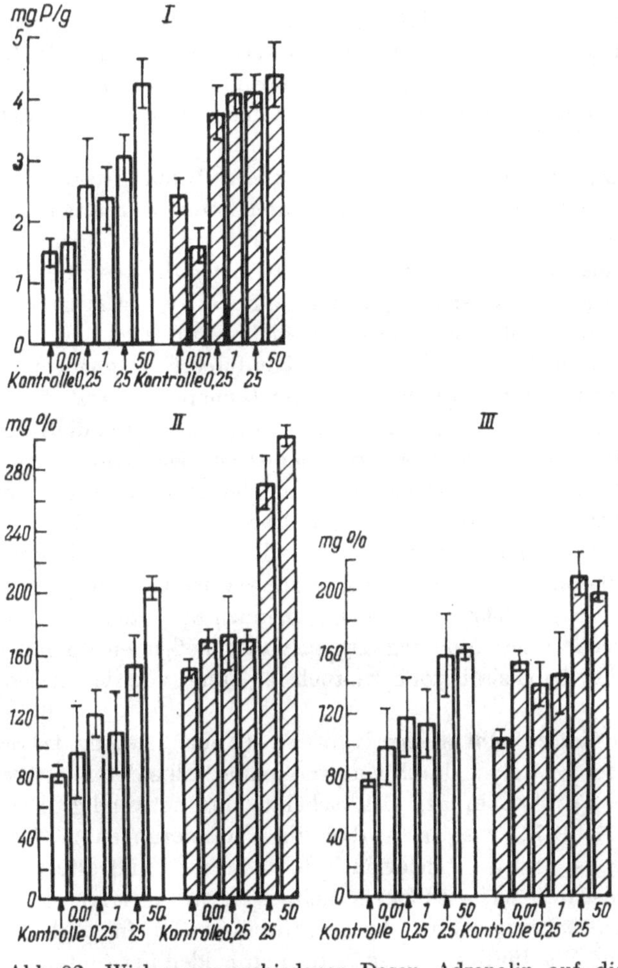

Abb. 82. Wirkung verschiedener Dosen Adrenalin auf die Veränderung der Aktivität der Phosphorylase „a“ (I), die Intensität der Glykogenolyse (II) sowie der Glykolyse (III) des Myokards unterschiedlich alter Tiere. Weiße Säulen — adulte, gestrichelte Säulen — alte Ratten.

adulter Ratten ausgeprägter. Gleiche Verhältnisse liegen beim Noradrenalin vor. In der Dosierung 5 µg/100 g ändert es die Glykolyse 8—12monatiger Ratten praktisch nicht, verursacht aber einen sicheren Anstieg bei alten (von 103,7 ± 1,72 auf 149,0 ± 3,9 mg% Milchsäure).

Unter Adrenalin wandelt sich die Phosphorylase „b" (inaktive Form) in die aktive Form, Phosphorylase „a", um. Daran beteiligt sich das 3,5-AMP, dessen Bildung die Katecholamine stimulieren (Rall u. Satherland 1958, Chance u. Williams 1956). Mit der Aktivierung der Phosphorylase korrelieren Veränderungen der Kontraktionsfähigkeit des Myokards, welche zunimmt.

Nach Chance und Williams (1965) besteht eine strengere Korrelation zwischen dem Gehalt an zyklischem 3', 5'-AMP und der Kontraktionsstärke des Herzens. Jedoch ist dies längst nicht immer der Fall (Bellford u. Feinleib 1959). Wie dem auch sei, Aktivitätsänderungen der Phosphorylase unter Einfluß von Katecholaminen stellen einen Schlüsselmechanismus in deren Zellwirkung dar.

Jene Aktivierung der Phosphorylase sowie die Intensitätsänderungen der Glykolyse und Glykogenolyse bei kleineren Adrenalindosen in alten Tieren kann die erhöhte Ansprechbarkeit auf Katecholamine erklären. Es verdient Beachtung, daß nach Adrenalinapplikation in der Dosis 50 µg/100 g die potentiellen Möglichkeiten des Aktivitätsanstiegs der Phosphorylase alter Tiere fast ausgeschöpft sind. Bei adulten Ratten bleibt unter diesen Bedingungen noch eine bedeutende Reserve. Wir erinnern daran, daß auch bei kombinierter Gabe von Adrenalin und Substraten der Oxydation die mögliche Zunahme des Sauerstoffverbrauches der Gewebe adulter Tiere größer ist als bei alten und im Senium die Entkopplung der oxydativen Phosphorylierung weitreichender ist. Das Alter engt also den Umfang der energetischen Reaktionen auf Katecholamine und die energetische Absicherung adaptiver Gewebsvorgänge ein. Das dürfte einer der molekularen Mechanismen für die senile Erniedrigung der Reaktionsfähigkeit der Gewebe, auch auf Katecholamine, sein. Die durch letztere verursachten Energieprozesse laufen phasisch ab. In der Mehrzahl der Fälle sahen wir bedeutende Veränderungen 3 min nach intravenöser Verabfolgung. Die sich anschließenden Vorgänge können sich nicht nur in der Intensität, sondern auch im Trend von den ersteren unterscheiden.

In der Literatur gibt es nicht wenige Hinweise auf eine Senkung des Sauerstoffverbrauches und der Glykolyse durch Katecholamine. Eine detailliertere Analyse der energetischen Prozesse in der Zeit scheint hier notwendig. Denn O. K. Kultschizki (1971, 1972) wies nach, daß die Veränderungen in der Gewebsatmung des Herzens und der Skeletmuskulatur adulter und alter Tiere sowie Zu- und Abnahme des Sauerstoffverbrauchs sich in unterschiedlichen Zeitabständen nach der Gabe von Adrenalin und Noradrenalin einstellen.

Nicht einheitliche Wandlungen treten unter den beiden genannten Substanzen in den Komponenten des Adenylsystems des Myokards unterschiedlich alter Tiere auf. Unser Mitarbeiter O. K. Kultschizki (1971) zeigte, daß bei intravenöser Gabe von Adrenalin in der Dosis 1,0 µg/100 g sowohl bei adulten als auch bei alten Ratten das ATP im Myokard fällt (adulte von 1,41 ± 0,03 auf 0,83 ± 0,06 µmol/g, alte 1,1 ± 0,005 auf 0,69 ± 0,07 µmol/g). Neben der Verringerung des ATP alter Tiere steigt das ADP von 0,65 ± 0,04 in der Kontrolle auf 1,12 ± 0,08 µmol/g und sinkt der anorganische Phosphor von 27,6 ± 2,01 mg% auf 18,3 ± 1,9 mg%. Bei adulten Tieren fehlt eine solche Abnahme des ADP und des anorganischen Phosphors.

Der Mechanismus der Katecholaminwirkung auf die Organe, besonders aufs Myokard, ist diffizil. Adrenalin und Noradrenalin vermögen direkt und indirekt reflektorisch, den Herzmuskel zu beeinflussen. Die reflektorische Komponente hat in erheblichem Maße cholinergen Charakter. Folglich sind auch die Antworten des Energiehaushaltes auf Katecholamingabe sowohl unmittelbar als auch reflektorisch bedingte. Wir verglichen die Vorgänge im Myokard unter Adrenalin vor und nach Vagusdurchtrennung.

Noradrenalingabe bei Vagotomie verringert den Anstieg der Glykolyse und Glykogenolyse. Bei alten Tieren ist diese Dämpfung geringer als bei adulten. Verstärkt bei ersteren vor der Vagotomie Adrenalin die Glykolyse um 80,90%, die Glykogenolyse um 49,3%, so nach der Vagotomie um 26,57 bzw. 45,5%. Bei adulten Ratten sinkt Glykolyse und Glykogenolyse von 52,58 bzw. 42,39% auf 16,98 bzw. 13,21%.

Aus diesen Versuchen lassen sich zwei mögliche Schlußfolgerungen ziehen: a) Die Vagusdurchtrennung schaltet die reflektorische Komponente der Katecholamine aus; b) Vagotomie ändert die Reaktionen des Myokards auf diese Substanzen. Weiterhin muß man bedenken, daß die Versuche an Ratten ausgeführt worden sind, deren Vaguszentrum einen sehr niedrigen Tonus besitzt, weshalb der Nerv bei reflektorischen Impulsen sehr intensiv auf das Herz wirkt. Jedenfalls beweisen die angeführten Befunde, daß bei alten Tieren die direkte Herzwirkung der Katecholamine stärker und die reflektorische schwächer ist.

Metabolische und funktionelle Prozesse löst auch das Schilddrüsenhormon in den Geweben aus, welches ein breites Wirkungsspektrum auf die Energetik der Zelle hat. Lange Zeit hatte die Hypothese von dem Schilddrüsenhormon als einem Faktor, der die oxydative Phosphorylierung in den Mitochondrien entkoppelt, zahlreiche Anhänger (Hoch u. Lipmann 1953, Martins u. Hess 1955, Hoch 1962). S. E. Sewerin (1959, 1967) vermutet, daß unter physiologischen Verhältnissen das Hormon die energetischen Zellprozesse durch Steigerung der Permeabilität der Mitochondrien für Substrate und durch Regulierung der mitochondrialen, phosphorylierenden und der extramitochondrialen Oxydation beeinflußt. Schwellung der Mitochondrien und Permeabilitätsänderungen ihrer Membranen führen letztendlich zur Beeinträchtigung der Synthese energiereicher Phosphate und zu Verschiebungen der Energiebilanz. Nach B. I. Goldschtein (1955, Goldschtein u. Gotowzewa 1957) beruht das breite Wirkungsspektrum des Thyroxins darauf, daß es einen Regulator der Reaktionsfähigkeit der Sulfhydrylgruppen von Fermenten darstellt.

L. N. Bogazkaja und N. W. Wershikowskaja (1972) studierten zusammen mit mir die Altersunterschiede im Energiestoffwechsel des Herzens und der

Leber der Ratte bei experimenteller Hyperthyreose und Hypothyreose. Hyperthyreose wurde durch tägliche Thyroxinzufuhr (10 µg/100 g), Hypothyreose durch Exstirpation der Schilddrüse erzeugt. In frühen Stadien der Hyperthyreose sind die Veränderungen des Energiestoffwechsels in Herz und Leber alter Ratten ausgeprägter, in späteren Stadien, bei längerer Hormongabe, bei adulten. Während der Analyse des Alternswandels der Schilddrüsenfunktion sprachen wir bereits davon.

Wir sagten auch schon, daß am 4. Tage der Fütterung mit Thyreoidin in Herz und Leber alter Tiere die Intensität der Gewebsatmung wächst (im Herzen um 101,1%). Bei adulten Ratten aber hat zu diesem Zeitpunkt die Hyperthyreose noch keine Folgen für den Sauerstoffverbrauch. Weiterhin geht das Ausmaß der

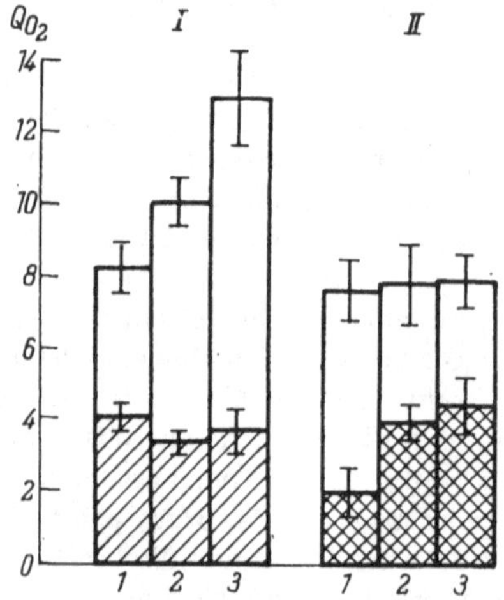

Abb. 83. Wirkung einer Langzeitbehandlung mit Thyroxin auf die Gewebsatmung des Myokards unterschiedlich alter Ratten. I — 8—12monatige Ratten; II — 26—30monatige Ratten. Gestrichelte Säulen — innere Atmung; weiße Säulen — „Extra-QO_2“ bei Zugabe von Bernsteinsäure. 1 — Ausgangsniveau; 2 — nach 4tägiger Thyroxingabe; 3 — nach Thyroxingabe über zwei Wochen.

oxydativen Prozesse unter der Einwirkung des Schilddrüsenhormons im Senium zurück. Während experimenteller Hyperthyreose, welche eine bedeutende Stimulierung der inneren Atmung im Myokard alter Ratten hervorruft, bedingen zugefügte Substrate der Oxydation eine wesentlich geringere Erhöhung des Sauerstoffverbrauchs als in Herz und Leber 8—12monatiger Ratten. Besonders klar trat das nach Zugabe von Bernsteinsäure (Abb. 83) zutage. Es kann die Folge zweier Prozesse sein: 1. Thyroxin beeinflußt die Aktivität der Fermenteiweiße, und 2. Schilddrüsenhormone wirken als Induktoren der Fermentbiosynthese. Die Änderungen der Intensität der Oxydation zugegebener Substrate bei adulten und alten Tieren müssen als Konsequenz divergierender Verschiebungen der Eiweißbiosynthese, welche das Geschehen im genetischen Apparat veranlaßt, sowie als Konsequenz von Besonderheiten der allosterischen Regulierung der Fermentaktivität angesehen werden.

Die sich bis ins Senium erhaltenden Möglichkeiten einer Intensitätserhöhung des Sauerstoffverbrauchs werden bei Verstärkung der inneren Atmung durch Thyreoidin voll genutzt. Die gesteigerte Ansprechbarkeit alter Tiere auf Thyreoidin bezeugen die frühere Entkopplung der oxydativen Phosphorylierung in Mitochondrien (Abb. 84) sowie die Erhöhung der Glykolyse.

Die Beeinträchtigung der oxydativen Phosphorylierung ist nach S. E. SEWERIN und P. M. SAMOILOWA (1963) an die Wirkung der Schilddrüsenhormone auf die innere Struktur der Mitochondrien gebunden. Ursache der erhöhten Atmungs-

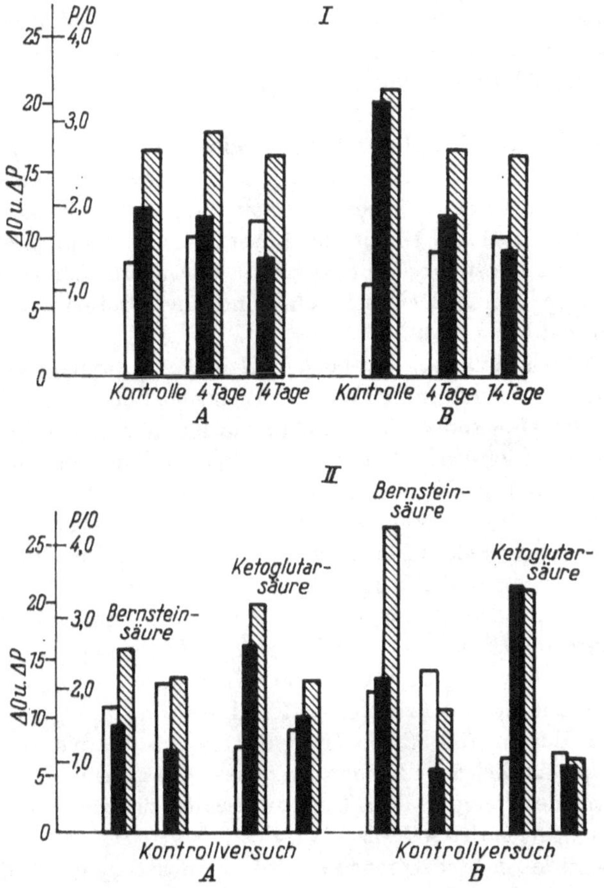

Abb. 84. Wirkung des Thyreoidins auf die Atmung und die oxydative Phosphorylierung in Mitochondrien des Herzmuskels (I) und der Leber (II) unterschiedlich alter Ratten. A — 8—10monatige Ratten; B — 28—32monatige Ratten. Weiße Säulen — Sauerstoffverbrauch; gestrichelte Säulen — Abnahme des Phosphors; schwarze Säulen — P/O-Quotient.

intensität konnte eine Permeabilitätssteigerung der Mitochondrien sein, woraus ein leichteres Eindringen der Substrate in deren Inneres resultieren würde. Außerdem muß man bei der Thyroxinwirkung auf die oxydative Phosphorylierung alter Tiere an die Alternsvorgänge der Fermentaktivität, den Abfall der zu oxydierenden Substrate, die geänderte Permeabilität von Zellular- und Subzellularmembranen, an die Struktur der Mitochondrien und die Erniedrigung ihrer Widerstandsfähigkeit gegenüber schädigenden Faktoren denken.

Unsere Analyse der oxydativen Phosphorylierung bei Anwesenheit von Substraten, welche zu verschiedenen Schritten der Oxydationskette gehören, erlaubte uns, Schlüsse über Besonderheiten der Entkopplung einzelner Phosphorylierungsstufen zu ziehen. Bekanntlich gibt es ja in der Atmungskette der Mitochondrien 3 Phosphorylierungsstufen (zwischen NAD und einem Flavoproteid, Zytochrom b und c_1 und zwischen Zytochrom c_1 und a (W. P. SKULATSCHEW 1969). Diese Schritte sind gegenüber dem Schilddrüsenhormon unterschiedlich empfindlich (R. R. RATSCHEW 1969).

Bei der Oxydierung von α-Ketoglutarat durch Mitochondrien alter Tiere sinkt am 4. Tag der Hyperthyreose der P/O-Koeffizient im Herzen von 3,22 auf 1,91 und in der Leber von 3,34 auf 2,25, bei Oxydation von Sukzinat von 1,87 auf 1,03 im Herzen und von 1,41 auf 1,13 in der Leber. Diese Befunde sprechen für eine Entkopplung zweier Phosphorylierungsschritte, welche offenbar am empfindlichsten auf Thyroxin reagieren (zwischen NAD und Flavoproteid und zwischen den Zytochromen b und c_1).

Es verdient Beachtung, daß auch bei hochgradiger Hyperthyreose alter Tiere der P/O-Koeffizient 0,84 nicht unterschreitet. Wahrscheinlich bleibt bei alten Tieren selbst nach langdauernder Thyroxinapplikation der dritte Phosphorylierungsschritt noch funktionstüchtig, um ein Energieminimum zu garantieren, welches die Intaktheit und die Funktionen der Zelle aufrechterhält. Die frühere Entkopplung der oxydativen Phosphorylierung in Herz und Leber alter Individuen kann ein sehr wichtiger Faktor für die energetische Insuffizienz dieser Organe im Senium sein. Auch zwischen den beiden genannten Organen treten bei Hyperthyreose Unterschiede in den Energieumwandlungen auf. Zum Beispiel fällt das Glykogen im Herzen adulter Ratten mehr, das der Leber dagegen bei alten.

Wesentlich sind bei der Hyperthyreose die Wandlungen in der Aktivität einzelner Fermente und im Gehalt an Kofermenten. Die Erniedrigung der Gesamtmenge NAD ist im Herzen 28—32monatiger Ratten am 10. bis 14. Tag der Hyperthyreose stärker als bei 8—12monatigen. Diese Tatsachen bestätigen die hohe Ansprechbarkeit des Herzens alter Tiere auf Schilddrüsenhormon. Hiermit korrelieren auch Änderungen der ATP-ase-Aktivität.

Die Altersunterschiede in der Intensität der Gewebsatmung, in der Entkopplung der oxydativen Phosphorylierung, in der Zunahme der Glykolyse und der Aktivierung der ATP-ase einzelner Zellfraktionen bestimmen die Besonderheiten der Hauptwege der Bildung und Anreicherung von Energie bei experimenteller Hyperthyreose. Im Ergebnis ändern sich Gehalt und Neubildung energiereicher Phosphate, und zwar stärker in alten Tieren. Bei Hypothyreose sind nach N. W.

Wershikowskaja (1972) die Verschiebungen energetischer Prozesse in Geweben adulter Ratten deutlicher.

Die angeführten Tatsachen gestatten, einige molekulare Mechanismen funktioneller Vorgänge, die sich während des Alterns ausbilden, zu erörtern. Kleine Dosen Adrenalin, Noradrenalin und Thyroxin berühren viele Glieder des energetischen Geschehens in alten Tieren stärker. Die Änderungen in der Freisetzung und Kumulation von Energien in der Zelle führen auch zu erheblicheren Umstellungen ihrer Tätigkeit. Deshalb darf man behaupten, daß diese Besonderheiten der neurohumoralen Regulation energetischer Prozesse die molekulare Grundlage für die Erscheinungen erhöhter Ansprechbarkeit auf humorale Faktoren im Senium darstellen. Die gleichfalls einsetzenden Wandlungen in einzelnen Gliedern der Energieversorgung der Zelle haben unterschiedlichen Charakter. Hiermit läßt sich die Vielfalt der Veränderungen einzelner Seiten der Zelltätigkeit begründen.

Jedoch werden die Möglichkeiten der Mobilisierung energetischer Systeme durch regulatorische Faktoren während des Alterns eingeengt. Es verringert sich der „havariefreie“ Bereich metabolischer Zellprozesse. Das alles schränkt die funktionellen Möglichkeiten der Zellen und Gewebe sowie deren Beteiligung an Anpassungsreaktionen ein. Darüber hinausgehende Belastung der Energetik alter Tiere würde zu groben, irreparablen Funktionsstörungen, zu pathologischen Zuständen führen.

Bis jetzt diskutierten wir den Einfluß regulatorischer Faktoren auf die Energieumwandlungen. Wir wiesen jedoch schon darauf hin: Es gibt noch eine andere, völlig unerforschte Seite des Problems, die Frage nämlich, wie weit verursachen die Energieumwandlungen regulatorische Effekte? Ch. S. Koschtojanz (1938) zeigte, daß unter Natriumfluorid ein „Fluoridblock“ entsteht: Störung der Glykolyse führt zur Ausschaltung parasympathischer Wirkungen aufs Herz bei Erhaltung seiner Ansprechbarkeit auf Azetylcholin.

Unser Mitarbeiter A. A. Idlis (1968) demonstrierte, daß die einzelnen Schritte der cholinergen Übertragung durch unterschiedliche energiefreisetzende Stoffwechselwege ermöglicht werden. Unterdrückung der beiden Hauptwege, der glykolytischen und der oxydativen Phosphorylierung, macht sich unterschiedlich in der Aktivität der einzelnen Komponenten der cholinergen Regulation bemerkbar. Nach Natriumfluorid, welches die Glykolyse unterdrückt, fallen zuerst die Aktivität der Cholinesterase und die Schwellen der nervalen und humoralen (Azetylcholin) Einwirkungen aufs Herz. In einer zweiten Phase wächst die Cholinesteraseaktivität, die Schwellen nervaler Effekte steigen, die des Azetylcholins fallen. 2,4-Dinitrophenol, welches die oxydative Phosphorylierung entkoppelt, erhöht die nervalen und humoralen Schwellen sowie die Cholinesteraseaktivität des Myokards. Auf einem bestimmten Stadium der Unterdrückung energetischer Prozesse durch Inhibitoren sinkt die Synthese des Azetylcholins, steigt die Cholinesteraseaktivität und wird der Cholinrezeptor aktiviert.

Während des Seniums ändert sich die Energieversorgung der einzelnen Schritte cholinerger Übertragung ungleichmäßig. Nach Behinderung der glykolytischen und oxydativen Phosphorylierung adulter Ratten beobachtet man einschneidendere Wandlungen der Cholinesteraseaktivität und der Vaguswirkung aufs Herz, bei alten Tieren dagegen ausgeprägtere Änderungen der Ansprechbarkeit auf Azetylcholin, letzteres infolge von Eigenschaftsänderungen des cholinrezeptiven Eiweißes (Abb. 85). Es stimmt also, daß sich im Laufe des Lebens die Energieversorgung der einzelnen Schritte regulatorischer Effekte unterschiedlich verhält.

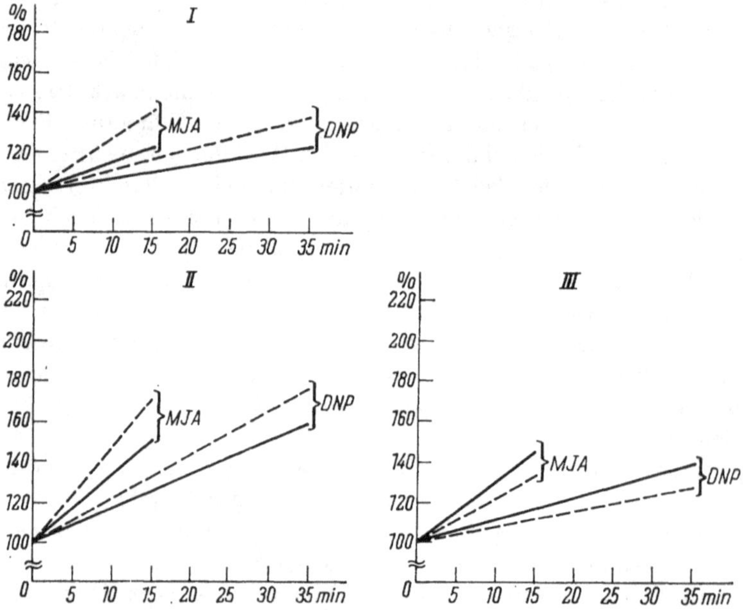

Abb. 85. Wirkung von Inhibitoren des Energiestoffwechsels (Monojodazetat — MJA, 2,4-Dinitrophenol — DNP) auf die cholinergischen Mechanismen der Regulation des Herzens unterschiedlich alter Tiere. I — Intensität der Azetylcholinhydrolyse; II — Schwellen der Wirkung des N. vagus aufs Herz; III — Schwellendosen Azetylcholin. Gestrichelte Linie — adulte, durchgezogene Linie — alte Ratten. Als 100% sind die Ausgangswerte der zu untersuchenden Parameter festgesetzt. Abszisse — Zeit seit der Gabe des Inhibitors.

Nicht nur einmal unterstrichen wir, daß die senile Erhöhung der Ansprechbarkeit der Zellen auf humorale Faktoren das Ergebnis einer schlechteren metabolischen Gewährleistung bestimmter Tätigkeiten darstellt. Genau das bestätigen Versuche von A. A. Idlis, welcher nach Störung der glykolytischen und oxydativen Phosphorylierung zu allererst eine Verschiebung der Ansprechbarkeit des Herzens auf Azetylcholin sah.

Während des Alterns kommt es also zu Umstellungen einerseits der nervalen und humoralen Regulation energetischer Zellprozesse, andererseits der energetischen Gewährleistung regulatorischer Wirkungen. Das ist einer der wichtigsten molekularen Mechanismen für die Regulation von Stoffwechsel und Funktionen im Senium.

KAPITEL XII

Regulationsprozesse und experimentelle Alterspathologie und Alterstherapie

Das Altern bringt den Menschen nur an den Abgrund,
in den ihn die Krankheiten werfen.

Heute zieht kaum jemand in Zweifel, daß viele Erkrankungen bei älteren und alten Menschen anders und häufiger auftreten als bei jungen und erwachsenen. Deshalb muß auch ihre Heilung von den Altersbesonderheiten der pathologischen Prozesse ausgehen. Schon zuzeiten Hippokrates schrieb man darüber. Jedoch kamen wir trotz der häufigen Wiederholung dieser Binsenwahrheiten ihrer Anwendung in der praktischen Medizin noch keinen Schritt näher. Schuld daran sind vielleicht nicht so sehr die Kliniker. Für die Kenntnis der Besonderheiten des Krankheitsverlaufes im Senium, für begründete Empfehlungen zur Anwendung pharmakologischer Präparate in dieser Etappe des Lebens ist die Aufklärung der allgemeinen Gesetzmäßigkeiten pathologischer Prozesse und der Reaktionen des Organismus auf Arzneimittel erforderlich. Deshalb erweist sich die Entwicklung einer experimentellen Alterspathologie und -therapie auf der Grundlage der gegenwärtigen Vorstellungen über das Wesen des Alterns als unbedingt notwendig.

Unsere Konzeption von der Verknüpfung des Alterns mit Vorgängen der Regulation und Anpassung kann die Basis für das Verständnis vieler seniler pathologischer Prozesse und der Reaktionen des alternden Organismus auf pharmakologische Präparate abgeben. Und tatsächlich, wie leicht oder schwer, wie umschrieben oder ausgedehnt ein pathologischer Prozeß auch ist, er ändert unbedingt den Stoffwechsel und die Funktionen, unausweichlich treten schädigende und kompensatorisch-adaptive Erscheinungen auf. Während des Alterns ändert sich das Wechselspiel zwischen Regulation und Anpassung. Das kann nicht nur zu quantitativ, sondern auch zu qualitativ anderen pathologischen Abläufen führen.

Die Erniedrigung der Adaptationsmöglichkeiten sowie des Umfangs der Stoffwechsel- und Funktionsregulation ist die Ursache, daß der alternde Organismus anfälliger gegen schädigende Faktoren wird. Im Senium werden viele Anpassungsmechanismen schon unter alltäglichen Bedingungen mobilisiert, und der Organismus begegnet einer Schädigung ohne die notwendigen Schutzreserven. Deshalb brechen die Adaptations- und Regulationsprozesse leichter zusammen.

Hier einige experimentelle Belege dafür. An adulten und alten Kaninchen wurden mit steigender Stromstärke ein sensibler Nerv (N. tibialis) gereizt sowie die hämodynamischen und respiratorischen Erscheinungen registriert. Bei alten Tieren waren nach geringeren Stromstärken die maximalen Anstiege des arteriellen

Druckes, des Schlagvolumens des Herzens sowie des peripheren Widerstandes erreicht.

Nach weiterer Erhöhung der Reizstärke entstand an adulten Kaninchen erst die optimale hämodynamische und respiratorische Reaktion, an alten schon der Abbruch der Regulationsmechanismen, arterieller Druck, Schlagvolumen, peripherer Widerstand fielen katastrophal, die Atmung änderte sich erheblich, und die Tiere starben (Abb. 86). Also bildete sich bei Reizstärken, welche von adulten Kaninchen noch toleriert werden, an alten schon ein Schock aus (Frolkis 1963c, 1969a, 1969b, 1970, 1972).

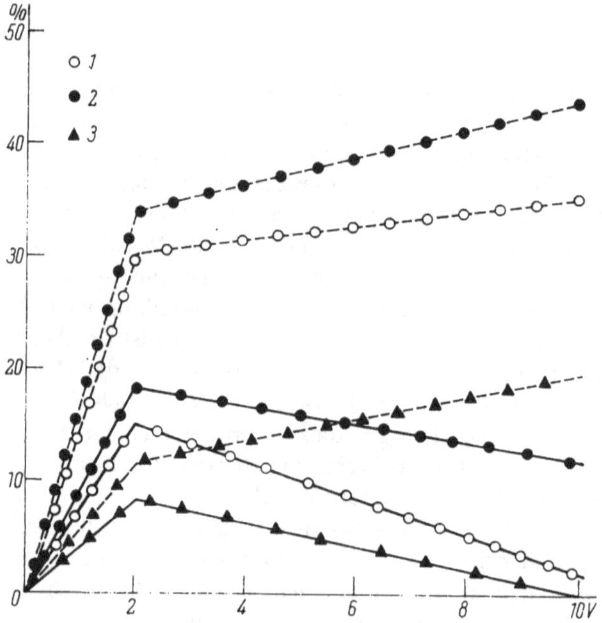

Abb. 86. Veränderung der Hämodynamik unterschiedlich alter Tiere bei steigender Reizstärke des N. tibialis. Gestrichelte Linien – adulte, durchgezogene Linien – alte Kaninchen. 1 – arterieller Druck; 2 – peripherer Gesamtwiderstand; 3 – Herzförderung.

Nach Dock (1966) ertragen junge Menschen eine Beschleunigung der Herztätigkeit auf 180–190 Schläge pro Minute leicht, bei Greisen können schon Frequenzen von 120–130 starke Herzinsuffizienz erzeugen. A. A. Markosjan (1967) zeigte, daß im Senium die Regulation des Blutgerinnungssystems eher zum Erliegen kommt und daraus grobe Störungen der Blutversorgung resultieren.

Bei den Adaptationen an schädigende Faktoren hat das System Hypothalamus – Hypophyse – Nebennierenrinde, welches nach Selye das sogenannte allgemeine Adaptationssyndrom bedingt, große Bedeutung. In Kapitel VI erörterten wir schon die Altersunterschiede dieses Syndroms. Hier wollen wir nur eine

Besonderheit hervorheben. Im Stadium des Widerstandes werden die Tiere resistenter gegen schädigende Faktoren. Die schützende, adaptive Rolle dieser Phase nun nimmt mit dem Alter stark ab. Während ihr sank bei adulten Ratten die Toxizität einer Reihe von Substanzen (Kordiamin, Hexenal) wesentlich, bei alten jedoch nicht, im Gegenteil, mitunter stieg sie an.

Veränderungen in der Funktion der Nervenzentren laufen während des Krampfgeschehens ab. Die sich unmittelbar anschließende Hemmung, die komatösen Zustände, haben eine Schutzfunktion, sie verhindern weitere Krampfanfälle und damit eine Erschöpfung der Nervenzentren. Bei adulten Tieren kann man in Intervallen von 5—10 min einige Dutzend Krampfanfälle erzeugen, und trotzdem bleiben die Tiere am Leben. Auf Grund geschwächter Adaptationsmöglichkeiten der Nervenzentren sterben alte Kaninchen schon nach 7—8 Anfällen (Frolkis u. Sinizki 1969).

Wichtig für unterschiedliche pathologische Prozesse ist der Sauerstoffmangel. In den einen Fällen steht die Hypoxie am Ende grober Störungen des Stoffwechsels und der Funktionen, in anderen löst sie den pathologischen Prozeß erst aus. Während des Alterns entwickelt sich Sauerstoffmangel. Alternsveränderungen tragen deshalb häufig zur Hypoxie bei, wie sie an sich schon an verschiedene Erkrankungen geknüpft ist. Mit anderen Worten, bei Krankheiten im Senium kann es zu einer Summation der senilen und der pathologischen Störungen der Sauerstoffversorgung des Organismus und dadurch zu erheblichen Beeinträchtigungen des Stoffwechsels und der Funktionen kommen.

Bei jeder Hypoxie werden je nach Heftigkeit Adaptationsmechanismen mobilisiert, im Senium jedoch schon unter gewöhnlichen Bedingungen. Die wachsende Einengung des möglichen Umfangs metabolischer und funktioneller Änderungen macht den alternden Organismus sehr anfällig für zunehmenden Sauerstoffmangel.

Arbeiten von N. N. Sirotinin (1960, 1963, 1972), N. W. Lauer und A. S. Koltschinskaja (1965), M. M. Seredenko (1963, 1972) und L. P. Tscherkaski (1967, 1972) zeigten, daß während des Seniums diejenige Höhenlage, welche wesentliche Veränderungen im Organismus erzeugt, niedriger ist. Die entscheidende Rolle der Gewebshypoxie bedingt, daß eine Erhöhung des Sauerstoffgehaltes der Einatmungsluft nicht immer als Sauerstofftherapie wirkt. Das hypoxische Geschehen bestimmt viele Besonderheiten pathologischer Prozesse im Alter. So schrieb L. W. Kostjuk (1962, 1963, 1972), daß nach Abbinden des absteigenden Astes der linken Koronararterie bei alten Kaninchen schlimmere, nur langsam reparable Störungen der Herztätigkeit und des Herz-Kreislauf-Systems auftreten.

Deutlich histotoxische Wirkungen, indem es eine Hypoxie hervorruft, besitzt in bestimmter Dosierung das Adrenalin. Wir erfaßten die Wandlungen der Hämodynamik und des Elektrokardiogramms unter steigenden Adrenalindosen. Adulte Kaninchen zeigten nach 15—20 µg/kg (intravenös) ausgeprägte, vorübergehende Umstellungen der Herztätigkeit (Bradykardie, hypoxische Vorgänge); bei alten Kaninchen und Katzen entstanden grobe Funktionsstörungen des Herzens, seiner rhythmischen Tätigkeit, Herzflimmern, die Tiere starben (Abb. 87).

Mit der Methode von N. N. ANITSCHKOW (1912) u. a. kann man an Kaninchen eine experimentelle Myokarditis durch intravenöse Gabe von Koffein in der Dosis 0,025 g/kg und 3 min danach von Adrenalin in der Dosis 0,2 mg/kg hervorrufen. Wir machten das an alten Kaninchen. Alle starben nach 10—40 min unter

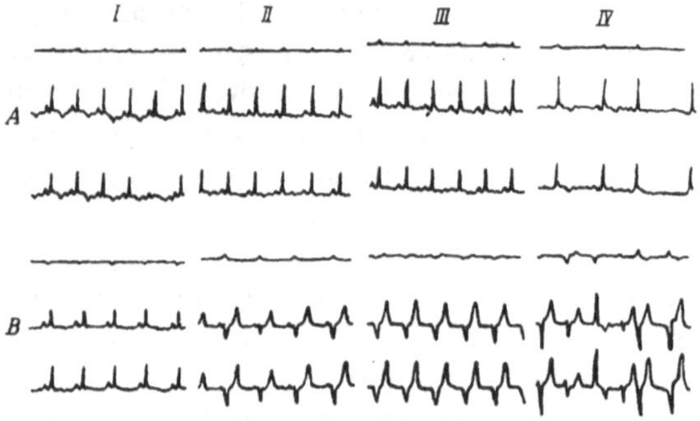

Abb. 87. Altersunterschiede in der Herztätigkeit bei intravenöser Injektion gestufter Adrenalindosen. A — 1,5jährige Katze; B — 12jährige Katze. I — Ausgangs-EKG; II — nach Injektion von 6, III — 12, IV — 50 μg/kg Adrenalin. Bei der alten Katze nehmen die Erscheinungen der Hypoxie und Extrasystolen unterschiedlichen Typs zu.

dem Bild eines zunehmenden Lungenödems. Zur Erzeugung einer Myokarditis muß man deshalb bei alten Kaninchen kleinere Mengen dieser Substanzen anwenden.

Die Abschwächung nervaler Effekte sowie die Zunahme der Ansprechbarkeit und die Abnahme der Reaktionsfähigkeit auf viele humorale Faktoren können während des Seniums die Relation der einzelnen Elemente im Mechanismus pathologischer Prozesse verschieben und ihnen einen spezifischen Verlauf aufzwingen. Wir verfolgten das am Beispiel der experimentellen arteriellen Hypertonie.

G. F. LANG (1950), A. L. MJASNIKOW (1954), N. N. GOREW (1959) und W. N. TSCHERNIGOWSKI (1960) wiesen auf die Rolle der neurohumoralen Regulation bei der Genese der Hypertonie hin. Im Experiment erhält man letztere durch Störungen irgendeines Gliedes der Regulationsprozesse. „Reflektorische Hypertonie", „Nierenhypertonie", „Pituitrinhypertonie" — all das sind solche Modelle. Die zugrundeliegenden pathologischen Prozesse begleiten nicht zu vernachlässigende Beeinträchtigungen der neurohumoralen Regulation. So ändert sich bei reflektorischer Hypertonie die Nierenhämodynamik und ist ein „Nierenfaktor" in das Konstanthalten des arteriellen Druckes mit einbezogen (MALMEJAC u. DONNET 1939, RATNER 1954, GOREW u. WYSCHATINA 1956). Bei der Nierenhypertonie werden ziemlich früh reflektorische Regulationsmechanismen des Gefäßtonus geschädigt (GOLDBLATT 1944, KONDRATOWITSCH 1956, GOREW 1959, GUREwitsch 1960). Auf den ersten Stadien dieser experimentellen Modelle gibt es einen Unterschied: Die reflektorische Hypertonie geht vor allem von einer Störung nervaler Regulationsmechanismen, Nieren- und Pituitrinhypertonie von humoralen Ereignissen aus. Die Altersbesonderheiten der reflektorischen und Pituitrinhypertonie untersuchten wir zusammen mit B. W. Pugatsch, die der Nierenhypertonie mit N. P. Stroganowa (1965, 1972) im Laboratorium von N. N. Gorew. Die reflektorische Hypertonie wurde mittels Durchtrennung der Aortennerven und Denervierung der Sinus carotici, die Pituitrinhypertonie durch tägliche intravenöse Gabe von 0,2 E/kg Pituitrin (Belous u. Grebenkina 1953, Buschmakina 1963) verursacht. Die Druckmessung erfolgte im chronischen Versuch an der Carotis communis. Auf Abbildung 88 sind die Befunde über die Dynamik des arteriellen Druckes unterschiedlich alter Kaninchen beim reflektorischen,

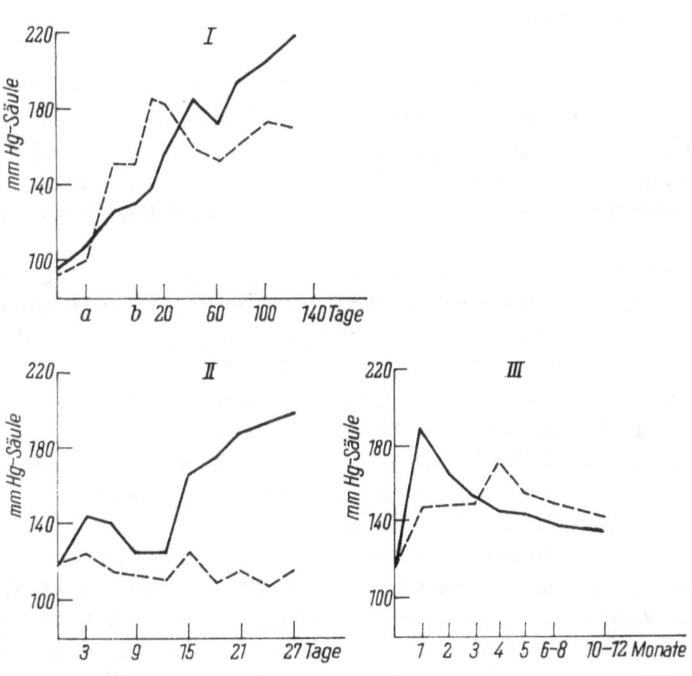

Abb. 88. Altersunterschiede in der Veränderung des arteriellen Druckes bei verschiedenen Formen experimenteller Hypertonie. I — Reflexogenes Modell der Hypertonie; II — Pituitrinmodell der Hypertonie; III — Nierenmodell der Hypertonie. Gestrichelte Linie — adulte, durchgezogene Linie — alte Kaninchen. Abszisse — Zeit seit Erzeugung der experimentellen Hypertonie. Auf der Abszisse I sind die Durchtrennungen des Aortennerven und die Denervierung des Karotisnerven links (a) und rechts (b) gekennzeichnet. Die Befunde über das Nierenmodell der Hypertonie stammen von N. P. Stroganowa (1965).

Pituitrin- und Nierenmodell der Hypertonie aufgezeichnet. Bei der reflektorischen Form ist die Zunahme des arteriellen Druckes adulter Kaninchen ausgeprägter. An alten Tieren entsteht ein erheblicherer Anstieg erst nach 2—3 Monaten, wenn offenbar der juxtaglomeruläre Nierenapparat in den pathologischen Prozeß mit einbezogen wird. Im Pituitrinmodell (auslösendes Agens stellt hier das Vasopressin dar) ändert sich der Blutdruck adulter Kaninchen praktisch nicht, der alter steigt beträchtlich. Bei der Nierenform ist die Druckerhöhung alter Kaninchen erheblicher.

Wir glauben, daß die geringere Zunahme des arteriellen Druckes während der reflektorischen Hypertonie bei alten Tieren auf das Konto einer Abschwächung der Reflexe der Gefäßmechanorezeptoren sowie der nervalen Regulation des Gefäßtonus geht. Mit den Altersunterschieden des arteriellen Druckes korrelieren auch Vorgänge in anderen Bereichen des Systems. So beobachtet man in der ersten Periode der reflektorischen Hypertonie alter Tiere eine Rhythmusverlangsamung, bei adulten jedoch eine Beschleunigung, in der zweiten Periode umgekehrt bei alten eine Beschleunigung und bei adulten eine Rhythmusverlangsamung.

Im Mechanismus des deutlicheren Druckanstiegs alter Tiere bei Nieren- und Pituitrinhypertonie haben die Erhöhung der Ansprechbarkeit auf humorale Faktoren, die Abschwächung depressorischer Reflexe von den Gefäßmechanorezeptoren und die Erniedrigung der Dynamik nervaler Regulationen des Blutkreislaufs sowie der dämpfenden Effekte auf den arteriellen Druck vorrangige Bedeutung.

Die arterielle Hypertonie nach Begrenzung der Blutversorgung der Nieren basiert auf einer Absonderung von Pressorsubstanzen, in der Hauptsache von Hypertensin, ins Blut (Prinzmetal u. Mitarb. 1936, Corcoran u. Page 1942, Braun-Menendez 1951). — Wenn der arterielle Druck bei alten Tieren im Verlauf der Nierenhypertonie stärker zunimmt, müssen direkte Bestimmungen der Empfindlichkeit des Herz-Kreislauf-Systems gegenüber Hypertensin Altersunterschiede ergeben. B. W. Pugatsch (1972) zeigte in der Tat, daß bei alten Kaninchen die Hämodynamik schon auf intravenöse Applikation von 0,0001 bis 0,0005 µg/kg Hypertensin reagiert, die adulter erst auf 0,1—0,2 µg/kg. Ebenso fand Pickering (1955) in alten Tieren einen Reninabfall der Nieren.

Hinter gleichgerichteten Veränderungen des Blutdruckes können sich völlig verschiedene Vorgänge innerhalb der einzelnen Elemente der Hämodynamik verbergen. Das trifft auch für die Hypertonie zu. Gibt man alten Tieren Hypertensin in kleinen Dosen (von 0,0001—0,1 µg/kg), kommt es bei ihnen zur Zunahme des Herzschlagvolumens (im Mittel um 24%) und zur Abnahme des peripheren Widerstandes. Ab 0,1 µg/kg entsteht das Gegenteil, Anstieg des peripheren Widerstandes (um 45%) und unbedeutender Abfall des Schlagvolumens (um 15%). In adulten Tieren führt Hypertensin in allen Dosen (0,1—5 µg/kg) nur zur Erhöhung des peripheren Widerstandes (bei 0,1 µg/kg um 19%, bei 5 µg/kg um 90%).

Nach Page (1966) besitzt Hypertensin eine positiv inotrope Wirkung aufs Myokard. Offenbar wächst bei alten Tieren die Ansprechbarkeit des Myokards auf den Wirkstoff mehr als die der Gefäße. Deshalb tritt schon nach geringen Dosen ein Anstieg des Schlagvolumens auf. Erst nach höheren Dosen Hypertensin tritt dessen primäre Wirkung auf die Gefäße zutage, denn es steigt nun auch der periphere Widerstand. Zunahme des Minutenvolumens (von 0,256 $\pm$ 0,011 auf 0,521 $\pm$ 0,078 l/min) und Abnahme des peripheren Widerstandes (von 31519 $\pm$ 1492 auf 17575 $\pm$ 2423 dyn · s · cm^{-5}) entstehen bei alten Kaninchen auch während Pituitrinhypertonie.

Schließlich zeigte N. P. Stroganowa (1965, 1972), daß bei Nierenhypertonie alter Kaninchen häufig das Herzschlagvolumen zunimmt und der periphere Widerstand fällt. Wahrscheinlich beruht der gleiche Charakter der Kreislaufvorgänge beim Nierenmodell vor allem auf dem Anstieg der Ansprechbarkeit alter Tiere auf Hypertensin und auf qualitativen Verschiebungen der hämodynamischen Reaktionen. Während der reflektorischen Hypertonie sahen wir keine derartigen qualitativen Altersunterschiede in den Veränderungen der Hämodynamik.

Interessanterweise klettert in der zweiten Phase der reflektorischen Hypertonie der arterielle Druck alter Tiere höher als der adulter. Das kommt daher, weil in dieser Periode bei adulten Tieren das Schlagvolumen zurückgeht, bei alten es dagegen konstant bleibt. Der periphere Widerstand aber wächst. So sinkt das Minutenvolumen adulter Kaninchen in diesem Stadium von 0,306 $\pm$ 0,03 auf 0,173 $\pm$ 0,023 l/min, das Schlagvolumen fällt von 1,22 $\pm$ 0,07 auf 0,64 $\pm$ 0,11 ml, der Arbeitsindex des linken Ventrikels von 2,428 $\pm$ 0,09 auf 0,606 $\pm$ 0,134 kgm/m^2, der periphere Widerstand steigt von 25745 $\pm$ 1094 auf 46475 $\pm$ 7059 dyn · s · cm^{-5}.

Bei alten Kaninchen ist all das weniger ausgeprägt. Minuten- und Schlagvolumen ändern sich praktisch nicht (Minutenvolumen in der Kontrolle 0,279 $\pm$ 0,011 l/min, bei reflektorischer Hypertonie 0,261 $\pm$ 0,05, $\alpha > 0{,}2$). Der periphere Gesamtwiderstand wächst (von 30767 $\pm$ 1445 auf 43139 $\pm$ 7158 dyn · s · cm^{-5}). — Demnach kommt es also während des Alterns zu differierenden Wandlungen der Hämodynamik bei den einzelnen Modellen der experimentellen Hypertonie.

Eine große Bedeutung für die Selbstregulation der Hämodynamik haben die Reflexe der Gefäßmechanorezeptoren. Diese Rückkopplungen tragen zur Stabilisierung des arteriellen Druckes bei. Während des Alterns werden sie schwächer. Dauerhafte Erhöhung des Druckes bedingt Dauerreizung der Gefäßrezeptoren, welche ihn auf das Ausgangsniveau zurückzubringen bestrebt sind. Einen solchen Depressoreffekt erreicht man durch fortwährende Reizung des Nerven der Aorta und des Sinus caroticus. Bei adulten Tieren ist jener Reflex ausgesprochen schwer ermüdbar, auch nach vielstündiger Reizung der genannten Nerven bleibt der arterielle Druck niedrig. Im Senium dagegen sinkt die Fähigkeit, die Depressormechanismen lange aufrechtzuerhalten. Bei alten Tieren wächst trotz Dauerreizung der arterielle Druck ständig, bis er das Ausgangsniveau erreicht. So kommt es zu stabiler Erhöhung des arteriellen Druckes, zur Hypertonie.

In dem Zusammenhang muß man auch Strukturen des Zentralnervensystems, besonders des Hypothalamus, erwähnen. Es zeigte sich, daß bei alten Tieren der Blutdruckanstieg nach Stimulierung des Hypothalamus meist zulasten eines erhöhten Herzschlagvolumens geht, während der periphere Widerstand konstant bleibt oder unbedeutend fällt. Bei adulten Tieren ist es in der Regel umgekehrt. Wenn man die mögliche Rolle gestörter Hypothalamusfunktionen beim arteriellen Hochdruck erörtert, muß man auch den für das Senium spezifischen Charakter der hämodynamischen Vorgänge beachten.

Die Hypertonie kann nämlich in den einzelnen Altersperioden an ganz verschiedene Änderungen der Hämodynamik geknüpft sein. Nach Hypertensingabe, während Nieren- und Pituitrinhypertonie sowie nach Stimulierung von Hypothalamuskernen ist bei alten Tieren die Druckerhöhung meist das Resultat des angestiegenen Schlagvolumens. Auch ältere Menschen zeigen häufiger eine „Schlagvolumenhypertonie“ (D. F. Tschebotarew u. A. W. Tokar 1969, A. W. Tokar 1969a, 1969b).

Die Gewichtsverlagerungen zwischen humoralen und nervalen Regulationen bei pathologischen Prozessen verfolgten wir ebenfalls am Beispiel der experimentellen Koronarinsuffizienz. Ein Modell dafür liefert die intravenöse Gabe von Pituitrin. Die dadurch veranlaßte Koronarinsuffizienz stellt das Ergebnis von Spasmen der Koronararterien und der anschließenden Hypoxie des Myokards dar. Wir fanden schon früher, daß dem Homogenat zugefügtes Pituitrin die Intensität der Gewebsatmung nicht variiert, jedoch intravenös verabreichtes zu vielen metabolischen Anzeichen einer Hypoxie führt (Frolkis u. Kusminskaja 1965).

An alten Tieren entwickelt sich die Koronarinsuffizienz nach kleineren Dosen Pituitrin als an adulten. Nach 0,3—1,0 E/kg haben alte Kaninchen starke Bradykardie, viele Extrasystolen, eine andere Lage der S-T-Strecke, riesige T-Zacken u. a. (Abb. 89). An adulten Kaninchen erzeugten diese Dosen nur Bradykardie ohne Veränderungen im Endteil des EKG (Frolkis 1963a, 1963b, 1968a, 1968b).

Die Störung der koronaren Durchblutung ist mit einer direkten Wirkung von Vasopressin auf die Herzgefäße verbunden. Vagotomie verhindert die Bradykardie, jedoch nicht die Erscheinungen der Koronarinsuffizienz (Abb. 89).

Vasopressin und Adrenalin besitzen eine nicht geringe Bedeutung für Koronarinsuffizienz und Herzinfarkt. Die demonstrierte senile Erhöhung der Ansprechbarkeit des Myokards und der Koronargefäße auf diese Hormone kann die häufigen Myokardinfarkte älterer Menschen unter Stressituationen mit erklären. Tatsächlich entstanden nach kombinierter und Einzelgabe von Adrenalin und Pituitrin eine Hypoxie und Nekroseherde bei alten Tieren in Dosierungen, welche bei adulten Kaninchen noch unwirksam blieben. Das unterstützt noch eine im Senium ungünstigere Wirkung einer Reihe von Substanzen auf das Blutgerinnungssystem.

Hypoxische, trophische Änderungen treten im Myokard nach chronischer Vagusreizung (Injektion reizender Stoffe, wie Skipidar oder Formalin, in den Nervenstamm) und Proseringabe auf. Die elektrokardiographische Analyse spricht für ausgeprägtere Reaktionen adulter Kaninchen auf diese Bedingungen.

In einer gemeinsamen Arbeit mit K. I. Kultschizki (1966) untersuchten wir die Unterschiede der strukturellen Alternswandlungen des Myokards bei Koronarinsuffizienz durch Störung der nervalen Regulationsmechanismen und durch Gabe von Pituitrin. Während chronischer Pituitrinkoronarinsuffizienz (erzeugt durch über 10 Tage sich erstreckende Injektionen) sahen wir an alten Kaninchen eine Anschwellung der Muskelzellen des Myokards. Die intramuskulären Gefäße waren erweitert, mit Blut angefüllt, perivaskuläre Blutaustritte lagen vor, ebenso

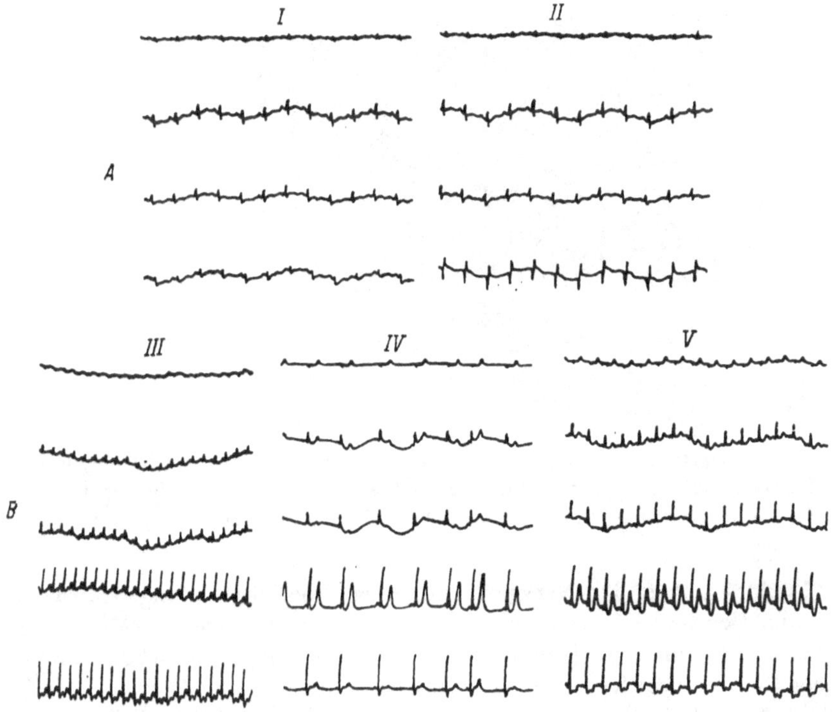

Abb. 89. Altersunterschiede in der Entwicklung der experimentellen Koronarinsuffizienz bei Gabe von Pituitrin (1,5 E/kg). A — 1,5jähriges Kaninchen; B — 4,5jähriges Kaninchen. I — Ausgangs-EKG beim 1,5jährigen Kaninchen; II — EKG nach Pituitrininjektion; III — Ausgangs-EKG beim 4,5jährigen Kaninchen; IV — EKG nach Pituitrininjektion; V — Durchtrennung der Nn. vagi und anschließende Verabreichung von Pituitrin.

Mikronekrosen im Myokard, welche einzelne Muskelzellen oder -gruppen umfaßten. In diesen Gebieten war die Querstreifung undeutlich, das Protoplasma homogenisiert und das Gewebe leukozytär infiltriert (Abb. 90).

Bei adulten Kaninchen waren morphologische Veränderungen weniger ausgeprägt und bestanden in venöser Stase, Blutfülle der Kapillaren und Arterien, unbedeutenden perivaskulären Blutungen. Während experimenteller Myokarditis durch Adrenalin und Koffein werden an alten Kaninchen eine erheblichere Quellung der Muskelzellen, Verschwinden ihrer Querstreifung sowie Granulierung beobachtet. Man sieht auch Gebiete, wo die Muskelzellen ihre Kerne verlieren, die Grenzen verschwimmen und das Protoplasma zu einer homogenen Masse zusammenfließt.

Während Dauerreizung des N. vagus treten bei adulten Tieren häufiger und in größerer Zahl als bei alten massive Blutungen ins Myokard und Blutanschoppungen in den inneren Herzgefäßen auf. Bielschowsky—Gros-Färbung zeigt

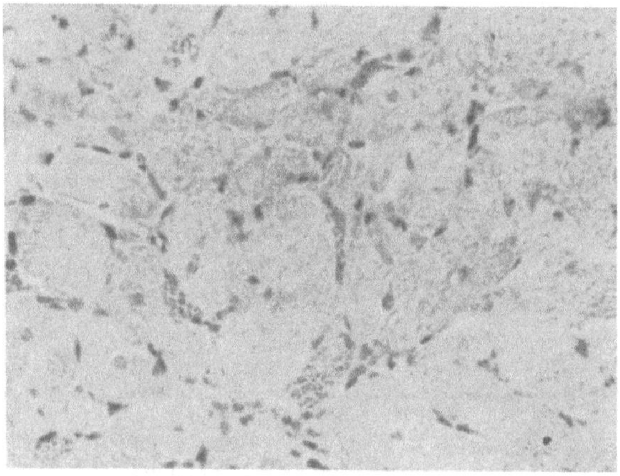

Abb. 90. Umstrukturierungen im Myokard eines alten Kaninchens bei chronischer Koronarinsuffizienz durch Pituitrin. 54monatiges Kaninchen. Schwellung der Muskelfasern, venöse Stase, perivaskuläre Blutaustritte. HE, Vergr. 200fach.

reaktive Veränderungen der Nervenfasern, deren Verdickung, ungleichmäßige Silberimprägnation und Überimprägnierung. — Demnach reagieren während der experimentellen Koronarinsuffizienz durch Hormone alte Tiere mehr, während chronischer Reizung der Nervenbahnen junge.

Im Alternsgang ändert sich die Beziehung zwischen den Herzfunktionen und den Wegen ihrer Energieversorgung. So wird bei alten Tieren die energetische Gewährleistung der Sinusautomatie unsicherer. Dies beweist der Umstand, daß nach Ausschaltung der glykolytischen (NaF) und der oxydativen (Dinitrophenol) Phosphorylierung bei jungen Tieren in erster Linie die Funktion des Atrioventrikularknotens leidet und erst viel später die Sinusautomatie, während beide in alten gleichzeitig und viel schneller erlöschen. Die Verminderung der Energieversorgung des Sinusknotens vermag seine im Laufe des Lebens fallende Labilität zu erklären. Außerdem bestimmt jede normale rhythmische Herztätigkeit die Wechselbeziehung zwischen den beiden Knoten (Frolkis 1952, 1962). Während des Alterns verschiebt sich diese infolge metabolischer Wandlungen im Myokard, weshalb leichter Störungen des Herzrhythmus entstehen. Die Angleichung der Stoffwechselgradienten jener der Automatie dienenden Gebilde fördert Extrasystolen und Herzflimmern, wohingegen die sklerotischen Prozesse die Grundlage gestörter Leitfähigkeit des Herzens bilden. Über diesen Weg beeinflussen sie die Aktivität der heterotopen Erregungsbildung.

Bedeutung für viele senile pathologische Prozesse hat das Geschehen in den zentralen und zentroperipheren Wechselbeziehungen. Die ungleiche Stärke, mitunter auch die ungleiche Tendenz der Vorgänge in einzelnen Hirnstrukturen sind die Ursache, daß einerseits viele Funktionsänderungen in den Zentren sich nicht als entsprechende Effekte in der Peripherie verwirklichen, andererseits periphere Effekte, welche über die Zentren vermittelt werden, bei alten Tieren stärker erscheinen. Die zweite Variante entsteht meist im Ergebnis gesteigerter Ansprechbarkeit zentraler Strukturen auf Hormone.

Zentrale Regulationsmechanismen bestimmen das Bemühen des Organismus, die Homöostase aufrechtzuerhalten. Zerstörungen der zentroperipheren Kontakte rufen komplizierte pathologische Wandlungen hervor. Den Beeinträchtigungen der kortiko-subkortikalen Beziehung bei pathologischen Prozessen widmeten sich in den letzten Jahren G. F. Lang, K. M. Bykow, W. N. Tschernigowski, P. K. Anochin u. a. Alternsvorgänge innerhalb dieser Korrelationen können das Bild und die Genese vieler pathologischer Erscheinungen modifizieren. Auch unsere Befunde über Altersbesonderheiten des Krampfgeschehens unterstützen das (Frolkis u. Sinizki 1969). An Ratten und Kaninchen differenter Altersgruppen registrierten wir die elektrische Aktivität einzelner Hirnareale, das Elektromyogramm und das EKG. Die Krämpfe wurden mittels intraperitonealer Gabe von Korasol, Kampfer, Kordiamin, Amidopyrin, Insulin sowie durch elektrischen Strom erzeugt. Bei alten Tieren entstanden die Krämpfe nach kleineren Dosen (Tab. 7). Es ändert sich auch die Art des Krampfanfalls, bei alten Tieren dauert die klonische Phase 1,5–2mal länger als die tonische. Die Alternswandlungen

Tabelle 7

Schwellendosen (intraperitoneale Injektion), welche Krämpfe bei weißen Ratten unterschiedlichen Alters hervorrufen

pharmakologische Substanz	Ratten 8–10 Monate	Ratten 26–30 Monate
Korasol	25,0 ± 3,27 mg/kg	13,0 ± 2,52 mg/kg
Kampfer	30,0 ± 3,64 „	16,5 ± 3,11 „
Kordiamin	23,0 ± 2,44 „	12,4 ± 2,56 „
Amidopyrin	20,0 ± 2,73 „	11,2 ± 2,13 „
Insulin	0,009 ± 0,001 E/kg	0,0045 ± 0,0007 E/kg

des Krampfanfalls sind an den Funktionszustand derjenigen Hirnteile gebunden, welche ihn mit auslösen. Wir stellten bereits fest, wie sehr in das Krampfgeschehen Strukturen des limbischen Systems und des Hippocampus integriert sind. Die Analyse der elektrischen Hirnaktivität läßt vermuten, daß die Empfindlichkeit der limbischen Strukturen und des Hippocampus verbunden ist, dem eine Abschwächung der kortikalen Wirkungen entspricht. Direkte Versuche mit elektrischer Stimulierung des Hippocampus ergaben eine senile Zunahme seiner Erregbarkeit.

Im Senium verlängert sich der Krampfanfall. Die zentrale Wirkung der krampferzeugenden Stoffe tritt eher ein und dauert erheblich länger (Abb. 91). Charakteristisch ist der geringere Unterschied zwischen den Mengen, welche die Anfangsänderungen der elektrischen Aktivität im Hippocampus verursachen, und den Krampfschwellendosen. Die auf den Anfall folgende Depression (niedrige Spannung, schneller Rhythmus) nimmt bei adulten Tieren einen größeren Zeitraum ein.

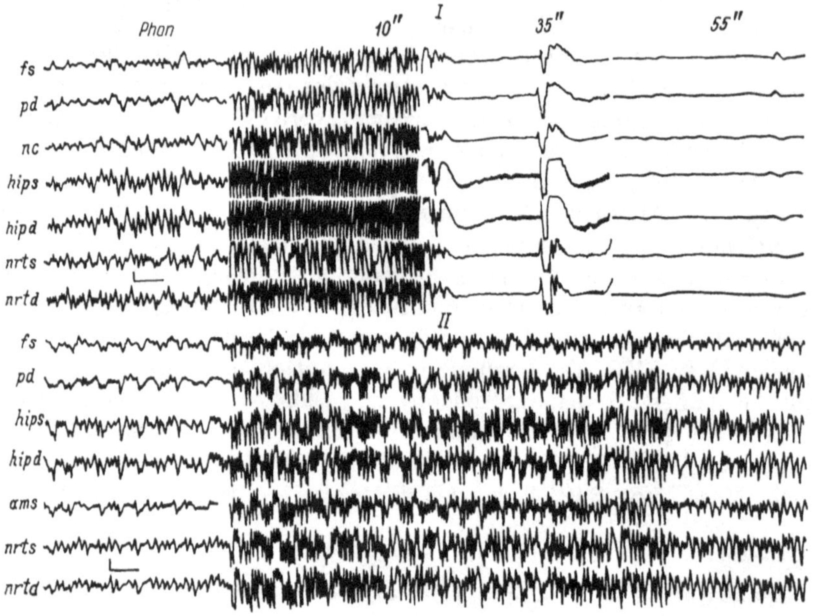

Abb. 91. Unterschiede im Ablauf des Krampfgeschehens bei Tieren differenter Altersgruppen. I — 10monatige Ratte; II — 28monatige Ratte. fs — linke Stirnrinde; pd — rechte Parietalrinde; nc — Nucleus caudatus; hips — linker Hippocampus; hipd — rechter Hippocampus; ams — linker Mandelkomplex; nrts — linker Nucleus reticularis tegmenti; nrtd — rechter Nucleus reticularis tegmenti. Ausgangssituation und 10, 35 sowie 55 s nach intraperitonealer Injektion und 10, 35 sowie 55 s nach intraperitonealer Injektion von 3 mg/100 g Korasol. Eichmarke — 100 μV.

Man darf vermuten, daß der hohe Tonus der Formatio reticularis und der Hirnrinde einen Faktor darstellt, welcher die Erregbarkeit des Hippocampus und anderer limbischer Strukturen adulter Tiere erniedrigt und so die Krampfbereitschaft unterdrückt. Während des Alterns leiden diese Mechanismen, und die Erregbarkeit einer Reihe limbischer Strukturen wird relativ hoch. Das trägt zu den Besonderheiten des Krampfgeschehens alter Tiere bei. — Demnach führt die ungleichmäßige Funktionsänderung einzelner zentraler Strukturen zu Verschiebungen ihrer Erregbarkeit und zu einem anderen neurodynamischen Hintergrund für senile pathologische Prozesse.

Letztere sind an Ereignisse auf molekularer Ebene gebunden. Der Alternswandel der Eiweißbiosynthese und der Energieversorgung der Zelltätigkeit beeinflußt jede Erkrankung. Die Erniedrigung oxydativer Prozesse, die Verstärkung der Glykolyse schon im Ruhezustand, der bedeutende Abfall von Kreatinphosphat und Glykogen, die Abschwächung der ATP-Bildung, der Fermentaktivität und der trophischen Nervenwirkung aufs Myokard, die Erhöhung der Belastung pro Muskelzelle sowie die Einengung der Möglichkeiten zur Steigerung der Durchblutung unterstützen pathologische Vorgänge im Senium und die Entwicklung der Herzinsuffizienz.

Eine Leistungsreserve steckt in der Stimulierung der Eiweißbiosynthese. F. S. Mejerson (1967) zeigte das sehr klar. Das morphologische Substrat dieser verstärkten Eiweißbiosynthese stellt die Hypertrophie der Zellen und Organe dar. So vergrößert sich bei angespannter Tätigkeit eines Organs die Menge aktiver Funktionseiweiße und die Aktivität der Fermente, ändert sich die Membranpermeabilität u. a. Im Alternsgang kommt es fortschreitend zur regulatorischen Einengung der potentiellen Aktivität des genetischen Apparates und im Ergebnis dessen zum Erlöschen der Eiweißneubildung. Das ist einer der wichtigsten Gründe, weshalb die Anpassungsmöglichkeiten an anstrengende Tätigkeiten zurückgehen. Im Senium lastet wegen der Reduktion der Zellzahlen jede gesteigerte Arbeit auf den übriggebliebenen Elementen. Deshalb begegnet man schon unter gewöhnlichen Bedingungen neben atrophischen Zellen in Herz, Skeletmuskulatur und innersekretorischen Drüsen hypertrophierten.

Auf Grund des Anstiegs der DNS erhöht sich die Eiweißbiosynthese. Dieser kompensatorische Mechanismus erscheint bei den unterschiedlichen pathologischen Vorgängen, mögliche Wege sind u. a. Polyploidie und Kernvermehrung. Im Senium ist dieses Anpassungsphänomen eingeschränkt. Etwa die Vielkernigkeit nach Denervierung oder nach Störungen der Energieprozesse von Skeletmuskeln ist bei alten Tieren weniger ausgeprägt als bei adulten.

Wir demonstrierten die alternsbedingte Einschränkung der plastischen Prozesse am Beispiel der Hyperfunktion und Hypertrophie des Myokards. An adulten und alten Tieren führten wir eine Koarktation (partielle Einengung) der Bauchaorta durch. Ihr Lumen wurde auf etwa ein Drittel verkleinert und in verschiedenen Zeitabständen danach (5 und 14 Tage) das Herz und seine einzelnen Teile gewogen, der Gehalt an Eiweiß, Noradrenalin und Komponenten des Adenylsystems sowie die Funktions- und Strukturänderung des Myokards bestimmt.

An alten Tieren entwickelte sich dreimal häufiger als an adulten in den ersten zwei Tagen nach der Koarktation der Aorta eine akute Herzinsuffizienz, welche mit dem Tod endete. Er trat unter dem Bild stark gesunkener Kontraktionsfähigkeit des linken Ventrikels, einer Blutstauung im kleinen Kreislauf, eines Lungenödems, eines katastrophalen Abfalls des arteriellen Druckes und einer hochgradigen Myokardhypoxie auf.

Die Hyperfunktion des Myokards erzeugt Stoffwechselvorgänge, welche im Endergebnis zu einem induktiven Anstieg der Aktivität des genetischen Apparates und der Eiweißsynthese führen. Zuerst erhöhen sich der Eiweißgehalt im linken Ventrikel, der Durchmesser der Muskelzellen und das Herzgewicht, und zwar bei alten Tieren weniger als bei adulten. Im Anfangsstadium fehlt bei ersteren der Anstieg des Herzgewichtes fast völlig. Das Ausgangsgewicht des linken Ventrikels adulter Ratten beträgt 527,4 ± 12,1 mg, das 5 Tage nach der Aortenkoarktation 734,2 ± 18,5, 14 Tage danach 790,0 ± 31,8 mg (bei alten entsprechend 799,8 ± 25,3 mg, 825,0 ± 20,5 mg und 816,1 ± 14,8 mg). Mit dem Gewicht ist der Eiweißgehalt korreliert. Jene Insuffizienz der Eiweißbiosynthese bei Hyperfunktion des senilen Herzens stellt nun die Grundlage einer ganzen Kette metabolischer und funktioneller Vorgänge im Myokard dar. So unterscheidet sich die Ausgangshöhe des Herzschlagvolumens adulter und alter Tiere kaum voneinander. Am 5. Tage nach der Operation sinkt es bei adulten Ratten um 37% und bei alten um 41%. Am 14. Tag danach aber wächst es in adulten Ratten um 35%, in alten bleibt es bei einer Erniedrigung um 36%. — Bekanntlich spielen in der Regulation der Kontraktionsfähigkeit des Myokards die Katecholamine eine nicht geringe Rolle. Nach F. S. Mejerson, B. N. Manuchin, M. G. Pschenitschnikowa und L. S. Rosanowa (1963) sinkt die Noradrenalinmenge des Herzens während der Hyperfunktion. Auch wir fanden dies. Im Vorhof adulter Ratten sind 2,95 ± 0,19 μg/g Noradrenalin, im linken Ventrikel 0,9 ± 0,058 μg/g, nach 14tägiger Hyperfunktion in den Vorhöfen nur noch 1,2 ± 0,09 μg/g und im linken Ventrikel nur noch 0,47 ± 0,054 μg/g enthalten. Wahrscheinlich ist die Abnahme der Katecholamine das Resultat einer Aktivierung der sie abbauenden Enzyme. Sie ist für die Erniedrigung der Kontraktionsfähigkeit des Herzens bedeutungsvoll (F. S. Mejerson).

Anders sieht es bei alten Tieren aus. Während der Hyperfunktion des Herzens steigt das Noradrenalin in den Vorhöfen von 1,68 ± 0,14 auf 2,5 ± 0,27 μg/g, im linken Ventrikel dagegen ändert es sich kaum (0,67 ± 0,07 bzw. 0,58 ± 0,1 μg/g). Vermutlich stimuliert bei alten Tieren die Hyperfunktion die Fermente des Katecholaminabbaues nicht so sehr. Außerdem trägt die trotz der bedeutenden Katecholaminkonzentration erniedrigte Kontraktionsfähigkeit zum Anstieg der Wirkstoffe während der Hyperfunktion bei. In späteren Stadien der Belastung entwickelt sich bei alten Tieren meist eine Herzinsuffizienz, welche schließlich zum Tode führt.

Die Verringerung der Potenzen des genetischen Apparates und der Eiweißbiosynthese begrenzt also die Möglichkeiten einer Hyperfunktion und Hypertrophie im Senium und begünstigt die funktionelle Insuffizienz. Während des Alters werden schon im Ruhezustand gewisse Reserven plastischer Prozesse mobilisiert. Die Besonderheiten der senilen Hypertrophie vermag die Theorie von den Regulatorgenen zu erklären. Alternsveränderungen in letzteren sowie in den Operatorgenen sind der Leitmechanismus für die Einengung der Eiweißsynthese und die Diskrepanz zwischen dieser und den Funktionen im Senium. Mit anderen Worten, unter den Bedingungen des Rückganges der Funktionen der Regulatorgene bewirken funktionelle und metabolische Vorgänge keine adäquate Verstärkung der Biosynthese mehr. Man muß annehmen, daß ein ähnlicher Mechanismus der Erniedrigung plastischer Prozesse führend bei der Einschränkung der Adaptationsmöglichkeiten älterer Gewebe und Organe ist.

Die Regulationsmechanismen des genetischen Apparates können eine bestimmte Bedeutung für das Verständnis des Wesens entstehender bösartiger Geschwülste haben. Interessant ist die Gegenüberstellung zweier, wie es scheint gegensätzlicher, aber trotzdem sich häufig vereinigender Tendenzen. Während des Alterns sinkt die Aktivität des genetischen Apparates der Zelle, erlischt die Autoreduplikation. Malignes Wachstum zeigt oft entgegengesetzte Tendenz, starke Stimulierung der Eiweißbiosynthese im genetischen Apparat. Eigentlich müßten doch aber mit dem Alter die Voraussetzungen für das Geschwulstwachstum ungünstiger werden. Indessen trifft man dies am häufigsten nicht im Kinder- und Jugendalter, sondern in höheren Jahren an. In der UdSSR z. B. entfallen mehr als 75% aller Krebserkrankungen auf ein Lebensalter von über 50 Jahren.

Das kann mit Alternswandlungen der Regulation des genetischen Apparates zusammenhängen. Eine Arbeitshypothese läßt sich so formulieren: Das Altern bewirkt eine regulatorische Dämpfung der genetischen Aktivität.

Wir glauben, daß ein wichtiges Glied in diesem Geschehen die Aktivitätserniedrigung des Regulator- und Operatorgens ist. Wenn die Alternsvorgänge des Regulatorgens keine ebensolchen des Operatorgens begleiten, so kann das zu einer nicht regulierbaren Verstärkung der Eiweißbildung, zum Geschwulstwachstum führen. Die abgeschwächte Bildung von Repressoreiweißen verstärkt ja die synthetischen Prozesse, wenn es nicht zu synchronen Verschiebungen im Operatorgen kommt.

Also kann die alternsbedingte Desynchronisation der Wandlungen in den Regulationsgliedern des genetischen Apparates die Bedingungen für das Geschwulstwachstum schaffen. Ein wichtiges Stadium stellt dabei die Zeit der Abschwächung der Regulatorgenfunktionen dar. Jener regulatorische Charakter der Unterdrückung der genetischen Aktivität und der Eiweißneubildung ermöglicht theoretisch einen Abbruch dieser Mechanismen, deren Depression oder eine starke Stimulierung der Eiweißbiosynthese. Prinzipiell Gleiches beschrieben wir am Beispiel der Altersunterschiede der Antikörperbildung nach zunehmender Antigenapplikation. Nach immer mehr zunehmenden Antigenmengen tritt bei alten Tieren eine erhebliche Erhöhung der Antikörperbildung auf. Man darf vermuten, daß ein ähnlicher Abbruch der Regulation des genetischen Apparates, welcher, im Senium leichter erfolgt, in bestimmten Zellen der Anstoß für die vermehrte Eiweißsynthese, die Zellteilung und für bösartige Neoplasmen sein kann.

Darüber hinaus gelang es uns zu beobachten, wie jener Abbruch der Regulation der Antikörpersynthese alter Tiere von einer inadäquaten Zellreaktion begleitet wird. Bekanntlich ist die Antikörperbildung an Proliferations- und Differenzierungsprozesse von Zellen des Lymphgewebes geknüpft. Es zeigte sich nun, daß bei alten Tieren nach vielmaliger Immunisierung die Zellreaktion in der Hauptsache auf Proliferationsvorgängen ohne ausgeprägtere spätere Differenzierung beruht und durch sie begrenzt wird. Nach starker Zunahme der Zellen besteht deren Hauptmasse im Lymphknoten aus Retikulumzellen, differenzierte Formen sind äußerst selten. Diese Anhäufung undifferenzierter Elemente mit Überproduktion von Antikörpern ist ein möglicher Prototyp unregulierter Zellwachstums- und -teilungsprozesse.

Nach CASPERSSON erlischt in der Krebszelle ein Mechanismus, welcher die Eiweißbiosynthese bremst. A. CHODSHIOLOW (1965) und R. E. KAWEZKI (1968) sehen den Übergang der normalen in eine Geschwulstzelle vor allem als Ausdruck eines neuen Regulationstyps der genetischen Aktivität an, welcher mit der Wirkung der Kanzerogene auf die Lipoproteidstrukturen der Membranen und mit Störungen des Operons der Differenzierung verbunden ist.

Sehr wichtig ist für die unterschiedlichen pathologischen Prozesse die Intoxikation. Sie basiert auf metabolischen Störungen bzw. auf einer Anreicherung von Produkten des intermediären Stoffwechsels und gestaltet in einer Reihe von Fällen das klinische Bild einer Erkrankung. Kliniker kennen längst die Schwere mancher Intoxikationen bei älteren Menschen. Dafür ist wohl der Anstieg der Ansprechbarkeit des senilen Organismus auf chemische Substanzen mitverantwortlich, welcher ja nicht nur Hormone und Mediatoren, sondern z. B. auch Stoffe des Eiweißabbaues betrifft. Die Einengung der Anpassungsmöglichkeiten in Verbindung mit der wachsenden Empfindlichkeit gegenüber Stoffwechselprodukten führt mitunter zu dem verhängnisvollen Einfluß der Intoxikation auf den Organismus.

Vielleicht eines der Hauptprobleme der Alterspathologie stellt die Beziehung zwischen Arteriosklerose und Altern dar. Die Verbreitung der arteriosklerotischen Schädigung macht sie zur Geißel für die Menschheit. N. N. ANITSCHKOW (1957), I. W. DAWYDOWSKI (1966), N. N. GOREW und Mitarb. (1963, 1968), D. F. TSCHEBOTAREW (1963b), TSCHEBOTAREW und Mitarb. (1965, 1967) sowie N. B. MANKOWSKI und Mitarb. (1963, 1969) widmeten den experimentellen und klinischen Aspekten dieses wichtigen Problems große Aufmerksamkeit. Das Konzept BÜRGERS (1957) von der Physiosklerose hat in dem Zusammenhang Bedeutung.

Die Entstehung wichtiger Anpassungmechanismen kompensiert also die Alternsveränderungen der Adaptation und Regulation sowie die zunehmenden Erscheinungen einer Degradation nicht. So kommt es zu vielen pathologischen Prozessen im Senium.

KAPITEL XIII

Regulationsprozesse und Alterspharmakologie

> Messe alles, was meßbar ist, und das nicht Meßbare mache meßbar.
>
> GALILEI

Wissenschaftlich begründete Empfehlungen zur Anwendung von pharmakologischen Präparaten im höheren und hohen Alter können nur bei Kenntnis der Stoffwechsel- und Funktionsänderungen im Prozeß des Alterns ausgearbeitet werden. Uns scheint es, daß die Analyse der Mechanismen des Alterns vom Standpunkt der Regulation des Stoffwechsels und der Funktionen eine theoretische Grundlage zur Erforschung des Einflusses der Pharmaka auf den alternden Organismus schafft.

Zur Feststellung der Besonderheiten der Reaktionen des Organismus auf Arzneimittel ist es von ausschlaggebender Bedeutung, Reaktionen auf unterschiedliche Dosen von Arzneimitteln gegenüberzustellen und den Bereich möglicher Veränderungen des Stoffwechsels und der Funktionen bei der Zunahme der Reizstärke zu ermitteln. Bei der Verwendung nur einer Dosis kann man zu Fehlschlüssen kommen.

Wir haben die Empfindlichkeit, die Reaktionsfähigkeit und die Widerstandsfähigkeit von Tieren verschiedenen Alters unter der Wirkung verschiedener Arzneimittel bestimmt. Die Empfindlichkeit ergab sich aus den kleinsten Mengen von Medikamenten, welche Schwellenänderungen des Stoffwechsels und der Funktionen des Organismus hervorgerufen, die Reaktionsfähigkeit aus der maximalen Veränderung des Stoffwechsels und der Funktionen, die bei Zunahme der Konzentration der Wirkstoffe entsteht. Die Widerstandsfähigkeit wurde nach den Dosierungen bestimmt, die irreversible Störungen der Homöostase des Organismus, seinen Tod, herbeiführen. In unserem Kollektiv wurde der Einfluß von folgenden Stoffen untersucht: Hormone (Adrenalin, Insulin, Kortison, Thyroxin, Pituitrin Follikulin, adrenokorikotropes Hormon, thyreotropes Hormon), Pharmaka mit Transmitterwirkung (Noradrenalin, Azetylcholin, Serotonin, Karbocholin, Atropin, Dihydroergotoxin, Inderal, Proserin, Diplazin, d-Tubokurarin, Listenon, Benzohexonium), Stimulatoren und Inhibitoren des Zentralnervensystems (Hexenal, Amynasin, Skopolamin, Strychnin, Kampfer, Korasol, Kordiamin u. a.), Herz- und Gefäßtonus regelnde Mittel u. a.

Mit dem Alter erhöht sich die Empfindlichkeit einer Reihe von Zellen und Geweben gegen chemische Substanzen. In Tabelle 8 sind Schwellendosen verschiedener Stoffe angeführt. Wie aus Tabelle 8 hervorgeht, vermindern sie sich

Tabelle 8

Schwellendosen von Pharmaka, die funktionelle Veränderungen bei Tieren verschiedenen Alters hervorrufen

Pharmakon	Schwellendosen erwachsene Tiere	Schwellendosen alte Tiere	Applikationsform	Tierart	Funktioneller Effekt
Adrenalin	114,3 ± 14,3 mμg/kg	16,0 ± 1,65 mμg/kg	intravenös	Kaninchen	Veränderung des arteriellen Druckes
Noradrenalin	183,3 ± 23,6 mμg/kg	33,7 ± 3,0 mμg/kg	intravenös	Kaninchen	Veränderung des arteriellen Druckes
Azetylcholin	9,4 ± 2,7 mμg/kg	1,4 ± 0,54 mμg/kg	intravenös	Kaninchen	Veränderung des arteriellen Druckes
Noradrenalin	26,9 ± 5,3 mμg/kg	2,7 ± 1,1 mμg/kg	intravenös	Katzen	Kontraktion der Nickhaut
Adrenalin	2,3 ± 0,42 mμg/kg	0,24 ± 0,026 mμg/kg	intraventrikulär	Kaninchen	Veränderung des arteriellen Druckes
Azetylcholin	0,28 ± 0,042 mμg/kg	0,08 ± 0,022 mμg/kg	intraventrikulär	Kaninchen	Veränderungen des arteriellen Druckes
Azetylcholin	6,3 ± 1,35 μg/kg	1,1 ± 0,16 μg/kg	intravenös	Katzen	Stimulation der sympathischen Ganglien
Azetylcholin	33,5 ± 7,0 μg pro 1 g Trockengewicht	13,0 ± 1,0 μg pro 1 g Trockengewicht	intraarteriell	Kaninchen	Kontraktion der Skeletmuskeln
Benzohexonium	241,7 ± 24,48 μg/kg	86,5 ± 7,81 μg/kg	intravenös	Katzen	Abnahme der Reizbarkeit der sympathischen Ganglien
Inderal	100 ± 5,73 μg/kg	25 ± 4,7 μg/kg	intravenös	Kaninchen	Blockade der β-Adrenorezeptoren
Regitin	5 ± 1,03 μg/kg	5 ± 1,16 μg/kg	intravenös	Kaninchen	Blockade der α-Adrenorezeptoren
Atropin	1,0 ± 0,044 μg/kg	0,5 ± 0,012 μg/kg	intravenös	Kaninchen	Blockade der M-Cholinorezeptoren des Herzens

Tabelle 8 (Fortsetzung)

Pharmakon	Schwellendosen erwachsene Tiere	Schwellendosen alte Tiere	Applikationsform	Tierart	Funktioneller Effekt
Kampfer	3,0 ± 0,9 mg/100 g	0,65 ± 0,31 mg/100 g	intfaperitoneal	Ratten	Veränderungen der elektrischen Aktivität des Gehirns
Kordiamin	2,3 ± 0,74 mg/100 g	0,57 ± 0,15 mg/100 g	intraperitoneal	Ratten	Veränderungen der elektrischen Aktivität des Gehirns
Korasol	1,5 ± 0,46 mg/100 g	0,3 ± 0,15 mg/100 g	intraperitoneal	Ratten	Veränderungen der elektrischen Aktivität des Gehirns
Amidopyrin	2,0 ± 0,67 mg/100 g	0,51 ± 0,11 mg/100 g	intraperitoneal	Ratten	Veränderungen der elektrischen Aktivität des Gehirns
Insulin	0,0009 ± 0,0001 E/100 g	0,00045 ± 0,00007 E/100 g	intraperitoneal	Ratten	Veränderungen der elektrischen Aktivität des Gehirns
Korasol	25,0 ± 3,97 mg/kg	13,2 ± 2,52 mg/kg	intraperitoneal	Ratten	Krampf
Kampfer	30,0 ± 3,64 mg/kg	16,5 ± 3,11 mg/kg	intraperitoneal	Ratten	Krampf
Kordiamin	23,0 ± 2,44 mg/kg	12,4 ± 2,56 mg/kg	intraperitoneal	Ratten	Krampf
Amidopyrin	20,0 ± 2,73 mg/kg	11,2 ± 2,13 mg/kg	intraperitoneal	Ratten	Krampf
Insulin	0,009 ± 0,001 E/kg	0,0045 ± 0,007 E/kg	intraperitoneal	Ratten	Krampf
Hexenal	5,8 ± 0,61 mg/kg	3,5 ± 0,34 mg/kg	intravenös	Kaninchen	Unterdrückung der Atmung
Papaverin	0,48 ± 0,03 mg/kg	0,31 ± 0,02 mg/kg	intravenös	Kaninchen	Veränderung des arteriellen Druckes

Tabelle 8 (Fortsetzung)

Pharmakon	Schwellendosen erwachsene Tiere	Schwellendosen alte Tiere	Applikationsform	Tierart	Funktioneller Effekt
Zytisin	31,5 ± 0,45 μg/kg	0,81 ± 0,13 μg/kg	intravenös	Katzen	Reflektorische Veränderung der Atemtätigkeit
Natriumsulfid	0,47 ± 0,31 mg/kg	0,25 ± 0,015 mg/kg	intravenös	Kaninchen	Reflektorische Veränderung der Atemtätigkeit
Östradiolpropionat	3,0—3,5 E/100 g	2,0—2,3 E/100 g	intraperitoneal	Ratten	Brunst
ACTH	0,4—0,6 E/100 g	0,8—1,2 E/100 g	intraperitoneal	Ratten	Stimulation der Nebennierenrinde
Thyreotropes Hormon	0,3—0,5 E/100 g	0,6—1,0 E/100 g	intraperitoneal	Ratten	Stimulation der Schilddrüse
Vasopressin	0,02—0,05 E/100 g	0,01—0,02 E/100 g	intravenös	Ratten	Veränderung der koronaren Durchblutung
Kortison	2,0—3,0 mg/kg	5,0—8,0 mg/kg	intramuskulär	Kaninchen	Veränderung der Phagozyten-Aktivität von Leukozyten
Thyroxin	5,0—15,0 μg/100 g	30—100 μg/100 g	intramuskulär	Ratten	Veränderungen des Gasaustauschs, des Reststickstoffs, des Cholesterols

im Alter bei den meisten von uns untersuchten Tieren. Dies wurde nicht nur in Experimenten an Tieren, sondern auch in klinisch-physiologischen Untersuchungen von uns bestätigt. So konnte zum Beispiel der Nachweis geführt werden, daß bei 20—30jährigen Menschen Adrenalin bei seiner iontophoretischen Applikation in Konzentrationen von $1:10^5$, $1:10^6$ einen Gefäßkrampf hervorruft, während bei 70—90jährigen dies bei Konzentrationen von $2:10^9$, $1:10^9$ auftritt. Nach Applikation von 1 ml 2,5%iger Benzohexoniumlösung sank der Blutdruck während der Systole des Herzens im Durchschnitt um 6,8 ± 1,3 mm Hg, bei alternden Menschen war der hypotensive Effekt dreimal so stark (20,6 ± 2,7 mm). Nach Applikation von 0,3 ml 0,5%iger Benzohexoniumlösung veränderte sich der arterielle Druck bei jungen Menschen praktisch nicht, während er bei alternden Menschen um 10 bis 15 mm sank. Nach Gabe von Atropin und Dihydroergotamin in geringen Dosen (je 0,3 ml) änderte sich bei jungen Menschen der Herzrhythmus kaum. In alten Menschen entwickelte sich bei gleichen Dosen der für diese Stoffe typische Effekt.

Bei Applikation von Adrenalin (0,5 ml einer 0,1%igen Lösung) an Probanden im Alter von 20—29 Jahren waren die Funktionsänderungen des Herz-Kreislaufsystems unwesentlich. Bei 80—89jährigen stieg der maximale arterielle Druck nach Gabe von Adrenalin in gleicher Dosis von 117,9 ± 3,55 auf 138 ± 6,39, der minimale Druck von 68 ± 2,64 auf 84,8 ± 4,26; das Herzminutenvolumen stieg von 2,21 ± 0,15 auf 3,62 ± 0,41.

Man darf also zu dem Schluß gelangen, daß bei verschiedenen Substanzen (Adrenalin, Noradrenalin, Insulin, Kortison, Nikotin, Benzohexonium u. a.), verschiedenen Effekten (energetische Prozesse in den Zellen, Veränderungen der Hämodynamik, Verschiebungen der elektrischen Aktivität des Gehirns u. a.) sowie verschiedenen Tierarten (Ratten, Kaninchen, Katzen) und Menschen die Gesetzmäßigkeiten gleichbleiben — im Alter entwickelten sich die Funktions- und Stoffwechselverschiebungen unter dem Einfluß geringerer Stoffmengen.

Letzteres gilt auch für die Reaktionen einzelner Zellen. In Versuchen mit Mikroelektroden wurde die Polarisierung einzelner Muskelfasern und Leberzellen registriert. Es hat sich ergeben, daß geringe Hormondosen bei alten Ratten die Größe des Membranpotentials deutlich ändern. So konnte festgestellt werden, daß nach Insulin in einer Dosis von 0,04 E/100 g das Membranpotential einzelner Muskelfasern bei erwachsenen Tieren von 79,5 ± 1,0 auf 82,9 ± 1,5, bei alten von 78,8 ± 0,6 auf 84,2 ± 0,2 mV steigt; nach Desoxykortikosteron in einer Menge von 250 μg/100 g Körpergewicht ändert sich das Potential bei erwachsenen Tieren nicht (79,7 ± 0,6 und 82,0 ± 1,8 mV), während es bei alten von 80,0 ± 0,4 auf 86,2 ± 0,9 mV anwächst.

Im Alter nimmt also die Empfindlichkeit einzelner Zellen gegenüber Hormonen zu. Die größere Ansprechbarkeit auf Pharmaka wurde von uns nicht nur nach den funktionellen Verschiebungen beurteilt, sondern auch nach den molekularen Veränderungen, welche die Verschiebungen der Funktion bestimmen. So hat es sich herausgestellt, daß geringe Dosen Adrenalin, Thyroxin, Insulin, Kortison und Östradioldipropionat Änderungen des Metabolismus in Zellen alter Tiere hervorrufen. Es konnte z. B. nachgewiesen werden, daß nach täglicher Gabe von Thyroxin in einer Menge von 10 μg/100 g am 4. Tag im Myokard und in der Leber der 8—10 Monate alten Ratten keine großen Veränderungen energetischer Prozesse auftreten. Bei den 26—29 Monate alten Tieren nimmt unter gleichen Bedingungen die Sauerstoffaufnahme des Myokards fast um das Zweifache zu, es kommt zu einer Veränderung der Oxydations- und Phosphorylierungsprozesse (der P/O-Quotient fällt bei Sukzinat von $1{,}87 \pm 0{,}15$ auf $0{,}90 \pm 0{,}01$, bei α-Ketoglutarat von $3{,}22 \pm 0{,}11$ auf $191 \pm 0{,}1$), die Konzentration von Glukose steigt.

Bei der Charakterisierung der Wirkung von Pharmaka muß man eine Reihe von Feststellungen hervorheben:

1. Die Empfindlichkeit des Organismus gegenüber verschiedenen Substanzen ändert sich nicht gleichsinnig. Es gibt keinen Koeffizienten, der es gestattet, die Veränderungen der Reaktionen des alternden Organismus auf verschiedene Stoffe zu kennzeichnen. So konnten wir feststellen, daß Verschiebungen im arteriellen Druck bei alten Kaninchen unter Adrenalindosen auftreten, die 8mal kleiner als bei erwachsenen und unter Noradrenalin-Applikation nur 5mal kleiner sind. Die Schwellendosen von Azetylcholin, welche eine Kontraktion der Skeletmuskeln hervorrufen, sind bei alten Kaninchen 2,6fach geringer, verglichen mit den erwachsenen. Was die Azetylcholindosen anlangt, die zur Erregung von sympathischen Ganglien führen, so waren sie bei alten Tieren 6mal kleiner als bei erwachsenen.
2. Auf gleichartige Stoffe ändert sich die Ansprechbarkeit der Gewebe im Alter nicht gleichsinnig. So nimmt z. B. die Empfindlichkeit der Blutgefäße der Extremitäten gegenüber Adrenalin zu, während die Gefäße des Darms unverändert reagieren. Die Empfindlichkeit des Sinusknotens des Herzens gegenüber Azetylcholin ändert sich nicht, während die der Herzkammern rasch steigt.
3. Für eine Reihe von Stoffen nimmt die Empfindlichkeit im Alter nicht zu, sondern sie fällt oder bleibt unverändert. So nimmt die der Gefäße gegen Ephedrin und die der Skeletmuskeln gegenüber Listenon während des Alterns ab.
4. In sehr hohem Lebensalter wird die gesteigerte Empfindlichkeit gegenüber einer Reihe von Stoffen durch eine geringe Empfindlichkeit abgelöst. So konnte festgestellt werden, daß das Maximum der Ansprechbarkeit auf Östrogene bei 29 Monate alten Ratten vorkommt. Bei diesen Tieren rufen 2,0 E Östradioldipropionat Brunst hervor. Indessen gelingt es nicht immer, bei sehr alten Ratten durch Zufuhr von Östrogenen die Brunst zu erzeugen; sie entsteht nur bei einem Teil der Tiere nach Gabe der Schwellendosis (3,2 E/100 g).
5. Mit dem Altern ändert sich nicht nur die Ansprechbarkeit der Zellen und Gewebe auf Pharmaka, sondern auch ihr qualitativer Charakter.

Im Alter nimmt die Reaktionsfähigkeit der Zellen und Gewebe auf die Wirkung von Pharmaka ab. Durch Steigerung der Dosis wird bei erwachsenen Tieren ein optimaler Effekt erreicht. So verändert sich z. B. bei Gabe von Adrenalin, Insulin und Kortison in geringen Dosen der Blutzuckerspiegel bei alten Tieren rascher als bei erwachsenen. Bei Gabe dieser Stoffe in größeren Dosen treten umgekehrte Beziehungen auf — die Verschiebungen sind bei erwachsenen Tieren deutlicher. Bei Applikation von Thyroxin in kleinen Dosen sind Veränderungen der Gewebsatmung des Herzens und der Leber sowie der Aktivität der Atmungsfermente deutlicher bei alten, nach Applikation größerer Dosen bei erwachsenen Ratten (Abb. 55).

Nach Adrenalingabe konnte bei adulten Kaninchen im Vergleich mit Katzen eine stärkere Zunahme des arteriellen Druckes festgestellt werden. Nach Angaben von Besrukow beträgt die theoretisch maximal mögliche Pressorreaktion des arteriellen Drucks erwachsener Kaninchen 205,7 $\pm$ 4,7, die alter 186,8 $\pm$ 6,0 mm Hg. Diese Verminderung der Reaktionsfähigkeit im Alter charakterisiert die Regulation sehr wichtiger Prozesse. Wie bekannt, ruft eine Reihe von Hormonen die Induktion der Fermente hervor. Von uns wurde der Einfluß von Hydrokortison auf die induktive Synthese von Tyrosinaminotransferase, Glukose-6-phosphatase und Fruktose-1,6-diphosphatase untersucht. Es ergab sich, daß bei alten Tieren auch in diesem Fall die Empfindlichkeit höher und die Reaktionsfähigkeit niedriger war. Wie aus Abbildung 16 ersichtlich, ist nach Hydrokortison in größeren Dosen die Aktivität der Tyrosinaminotransferase alter Tiere niedriger als bei Gabe mittlerer und kleiner Dosen. Die Verminderung der Reaktionsfähigkeit ist ein Ausdruck der Einschränkung ihrer Anpassungsmöglichkeiten.

Schließlich ändert sich die Widerstandsfähigkeit von Tieren verschiedenen Alters gegen Pharmaka nicht gleichartig. Bei einigen Substanzen (Adrenalin, Dimethylphenylpiperazin, Benzohexonium, Diplazin) fällt die Widerstandsfähigkeit alter Tiere, bei anderen (Karbocholin, Hexenal, Ornid) nimmt sie zu, gegen dritte Stoffe (Atropin, Ephedrin, Tropazin) bleibt sie unverändert (Abb. 92).

Mit dem Altern ändert sich nicht nur die Größe der Reaktionen verschiedener Systeme des Körpers auf pharmakologische Substanzen, sondern auch ihre Dauer. Es zeigte sich, daß Veränderungen der Hämodynamik, der Atmung, des Blutzuckerspiegels, der elektrischen Aktivität des Gehirns und der energetischen Prozesse in Geweben bei Einwirkungen mehrerer Hormone und Mediatoren (Adrenalin, Noradrenalin, Azetylcholin, Serotonin, Insulin, Vasopressin, Kortison u. a.) sowie pharmakologischer Substanzen (Korasol, Kampfer, Nikotin, Kordiamin, Hexenal u. a.) einen langdauernden, wellenartigen Charakter gewinnen.

Daß im Alter längere Reaktionen entstehen, muß auf folgende Mechanismen zurückgeführt werden. Erstens verzögert sich infolge der Veränderung der Aktivität einer Reihe fermentativer Systeme der Prozeß der Inaktivierung des Stoffes, und dieser verbleibt eine längere Zeit in Berührung mit rezeptiven Zellen. Etwas nimmt die Intensität der Hydrolyse von Azetylcholin ab, die Aktivität einer Reihe von Systemen des Katecholaminabbaus fällt.

Zweitens verzögert sich bei alten Tieren der Übertritt einer Reihe pharmakologischer Substanzen aus dem Blut ins Gewebe. Wie aus Abbildung 93 hervorgeht, ist die Elimination von Noradrenalin aus dem Blut alter Tiere verlangsamt. Bei diesen Tieren vermindert sich die Konzentration von Noradrenalin im Blut lang-

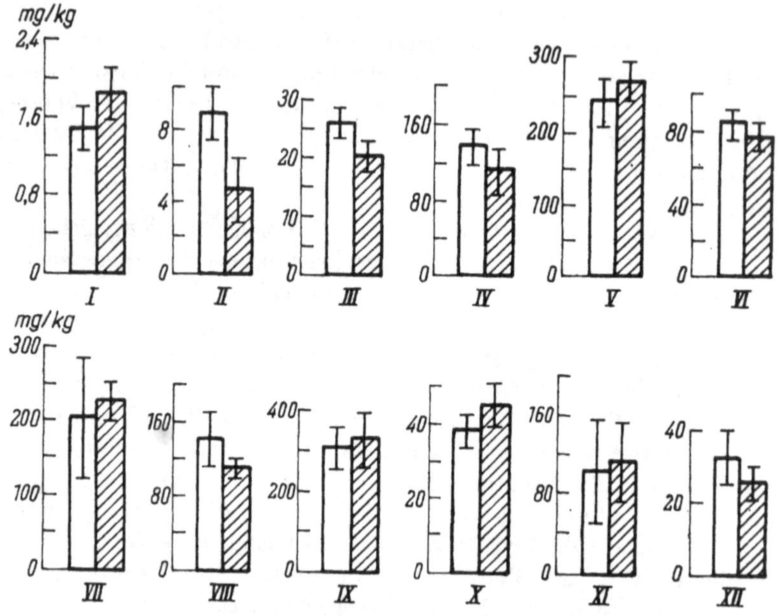

Abb. 92. Mittlere letale Dosen (LD_{50}) mehrerer Substanzen für adulte (weiße Säulen) und alte Mäuse (gestrichelte Säulen, in mg/kg). I — Karbocholin; II — Adrenalin; III — DMPP; IV — Benzohexonium; V — Hexenal; VI — Kardiazol; VII — Atropin; VIII — Myotol; IX — Ephedrin; X — Ornid; XI — Tropazin; XII — Diplazin.

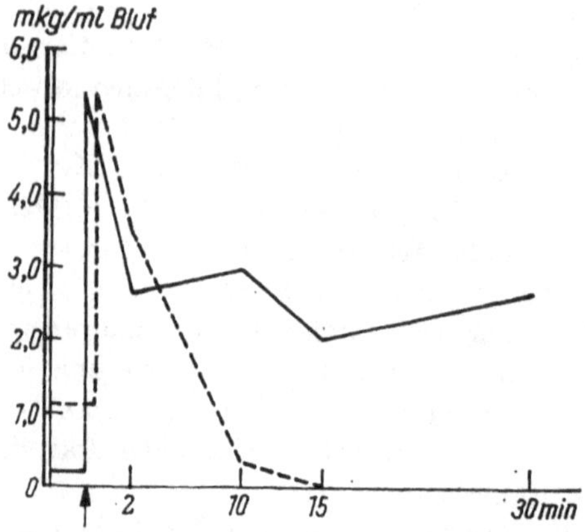

Abb. 93. Elimination des Noradrenalins aus dem Blut adulter (gestrichelte Linie) und alter Ratten (durchgezogene Linie) nach intravenöser Injektion von Noradrenalin (5 µg/100 g).

samer und nimmt im Gewebe langsamer zu. Dies darf sowohl auf die Besonderheiten der Durchlässigkeit von Membranen als auch auf die Verschiebungen im Metabolismus des Stoffes zurückgeführt werden. Ähnliche Typen der Elimination können im Alter weniger heftige, jedoch verzögertere Reaktionen verursachen.

Drittens werden im Alter die Mechanismen der Selbstregulation schwächer, was aus der Instabilität des Systems resultiert. Das Alter schwächt die Reflexe der Mechanorezeptoren der Gefäße, was eine verminderte Rückkopplung im System der Regulation des Blutkreislaufs bedeutet. Infolgedessen kommt die Wiederherstellung des durch irgendein Pharmakon veränderten Drucks langsamer zustande.

Das Altern des Organismus ist nicht nur ein „Zusammenbrechen" seines Stoffwechsels und seiner Funktionen. Es entstehen vielmehr neue wichtige Anpassungsmechanismen. Diese sind Ausdruck der qualitativen Verschiebungen des Stoffwechsels, welche im Laufe der Alternsevolution eintreten. Daher ist die Veränderung der Reaktionen des alt werdenden Organismus auf pharmakologische Substanzen bei weitem nicht eine rein quantitative. Hinter unseren Bestimmungen der Empfindlichkeit, der Reaktionsfähigkeit, hinter den Begriffen „mehr—weniger", „heftiger—schwächer" u. a. verbergen sich qualitative Verschiebungen dieser Reaktionen. Sie sind oft mit dem Einschalten aufeinander folgender Stufen der Regelsysteme verbunden.

Darüber hinaus gibt es nicht selten Fälle, bei denen die applizierten Substanzen an alten Menschen und Tieren einen paradoxen Effekt herbeiführen. Bekanntlich bewirkt Papaverin eine Herabsetzung des arteriellen Drucks. Wir konnten feststellen, daß die Applikation von 20—40 mg Papaverin bei Menschen höherer Altersgruppe Werte ergab, die von den allgemeingültigen Vorstellungen über die Wirkung dieses Stoffes abweichen. Die sogenannten therapeutischen Dosen von Papaverin führen bei Menschen im höheren Alter in den meisten Fällen nicht zu einer Verminderung, sondern zur Steigerung des Drucks. Nach Applikation von Papaverin hat er bei älteren Menschen in 72% der Fälle zugenommen, in 11% abgenommen und in 17% ist er unverändert geblieben. Nach Duchowitschny bewirkt Dihydroergotamin bei alten Menschen am häufigsten einen ungewöhnlichen Pressoreffekt.

Ein weiteres Beispiel: Noradrenalin in bestimmten Dosen (0,5 mg/kg) führt bei erwachsenen Kaninchen zur Steigerung des gesamten peripheren Widerstandes und zur Verminderung des Herzschlagvolumens. Bei alten Tieren ergibt dieser Mediator in derartigen Dosen sehr oft einen entgegengesetzten Effekt (Abb. 94).

Das Ungewöhnliche des Einflusses einer Reihe pharmakologischer Substanzen auf den alternden Organismus bedarf besonderer Aufmerksamkeit. Man darf keinesfalls vergessen, daß bei ihrer Applikation anstelle des Heileffektes, der erwartet wird, unerwünschte Veränderungen eintreten können, die den pathologischen Prozeß beschleunigen. Die Mechanismen dieser Reaktionen sind verschiedenartig. Einige können wir uns folgendermaßen vorstellen: Mit dem Altern entstehen ungleichmäßige Veränderungen der Regulation des Stoffwechsels und der Funktionen in den Effektoren, Rezeptoren, Nervenzentren, vegetativen Ganglien sowie efferenten Nervenendigungen. Die applizierten Substanzen können auf verschiedene Stufen des funktionellen Systems wirken. Dabei ist der Effekt

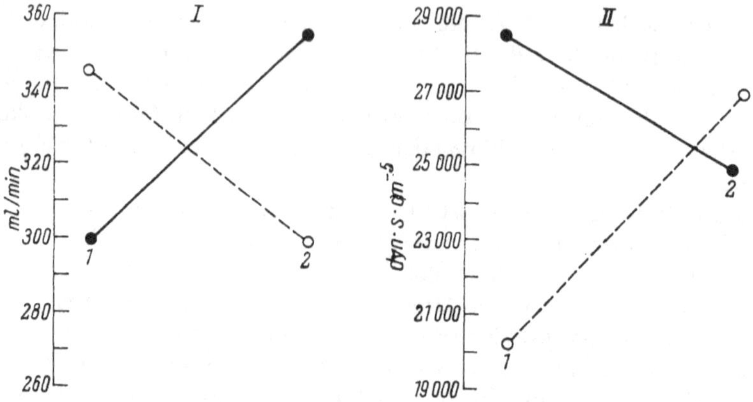

Abb. 94. Noradrenalinwirkung (0,05 mg/kg) auf die Herzförderung (I) und den peripheren Widerstand (II) bei unterschiedlich alten Tieren. 1 — vor der Noradrenalininjektion, 2 — danach. Gestrichelte Linie — adulte, durchgezogene Linie — alte Kaninchen.

der direkten, der reflektorischen Wirkung auf die Gewebe nicht immer ähnlich. Infolge der altersabhängigen Verschiebungen der Empfindlichkeit kann sich das Verhältnis der Reaktionen auf die Substanzen in verschiedenen Regulationsstufen ändern, und dies findet Ausdruck in einem paradoxen Effekt. Betrachten wir dies am Beispiel des Einflusses von Papaverin, das bei alten Menschen und Tieren sehr oft nicht eine Herabsetzung, sondern eine Steigerung des arteriellen Druckes bewirkt. Es ist bekannt, daß Papaverin direkt oder über Zentren zu seinen Effekten führt. Bei unmittelbarer Wirkung dieses Stoffes auf die Gefäßwände vermindert sich deren Tonus, und der Druck fällt. Bei Einwirkung auf das hämodynamische Zentrum nimmt der Gefäßtonus jedoch zu und der Arteriendruck steigt.

An Tieren verschiedenen Alters wurden Schwellenkonzentrationen von Papaverin bestimmt, welche bei intravenöser und intraventrikulärer Gabe Veränderungen des arteriellen Druckes hervorrufen. Es hat sich herausgestellt, daß Veränderungen bei erwachsenen Kaninchen nach intravenöser Applikation von $0{,}48 \pm 0{,}03$ mg/kg, bei alten Kaninchen bei $0{,}3 \pm 0{,}02$ mg/kg entstehen. Bei intraventrikulärer Zufuhr ändert sich der arterielle Druck erwachsener Kaninchen nach Dosen von $0{,}165 \pm 0{,}041$ mg/kg, bei alten nach $0{,}025 \pm 0{,}006$ mg/kg. Die Empfindlichkeit des hämodynamischen Zentrums wächst also rascher als die Empfindlichkeit der Peripherie. Bei anderen Mitteln können die paradoxen Wirkungen von anderen Situationen und anderen Wechselbeziehungen in den regulierbaren Systemen abhängig sein.

Von Bedeutung ist noch folgendes: Hinter der relativen Unveränderlichkeit des Effektes des Pharmakons auf Tiere verschiedenen Alters können qualitative Unterschiede im Mechanismus seiner Verwirklichung stecken. So hat Duplenko gezeigt, daß Dimethylphenylpiperazin ein Stoff ist, der in N-cholinergen Strukturen sowohl bei erwachsenen als auch bei alten Ratten in der gleichen Dosis (50—80 μg/kg) eine Bradykardie hervorruft. Bei alten Tieren bildet sich ein ähnlicher Effekt wie nach Vagotomie. Um eine Bradykardie zu erreichen, muß man bei erwachsenen Ratten nach Zerschneiden der Nerven die Dosis von Dimethylphenylpiperazin um das 2- bis 3fache erhöhen. Es darf also gefolgert werden, daß die Bradykardie bei erwachsenen Tieren in höherem Maße mit der Wirkung des Stoffes auf die zentralen Neurone des Vagus, bei alten Tieren mit der Wirkung auf die parasympathischen Ganglien im Herzen verbunden ist. Eine Dosis macht den gleichen Effekt, aber der Mechanismus der Reaktionen ist unterschiedlich (Abb. 95).

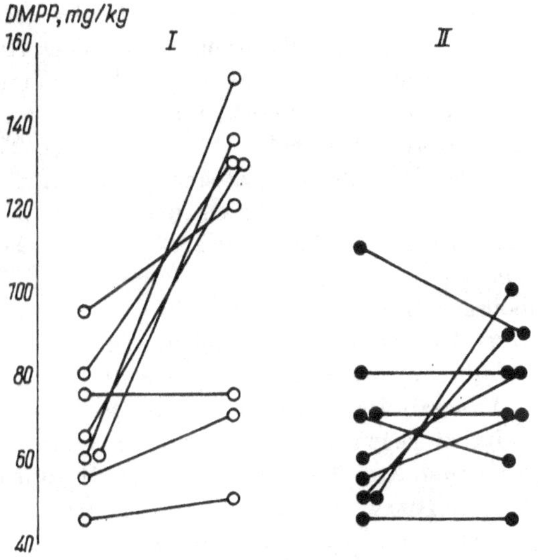

Abb. 95. Wirkung der Vagotomie auf die Größe der Schwellendosen DMPP, welche eine Bradykardie bei Ratten zweier Altersgruppen hervorrufen. I — adulte, II — alte Ratten. Die Linien spiegeln die Veränderungen der DMPP-Dosen, welche eine Bradykardie erzeugen, wider.

Besonderheiten der Reaktionen des Organismus auf Pharmaka können mit der Ungleichmäßigkeit molekularer Veränderungen in Zellen, Geweben und Systemen verbunden sein. Die applizierte Substanz kann das eine oder andere fermentative System beeinflussen. Zugleich ändert sich die Aktivität ein und desselben Ferments in verschiedenen Geweben mit dem Alter verschiedenartig. Man darf annehmen, daß auf den einzelnen Altersstufen eine jeweils andere

Topographie der Stoffwechselprozesse der Zellen und Gewebe, qualitativ andere funktionelle Äußerungen pharmakologischer Substanzen entstehen. So ändert sich mit dem Altern des Organismus z. B. die Aktivität der Cholinazetylase, Cholinesterase, Monoaminoxydase, Adenosintriphosphatase, einer Reihe glykolytischer und anderer Fermente im Herzen, in den Skeletmuskeln, den vegetativen Ganglien, den Drüsen auf unterschiedliche Weise. Bei Gabe von Mediatoren, der Thiolgifte und anderer Verbindungen werden die Auswirkungen in verschiedenen Zellen und Geweben verschieden sein. Mit dem Altern ändert sich z. B. die Intensität der verschiedenen Wege der Inaktivierung von Noradrenalin; es vermindert sich die Hydroxymethylierung, und es steigt die oxydative Desaminierung. Gerade aus diesem Grunde wirken Stoffe, welche diese Wege der Inaktivierung der Katecholamine beschreiten, nicht gleichermaßen auf erwachsene und alte Tiere. Nach unseren Erfahrungen wächst mit dem Altern die Empfindlichkeit der β-Adrenorezeptoren in stärkerem Maße als die der α-Adrenorezeptoren. In von SCHEWTSCHUK und mir an Kaninchen in verschiedenem Alter durchgeführten Experimenten wurde gezeigt, daß der Blocker der β-Adrenorezeptoren Inderal in einer Dosis von 25 µg/kg die Hämodynamik erwachsener Kaninchen nicht ändert, aber zu deutlicher Verminderung des Herzschlagvolumens (um $24{,}0 \pm 7{,}5$ ml/min), des arteriellen Druckes (um 13,8 mm Hg) und des Arbeitsindexes (um $0{,}218 \pm 0{,}04$ kgm/m²) alter Kaninchen führt. Bei alten Tieren beseitigen geringere Inderaldosen den Einfluß der Katecholamine auf die Hämodynamik. Für die Blockade der α-Adrenorezeptoren sowohl bei erwachsenen als auch bei alten Kaninchen ist eine gleiche Menge des α-Adrenoblockers, d. h. Regitin (5 mg/kg), erforderlich.

Dieser verschiedene metabolische Hintergrund unterschiedlicher Gewebe kann zur Veränderung des Charakters der Systemreaktion bei Applikation von Stoffen in den alternden Organismus führen. Dies wurde von uns an Gefäßen verschiedener Organe deutlich gezeigt. Es ergab sich, daß bei alten Tieren die Empfindlichkeit der Gefäße der Extremitäten gegen Adrenalin und Azetylcholin wächst (Schwellendosen von Adrenalin und Azetylcholin bei den 8—10 Monate alten Ratten $40{,}4 \pm 4{,}0$, $4{,}0 \pm 0{,}5$ mµg/100 g, bei den 26—28 Monate alten $20{,}2 \pm 2{,}0$, $1{,}4 \pm 0{,}4$ mµg/100 g), sich die Empfindlichkeit der Darmgefäße nicht verändert, die der Nierengefäße gegenüber Azetylcholin zunimmt ($2{,}0 \pm 0{,}7$ und $0{,}8 \pm 0{,}1$ mµg/100 g) und gegenüber Adrenalin sich nicht ändert.

Die Zunahme der Ansprechbarkeit auf chemische Substanzen begründet die Notwendigkeit geringerer Dosierung einer Reihe Arzneimittel. Dies betrifft u. a. Herzglykoside, sedative, hypotensive und neuroplegische Präparate.

Bei Ausnutzung dieser Gesetzmäßigkeit in der Klinik ist aber zu beachten, daß der Arzt nicht immer Schwelleneffekte anstrebt. Nicht immer treten in mittleren Dosen deutliche Unterschiede in den Reaktionen der Menschen verschiedenen Alters auf. Daher muß man bei der Festlegung der Therapie auch den gewünschten Grad des metabolischen und funktionellen Effektes berücksichtigen. Je nachdem, ob ein Schwellen- oder ein maximaler Effekt beabsichtigt ist, muß in der Heilung betagter Menschen die Dosis differenziert geändert werden.

Bei den Reaktionen der Gewebe auf Pharmaka ist auch zu berücksichtigen, um welchen „Preis“ sie erreicht werden. Im Rahmen der Steigerung der Konzentration eines Stoffes vergrößert sich die Zahl der in die Reaktion einbezogenen Zellen; dies ist einer der Mechanismen der erhöhten Funktion des Gewebes. Die Menge der Zellen nimmt im Alter ab, ihre Empfindlichkeit gegenüber vielen chemischen Stoffen steigt. Daher können bei der Applikation bestimmter Stoffe, auch in geringeren Mengen, die Mehrzahl der Zellen des Organs in die Reaktion einbezogen werden. Die weitere Zunahme der Reaktion erfolgt durch verstärkte metabolische Tätigkeit jeder einzelnen Zelle.

Worauf darf man das Phänomen der Veränderung der Zellempfindlichkeit zurückführen? Dazu eine allgemeine biologische Bemerkung: Die Zelle wird im Alter ein weniger stabiles, weniger zuverlässiges System. Sie läßt sich leichter aus dem Ausgangszustand und schwerer in diesen zurückbringen. Die Reaktionen auf niedrigere Pharmakadosen zeigen oft den verminderten Bereich der Anpassungsmöglichkeiten, welche den homöostatischen Pegel des Systems, des Organismus im Ganzen aufrechterhalten.

Man muß betonen, daß bei häufiger Wiederholung der Einwirkung einer Reihe pharmakologischer Stoffe im Alter ein Abklingen, eine Abschwächung des Effektes eintritt. Im Senium erzeugen geringere Mengen einer Reihe hypoxischer und cholinomimetischer Stoffe die Reflexe der Chemorezeptoren des Sinus caroticus (Natriumsulfid, bei erwachsenen Tieren in den Dosen $0{,}47 \pm 0{,}31$ mg/kg, bei alten $0{,}25 \pm 0{,}15$ mg/kg, Zytisin $3{,}15 \pm 0{,}45$ µg/kg bzw. $0{,}81 \pm 0{,}12$ µg/kg, Nikotin $6{,}5 \pm 1{,}3$ µg/kg bzw. $3{,}2 \pm 0{,}72$ µg/kg, Kohlensäure $0{,}54 \pm 0{,}88$ ml bzw. $0{,}2 \pm 0{,}053$ ml). Während bei erwachsenen Tieren die Effekte stabil sind und sich gesetzmäßig reproduzieren lassen, können bei alten Katzen und Kaninchen nach Wiederholung der Reizung der Chemorezeptoren die reflektorischen Reaktionen schnell erlöschen. Wir nehmen an, daß dies mit der Erschöpfung des energetischen Potentials der Rezeptoren selbst zu tun hat. Davon zeugen erstens die gleichzeitige Veränderung der Amplitude und der Frequenz der afferenten elektrischen Impulse, welche von der rezeptiven Zone kommen, und zweitens die Möglichkeit der Erneuerung der Reflexe nach Perfusion mit Lösungen, die Adenosintriphosphorsäure sowie einzelne Produkte des Trikarbonsäurezyklus enthalten. Unter Einwirkung einer Reihe von Stoffen können also auch alte Tiere ein erreichtes Reaktionsniveau im Laufe eines längeren Zeitraumes unterhalten.

Heute ist ganz offensichtlich, daß auf den Stoffwechsel und die Funktion des Organismus viele Stoffe eine spezifische Wirkung ausüben, indem sie die Biosynthese der Eiweiße beeinflussen. Eine derartige Wirkung haben viele Hormone, welche die genetische Induktion einer Reihe von Eiweißstoffen und vieler Fermente hervorrufen.

Es wurde gezeigt, daß im Alter die Stimulierung der Biosynthese nicht lange in Gang gehalten werden kann. Wie aus Abbildung 17 ersichtlich, wird bei adulten Tieren im Falle langzeitiger Applikation von Hydrokortison eine Stimulierung der Biosynthese von Fermenten (Tyrosinaminotransferase, Glukose-6-phosphatase, Fruktose-1,6-diphosphatase) festgestellt. Bei alten Tieren tritt die Unterdrückung der genetischen Induktion bedeutend schneller ein, die Aktivität der Fermente sinkt sogar unter die Ausgangsgröße. Sogar bei einmaliger Gabe einer höheren Hormondosis wird bei erwachsenen Tieren die weitere Stimulierung der Fermentsynthese, bei alten ihre Verminderung festgestellt.

Das Erlöschen der genetischen Induktion bei langzeitiger Hormonzufuhr ist ein Ergebnis der Verminderung der Biosynthese am genetischen Apparat. Davon zeugt, daß sich der Gehalt und die Erneuerung der Informations- und ribosomalen Ribonukleinsäure vermindern.

Im Alter verringert sich also der mögliche Bereich der pharmakologischen Stimulierung der Eiweißbiosynthese, es kommt schneller zum Erlöschen der Prozesse der genetischen Induktion. Die Depression der genetischen Aktivität entsteht bei solchen Dosen des Pharmakons, welche die Syntheseprozesse erwachsener Tiere noch stimulieren.

Die genetische Induktion ist ein sehr wichtiges Anpassungphänomen der Zelle. Viele Hormone (Insulin, Kortikoide, Geschlechtshormone, somatotropes Hormon) stellen Induktoren dar. In den Mikrosomen befindet sich ein leistungsstarkes System zur fermentativen Vernichtung chemischer Substanzen, die nach dem Prinzip der genetischen Induktion wirken. Daher ist die Veränderung dieses Vorgangs der wichtigste molekulare Mechanismus der Wandlungen in den Reaktionen des Organismus auf pharmakologische Substanzen.

Wenn für die allgemeine Pharmakologie die Feststellung der Verbindung zwischen der Struktur eines Stoffes und seiner Wirkung von ausschlaggebender Bedeutung ist, so wird für die Alterspharmakologie diese Aufgabe noch komplizierter im Zusammenhang mit den Verschiebungen der Reaktionsfähigkeit einzelner Gruppierungen. Die Veränderung der pharmakologischen Wirkung kann mit Verschiebungen der räumlichen Anordnung der spezifischen Gruppierungen im Eiweiß, mit Verschiebungen in den allosterischen Gesetzmäßigkeiten verbunden sein. So ist bekannt, daß im Molekül der Cholinesterase zwei wichtige reaktionsfähige Punkte, der Anion- und Esterasepunkt, vorhanden sind, zwischen denen ein bestimmter Abstand besteht. Wir haben gezeigt, daß Unterschiede in der Wirkung einzelner Anticholinesterase-Stoffe auf den räumlichen Wechselbeziehungen, den Abständen zwischen den aktiven Zentren des Fermentmoleküls basieren.

Die vorliegenden Daten über die altersabhängigen Veränderungen der Empfindlichkeit, der Reaktionsfähigkeit und der Widerstandsfähigkeit sind für die Ausarbeitung rationeller Arzneimitteldosen von Bedeutung. Zugleich muß man für die endgültigen konkreten Empfehlungen die Besonderheiten der Applikation der Pharmaka, insbesondere ihrer Resorption, Speicherung, Ausscheidung, Nachwirkung u. a. kennen. Im Alternsgang ändert sich die Reaktion auf verschiedene Stoffe nicht einheitlich, es fehlen einheitliche Koeffizienten der Relation zwischen Präparatdosis und Alter. All dies erfordert eine konkrete Untersuchung der altersabhängigen Pharmakodynamik verschiedener Gruppen von Pharmaka.

Das Wissen um die Reaktion des alternden Organismus auf chemische Substanzen ist noch für weitere Wissenszweige von Bedeutung, für Toxikologie,

Arbeitshygiene und Berufserkrankungen. Die Chemisierung der Volkswirtschaft führt dazu, daß auf den Menschen im Alltag und auf Arbeit dauernd chemische Stoffe einwirken. Bis in die allerletzte Zeit fanden bei der Analyse der Reaktionen auf diese Faktoren und bei der Ausarbeitung prophylaktischer Maßnahmen die Altersbesonderheiten des Reagierens des Organismus keine Berücksichtigung. Sie erfordern aber dringend die Entwicklung einer Alterstoxikologie. Das kann an einer Reihe von Beispielen demonstriert werden. Dabei ist es wichtig, sich nicht auf die Bestimmung der Toxizität, der Toleranz zu beschränken, sondern zu versuchen, die Reaktionen bei einem breiten Dosisspektrum der Substanzen festzustellen.

So verbreitete sich wegen der hohen antikariösen Wirksamkeit die Fluorierung des Wassers mehr und mehr. Unser Mitarbeiter W. I. Ziprijan (1968) zeigte, daß eine Aufnahme fluorierten Wassers (1,2 mg/l) während des gesamten Lebens die normale Entwicklung weißer Ratten nicht stört. Bei weiterer Erhöhung der Konzentration von Fluor im Trinkwasser erwiesen sich alte Tiere als empfindlicher gegenüber seiner toxischen Wirkung. Nach täglicher Gabe von 3 mg/kg Körpergewicht 1 Monat lang sanken die Intensität der Glykolyse und die Aktivität der Sukzinodehydrogenase, Zytochromoxydase sowie der NAD- und NADP-Diaphorase in Leber und Myokard alter Ratten viel deutlicher. Bei ihnen wurden auch die Funktionen der Schilddrüse und der Nebennieren mehr in Mitleidenschaft gezogen.

Alte Tiere waren empfindlicher gegenüber solchen toxischen Verbindungen wie Monojodazetat, 2,4-Dinitrophenol, Phenol, Indol, Kadmiumsalze u. a. (W. W. Frolkis, W. G. Korotonoshkin). Interessante Befunde erzielten in dem Zusammenhang I. M. Trachtenberg und Mitarb. (Trachtenberg u. Kulik 1963, Trachtenberg 1968a, 1968b). Sie stellten fest, daß nach manchen toxischen Einwirkungen an alten Tieren schneller eine Unterdrückung der reflektorischen Tätigkeit und eine Schwächung der Reaktionen einzelner funktioneller Systeme auftreten. In die Beurteilung toxischer Faktoren muß man auch einbeziehen, daß ein Mensch ihnen um so länger ausgesetzt sein kann, je älter er ist. Schließlich müssen die Altersbesonderheiten der Reaktionen auf chemische Faktoren bei deren Normierung im Produktionsmilieu Berücksichtigung finden.

KAPITEL XIV

Wege zur Verlängerung des Lebens

> Wenn ich auf Fischfang gehe, ziehe ich einen großen Angelhaken einem kleinen vor. Keinen großen Fisch gefangen zu haben ist doch immer angenehmer als keinen kleinen Fisch gefangen zu haben.
>
> Szent-Györgi

Wir alle sind Zeugen der wissenschaftlich-technischen Revolution, welche unsere Umwelt und Lebensweise tiefgreifend ändert. Jedoch ist uns nicht immer bewußt, daß wir auch Zeitgenossen einer wissenschaftlich-biologischen Revolution sind, zu deren größten Errungenschaften die Aufdeckung der Alternsmechanismen und der Wege einer aktiven Lebensverlängerung des Menschen gehören wird.

Der Gerontologie fallen dabei zwei Aufgaben zu, eine taktische und eine strategische. Die taktische besteht in der Realisierung der möglichen Lebenszeit des Menschen, welche ihm als Vertreter einer biologischen Art von der Natur bestimmt ist, die strategische besteht in der Verlangsamung des Alterns und im Einflußnehmen auf die artspezifische Lebenszeit.

Bekanntlich ist die mittlere Lebenszeit, ein statistischer Begriff, in den einzelnen Altersgruppen unterschiedlich. Zum Beispiel für die heute lebenden 70jährigen beträgt sie noch weitere 12 Jahre. Aus der Erhöhung der Lebenserwartung ergeben sich Veränderungen in der Bevölkerungsstruktur, eine Alterung derselben, welche demographisch erfaßbar ist. Jedoch hängt das nicht so sehr mit Einwirkungen auf den Ablauf des Alterns als mehr mit der Eindämmung jener Faktoren zusammen, welche die Lebenstätigkeit des Organismus stören. Denken wir nur an die sozial-ökonomischen Umgestaltungen, an die Verbesserung des Milieus, an die erfolgreichen Maßnahmen zur Verminderung vor allem der Kindersterblichkeit. Anliegen der Gerontologie dagegen sind direkte Einflußmöglichkeiten auf den Prozeß des Alterns.

Immer mehr Forscher gelangen heute zu dem Schluß, daß die Wege zu grundlegender Veränderung des Tempos des Alterns und damit zur Verlängerung der Lebensdauer prinzipiell gangbar sind. Die Mehrzahl solcher Ansätze befindet sich noch im Stadium von Hypothesen oder kühnen Experimenten. Jedoch ihre theoretische Richtigkeit, das Ausgehen von den realen Alternsmechanismen begründen die Hoffnung auf Erfolg und den Glauben an den Sieg in diesem Zweikampf des Menschen mit seiner eigenen Natur.

Nach Comfort (1971) erfolgen schon 1975 direkte Experimente zur Verlangsamung der menschlichen Alternsveränderungen, etwa 1990 werden dann Mittel zur Verlängerung des aktiven Lebens um 20% angewandt. Natürlich ist es schwer, konkrete Zahlen vorauszusagen. Vieles wird von den Beziehungen dieser Einwirkungen zu den fundamentalsten Alternsmechanismen abhängen.

Völlig gerechtfertigt ist die große Beachtung, die der Verhütung und Heilung von Erkrankungen des Herz-Kreislauf-Systems und von bösartigen Geschwülsten geschenkt wird. Man muß aber auch zugestehen, daß die reale Möglichkeit der Beeinflussung des Alterns für die Prophylaxe der Arteriosklerose und des Krebses von Bedeutung sein kann. Entstehen doch diese Erkrankungen meist in einer bestimmten Altersperiode, auf der Grundlage bestimmter Stoffwechsel- und Funktionsänderungen.

Berechnungen ergaben, daß effektive Mittel zur Verhinderung von Herz-Kreislauf-Erkrankungen die Lebensdauer um 8 Jahre zu verlängern vermögen. Eine Beeinflussung des Alterns würde einen bedeutend größeren Zeitgewinn bringen. In breitem biologischen Zusammenhang gesehen ist die Prophylaxe der Arteriosklerose und des Krebses die taktische Aufgabe, die Beeinflussung des Alternsprozesses die strategische, welche gleichzeitig die taktische mit löst.

Die Lebensspannen der Arten unterscheiden sich stark voneinander, manche sind dutzende oder sogar hunderte Male länger als andere. Die Differenzen innerhalb jeder Art, das Ausmaß der Langlebigkeit ist immer ungefähr gleich (Frolkis 1973). Es gelang zu zeigen, daß die mögliche individuelle Langlebigkeit stets um etwa 25–55% von der artspezifischen Lebenszeit abweicht. Für den Menschen sind es 30–50 Jahre. Eine weitere Ausdehnung des Lebens sprengt das eigentliche artspezifische Programm.

Die Erarbeitung konkreter Wege zur Lebensverlängerung muß von den existierenden Vorstellungen über das Altern ausgehen. Deshalb versuchen die meisten Experimentatoren, Mittel mit Wirkungen auf den genetischen Zellapparat und auf die neurohumorale Regulation zu finden. Wenn man an der Ansicht festhält, daß das Altern an eine Schädigung des genetischen Apparates durch Anhäufung von Fehlern gebunden ist, müssen unsere Hauptangriffspunkte sein: erstens die Ansammlung von Produkten der Lebenstätigkeit in der Zelle zu verhindern, zweitens diese Substanzen zu binden und aus der Zelle zu entfernen, drittens den genetischen Apparat und die DNS vor schädigenden Faktoren zu bewahren. Reduziert man dagegen das Altern auf vorprogrammierte Veränderungen, müßte die Suche nach Stoffen und Maßnahmen, welche das Tempo der Entfaltung des Programms verlangsamen, im Vordergrund stehen. Die Anerkennung der Verknüpfung des Alterns mit Wandlungen an den Regulatorgenen eröffnet hierbei zu Hoffnungen berechtigende Perspektiven. Über Regulatorgene wird die Wechselbeziehung zwischen Stoffwechsel der Gesamtzelle und Aktivität des genetischen Apparates verwirklicht. Das begründet die Möglichkeit einer Einwirkung auf ihre Aktivität, die Rhythmen ihrer Tätigkeit und so auf das Programm des Alterns. Die Verbindung programmierter Veränderungen mit Störungen des genetischen Apparates läßt die Ausnutzung aller beiden unterschiedlichen Zugänge zweckmäßig erscheinen.

Eine theoretische Grundlage für zukünftige Maßnahmen zur Lebensverlängerung liefert die von uns entwickelte Adaptations-Regulations-Theorie des Alterns.

Am Beispiel vieler Stufen der biologischen Organisation war in diesem Buch demonstriert worden, daß während des Alterns nicht nur Stoffwechsel und Funktionen erlöschen, sondern auch wichtige Anpassungsmechanismen auftreten. Gerade deren Ausprägung und Intensität bestimmen das Tempo des Alterns und damit die Lebenszeit des Organismus.

Viele dieser Anpassungsvorgänge sind genetisch fixiert. Folglich schließt die biologische Eigenart des Alterns selbst Mechanismen mit ein, welche auf eine Lebensverlängerung gerichtet sind. Die Ausarbeitung von Mitteln zu deren Stimulation verspricht darum besonderen Erfolg. Pharmaka müssen nicht nur auf eine Verhinderung oder Wiederherstellung erlöschender Funktionen, sondern auch auf die Entwicklung adaptiver Prozesse gerichtet sein.

Große Verbreitung fand die Konzeption von Schädigungen des DNS-Moleküls während des Alterns (Fragmentierung, Ausfall einzelner Basen, Quervernetzungen u. a.). Daraus resultieren die Erfolgsaussichten einer möglichen Aktivierung intrazellulärer Anpassungsmechanismen, vor allem der Systeme der Reparation von DNS, welche in der Phylo- und Ontogenese auftreten. Zuerst bei Mikroorganismen, dann auch bei höheren Lebewesen bildeten sich reaktivierende Systeme aus (Witkin 1963, 1966, Hamarvalt u. Haynes 1965, Roberts 1968, Ho u. Hieda 1968, Zanato u. Zamagawi 1969, Cleaker 1969, Dubinin u. Soifer 1969). Wahrscheinlich durchläuft die Reparation der DNS mehrere Stadien, Erkennen der Störung und Abtrennen des DNS-Fadens am Ort der Schädigung, Zerschlagen des geschädigten Segments zusammen mit den angelagerten Nukleotiden, ergänzende Synthese an der Matrize, Einbau des neusynthetisierten Abschnittes in das DNS-Molekül. Während der DNS-Reparation kann es zu strukturellen Mutationen kommen (Dubinin u. Soifer 1970, Tomilin 1970).

Man darf vermuten, daß unter natürlichen Bedingungen manche primären Alternsschädigungen der DNS durch fermentative Reparation beseitigt werden. Zum Beispiel besitzen die Zellen von Mensch und Tier die Fähigkeit, DNS nach ihrer Strahlen- oder chemischen Schädigung zu reparieren. Mit dem Alter sinkt die Aktivität der Gene, welche die betreffenden Fermente synthetisieren, das akkumuliert Schädigungen des genetischen Apparates. Deshalb ist der Weg vielversprechend, die Synthese dieser Fermente in der Zelle durch Zugabe ihrer Kofermente anzuregen. Gegenwärtig sucht man sehr nach solchen Substanzen, die die Bildung reparierender Enzyme stimulieren. Einige sind schon isoliert. Zu ihnen gehört die DN-ase, welche in die tierische Zelle einzudringen vermag.

Es gibt Befunde, wonach exogene DNS in bestimmten Situationen das Geschwulstwachstum unterdrückt sowie den genetischen Apparat vor Strahlenschäden schützt. DNS wirkt günstig auch auf einige Bereiche des Stoffwechsels alternder Organe. Möglicherweise hängt das mit der Aktivierung reparierender Systeme zusammen.

Große Bedeutung für Schädigungen des genetischen Apparates schreibt man der Ansammlung überaus aktiver freier Radikale, welche während oxydativer Reaktionen entstehen, zu. Die Mehrzahl solcher Moleküle hat eine sehr kurze Lebenszeit. Am häufigsten treten sie bei der Oxydation, der Reduktion oder bei Strahleneinwirkung auf. Sie entstehen aber auch während der Peroxydbildung von Lipiden der Zellmembranen. EMMANUEL (1972) nimmt an, daß mit den Jahren die Oxydation organischer Säuren, in erster Linie der Fettsäuren, beeinträchtigt wird, was zu einer großen Menge freier Radikale führe. Nach HARMAN (1962) entstehen im endogenen Stoffwechsel oder unter Bestrahlung aus Wasser geringe Mengen HO- und HO_2-Radikale, welche eine hohe Reaktionsfähigkeit besitzen. HARMAN (1962) meint, daß sie sowohl das Altern als auch Geschwülste verursachen, indem sie den Zustand des genetischen Apparates verändern und die DNS-Struktur schädigen. Sie können das gesamte Genom der Zelle inaktivieren und blockieren. Ein erfolgversprechender Weg zur Verlängerung des Lebens besteht deshalb in der Verhinderung ihrer Anreicherung. Nach CHOPE und BRESLOW (1956) ist die Lebensspanne von Menschen mit niedriger Konzentration der leicht oxydierbaren Vitamine C und A geringer als bei Leuten mit hoher Konzentration dieser Wirkstoffe. HARMAN (1956, 1962) beobachtete bei Mäusen eine Lebensverlängerung nach 2-Merkaptoäthylaminhydrochlorid und dem Hydrochlorid des Zysteins, welche freie Radikale binden.

Bekannt sind viele Antioxydantien, die übliche Zellkomponenten darstellen — Rutin, Vitamin E, Thyroxin u. a. (TAPPEL 1968, SHARMA 1968, WYNN 1968). Sie schützen normalerweise die Zellen vor solchen Radikalen. Eine wichtige Waffe im Kampf gegen deren Anhäufung besteht in der Aktivierung derjenigen Systeme, welche die endogenen Antioxydantien synthetisieren. Die Anpassung der Gewebe an Hypoxie führt zur Verringerung der Anhäufung freier Radikale und verlängert offenbar das Leben der Bergbewohner. All das erklärt, warum man durch Zufuhr von Antioxydantien das Leben im Tierexperiment um 30—40% verlängern kann.

Viel freie Radikale entstehen im Verlaufe der Überoxydation von Lipiden bei der senilen Arteriosklerose (SINEX 1962, JONSON 1967, ADJAMA 1967). Daher die erfolgreiche Anwendung von Oxydationshemmern der Lipide, vor allem einer Reihe Phenole und anderer hydroxyaromatischer Verbindungen.

Nach HARMAN (1968) ist die Anwendung von Inhibitoren der freien Radikale besonders sinnvoll. Mit Hilfe der bereits jetzt bekannten Antioxydantien könne man das Leben des Menschen schon um 5 Jahre verlängern.

Ein nicht zu überschätzendes Gewicht innerhalb der makromolekularen Veränderungen hat die Ausbildung von Quervernetzungen zwischen den Kollagenfasern, den DNS-Molekülen sowie zwischen einzelnen Eiweißen. An diesen Vernetzungen beteiligen sich nicht nur freie Radikale, sondern auch aktive Metabolite, nach BIORKSTEN (1958) z. B. an der Proteinpolymerisation α-Ketoglutar-, Brenztrauben-, Zitronen- und Fumarsäure, Kupfer, Eisen u. a. Daher die Wichtigkeit solcher Faktoren, welche die Anreicherung jener Metabolite verhindern, sie binden oder die Quervernetzungen lösen. Hierher gehört auch die Aktivierung kollagenolytischer Fermente. Lathyrogene hemmen die enzymatische Desaminierung der Lysingruppen des Kollagens und vermindern deutlich dessen Querbrücken (WALTER, SELBY u. FRANCISKO 1965, COBB u. KOLNING 1968, NORDGRENETAL 1969), jedoch eine Lebensverlängerung tritt nicht auf.

Nach LA BELLA (1968) erhöht β-Aminopropionitril, das die Bildung von Querbrücken unterbindet, die Lebensdauer von Tieren. Günstig scheint aus dieser Sicht die Herstellung effektiver Antikollagenseren. Auch eine Anwendung der Aminosäuren, welche die Aggregation und Präzipitation des Kollagens unterdrücken, bietet sich an (GRANT u. ALBURN 1966).

Viele physiologische Reaktionen bedürfen der Sulfhydrylgruppen im Protein. OLZIN (1965, 1966) kam zu dem Schluß, daß das Altern eine fortschreitende Anhäufung von Disulfidgruppen in den Eiweißen begleitet. Nach B. I. GOLDSCHTEIN und Mitarb. (1969) wächst in einer Reihe Eiweiße während des Seniums die Reaktionsfähigkeit der Sulfhydrylgruppen, ihre Reservemöglichkeiten nehmen jedoch ab. Auf jeden Fall berechtigt das zur Medikation von Thiolverbindungen und schwefelhaltigen Aminosäuren (Methionin, Zystein). Man vermutet darüber hinaus, daß Thiolverbindungen den genetischen Apparat vor Schädigungen nicht nur bei der Strahlenkrankheit, sondern auch beim Altern schützen können. Deshalb fügt man sie den sogenannten geriatrischen Präparaten bei. OLZIN (1972) nimmt auf Grund der Disulfidbrückenbildung in den Eiweißen eine senile Erhöhung der Querverbindungen an. Substanzen, welche SH-Gruppen freisetzen, verringern derartige Brücken und fördern die „Reaktivierung" der Proteine.

Die einzelnen Zellelemente altern ungleichmäßig. Das legt die Ausnutzung von Faktoren mit selektiver Wirkung auf Nervenzellen und Bindegewebsfasern nahe. Nach LEVI-MONTOLEKI (1968) erneuert ein sogenannter Wachstumsfaktor des Nervengewebes spezifisch die Nervenzellen. Gleichzeitige Gabe von RNS und RN-ase sowie von Substanzen, welche die Permeabilität der Blut-Parenchym-Schranke ändern, hat auf den Stoffwechsel und die Funktionen der Nervenzellen des alternden Organismus eine nachhaltige Wirkung.

In Übereinstimmung mit der Genregulationshypothese hängt das Alternsgeschehen mit Vorgängen in den Regulatorgenen zusammen. Es existiert eine gewisse Korrelation zwischen Intensität und Rhythmus der Arbeit des Gens sowie seinen Alternswandlungen. In späteren Stadien der Ontogenese treten die Veränderungen der Strukturgene, Beeinträchtigungen ihres Codes, Fehler der genetischen Information in den Vordergrund. Wahrscheinlich können die einzelnen Einwirkungen noch am zweckmäßigsten genutzt werden. Eine Normalisierung ihrer Arbeit führt zur notwendigen Eiweißbiosynthese, zur erforderlichen Fermentaktivität und unterdrückt damit den Anstieg der Konzentration von Metaboliten, welche eventuell die Strukturgene schädigen. Ein zielgerichtetes Eingreifen in die Regulation des genetischen Apparates verspricht somit Erfolg. Möglich ist die Nutzung bestimmter Substrate, die Induktoren darstellen (Hormone). Der Effekt einer besonderen Diät für die Lebenszeit hängt von der Einstellung eines optimalen „Arbeitsrhythmus" der Regulatorgene ab.

Anabole Faktoren, darunter auch Hormone, sind für die Festigung der Membranstruktur der Zellorganellen wichtig. Möglicherweise ist die mit dem Alter einsetzende Überoxydation der Lipide eine Ursache der Lysosomenzerstörungen und Zelluntergänge. Stabilisierung der Lysosomenmembran vermag die Lebensdauer der Zellen zu verlängern. Bedeutung könnte auch der wahlweisen Stimulation dieser oder jener Gene durch einen Wechsel der Aminosäurezusammensetzung der Nahrung zukommen.

Bei der Erörterung der Wege zur Verlängerung des Lebens denkt man am häufigsten an eine Anregung bestimmter Stoffwechselzyklen und Genorte. Die Genregulationstheorie des Alterns fundiert die Wirkungen, die zeitweilig und zielgerichtet die Arbeit bestimmter Gene hemmen. Eine derartige „Erholung" bzw. temporäre Unterdrückung der genetischen Aktivität wird zur Wiederherstellung der „Leistungsfähigkeit" der Regulatorgene beitragen sowie mögliche Veränderungen der Reaktionsfähigkeit einzelner Gruppierungen und in Verbindung damit die Affinität zu sich anreichernden Metaboliten verhindern. Wir zeigten, daß kurzzeitige „Blockade" eines Gens nach dessen Dauerleistung infolge vieltägiger Hydrokortisonzufuhr die schnelle Wiederherstellung der genetischen Aktivität unterstützt. Letztere beurteilten wir nach der induktiven Fermentsynthese.

Eine Verlängerung des Lebens von Tieren sieht man bei wiederholter Anwendung mehrerer Inhibitoren der Eiweißbiosynthese (einige Antibiotika, Ribunuklease). In dem Falle wird ein Einfluß auf das Tempo der Entfaltung des Alternsprogramms ausgeübt.

Nach der „Herren-und-Sklaven-Hypothese" existieren „Hauptgene" und deren „Kopien", welche von ersteren reguliert werden (Whitehause 1967, Callan 1967). Ungefähr 10% des Genoms der Zellen des Kalbes stellen Nukleotidsequenzen dar, die sich 10^6mal wiederholen, bei 15% wiederholen sie sich 10^3—10^5-mal (Britten u. Kohne 1968). Vermutlich können durch einen „Schichtwechsel" der einzelnen Gene eine hohe Zuverlässigkeit des Gesamtsystems, dessen anhaltende Tätigkeit sowie Veränderungen des Alternsprogramms erreicht werden. Der Optimierung der Eiweißbiosynthese während des Alterns dürfte das Prinzip des Wechsels der Induktoren dienen.

Einem Strukturgen entsprechen mehrere Regulatorgene. Das gewährleistet eine breite Anpassung der Genaktivität an Stoffwechsel und Funktionen der Zelle. Der Vergleich der induktiven Enzymsynthese bei unterschiedlichen Induktoren gestattet die Schlußfolgerung, daß die Alternsveränderungen in den einzelnen Regulatorgenen differieren. Deshalb läßt sich über einen Wechsel der Induktoren, einen Wechsel der Aktivität verschiedener Regulatorgene eine ausreichende Biosynthese ohne grobe Veränderungen in den Regulatorgenen erzielen.

Aussicht auf Erfolg hat weiterhin die Zufuhr von Komponenten des Eiweißsynthesesystems, z. B. von Fermenten. Dabei wird wohl nicht so sehr eine Ersatztherapie betrieben, vielmehr verschiebt die zugegebene Komponente des Systems die Relationen zwischen den Gliedern seiner Regulation und hat so einen bestimmten Effekt.

Besondere Aufmerksamkeit gebührt der rationellen Ernährung des Menschen, diesem wichtigen Regulationsfaktor des Zellmetabolismus. McCay (1934, 1939), Nikitin (1956, 1968) u. a. zeigten, daß eine qualitativ vollwertige, aber mengenmäßig ungenügende Ernährung die Lebenszeit weißer Ratten wesentlich vergrößert. Eine das Wachstum zügelnde Ernährung erhöht sie um 40—50%, Ratten erhielten ab dem 1. Monat 100 Tage lang Rationen, die kalorisch gerade zur Erhaltung des Gewichtes ausreichten. Die Eiweiß- und Vitaminmenge war so wie in den Kontrollgruppen. Danach wurden die Tiere für kurze Zeit bei üblicher Diät (bis zur Steigerung des Körpergewichts um 10 g) gehalten und erneut 100 Tage lang durch Nahrungsmangel das Wachstum gestoppt. Nikitin (1969) dehnte diesen Wechsel der Rationen auf 1 oder 2 Jahre aus, erst dann bekamen die Tiere wieder genug Futter. Seine alten Tiere erinnerten äußerlich an adulte. Ihre Gewebe unterschieden sich in biochemischen Kennziffern deutlich von denen anderer Tiere, welche stets genug zu fressen hatten. Interessant, daß die geringere Größe und das kleinere Gewicht der Organe nicht auf kleinere Zellen, sondern auf verminderte Zellteilungen zurückgehen (Fukuda u. Silatan 1953, W. N. Nikitin u. Mitarb. 1965). Die Vorgänge in der neurohumoralen Regulation der Versuchsratten tragen Merkmale eines mäßigen und ungewöhnlichen Stress — Hyperfunktion der Nebennierenrinde, Erhöhung der Inkretion der Glukokortikoide sowie des ACTH, Unterdrückung der Schilddrüse, Erhöhung der Aktivität des Inselapparates. Neben der beschriebenen Versuchsanordnung von McCay untersuchten Risen (1947), Ross (1961) sowie Berg und Simms (1962) einige andere kalorisch nicht so sehr reduzierte Diäten. Bei all diesen milderen Formen wurde der Schluß gezogen, daß die Tiere um so länger leben, je größer die Nahrungsbeschränkung ist.

Man wird heute kaum mehr der Meinung McCays und Mitarb. (1943) über die Verbindung der Lebensverlängerung bei gebremstem Wachstum durch Diät mit einer geringeren Häufigkeit chronischer Erkrankungen beipflichten können. Nikitin (1965) glaubt, daß vielmehr tiefgreifende Verschiebungen der neurohumoralen Regulation das Entscheidende sind. Eine nicht geringe Bedeutung dürfte die Unterbindung der Überbeanspruchungen der Genomregulation besitzen, welche bei Nährstoffbelastungen auftreten. Wissen wir doch, daß die Nahrungsbestandteile Substrate für viele Fermentsysteme darstellen, deren optimales Niveau durch genetische Induktion eingestellt wird.

Es ist also festzuhalten, daß eines der sichersten Mittel zur Verlängerung des Lebens eine qualitativ vollwertige, quantitativ eingeschränkte Diät ist. Die damit verbundene Erniedrigung des Substratverbrauchs in der Zelle vermindert die Anhäufung freier Radikale sowie die Bildung von Quervernetzungen und verhindert eine Überforderung der Regulatorgene.

Die Anerkennung der Priorität des genetischen Apparates bei der Genese des Alterns besagt nicht, daß alle molekularen Beeinflussungen über die Eiweißbiosynthese laufen müßten. Die Tätigkeit mancher Zellstrukturen des Organismus limitiert, zumindest in einigen Fällen, sekundäre Veränderungen im Energiestoffwechsel. Es liegen schon zahlreiche Fakten vor, welche von wesentlichen Wandlungen der Energieerzeugung in Myokard- und Nervenzellen sprechen. Von diesem Blickpunkt aus wird der günstige Effekt starker Polyvitaminkomplexe im fortgeschrittenen und hohen Alter begreiflich. Klinische Beobachtungen bestätigen deren positiven Einfluß auf die energetischen Prozesse, den Lipidstoffwechsel, den Funktionszustand des Nerven-, endokrinen und des Herz-Kreislauf-Systems sowie auf die Leistungsfähigkeit älterer Personen (Tschebotarew 1969,

Sapadnjuk 1969, Mankowski 1969). Bekanntlich beteiligen sich die Vitamine B_1, B_2, B_6, B_{12}, B_{15}, P, C und einige andere am Energiestoffwechsel als Kofermente. Die günstige Wirkung der Vitamine hängt längst nicht immer mit der Kompensation eines Mangels zusammen. Die Konzentration mehrerer bleibt im Senium ziemlich konstant (Rasumowitsch 1972). Bedeutender ist offenbar ihre pharmakodynamische Wirkung. Trotz der zahlreichen Befunde über den allgemein günstigen Effekt der Vitamine verfügen wir praktisch über keine sicheren Angaben dazu, ob sie auch das Leben verlängern.

Unmöglich darf man ohne Begründung in die Präparate alle bekannten Vitamine aufnehmen. Das trifft auch auf die Spurenelemente zu. Einige werden nämlich in komplexe Biopolymere, besonders in die DNS, eingebaut und schädigen deren Struktur. Andererseits stimulieren Spurenelemente manche Stoffwechselvorgänge im alternden Organismus. Deshalb schlagen die einen Autoren die Anwendung von Komplexen vor, welche Metalle binden (Dubina 1971), andere fügen umgekehrt Spurenelemente geriatrischen Präparaten zu.

Sehr häufig verabreicht man als Geriatrika neben Vitaminen antisklerotische Präparate, Spurenelemente, gefäßerweiternde Substanzen und RNS, häufig wird nicht ohne Erfolg auch ATP verwendet. Letzteres dient weniger dazu, den Mangel an Energieträgern in den Zellen abzudecken. Offenbar besteht der günstige Effekt in einer allgemeinen pharmakologischen Wirkung dieses Moleküls und seiner Abbaustufen auf das Regulationssystem der Energieversorgung. Die Korrelation des ATP zu seinen Vorstufen hat ja große regulatorische Bedeutung für die Intensität und die Wechselbeziehungen der oxydativen und der glykolytischen Phosphorylierung.

Im Laufe des Lebens ändern sich die einzelnen Glieder der Regulation des Energiestoffwechsels ungleichmäßig. Während die einen Stoffwechselzyklen erhebliche Beeinträchtigungen erfahren, bleiben andere lange Zeit relativ stabil. Daraus ergibt sich ein wichtiges Prinzip für Mittel gegen das Altern des Organismus. Wir nannten es das „Umgehungsprinzip" und meinen damit die Ausnutzung relativ wenig in Mitleidenschaft gezogener Stoffwechselwege für die Aufrechterhaltung des notwendigen Niveaus plastischer und energetischer Prozesse. Hier ein Beispiel. Während des Alterns steigt die Gewebshypoxie, wandelt sich die Energieversorgung der Zelle. Zugeführte Substrate können wegen der Veränderungen in der Atmungskette nicht ausreichend in die Energiegewinnung einbezogen werden. Demgegenüber wiesen wir nach, daß die Aktivität der Sukzinodehydrogenase im Senium wächst.

Bekanntlich wird Bernsteinsäure im Unterschied zu den meisten anderen Substraten unter Umgehung der Pyridinnukleotide, deren Menge und Relationen zueinander im Laufe des Lebens variieren, oxydiert. Das macht sie für Eingriffe in die Energetik der Zelle geeignet. Wir zeigten bereits, daß sie im Myokard alter Tiere die Gewebsatmung, das ATP sowie das Kreatinphosphat mehr als andere Substrate erhöht. Die Benutzung dieses relativ unbeschädigten Stoffwechselweges führt zur Normalisierung des Energiestoffwechsels.

Im Mechanismus des Alterns sind die Veränderungen der neurohumoralen

Regulation des Stoffwechsels und der Funktionen von Wichtigkeit. Direkte nervale oder über Hormone vermittelte Wirkungen können das endogene Stoffwechselgeschehen der Zelle einschließlich der Eiweißbiosynthese am genetischen Apparat beeinflussen. Es ließ sich nachweisen, daß Verschiebungen in der hypothalamischen Regulation die Anpassungsmöglichkeiten des Systems der Proteinsynthese und einer Reihe funktioneller Systeme während des Alterns einzuschränken vermögen (Frolkis u. Mitarb. 1972). Die Wandlungen der neurohumoralen Regulation bestimmen vor allem Tempo und Richtung der Alternsumstellungen im Herz-Kreislauf-, Atmungs- und anderen Systemen. Deshalb ist die Entwicklung von Mitteln, welche die Funktion des ZNS und die neurohumorale Regulation normalisieren, entscheidend für die Lösung des Problems der Lebensverlängerung. — Immer muß man dessen eingedenk sein, daß viele Vorgänge in den Geweben das Ergebnis sowohl eigentlicher Alternsveränderungen als auch regulatorischer Wirkungen, welche vom Nervensystem ausgehen, darstellen.

Eine Schwierigkeit bei der Anwendung von Pharmaka, die den Stoffwechsel der Nervenzentren normalisieren, liegt oft in der selektiven Permeabilität der Blut-Hirn-Schranke. Aus diesem Grunde ist der Effekt mancher Hormon- und Polyvitamin-Präparate auf jene geringer als auf andere Gewebe. Eines der wichtigsten Probleme der Pharmakologie allgemein und der Alterspharmakologie im besonderen ist die Schaffung von Trägersubstanzen, welche einen selektiven Einsatz garantieren. Durch eine erhöhte Konzentration anaboler Hormone und Vitamine im Gehirn gelingt es, dessen positive Wirkung auf den alternden Organismus bedeutend zu verstärken. Erfolg verspricht die Kombination allgemein den Stoffwechsel anregender Substanzen mit anderen, die den Transmitterumsatz im Gehirn normalisieren. Mit den Jahren kommt es zu einschneidenden Veränderungen sowohl in der Synthese und im Abbau der Mediatoren als auch in den Reaktionen der rezeptiven Eiweiße. Erreicht man eine Wiederherstellung der Übertragungsprozesse, normalisiert sich auch die nervale Regulation des Gewebsstoffwechsels. Mediatoren gewährleisten nicht nur die synaptische Leitung, sondern auch intrazelluläre Prozesse. Innerhalb der Zelle zunehmendes Azetylcholin erhöht ihre Widerstandsfähigkeit gegenüber Sauerstoffmangel erheblich. Indem wir die intrazelluläre Cholinesterase blockierten und so den Mediator anreicherten, gelang es uns, die Empfindlichkeit alter Tiere gegen Hypoxie zu senken und ihr Leben signifikant zu verlängern.

Als effektiv erwies sich die Medikation einzelner Komponenten des Systems der Eiweißbiosynthese. Unser Kollektiv zeigte eine gewisse Normalisierung nervaler Vorgänge an älteren Personen, wenn Komplexpräparaten Ribonukleinsäuren zugefügt worden waren.

Seit Brown-Sequard (1889), Steinach (1920) und Woronow (1929) hat man große Hoffnungen an Mittel zur Funktionssteigerung innersekretorischer Drüsen geknüpft. Es war jedoch falsch zu erwarten, daß Stimulation eines Gliedes der neurohumoralen Regulationskette (Geschlechtsdrüsen) das Altern wesentlich aufhalten könne. Das können nur Eingriffe in die neurohormonellen Beziehungen, in die gesamte endokrine Situation des Organismus. Nicht nur die Hormonsynthese gilt es zu beeinflussen, sondern auch die ganze Folgekette hormoneller Regulation, die Bindung der Wirkstoffe, ihre Aktivierung oder Unterdrückung. das Schicksal in den Geweben u. a.

Viele Hormone stellen Induktoren des genetischen Apparates dar. Das erklärt ihren anabolen Charakter. Beschrieben ist der günstige Effekt anaboler Hormone im höheren Alter, besonders der Geschlechtshormone, die ihrer androgenen Wirkung beraubt worden sind (MANKOWSKI u. LITOWTSCHENKO 1970, SWETSCHNIKOWA u. Mitarb. 1970). Aussichtsreich erscheinen modifizierte Hormonpräparate, an denen man die spezifische Wirkkomponente weitestgehend beseitigt, dagegen die Wirkung auf zentrale Strukturen erhalten hat. Sie beteiligen sich an Rückkopplungen im System der neurohumoralen Regulation und beeinflussen den Zustand der Nervenzentren.

Angaben über die Wirkung der Hormone auf die Lebensdauer sind spärlich. Eine sichere Verlängerung beobachteten FRIEDMAN (1963) und BODALSKY (1966) nach Verabreichung eines Extraktes aus dem Hypophysenhinterlappen. Das verantwortliche Agens war das Oxytozin.

COHEN und SHMAVONIUN (1966) sowie FRIEDMAN (1966) beschreiben eine Erhöhung der Lebensfähigkeit des Organismus bei kleinen Kortikosteroiddosen. DAVIES und KRUKUMER (1969) meinen, daß dies mit der Stabilisierung der Lysosomenmembranen und mit der Verzögerung des Zelluntergangs zusammenhängt.

Die Richtung, welche von A. A. BOGOMOLEZ und seinen Schülern begonnen wurde, verlangt einen weiteren Ausbau. Es existiert Tatsachenmaterial über einen günstigen stimulierenden Einfluß des zytotoxischen Antiretikularis-Serums. Organspezifische Seren gestatten, selektiv auf den Stoffwechsel einzelner Gewebe Einfluß auszuüben (SPASOKUKOZKI 1970). Im Rahmen der Biostimulation des alternden Organismus sind auch die Gewebstherapie (FILATOW 1948) und die Adaptogene (LASAREW 1970) sehr ernst zu nehmen.

Zu den geriatrischen Mitteln mit einem trophischen Angriffspunkt gehören auch Prokain und seine Abkömmlinge (ASLAN 1957, 1972). Das Gerovital von ASLAN (1972) wird oft mit Vitamin- und Epiphysenpräparaten verglichen. Nach ASLAN unterstützt diese Gruppe von Präparaten den Stoffwechsel und eine Reihe Funktionen des alternden Organismus.

Die moderne Medizin verfügt über ein großes Arsenal von Empfehlungen und Arzneien für prophylaktische Zwecke. Jedoch werden solche Präparate selten auf eine lebensverlängernde Komponente geprüft. Sogar für viele spezielle geriatrische Präparate trifft dies zu. Wir meinen, daß solch eine Prüfung zu einer gesetzmäßigen Etappe jeder Arzneimitteltestung werden müßte. Es wäre immerhin die Kombination eines zeitweilig günstigen Effektes mit einer Verkürzung der Lebensspanne denkbar. Häufig wird die Anregung des Stoffwechsels und der Funktionen durch maximale Mobilisierung und Überbeanspruchung adaptiver Mechanismen erreicht und nicht, wie es allein zweckvoll ist, durch deren Entwicklung und Vervollkommnung.

Die Suche nach Mitteln, die das Leben verlängern, erfordert große Ernsthaftigkeit, eine solide experimentelle Basis und komplexes Herangehen. Der Erfolg auf diesem Wege wird schließlich all unsere Bemühungen, Fehlschläge und materiellen Ausgaben belohnen. Eine vernünftige Lebens- und Arbeitsweise sowie eine vernünftige Freizeitgestaltung sind jedoch unabdingbare Voraussetzung.

Schon 1796 gab der deutsche Arzt und Gelehrte Hufeland in dem Buch „Die Makrobiotik oder die Kunst, das menschliche Leben zu verlängern" viele hygienische und diätetische Ratschläge, die wenig von den heutigen Empfehlungen abweichen. Nach ihm sei der Grundstein für ein langes Leben Mäßigkeit in allem und ein guter Gemütszustand. Diesen ganzen Komplex nannte I. I. Metschnikow Orthobiose. „Die Theorie der Orthobiose propagiert den Wert eines normalen Lebens und rät, alles zu tun, was dazu führen kann ... Orthobiose verlangt ein arbeitsames, gesundes, maßvolles Leben, dem jeder Luxus und alle Ausschweifungen fremd sind."

Immer streben die Gerontologen nicht nur nach einer Verlängerung der Lebenszeit, sondern auch nach einer aktiven Langlebigkeit, nach der Ausdehnung der möglichen Leistungsfähigkeit und des optimalen Gesundheitszustandes. Es geht um das bekannte Prinzip, dem Leben nicht nur Jahre anzuhängen, sondern es um Jahre zu bereichern.

Heutigentags werden Dutzende von Monographien, Tausende von Artikeln der rationellen Lebensweise gewidmet. Die Notwendigkeit hoher schöpferischer Leistung, motorischer Aktivität, emotionaler Bindungen, aktiver Erholung und einer gewissen Nahrungsbeschränkung erkennen alle an, aber längst nicht alle gehorchen ihr. Erforderlich sind optimale und dabei individuell zugeschnittene Lebensformen nach einem einheitlichen Plan. Jedoch übermäßige Betonung selbst sehr günstiger Faktoren kann nicht Nutzen, sondern eher Schaden bringen.

Sehr heftig wird gegenwärtig die Problematik Mensch—Maschine diskutiert. Der Einzelne vermag mit leichter Handbewegung Kräfte in Gang zu setzen, die den Energien tausender menschlicher Hände entsprechen. Aber welche Verbreitung auch die Maschinen erlangen werden, sie können niemals die Bewegung des Menschen ersetzen. Letztere ist einer der fundamentalsten physiologischen Stimulatoren und Regulatoren der Lebensprozesse.

Raab (1962) nannte den heutigen Menschen richtig einen „tätigen Nichtstuer", der die Bequemlichkeiten der Zivilisation und die Einschränkung der motorischen Aktivität mit seinem Herzen bezahlt. Bewegungsarmut verkürzt das Leben von Versuchstieren (Bojer 1970). Körperliche Belastung stellt in unseren Tagen ein sehr wichtiges Mittel zur Erhaltung eines optimalen Niveaus der Lebensvorgänge dar. Erhöhte Motorik verlängert das Leben von Versuchstieren (Retzlatt 1965, Aldo 1966, Milton 1967, Mameeb 1968).

Die Mehrzahl Langlebiger führte eine physische Tätigkeit aus. Bei letzterer werden Regenerationsvorgänge angeregt. G. W. Folbort und seine Schüler bewiesen, daß die Ermüdung die Wiederherstellung stimuliert. Bei einem bestimmten Ermüdungsgrad verursachen die Regenerationsprozesse ein höheres

Stoffwechsel- und Funktionsniveau als im Ruhezustand vorliegt. Nur eine ermüdende Tätigkeit gewährleistet die notwendige Intensität regenerativen Geschehens. — Es gibt noch einen wichtigen Aspekt des Einflusses physischer Aktivität auf die Lebensdauer. Bei Muskelbelastungen entsteht stets, mehr oder weniger deutlich, eine Hypoxie, während der die Kompensationsmechanismen eines Sauerstoffmangels trainiert und vervollkommnet werden. Die Hypoxie, wie sie während verschiedener Erkrankungen in erster Linie des Herz-Kreislauf-Systems (Koronarinsuffizienz, Insuffizienz der Hirndurchblutung u. a.) auftritt, endet sehr häufig mit dem Tod des Menschen. Deshalb hat die Vollkommenheit, die Bereitschaft von Mechanismus zu ihrer Kompensation eine so immense Bedeutung.

Allerdings werden sich physische Überbeanspruchungen ungünstig auf das Altern auswirken. Der Hinweis mag genügen, daß übermäßige Steigerungen der oxydativen Prozesse freie Radikale anhäufen und so die molekulare Struktur der Zelle schädigen kann.

Eine vernünftige Lebensweise besitzt besondere Bedeutung für die Aufstellung eines Maßnahmeplanes, welcher das vorzeitige Altern verhindern soll. Eine breite Anwendung von Mitteln zur unspezifischen Stimulation des Organismus sowie die Verhütung schwerer Erkrankungen sind die wichtigsten Schritte zur Prophylaxe des vorzeitigen Altwerdens. Auf der Tagesordnung steht die Schaffung von Maximalbedingungen für eine volle Ausnutzung der möglichen Lebensspanne, welche allein die genetischen Mechanismen begrenzen, durch jeden Menschen. Das direkte Eingreifen in die fundamentalen Alternsvorgänge wird eines Tages die Grenze der Lebenszeit des Menschen, die von einer Artzugehörigkeit aufgerichtet worden ist, hinausschieben.

Statt eines Schlußwortes

Die Einleitung zu einem Buch ist immer leichter zu schreiben als sein Schluß In der Einleitung verspricht der Autor etwas, im Schlußwort aber muß er über die eingegangenen Verpflichtungen abrechnen. — Wir hoffen, daß das Ziel des Buches, die Bedeutung der Veränderungen der Wechselbeziehung von Anpassung und Regulation im Mechanismus des Alterns zu beweisen, dank der Arbeiten unseres Kollektivs erreicht worden ist.

Die Analyse der Alternsvorgänge auf den einzelnen Ebenen der Lebenstätigkeit des Organismus führte uns zur Adaptations-Regulations-Theorie des Alterns. Sie betrachtet das Altern als zunehmende Verringerung der Funktionstüchtigkeit der Selbstregulation und als mit der Zeit fortschreitende Einengung der Anpassungsmöglichkeiten, welche mit der Funktionsabschwächung und dem Untergang von Zellen zusammenhängt und sich im Ergebnis primärer Verschiebungen in den regulatorischen Mechanismen des genetischen Apparates entwickelt.

In den einen Zellen sind diese Veränderungen primär, in anderen stellen sie ein Gemisch aus eigenem Alternsgeschehen und neurohumoralen Wirkungen dar, in dritten sind sie in der Hauptsache das Resultat von Veränderungen der Trophikregulation. Die Reihenfolge des Alterns von Zellen bestimmt nicht nur das Niveau ihrer Differenzierung, Spezialisierung und mitotischen Aktivität, sondern auch ihre Zugehörigkeit zu den regulierbaren, funktionellen Systemen.

Jene Systeme sind offene Systeme. Deshalb vermögen primäre Umstellungen in der nervalen und hormonellen Regulation sowie im Hypothalamus Stoffwechsel und Funktion der Gewebe und Zellen, einschließlich ihrer Proteinsynthese, grundlegend zu verändern. Diese Wandlungen bestimmen während des Alterns nicht nur die Erscheinungen des Verfalls und des Erlöschens, sondern auch die Entstehung wichtiger Anpassungsmechanismen. Die Intensität solcher Adaptationen beeinflußt besonders Tempo und Tendenz des Alterns sowie die Lebensdauer und hält die Homöostase des Organismus trotz seiner verminderten Funktionstüchtigkeit aufrecht. Die Verknüpfung des Alterns mit einer Evolution, die Entstehung adaptiver Mechanismen widersprechen der Vorstellung vom Altern als einer Rückentwicklung, einer Involution.

Das führende Glied stellen die primären Veränderungen in den Regulatorgenen und auf deren Grundlage quantitative und qualitative Umstellungen der Proteinsynthese dar. Das beeinträchtigt die spezifische und unspezifische Kopplung der Eiweißsynthese mit den Funktionen der Zelle und deren Tätigkeit. In den Nervenzellen sowie in den Elementen des Bindegewebes führen diese Ereignisse zu einer Störung der gesamten Regulation des Stoffwechsels und der Funktionen des Organismus. Genetisch programmierte Veränderungen schaffen im Prozeß des Alterns „wunde Punkte", „Zielscheiben", auf welche die Produkte der Zelltätigkeit einwirken und so die Alternsvorgänge auslösen. Die Verminderung der Adaptationsmöglichkeiten ist für die Entstehung und den Verlauf einer Reihe pathologischer Prozesse im Senium ausschlaggebend.

Die Kenntnis der inneren Alternsmechanismen ist eine wichtige Voraussetzung für die Suche nach effektiven Mitteln zur Beeinflussung dieses Prozesses und zur Verlängerung des menschlichen Lebens.

Die Wissenschaft kennt viele Faktoren, welche das Leben verkürzen, sie verfügt aber noch nicht über wirksame Präparate für eine Verlangsamung des Alterns und eine Verlängerung des Lebens.

Schon 1913 schrieb Dastre: „Um an das Ende der uns möglichen Langlebigkeit zu gelangen, darf man nicht auf ein Lebenselixier bauen, nicht auf das Gold der Alchimisten, nicht auf den Stein der Unsterblichkeit, welcher seinen Erfinder Paracelsus nicht hinderte, im 58. Lebensjahr zu sterben, nicht auf Transfusionen, nicht auf das Himmelsbett Graams, nicht auf den Stein der Weisen des Königs David, nicht auf irgendwelche Scharlatane und Vertröster ... die Kunst, das Leben zu verlängern — das ist die Kunst, es nicht zu verkürzen" (Dastre 1913, S. 104).

All das ist natürlich richtig. Soziale Umgestaltungen, vernünftige Lebensweise, die Orthobiose I. I. Metschnikows tragen zweifellos zur Verlängerung des Lebens bei. Die wichtigste Aufgabe auf diesem Wege ist der wirksame Kampf gegen die schweren Erkrankungen des Menschen, darin eingeschlossen die Transplantation einzelner Organe.

Jedoch die Erfolge der biologischen Wissenschaft machen deutlich, daß nicht nur der Kampf gegen die Faktoren, die das Leben verkürzen, sondern auch Mittel mit aktiver Wirkung auf die Prozesse des Alterns in der Zukunft das menschliche Leben verlängern können.

Niels Bohr sagte bei der Erörterung der Theorie der Elementarteilchen von Heisenberg folgendes: „Es gibt keinen Zweifel, daß wir hier eine verrückte Idee vor uns haben. Die Frage besteht darin, ob sie verrückt genug ist, um richtig zu sein". Vielleicht darf man diesen Satz auf die Bemühungen um effektive Mittel zur Verlängerung der biologisch möglichen Lebensdauer übertragen.

Wichtig scheint mir, daß heute nicht nur gutgemeinte Vorsätze, sondern Tatsachen und Hypothesen die Notwendigkeit von Untersuchungen in dieser Richtung begründen. Die Wissenschaft entwickelt sich ungleichmäßig, und oft ist der Weg zu einem beabsichtigten Ziel viel kürzer, als man ursprünglich gedacht hat.

Literatur

ABBO, F. (1966), Proc. 7th Internat. Congr. Gerontol., *2*, 177, Vienna.

ABOUD, L., KOKETSU, K., NODA, K. (1961), Amer. J. Physiol., 200, 431.

ABRAMSON, F. L. (1944), Probl. tuberkuljosa, *17*, 80.

ABRIKOSOW, A. I. (1922), Tr. sojed. sasedani Petrogr. i Moskowsk. obstsch. patologow, M.: 85.

ACHARI, N. K., DOWNMAN, C. B. B. (1969), J. Physiol. 201, 2:100.

ADAMS, C. (1965), Neurochemistry. London.

ADELMAN, R. (1970), Biochem. Biophys., *38*, 1149.

ADELMAN, R. (1971), Exp. Gerontol., *6*, 1.

ADJAMA, S. (1967), Japan Circulat. J., *31*, 161.

ADRIAN, E. D. (1935), J. Physiol. *79*, 332.

AGARKOW, G. B. (1964), Nerwni apparat nadpotschetschnych sheljos. Isd. „Medizina", M.

AHLQUIST, R. P. (1948), Amer. J. Physiol. *53*, 586.

AISENBERG, A. C., REINAFARJE, B., POTTER, R. (1957). J. Biol. Chem., *224*, 1099.

AIRIKJAN, JE. A., GASKE, O. D. (1967), Fisiol. sh. SSSR, *53*, 13.

AKOPJAN, SH. I. (1964), Biochimija, *29*, 47.

ALBEAUX-FERNET, M., ROMANI, J. D. (1958), Presse méd. *66*, 879.

ALEKSANDROWSKAJA, M. M., GEINISMAN, JU. A., MAZ, W. N. (1965), Sh. newrol. i psichiatr., *65*, 161.

ALESCHIN, B. W. (1958), W kn.: Ewoljuzija funkzi nerwnoi sistemy. Medgis, M.-L.: 36.

ALESCHIN, B. W. (1960), Usp. sowr. biol., *49*, 115.

ALESCHIN, B. W. (1972), 9 meshdun. kongress gerontologow, *2*, 397, Kiew.

ALLEVA, J. J., OVERPECK, J. G., UMBERGER, E. I. (1965), Fed. Proc. p. 1, 24, 2, 129.

ALLFREY, V., FAULKNER, R., MIRSKY, A. (1966), Proc. Nat. Acad. Sci., U. S. *51*, 786.

ALLISON, R. (1962), The Senile Brain, London.

ALOW, I. A. (1964), Otscherki fisiologii mitotitscheskowo delenija kletki. Isd. „Medizina". M.

ALPATOW, W. W. (1962), W kn.: Problemy dolgoletija, Isd. AN SSSR. M. : 22.

ALPATOW, W. W., NASTJUKOWA, O. K. (1948), DAN SSSR, *54*, 1365.

ALCHIMENJUK, W. P. (1960), Bjull. eksp. biol. i med., *50*, 15.

AMAKO, F. (1970), Acta geront. Japan, *1*, 150.

AMOROSO, E. G., DELL, F. R., ROSENBERG, H. (1954), J. Physiol., *126*, 1, 86.

ANDERSON, E. C., LANGHAM, W. H. (1959), Science, *130*, 713.

ANDREJEW, L. A. (1924), Tr. fisiol. lab. I. P. Pawlowa, L: 74.

ANDREW, W. (1946), Amer. J. Anat., *79*, 1.

ANDREW, W. (1952), Cellular changes with age. Springfield.

Andrew, W. (1956), In: The neurologic and psychiatric aspects of the disorders of aging Baltimore: 129.
Anitschkow, N. N. (1912), O wospalitelnych ismenenijach miokarda. Diss. SPb.
Anitschkow, S. W. (1934), Fisiol. sh. SSSR, *17*, 1323.
Anitschkow, S. W., Belenki, M. A. (1962), Farmakologija chimiorezeptorow karotidnowo klubotschka. Medgis, L.
Anitschkow, S. W., Grebenkina, M. A. (1946), Bjull. eksp. biol., *22*, 28.
Anochin, P. K. (1935), Problemy zentra i periferii. Gorki.
Anochin, P. K. (1947), Utsch. sap. MGU, *2*, 81.
Anochin, P. K. (1952), W kn.: Nerwnaja reguljazija krowoobrastschenija i dychanija. Isd. AMN SSSR, M.: 147.
Anochin, P. K. (1958), Wnutrenneje tormoshenije kak problema fisiologii. Medgis, M.
Anochin, P. K., Schumilina, A. I. (1947), Fisiol. sh. SSSR, *23*, 275.
Antonaci, B., Magagnio, G. (1957), Giorn. Gerontol. *5*, 1051.
Araki, T., Eccles, J. C., Ito, M. (1960), J. Physiol. *154*, 354.
Arschawski, I. A. (1936), Nerwnaja reguljazija serdetschnososudistoi sistemy w ontogenese. Biomedgis, M.
Arschawski, I. A. (1938), Fisiol. sh. SSSR, *25*, 199.
Arschawski, I. A. (1954), Utsch. sap. *176*, 68.
Arschawski, I. A. (1966), W kn.: Problemy starenija i dolgoletija. Isd. „Nauka", M.: 61.
Arschawski, I. A. (1967), Otscherki po wosrastnoi fisiologii. Isd. „Medizina", M.
Arschawski, I. A. (1968), W kn.: Prisposobitelnye wosmoshnosti starejustschewo organisma. Isd. Inst. gerontol. AMN SSSR, Kiew: 16.
Arschawski, I. A. (1969), W kn.: Starenije i fisiologitscheskije sistemy organisma. Kiew, 36.
Arschawski, I. A. (1971), Sb. Starenije kletki, 35, Kijew.
Arschawski, I. A., Kondraschowa, M. N. (1959), Fisiol. sh. SSSR *48*, 194.
Ashipa, Ja. I. (1966), Wses. konf. po myschetschnoi biol., L.: 18.
Asratjan, E. A. (1949), W kn.: Problemy sowetskoi fisiologii, biochimii, farmakologii. Isd. AN SSSR, M: 192.
Aschatjan, E. A. (1964), W kn.: Mechanismy kompensatornych prisposobleni. Isd. „Nauka", M: 3.
Azerad, E. (1965), Semaine Hôpitaux Pathol. et Biol., *13*, 1103, 21.

Babak, E. (1903), Pflüg. Arch. ges. Physiol., *96*, 134.
Babak, E. (1910), Zbl. Physiol., *23*, 151.
(Back, W., Alexander, D.) Бак В., Александр Д. 1963. Основы радиобиологии. ИЛ. М.
Backer, P., Hodkin, A., Show, T. (1962), J. Physiol. *164*, 355.
Badajewa, L. N. (1966), Wosrastnyje osobennosti intramuralnoi innerwazii serdza tscheloweka. Kand. diss. Kiewski med. institut.
Badalow, L. I. (1966), Fisiol. sh. SSSR, *52*, 29.
Bajandurow, B. I. (1949), Trofitscheskaja funkzija golownowo mosga. Medgis, M.
Bailey, A. J., Biochim. et biophys. acta, *160*, 447.
Baklawadshjan, O. G. (1968), W kn.: Zelnyje neiro-gormanolnyje reakzii i simpatoadrenalowaja sistema. Isd. „Nauka", L: 25.
Baker, R., Yanofsky, Ch. (1968), Proc. Nat. Acad. Sci. USA, *60*, 313.
Balacz, L., Fache, Starn. (1970), Exp. Gerontology, *3*, 15.
Banfield, W. (1956), J. Gerontol., *11*, 372.

BANGA, I. (1957), Gerontologia, *1*, 325.
BARABANOWA, W. W. (1962), Utsch. sap. Leningr. ped. inst. im. A. I. Gerzena, *240*, 87.
BARANOW, W. G., (1960), Klin. med., *37*, 18.
BARANOW, W. G. (1965), Fisiologija i patologija klimakterija shenstschin. Isd. „Medizina“, L.
BARANOW, W. G. (1972), 9 meshdun. kongress gerontolgow, I, 127, Kiew.
BARANOW, W. G., DILMAN, W. M. (1949), Klin. med., *27*, 38.
BARANOW, W. G., ROSOWA, JE. I. (1956), Fisiol. shurn. SSSR, *2*, 195.
BARANOW, W. G., SAWTSCHENKO, O. N., STEPANOW, G. S. (1966), W kn.: Wedustschije problemy wosrastnoi fisiologii i biochimii. Isd. „Medizina“, M.: 279.
BARANOW, W. G., PROPP, M. W., SAWTSCHENKO, O. N., STEPANOW, G. S. (1972), 9 meshdun. kongress gerontologow, *3*, 183, Kiew.
BARNETT, R. (1954), Endocrinology, *55*, 484.
BARROWS, C. H. (1960), In: The biology of aging. Washington: 116.
BARROWS, C. H., ROEDER, L. M., FALZONE, J. A. (1962), J. Gerontol., *17*, 144.
BARROWS, C. H. (1966), In: Perspectives in experimental gerontology, N. W. Shock (Ed.), Illinois.
BARROWS, C. H. (1969), 8th Intern. Congr. Gerontol. Washington, *1*, 179.
BARROWS, C., FALZONE, J., SHOCK, N. (1960), J. Gerontol. *15*, 130.
BARROWS, C. H., YENGST, M. J., SHOCK, N. W. (1958), J. Gerontol., *13*, 351.
BARROWS, C. H., ROEDER, L., FALZONE, J. (1962), J. Gerontol., *13*, 351.
BARON, M. A. (1949), Reaktiwnyje struktury wnutrennich obolotschek. Medgus, M.
BARSEGJAN, R. (1950). Nautschn. tr. AN. Arm. SSR, *3*, 35.
BARTOS, F. (1970), Gerontologia, *16*, **4**, 212.
BARTSCHENKO, L. I. (1963), W. kn.: Mechanismy starenija. Isd. „Sdorowje“, Kiew: 111.
BARYSCHNIKOW, I. A. (1947), Tr. Inst. fisiol. im. I. P. Pawlowa, *2*, 127.
BARZ, M. P. (1965), Tr. Ukr. n.-i. inst. eksper. endokrinol., *20*, 113.
BAUER, E. S. (1935), Teoretitscheskaja biologija. Isd. WIEM, M.
BECHTEREW, W. M. (1896), Prowodjastschije puti spinnowo mosga, I, SPb.
BECHTEREW, W. M. (1905), Osnowy utschenija o funkzii mosga. 3, SPb.
BECHTEREW, W. M., MISLAWSKI, N. A. (1886), Arch. psichiatr., newrol. i sudebn. psichopatol., *8*, 1.
BECKER, G., MEYER, F., NECHELES, H. (1949), Science, *110*, 329.
BECKWITH, J. (1967), Science, *156*, 597.
BEIER, W., ROTZSCH, W., SEUFERT, G., RIES, W. (1970), Ztschr. Alternsforsch. *22*, 4, 333.
BEIER, W., BREHME, K. (1972), 9th Intern. Congr. Gerontol., *3*, 19, Kiev.
BEIER, W., BREHME, K., WIEGEL, D. (1973), Mechanisms of ageing and development, *15*, 313.
BEKAURI, N. W. (1941), Materialy k utscheniju o trofitscheskoi funkzii nerwnoi sistemy. Kand. diss. Leningr. med. inst.
BEKKER, W. I. (1967), Funkzionalnoje sostojanije kory nadpotschetschnikow w prozesse starenija. Awtoref. kand. diss. Kiew.
BEKKER, W. I., SWETSCHNIKOWA, N. W., KOPJEWA, S. A. (1972), 9 meshdun. kongress gerontologow, *3*, 814, Kiew.
BELASCO, J. J., MURLIN, J. R. (1941), Endocrinology, *28*, 145.
BELENKOW, N. JU., SCHWATSCHKINA, M. T. (1968), W. kn.: Fisiologija i patologija retikuljarnoi formazii. Isd. „Medizina“, M.: 12.
BELENKI, M. L. (1951), DAN SSSR, *76*, 305.

Belizer, W. A., Zybakowa, E. T. (1939), Biochimija, *4*, 516.
Bellford, J., Feinleib, M. (1959), J. Pharmacol. Exp. Ther. *127*, 257.
Belonog, R. P. (1967), Bioelektritscheskaja aktiwnost golownowo mosga pri starenii i zerebralnom aterosklerose. Awtoref. kand. diss. Dnepropetrowsk.
Belonog, R. P. (1972), 9 meshdun. kongress gerontologow, *3*, 816, Kiew.
Belous, A. A., Grebenkina, M. A. (1953), Farmakol. i toksikol., *15*, 1.
Benetato, Gr., Uluitu, M., Suchaciu, Ch. (1967), Rev. Roum. Physiol., *4*, 107.
Benetato, G. (1968), Fiziol. normala i pathol., *14*, 3, 193–214.
Berdyschew, G. D. (1968), a. Usp. sowr. biol., *66*, 226.
Berdyschew, G. D. (1968), b. Ekolowo-genetitscheskije faktory starenija i dolgoletija. Isd. „Nauka", L.
Berdyschew, G. D. (1972), 9 meshdun. kongress gerontologow, *17*, 2, Kiew.
Berdyschew, G. D., Shejabowskaja, A. A. (1972), Exptl. Gerontol., *3*, 128.
Berg, B., Simms, H. (1962), In: Aspects of aging, 35, N. Y.–London.
Beritow, I. S. (1959). Obstschaja fisiologija myschetschnoi i nerwnoi sistemy. Isd. „Medizina", M.
Bernhard, C. (1952), Cold Spring Harbor Symp., *17*, 221.
Bernhard, C., Widen, L. (1953), Acta physiol. Scand., *29*, Suppl. 106, 42.
Bernstein, J. (1912), Elektrobiologie. Braunschweig.
Berson, S. A., Yalow, R. S. (1964), Diabetes, *13*, 3, 247.
Bertolini, A. (1964), Gerontologie, *9*, 113.
Bertolini, A. M., Guardamagna, C., Massari, H. (1960), Boll. Soc. ital. Biol. Sper., *36*, 434.
Beshanjan, S. A. (1966), W kn.: Reguljazija funkzi w raslitschnyje wosrastnyje periody. Isd. „Naukowa dumka", Kiew: 32.
Beshanjan, S. A. (1968), W kn.: Woprosy eksperimentalnoi i klinitscheskoi gerontologii. Isd. Instituta gerontologii AMN SSSR, Kiew: 10.
Besrukow, W. W. (1968), Fisiol. sh. AN URSR, *14*, 678.
Besrukow, W. W. (1972), 9 meshdun. kongress gerontologow, *3*, 813, Kiew.
Bezooijen, C. F. A. (1972), 9th Intern. Congr. Gerontol., *3*, 22, Kiew.
Bickerman, H. A. (1952), In: Cowdry's problems of aging. Baltimore: 562.
Bidder, G. (1932), Brit. Med. J., *7*, 5831.
Binet, L. (1962), J. Physiol., *54*, 687.
Biörck, G. (1949), Acta med. Scand. Suppl. *226*, 185.
Biörck, G. (1956), Acta med. Scand., *154*, 305.
Biorksten, J. (1958), J. Amer. Geriatr. Soc. *6*, 740.
Biorksten, J. (1962), J. Amer. Geriatr. Soc., *10*, 125.
Birjukow, D. A., Ukolow, M. (1929), Russk. fisiol. sh., *12*, 119.
Birks, R., MacIntosh, F. C. (1961), Canad. J. Biochem. a. Physiol., *39*, 787.
Birron, J. (1959), Handbook of aging and the individual. N. Y.: 140.
Birron, J., Wall, P. (1956), J. Comp. Neurol. *104*, 1.
Bjorksten, F. (1958), J. Amer. Geriatr. Soc., *6*, 10, 740.
Blok, L. N. (1962), Tr. n.-i. inst. biol. i biol. fak. Charkowsk. uniw. *33*, 75.
Blok, L. N. (1965), Mater. simp. po osnownym probl. wosr. fisiol. i bioch., Charkow: 184.
Bloor, C. M., Leon, A. S. (1968), Lab. Investig., *18*, 321.
Blumental, H. T. (1954), Arch. Pathol. *57*, 451.
Blytt, H., Menzies, R., (1973), Mechanisms of Ageing and Development, *1*, 5, 357.
Bodach, L., Bertrand, J. (1964), Rév. Franç. Etudes Clin. et Biol., *9*, 983.
Bodalsky, M., Engel, L. (1966), Nature, *210*, 751.

BODANSKY, M., DUFF, V. B. (1936), Endocrinology, *20*, 541.
BOGAZKAJA, L. N. (1963), W kn.: Mechanismy starenija. Isd. „Sdorowje", Kiew: 96.
BOGAZKAJA, L. N. (1965), W kn.: Chimija i obmen uglewodow. Isd. „Nauka", M.: 243.
BOGAZKAJA, L. N. (1968a), Worastnyje osobennosti energetitscheskowo obmena i jewo reguljazii w serdetschnoi myschze. Awtoref. dokt. diss. Kiew.
BOGAZKAJA, L. N. (1968b), W kn.: Prisposobitelnyje wosmoshnosti starejustschewo organisma. Isd. Inst. gerontol. AMN SSSR, Kiew: 171.
BOGAZKAJA, L. N. (1972), 9 meshdun. kongress gerontolow, *2*, 67, Kiew.
BOGAZKAJA, L. N. (1973), W kn.: Dolgoshiteli, 124, Kiew.
BOGAZKAJA, L. N., WERSHIKOWSKAJA, N. W. (1967), Wopr. med. chimii, *43*, 161.
BOGAZKAJA, L. N., WERSHIKOWSKAJA, N. W. (1971), Sb. Starenije kletki, 355, Kiew.
BOGAZKAJA, L. N., WERSHIKOWSKAJA, N. W. (1971), W kn.: Starenije kletki, 216, Kiew.
BOGOMOLEZ, A. A. (1905), K woprosy o mikroskopitscheskom strojenii nadpotschetschnikow w swjasi s ich otdelitelnoi dejatelnostju. Odessa.
BOGOMOLEZ, A. A. (1927), Sagadka smerti. Narkomsdraw SSSR. M.
BOGOMOLEZ, A. A. (1938), Prodlenije shisni. Isd. AN USSR. Kiew.
BOGOMOLEZ, A. A. (1940), W kn.: Starost. Isd. AN SSSR, Kiew: 5.
BOGUSCH, S. W. (1969), Mater. 9-i nautschn. konf. po wopr. morfol. fisiol. i bioch., M., *2*, 103.
BOJER, W. A. (1968), W kn.: Woprosy eksperimentalnoi i klinitscheskoi gerontologii. Isd. Inst. gerontol. AMN SSSR, Kiew: 12.
BONNET, C. D., FISCHMAN, W., HAMBURGER, F. (1950), Geriatrics, *5*, 203.
BORISOW, I. N. (1966), Usp. sowr. biol., *62*, 222.
BORNSTEIN, P., CLARK, C. C. (1972), 9th Intern. Congr. Gerontol., *3*, 24, Kiew.
BOTSCHAROW, JU. S., SAWIZKI, W. F. (1966), Isd. AN Kas. SSR, *1*, 82.
BOURLIÈRE, F. (1946), Bull. Soc. Zool. France, *71*, 204.
BOURLIÈRE, F. (1959), Ciba Found. Symp. of Aging, *5*, 90.
(BOURLIÈRE, F.) Бурльер, Ф. 1962. Старение и старость. ИЛ. М.
(BOURLIÈRE, F.) Бурльер, Ф. 1966. Изд. „Наука". Проблемы старения и долголетия. М: 39.
BOURNE, G. (1961), Structure aspects of ageing, London.
BOURNE, G. (1962), In: The Biology of Ageing. Washington: 133.
BOZKUK, A. (1972), Exp. Gerontology, *7*, 3, 147.
BRAUN-MENENDEZ, E. (1951), In: Experimental hypertension Symp.: 161.
BREMER, F. (1944), Arch. int. pharmacodyn., *69*, 249.
BROCK, L., COOMBS, J., ECCLES, J. (1952), J. Physiol. *177*, 431.
(BRODAL, A.) Бродал А., 1960. Ретикулярная формация мозгового ствола. Медгиз, М.
BRODIE, B. B., SHORE, P. A. (1957), Ann. N. Y. Acad. Sci. *66*, 631.
BRODIE, B. B., SHORE, P. A. (1957), Psychotropic drugs, 161—175.
BRODSKI, W. JA. (1966), Trofika kletki. Isd. „Nauka", M.
BRODSKI, W. JA., KUSTSCH, A. A. (1962), DAN SSSR, *147*, 713.
BRODY, H. (1955), J. Comp. Neurol. *102*, 511.
BRONK, D. W. (1939), J. Neurophysiol. *2*, 380.
BRONK, D. W., PUMPHREY, R. J. (1935), Proc. Soc. Exp. Biol. Med. *32*, 1661.
BROWN-SEQUAR, (1889), Compt. Rend. Soc. Biol., *41*, 415.
BRÜSCHKE, G., DIETZE, F., HERRMANN, E., HOFFER, E., MEHLS, E., KOSSOW, E., (1968), Ztsch. Alternsforsch., *21*, 1, 65.

Brüschke, G., Oehme, P., Schulz, F., (1969), Ztschr. Alternsforsch., *22*, 1, 1.
Brüschke, G., Schmidt, U. J., Schulz, F. H. (1972), 9th Intern. Congr. Gerontol., *2*, 431, Kiew.
Buffon, G. (1949), Histoire naturelle générale et particulière. 2, Paris.
Bulankin, I. N., Bljumina, M. A. (1947), Tr. n.-i. inst. biol. Charkowsk. uniw., *12*, 61.
Bulankin, I. N., Parina, B. W. (1959), 9 sjesd Wses. obstsch. fisiol., bioch., farmakol., Minsk, *3*, 154.
Bulankin, I. N., Parina, B. W. (1960), Tr. n.-i. inst. biol. i biol fak. Charkowsk. uniw., *29*, 7.
Bulankin, I. N., Parina, B. W. (1962), Tr. n.-i. inst. biol. i biol. fak. Charkowsk. uniw., *33*, 285.
Bulbring, E. (1955), J. Physiol., *128*, 200.
Bulos, B., Sacktor, B., Grossman, W., Altman, N., 1971. J. Gerontol., *26*, 1, 13.
Bulygin, I. A. (1964), Samykatelnaja i rezeptornaja funkzija wegetatiwnych ganglijew. Isd. AN BSSR. Minsk.
Bulygin, I. A., Belorybkina, L. I. (1958). DAN SSSR. *123*, 1.
Burch, P. R. (1966), J. Theoret. Biol., *12*, 397.
Bürger, M., (1957), Altern und Krankheit. Leipzig.
Bürger, M. (1960), Altern und Krankheit als Problem der Biomorphose. Leipzig.
Bürger, M., Seidel, K. (1962), Conf. Hung. Gerontol. Budapest: 4.
Burkard, W. P., Gey, K. F., Pletscher, A. (1966), Proc. Intern. Congr. Gerontol., Vienna, *62*, 237.
Burnet, F. (1961), New England Journ. Med., *264*, 24.
Burnet, M. (1965). Brit. Med. J., N 5431, 337.
Burn, J. H., Rand, M. J., (1959), Nature, *184*, 163.
Burn, J. H., Rand, M. J. (1965), Ann. Rev. Pharmacol., *5*, 163.
Buschmakina, S. I. (1963), Adaptazija refleksow na serdetschnososudistuju sistemy pri normalnem krowjanom dawlenii i pri eksperimentalnoi gipertonii. Awtoref. kand. diss. Kiew.
Busnikow, G. A. (1968), Niskomolekuljarnyje reguljatory sarodyschewowo raswitija. Isd. „Nauka“, M.
Busunow, W. A. (1966), W kn.: Gigijena truda. Isd. „Sdorowje“, Kiew, 148.
Busunow, W. A. (1968), Sb. mater. 4. nautschn. konf. fisiol., biol., farmakol., Krasnojarsk: 43.
Busunow, W. A. (1972), 9 meshd. kongress gerontologow, *3*, 521, Kiew.
Butschli, O. (1884), Zool. Anz., *5*, 115.
Bykow, K. M. (1923), Russk. fisiol. sh., *5*, 309.
Bykow, K. M., Pawlowa, A. M. (1924), Russk. fisiol. sh. *7*, 346.

Caldwell, P., Hodgkin, A., Keynes, R., Show, T., 1960, J. Physiol., *162*, 561.
Cameron, I. (1972), J. Gerontology, *2*, 178.
Cannon, D., Davison, P. (1973), Exp. Gerontology, *8*, 1, 51.
(Cannon, B., Rosenblueth, A.) Кеннон Б., Розенблют А., 1951. Повышение чувствительности денервированных структур. ИЛ, М.
Carrel, A. (1912), J. Exp. Med., *5*, 516.
Carrel, A. (1927). JAMA, *82*, 255.
Carrel, A., Eberling, A. (1921), J. Exp. Med., *38*, 419.
Castillo, J., Katz, B. (1954), J. Physiol., *125*, 546.

Chadshiolow, A. A. (1965), Usp. sowr. biol., *60*, 127.
Chajutin, W. M. (1964), Sosudodwigatelnyje refleksy. Isd. „Nauka", M.
Chalatow, S. S. (1944), Fisiologitscheskaja endokrinnaja sistema i endokrinopatija w swete nowoi teorii prirody proischoshdenija endokrinnych natschal. Medgis. M.
Chance, B., Williams, G. (1956), Ann. N. Y. Acad. Sci. *63*, 1008.
Chance, B., Williams, G. (1965), Adv. Enzymol., *17*, 65.
Charkewitsch, D. A. (1956), Bjull. eksp. biol. i med., *42*, 34.
Charkewitsch, D. A. (1962), Ganglionarnyje sredstwa. Isd. „Medizina", M.
Chaunina, R. A. (1970), Farmakologija i toksikologija, *1*, 152.
Chavapil, M., Hruza, Z. (1959), Gerontologia, *3*, 241.
Chen, G., Parcell, R. F. (1954), Arch. Intern. Pharmacodyn. *27*, 186.
Chen, G., Portman, R., Wickel, A. (1951), J. Biochem. *103*, 330.
Chesin, R. B. (1960), Biochimija zitoplasmy. Isd. AN SSSR. M.
Chesin, Ja. Je. (1967), Rasmery jader i funkzionalnoje sostojanije kletok: Isd. „Medizina", M.
Chilobok, I. Ju. (1967), Ukr. biochim. shurn. *39*, 3, 252.
Chilko, O. K. (1965), Ukr. bioch. shurn., *37*, 8.
Chilko, O. K. (1968), W kn.: Woprosy eksperimentalnoi i klinitscheskoi gerontologii. Isd. Inst. gerontol. AMN SSSR, Kiew: 74.
Chiltschewskaja, R. I. (1965), Wlijanije gormona stschitowidnoi shelesy na reakzionnuju sposobnost sulfgidrilnych grupp i fermentatiwnyju aktiwnost oksidasy d-aminokislot petscheni krys w sawisimosti ot wosrasta. Kand. diss. Kiewsk. med. inst.
Chlopin, N. G. (1937), Arch. anat., gistol., embriol., *3*, 411.
Chmelnizki, O. K. (1969), Westn. AMN SSSR., *12*, 57.
Chorkow, A. K. (1965), Utsch. sap. Stawrop. med. inst., *15*, 74.
Chrustalew, S. I. (1963). W kn.: Mechanismy starenija. Isd. „Sdorowje", Kiew: 305.
Chvapil, M. (1956), Physiol. Bohemo-Slov., *7*, 227.
Cleaker, F. (1969), Rad. Res., *37*, 334.
Cleaver, F. (1969), Rad. Res., *37*, 334.
Clitherow, J. W., Mitchard, M., Harper, N. Z. (1963), Nature, *199*, 4897.
Cobb, B. F., Kolnig, V. R. (1968), In: Comparative Biochemistry and Physiology, 25, 583. Pergamon Press, London.
Cohn, W. (1953), Fed. Proc., *11*, 1.
Comfort, A. (1961), J. Gerontol., *17*, 4.
(Comfort, A.) Комфорт А. Биология старения 1961. Изд. „Мир", М.
(Comfort, A.) Комфорт А. 1968. В кн.: Приспособительные возможности стареющего организма. Киев: 59.
Comfort, A. (1969), 8th Intern. Congr. Gerontol. Washington, *1*, 3.
Comfort, A. (1970), Hum. Develop., *13*, 2, 127.
(Comfort, A.) Комфорт А. В сб. „Старение клетки", К.: 47.
Comfort, A. (1970), Gerontologia, *16*, 48.
Comfort, A. (1971), В кн.: Старение клетки, 47I, Киев.
Comings, D., Vance, C. (1971), Gerontologia, *17*, 2, 116.
Conway, E. (1946), Nature, *157*, 715.
Conway, E. (1947), Irish J. Med. Sci., *262*, 593.
Corcoran, A., Page, I. (1942), Amer. J. Physiol., *135*, 361.
Costa, E., Pscheidt Gordon, R., Vanmekr, W. G., Himwich, H. (1960), J. Pharmacol. a. Exp. Ther., *130*, 1, 81.
Costa, E. (1960), J. Pharmacol. a. Exptl. Therap., *130*, 1, 81–88.

Cowan, S. L. (1936), J. Physiol., *88*, 31.
Cowdry, E. (1939), Problems of aging, biological and medical aspects. Baltimore.
Cristofalo, V., Kabanjian, J. R., Kritchevsky, D. (1967), Proc. Soc. Exp. Biol. Med., *126*, 273.
Cristofalo, V. (1967), Proc. Soc. Exptl. Biol a. Med., *126*, 273.
Critchley, M. (1942), Problems of aging. N.-Y.
Crout, I., Creveling, C., Udenfriend, S. (1961), J. Pharm. a. Exptl. Therap., *132*, 269.
Currie, A. R., Dekanski, J. (1961), Acta Endocrinol. *36*. 135.
Curtis, H. (1964), Feder. Proc. *19*, 337.
Curtis, H., Tilley, J. (1971), J. Gerontol., *26*, 1, 1.
Curtis, H. (1965), In: Contribution to the Psychology. Baltimore: 60.
Curtis, H. (1969), 8th Intern. Congr. Gerontol., Washington, *1*, 336.
Curtis, H., Coler, K. (1942), J. Cell. Comp. Physiol., *19*, 135.
Curtis, D. R., Krnjevic, K., Miledi, R. (1958), J. Neurophysiol., *21*, 319.
Curtis, H., Tilley, J. (1972), 9th Intern. Congr. Gerontol., *3*, 32, Kiew.
Cuter, R., Blackman, C., Presowitz, B., Hildebrand, A. (1969), 8th Intern. Congr. Gerontol. Washington, *1*, 183.
Cutler, R. (1972), 9th Intern. Congr. Gerontol., *1*, 96, Kiew.
Cyon, E., Ludwig, K. (1866), W kn. Cyon E. 1888. Gesammelte physiologische Arbeiten, Berlin.

Dalakischwili, S. M. (1965), K woprosy o sostojanii struktury nekotorych polei kory bolschich poluschari golownowo mosga tscheloweka w prozesse starenija. Awtoref. kand. diss. Tbilisi.
Dalakschiwili, S. M., Zagareli, S. G. (1972), 9 meshd. kongress gerontologow, *3*, 896, Kiew.
Dale, H. H., Feldberg, W., Vogt, M. (1936), J. Physiol. *127*, 243.
Dallman, P. R. (1966), Nature, *212*, 608.
Danilewski, W. Ja. (1874), Fisiologija tscheloweka, I. SPb: 381.
Danilowa, K. M. (1967), Kardiologija, *7*, 40.
Danielson, A. K. (1952), Nautsch. konf. po wopr. wosr. morfol. i fisiol. M.: 51.
Darrow, R., Gellhorn, A. (1939), Amer. J. Physiol., *127*, 243.
(Dastre, A.) Дастр А. 1913. Жизнь и смерть. СПБ.
Darwin, Tsch. (1959a), Sotsch. Isd. AN SSSR. M.-L., *3*, 106.
Darwin, Tsch. (1959b), Sotsch. Isd. AN SSSR. M.-L., *4*, 231.
Davidson, E. (1972), Действие генов в раннем развитии, Москва.
Davis, P. (1941), Disease of Nervous System. *2*, 77.
Dearden, J., Odusina, A. (1972), 9th Intern. Congr. Gerontol., *3*, 33, Kiew.
De Duve (1961), In: Biological aspects of cancer chemotherapy. N.-Y.: 75.
Dekanosidse, T. I. (1966), W kn.: Fisiologija starenija i dolgoletija tscheloweka. Suchumi: 84
Dekanosidse, T. I., Delakschiwili, S. M. (1972), 9 mesdh. kongress gerontologow, *3*, 47, Kiew.
Delgado (1960), Physiol. Rev., *40*, 146.
Deljulin, Ja. A. (1868), K fisiologii sosudodwigatelnych nerwow. Diss. SPb.
Demin, N. N. (1967), W kn.: Biochimija i funkzija nerwnoi sistemy. Isd. „Nauka", M.: 244.
Demtschenko, A. N., Wartapetow, B. A. (1972), 9 meshd. kongress gerontologow, S, 251, Kiew.
Demsey, C. (1956), Ciba found. Colloq. in Aging, *2*, 100.

Denger, H. J., Spiegel, H. E., Titus, E. O. (1961), Science, *133*, 1072.
Denisenko, P. P. (1956), Farmakol. i toksikol., *19*, 9.
Den-si-sjan (1961), Bjull. eksp. biol. i med. *51*, 13.
Deshmukh, K., Nimni, M. E. (1969), Biochem. J., *112*, 394.
Deuben, R., Meites, J. (1965), Proc. Soc. Exp. Biol. Med. *118*, 409.
Deyl, Z., Juricova, M., Rosmur, Adam, M. (1971), Exp. Gerontol., *6*, 3, 227.
Deyl, Z. (1972), 9th Intern. Congr. Gerontol., *2*, 110.
Deyl, Z. et al. (1972), Exp. Gerontology, *7*, 1, 37.
Dhar, N. (1926), J. Phys. Chem. *30*, 378.
Dill, D. B., Graybiel, A., Hurtado, A., Taquini, A. (1940), Ztschr. Altersforsch. 2: 20.
Dilman, W. M. (1960), Terap. arch., *32*, 72.
Dilman, W. M. (1968), Starenie, klimaks i rak. Isd. „Medizina“ L.
Dock, W. (1966), J. Amer. Med. Ass. *6*, 340.
Dogel, A. S. (1896), Anat. Anz., II; 679.
Dogel, A. S. (1922), Starost i smert. Isd. „Mysl“, Pgr.
Dolgo-Saburow, B. A., Astachowa, W. W., Godinow, W. M., Gusew A. S., Slatizkaja, N. N., Ponkin, I. F., Lew, I. D., Perwuschin, S. Ju. (1961), Tr. 6-go Wses. sjesda AGE. Charkow, I: 766.
Dorfman, R. (1954), Rec. Progr. Horm. Res. *9*, 5.
Dowson, A. (1953), Anat. rec., *117*, 3, 620.
Drahota, A., Gutmann, E. (1964), Gerontologia, *5*, 88.
Drshowizkaja, I. A., Morosowa, L. I. (1965), Wopr. med. chimii. *10*, 79.
Drosdowa, W. M. (1954), K fisiologii spinalnowo toka. Awtoref. kand. diss. M.
Dsgojewa, T. A. (1953), Meditschni sh., *23*, 21.
Dubinin, I. M. (1969), Westn. AN SSSR. *6*, 91.
Dubinin, N. P. (1967), W kn.: Uspechi sowremennoi genetiki, *109*, M.
Du Bois, E. F. (1927), Basal metabolism in health and disease. Philadelphia.
Du Bois, P., Potter, R. (1943), J. Biol. Chem. *148*, 451.
Duchowitschny, S. M. (1963), W. kn.: Motorno-wiszeralnyje i wiszero-motornyje refleksy. Perm: 125.
Duchowitschny, S. M. (1967), Kliniko-fisiologitscheskoje issledowanije osobennostei reguljazii serdza u ljudei poshilowo u startscheskowo wosrasta. Kand. diss. Inst. fisiol. AN USSR. Kiew.
Duncan, I. E., Solomon, D. H., Rosenberg, E. K., Nichols, M. P., Shock, N. W. (1952), Gerontologia, *7*, 351.
Duplenko, Y. K. (1963a), Wratsch. delo. *3*, 65.
Duplenko, Y. K. (1963b), W kn.: Mechanismy starenija. Isd. „Sdorowje“, Kiew: 184.
Duplenko, Y. K. (1968), W kn.: Woprosy eksperimentalnoi i klinitscheskoi gerontologii. Isd. Inst. gerontol. AMN SSSR, Kiew: 7.
Durmischjan, M. G. (1955), O mechanismach effektow efferentnych rasdrasheni. Medgis. M.

(Eccles, J.) Экклс Дж. 1959. Физиология нервных клеток. ИЛ. М.
(Eccles, J.) Экклс Дж. 1966. Физиология синапсов. Изд. „Мир“, М.
Eccles, J., Libet, W. (1961), J. Physiol., *157*, 484.
Echnewa, T. L. (1966), W kn.: Reguljazija funkzi w raslitschnyje wosrastnyje periody. Isd. „Naukowa dumka“. Kiew: 100.

Echnewa, T. L. (1968), W kn.: Woprosy eksperimentalnoi i klinitscheskoi gerontologii. Inst. gerontol. AMN SSSR. Kiew: 57.
Eguüd, L. G., Szent-Györgi A., Proc. Nat. Acad. Sci. USA. *55*, 388.
Ehrenberg, R. (1925), Biochem. Ztschr. *164*, 175.
Elens, A., Wattinux, R. (1970), Exp. Geront., *5*, 2, 145.
Elson, D., Gustafson, T., Chargaff, E. (1954), J. Biol. Chem., *209*, 285.
Emmelin, N., McIntosh, F. (1956), J. Physiol. *131*, 477.
Emmelin, N., Holmberg, L. (1967), J. Physiol. *135*, 475.
Emmerling, P. (1973), Actuelle Gerontologie, *1*, 25.
Enesco, H. (1967), J. Gerontol., *22*, 245.
Enescko, H. E. (1967), J. Gerontol., *12*, 190.
Engelgardt, W. A. (1930), Kasansk. med. sh., *26*, 235.
Engelgardt, W. A. (1931), Kasansk. med. sh., *27*, 496.
Engelgardt, W. A. (1944), Usp. sowr. biol., *3*, 238.
Engelgardt, W. A., Ljubimowa, M. N. (1939), Biochimija, *4*, 716.
Engelgardt, W. A., Ljubimowa, M. N. (1942), Biochimija, *7*, 205.
Engels, F. (1961a), W kn.: Marks K., Engels F. Sobr. sotsch., isd. *2*, 20, 363.
Engels, F. (1961b), W kn.: Marks K., Engels F. Sobr. sotsch., isd. *2*, 20, 82.
Englert, M. (1964), Med. Thorac., *21*, 1.
Ensinck, J. W., Mahlear, R. J., Vallance-Owen, J. (1965), Biochim. J., *94*, 1, 150.
Epschtein, E. W. (1963a), Wratsch. delo, *12*, 105.
Epschtein, E. W. (1963b), W kn.: Dwigatelny reshim i starenie. Isd. Inst. gerontol. AMN SSSR, Kiew: 130.
Epschtein, E. W. (1963w). Wosrastnye osobennosti sootnoschenija funkzionalnowo coctojanija skeletnych myschz i obmena w nich makroergitscheskich fosfornych soedineni. Kand. diss. Kiewsk. med. inst.
Epstein, C. J., Gatens, E. A. (1967), Nature, *214*, 1050.
Eres, W. P. (1963), Probl. endokrinol., *9*, 68.
Eskin, I. A. (1936), Bjull. eksp. biol. i med., 172.
Eskin, I. A. (1957), Patol. fisiol. i eksp. terap., *4*, 10.
Eskin, I. A., Michailowa, N. W. (1960), Probl. endokrinol. *6*, 3.
Ermini, M. (1973), Actuelle Gerontologie, *3*, 141.
Essig, C. F., Adkins, F. J., Barnard, G. L. (1953), Proc. Soc. Exp. Biol. Med., *82*, 551.
Essner, E., Novikoff, A. (1960), J. Ultrastructure Res. *3*, 374.
Everitt, A. (1971), Gerontologia, *17*, 2, 98.
Everitt, A. (1972), 9th Intern. Congr. Gerontol., *2*, 381, Kiew.
Exton-Smith, A. (1970), Exp. Gerontol., *5*, 4, 273.

Falck, B. (1962), Acta physiol. Scand., *56*, 1.
Falikow, S. M. (1963), Sh. wyssch. newrn. desjat., *13*, 3.
Falzone, J., Barrows, C., Shock, N. (1959), J. Gerontol. *14*, 2.
Farner, D. (1962), Gerontologia, *6*, 162.
Fatt, P., Katz, B. (1951), J. Physiol. (L.), *115*, 320.
Fedorow, W. K. (1951), Fisiol. sh. SSSR, *37*, 6.
Fedortschuk, E. S. (1957), Wlijanie rasdrashenija karotidnowo klubotschka na elektritscheskuju aktiwnost skeletnych myschz. Awtoref. kand. diss., L.
Feldberg, W., Gaddum, J. H. (1933), J. Physiol. *80*, 12.
Felt, V. (1966), Vnitrni lekar, *12*, 1073.

Ferfilfain, I. L. (1965), Wlijanie na wnutriglasnoe dawlenije i welitschinu sratschka nekotorych fosfororganitschéskich sojedineni. Awtoref. kand. diss. M.
Few, A. B. (1967), Dissert. Abstr., *27*, 2964.
(Fikova, E., Marsala, D.) Фифкова Е., Маршала Д. 1960. Стереотаксический атлас мозна кошки, кролика и крысы. ИЛ. М.: 384.
Filatow, W. P. (1948), Tkanewaja terapija, Taschkent.
Filistowitsch, W. I. (1959), Jeshogodn. IEM AMN SSSR. Medgis., L.: 403.
Filistowitsch, W. I., Gero, Ja. I., Gerowa, M. A. (1968), Fisiol. sh. SSSR, *52*, 874.
Finch, C. (1972), Exp. Gerontology, *7*, 1. 53.
Finger, H., Emmerling, P. (1973), Actuelle Gerontologie, *1*, 64.
Finke, D. (1927), Gewebezüchtung: 177.
Flug, T. P., Li, T. H. (1941), Chin. J. Physiol., *16*, 37.
Folbort, G. W. (1948), Fisiol. sh. SSSR, *34*, 22.
Folbert, G. W. (1962), Isbrannye trudy. Isd. AN USSR. Kiew.
Folbert, G. W., Solnikowa, N. K. (1940), Fisiol. sh. SSSR. *29*, 482.
Folbort, G. W., Semernina, A. W. (1940), W kn.: Starost. Isd. AN USSR. Kiew: 199.
Frank, A. L., Christensen, A. K. (1968), J. Cell. Biol. *36*, 1.
Franks, Z. (1970), Exp. Gerontology, *5*, 4, 281.
Franks, L., Henzel, S. (1970), Eur. J. Cancer, *6*, 357.
Franschtein, S. I. (1948), Naruschenie i wosstanowlenije funkzi powreshdennowo organa. M.
Frankschtein, S. I., Sergeewa, S. N. (1966), Samoreguljazija dychanija w norme i patologii. Isd. „Medizina". M.
Frantz, A. G., Rabkin, M. T. (1965), J. Clin. Endocrin. Metab. *25*, 1470.
Frazier, D. T., Tagnini, C., Boyarsky, L. L., Wilson, M. T. (1965), Proc. Soc. Exp. Biol. Med., *120*, 450.
Franz, F. (1962), Acta Endocrinol., *41*, 336.
Friedman, S. M., Hinke, J. A., Friedman, C. L. (1952), J. Gerontol., *2*, 286.
Friedman, S., Sreter, P., Friedman, C. (1963), Gerontologia, *7*, 65.
Friedman, S. V. (1963), Nature, *200*, 237.
Friedman, E., Green, M., Sharland, D. (1969), J. Gerontol., *24*, 3, 229.
Friedenthal, H. (1910), Zbl. Physiol. *24*, 705.
Frolkis, W. W. (1952), Bjull. eksp. biol. i med., *34*, 14.
Frolkis, W. W. (1959), Reflektornaja reguljazija dejatelnosti serdetschno-sosudistoi sistemy. Medgis USSR. Kiew.
Frolkis, W. W. (1962), W kn.: Woprosy gerontologii i geriatrii. Isd. „Medizina". L.: 54.
Frolkis, W. W. (1963a), W kn.: Mechanismy starenija. Isd. „Sdorowje", Kiew: 131.
Frolkis, W. W. (1963b), Westn. AMN SSSR, *2*, 70.
Frolkis, W. W. (1963w), Fisiol. sh. SSSR, *49*, 1221.
Frolkis, W. W. (1964a), Fisiol. sh. AN URSR, *10*, 460.
Frolkis, W. W. (1964b), In: Age with a Future. N. Y.: 222.
Frolkis, W. W. (1965a), Bjull. eksp. biol. i med., *60*, 48.
Frolkis, W. W. (1965b), Bjull. eksp. biol. i med., *60*, 32.
Frolkis, W. W. (1965w), Fisiol. sh. SSSR. *51*, 857.
Frolkis, W. W. (1965g), Farmakol. i toksikol., *28*, 612.
Frolkis, W. W. (1966a), 7-th intern. Congr. Gerontol., Vienne: 318.
Frolkis, W. W. (1966b), J. Gerontol., *21*, 161.
Frolkis, W. W. (1967), Zeitschr. Alternsforsch., *20*, 4.

FROLKIS, W. W. (1968a), W kn.: Prisposobitelnye wosmoshnosti starejustschewo organisma. Isd. Inst. gerontol. AMN SSSR. Kiew: 8.
FROLKIS, W. W. (1968b), J. Exp. Gerontol., *2*, 139.
FROLKIS, W. W. (1968g), Triangle. *8*, 322.
FROLKIS, W. W. (1969a), Westn. AMN SSSR, *2*, 18.
FROLKIS, W. W. (red.) (1969b), Osnowy gerontologii. Isd. „Medizina", M.
FROLKIS, W. W. (1969w), Priroda starenija. Isd. „Nauka", M.
FROLKIS, W. W. (1970), Exp. Gerontol. *7*, 37.
FROLKIS, W. W. (1971), W kn.: Ateroskleros sosudow golownowo mosga i wosrast. Kijew: 33.
FROLKIS, W. W. (1970), W kn.: Molekuljarnye i funkzionalnye osnowy ontogenesa, 250, Moskwa.
FROLKIS, W. W. (1971), W kn.: Starenie kletki, 18, Kiew.
FROLKIS, W. W. (1972), 9 meshd. kongress gerontologow, *1*, 155 Kiew.
FROLKIS, W. W. (1973), W kn.: Dolgoshiteli, 32, Kiew.
FROLKIS, W. W., BESRUKOW, W., BOGATSKAJA, L., WERCHRATSKY, N., SAMOSTIAN, W., SCHEWTSCHUK, W., STSCHSHEGOLEWA, I. (1970), Gerontologia, *16*, 129.
FROLKIS, W. W., BOGATSKAJA, L., BOGUSH, S., SHEWTSCHUK, W. (1971), Geriatries *26*, 8, 118.
FROLKIS, W. W., ANTAMONOWO, JU, G., GOLOWTSCHENKO, S. F., PONOMAREWA, I. D. (1965), W kn.: Krowoobrastschenie i starost. Isd. „Sdorowje", Kiew: 15.
FROLKIS, W. W., BESHANJAN, S. A., BESKUROW, W. W., WERCHRATSKI, N. S., SAMOSTJAN, W. P., KARPOWA, S. M., SCHEWTSCHUK, W. G., STSCHEGOLEWA, I. W. (1968), Farmakol. i toksikol., *31*, 222.
FROLKIS, W. W., BOGAZKAJA, L. N. (1965), W kn.: Krowoobrastschenie i starost. Isd. „Sdorowje", Kiew: 104.
FROLKIS, W. W., BOGAZKAJA, L. N. (1967), Kardiologija, *7*, 66.
FROLKIS, W. W., BOGAZKAJA, L. N. (1968), Exp. Gerontol., *3*, 199.
FROLKIS, W. W., BOGAZKAJA, L. N., BOGUSCH, S. W., SCHEWTSCHUK, W. G. (1968), W kn.: Lekarstwennaja terapija w poshilom i startscheskom woraste. Isd. Inst. gerontol. AMN SSSR, Kiew: 199.
FROLKIS, W. W., BOGAZKAJA, L. N., FROLKIS, R. A. (1966), W kn.: Kislorodny reshim organisma i jewo regulirowanije. Isd. „Naukowa dumka": 198.
FROLKIS, W. W., BOGAZKAJA, L. N., EPSCHTEIN, E. W. (1968), Ukr. bioch. sh., *38*, 514.
FROLKIS, W. W., BUSCHMAKINA, S. I., STSCHEGOLEWA, I. W. (1961), Bjull. eksp. biol. i med., *61*, 8.
FROLKIS, W. W., BESRUKOW, W., GENIS, E., DUPLENKO, Z. (1972), Exp. Gerontol., *7*, 169.
FROLKIS, W. W., BESRUKOW, W. W., GENIS, E. D., DUPLENKO, JU. K., TANIN, S. A. (1972), W kn.: Wedustschije faktory ontogenesa, 105, Kiew.
FROLKIS, W. W., BESRUKUW, W., SINITSKY, W. (1972), Exp. Gerontol., *7*, 185.
FROLKIS, W. W., EPSCHTEIN, E. W. (1966), Wopr. med. chimii, *12*, 248.
FROLKIS, W. W., KOROTONOSHKIN, W. G. (1972), Radiobiologija, *12*, 4, 609.
FROLKIS, W. W., KUSMINSKAJA, U. A. (1965), Kardiologija. *5*, 47.
FROLKIS, W. W., KULTSCHIZKI, K. I. (1968), W kn.: Problemy wosrastnoi fisiologii i patofisiologii serdetschno-sosudistoi sistemy. Isd. Inst. norm. i patolog. fisiol. AMN SSSR, M.: 144.
FROLKIS, W. W., KULTSCHIZKI, K. I., MILKO, W. I., KUSMINSKAJA, U. A. (1964), Koronarnoje krowoobrastschenije i eksperimentalni infarkt miokarda. Ukrmedgis, Kijew.
FROLKIS, W. W., MARTYNENKO, O. A., KOROTONOSHKIN, W. G. (1972), Biofisika, *5*, 839.
FROLKIS, W. W., SAMOSTJAN, W. P. (1963), Fisiol. sh. AN URSR. *9*, 596.

Frolkis, W. W., Sinizki, W. N. (1969), W kn.: Woprosy epilepsii, I Isd. „Sdorowje“, Kijew: 117.

Frolkis, W. W., Werchratski, N. S. (1963), DAN SSSR. *148*, 1228.

Frolkis, W. W., Werchratski, N. S., Samostjan, W. P. (1967), Fisiol. sh. SSSR, *53*, 330.

Frolkis, R. A. (1965), Fisiol. sh. AN URSR, II: 399.

Frolkis, R. A. (1967), Bjull. eksp. biol. i med., *64*, 19.

Fudel-Osipowa, S. I. (1962), Fisiol. sh. SSSR, *48*, 1099.

Fudel-Osipowa S.I. (1963), W kn.: Mechanismy starenija. Isd. „Sdorowje“, Kijew: 278.

Fudel-Osipowa, S. I. (1968), Starenije nerwno-myschetschnoi sistemy. Isd. „Sdorowje“, Kijew.

Fudel-Osipowa, S. I., Martinenko, O. A. (1962), Fisiol. sh. AN URSR, *8*, 442.

Fudel-Osipowa, S. I., Rodionow, G. A. (1963), Bjull. eksp. biol. i med., *56*, 50.

Fudel-Osipowa, S. I., Rodionow, G. A. (1966), Fisiol. sh. AN URSR, *12*, 12.

Furchgott, R. F., Kirpekar, S. M., Riker, M., Schwal, A. (1963), J. Pharmacol., *142*, 39.

Fukuda, M., Sibstani, A. (1953), Jap. Biochem., *40*, 95.

Fux, K., Dahlström, A., Hillarp, A. (1965), XXIII Internat. Congr. of Physiol. Sci., Tokyo, *62*, 45.

Gaisinskaja, M., Uterwski, A. M. (1962), Ukr. bioch. sh., *34*, 237.

Gakkel, L. B., Sinia, N. W. (1953), Fisiol. sh. SSSR. *39*, 533.

Galizkaja, N. A. (1953), Fisiol. sh. SSSR. *39*, 710.

Gardner, T. (1946), J. Gerontol. *1*, 445.

Garicne, R. (1967), Exptl. Cell. Res., *46*, 533.

Garren, L., Howell, R., Tomkins, G. (1954), J. Molec. Biol. *9*, 100.

Gasser, H. S. (1937), Harvey Lect. *32*, 169.

Gazko, G. G. (1969), Endokrinnaja sistema pri starenii. Isd. „Nauka i technika“, Minsk.

Gazko, G. G., Gulko, W. W. (1972), 9 meshd. kongress gerontologow, *3*, 234, Kiew.

Gazko, G. G., Mironowa, G. M. (1966), Dokl. AN BSSR. *10*, 217.

Gellhorn, E. (1957), Autonomic imbalance and the hypothalamus. Minneapolis.

Gershon, R., Gershon, D. (1972), 9th Intern. Congr. Gerontol., *3*, 48, Kiev.

Gesell, R., Bricker, J., Conway, M. (1936), Am. J. Physiol. 117, *3*, 423.

Getty, R. (1967), In: Radiation and Aging, 245. P. Lindop, G. Sacher (Eds), London.

Gey, K. F., Burkard, W. P., Pletcher, A. (1965), Gerontologia, *11*, 1.

Gerzen, A. A. (1864), Experiences sur les centres moderateurs de l'action reflexe. Turin.

Gibbs, F., Gibbs, E. (1944), Trans. Amer. Neurol. Soc. *70*, 154.

Gilbert, W., Muller-Hill, B. (1966), Proc. Natl. Acad. Sci. US., *56*, 1891.

Ginezinski, A. G. (1937), Sb. dokl. UI. Wses. fisiol. sjesda: 193.

Ginezinski, A. G. (1963), Fisiologitscheskije mechanismy wodno-solewowo rawnowesija. Isd. „Nauka“, M.-L.

Ginezinski, A. G., Schamarina, N. M. (1942), Usp. sowr. biol., *15*, 283.

Gitman, L. (1967), Endocrines and Aging, Springfield.

Gladkowa, A. I. (1960), W kn.: Woprosy fisiologii i patologii endokrinnoi sistemy. Charkow: 37.

Gley, E. (1922), Bull. Acad. Med., *28*, 325.

Gobat, J. (1947), Helvet. Med. Acta, *14*, 45.

Gold, P., Gut, M., Nordgreen, R., Strehler, B. (1966), 7th Intern. Congr. Gerontol. Vienna, *8*, 103.

GOLBLATT, H. (1944), Med. Physics, Chicago.
GOLDSTEIN, L., STELLA, E., KNOX, W. (1962), J. Biol. Chem., *273*, 1723.
GOLDSCHTEIN, B. I. (1969), W kn.: Osnowy gerontologii. Isd. „Medizina". M.: 54.
GOLDSCHTEIN, B. I., GERASIMOWA, W. W. (1962), W kn.: Woprosy gerontologii i geriatrii. Isd. „Medizina", M.: 45.
GOLDSCHTEIN, B. I., GERASIMOWA, W. W., RUD, S. G., POLJAKOWA, L. L. (1963), W kn.: Mechanismy starenija. Isd. „Sdorowje". Kiew: 31.
GOLDSCHTEIN, B. I., GOTOWZEWA, JE. P. (1957), Biochimija, *22*, 994.
GOLDSCHTEIN, B. I., CHILKO, O. K. (1969), Westn. AMN SSSR, *2*, 31.
GOLDSCHTEIN, B. I. (1955), O wlijanii sulfgidrilnych grupp na biologitscheskije swoistwa tranewych belkow. Gosmedusdat USSR. Kiew.
GOLDZIEHER, M. A. (1946), Geriatrics, *1*, 226.
GOLIKOW, S. N., ROSENGART, W. I. (1964), Cholinesterasy i azetilcholinosterasnyje weststchestwa. Isd. „Medizina", L.
GOLOWTSCHENKO, S. F. (1967), Mater. Wses. konf. po probl. „fisitscheskaja kultura i dolgoletije", Baku: 42.
GOLOWTSCHENKO, S. F. (1971), W kn.: Starenije kletki, 189, Kiew.
GOLOWTSCHENKO, S. F., GRABINA, L. L. (1963), W kn.: Mechanismy starenija. Isd. „Sdorowje", Kiew: 367.
GOLTZ, F. (1969), Beiträge zur Lehre von der Funktion der Nervenzentren des Frosches. Berlin.
GOODAL, N., HACKEL, D. (1953), Circulation Res., *1*, 504.
GOODKIN, M. (1966), J. Pharmacol. Exp., *154*, 531.
GOODWIN, B. (1966), Histones, 77, London.
GOREW, N. N. (1953), Arch. patol., *15*, 3.
GOREW, N. N., FROLKIS, W. W., FUDEL-OSIPOWA, S. I. (1963). W kn.: Mechanismy starenija. Isd. „Sdorowje", Kiew: 5.
GOREW, N. N., KOSHURA, I. M. (1968), W kn.: Aktualnyje problemy gerontologii i geriatrii Isd. „Sdorowje", Kiew: 44.
GORISONTOW, P. D. (1960), Ter. arch., *32*, 3.
GOWYRIN, W. A. (1967), Trofitscheskaja funkzija simpatitscheskich nerwow serdza i skeletnych myschz. Isd. „Nauka", L.
GRABINA, L. L. (1966), W kn.: Reguljazija funkzi w raslitschnyje wosrastnyje periody. Isd. „Naukowa dumka", Kiew: 81.
GRABINA, L. L. (1971), W sb. Starenije kletki, Kiew: 195.
GRABINA, L. L. (1972), 9 mesdh. kongress gerontologow, *3*, 184, Kiew.
GRAFFI, A., SCHNEIDER, E. (1958), Harvey Lect. *52*, 177.
GRAHAM, J., GERARD, R. (1946), J. Cell Comp. Physiol. *28*, 99.
(GRASTYAN, E., LISSAK, K., SZABO, J., VEREBY, G.) Грастиан, Е., Лишак К., Сабо И., Вереби Г. 1956. В кн.: Проблемы современной физиологии нервной и мышечной систем. Изд. АН Груз. ССР, Тбилиси: 67.
GRASTSCHENKOW, N. I., KASSIL, G. N. (1966), W kn.: Reguljazija funkzi w raslitschnyje wosrastnyje periody. Isd. „Naukowa dumka", Kiew: 84.
GRAUX, P., STEENHOUWER, B., BEAUSSART, M., DOUCHEZ, M. (1959), Rév. Neurol., *100*, 456.
(GREEN, D.) Грин Д. 1964. В кн.: Структура и функции клетки. Изд. „Мир": 216.
GREEN, J. D., ARDUINI, A. A. (1954), J. Neurophysiol. *17*, 533.
GREEN, J. D., MORIN, F. (1953), Amer. J. Physiol. *172*, 175.

(GREEN, D., GOLDBERGER, R.) Грин Д., Гольдбергер Р., 1968. Молекулярные основы жизни. Изд. „Мир". М.
GREER, M. A. (1957), Ciba Found. Colloq. in Endocrin., *10*, 34.
GREER, M. A. (1959), Endocrinol. *64*, 724.
GREGERMAN, R. (1959), Amer. J. Physiol. *197*, 63.
GREGERMAN, R. J., SOLOMON, M. D., SHOCK, N. (1965), Excerpta Med., *57*, 15.
GRISCHKO, F. I., LEWKOWA, N. A. (1966), Fisiol. sh. SSSR. *52*, 1455.
GROEN, J. J. (1959), Geriatrics, *14*, 318.
GROMOW, L. A. (1966), W kn.: Reguljazija funkzi w raslitschnyje wosrastnyje periody. Isd. „Naukowa dumka", Kiew: 97.
GROMOW, L. A. (1967), Kliniko-eksperimentalny analis wosrastnych osobennostei reakzii serdetschno-sosudistoi sistemy na deistwije papawerina. Kand. diss. Kiewsk. med. inst.
GROMOWA, JE. A. (1966), W kn.: Serotonin i ewo rol w organisme. Isd. „Medizina", M.: 218.
GROMOWA, JE. A., TKATSCHENKI, K. N., PROWODINA, W. N. (1964), Tes. 10. sjesda Wses. fisiol. obstsch. Jerewan: 232.
GROSSMAN, D. (1963), Science, *142*, 409.
GROUGHS I. M., MAINGAY, D., TOUBER, J. L., RUYTER, H. A. (1965), Acta endocrinol., *50*, 2, 213.
GRUBBER, G., OLCH, T., BLADES, B. (1933), J. Pharmac. Exp. Ther., *49*, 306.
GUREWITSCH, M. I. (1960), Issledowanija patogenesa arterialnoi gipertonii. Isd. AN USSR. Kiew.
GUREWITSCH, M. I. (1968), W kn.: Gemodinamika i periferitscheskoje krowoobrastschenije. Isd. „Naukowa dumka", Kiew: 18.
GUREWITSCH, M. I., POWSHIKOW, M. M. (1968), W kn.: Gemodinamika i periferitscheskoje krowoobrastschenije. Isd. „Naukowa dumka", Kiew: 3.
GUNN, C. G., LEVELIUS, G., RUGGARI, M. J., MYERS, F. H. (1968), Amer. J. Physiol. *214*, 2, 258.
GUTTMANN, E., HANZLIKOVA, V. (1972), Mechanismus of Ageing a. Development, *1*, 5, 327.
GUTMANN, E. (1962a), The denervated muscle. Prague.
(GUTMANN, E.) Гутманн Э. 1962б, Усп. соврем. биол. 53: 323.
GUTMANN, E. (1969), 8th Intern. Congr. Gerontol. Washingt. *1*, 143.
GUTMANN, E. (1970), Exp. Gerontol. *5*, 4, 357.
GUTMANN, E., HANZLIKOVA, V., SOBOTKOVA, M. (1969), Physiol. Bohemo-Slov. *18*, 141.

HAGIWARA, S., BULLOCK, T. (1958), J. Cell Comp. Physiol., *50*, 26.
HAHN, H. P. VON (1963), Gerontologia, *10*, 4.
HAHN, H. P. VON (1966), Perspectives in experimental gerontology, 59, N. Y. Acad. Press.
HAHN, H. P. VON (1972), 9th Intern. Congr. Gerontol., *1*, 33, Kiew.
HAHN, H. P. VON, FRITZ, E. (1966), Gerontology, *21*, 291.
HAHN, H. P. VON (1965), J. Gerontol., *21*, 90.
HAHN, H. P. VON (1969), Intern. Congr. Gerontol. Washington, *1*, 134.
HAHN, H. P. VON (1969), VIII Intern. Congr. Gerontol. Proc. V. Abstr. of Sympos. a. Lect., 134.
HAHN, H. P. VON (1970), Gerontologia, *16*, 116.
HAHN, H. P. VON, VERZÁR, F. (1963), Gerontologia, *7*, 105.
HAHN, C., VANG, G., PARKER, V. (1968), Nature, *220*, 5172.

HAIST, R. E., PUGH, E. J. (1948), Amer. J. Physiol. *152*, 36.
HALL, D. (1970), Gerontologia, *16*, 6: 325.
HALL, D. A. (1972), 9th Intern. Congr. Gerontol., *2*, 103, Kiew.
HALL, D. (1964), Elastolysis and ageing, Springfield.
HALMI, N. S. (1954), Endocrinol., *54*, 97.
HAMARVALT, P., HAYNES, H. (1965), Biochem. Biophys. Res., *19*, 462.
HARADA, H. (1940), Jap. J. Med. Sci. *12*, 176.
HARMAN, D. (1962), Radiation Res. *16*, 153.
HARMAN, D. (1968), J. Gerontol. *23*, 476.
HARMAN, D. (1968), J. Gerontol., *12*, 257.
HARMAN, D. (1969), J. Amer. Geriatr. Soc., *17*, 721.
HARMAN, D., CURTIS, H., TILLEY, D. (1970), J. Gerontol. *25*, 1, 17.
HARRIS, J. (1941), J. Biol. Chem. *141*, 579.
HARVALD, S. (1958), Acta psychiat. et neurol. Scand. *33*, 193.
HASAN, M, GLEES, P. (1973), Exp. Gerontology, *8*, 2, 85.
HAUSS, W. H., KREUZIGER, H., ASTEROTH, H. (1949), Ztschr. Kreislaufforsch. *38*, 28.
HAYFLICK, L. (1961), Exp. Cell Res., *23*, 14.
HAYFLICK, L. (1965), Exp. Cell. Res., *37*, 614.
HAYFLICK., L. (1972), 9th Intern. Congr. Gerontol., *2*, 87, Kiew.
HEBB C. A., WAITES, C. M. (1956), J. Physiol., *132*, 667.
HELLER, H., ZEIMIR, E. J. (1949), J. Physiol. (L.), *109*, 162.
HELLTHALER, G., KÖHLER, H., ROTZSCH, W. (1970), Ztschr. Alternsforsch., *23*, 2, 139.
HERZOG, H. (1926), Ztschr. ges. Neurol. Psych.: 103.
HESS, A. (1955), Anat. Rec., *123*, 399.
(HEYMANS, C., BOUCAERT, J. J.) Гейманс С., Букерт Дж. 1936. Физиол. ж. СССР, 21: 5.
HEYMANS, C., NEIL, E. (1958), Reflexogenic areas of the cardiovascular system. London.
HILD, W. (1951), Virch. Arch. path. Anat. Physiol., *319*, 526.
HILD, W. (1956), Hypothalamic-hypophyseal interrelationship. Houston, Texas.
HILL, B. (1933), Nature, *132*, 897.
HIRSCH, J., BERNHEIMER, A., WEISSMANN, G. (1963), J. Exp. Med., *118*, 323.
HOCH, F. (1962), Physiol. Rev. *42*, 605.
HOCH, F., LIPMANN, F. (1953), Feder. Proc., *42*, 219.
HODES, R. (1953), Ann. Rev. Physiol. *15*, 139.
HODGKIN, A. I. (1951), Biol. Rev. *26*, 339.
HODGKIN, A. L., HOROWICZ, F. (1959), J. Physiol. *148*, 127.
HODGKIN, A., HUXLEY, A., KATZ, B. (1952), J. Physiol. *116*, 124.
HODGKIN, A., KATZ, B. (1949), J. Physiol. *108*, 37.
HODGKIN, A., KEYNES, R. (1955), J. Physiol. *128*, 28.
HOLLANDER, C. F., THUNG, P. J. (1966), In: Proc. 7th Intern. Congr. Gerontol., *2*, 203, Vienna.
HORSLEY, V. (1884), Proc. Roy. Soc. *38*, 6.
HOPPER, S., SEGAL, H. (1964), Arch. Biochem. Biophys., *165*, 501.
HRACOVEC, J. P. (1966), Proc. 7th Intern. Congr. Gerontol. *1*, 263, Vienna.
HRACOVEC, J. P., Gerontologist, 7(3), pt. II, 14.
HRACOVEC, J. P., ROCKSTEIN, M. (1962), In: Biological Aspects of Aging. N.-Y. 304.
HRACOVEC, J. P. (1971), Gerontologia, *17*, 12, 75.
HRACOKEC, F. (1967), Gerontologist, 7, 11.
HUANG, R. C. C., BONNER, Z. (1962), Proc. Nation. Acad. Sci. USA, *48*, 7, 1216–1222.

Huang, R. C. C., Bonner, J., Murray, K. (1964), J. Molec. Biol., *8*, 1, 54.
Huany, R., Bonner, Z. (1962), Probl. Natl. Acad. Sci. USA, *48*, 7, 1216.
Hueck, W. (1938), Münch. med. Wschr., *85*, 1.
(Hume, D. M.) Хьюм Д. М. 1963. В кн. Ретикулярная формация мозга. М.
Hyden, H. (1959), In: Biochemistry of the Central Nervous System. Boston: 64.
Hyden, H., In: Progress in Nuclei Acid Research a. Molecular Biology. Davidson J. N., Cohn W. E. (Eds), 6, 187. N.-Y. Acad. Press.
Hyden, H., Eguhasi, E. (1904), Proc. Nat. Acad. Sci. USA, *2*, 304.
Hyden, H., Pigon, A. (1960), Neuroch., 6: 57.

(Jacob F., Monod J.) Жакоб Ф., Монод 1964. В кн.: Молекулярная биология. ИЛ. М.: 14.
Idlis, A. A. (1968), Funkzii i cholonergitscheskaja reguljazija miokarda pri naryschenii glikolisa i soprjashenija fosforiirowanija s dychanijem w serdze shiwotnych rasnowo wosrasta. Kand. diss. Iwano-frankowsk. med. inst.
Iljutschenok, R. Ju. (1963), Elektro-fisiologitscheskoje isutschenije neiro-gumoralnych mechanismo w retikuljarnoi formazii stwola mosga. Awtoref. dokt. diss. Tomsk.
Iljutschenok, R. Ju. (1965), Neiro-gumoralnyje mechanismy retikyljarnoi formazii stwola mosga. Isd. „Nauka", M.
Iwanow, I. I., Balabucha, W. F., Romanzew, E. F., Fedorowa, T. A. (1956), Obmen westschestw pri lutschewoi bolesni. „Medizina", M.
Iwanow, L. A. (1969), Osobennosti tkanewowo kislorodnowo obmena. Kand. diss. Kiewsk. inst. usowersch. wratschei.
Iwanow, W. N., Melmikow, P. P. (1972), 9 meshd. kongress gerontologow, *3*, 936, Kiew.
Ingle, E., Pincus, G. (1956), Hormones and the aging process, Springfield.
Ivanova, E., Angelova-Gateva, P. (1972), 9th Intern. Congr. Gerontol., *3*, 948, Kiew.

Jacob, F., Monod, J. (1963), Symp. Soc. Study Develop. Growth, *21*, 30.
Jalima, A. (1966), Tokohu J. Exp. Med., *89*, 112.
Jankowskaja, A. S. (1971), W kn.: Starenije kletki, 167, Kiew.
Jankowskaja, A. S. (1972), 9 meshd. kongress gerontologow, 3, 1215, Kiew.
Jankowskaja, A. S., Knjasewa, W. N. (1962), Fisiol. sh. AN URSR, *8*, 556.
Jankowskaja, A. S. (1963), W kn.: Mechanismy starenija. Isd. „Sdorowje", Kiew: 295.
Johns, E., Butler, J. (1964), Nature, *204*, 853.
Johnson, R. (1967), Dissert. Abstrs., *27*, 3433.
Johnson, T. (1967), J. Neurochem., *14*, 1075.
Joos, H., Rossiter, P. H., Bühlmann, A. (1957), Schweiz. med. Wschr., *87*, 806.
Jopes, E., Rastgoldi, S. (1953), Acta physiol. Scand. *29*, 163.
Joshida, M., Makino, S. (1963), J. Human Genetics, *8*, 39.
Judajew, I. A. (1961), Chimitscheskije metody opedelenija steroidnych gormonow w biologitscheskich shidkostjach. Medgis. M.

Kaada, B. R. (1951), Acta physiol. Scand., *24*, Suppl. 83.
Kabak, Ja. M., Nikitina, M. M. (1962), Probl. endokrinol. i gormonoter., *8*, 3.
Kaganowskaja, M. M. (1959), Prozessy utomlenija i wosstanowlenija w raslitschnych u slowijach dejatelnosti skeletnych myschz. Kand. diss. Kiewsk. med. institut.
Kandror, W. I. (1965), Gipofis i nadpotschetschniki pri radiazionnych porashenijach organisma. Isd. „Medizina", M.

KANUNGO, M. (1970), Biochem. Rev., *69*, 41, 13.
KANUNGO, M., KOUL, O., REDDY, K. (1970), Exp. Gerontol., *5*, 3, 261.
KARAJEW, A. A., SAFAROW, R. I. (1953), Isd. AN Aserbaid. SSR, *11*, 52.
KARASIK, W. M. (1946), Usp. sowr. biol., *21*, 1.
KARPOWA, S. M. (1965), Mater. 7. konf. po wosr. morfol., fisiol., bioch., M.: 331.
KARPOWA, S. M. (1971), W sb. Starenije kletki, Kiew: 208.
KARPOWA, S. M. (1972), 9 meshd. kongress gerontologow, *3*, 61, Kiew.
KAWEZKI, R. JE. (1968), W kn.: Woprosy eksperimentalnoi onkologii. Isd. „Sdorowje“, Kiew: 18.
KAWERINA, N. W., KAREWA, G. F., MARKOWA, G. A. (1968). Farmakologija i toksikologija No. 2, 169.
KENETA, V. (1966), Tokohu J. Eptl. Med., *90*, 249.
KENNEY, F. (1962), J. Biol. Chem., *237*, 1605.
KENNEY, F., FLORA, R. (1962), J. Biol. Chem., *236*, 2699.
KIBJAKOW, A. W. (1933), Kasansk. med. sh., *5–6*: 457.
KIBJAKOW, A. W. (1964), Chimitscheskaja peredatscha nerwnowo wosbushdenija. Isd. „Nauka“, M.-L.
KIRK, J. E. (1966), Perspectives in Experimental Gerontology, 182. N. W. Shock (Ed.), Illinois.
KIRK, J. (1962), In: Vitamins and Hormons. N. Y., *20*, 93.
KIRK, J. E., DYRBYE, M. (1956), J. Gerontol., *11*, 273.
KIRK, J., WANG, J., DYRBYE, M. (1959), Ann. N. Y. Acad. Sci., 72, art. *14*, 1006.
KIVALO, E., RINNE, U. K. (1959), Ann. Med. Exp. Fenn. *37*, 262.
KJELMER, J. (1961), Med. Exp. *5*, 56.
KLEIN, R., BIRREN, J. (1972), 9th Intern. Congr. Gerontol., *3*, 979, Kiev.
KLIMENKO, A. I. (1966), Biochimija *31*, 3, 447.
KLIMENKO, A. I. (1970), W kn.: Molekuljarnyje i funkzialnyje osnowy ontogenesa. M., 89.
KLOTZBUCHER, K. (1964), Ztschr. Alternsforsch. *4*, 354.
KNORRE, A. G. (1959), Zitologija, *1*, 494.
KOBLOW, G. A. (1957), DAN SSSR, *115*, 1011.
KOELLA, W., CRICMAN, J. (1963), Am. J. Physiol., *204*, 873–880.
KOLOSOW, N. G. (1962), Arch. anatom. gistol. i embriol. *29*, 16.
KOLTSCHINSKAJA, A. S. (1964a), Nedostatok kisloroda i wosrast. Isd. „Naukowa dumka“, Kiew.
KOLTSCHINSKAJA, A. S. (1964b), 10. sjesd fisiol. obstsch. AN SSSR, *2*, 18.
KOLTSCHINSKAJA, A. S., SEREDENKO, M. M., SELINSKAJA, A. G., SLJUSARENKO, M. A. (1965), W kn.: Reguljazija wegetatiwnych funkzi. Isd. AN USSR, Kiew: 79.
KOMISSARENKO, W. P. (1956), Gormony kory nadpotschetschnikow i ich rol w fisiologitscheskich i patologitscheskich prozessach. Gosmedisdat USSR. Kiew.
KONDRATOWITSCH, M. A. (1956), Nekotoryje woprosy reguljazii krowoobrastschenija w uslowijach eksperimentalnoi gipertonii. Ukrmedgis. Kiew.
KONDRASCHOWA, M. N. (1967), W kn.: Mitochondrii. Biochimija i morfologija. Isd. „Nauka“, M.: 137.
KONDRASCHOWA, M. N., OSARINA, R. D., NIKOLAJEW, L. W. (1966), W kn.: Mitochondrija. Struktura i funkzija. Isd. „Nauka“, M.: 120.
KONSTANTINOWSKI, G. A. (1969), Wosrastnyje ismenenija i reaktiwnyje swoistwa periferitscheskoi nerwnoi sistemy obolotschek golownowo mosga. Awtoref. dokt. diss. Kiew.

Korenchevsky, V. (1961), Physiological and pathological aging. N. Y.
Korczyn, A. D., Bergmann, F. (1967), Israel J. Med. Sci. *3*, 3, 440.
Korkuschko, O. W. (1963), W kn.: Mechanismy starenija. Isd. „Sdorowje". Kiew: 88.
Korkuschko, O. W. (1968), W kn.: Lekarstwennaja terapija w poshilom i startscheskom wosraste. Isd. Inst. gerontol. AMN SSSR, Kiew: 240.
Korkuschko, O. W., Dshemailo, W. I. (1963), W kn.: Problemy geriatrii w klinike wnutrennych bolesnei. Isd. Inst. gerontol. AMN SSSR. Kiew: 308.
Kormendy, Ch., Bender, A. (1971), Gerontologia, *17*, 1, 52.
Kornijenko, W. M. (1960), Tr. n.-i inst. biol. i biol. fak. Charkowsk, uniw., *29*, 29.
Kornijenko, W. M. (1962), Tr. n.-i inst. biol. i biol. fak. Charkowsk. uniw., *33*, 33.
Kostjuk, L. W. (1962), W kn.: Woprosy gerontologii i geriatrii. Isd. „Sderowje", Kiew: 81.
Kostjuk, L. W. (1963), Westn. AMN SSSR, *2*, 77.
Kostjuk, P. G. (1959), Dwuchneironnaja reflektornaja duga. Medgis, M.
Kostjuk, L. W. (1972), 9 meshd. kongress gerontologow, *3*, 973, Kiew.
Kostjuk, P. G., Schapowalow, A. I. (1960), Biofisika, *5*, 586.
Kotschetow, G. A. (1958), Usp. biol. chimii. *3*, 243.
Koschtojanz, Ch. S. (1938), Fisiol. sh. SSSR, *29*, 221.
Koschtojanz, Ch. S. (1951), Belkobyje tela, obmen westschestw i nerwnaja reguljazija. Isd. AN SSSR, M.-L.
Kowalew, G. W., Bondarew, M. G. (1962), Fisiol. sh. SSSR. *48*, 1017.
Kregeova, K., Angelova-Gateva, P. (1972), 9th Intern. Congr. Gerontol., *3*, 994, Kiew.
(Krebs, K., Korenberg, G.) Кребс К., Коренберг Г. Превращения энергии в живых системах, 1959. Ил М.
Krebs, W., David, H. (1962), Dtsch. Gesundheitsw., *17*, 1845.
Kremer, W. (1947), J. Neurophysiol. *10*, 371.
Krieg, W. (1946), Quaterly Bull. Northwestern Univ. Med. School, *20*, 199.
Kronrod, B. A. (1964), W kn.: Wosrastnaja i funkzionalnaja morfologija endokrinnoi sistemy. Isd. „Medizina", L: 124.
Krulich, L. (1965), Proc. Soc. Exp. Biol. Med., *120*, 180.
Krulich, L., McCann, S. M. (1966), Proc. Soc. Exp. Biol. Med. *122*, 668.
Krylowa, N. W., Wischnewski, A. S., Berschtein, L. M., Dilman, W. M. (1972), 9 meshd. kongress gerontologow, *3*, 307, Kiew.
Kryshanowa, W. G. (1965), Wratsch. delo, *2*, 79.
Kudrjaschowa, A. Ja. (1957), Tes. dokl. konf. po wopr. elektrofisiologii ZNS. L.: 67.
Kuffler, W. S., Eysaquirre, S. (1955), J. Gen. Physiol. *39*, 155.
Kuhn, N. (1955). Experientia, *2*, 429.
Kuljabko, A. A. (1904), Sap. imp. Akad. nauk po fis.-mat. otd. *16*, 29.
Kultschizki, K. I. (1959), Tr. konf. po eksp. morf. serdza i sosudow, Tbilisi: 84.
Kultschizki, K. I., Badajewa, L. N. (1972), 9 meshd. kongress gerontologow, *3*, 984, Kiew.
Kultschizki, O. K. (1971), W kn.: Starenije kletki, 364, Kiew.
Kultschizki, O. K. (1972), 9 meshd. kongress gerontologow, *3*, 985, Kiew.
Kuprasch, L. P. (1969), W kn.: farmakologija i toksikologija, Kiew: 121.
Kuprasch, L. P. (1972), 9 meshd. kongress gerontologow, *3*, 987, Kiew.
Kurtz, P., Sinex, F. (1967), Biochim. a. Biophys. Acta, *145*, 840.
Kusnezowa, S. M. (1967), Mater. 8. nautschn. konf. po wopr. morfol. i bioch. M., *2*, 213.
Kusnezowa, S. M. (1968), W kn.: Lekarstwennoja terapija w poshilom i startscheskom wosraste. Isd. Inst. gerontol. AMN SSSR, Kiew: 132.

KUSNEZOWA, S. M. (1969), W kn.: Serdze, sosudy i wosrast. Isd. Inst. gerontol. AMN SSSR, Kiew: 457.
KUTSCHERENKO, P. A. (1937), Archiw patol. anat. i patofisiol., *31*, 96.
KUZENKO, N. A., NETSCHAJEWA, G. A. (1948), Fisiol. sh. SSSR. *39*, 719.

LABORIT, H., BROUSSOLLES, B., PEERRIMOND-TROUCHET, N. (1957), Compt. Rend. Soc. Biol. CLI *5*, 930.
LAMB, J. (1960), J. Physiol. *150*, 4.
LANCING, A. (1955), In: Colloquia on Aging. Ciba Found. Lond. *1*, 88.
LANG, G. F. (1950), Gipertonitscheskaja bolesn. Medgis. M.
LANGLEY, J., DICKINSON, W. L. (1889), Proc. Roy. Soc. *46*, 423.
LANGLEY, J., DICKINSON, W. L. (1890), Proc. Roy. Soc. *47*, 379.
LAPORTE, M., LORENTE DE NO, (1950), J. Cell. Comp. Physiol., *35*, 155.
LARDY, H. (1952), In: The Biology of Phosphorus. Michigan.
(LAROCHE, K., BOURLIERE, F.) Ларош, К., Бурльер Ф. 1960. Основы геронтологии. Медгиз, М.: 374.
LARRABEE, M. G., BRONK, D. W. (1938), Proc. Soc. Biol. *38*, 921.
LATMANISOWA, L. W. (1972), 9 meshd. kongress gerontologow, *3*, 69, Kiew.
LAUER, N. W., KOLTSCHINSKAJA, A. S. (1965), W kn.: Reguljazija wegetatiwnych i animalnych funkzi w ontogenese. Isd. „Nauka", M.: 81.
LAUER, N. W., KOLTSCHINSKAJA, A. S. (1966), W kn.: Kislorodny reshim organisma i ewo regulirowanije. Isd. „Naukowa dumka". Kiew: 3.
LAUER, N. W., SEREDENKO, M. M., KOGANOWSKAJA, M. M., TURINOW, W. W., KOLTSCHINSKAJA, A. S. (1965), W kn.: Krowoobrastschenije i starost. Isd. „Sdorowje", Kiew: 54.
LAUER, N. W., SEREDENKO, M. M., KOGANOWSKAJA, M. M. (1972), 9 meshd. kongress gerontologow, *3*, 1000, Kiew.
LAWRENTJEW, B. I. (1939), W kn.: Morfologija awtonomnoi nerwnoi sistemy. Medgis. M.: 13.
LAWRENTJEW, B. I. (1946), W kn.: Morfologija awtonomnoi nerwnoi sistemy. Medgis. M.: 96.
LÄHR, J. (1973), Actuelle Gerontologie, *3*, 125.
LEACH, G. H. (1957), J. Pharmacy a. Pharmacol. *9*, 747.
LEBEDEWA, W. A. (1965), Mechanismy chemorezepzii. Isd. „Nauka" M.-L.
LEBEDEWA, JE. A. (1965), W kn.: Woprosy gerontologii i geriatrii. Isd. „Medizina", L.: 50.
LEBLOND, C. P. (1967), Canad. Cancer Conf. *7*, 3.
LECHER, S., FRY, R. J., KOHN, H. J. (1961), Gerontol., *5*, 176.
LEITSCHIK, M. S. (1957), Tr. Donezk. med. inst., *9*, 185.
LELAND, J. P., FOSTER, G. L. (1932), J. Biol. Chem. *95*, 165.
LENIN, W. I., Sobr. sotsch., isd. *5*, 29: 316.
LEONOW, W. A., GAZKO, G. G., GULKO, W. W. (1968), Weszi AN BSSR, ser. bijal. nawuk: 5.
LESHER, S. (1967), In: Radiation and Aging, London.
LETOS, JIENGST, M., BARROWS, C. (1970), J. Gerontol., *25*, 1, 4.
LEUTERT, G. et al. (1973), Zschr. Alternsforsch., *26*, 4, 375.
LEUTERT, G. (1972), 9th Intern. Congr. Gerontol., *3*, 78, Kiew.
LEVI-MONTOLEIKI, R. (1968), Chem. Abstrs., *69*, 98838.
LEVIN, J., BECK, L. (1967), J. Pharmacol. a. Exptl. Therap., *155*, 1, 31.
LEVINE, E. (1967), Proc. Natl. Acad. Sci. USA, *57*, 431.
LEWKOWA, N. A. (1965), W kn.: Problemy geriatrii w klinike wnutrennich bolesnei. Isd. Inst. gerontol. AMN SSSR. Kiew: 32.

LIAU, M. et al. (1965), Proc. Natl. Acad. Sci. USA, *53*, 3, 626.
LIBERMAN, L. O. (1963), Usp. sowr. biol., *55*, 2.
LICHNIZKAJA, I. I. (1962), Ozenka sostojanija funkzionalnych sistem pri opredelenii trudosposobnosti. Gosmedisdat, L.
LIDELL, E. G. T. (1934), Brain, *57*, 386.
LIN, E., KNOX, W. (1957), Biochem. Biophys. Acta, *26*, 85.
LING, H. W. (1959), J. Pharmacol. *14*, 505.
(LISSAK, K., ENDRÖCZI, E.) Лиссак К., Эндреци Е. 1967. Нейроэндокринная регуляция адаптационной деятельности. Изд. АН Венгр. Будапешт.
(LISSAK, K., GRASTYAN, E.) Лисаак К., Гнаштьян Э. 1962. В кн.: Электроэнцефалографическое исследование высмей нервной деятельности. ИЛ М.: 225.
LITOSCHENKO, A. JA. (1968), W kn.: Woprosy eksperimentalnoi i klinitscheskoi gerontologii. Inst. gerontol. AMN SSSR, Kiew: 28.
LITOSCHENKO, A. JA. (1972), 9 meshd. kongress gerontologow, *3*, 1009, Kiew.
LOCKSHINE, R. (1972), 9th Intern. Congr. Gerontol., *2*, 42, Kiew.
LOHMAN, M., (1955). Ztschr. Alternsforsch. *234*, 8.
LORAND, A. (1904), Compt. rend. Soc. Biol. Paris, *57*, 500.
(LORENTE DE NO) Лоренте де Но, 1936. В кн.: Пробл. нервной физиологии и поведения. Сб., посвященный проф. Беритавшили. Изд. Груз. Фил. АН СССР: 231.
LOSEW, W. A. (1963), W kn.: Mechanismy starenija. Isd. „Sdorowje", Kiew: 411.
LOSEW, W. A., SCHINKAR, I. I. (1965), W kn.: Krowoobrastschenije i starost. Isd. „Sdorowje", Kiew: 62.
LOWRIE, R. (1953), Biochem. J. *55*, 298.
LUMIER, A. (1931), Leben, Krankheit und Tod als Kolloid Erscheinungen. Stuttgart.
LUNGSON, J. (1962), Acta med. Scand. *171*, 365.

MACKINNON, P. (1969), Journ. Anat., *104*, 2.
MCCAY, C., CROWELL, M. (1934), Sci. Mon., *39*, 405.
MCCAY, C. (1939), Journ. Nutrition, *18*, 1.
MCCAMAN K. E., RODRIGUEZ, L. A. G., ROBERTIS E. (1965), J. Neurochem., *12*, 927.
MCLENAN, H. (1963), Synaptic transmission. Philadelphia.
MAGNIZKI, A. N. (1948), Usp. sowr. biol., *26*, 875.
MAGNUS-LEVY, A., FALK, E. (1899), Arch. Anat. Physiol. Suppl. *3*, 314.
MAGOUN, H. W. (1950), Physiol. Rev. *30*, 459.
MAINWARING, N. (1968), Biochem. J., *110*, 79.
(MAINOT, G.) Майно Г. 1913. О бессмертии и развитии смерти. М.
MAKARTSCHENKO, A. F., SWETSCHNIKOWA, N. W., DINABURG, A. D., SAJENKO-LJUBARSKAJA, W. F. (1967), Fisiologija i patologija perechodnowo perioda shenstschiny. Isd. „Naukowa dumka", Kiew.
MAKASCHWILI G. A. (1969), O nekotory strukturnych osobjennostjach neironow otdelnych sloeb wosmogo i tschetwertogo polei kory bolschich poluschari golownowo mosga tscheloweka w prozesse starenija. Awtoref. kand. diss. Tbilisi.
MAKSIMOW, A. A. (1916), Russk. arch. anat. gistol., embriol. *1*, 105.
MALMEJAC, M., DONNET, F. (1939), Compt. rend. Soc. Biol. *130*, 1129.
MANDEL, P., BIETH, R. (1951), Experientia, *7*, 343.
MANDELBLAT, L. SCH. (1969a), Mater. 4-i konf. po fisiol., bioch. i farmakol. Sapadno-Sib. objed. Krasnojarsk — 628.
MANDELBLAT, L. SCH. (1969b), Mater. 9-i konf. po wosr. morfol., bioch. fisiol., M., *2*, 14.

Mankowski, N. B. (1968), W kn.: Lekarstwennaja terapija i poshilom i startscheskom wosrastje. Isd. Inst. gerontol. AMN SSSR. Kiew: 18.
Mankowski, N. B. (1971), W kn.: Ateroskleros sosudow golownowo mosga i wosrast. Kiew, 5.
Mankowski, N. B. (1972), 9 meshd. kongress gerontologow. 1, 61, Kiew.
Mankowski, N. B. (1973), W kn.: Dolgoshitjeli, 18, Kiew.
Mankowski, N. B., Minz, A. Ja., Litowtschenko, S. W. (1963), W kn.: Mechanismy starenija. Isd. „Sdorowje", Kiew: 237.
Mankowski, N. B., Minz, A. Ja. (1969), Westn. AMN SSSR, 2: 13.
Mankowski, N. B., Minz, A. Ja. (1972), Starenije i nerwnaja sistema, Kiew.
Mankowski, N. B., Belonog, R. P. (1971), Sb. Starenije kletki. Kiew: 101.
Manuchin, B. N. (1968), Fisiologija adrenorezeptorow. Isd. „Nauka", M.
Marinesco, G. (1934), Rev. Soc. Argent.: 355.
Mariz, A. M. (1967), Sawisimost retikulo-kortikalnych wsaimootnoscheni ot nekotorych gormonow. Kischinew.
Markosjan, A. A. (1968), W kn.: Prisposobitjelnyje wosmoshnosti starejustschewo organisma. Isd. Inst. gerontol. AMN SSSR, Kiew: 178.
Markosjan, A. A., Tschepurow, A. K. (1967). Fisiol. sh. SSSR, *53*, 1455.
Martius, C., Hess, B. (1955), Biochem. Ztschr. *326*, 191.
Martynenko, A. A. (1969), Koferment A i prozessy azetilirowanija w ontogenese. Awtoref. kand. diss. Charkow.
Martynenko, O. A. (1963), W kn.: Mechanismy starenija. Sd. „Sdorowje". Kiew: 290.
Martynenko, O. A. (1966a), Membranni potenzial myschetschnych wolokon skeletnoi myschzy teplokrownych w ontogenese. Kand. diss. Inst. fisiol. ANU SSR, Kiew.
Martynenko, O. A. (1966b). Wses. konf. po myschetschnoi bioch., L.: 83.
Martynenko, O. A. (1971), W kn.: Starenije kletki, 77, Kiew.
Martynenko, O. A., Korotonoshin, W. G. (1972), 9 meshd. kongress gerontologow, *3*, 79, Kiew.
Martynow, W. M. (1937), Arch. anat., gistol., embriol., *1*, 220.
Maske, H. (1957), Diabetes, *6*, 335.
Masland, R. L., Wighton, R. S. (1940), J. Neurophysiol. *3*, 269.
Mateeff, D. (1968), Mater. prace antropol., *75*, 307.
Matejew, D. (1968), W kn.: Prisposobitjelnye wosmoshnosti starejustschewo organisma. Isd. Inst. gerontol. AMN SSSR, Kiew: 280.
Matejew, D. (1969), W kn.: Dwigatjelnaja aktiwnost i starenije. Isd. Inst., gerontol. AMN SSSR, Kiew: 105.
Mateeff, D. (1972), 9th Intern. Congr. Gerontol., *2*, 416, Kiew.
Matlina, E. Sch., Menschikow, W. W. (1967), Klinitscheskaja biochimija katecholaminow. Isd. „Medizina", M.
(Mazia, D.) Мазиа Д. 1963. Митоз и физиология клеточного деления. ИЛ. М.
O'Meara, A. (1972), Biochem et biophys. Acta, *269*, 3.
Medawar, A. (1951), An unsolved problem of biology. London.
Medwedew, Sh. A. (1963), Biosintes belkow i problemy ontogenesa. Medgis. M.
Medwedew, Sh. A. (1968), Molekuljarno-genetitscheskije mechanismy raswitija. Isd. „Medizina", M.
Meites, J. (1972), 9th Intern. Congr. Gerontol., *2*, 388, Kiew.
Meites, J. (1961), Fed. Proc., *21*, 97.
Meites, J., Hopkins, T. F., Deuben, R. (1961), Fed. Proc., *21*, 97.

MEJERSON, F. S. (1962), Sh. obstsch. biol, *23*, 114.
MEJERSON, F. S. (1967), Plastitscheskoje obespetschenije funkzi organisma. Isd. „Nauka", M.
MEMEO, S. A. (1962), Arch. Sci. Med. *114*, 401.
MERKULOW, G. A. (1961), Kurs patologistologitscheskoi techniki. Medgis.
METALNIKOW, S. I. (1917), Problemy bessmertija w sowremennoi biologii. Pgr.
METSCHNIKOW, I. I. (1907), Etjudy optimisma. M.
METSCHNIKOW, I. I. (1908), Etjudy o prirodje tscheloweka. M.
MICHAELIS, L., MENTON, M. (1913), Biochem. J. *49*, 233.
MICHAILOW, S. E. (1909), Newrol. westn., *16*, 320.
MICHAILOWA-LUKASCHEWA, W. D. (1963), Dokl. AN BSSR, 57.
MICHELSON, M. JA. (1957), W kn.: Fisiologitscheskaja rol azetilcholina i isyskanije nowych lekarstwennych westschestw. Medisdat. L.
MICHELSON, M. JA., SEIMAL, E. W., FRUJENTOW, N. K., JAKOWLEW, W. A. (1961), W kn.: Rukowodstwo po farmakologii. I. Isd. „Medizina", L.: 205.
MICHELSON, M. JA., RYBOLOWLEW, R. S. (1968), W kn.: Sinaptitscheskije prozessy. Isd. „Naukowa dumka", Kiew: 5.
MILENKOW, S. M. (1950), Dokl. AN Usb. SSR. Taschkent: 2.
MILLER, C. L., TAINTER, M. L. (1944), Proc. Soc. Exp. Biol. Med., *57*, 261.
MILLIKAM, G. (1936), Proc. Roy. Soc., *120*, 366.
MILKO, W. I. (1967), Fisiol. sh. AN URSR, *14*, 82.
MILKO, W. I. (1968), W kn.: Lekarstwennaja terapija w poshilom i startscheskom wosraste. Isd. Inst. gerontol. AMN SSSR, Kiew: 158.
MILMAN, M. S. (1926), Utschenije o roste, starosti i starenii. Baku.
MILOSLAWSKI, JA. I., ARDAMATSKI, N. A., IWANOW, JU. W. (1963), Probl. endokrinol. *9*, 76.
MILTON, H. J. (1967), J. Genet. Psychol. *111*, 135.
MINZ, B., BUSER, P., ALBE-FESSARD, D. (1953), Compt. rend. Soc. Biol. Paris, *147*, 1154.
MINZ, A. JA., GORBATSCH, I. L. (1964), Sh. newropatol. i psichiatr-im. Korsakowa, *64*, 214.
MISCHINA, G. A. (1965), Westn. Charkowsk. uniw., *1*, 17.
MJASNIKOW, A. L. (1954), Gipertonitscheskaja bolesn. Medgis. M.
MOGILEWSKI, A. JA. (1962), Nekotoryje fisiologitscheskije charakteristiki wlijanija katecholaminow na raslitschnyje otdely golownowo mosga. Awtoref. dokt. diss. Charkow.
MOGILNIZKI, B. N. (1939), W kn.: Starost. Isd. AN USSR, Kiew: 73.
MOE, G. K., FREYBURGER, W. A. (1950), Pharmacol. Rev. *2*, 61.
MOHR, W., BENCKE, G. (1968), Experientia, *24*, 1052.
MOLNAR, K. (1973), Mechanisms of Ageing a. Development, *1*, 5, 319.
MONASTYRSKI, B. I. (1964), W kn.: Wosrastnaja i funkzionalnaja morfologija endokrinnoi sistemy. Isd. „Medizina", L.: 74.
(MONOD, J., JACOB, F.) Моно Ж., Жакоб Ф. 1964. В кн. Регуляторные механизмы клетки. Изд. „Мир". М.: 477.
MONOSOWA, F. JE. (1962), Utsch. sap. Len. ped. inst. im. A. I. Gerzena. *240*, 97.
MORENKOWA, S. A., RABEN, N. A., KONIKOWA, L. S. (1972), 9 meshd. kongress gerontologow, *3*, 333, Kiew.
MORI, K. (1967), Osaka Phiritsu Daigaku Igaku Zassi, *17*, 603.
MOTYLJANSKAJA, R. JE., BABARIN, P. M. (1964), W kn.: Newrogumoralnaja reguljazija w ontogenese. Isd. Inst. gerontol. AMN SSSR: 40.
(MÜLLER, F., HÄCKEL, E.) Мюллер Ф., Геккель Э. Основной биогенетический закон. 1940. Изд. АН СССР, М.-Л.

Murawow, I. W. (1963), W kn.: Mechanismy starenija. Isd. „Sdorowje". Kiew: 355.
Murawow, I. W. (1965), W kn.: Krowoobrastschenije i starost. Isd. „Sderowje", Kiew: 40.
Murawow, I. W. (1966a), Wratsch. delo. *5*, 46.
Murawow, I. W. (1966b), Aktiwny otdych w reguljazii myschetschnoi rabotosposobnosti, krowoobrastschenija i dychanija molodych i poshulych ljudei. Diss. dokt. Kiew.
Murawow, I. W. (1968), W kn.: Prisposobitelnyje wosmoshnosti starejustschewo organisma. Isd. Inst. gerontol. AMN SSSR. Kiew: 282.
Murawow, I. W. (1972), 9 meshd. kongress gerontologow, *2*, 420, Kiew.
Muraschina, A. N. (1967), Wosrastnyje osobennosti tetschenija polowowo zikla i tschuwstwitelnost slisistoi wlagalistscha krys k deistwiju estrogenow. Awtoref. kand. diss. Kiew.
Muraschina, A. N. (1971), Sb. Starenija kletki. 222, Kiew.
Murthy, M. R. (1968), Biochim. et Biophys. acta, *166*, 115.

Nachmansohn, D., John, H. M. (1945), J. Biol. Chem. *158*, 187.
Nachmansohn, D. (1959), Chemical and molecular basis of nerve activity. Acad. Press London, N.-Y.
Nachmansohn, D., Machdo, A. L. (1943), J. Neurophysiol., *6*, 397.
Nadal, C., Zajdela, P. (1967), Expt. Cell. Res., *42*, 117.
Nagorni, A. W. (1940), Problemy starenija i dolgoletija. Charkow.
Nagorni, A. W. (1950), Starenije i prodlenije shisni. Isd. „Sowjetskaja nauka", M.
Nagorni, A. W. (1954), Tr. n.-i. inst. biol. Charkowsk. Uniw., *21*, 17.
Nagorni, A. W., Nikitin, W. N., Bulankin, I. N. (1963), Problema starenija i dolgoletija. Isd. „Medizina", M.
Nanda, B., Getty, R. (1973), Exp. Gerontology, *8*, 1, 1.
Nandy, K. (1972), J. Gerontology, *2*, 173.
Narahashi, T. (1963), J. Physiol. *169*, 91.
Nasimok, N. F. (1966), W kn.: Woprosy eksperimentalnoi i klinitscheskoi radiologii. Isd. „Sdorowje", Kiew: 63.
Nastuk, W., Hodgkin, A. (1950), J. Cell Comp. Physiol. *35*, 39.
Nasyrowa, W. E., Tes. dokl. konf. po stschitowidnoi shelese. Taschkent: 62.
Naumowa, T. S. (1963), Fisiologija retikuljarnoi formazii. Medisdat. M.
Nawakatikjan, A. O. (1953), W kn.: Problemy eksperimentalnoi gipertonii i gipertonitscheskoi bolesni. Isd. AMN SSSR, M.: 138.
Nawakatikjan, A. O. (1967), Funkzija dychanija pri pnewmokoniosach i pylewych bronchitach. Isd. „Medizina", M.
Neifach, S. A. (1962), DAN SSSR, *44*, 449.
Neifach, S. A. (1967), W kn.: Mechanismy integrazii kletotschnowo obmena. Isd. „Nauka", L.: 9.
Nikitin, W. N. (1963), Usp. sowr. biol., 56: 403.
Nikitin, W. N. (1966), Wedustschije problemy wosrastnoi fisiologii i biochimii. Isd. „Medizina", M.
Nikitin, W. N. (1968), W kn.: Prisposobitelnyje wosmoshnosti starejustschewo organisma. Isd. Inst. gerontol. AMN SSSR, Kiew: 119.
Nikitin, W. N. (1969), W kn.: Starenije i fisiologitscheskije sistemy organisma. Kiew: 21.
Nikitin, W. N. (1972), 9 meshd. kongress gerontologow, *1*, 22, Kiew.
Nikitin, W. N., Golubizkaja, R. I. (1962), Tr. n.-i inst. biol. Charkowsk. uniw., *33*, 85.

NIKITIN, W. N., MOROS, JU. A., GALAWINA, L. I. (1962), Tr. n.-i inst. biol. i biol. fak. Charkowsk. uniw., *33*, 85.
NIKITIN, W. N., PASCHKOWA, A. A. (1963), Ukr. Inst. bioch. sh., *35*, 580.
NIKITIN, P. I. (1950), Fisiol. sh. SSSR, *36*, 728.
NIKITIN, P. I., TWERSKAJA, G. B. (1951), Fisiol. sh. SSSR, *37*, 205.
NONIDEZ, J. F. (1946), J. Comp. Neurol. *85*, 177.
NONIDEZ, J. F. (1947), Anat. Rec. *78*, 97.
NORDGREN, R. A., HIRSCH, G. P., MENZICS, R. A., HENDLEY, D. D., KUTSKY, R., STREHLER, B. L. (1969), Exptl. Gerontol., *4*, 7.
NOVAK, L. (1972), J. Gerontology, *4*, 444.
NOVICK, W. J. (1961), Endocrinology, *69*, 55.
NOWIKOWA, A. I. (1960), W kn.: Problemy wosrastnoi fisiologii i biochimii. Isd. Charkowsk. uniw. *29*, 161.
NOWIKOWA, A. I. (1964), Fisiol. sh. SSSR, *50*, 626.
NOWIKOWA, A. I. (1970), W kn.: Molekuljarnyje i funkzionalnyje osnowy ontogenesa. „Medizina", 288.

OBOLENSKAJA, M. JU. (1968), Ukr. biochim. shurn. *40*, 627.
OERIU, S. (1965), Rev. Roum. Physiol. *12*, 39.
OERIU, S. (1969), Rev. Roum. Physiol. *6*, 4, 259.
OERIU, S., COSTESCU, G., TEODORESCU, O. (1966), Gerontologia, *12*, 39.
OGANESJAN, A. A. (1950), Nautschn. tr. AN Arm. SSR, Jerewan, *3*, 81.
OGANESJAN, S. S. (1967), Wopr. med. chimii, *13*, 3.
OGANESJAN, S. S. (1967), Wopr. med. chimii, *13*, 227.
OLNJANSKAJA, R. P. (1955), Probl. endokrinol. i gormonoter., *1*, 3.
OPARIN, A. I. (1960), Shisn, eje priroda, proischoshdenije i raswitije. Isd. „Nauka", M.
ORBELI, L. A. (1935), Lekzii po fisiologii nerwnoi sistemy. Biomedgis.
ORBELI, L. A. (1962), Isbr. tr. Isd. AN SSSR, M.-L., *2*, 227.
ORBELI, L. A. (1965), Isbr. tr. Isd. AN SSSR, M.-L., *4*, 180.
ORLOW, I. I. (1954), Bjull. eksp. biol. i med., *37*, 56.
OSADTSCHI, L. I. (1963), W kn.: Woprosy reguljazii krowoobrastschenija. Isd. AN SSSR, M.-L.: 105.
OSAULENKO, W. JA. (1958), Tr. 2-i ukr. konf. anat., gistol., embriol., Charkow: 424.
OTSUKO, M., EUDO, M., NONOMRA, V. (1962), Jap. J. Physiol. *12*, 39.
OWMAN, G. (1964), Intern. J. Neurophysiol. *3*, 105.
OWSJANNIKOW, F. W. (1955), Isbr. tr. Isd. AN SSSR, M., 37.

PACKER, L. (1972), 9th Intern. Congr. Gerontol., *2*, 72, Kiew.
PAGE, J. (1966), Circulat. Res. *19*, 851.
PAINTER, R., CLEAVER, J. (1969), Rad. Res. *37*, 3, 451.
PANTELOURIS, E. (1972), Exp. Gerontol., *7*, 2, 91.
PARACONSTANTINON, J. (1961), Gerontologia, *5*, 176.
PARCHOTIK, I. I. (1965), Wosrastnyje o sobennosti nekotorych fisiologitscheskich, morfologitscheskich i biochimitscheskich ismeneni skeletnych myschz pri de — i reinnerwazi. Awtoref. kand. diss. Kiew.
PAREB, P. (1969), Митохондрии и тиреоидные гормоны, Ленинград.
PARINA, E. W., BULANKINA, N. I., DEREWJANKO, G. I. (1969), Westn. AMN SSSR, *2*, 66.
PARINA, E. W., SOLODINSKAJA, E. W. (1956), Utsch. sap. Charkowsk. uniw., *68*, 43.

Parina, E. W. (1967), Wosrast i obmen belkow. Charkow.
Parina, E. W. (1969), W kn.: Starenije i fisiologitscheskije sistemy organisma, Kiew: 47.
Parina, E. W. (1970), W kn.: Molekuljarnyje i funkzionalnyje osnowy ontogenesa, 125, „Medizina".
Parina, E. W. (1972), 9 meshd. kongress gerontologow, *2*, 5, Kiew.
Parina, E. W., Besuglaja, L. M., Mnuschkina, E. A. (1962), Tr. n.-i inst. biol. i biol. fak. Charkowsk. uniw., *33*, 27.
Park, G., Marywether, B., Park, C., Lipmann, T. (1957), Biochim. Biophys. acta, *22*, 403.
(Parhon, K.) Пархон К. 1959. Возрастная биология. Бухарест.
Paton, W. D. M., Zaimis, E. J. (1948), Nature, *162*, 810.
Paton, W. D. M., Perry, W. L. M. (1953), J. Physiol., *119*, 43.
Paschkowa, A. A. (1965), W kn.: Krowoobrastschenije i starost. Isd. „Sdorowje", Kiew: 125.
Paschkowa, A. A., Jewsejewa, W. M. (1965), Mater. 7-i nautschn. konf. po wopr. wosr. morfol., fisiol. i bioch., M.: 412.
Paschkowa, A. A., Martynenko, A. A. (1963), Mater. 6-i nautschn. konf. wopr. bosr. morfol., fisiol. i bioch., M.: 437.
Paschkowa, A. A., Popowa, A. Ja. (1970), W kn.: Molekuljarnyje i funkzionalnyje osnowy ontogenesa. 158. „Medizina".
Pawlow, I. P. (1951a), Poln. sobr. sotsch., 1 Isd. AN SSSR, M.-L.: 550.
Pawlow, I. P. (1951w), Poln. sobr. sotsch., 3 kn. 1. Isd. AN SSSR, M.-L.: 25.
Pawlowa, A. M. (1938), Tr. fisiol. lab. I. P. Pawlowa, L.: 7.
Pawlow, I. P. (1951b), Poln. sobr. sotsch., 2 kn. 1. Isd. AN SSSR, M.-L.: 142.
Petrowa, M. K. (1946), O roli funkzionalno-oslablennoi kory golownowo mosga w wosniknoweni raslutschnych patologitscheskich prozessow w organisme. M.
Pecile, A., Muller, E., Falconi, G., Martini L. (1965), Endocrinology, *77*, 241.
Pelc, S. (1970), Exp. Gerontol. *5*, 3, 217.
Penzes, L. (1973), Ztschr. Alternsforsch., *26*, 4, 307.
Perry, K. (1965), Age-associated studies of nucleic acids and proteins in rat. N. Y.
Perry, W. L. M. (1953), J. Physiol., *119*, 439.
Peruzzi, P. (1946), Boll. Soc. ital. biol. sperim. *22*, 428.
(Pflüger, E.) Пфлюгер Э. 1890. Об искусстве продлить человеческую жизнь. Одесса.
Pickering, G. (1955), High blood pressure. London.
Pierre, R. (1957), Compt. rend. soc. biol., *151*, 890—892.
Pincus, G. (1950), Psychosom. Med. *12*, 225.
Pirogowa, E. A. (1967a), W kn.: Fisitscheskaja kultura i sdorowje. Isd. „Sdorowje", Kiew: 65.
Pirogowa, E. A. (1967b), Wosrastnyje osobennosti raswitija i wosstanowlenija reakzi serdetschno-sosudistoi sistemy pri standartnych i maksumalnych fisitscheskich nagruskach. Awtoref. kand. diss. Kiew.
Pitts, R., Bronk, D. (1942), Amer. J. Physiol. *135*, 504.
Platt, D., Pauli, H. (1972), Exp. Gerontol., *7*, 1, 1.
Platt, D., Rebscher, R. (1973), Actuelle Gerontologie, *3*, 131.
Pleschkowa, S. M. (1964), Woprosy teor. i prakt. med. Nowosibirsk: 38.
Polenow, N. F. (1967), W sb. Wosrastnyje morfologitscheskije i funkzionalnyje osobennosti wnutrennich organow. Kiew, „Sdarowja": 57.
Polenow, A. A. (1968), Gipotalamitscheskaja newrosekrezija. Isd. „Nauka", L.: 44.

Poletika, M. P. (1886), Wratsch. *7*, 556.
Polkopajew, I. A. (1938), Fisiol. sh. SSSR, *24*, 308.
Popovici, D., Sahleanu, V. (1966), Hormonii at patologia cardiovasculara, Bucuresti.
Popowa, L. A. (1968), Fisiol. sh. SSSR, *54*, 282.
Porter, R. (1955), J. Neurophysiol. *18*, 138.
Potapenko, R. I. (1969), Mater. 9-i nautschn. konf. po wosr. morfol., fisiol. i boich. M., *2*, 136.
Potapenko, R. I. (1972), 9 Meshd. kongress gerontologow, *3*, 1079, Kiew.
Potter, B. (1949), Dis. Chest., *15*, 436.
Powshitkow, M. M. (1969), DAN SSSR, *184*, 754.
Primak, F. Ja. (1940), W kn.: Starost Isd. AN USSR, Kiew: 80.
Primak, F. Ja. (1962), Wratsch. delo, *6*, 57.
Prinzmetal, M., Segal, K., Kelsall, A. (1936), Proc. Soc. Exp. Biol. Med., *34*, 545.
Propp, M. W., Sawtschenko, O. N., Stepanow, G. S., Baranow, W. G. (1972), 9 meshd. kongress gerontologow, *3*, 368, Kiew.
Prosorowski, W. B. (1962), Farmakol. i toksikol., *25*, 115.
Ptashne, M. (1967), Proc. Natl. Acad. Sci. USA, *57*, 306.
Pugatsch, B. W. (1969), Mater. 9-i nautschn. konf. po wosr. morfol., fisiol. i bioch. M., *2*, 146.
Pugatsch, B. W. (1972), 9 meshd. kongress gerontologow, *3*, 369, Kijew.
Puhl, W. (1973), Actuelle Gerontologie, 2, 77.
Pusik, W. I. (1969), Wosrastnaja morfologija sheles wnutrennei sekrezii. Isd. APN RSFSR., M.
Pythilla, M., Sherman, F. (1968), Biochem a. Biophys. Acta, *31*, 340.

(Raab, W.) Рааб В. 1959. В кн.: Достижения кардиологии. Медгиз: 67.
Raiskina, M. E. (1962). Biochimija nerwnoi reguljazi serdia. Medgis. M.
Rahman, J., Peraino, C. (1973), Exp. Gerontol., *8*, 2, 93.
Rall, T., Sutherland, E. (1958), J. Biol. Chem. *232*, 1065.
Randall, A. (1962), J. Gerontol., *3*, 182.
Rasenkow, I. P. (1926), Sh. eksp. biol. i. med., *6*, 65.
Rasumowitsch, A. N. (1971), Sb. Starenije kletki, *343*, Kiew.
Ratner, M. Ja. (1954), Bjull. eksp. biol. i med., *38*, 23.
Razsat, J., Wadsworth, R. (1969), Brit. J. Pharmacol., *37*, 2, 357.
Regan, J. (1968), Biophys. J., *8*, 3, 319.
Reisner, H., Summer, K. (1972), 9th Intern. Congr. Gerontol., *2*, 391, Kiew.
Renshaw, B. (1946), J. Neurophysiol. *9*, 191.
Reporter, M. (1973), Mechanisms of ageing a. development, *1*, 5, 367.
Retzlatt, E., Fondaike, J. (1965), In: Behavior aging. 340: Illinois.
Richel, W. (1968), J. Gerontol., *23*, 145.
Richter, V., Rotzsch, W. (1971), Ztschr. Alternsforsch. *24*, 1, 17.
Richter, V., Rotzsch, W. (1972), Ztschr. Alternsforsch., *26*, 1, 35.
Richter, V., Rotzsch, W. (1973), Mechanismus of ageing a. development, *1*, 5, 427.
Rickert, W., Forbes, W. (1972), Exp. Gerontol., *7*, 5, 353.
Riesen, W. et al. (1947), Amer. J. Physiol., *148*, 614.
Rikman, W. W. (1928), Tr. fisiol. lab. I. P. Pawlowa, L., *3*, 1.
Robertson, O. (1961), Proc. Nat. Acad. Sci. USA. *47*, 600.
Robertson, O., Hauc, S., Wexler, B., Rinfret, A. (1963), Gen. Comp. Endocrinol. N.-Y. *3*, 422.

RODECK, H., LEDERIS, K., HELLER, H. (1960), J. Endocrinol. *21*, 225.
RODIONOW, G. A. (1969), Wosrastnaja gistomorfologija petscheni tscheloweka i shiwotnych w posdnem ontogenese. Dokt. diss. Inst. usowersch. wratschei, Kiew.
RODKIN, B. S. (1960), Mater. nautschn. sessii Donezk. n.-i. inst. fisiol. truda: 62.
ROGOWA, A. N., CHILKO, O. K. (1971), W sb. Starenije kletki, Kiew: 199.
ROJKIND, M. (1968), J. Biol. Chem. *243*, 2266.
(ROMEIS, B.) Ромейс Б. 1954. Микроскопическая техника. Ил. М.
ROSENBLUETH, A. (1932), Amer. J. Physiol. *106*, 12.
ROSMUS, J. et al. (1973), Exp. Gerontol., *8*, 1, 39.
ROSS, M. (1961), Journ. Nutrition, *75*, 197.
(ROSSI, G. F., ZANCHETTI, A.) Росси Г. Ф., Цанкетти А. Ретикулярная формация ствола мозга. 1961. ИЛ. М.
ROTZSCH, W. (1972), 9th Intern. Congr. Gerontol., *3*, 1102, Kiew.
ROWLATT, C. (1970), Gerontologia, *16*, 182.
RUBNER, M. (1908), Das Problem der Lebensdauer und seine Beziehungen zum Wachstum und Ernährung. München—Berlin.
RUCKES, J., SCHUKMAN, F. (1962), Frankf. Ztschr. Pathol. *72*, 243.
RUDZINSKA, M. (1961), J. Gerontol. *16*, 213.
RUDZINSKA, M. (1962), J. Gerontol., *17*, 206.
RUSSEL, A. (1966), 7th Intern. Congr. Gerontol., *8*, 119, Vienna.
RUZICKA, B. (1922), Dtsch. med. Wschr. *28*, 125.
RUZICKA, V. (1924), Arch. mikr. *101*, 429.
RYSHENKOW, W. JE. (1959), Refleksy o karotidnych chimiorezeptorow na funkziju kory nadpotschetschnikow. Awtoref. kand. diss., L.

SABRAZES, P., HUSNOT, G. (1923), Rev. Franç. Endocrin. *1*, 31.
(SAGER, O., DROCJANU, E., WRONJANU, E.) Зегер О., Дрошяну Е., Вроняну Е. Румынск. мед. обозр. 1959. 2: 40.
SACHER, G. (1959), Ciba Found. Colloq. of Aging. 115.
SADOFJEW, A. I. (1963), W kn.: Starost i jeje sakonomernosti. Gosmedisdat, L.: 157.
SAFRAN, M., SHALLY, A. (1955), Biochem. Physiol. *33*, 408.
SAKUSOW, W. W. (1954), Farmakol. i toksikol., *17*, 3.
SAKUSOW, W. W., SOSINA, M. K. (1954), Farmakol. i toksikol. *17*, 31.
SALADINO, C., GETTY, R. (1972), Exp. Gerontol., *7*, 6, 409.
SALAZAR, M., PAZ, M., SALMONE, J., GONZALES, C. (1969), Proc. Soc. Exp. Biol. Med., *131*, 3, 970.
SALGANIK, R. I. (1955), Biochimija, *19*, 641.
SALGANIK, R. I. (1968), Westn. AMN SSSR, *8*, 3.
SALGANIK, R. I., ARGUTINSKAJA, S. W., MERTWEZOW, N. P., CHRISTOLJUBOWA, N. B. (1968), Molek. biol., *2*, 721.
SAMJATINA, O. N. (1967), Fisiol. sh. SSSR, *43*, 441.
SAMOILOW, A. F. (1946), Isbrannyje statı i retschi. M.-L.: 18.
SAMOSTJAN, W. P. (1963a), W kn.: Mechanismy starenija. Isd. „Sderowje“, Kiew: 177.
SAMOSTJAN, W. P. (1963b), Fisiol. sh. SSSR. *49*, 122.
SAMOSTJAN, W. P. (1971), Sb. Starenije kletki, Kiew: 178.
SAMOSTJAN, W. P. (1972), 9 meshd. kongress gerontologow, *3*, 927, Kiew.
SAMOSTJAN, W. P., MARTYNENKO, O. A., W kn.: Lekarstwennaja terapija w poshilom i startscheskom wosraste. Isd. Inst. gerontol. AMN SSSR. Kiew: 107.

SANT AMBROGIO, G., FRAZIER, D., REED, R., BOYARSKY, L. (1961), Amer. J. Physiol. *200*, 927.
SAPADNJUK, W. I. (1968), W kn.: Lekarstwennaja terapija w poshilom i startscheskom wosraste. Isd. Inst. gerontol. AMN SSSR, Kiew: 58.
SASONOWA, JE. A. (1959), Ukr. biol. sh. *31*, 512.
SASYBIN, N. I. (1961), Tr. 6-wo Wses. sjesda anatom., gistol. i embriol. Charkow. *1*, 70.
SASYBIN, N. I. (1967), W kn.: Morfologitscheskoje wyrashenije reaktiwnosti nerwnoi sistemy w normalnych i patologitscheskich uslowijach. Baku: 102.
SASYBIN, N. I., PARCHOTIK, I. I. (1966), W kn.: Morfologitscheskije ismenenija nerwnoi sistemy. Isd. „Sdorowje", Kiew.
SATO, T. (1972), 9th Intern. Congr. Gerontol., *3*, 148, Kiew.
SATSCHUK, N. N. (1969), Osnowy gerontologii. Isd. „Medizina", M.: 411.
SAWADOWSKI, M. M. (1931), Dinamika raswitija organisma. M.
SAWADOWSKI, M. M. (1941), Protiworetschiwoje wsaimodeistwije w tele raswiwajustschegosja shiwotnowo. Isd. MGU.
SAXTON, J. A., LOEB, I. (1937), Anat. Rec. *60*, 261.
SBARSKI, I. B. (1961), Usp. sowr. biol., *42*, 2 (5), 167.
SBARSKI, I. B., RAMENSKAJA, G. P., MILMAN, A. G., JERMOLAJEW, L. P. (1959), Sh, obstsch. biol., *20*, 428.
SCAZZIGA, B. R., LEMARCHAND-BERAUD, TH., VANNOTTI, A. (1964), Schweiz. med. Wschr. *94*, 1778.
SCHAPOWALOW, A. I. (1964), W kn.: Sowremennyje problemy elektrofisiologitscheskowo issledowanija nerwnoi sistemy. Isd. „Medizina", M.: 50.
SCHAPOWALOW, A. I. (1966), Kletotschnyje mechanismy sinaptitscheskoi peredatschi. Isd. „Medizina", L.
SCHARRER, E., CAUPP, R. (1933), Ztschr. ges. Neurol. Psychol. *148*, 766.
SCHARRER, E., SCHARRER, B. (1945), Psychol. Rev. *25*, 171.
SCHEININA, L. I. (1966), W kn.: Funkzija i morfologija wnutriorgannych sosudow i nerwow. Tbilisi: 230.
SCHERESCHEWSKI, I. A. (1940), W kn.: Starost. Isd. AN USSR, Kiew: 31.
SCHERESCHEWSKAJA, Z. M. (1962), Tr. n.-i. inst. biol. i biol. fak. Charkowsk. uniw. *33*, 95.
SCHERESCHEWSKAJA, Z. M., BRASLAWSKI, M. JE. (1972), 9 meshd. kongress gerontologow, *3*, 156, Kiew.
SCHERRER, H. (1959). Acta Neuroveget. *20*, 205.
SCHEWELEWA, W. S. (1945), Fisiol. sh. SSSR, 31: 157.
SCHEWELEWA, W. S. (1961), Meshneironnaja peredatscha wosbushdenije w simpatitscheskich ganglijach. Medgis, L.
SCHEWTSCHUK, W. G. (1965a), W kn.: Fisiologija i patologija endokrinnoi sistemy. Charkow: 528.
SCHEWTSCHUK, W. G. (1965b), W kn.: Krowoobrastschenije i starost. Isd. „Sdorowje", Kiew: 247.
SCHEWTSCHUK, W. G. (1966), W kn.: Reguljazija funkzi w raslitschnyje wosrastnyje periody. Isd. „Naukowa dumka", Kiew: 238.
SCHLEIDEN, M., In: Mikroskopische Untersuchungen über die Übereinstimmung in der Struktur und dem Wachstum der Tiere und Pflanzen. Leipzig, 117.
SCHMALGAUSEN, I. I. (1926), Problema smerti i bessmertija. M.
SCHMALGAUSEN, I. I. (1935), Rost shiwotnych. M.
SCHMALGAUSEN, I. I. (1968), Faktory swoljuzii. Isd. „Nauka", M.

SCHPILBERG, P. I., SUBBOTNIK, S. I. (1957), Tes. i ref. dokl. 3-wo nautschn. sowestsch. po wosr. fisiol. w.n.d. L.: 91.
SCHREIBERG, G. A., DUPAJEWA, L. P. (1965), Mater. Wsesojusn. sjesda endokrinol., M.: 537.
SCHUBA, M. F. (1958), Charakteristika funkzionalnowo stanu sudinnoruchowowo zentru pri poruschenni sudinnowo tonusu. Kand. diss. Kiew. inst. fisiol. AN URSR, Kiew.
SCHULZE, N., WELLENBERGER, A. (1963), Acta Biol. Med. German., *5—6*, 918.
SCHWANN, T. (1934), Ann. Phys. Chem., *41*, 184.
SEGAL, S. J., KIM, J. S. (1965), Cellular Physiol., 66, Suppl. *1*, 11.
SEIZ, I. F. (1961), Wsaimodeistwije dychanija i glikolisa w kletke. Medgis, L.
SELYE, H. (1950), Stress. Montreal.
SELYE, H. (1958), Lancet, *26*, 25.
SELYE, H. (1959), Wien. med. Wschr., *109*, 397.
(SELYE, H.) Селье Г. 1961. Очерки об адаптацонном синдроме. М.
SERENI, F., KENNEY, F., KRETSCHMER, N. (1959), J. Biol. Chem. *234*, 609.
SEWERIN, S. JE., SAMOILOW, P. M. (1963), Tes. dokl. 1-wo Wses. bioch. sjesda. M.-L., *1*, 184.
SEWERIN, S. JE., JAN FU-JUI (1960), Biochimija, *25*, 855.
SEWERZOW, A. N. (1949), Sotsch. Isd. AN SSSR, M.-L., *3—4*: 160.
SEWERZOW, S. A. (1930), Isw. AN SSSR, *9*, 931.
SEMENOW, N. W., GORBATSCH, N. L. (1949), Tes. konf. po wosr. ism. obmena westschestw i reaktiwnosti organisma. Isd. AN USSR, Kiew: 62.
SERGIJEWSKI, M. W. (1964), Periferitscheskije ili mestnyje refleksy. Medgis. M.
SEREDENKO, M. M. (1963), W kn.: Kislorodnaja nedostatotschnost. Isd. „Naukowa dumka", Kiew: 79.
SETSCHENOW, I. M. (1935a), Isbrannyje trudy. Isd. WIEM, L.: 206.
SETSCHENOW, I. M. (1935b), Isbrannyje trudy. Isd. WIEM, L.: 98.
SETSCHENOW, I. M. (1951), W kn.: Fisiologija nerwnoi sistemy, 3. Isd. AN SSSR. M.: 25.
SETSCHENOW, I. M. (1952), Isbrannyje proiswedenija. Isd. AN SSSR. M.-L.: 545.
SEWERIN, S. JE. (1967), Usp. sowr. biol., *54*, 181.
SEWERIN, S. JE., LJU SCHU-SEN (1963), Usp. biol. chimii, *5*, 151.
SHABOTINSKI, JU. M. (1953), Normalnaja i patologitscheskaja morfologija wegetatiwnych ganglijew. Medisdat. M.
SHARMA, S. (1968), J. Neurochem., *15*, 147.
SHDANOW, D. A. (1952), Obstschaja anatomija i fisiologija limfatitscheskoi sistemy. Gosmedisdat, L.
SHDANOW, D. A. (1961), Tes. dokl. konf. po probl. gerontol. i geriatr., Kiew: 50.
SHDANOW, D. A. (1970), W kn.: Molekuljarnyje i funkzionalnyje osnowy ontogenesa. Isd. „Medizina", 386.
SHERRINGTON, CH. S. (1960), The integrative action of the nervous system. N.-Y.
SHGENTI, W. K., TATISCHWILI, I. JA., DEKANOSIDSE, T. I. (1968), Mater. Sakawkassk. nautschn. konf. Baku: 15.
SHOCK, N. (1957), Geriatrics, *12*, 1.
SHOCK, N. (1961), Ann. Rev. Physiol., *23*, 97.
(SHOCK, N., ANDRES, R.) Шок Н., Андрес Р. 1968. В кн. Приспособительн. возможности стареющ. организма. Киев: 253.
SHOCK, N., YIENGST, M. (1955), J. Gerontol. *10*, 31.
SHOICHI, G., KIKURO, S., YASNOW, N. (1964), Proc. 3d Asian-Pacif.-Congr. Cardiol., Kjoto: 7000.

Shugart, L. (1972), Exp. Gerontol., *7*, 4, 251.
Shuk, N. M. (1939), Arch. patol.-anat. i patol.-fisiol., *5*, 32.
Shukow, N. A. (1964), Probl. endokrinol., *10*, 13.
Shukow, N. A. (1972), 9 meshd. kongress gerontologow, *3*, 921, Kiew.
Silver, G., Morton, H. (1936), J. Pharmacol. Exp. Ther. *56*, 446.
Sima, J., Brüschke, G., Schmidt, U. J. (1972), 9th Intern. Congr. Gerontol., *1*, 63, Kiew.
Simkina, A. M., Asafow, B. D., Kiselewa, A. M., Makkaweiski, I. W. (1963), W kn.: Starost i jeje sakonomernosti. Isd. med. lit., L.: 70.
Simmonds, M. (1914), Arch. Pathol. Anat. *217*, 226.
Sinex, F. (1957), J. Gerontol. *12*, 190.
Sinex, F. (1960), The biology of aging. Washington: 215.
Sinex, F. (1964), Adv. Geront. Res. *1*, 165.
Sinex, F. (1972), 9th Intern. Congr. Gerontol., *2*, 96, Kiew.
Sinnet, J., Heppleston, A. (1967), Exptl. Cell. Res., *46*, 488.
Sinizki, W. N. (1962), W kn.: Funkzionalnyje i morfologitscheskije pokasateli starenija Isd. Inst. gerontol. AMN SSSR, Kiew: 126.
Sinizki, W. N. (1968), W kn.: Woprosy eksperimentalnoi i klinitscheskoi gerontologii. Isd. Inst. gerontol. AMN SSSR, Kiew: 9.
Sirotinin, N. N. (1960), Klin. med. *38*, 72.
Sirotinin, N. N. (1963), W kn.: Mechanismy starenija. Isd. „Sdorowja", Kiew: 341.
Sirotinin, N. N. (1972), 9 meshd. kongress gerontologow, *1*, 257. Kiew.
Sisakjan, N. M., Pinus, Je. A. (1959), DAN SSSR. *124*, 1342.
Sitschinawa, G. N. (1961), Tes. konf. po probl. gerontol. i geriatr., Kiew: 108.
Sitschinawa, G. N. (1963), W kn.: Mechanismy starenija. Isd. „Sdorowje", Kiew: 379.
Sitschinawa, G. N. (1973), W kn.: Dolgoshiteli, 115, Kiew.
Skebelskaja, Ju. B. (1955), Probl. endokrinol. i gormonoter., *1*, 9.
Skulatschew, W. P. (1962), Sootnoschenije okislenija i fosforilirowanija w dychatelnoi zepi. Isd. AN SSSR. M.
Skulatschew, W. P. (1969), Akkumuljazija energii w kletke. Nauka, M.
Slobodin, S. G. (1951), Tr. 5-wo Wses. sjesda anat., gistol., i embriol., Medgis, M.: 105.
Slobodin, S. G. (1960), Tes. dokl. 2-wo sewestsch. po wopr. gerontol. i geriatr., M.: 101.
Sloshenikina, L. W. (1951), Wopros. med. chimii, *3*, 137.
Smoljanski, B. L. (1964), Klin. med., *42*, 137.
Sobel, H. (1962), In: Medical and Clinical Aspects of Aging. Ed. Blumenthal, 518.
Sobel, H., Hrubant, E., Hewlett, M. J. (1968), J. Geront., *23*, 387.
Sobel, H. (1967), Advances in gerontological research, *2*, 205, N. Y.
Sobel, H., Marmorston, J. (1956), J. Gerontol., *11*, 2.
Soifer, W. N. (1969), Molekuljarnyje mechanismy mutagenesa. Nauka, Moskwa.
Sokownin, N. M. (1877), Isw. i utsch. sap. imp. Kasansk. uniw., *5*, 1243.
Sokolow, K. T. (1966), W kn.: Fisitscheskaja kultura — istotschnik dolgoletija. Isd. „Fiskultura i sport", M.: 120.
Sokolow, K. T. (1967), Gasoobmen i nekotoryje pokasateli wneschnewo dychanija pri fisitscheskich nagruskach u liz poshilowo i startscheskowo wosrasta. Kand. diss. Inst. fisiol. AN USSR. Kiew.
Solenowa-Filippowa, I. P. (1965), Ewol. bioch. i fisiol., *1*, 333.
Solomon, D. H., Shock, N. W. (1950), J. Gerontol. *5*, 302.
Solomon, J., Greep, R. O. (1958), Proc. Soc. Exp. Biol. Med., *99*, 725.
Soloweitschik, D. I. (1932), Tr. fisiol. labor. I. P. Pawlowa, *4*, 14.

SOLOMATIN, S. S. (1965), 4. nautschn. sowestsch. po ewol. fisiol, posw. pamjati akad. L. A. Orbeli, L.: 21.
SOROKINA, S. A. (1960), Tr. 3. konf. po wopr. elektrofisiol. nerwn. sistemy. Kiew: 367.
SOROCHTIN, G. N. (1968), Reakzija wosbudimych sistem na defizit wosbushdenija. Isd. „Medizina", M.
SOSA, J. (1952), J. Gerontol. *7*, 191.
SPASOKUKOZKI, JU. A., BARTSCHENKO, L. I. (1966), W kn.: Wedustschije problemy wosrastnoi fisiologii. Medgis. M.: 362.
SPASOKUKOZKI, JU. A., BARTSCHENKO, L. P., GENIS, JE. D. (1963), Dolgoletije i fisiologitscheskaja starost. Ukrmedgis. Kiew.
SPASOKUKOZKI, JU. A., BARTSCHENKO, K. I. (1972), 9 meshd. kongress gerontologow, *2*, 87, Kiew.
STAUB, H. (1921), Ztschr. klin. Med. *94*, 44.
STEINACH, E. (1920), Verjüngung durch exper. Neubelebung der älternden Pubertätsdrüse. Berlin.
STENT, G. (1964), Science, *144*, 816.
STEVENS, W., COLESSIDES, C., DOUCHERTY, T. F. (1966), Endocrinology, *78*, 3, 600.
STEVENS, W., DOUGHERTY, T. (1967), Proc. Soc. Exp. Biol. Med., *124*, 2, 542.
STÖCKER, J., BÜRGER, M. (1960), Altern und Krankheit als Problem der Biomorphose. Leipzig: 217.
STOFFOLANO, J. (1973), J. Gerontol., *1*, 35.
STRASHESKO, N. D. (1940), W kn.: Starost. Isd. AN USSR, Kiew: 10.
STREETEN, D. P., GERSTEIN, M. M. (1965), Diabetes, *14*, 9.
(STREHLER, B.) Стрелер Б. 1964. Ввемя, клетки и старение. Изд. „Мир", М.
STREHLER, B. (1966), 7th Intern. Congr. Geront. Washington, *1*, 175.
STREHLER, B. (1972), 9th Intern. Congr. Gerontol., *2*, 33, Kiew.
STROGANOWA, N. P. (1965), W kn.: Krowoobrastschenije i starost. Isd. „Sdorowje", Kiew: 67.
STSCHEGOLEWA, I. W. (1962), Bjull. eksp. biol. i med. *8*, 37.
STSCHEGOLEWA, I. W. (1963), Fisiol. sh. AN URSR, *9*, 615.
STSCHEGOLEWA, I. W. (1965), W kn.: Krowoobrastschenije i starost. Isd. „Sdorowje", Kiew: 60.
STSCHEGOLEWA, I. W. (1966), Farmakol. i toksikol., *29*, 4, 404.
STSCHEGOLEWA, I. W. (1971), W kn.: Starenije kletki, 235, Kiew.
STSCHEGOLEWA, I. W. (1972), 9 meshd. kongress gerontologow, *3*, 1209, Kiew.
STSCHELKUNOW, S. I. (1963), Arch. anat., gistol., embriol., *44*, 3.
STUCHLIKOVA, E., HRUSKOVA, L., HRUZA, Z., JELINKOVA, M., NOVAK, P., SOUKUPOVA, K. (1966), Exp. Gerontol. *2*, 15.
STUPINA, A. S., DAWIDENKO, I. P., SIMBALEWSKAJA, TSCH. M. (1968), W kn.: Lekarstwennaja terapija w poshilom i startscheskom wosraste. Isd. Inst. gerontol. AMN SSSR, Kiew: 182.
STUPINA, A. S. (1972), 9 meshd. kongress gerontologow, *3*, 416, Kiew.
SUBKOW, A. A. (1935), Fisiol. sh. SSSR, *19*, 118.
SUBKOWA, JE. I. (1960), Probl. endokrinol. i gormonoter., *6*, 66.
SUBKOWSKAJA, A. M. (1961), Bjull. eksp. biol. i med., *51*, 55.
SUCHANOW, JU. K. (1968), W kn.: Lekarstwennaja terapija w poshilom i startscheskom wosraste. Kiew: 187.
SULKIN, N. (1969), Triangle, *8*, 304.

SULKIN, N., KUNTZ, A. (1952), J. Gerontol. *7*, 533.
SUSLOW, JE. I., JESCHNEWA, T. L. (1971), W kn.: Starenije kletki, 164, Kiew.
SWETSCHNIKOWA, N. W. (1964), Gormonalnyje sdwigi w organisme shenstschiny pri patologitscheskom klimakse. Awtoref. diss. dokt. Kiew.
SWIN, H., PARKER, R. (1967), Am. J. Hyg., *66*, 235.
SZAMOSI, T. (1972), Exp. Gerontol., *7*, 2, 83.
SZENT-GYORGYI, A. (1966), In: Perspectives in exptl. gerontology, 323, N. Y.
SZENT-GYORGYI, A. (1968), Science, *161*, 968.
(SZENTAGOTHAI, J., FLERKO, B., MESS, B., HALASZ, B.) Сентаготай Я., Флерко В., Меш Б., Халас Б. 1965. Гилоталамич. регуляция передней части гипофиза. Изд. АН Венгр., Будапешт.
SZILARD, L. (1959a), Nature, *184*, 958.
SZILARD, L. (1959b), Proc. Nat. Acad. Sci. USA. *45*, 30.

TANIN, S. A. (1961), Bjull. eksp. biol. i med., *51*, 3.
TANIN, S. A. (1962a), Bjull. eksp. biol. i med., *53*, 17.
TANIN, S. A. (1963), W kn.: Mechanismy starenija. Isd. „Sdorowje“, Kiew: 169.
TANIN, S. A. (1966), W kn.: Reguljazija funkzi w raslitschnyje wosrastnyje periody. Isd. „Naukowa dumka“, Kiew: 200.
TANIN, S. A. (1968), W kn.: Myschetschnaja dejatelnost i reguljazii funkzi organisma pri starenii. Isd. Inst. gerontol. AMN SSSR, Kiew: 48.
TANIN, S. A. (1971), Sb. Starenije kletki, 153, Kiew.
TANIN, S. A. (1972), 9 meshd. kongress gerontologow, *3*, 1135, Kiew.
TATA, Y. (1965), In: Action of hormones on molecular processes. 3. N.-Y.: 84.
TAPPEL, A. J. (1965), Federat. Proc. *24*, 73.
TAPPEL, A. J. (1968), Geriatrics, *23*, 97.
TAVERNER, D. (1953), Acta physiol. Scand. *106*, 55.
TAYLOR, K. W. (1960), Brit. Med. J., *1*, 5189, 1853.
TAYLOR, N. R. W., LORAINE, J. A., ROBERTSON, H. A. (1953), Endocrinology, *9*, 334.
THESLEFF, S. (1955), Acta physiol. Scand. *34*, 218.
THESLEFF, S. (1956), Acta physiol. Scand., *37*, 334.
THRASHER, J. D. (1967), Anat. Rec. *157*, 621.
TIER, H. (1967), Control of Cell Growth, N. Y. Acad. Press.
TIMKO, N. A. (1971), W kn.: Starenije kletki, 184, Kiew.
TISCHLER, W. A., BUKREJEWA, D. P., (1965), W kn.: Fisitscheskaja kultura-istotschnik dolgoletija. Isd. „Fiskultura i sport“, M.,: 133.
TODOROW, I. N. (1959), Dopowidi AN URSR, *9*, 1037.
TOKAR, A. W. (1967), Terap. arch., *10*, 34.
TOKAR, A. W. (1969), Kardiologija, *9*, 33.
TOKIN, JE. P. (1935), Biol. sh., *4*, 807.
TOKIN, JE. P. (1965), W kn.: Prisposobitelnyje wosmoshnosti starejustschewo organisma. Isd. Inst. gerontol. AMN SSSR, Kiew: 79.
TOKIN, B. P. (1972), 9 meshd. kongress gerontologow, *2*, 5, Kiew.
TOMANEK, R., WOO, J. (1970), J. Gerontol., *25*, 1, 23.
TOMILIN, I. W. (1970), Materialy konferenzii po zitologii, 84, Leningrad.
TONKICH, A. W. (1912), Tr. Obstsch. russk. wratschei: 146.
TONNA, E. (1973), Exp. Gerontol., *8*, 1, 9.
TORDA, C., WOLFF, G. (1948), Amer. J. Physiol. *152*, 1.

TOROPOWA, G. P. (1955), Wopr. pitanija, *14*, 12.
TOSHIKATSU, Y., BUNICHI, F. (1964), EEG Clin. Neurophys. *16*, 375.
TOUCHI, H., HISACHI, R. (1960), 5 th Intern. Congr. Geront. San Francisco: 105.
TOWER, S. S. (1935), Amer. J Anat., *56*, 1.
TOWER, S. S. (1939), Physiol. Revs, *19*, 1.
TRACHTENBERG, I. M. (1968), W kn.: Aktualnyje problemy gerontologii i geriatrii. Isd. „Sdorowje", Kiew: 78.
TRACHTENBERG, I. M., KULIK, G. I. (1963), W kn.: Woprosy gerontologii i geriatrii. Isd. „Medizina", L.: 186.
TRAUGOTT, K. (1922), Klin. Wschr., *18*, 892.
TRENDELENBURG, W. (1910), Pflüg. Arch. ges. Physiol. *133*, 305.
TRENDELENBURG, W. (1963), Pharmacol. Rev., *15*, 225.
TRZEBSKI, A. (1960), Acta physiol. Pol. *11*, 904.
TSCHAIKA, JE. I. (1940), W kn.: Starost. Isd. AN USSR. Kiew: 215.
TSCHEBOTAREW, D. F. (1963a), W kn.: Mechanismy starenija. Isd. „Sdorowje", Kiew: 19.
TSCHEBOTAREW, D. F. (1963b), Sow. med., *2*, 8.
TSCHEBOTAREW, D. F. (1968), W kn.: Lekarstwennaja terapija w poshilom i startscheskom wosraste. Isd. Inst. gerontol. AMN SSSR. Kiew: 5.
TSCHEBOTAREW, D. F. (1972), 9 meshd. kongress gerontologow, *1*, 7, Kiew.
TSCHEBOTAREW, D. F. (1973), W kn.: Dolgoshiteli, 5, Kiew.
TSCHEBOTAREW, D. F., TOKAR, A. W. (1969), W kn.: Arterialnaja gipertonija, koronarnaja nedostatotschnost w poshilom wosraste. Isd. Inst. gerontol. AMN SSSR, Kiew: 5.
TSCHEBOTAREW, D. F., FROLKIS, W. W. (1967), Serdetschno-sosudistaja sistema pri starenii. Isd. „Medizina", L.
TSCHEBOTAREW, D. F., FROLKIS, W. W. (1966), 7. meshd. kongress gerontologow, Wien: 232.
TSCHEBOTAREW, D. F., KORKUSCHKO, O. W., IWANOW, L. A. (1969), W kn.: Starenije i fisiologitscheskije sistemy organisma. Kiew: 221.
TSCHERKASSKI, L. P. (1955), K charakteristike interozeptiwnych refleksow pri eksperimentalnoi gipertonii. Awtoref. kand. diss. Kiew.
TSCHERKASSKI, L. P. (1967), Kardiologija, 10: 119.
TSCHERKASSKI, L. P. (1972), 9 meshd. kongress gerontologow, *3*, 454, Kiew.
TSCHERKES, W. A. (1951), W kn.: Fisiologija prozessow utomlenija i wosstanowlenija. Ukrmedgis. Kiew: 79.
TSCHERNIGOWSKI, W. N. (1960), Interozeptory. Medgis. M.
TSCHERNYSCHENKO, D. W. (1968), Wosrastnyje osobennosti wlijanija tiamina i nikotinowoi kisloty na nekotoryje fermenty pentosofosfatnowo zikla. Awtoref. kand. diss. Kiew.
TSHAN, TSCHUN (1966), Fisiol. sh. SSSR, *52*, 888.
TURPAJEW, T. M. (1961), Fisiol. sh. SSSR, *47*, 918.
TURPAJEW, T. M. (1962), Mediatornaja funkzija azetilcholina i priroda cholinorezeptora. Isd. AN SSSR. M.
TYNYBEKOW, A. G. (1965), W kn.: Krowoobrastschenije i starost. Isd. „Sdorowje", Kiew: 153.
TYTSCHININ, W. A. (1952), Bjull. eksp. biol. i med., *10*, 7.

UCHTOMSKI, A. A. (1934), Fisiol. sh. SSSR, *17*, 114.
UDELNOW, M. G. (1961), Nerwnaja reguljazija serdza. Isd. MGU.
UFLJAND, JU. M., MICHELSON, M. L. (1932), Fisiol. sh. SSSR. *15*, 4.

Urmantschejewa, G. G., Sitschinawa, G. N., Chasabow, W. N. (1966), W kn.: Fisiologitscheskoje starenije i dolgoletije tscheloweka. Suchumi: 36.
Ursillo, R. C., Clark, B. B. (1955), J. Pharm. Exp. Ther. *114*, 54.
Usbekow, G. A. (1967), Bjul. eksp. biol. i med., *63*, 52.
Usow, A. G. (1960), Sh. wyssch. nerwn. dejat., *5*, 663.
Utewski, A. M. (1939), Biochimija adrenalina. Charkow.
Utewski, A. M. (1955), Probl. endokrinol. i gormonoter. *1*, 19.
Utewski, A. M. (1964), W kn.: Adrenalin i noradrenalin. Isd. „Nauka". M.: 8.
Utewski, A. M. (1966), W kn.: Problemy neiro-endokrinnoi reguljazii. Isd. „Nauka", M.: 93.
Utewskaja, L. A. (1970), W kn.: Molekuljarnyje i funkzionalnyje osnowy ontogenesa, Moskwa, 72.

Vallance-Owen, J. (1964), Diabetes, *13*, 3, 241–246.
Varga, E., Kovacs, T. (1959), Журнал общей биологии, *20*, 3.
Varga, E. (1957), Acta Physiol. Acad. Hungaricae, *11*, 243.
Varga, E., König, T., Riss, E., Kovasc, T., Hegedus, L. (1955), Acta physiol. Acad. Sci. Hung. *7*, 171.
Vargas, L. J., Taylor, K. W., Randle, P. J. (1960), Biochem. J., *77*, 1, 43.
Vargas, L. (1960), Biochem. J., *77*, 1, 43–47.
Verzár, F. (1958), Gerontologia, *2*, 81.
Verzár, F. (1961), Gerontologia, *5*, 163.
Verzár, F. (1963), Lectures on experimental gerontology. Basel.
(Verzár, F.) Верцар Ф. 1968. В кн.: Приспособительные возможности стареюшего организма. Киев: 93.
Verzár, F. (1964), Intern. Rev. Connect. Tissue Research, *2*, 243.
Verzár, F., Ermini, M. (1970), Gerontologia, *16*, 4, 223.
Verzár, F. (1971), Ztschr. Alternsforsch. *24*, 3, 209.
Verzár, F. (1972), 9th Intern. Congr. Gerontol., *1*, 46, Kiew.
Vlk, J., Tucek, S. (1962), Physiol. Bohemoslov. *11*, 46.
Vlk, J., Tucek, S. (1964), Physiol. Bohemoslov. *13*, 310.

Walfick, E., Main, R. (1962), Bioch. Biophys. acta, *61*, 876.
Waldman, A. W. (1961), W kn.: Issledowanija po farmakologii retikuljarnoi formazii i sinaptitscheskoi peredatschi. L.: 11.
Waldman, A. W. (1970), W kn.: Zentralnaja reguljazija krowoobrastschenija, 6, L-d.
Waldman, A. W., Ma-Tschuan-Gen (1964), Fisiol. sh. SSSR, *50*, 793.
Waldman, A. W., Grantyn, A. A., Denioowa, G. A. (1969), W kn.: Neirofarmakologija prozessow zentralnowo regulirowanija. L.: 405.
Walter, H., Selby, F. W., Francisco, J. R. (1965), Nature, *208*, 76.
Walujewa, G. W. (1972), 9 meshd. kongress gerontologow, *3*, 853, Kiew.
Wanjuschin, B. F., Beloserski, A. N. (1972), 9 meshd. kongress gerontologow, *2*, 21, Kiew.
Wanjuschin, B. F., Korotnew, G. K., Masin, A. L., Berdyschew, G. D. (1970), Biochimija, *34*, 191.
Wartapetow, B. A. (1965), Klimaks u mushtschin. Isd. „Sdorowje". Kiew.
Weinbach, E., Garbus, J. (1956), Nature, *178*, 1225.
Weismann, A. (1882), Über Dauer des Lebens. Jena.

WEISS, F. (1954), Neurogenesis in analysis of development. N.-Y.
WEITZMANN, L. (1940), Ztschr. Alternsforsch. *2*, 81.
WERBOLOWITSCH, I. A. (1961), Mioglobin iewo rol w fisiologii i zitologii shiwotnych i tscheloweka. Medgis, M.
WERCHRATSKI, N. S. (1964a), Patol., fisiol. i eksper. terap., *3*, 78.
WERCHRATSKI, N. S. (1964b), Fisiol. sh. AN URSR, *10*, 265.
WERCHRATSKI, N. S. (1965), W kn.: Krowoobrastschenije i starost. Isd. „Sdorowje“, Kiew: 117.
WERCHRATSKI, N. S. (1966), W kn.: Neiro-gumoralnaja reguljazija w raslitschnyje wosrastnyje periody. Isd. „Naukowa dumka“, Kiew: 21.
WERCHRATSKI, N. S. (1970), Eksp. geront. *5*, 48.
WERCHRATSKI, N. S. (1971), W sb. Starenije kletki. Kiew: 204.
WERCHRATSKI, N. S. (1972), 9 meshd. kongress gerontologow, *1*, 100, Kiew.
WERCHRATSKI, N. S., GRABINA, L. L. (1965), Mater. 7. konf. po wosr. morfol., fisiol. i bioch., M.: 267.
WERCHRATSKI, .N S., SAMOSTJAN, W. P. (1968), W kn.: Prisposobitelnyje wosmoshnosti starejustschewo organisma. Isd. Inst. gerontol. AMN SSSR. Kiew: 304.
WERSHBINSKAJA, N. A. (1962), Tr. 5-wo meshd. biol. kongr., simp. U. Isd. AN SSSR. M.: 403.
WERSHIKOWSKAJA, N. W. (1966), W kn.: Endokrinologija i letschenije ich gormonami. Isd. „Sdorowje“, Kiew: 41.
WERSHIKOWSKAJA, N. W. (1967), Woprosy neiro-gormonalnoi patologii i gerontologii. Gorki: 125.
WERSHIKOWSKAJA, N. W. (1968), Lekarstwennaja terapija w poshilom i startscheskom wosraste. Isd. Inst. gerontol. AMN SSSR, Kiew: 86.
WERSHIKOWSKAJA, N. W. (1972), 9 meshd. kongress gerontologow, *3*, 854, Kiew.
WERSHIKOWSKAJA, N. W., EPSCHTEIN, JE. W. (1966), Wses. konf. po myschetschn. bioch., Tesisy, L.: 28.
WHRIGHT, E., SPINK, J. (1959), J. Gerontol. *3*, 377.
WICHERT, A. M., SHDANOW, W. S., MATOWA, JE JE. (1972), 9. meshd. kongress gerontologow, *3*, 224, Kiew.
WICHREWA, L. A., LIMANSKI, JU. P., PREOBRASHENSKI, N. N. (1964), Fisiol. sh. SSSR, *50*, 1313.
WIDDICOMBE, J. C. (1954), J. Physiol. *123*, 71.
WIEGEL, D., HELLTHALER, G. (1971), Ztschr. Alternsforsch. *23*, 3, 201.
WIEGEL, D. (1972), 9th Intern. Congr. Gerontol., *2*, 27, Kiew.
WIEGEL, D. (1972), Ztschr. Alternsforsch., *26*, 1, 49.
WIELAND, C., SUYTER, M. (1956), Klin. Wschr., *34*, 647.
WILENTSCHIK, M. M. (1972), 9 meshd. kongress gerontologow, *2*, 40, Kiew.
WILLIMOWSKI, M., DJASZYSZYN, H. (1956), Arch. Immun. i terap. doswiadcz., *4*, 413.
WILSON, P., FRANKS, L. (1971), Gerontologia, *17*, 1, 16.
WINOGRADOWA, M. I. (1959), W kn.: Woprosy reguljazii dychanija w norme i patologii, Gosmedisdat, M.: 58.
WITSCHY, E., RILEY, G. M. (1940), Endocrinologia, *26*, 565.
WOGRALIK, W. G. (1963), W kn.: Sb. Gorkowskowo medinstituta, *15*, 3.
WOITENKO, W. P. (1966), W kn.: Witaminy w predupreshdenii i letschenii preshdewremennowo starenija. Isd. Inst. gerontol. AMN SSSR. Kiew: 234.
WOITENKO, W. P. (1973), W kn.: Dolgoshiteli, 42, Kiew.

WOITENKO, W. P., BOGUSCH, S. W. (1965), Mater. 1-i Sakawkassk. nautschn. konf. „Sowremennye woprosy gerontologii i geriatrii", Tbilisi: 56.
WOITKEWITSCH, A. A. (1966), W kn.: Fisiologija i patofisiologija gipotalamusa. Isd. „Nauka", M.: 135.
WOLFFE, J. B. (1939), West. J. Surg. Obst. Gynecol. *47*, 638.
WOLOSTSCHENKO, A. A. (1966), Wtoraja nautschn. konf. po wodnosolewomy obmenu i funkzii potschek, posw. pamjati A.G. Ginezinskowo, Tes. dokl., Nowosibirsk: 52.
WOODRUFF, L. (1913), Biol. Zbl. 33.
WOODRUFF, L. (1940), Proc. Nat. Acad. Sci., *29*, 135.
WORONOW, S. (1923), Peresadka semennych sheles. Isd. Sobaschnikowych, M.
WORONOW, S. S. (1924), O prodlenii shisni. M.
WORONKOW, G. (1971), W kn.: Starenije kletki, 118, Kiew.
WORONZOW, D. S. (1913), Tr. Sankt-Peterb. obstsch. jestestwosn. *43*, 68.
WORONZOW, D. S. (1937), Fisiol. sh. SSSR, *22*, 317.
WOTTIAUX, L. (1967), Current Mod. Biol., *1*, 5.
WRENCHALL, G. A., BOGOCH, A., RITCHIE, R. G. (1952), Diabetes, *1*, 87.
WRIGHT, E., SPINK, M. (1959), Gerontologia, *3*, 377.
WULF, V. (1963), J. Gerontol., *18*, 322.
WULF, V. (1965), J. Gerontol., *20*, 34.
WULF, V. (1966), In: Advances in gerontological research, 69, N. Y.—London.
WUST, C., ROSEN, L. (1972), Exp. Gerontol., *7*, 5, 321.
WWEDENSKI, N. E. (1953a), Sobr. sotsch. Isd. AN SSSR, M.-L., *2*, 509.
WWEDENSKI, N. E. (1953b), Sobr. sotsch. Isd. AN SSSR, M.-L., *2*, 25.
WWEDENSKI, N. E. (1913), Russk. wratsch. *18*, 51.
WWEDENSKI, N. E., UCHTOMSKI, A. A. (1953), Poln. sobr. sotsch. Isd. AN SSSR, M.-L., *4*, 185.
WYNN, J. (1968), Endocrinology, *83*, 376.
WYSCHATINA, A. I. (1954), Arch. natol. *3*, 15.

YOUNG, J. (1942), Physiol. Revs., *22*, 318.
YOUNG, J. (1956), Endevour. *15*, 5.

ZIPRIJAN, W. I. (1969), Wlijanije ftora pitjebwoi body na wosrastnyje ismenenija prozessow reguljazii. Kand. diss. Kijewsk. med. inst.
ZYBENKO, W. O. (1963), Fisiol. sh. AN URSR, *7*, 185.
ZUCKERKANDE, E. (1964), J. Mol. Biol., *8*, 128.

Sachwortverzeichnis

FSC
www.fsc.org
MIX
Papier | Fördert
gute Waldnutzung
FSC® C083411

Kolibri 360 GmbH
Ferdinand-Jühlke-Straße 7
99095 Erfurt, Deutschland
produktsicherheit@kolibri360.de